第 19 版

哈里森内科学——神经系统疾病分册

19th Edition

HARRISON'S PRINCIPLES OF INTERNAL MEDICINE

注 意

医学是一门不断探索的学科。随着新的研究和临床试验不断拓宽我们现有的知识，医学手段和药物治疗也在不断更新。这本书籍是作者和出版商通过不懈努力、查阅多方资料，为读者提供的完整且符合出版时标准的内容。然而，鉴于难以避免的人为错误或医学科学的多变性，本书作者、出版商或其他参与本书准备和出版的工作人员均无法保证本书的每一方面都是准确和完整的，当然他们对本书中所有错误、纰漏或引用信息所产生的后果也难以承担所有的责任。我们鼓励读者参阅其他资料来验证本书的内容。例如，我们特别建议读者在使用每一种药物时查阅相关产品信息以确保本书内容的信息准确性，确认本书推荐的剂量或使用的禁忌证有无变化，尤其是涉及新的或不常用的药物时。

第 19 版

哈里森内科学——神经系统疾病分册

19th Edition

HARRISON'S PRINCIPLES OF INTERNAL MEDICINE

原　著　Dennis L. Kasper
　　　　Anthony S. Fauci
　　　　Stephen L. Hauser
　　　　Dan L. Longo
　　　　J. Larry Jameson
　　　　Joseph Loscalzo
主　译　王拥军
副主译　程　焱　刘丽萍　张志珺
秘　书　秦海强

北京大学医学出版社

HALISEN NEIKEXUE——SHENJING XITONG JIBING FENCE (DI 19 BAN)

图书在版编目（CIP）数据

哈里森内科学：第19版．神经系统疾病分册/(美)
丹尼斯·L.凯斯珀（Dennis L. Kasper）等原著；王拥军
译．—北京：北京大学医学出版社，2016.6（2019.10重印）
书名原文：Harrison's Principles of Internal Medicine
ISBN 978-7-5659-1413-3

Ⅰ．①哈… Ⅱ．①丹…②王… Ⅲ．①内科学②神经
系统疾病—诊疗 Ⅳ．①R5

中国版本图书馆CIP数据核字（2016）第131591号

北京市版权局著作权合同登记号：图字：01-2016-2115

Dennis L. Kasper, Anthony S. Fauci, Stephen L. Hauser, Dan L. Longo, J. Larry Jameson, Joseph Loscalzo
HARRISON'S PRINCIPLES OF INTERNAL MEDICINE, 19th Edition
ISBN 9780071802154

哈里森内科学（第19版）——神经系统疾病分册

主　　译：王拥军
出版发行：北京大学医学出版社
地　　址：（100191）北京市海淀区学院路38号　北京大学医学部院内
电　　话：发行部 010-82802230；图书邮购 010-82802495
网　　址：http://www.pumpress.com.cn
E - mail：booksale@bjmu.edu.cn
印　　刷：北京信彩瑞禾印刷厂
经　　销：新华书店
责任编辑：高　瑾　冯智勇　畅晓燕　**责任校对**：金彤文　**责任印制**：李　啸
开　　本：889mm×1194mm　1/16　**印张**：27　**彩插**：8　**字数**：920千字
版　　次：2016年6月第1版　2019年10月第2次印刷
书　　号：ISBN 978-7-5659-1413-3
定　　价：159.00元

译者名单（按姓名汉语拼音排序）

柏　峰（东南大学附属中大医院）
曹阳月（中国航天科工集团七三一医院）
陈慧敏（首都医科大学附属北京天坛医院）
程　琼（福建省立医院）
程　焱（天津医科大学总医院）
成佳星（苏北人民医院）
崔　韬（首都医科大学附属北京天坛医院）
丁亚熔（首都医科大学附属北京天坛医院）
范　益（南京医科大学）
房进平（首都医科大学附属北京天坛医院）
冯　涛（首都医科大学附属北京天坛医院）
顾小花（苏北人民医院）
候晶晶（北京市第六医院）
黄　晶（首都医科大学附属北京天坛医院）
黄慧芬（浙江省丽水市中心医院）
李志梅（首都医科大学附属北京天坛医院）
梁嫣然（中山大学孙逸仙纪念医院）
刘　菁（首都医科大学附属北京天坛医院）
刘　欣（首都医科大学附属北京天坛医院）
刘春风（苏州大学第二附属医院）
刘君鹏（福建省立医院）
刘丽萍（首都医科大学附属北京天坛医院）
毛成洁（苏州大学第二附属医院）
潘小平（广州市第一人民医院）
齐　东（首都医科大学附属友谊医院）
秦　兵（广东省人民医院）
秦海强（首都医科大学附属北京天坛医院）
曲　辉（首都医科大学附属北京天坛医院）
孙秀兰（南京医科大学）
王　群（首都医科大学附属北京天坛医院）
王　铄（首都医科大学附属北京天坛医院）
王　婷（昆明医科大学附属延安医院）
王　展（首都医科大学附属北京天坛医院）
王春雪（首都医科大学附属北京天坛医院）
王雪梅（首都医科大学附属北京天坛医院）
王拥军（首都医科大学附属北京天坛医院）
王玉凯（佛山市第一人民医院）
王子璇（首都医科大学附属北京天坛医院）
吴硕琳（首都医科大学附属北京天坛医院）
熊康平（苏州大学第二附属医院）
徐　俊（苏北人民医院）
徐广润（山东大学齐鲁医院）
闫振文（中山大学孙逸仙纪念医院）
杨　洋（首都医科大学附属北京天坛医院）
杨华俊（首都医科大学附属北京天坛医院）
杨雅琴（首都医科大学附属北京天坛医院）
袁大华（佛山市第一人民医院）
张　楠（天津医科大学总医院）
张　宁（首都医科大学附属北京天坛医院）
张国华（佛山市第一人民医院）
张玮艺（首都医科大学附属北京天坛医院）
张潇潇（首都医科大学附属北京天坛医院）
张永杰（南京医科大学）
张志珺（东南大学附属中大医院）
郑　婷（兰州大学第二医院）
郑秀芬（福建省立医院）
周　娟（北京市大兴区人民医院）
周福春（首都医科大学附属安定医院）
朱梅芳（首都医科大学附属北京天坛医院）
左丽君（首都医科大学附属北京天坛医院）

原著序

我们非常荣幸地向读者呈现《哈里森内科学（第19版）》。自从第1版于65年前问世以来，医学的各个领域和医学教育有了突飞猛进的进展，并衍生了许多新的学科。

在保留本书主旨的同时，本版在修订时进行了大范围的修改，以满足读者的不同需求，并使其能够以不同的方法和形式获取和应用知识。目前全球医学教育的焦点已经从经典的结构、功能、疾病转变为整合性的、常常是以病例为基础的学习方法——将基础医学和流行病学与疾病的诊断和治疗实践有机地结合起来。本书的许多更新和改进都体现了现代的医学教育与临床医疗理念。

本版本进行了全面的更新以展现临床医学的经典病理生理基础，并详述了目前可以获得的现代医疗模式下评估症状及有效治疗疾病的前沿方法和工具。同时新增补了丰富的照片、放射影像图、示意图、患者诊治流程图、表格和实用演示视频（书后光盘）。使得最新版本同时具有使用的高效性和灵活性。

自《哈里森内科学》第1版于1949年出版以来，医学科学经历了惊人的进展。第1版出版之时，消化性溃疡被认为由应激引起；几乎所有的不切除肿瘤的癌症患者均会死亡；风湿性心脏瓣膜病发病广泛；乙型病毒性肝炎和人类免疫缺陷病毒（HIV）感染都是未知的。经过此后的数十年，消化性溃疡的感染性病因和治疗方法都已明确；诊断和治疗方法的进展使得2/3的癌症可以获得治愈；风湿性心脏瓣膜病已经消失；冠状动脉粥样硬化性疾病逐渐流行发展——并至少在一定程度上通过危险因素的控制使其有所减少；乙型病毒性肝炎和其所致的肝硬化和细胞性肝癌成为通过疫苗可以预防的疾病；HIV，这一最初被认为是致命性的世界范围内的灾难，变成了一种可以治愈的慢性疾病。值得注意的是，新兴与复现的疾病成为医学研究与实践的挑战，同时一种新的对于系统概念的理解，如微生物群系，提供了一种全新的令人兴奋的可用于理解和管理健康和疾病状态的可能方法。

由于上述医学的种种进展和概念的转变，《哈里森内科学（第19版）》对于内容进行了相应的更新，在神经系统疾病分册中，读者会发现对于神经退行性疾病涵盖范围的扩展，突出了分类和管理方面的进展，并对于致病蛋白的沉积和播散机制的新理念进行了详细阐述。

我们要感谢很多人对于本书出版所做出的贡献。首先作者团队进行了卓越的工作，整合大量科学临床数据，创作出一个个对于内科医学临床疾病富于艺术性权威描述的章节。在当今这样一个信息爆炸、快速更新的环境下，我们保证本书中所提供的信息都是当前最新的。专家在撰写时还给予了有益的建议和关键点的提示，使得本书重点突出，层次清晰。我们还要对创作团队中的编校人员表示感谢，他们在不同的创作时期时刻关注工作动态并与作者、麦克劳希尔教育集团保持联系，这些编校人员是：Patricia Conrad，Patricia L. Duffey，Gregory K. Folkers，Julie B. McCoy，Elizabeth Robbins，Anita Rodriguez，Stephanie Tribuna。

麦克劳希尔教育集团在本书的出版过程中给予了持续的支持和专业意见。James Shanahanm，麦克劳希尔教育集团专业图书出版部的出版副总监，是创作团队的杰出而富有洞察力的伙伴，指导本书的进展。Kim Davis本书的副总编辑熟练地确保有多个作者参与的章节中各部分顺畅而高效地整合。Dominik Pucek管理新的视频资源。Jeffrey Herzich精干地承担起本书的产品经理职责。

总之，我们无比荣幸能够编著《哈里森内科学（第19版）》，并且热忱于将她推荐给读者们。我们在编写本书的过程中学习到了很多，也希望读者能够发现她独一无二的教育价值。

作者团队

译者前言

《哈里森内科学》系列教材在全球的医学教材中有非常好的声誉，受到越来越多医生们的关注。它的成功来源于几十年形成的优良传统。首先，这本教材与其他的哈里森系列教材一样，都着重介绍了疾病的病理生理机制和治疗，这非常符合医学的规律。因为同一种疾病会有多种临床表现，而同样一个临床症状可能会出现于多个疾病，只有理解疾病的病理生理机制，才能更好地理解和记忆其病因、病理、临床表现、诊断、鉴别诊断、治疗和预防等，可以说病理生理机制是疾病的“核心”，抓住了病理生理机制，也就抓住了重点，这也是医生“知其然，知其所以然”的必要步骤。当然，治疗是最直接的，医生在治疗患者时，应充分了解其可能的获益和风险，才能给患者最合适的治疗。其次，这本书尽可能地包含了当今最新的进展，每一次出版前，作者都要对书的内容进行大范围的更新，从浩瀚的医学进展中进行归纳、总结，筛选出最值得广大医生了解的新知识，这需要花费大量的精力和时间，但却给读者以耳目一新的感觉。另外，这本书邀请的均是国际上知名的专家，他们在各自领域都取得过非常优异的成绩，对其编写内容理解透彻，容易形成精品，同时也从整体上保证了此书的权威性。

《哈里森内科学（第19版）——神经系统疾病分册》提取出了神经病学领域的内容，为了帮助中国神经内科医生学习此书，我们非常乐意，也很荣幸地接受此书的翻译任务。本书的翻译工作采取全国招募的形式，译者从众多报名者中筛选产生，感谢国内同行的热心参与，也感谢每一位译者的辛苦付出，正是经过了你们夜以继日、加班加点的工作，才如期把这本中文翻译书籍呈现给读者。

最后，我们也想说明，虽然译者经过了最大努力，但限于时间仓促和能力有限，错误在所难免，各位读者在阅读此教材过程中如有何建议，请与出版社或作者联系，我们将在修订时更正！

王拥军

2016年6月16日

目　录

第一部分　神经系统疾病诊断

第二部分　中枢神经系统疾病

第三部分　神经和肌肉疾病

第四部分　慢性疲劳综合征

第五部分　精神疾病和成瘾性疾病

第六部分　神经重症医疗

第一部分　神经系统疾病诊断
SECTION 1　Neurologic Disorders

1 神经系统疾病患者处理方法
Approach to the Patient with Neurologic Disease

Daniel H. Lowenstein，Joseph B. Martin，Stephen L. Hauser
（柏峰　译　张志珺　校）

神经系统疾病是一类常见和花费高的疾病。据世界卫生组织估计，全球超过10亿人受到神经系统疾病困扰，造成全球疾病负担的12%，其导致的死亡占全球死亡人数的14%（表1-1）。随着世界人口的老龄化，这些数字将进一步增加。多数神经疾病患者就诊于内科医生或全科医生，而不是神经科医生。由于目前许多神经系统疾病已经有了治疗方法，熟练精确的诊断尤为重要。误诊多是由于过度依赖昂贵的神经影像学和实验室检查所致，尽管它们很重要，但并不能替代详细的病史和体格检查。对待神经疾病患者适当的方法应当是从患者出发，先进行解剖学定位，再从病理生理学方面定性；然后提出一个可能的诊断。这种方法保证了技术运用得当，尽快做出正确诊断，减少误诊，及时启动治疗。

表1-1　2010年全球伤残调整生命年（DALY）和特定神经系统疾病年死亡人数

疾病	DALY	死亡
下背部和颈部疼痛	116 704 000	—
脑血管病	102 232 000	5 874 000
脑膜炎和脑炎	26 540 000	541 000
偏头痛	22 362 000	—
癫痫	17 429 000	177 000
痴呆	11 349 000	485 000
帕金森病	1 918 000	111 000
神经系统疾病导致的DALY或死亡占总DALY或死亡百分比	12.0%	13.6%
2010年与2000年相比，神经系统疾病DALY改变百分比	51.6%	114.3%

来源：R Lozano et al：Lancet 380：2095，2012

神经病学方法

损害的解剖学定位

首先要确定神经系统中责任病灶所在的位置。损害能否定位于神经系统某一特定区域，是多灶性的，还是一个弥漫性损害的表现？是局限于神经系统，还是继发于全身性疾病？是中枢神经系统（central nervous system，CNS），还是周围神经系统（peripheral nervous system，PNS），或两者都有？如果在中枢神经系统中，是大脑皮质受累，还是基底神经节、脑干、小脑、脊髓受累？是否累及疼痛敏感的脑膜？如果在PNS，病变是否位于周围神经，如果是，受累的主要是运动神经还是感觉神经，或神经肌肉接头、肌肉病变的可能性更大？

确定受累解剖区域的第一个线索来源于病史，体格检查能进一步确认或排除这些线索的印象，澄清不确定性。通常还需要针对CNS或PNS某个特定区域进行更详细的检查。例如，如果一个患者表现为进行性加重的感觉异常和乏力，提示病变位置是在脊髓或周围神经，检查应向着有助于鉴别的方向进行。局灶性背痛、脊髓感觉平面和尿失禁提示脊髓病变，而袜套-手套型感觉缺失提示周围神经疾病；反射消失通常提示周围神经病变，但也可见于急性脊髓炎导致的脊髓休克。

确定“损伤在何处”有助于缩小疾病病因范围，这种安全措施防止了严重错误的发生。复发性眩晕、复视、眼球震颤，不应得出“多发性硬化”的结论（病因），而是病变在“脑干”或“脑桥”（位置）；这样就不会因为考虑不全而遗漏脑干动静脉畸形。同样，视神经炎、痉挛性共济失调性下肢截瘫的组合提示视神经和脊髓病变；多发性硬化（multiple sclerosis，MS）、中枢神经系统梅毒和维生素B_{12}缺乏症是能产生这种综合征的可治疗的疾病。一旦解决了“损伤在何处？”的问题，接下来就该解决“损伤是什么？”了。

识别病理生理学机制

疾病的病理生理学过程的线索也可能来自于病史。

原发性神经元（灰质）病变可表现为早期认知障碍、运动障碍或癫痫，而白质受累主要导致运动、感觉、视觉和小脑传导通路的“长束”损害。进行性对称性的症状多为代谢性或退行性病变所致，这种情况下通常很难准确定位。因此，瘫痪伴确切脊髓感觉平面的患者维生素 B_{12} 缺乏的可能性较小。Lhermitte 征（屈颈诱发的电击样感觉）是由于白质通路中产生异位冲动所致，发生于颈髓脱髓鞘时；许多疾病均可导致该症状，年轻人中该症状提示 MS，年长者中则提示压缩型颈椎病。受热或运动后症状恶化可能提示轴突脱髓鞘导致传导阻滞，如 MS。反复出现运动或疲劳后复视、构音障碍发作的患者可能有神经肌肉接头传递障碍，如重症肌无力。缓慢加重的视野暗点伴发光边缘，称为闪光暗点，提示广泛皮质抑制，见于典型的偏头痛。

神经学病史

关注患者对症状的描述及家庭成员和其他人的证实和补充，常常可以得出一个准确的定位和可能病因，甚至早于神经系统检查。病史也有助于接下来的神经系统重点检查。每个不适主诉都应寻根究底，以阐明病变位置、可能的病理生理机制和潜在的病因。例如，一个患者主诉右上肢乏力。相关特征是什么？乏力表现为梳头、抬举困难（近端），还是扣纽扣或拧瓶盖困难（远端）？相关的阴性症状可能同样重要。一个右侧偏瘫无语言障碍患者（内囊、脑干、脊髓）与右侧偏瘫伴失语患者（左半球）的病变部位是不同的。病史中的其他相关特征包括以下：

1. 疾病的时间过程。确定症状出现的确切时间及进展速度非常重要。在数秒或数分钟内发生的神经系统主诉，通常提示脑血管事件、癫痫发作或偏头痛。感觉症状开始时位于一个肢体，在数秒钟内蔓延到肢体的相邻部分，再到身体的其他部位提示癫痫发作。逐渐出现症状，但感觉定位不清晰提示短暂性脑缺血发作（transient ischemic attack，TIA）。相似但进展更缓慢的感觉症状，伴有头痛、恶心或视觉障碍提示偏头痛。阳性感觉症状（如刺痛或难以描述的不适感）或不自主动作提示癫痫发作；相反，短暂的功能缺失（阴性症状）提示 TIA。口吃症状出现并持续数小时或数天，也提示脑血管疾病；症状短暂缓解或复发提示该过程更倾向于缺血而不是出血。症状在数小时或数天内持续进展提示毒性、代谢、感染或炎症过程。进展性症状伴有发热、颈强直、意识水平改变等全身表现，提示感染性疾病。症状复发和缓解涉及神经系统的不同水平，提示 MS 或其他炎症过程。症状缓慢进展无缓解则是神经退行性疾病、慢性感染、慢性中毒和肿瘤的特征。

2. 患者的主诉。不同的患者同样的话往往意思不同。“头晕”可能意味着即将晕厥、不平衡感，或真正的旋转性眩晕。“麻木”可能意味着感觉完全丧失，或阳性感觉症状，如刺痛，甚至无力。“视物模糊”可以用来描述单眼短暂失明时的单侧视力丧失，也可以指复视。在存在母语和文化差异时，正确理解患者描述症状的词语将变得更加复杂。

3. 他人确证病史。从家人、朋友或其他观察者处获得的额外信息有助于证实或补充患者的主诉。记忆力减退、失语、自知力下降、醉酒和其他因素可能会损害患者的沟通能力，不利于某些疾病相关促成因素的获得。意识丧失患者，需要从旁观者处获得细节，以确定事件发生的过程及具体情况。

4. 家族史。许多神经系统疾病都有潜在的遗传因素。如果有家族史相关的数据，很容易发现孟德尔疾病的存在，如亨廷顿病或 Charcot-Marie-Tooth 神经病。更详细地询问相关家族史在多基因疾病的诊断中往往非常必要，如 MS、偏头痛和许多类型的癫痫。除了神经疾病和精神疾病，搜集所有疾病的家族史也很重要。高血压或心脏病的家族倾向与患者卒中相关。许多遗传疾病表现为多系统症状，这些症状可为正确诊断提供相关线索（例如，神经纤维瘤病、Wilson 病、线粒体病）。

5. 内科疾病。许多神经系统疾病与系统性疾病相关。糖尿病、高血压、血脂异常增加脑血管病风险。脑内单发肿块对于心脏瓣膜病患者可能是脓肿，对于凝血功能障碍患者可能是原发性出血，对于艾滋病患者可能是淋巴瘤或弓形虫病，对于潜在肿瘤患者转移的可能性较大。恶性肿瘤患者还可能出现神经系统副肿瘤综合征或化疗、放疗并发症。马方综合征及相关胶原性疾病引起脑动脉夹层和动脉瘤性蛛网膜下腔出血；后者也可见于多囊肾病。甲状腺或其他内分泌疾病可导致多种神经系统疾病的发生。对周围神经病患者而言，寻找全身性疾病的表现尤其重要。医院环境中的昏迷患者大多是由于代谢、有毒或感染所致。

6. 药物使用、滥用及毒物接触史。询问包括医生处方药和滥用药物的相关药物使用史很有必要。镇静药、抗抑郁药和其他精神类药物经常与急性精神错乱状态有关，尤其是中老年人。氨基糖苷类抗生素可能会加剧神经肌肉接头疾病患者的无力症状，如重症肌无力，并可能引起耳毒性头晕。长春新碱等抗肿瘤药物可引起周围神经病变，而免疫抑制剂如环孢素可产生脑病。过量的维生素摄入会导致疾病，如维生素 A 和假性脑瘤或维生素 B_6 和周围神经病变。许多患者都不知道非处方安眠药、感冒药和减肥药实际上是毒品。乙醇，最普遍的神经毒素，往往未受到患者的承认，其他药物滥用如可卡因和海洛因可引起广泛的神经系统异常。神经毒素的环境或工业暴露史可能提供重要线索；必要时可询问患者的同事或雇主。

7. 形成对患者的印象。采集病史同时形成对患者的印象。病史信息易于获得还是需要迂回获得？是否存在焦虑、抑郁或疑病症？是否有线索提示语言、记忆、自知力、行为异常？在患者进入房间，开始介绍的时候，神经系统的评估就开始了。

神经系统检查

神经系统检查是复杂、具有挑战性的，它包括很多部分和一系列技能，只有在大量神经系统疾病患者和正常人身上反复练习才可以掌握。通常来说，掌握完整的神经系统检查仅对于神经科医生及相关专业人员非常重要。然而，所有临床医生，特别是全科医生，有必要掌握检查的基础知识，尤其是在筛选神经系统功能障碍中有重要作用的部分。

检查并没有一个固定的、普遍接受的顺序，但大多数临床医生先评估精神状态，其次是脑神经、运动系统、反射、感觉系统、共济和步态。无论检查是简单还是全面，重要的是有序、系统地进行，以避免错误和严重遗漏。因此，学习和掌握检查相关知识的最佳途径是选择自己的方法，按照同样的顺序反复经常练习。

下面详细描述了神经系统检查中较常用的部分，特别强调了在评估常见神经系统问题中被认为是最有帮助的部分。每一部分还包括一个简短的说明，来介绍筛选无症状患者神经系统异常时必要的最小检查。这样的筛选检查可以在 3～5min 内完成。

关于检查有几点需要注意。首先，在记录结果时，重要的是描述发现了什么而不是使用一个定义不清的医学术语（例如，“患者因胸骨摩擦呻吟”而不是“反应迟钝”）。第二，通过同时激活双侧大脑半球的任务，仔细比较患者的表现，可以发现微小的中枢神经系统异常（例如，闭眼双上肢平举时一侧手臂旋前；闭眼后轻轻碰触双侧，一侧感觉减退；行走时一侧摆臂减少或轻微不对等）。第三，如果患者的主诉与某些活动有关，则在诊室里重复上述活动。如主诉是向一侧转头时头晕，则让患者做该动作并观察相关症状（如眼球震颤或活动障碍）。如果行走 2 个街区后出现疼痛，则让患者离开诊室，行走同等距离后立即返回，重复相关检查。最后，使用针对患者个体问题的检查，有助于评估在一段时间内的变化。例如，步行 7.5 米（25 英尺）的距离（正常需 5～6s；若需协助，记录下来），手指或脚趾反复拍打（正常 20～25 次/5s），或书写笔迹检查。

精神状态检查

- 最低限度：在面谈中，观察是否有沟通困难，确定患者对最近或过去事件是否存在回忆和自知力障碍。

在医生开始观察和与患者交谈时，精神状态检查就开始了。如果病史提示高级皮质功能异常或面谈中发现存在认知问题，需要进一步进行详细的精神状态测试。在选择测试方法、解释结果时需要考虑到患者对检查语言的理解能力、患者的文化背景、教育经历、感觉或运动问题，或共存疾病的影响。

Folstein 简易精神状态检查（MMSE）是一个标准化的认知功能筛选检查，它操作简单，10min 内即可完成。在诊断中重度痴呆时，通过使用年龄调整后的值来划分正常范围，能够达到约 85%敏感度和 85%特异度，尤其是在受教育的患者中。当我们有足够的时间时，MMSE 是记录患者精神现状的最好方法之一，也是特别有用的基线评估数据，可与将来的 MMSE 评分进行对比。

精神状态检查的个体要素分为意识层次、定向、言语和语言、记忆、信息收集、理解与判断、抽象思维和计算。

意识水平是患者对自身和环境认识的相对状态，范围从完全清醒到昏迷。当患者没有完全清醒时，检查者应描述最小刺激及引起的反应，从口头命令到短暂的疼痛刺激，如挤压斜方肌。对刺激的直接反应，在一定程度上体现了完整脑功能（例如，睁开眼睛，看着检查者，或躲避疼痛刺激），但必须与脊髓源性的反射性反应相鉴别（例如，三屈曲反应——疼痛刺激脚时，踝关节、膝关节、髋关节屈曲）。

通过询问人的姓名、地点、时间（星期和日期）来进行定向测试；通常情况下时间是第一个受累的。

言语是通过观察清晰度、速度、节奏和韵律（即音调和音节、词语重音的变化）来评估。

语言是通过观察患者的口头和书面语的内容、对口头指令的反应，以及阅读的能力来评估。一个典型的检查顺序是让患者按顺序说出衣服、手表或笔的细节部分，复述“No ifs, ands, or buts”，执行三步骤的口头命令，写一个句子，阅读和回复书面命令。

记忆应根据三个主要的时间尺度分析：①即时记忆：说一个3个词语的清单，让患者立即复述；②短期记忆：要求患者分别在5、15min后回忆三个词语；③长期记忆：通过衡量患者对自身疾病、个人事件提供连贯自然史的能力来评估。

信息搜集是通过询问重大历史事件或时事来评估，要特别注意教育程度和生活经验的影响。

理解力和判断力的异常通常在与患者交谈的过程中即可发现；如果要更详细的评估，可以要求患者描述他或她在有多种选择的情况下可能做出的回应（例如，“如果你在人行道上发现一个钱包，你会怎么做?”）。

抽象思维可以通过让患者描述不同对象或概念间的相似性（例如，苹果和橘子、桌子和椅子、诗歌和雕塑）或列举具有相同属性的物品（例如，列出具有四条腿的动物）来评估。

计算能力通过让患者进行适于患者年龄和教育程度的计算（例如，100连续减7或20连续减3，或简单的算术题）来评估。

脑神经检查

- 最低限度：检查眼底、视野、瞳孔大小和反应、眼球运动和面部运动。

脑神经（CN）最好按照顺序检查，因第三、第四和第六对脑神经具有类似的功能，最好一起检查。

CNⅠ（嗅觉） 嗅觉检查通常被省略，除非怀疑有额叶下部病变（例如，脑膜瘤）。闭上眼睛，让患者闻较温和的刺激物，如牙膏、咖啡，并识别气味。

CNⅡ（视觉） 检查视力（戴眼镜或隐形眼镜矫正）可以用Snellen视力表或类似的工具。检查时需要面对面，如通过比较患者和自己的视野判断是否正常。作为筛查检查时，通常可以同时检查两个眼睛的视野，如果病史或其他检查提示有视力受损或筛查试验发现异常，则需要检查单眼的视野。与患者面对面，距离为0.6～1米（2～3英尺），把你的手指放在视野之外，并在你和患者中间的平面移动。指导患者盯着你脸的中间，并说出在何时、何处看到了手指移动。先检查双侧下象限，然后是双上象限，先移动你的右手示指，然后左手或是双手同时移动，观察患者是否注意到手指运动。手指简单的小幅度运动足够引起正常反应。局灶性视野和正切暗点计屏检查用于全面定位视野缺损部位或寻找细微的异常。眼底应用检眼镜检查，记录视盘的颜色、大小和膨胀度，或视盘高度，以及视网膜的颜色和纹理。视网膜血管应检查其大小、整齐度、动静脉交叉点的交叉压迹、出血、渗出等。

CNⅢ、Ⅳ、Ⅵ（动眼神经、滑车神经、展神经） 描述瞳孔的大小和形状，对光反射和调节反射（手指移向鼻子时双眼汇聚）。检查眼外肌运动，要求患者保持头不动，双眼跟随手指运动。手指在水平和垂直平面内缓慢移动；观察有无麻痹、眼球震颤，或平滑追随异常（扫视、眼球运动失调等）。如果有必要的话，可通过比较双侧瞳孔对光的反射点的位置来评估双眼注视前方及多向凝视的相对位置。然而，在实践中，患者注视某一方向时出现复视的描述更有利于发现双眼运动异常；真正的复视在闭上一只眼睛时应该消失。水平性眼球震颤的检查最好在45°时而不是极度向外凝视（这让患者感到不舒服）；目标物常常需要在侧面位置停留至少数秒钟以发现异常。

CNⅤ（三叉神经） 检查双侧面部三叉神经的三个分支范围内的感觉（眼、上颌支、下颌支）。与其他部分的感觉检查一样，根据解剖途径不同，可检查2种感觉（例如，轻触觉和温度觉）作为筛选检查。其他感觉检查、角膜反射和CNⅤ运动部分（咀嚼肌）仅在病史提示异常时才检查。

CNⅦ（面神经） 在患者放松和随意运动时观察双侧是否对称。检查眉毛的高度、皱额、闭眼、微笑和鼓腮。需特别关注上、下面部肌肉的差异；仅下2/3的肌肉力量减弱，而上1/3的面部肌肉正常，提示上运动神经元病变，而单侧整个面部肌肉无力提示下运动神经元病变。

CNⅧ（前庭蜗神经） 分别检查患者每只耳朵听到手指摩擦音或耳语声的能力。如果在病史或检查中发现异常，需要进一步检查气骨导对比试验（Rinne），及将512Hz的音叉放在前额中点时骨导是否偏向一侧（Weber）。任何可疑的异常都应进一步做正式的听力测定。有关头晕、听力减退、昏迷时的前庭神经功能评估的讨论，分别参见《哈里森内科学》（第19版）其他部分。

CNⅨ、Ⅹ（舌咽、迷走神经） 观察在休息和发声（“啊”）时软腭及腭垂的位置和对称性。用消毒钝物（如压舌板）分别刺激两侧咽后壁检查咽反射（“恶心”），但正常人也可见咽反射消失。

CNⅪ（副神经） 检查耸肩（斜方肌）和头部转向一侧（胸锁乳突肌）时抵抗阻力的能力。

CNⅫ（舌下神经） 检查有无舌肌萎缩或肌束震颤，伸舌时有无偏斜，和用舌头顶双侧脸颊内表面时是否有力。

运动检查

- 最低限度：寻找肌肉萎缩，检查肌张力。检查患者上肢旋前、手腕或手指伸肌的力量来评估上肢肌力。检查趾伸肌力量，让患者正常行走、用脚后跟和脚尖行走来评估下肢力量。

运动检查包括观察肌肉外观、肌张力和肌力。虽然步态是运动功能检查的一部分，但通常在检查的最后单独评估。

外观　检查和触诊肌群需要在良好的光线下，让患者处在一个舒适、对称的体位。检查有无肌束震颤、压痛、萎缩或肥大。不自主运动可在静息时（如抽搐、肌阵挛、手足徐动症）、保持姿势时（帕金森病引起的搓丸样震颤）或随意运动时（小脑疾病或家族性震颤引起的意向性震颤）出现。

张力　通过检查放松肢体进行被动运动时的阻力评估肌张力。在检查过程中，患者往往难以放松，可以通过分散注意力来尽量减少主动活动，以便于检查进行。在检查上肢时，通过快速旋前、旋后前臂，屈伸手腕检查肌张力。检查下肢时，患者仰卧位，检查者的手放在膝盖后，迅速抬起患者下肢；肌张力正常时，脚踝抬起前会在台面上拖动一段距离，而肌张力增高时，脚后跟会立即抬起离开台面。肌张力降低多见于下运动神经元或周围神经病变。肌张力增高可见于痉挛（阻力决定于运动的角度和速度；皮质脊髓束病变）、僵直（不同角度的运动阻力相同；锥体外系疾病），或过伸（阻力波动变化；额叶通路病变或放松困难）。齿轮样强直，即被动运动时引起阻力的间断性增高和降低，见于帕金森病。

强度　旋前运动是筛查上肢无力的一个非常有用的方法。患者将双臂完全伸直，平行于地面，闭上眼，保持姿势约 10s；任何肘或手指的屈曲，或前臂的旋前，尤其是不对称性的，都是潜在无力的标志。针对待检查的特定肌肉、肌群，让患者尽最大力量，从而进一步评估肌力。重要的是要尽可能地细分肌肉，如抓握手指，这样只兴奋收缩感兴趣的肌肉。在肌肉收缩时触诊肌肉也有助于判断肌力。肌力分级和评估患者的努力程度是一门需要时间和实践的艺术。多用以下标准进行肌力分级：

0＝无运动

1＝颤动或轻微收缩，但没有引起关节活动

2＝运动但不能抵抗重力

3＝能抗重力运动但不能抵抗阻力

4－＝能抗轻度阻力运动

4＝能抗中度阻力运动

4＋＝能抗强阻力运动

5＝抗完全阻力

然而，在许多情况下，以下说法更常用：

麻痹＝无运动

严重无力＝运动但不能抗重力

中度无力＝能抗重力运动但不能抵抗轻度阻力

轻度无力＝能抵抗中度阻力运动

肌力正常

注意无力的分布和评估无力的程度一样重要。单侧或双侧的上肢伸肌、下肢屈肌无力（“锥体无力”）提示锥体束病变，双侧近端无力提示肌病，双侧远端无力提示周围神经病变。

反射检查

- 最低限度：检查肱二头肌反射、膝反射和跟腱反射。

肌牵张反射　通常上肢评估肱二头肌反射（C5、C6）、肱桡肌反射（C5、C6）和肱三头肌反射（C7、C8），下肢评估膝反射或股四头肌反射（L3、L4）和跟腱反射（S1、S2）。患者应放松，在充分的收缩和伸展间进行肌肉的定位。可以通过让患者主动收缩其他远端肌群来增强反射（Jendrassik 手法）。例如，通过主动咬牙增强上肢反射，双手屈指相握主动外拉增强跟腱反射。检查每个反射时，双侧应相继进行，判断引起反射所需的最小刺激比最大反应更重要。根据下面标准对反射进行分级：

0＝消失

1＝出现但减弱

2＝正常、活跃

3＝亢进

4＝阵挛

皮肤反射　足底反射是用钝刺激物，如压舌板，从足底侧面近脚跟处开始，绕过脚掌滑至大脚趾处。正常反射为各脚趾的跖屈。脊髓 S1 水平以上的上运动神经元病变，可以观察到大脚趾反常伸展，同时其他脚趾伸展并扇形张开（称为足底伸肌反射，或 Babinski 征）。然而，尽管 Babinski 征很常用，但它鉴定上运动神经元病变的可靠性和有效性有限，检查肌张力、肌力、牵张反射和共济时更有用。腹壁浅反射是用利器（例如，一个棉签的木头端）在脐周沿对角线轻划腹部表面，引起并观察脐的运动。肚脐会移向刺激的方向。上运动神经元病变时，这些反射会消失。当上腹壁反射（脊髓 T9）保留、下腹壁反射（T12）消失时，它们的意义最大，提示病变位于T9～T12脊髓之间，双侧反应不对称时意义也很大。其他有用的皮肤反射包括提睾反射（划大腿中部引起同侧睾丸上提；L1和L2介导）和肛门反射（划肛周皮肤引起肛门括约肌收缩；S2、S3、S4介导）。如果患者怀疑有脊髓或腰骶神经根病变时，检查这些反射尤其重要。

原始反射　额叶通路病变时，可以出现正常成人一般不常见的原始反射。吸吮反射由压舌板轻轻碰触嘴唇中心引起，觅食反射由碰触嘴角引起；患者嘴唇将产生吮吸动作或移向刺激方向。握持反射是通过检查者用手指触摸患者拇指和示指中间区域引起，阳性反应是引起患者握紧检查者的手指。在许多情况下，抚摸手背将使患者手指放松。掌颏反射是斜划手掌引起同侧颏肌（下巴）收缩。

感觉检查

- 最低限度：询问患者肢体末端是否能够感觉到轻轻的接触和冷物体的温度。用手同时轻轻碰触双侧进行检查。检查Romberg征。

由于感觉检查是主观的，并且很难量化，通常是检查当中最不可靠的部分。对于依从性较好、辨别能力较强的患者，感觉检查对于病变的精确定位非常有帮助。对于不合作或不能理解检查的患者，可能是没有用的。检查应集中于可疑病灶。例如，在脊髓、脊神经根或周围神经异常时，需要检查所有主要的感觉以明确是否符合脊髓平面和皮区或神经分布。在脑干或脑干以上病变的患者中，检查四肢远端的主要感觉以及“皮质”感觉通常就足够了。

在每个肢体检查五种主要感觉——轻触觉、疼痛、温度、振动和关节位置觉。轻触觉通过检查者用手指或棉纤维轻轻碰触刺激皮肤来检查。疼痛觉是用一个新的大头针来检查，温度觉是用冷水或热水浸过的金属物体（例如，音叉）来检查。振动觉是将128Hz的音叉置于拇趾或示指远节指骨、甲床正下方来检查。检查者将手指置于被检查关节的对侧，将患者的振动觉阈值和自己比较。关节位置觉检查时，检查者抓住手指或肢体侧面，评估远端关节；正常情况下，可以感知1～2mm的偏移。Romberg征主要是检查本体感觉。让患者尽可能双脚并拢，眼睛睁开，保持平衡，接下来闭住眼睛。闭眼时不能保持平衡是异常反应。

“皮质”感觉由顶叶介导，代表了大脑对初级感觉的整合；初级感觉完整时检查皮质感觉才有意义。作为皮质功能的筛查，同时刺激双侧特别有用；患者闭上双眼，检查者轻轻触摸患者单手或双手，要求患者识别刺激。顶叶病变时，触碰患者双手，患者可能无法识别对侧刺激。其他依赖顶叶皮质的感觉包括识别区分两个相近的刺激（两点辨别觉）、仅通过触摸和操作识别物体（实体辨别觉）、识别写在皮肤表面的数字或字母（图形觉）。

共济检查

- 最低限度：在休息和随意运动过程中观察患者。检查双手、双脚的快速轮替运动和指鼻试验。

共济（coordination）是指运动的编排和运动的流畅性。即使是简单的动作也需要主动肌和拮抗肌的合作、姿势的维持，以及复杂的自动控制系统控制运动速度和范围。这种整合部分依赖于小脑和基底神经节系统的正常功能。然而，共济也需要完整的肌肉力量和运动觉、本体感觉信息。因此，如果检查发现了运动或感觉系统异常，评估患者的共济时应考虑到这些限制。

上肢的快速轮替运动需要双侧分别检查，让患者握拳，伸出示指，然后尽可能快地点击拇指远端。检查下肢时，患者用脚快速叩击地板或检查者的手。指鼻试验主要检查小脑功能；要求患者用示指反复触摸鼻尖和检查者的示指，后者可以移动。下肢类似的检查是让患者抬起腿，用大脚趾碰触检查者的手指。另一个下肢的小脑检查是跟-膝-胫试验；患者仰卧位，将一只脚跟从另一条腿的膝盖上沿着胫骨滑下。对于所有这些运动，需注意精度、速度和节律。

步态检查

- 最小限度：观察患者正常行走时，用脚跟和脚尖行走时，以及走直线时的步态。

观察患者行走是神经系统检查中最重要的部分。正常步态需要多个系统——包括力量、感觉和共济——功能高度协调。检查可能发现意想不到的异常，提示检查者回过头来更详细进行其他方面的检查。需观察患者正常行走和转身时、用脚跟和脚尖行走时，及脚对脚沿直线行走时的步态。检查可能发现一侧摆臂减少（皮质脊髓束病变）、弯腰和碎步步态（帕金森病）、宽基底不稳定步态（共济失调）、剪刀步态（痉挛），或一个高抬腿、跨阈步态（后柱或周围神经病变），或患者仿佛被粘在地上（额叶病变失用症）。

神经诊断

综合分析病史和体检中获得的临床数据，找到一个能解释临床表现的最佳解剖学定位（表1-2），缩小

表 1-2	有助于神经系统定位的发现
	体征
大脑	异常精神状态或认知障碍 癫痫发作 头和四肢的单侧无力[a] 和感觉异常 视野异常 运动异常（如弥漫性共济失调、震颤、舞蹈症）
脑干	孤立脑神经异常（单发或多发） 头和四肢的"交叉"瘫痪[a] 和感觉异常，如右侧面部和左侧上、下肢无力
脊髓	背部疼痛或压痛 头以外的无力[a] 和感觉异常 混合的上、下运动神经元表现 感觉平面 括约肌功能障碍
脊髓根	肢体放射性疼痛 根性分布的无力[b] 或感觉异常 反射减弱或消失
周围神经	肢体中部或远端疼痛 沿神经分布的无力[b] 或感觉异常 "袜子或手套"样感觉减退 反射减弱或消失
神经肌肉接头	累及面部（上睑下垂、复视、吞咽困难）和近端肢体的双侧无力 活动后无力加重 感觉不受累
肌肉	双侧近端或远端无力 感觉不受累

[a] 无力伴有"上运动神经元"表现，即痉挛、上肢伸肌无力＞屈肌无力，下肢屈肌无力＞伸肌无力，反射亢进。

[b] 无力伴有"下运动神经元"表现，即肌肉松弛和反射减弱。

疾病可能范围，并选择最有效的实验室检查。实验室评估可能包括：①血清电解质，血常规，肾、肝、内分泌和免疫学检查；②脑脊液检查；③神经影像学检查（第 4 章）；④电生理检查（第 6 章）。对解剖定位、起病形式、疾病病程、其他医学数据和实验室检查结果进行综合分析后建立病因学诊断。

神经系统检查在严重的神经系统疾病患者身上也可能是正常的，如癫痫、慢性脑膜炎或短暂性脑缺血发作。一个昏迷患者可能无法得到有用的病史，在这种情况下，处理措施参见《哈里森内科学》（第 19 版）其他部分介绍。在其他患者中，病史的不充分可以由一系列的检查来补充，从而推断疾病的进程。情况复杂时应记住，常见疾病的不寻常表现比罕见病因可能性更大。因此，即使在三级医疗设施中，多次卒中通常是由于栓子而不是血管炎，痴呆伴有肌阵挛通常是阿尔茨海默病而不是朊病毒疾病或副肿瘤性疾病。最后，面对新发神经系统不适主诉的患者，一个初级保健医生最重要的任务是评估转诊给专科医生的紧迫性。这时，当务之急是快速判断患者神经系统感染、急性卒中、脊髓压迫或其他可治疗占位病变的可能性，并立即安排护理。

2e 神经系统检查
The Neurologic Screening Exam

Daniel H. Lowenstein

（柏峰　译　张志珺　校）

掌握基本的神经系统检查是一项重要的临床技能。一个简单的神经系统筛查检查——评估精神状态、脑神经、运动系统、感觉系统、共济和步态——可以在 3～5min 内完成。尽管开始时各部分检查看起来令人胆怯，但通过反复练习，技能通常很快得到提升。这段视频展示了一个简单有效的筛查检查手法（见书后光盘）。

3e 详细的神经系统检查视频图集
Video Atlas of the Detailed Neurologic Examination

Martin A. Samuels

（柏峰　译　张志珺　校）

对于神经系统疾病的有效诊断，全面的神经系统检查是不可替代的重要工具。详尽地掌握查体，我们既需要了解正常神经系统的解剖学和生理学基础知识，也需要对大量的患者及健康人群进行有序、系统的查体后积攒的个人经验。在一个优秀的临床医生手中，神经查体也是一种美妙的存在——医学艺术的顶峰。在此视频中（见书后光盘），我们详细地展示了最常用的检查内容，尤其是对于常见神经系统疾病评估有重大作用的要点。

4 神经系统影像学检查

Neuroimaging in Neurologic Disorders

William P. Dillon
（柏峰　译　张志珺　校）

对于有神经系统症状的患者，医师面临着大量影像学检查的选择，包括计算机断层成像（computed tomography，CT）、CT 血管造影（CT angiography，CTA）、灌注 CT（perfusion CT，pCT）、磁共振成像（magnetic resonance imaging，MRI）、磁共振血管造影（MR angiography，MRA）、功能 MRI（functional MRI，fMRi）、磁共振波谱成像（MR spectroscopy，MRS）、磁共振神经成像（MR neurography，MRN）、磁共振弥散加权成像（diffusion weighted imaging，DWI）和弥散张量成像（diffusion tensor imaging，DTI）、磁共振敏感加权成像（susceptibility-weighted MR imaging，SWI）、动脉自旋标记磁共振成像（arterial spin label MRI，ASL MRI）和 MRI 灌注成像（perfusion MRI，pMRI）。此外还增加了许多有用的介入性神经放射学技术，包括血管成像、栓塞、血管结构支架，以及脊髓的介入技术，例如椎间盘成像、选择性神经根注射和硬膜外注射等。近年发展的技术有多排探测器 CTA（multidetector CTA，MDCTA）和钆增强的 MRA，这些检查手段使得传统血管造影术的适应证范围有所缩小，但还保留用于详细了解小血管情况以帮助诊断或决定进行介入治疗的患者（表 4-1）。

总体上看，对于发现中枢神经系统（CNS）病变 MRI 比 CT 更加敏感，尤其是脊髓、脑神经和后颅窝病变。磁共振弥散成像序列可以测量水分子的布朗运动特征，从而对于缺血性脑卒中和脊髓病变的早期诊断极为敏感，同时对脑炎、脓肿和朊病毒病的发现也有重大帮助。然而，CT 由于具备图像可快速获得和广泛应用的特征，因此为神志出现急性改变、可疑的急性卒中、出血、颅内或脊柱外伤患者的早期病情评估提供了首要选择。同时，在发现骨质改变、传导性耳聋和颅底、颅盖病变的早期影像学特征方面，CT 也比 MRI 更敏感。但较 CT 而言，在骨髓浸润的影像学方面，MRI 则可提供更多重要的诊断信息。

表 4-1　CT、超声、MRI 的使用指南

疾病	推荐的技术
出血	
急性实质性	CT，MR
亚急性/慢性	MRI
蛛网膜下腔出血	CT，CTA，腰椎穿刺→血管造影
动脉瘤	血管造影>CTA、MRA
缺血性梗死	
出血性梗死	CT 或 MRI
单纯性梗死	MRI 及弥散加权成像>CT、CTA、血管造影
颈动脉、椎动脉夹层	MRI/MRA
椎基底动脉供血不足	CTA，MRI/MRA
颈动脉狭窄	CTA、MRA>超声
可疑的占位性病变	
原发性或转移性肿瘤	MRI+增强
感染或脓肿	MRI+增强
免疫抑制的局灶性发现	MRI+增强
血管畸形	MRI±血管造影
白质病变	MRI
脱髓鞘病变	MRI±增强
痴呆	MRI>CT
外伤	
急性外伤	CT
剪切伤、慢性出血	MRI+SWI
头痛/偏头痛	CT/MRI
癫痫	
首次发作，非局灶性神经功能缺损	MRI>CT
部分复杂/难治性	MRI
脑神经病变	MRI 增强
脑膜病变	MRI 增强
脊柱	
腰痛	
无神经系统缺损症状	MRI 或 CT（6 周后）
有局灶性神经系统缺损症状	MRI>CT
椎管狭窄	MRI 或 CT
脊髓型颈椎病	MRI，CT，CT 脊髓造影
感染	MRI+增强，CT
脊髓病	MRI+增强
动静脉畸形	MRI+增强，血管造影

计算机断层成像（CT）

技术

CT 成像是解剖学横截面图像，它是由衰减的 X

线束通过身体的一个断面后再经计算机分析而创建的。校准扫描的层厚，X线束通过所选择的区域围绕患者旋转。用于检查的敏感性X线探测器在X线管球内呈180°排列，这时的X线并没有衰减。计算机从360°X线衰减轮廓计算出一个“背投”影像，由于骨骼的较大衰减引起骨骼区的高“密度”（较白）影像，而软组织结构，诸如空腔器官的X线衰减较差，则形成低密度（较黑）影像。成像的清晰度取决于射线的剂量、探测器的尺寸、校准（层厚）、观察的范围和显示的矩阵大小。现代的CT能够获取的断面层厚达0.5～1.0mm，在每层速度达0.3s的速度时分辨率达0.4mm级，脑的全部扫描能在1～10s内完成。

目前多排探测器CT（multidetector CT，MDCT）是大多数放射科常用的一种CT扫描类型。单排或多排（4～320）探测器位于X线光源对面，射线束围绕患者每旋转一次可以获取多个层厚的信息。螺旋扫描的模式是检查床连续地移动通过旋转的X线束，产生连续的信息“螺旋”，并被重新格式化到不同的断层厚度中。MDCT的优势在于缩短了每次检查所需要的时间、减少了患者的移动，并且可以通过注射对比剂获得动态图像，从而快速评定血管解剖和脑实质的灌注成像特征（图4-1 B和C）。CTA成像可以经后期处理呈三维显示，产生类似血管造影的图像（图4-1C，图4-2 E和F，图4-4）。已经证明CTA可以用于评定颈内动脉分叉处和颅内动、静脉解剖学结构。

为确定血管结构和血脑屏障是否存在缺陷，常需要血管内注射对比剂，血脑屏障缺陷常与某些病症相关，如肿瘤、梗死和感染。在使用对比剂后，正常的中枢神经系统中只有血管和部分缺乏血脑屏障的结构（如垂体、脉络丛和硬脑膜）得到增强。使用对比剂后有发生过敏性反应的危险，并且增加了额外的费用。为了有助于显示占位性病变的特征和获得CTA成像的基本要素，决定使用对比剂是需要经过慎重考虑的。

适应证

CT是评定神志急性改变、局灶神经系统病变、急性颅脑和脊柱外伤、可疑蛛网膜下腔出血以及传导性耳聋的初步检查（表4-1）。CT可以弥补MRI对颅底、眼窝、脊柱的骨结构评价上的不足。CT对于评定骨性椎管狭窄和骨质增生有意义，但是MRI常常是检查神经系统病变的首选。CT也可通过鞘内注射对比剂来检查颅内各脑脊液池（CT脑池成像）有无脑脊液瘘，以及检查脊髓蛛网膜下腔（CT脊髓成像）；另外，鞘内注射钆联合MR可以弥补成像的不足。

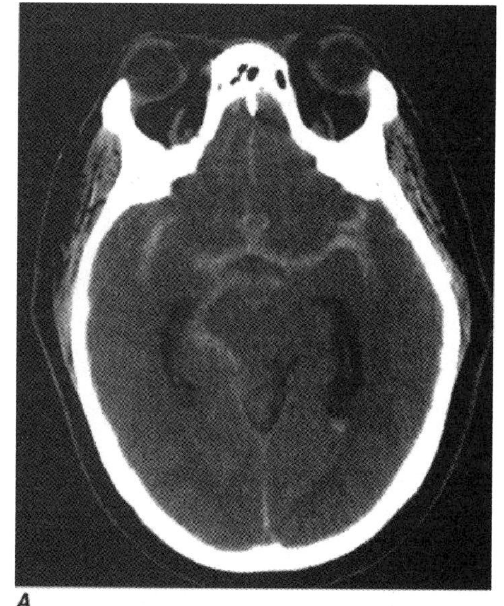
A

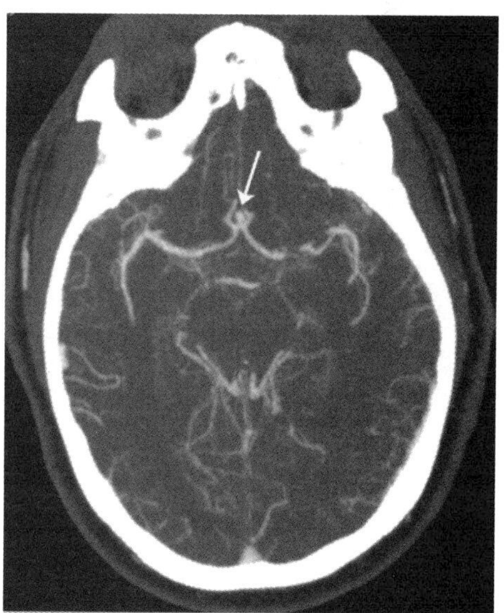
B

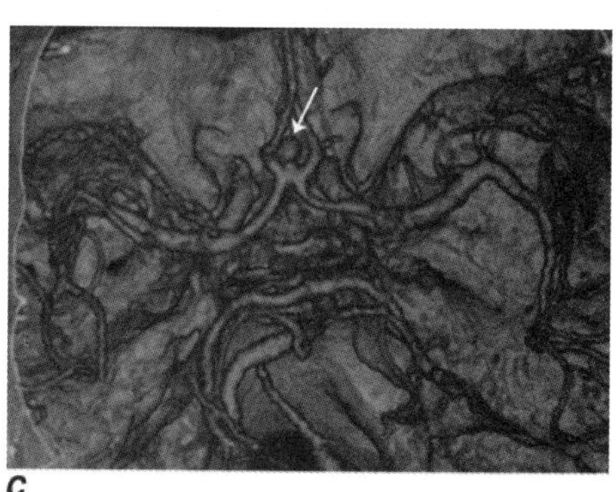
C

图4-1（见书后彩图） 表现为急性头痛的大脑前动脉瘤破裂患者计算机断层成像（CT）血管造影术（CTA）表现。A. CT平扫提示蛛网膜下腔出血和轻度梗阻性脑积水。**B.** CTA的轴向最大密度投影显示大脑前动脉扩张（箭头）。**C.** 三维重建证实了大脑前动脉瘤，并指示了其位置和与周围血管的关系（箭头）。CTA图像是在快速静脉推注对比剂过程中通过0.5～1mm螺旋CT扫描获得的。

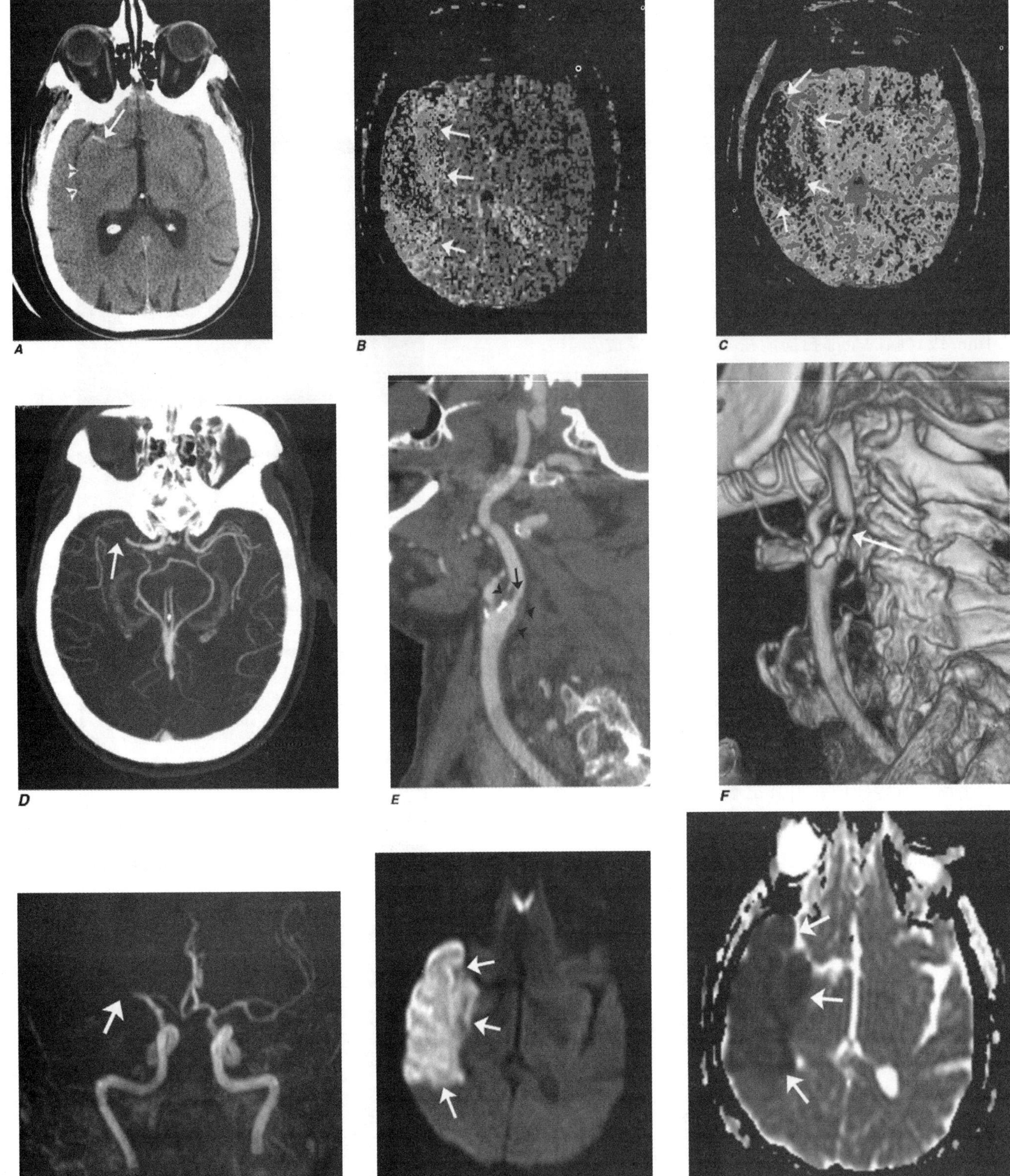

图 4-2（见书后彩图） 急性大脑中动脉闭塞导致的左侧偏瘫。A. 轴向 CT 平扫显示右侧大脑中动脉高密度（箭头）及右侧壳核稍低密度（无尾箭头）。**B.** 平均通过时间 CT 灌注参数图显示右侧大脑中动脉区域平均通过时间延长（箭头）。**C.** 脑血容量（CBV）图显示 B 图中灌注缺乏区域脑血容量减少，提示梗死可能性较大（箭头）。**D.** Willis 环在 CTA 的轴向最大密度投影显示近端右侧大脑中动脉处突然闭塞（箭头）。**E.** 矢状位重建显示右侧颈内动脉有一低密度脂质斑块（无尾箭头），导致管腔狭窄（黑色箭头）。**F.** CTA 图像三维重建显示右侧颈内动脉钙化和狭窄（箭头），与动脉粥样硬化疾病一致。**G.** 磁共振血管造影冠状位最大强度投影显示右侧大脑中动脉（MCA）闭塞（箭头）。**H 和 I.** 轴位磁共振弥散加权成像（**H**）和表观弥散系数图像（**I**）证明了右侧大脑中动脉梗死的存在。

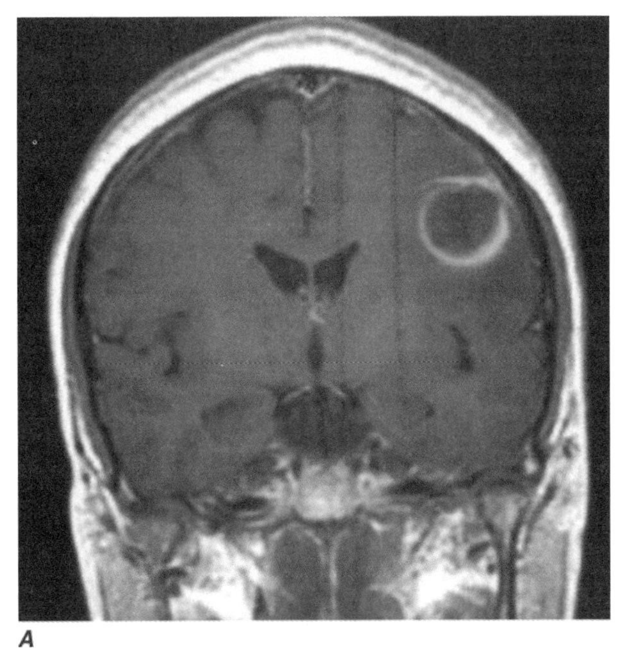

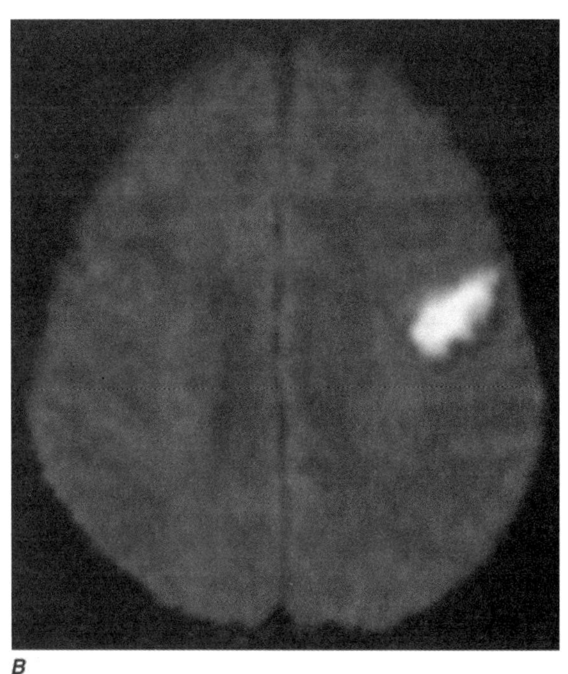

图 4-3　发热和右侧偏瘫患者的脑脓肿。A. 增强后 T1 加权像冠状位显示左侧额叶有一个环状增强肿块。**B.** 轴位弥散加权像显示病灶内弥散受限（高信号强度），高度提示脑脓肿。

并发症

CT 扫描是安全、快速和可靠的一项检查。每次检查所暴露的辐射取决于放射线剂量，常规颅脑 CT 扫描所需剂量为 2～5mSv。儿童检查应当减少暴露的剂量。随着 MDCT、CTA、pCT 的应用，我们必须要仔细权衡这些检查所带来的益处和增加的辐射剂量。现降噪软件的发展应用使得 CT 扫描诊断所需的辐射剂量减少了 30%～40%。

最为常见的并发症是由于使用静脉注射对比剂所致。常用对比剂有两大类，即离子型和非离子型制剂。离子型制剂目前在很大程度上已经被更为安全的非离子型制剂替代。

对比剂肾病可以由于血流动力学改变、肾小管阻塞和细胞损害，或者由对比剂的免疫反应所造成。对比剂肾病的定义是在使用对比剂 48h 内血清肌酐水平至少上升 85μmol/L（1.0mg/dl），但是造成急性肾衰竭的其他原因也必须排除。血清肌酐水平在 1～2 周内恢复到基线水平通常预后良好。造成对比剂肾病的危险因素有高龄（＞80 岁）、原有肾脏疾病（血清肌酐超过 2mg/dL）、孤立肾、糖尿病、脱水、副蛋白血症、同时使用肾毒性药物或化疗药物，及大剂量对比剂。糖尿病和轻度肾衰竭的患者在使用对比剂前应当充分饮水，尽管如此也应当考虑改变成像技术，例如 MRI、CT 平扫、超声。非离子型低渗透压介质可以使肾血流异常有所减轻，并可以减轻内皮细胞的损害，但是对有过敏反应的患者也应当小心使用。估计肾小球滤过率（estimated glomerular filtration rate，eGFR）是比单独的血肌酐更可靠的肾功能评判指标，因为考虑到了年龄、种族和性别。在一项研究中，正常血肌酐水平的门诊患者中，有 15% 的患者估计肌酐清除率为 50mL/(min・1.73m^2）甚至更低［正常为≥90mL/(min・1.73m^2)］。确切的 eGFR 阈值尚有争议，低于该数值的患者在使用静脉内对比剂时需要慎重考虑。eGFR＜60mL/(min/1.73m^2）的患者其对比剂肾病的发生风险增加，但大多数患者血肌酐仅会有一过性升高。eGFR＜30mL/(min・1.73m^2）的患者使用对比剂后需要透析治疗的风险显著增加。因此，eGFR 阈值在 30～60mL/(min・1.73m^2）之间是合适的，然而确切的数值尚有争议。一个 70 岁不是非洲裔美国男性的肌酐为 1.6，对应的 eGFR 约 45ml/(min・1.73m^2)。美国放射学会建议将 eGFR 45ml/(min・1.73m^2）设为阈值，低于此值的患者如使用碘对比剂，必须慎重考虑其可能发生对比剂肾病的风险性。对于 eGFR＜45mL/(min・1.73m^2）的患者，如果不得不使用对比剂，必须充分水化且减少对比剂的使用剂量。此外，若干制剂，包括碳酸氢钠和 N-乙酰半胱氨酸，在使用对比剂前应用这些制剂可以减少对比剂肾病的危险。

过敏　使用静脉对比剂后通过几种机制可引发速

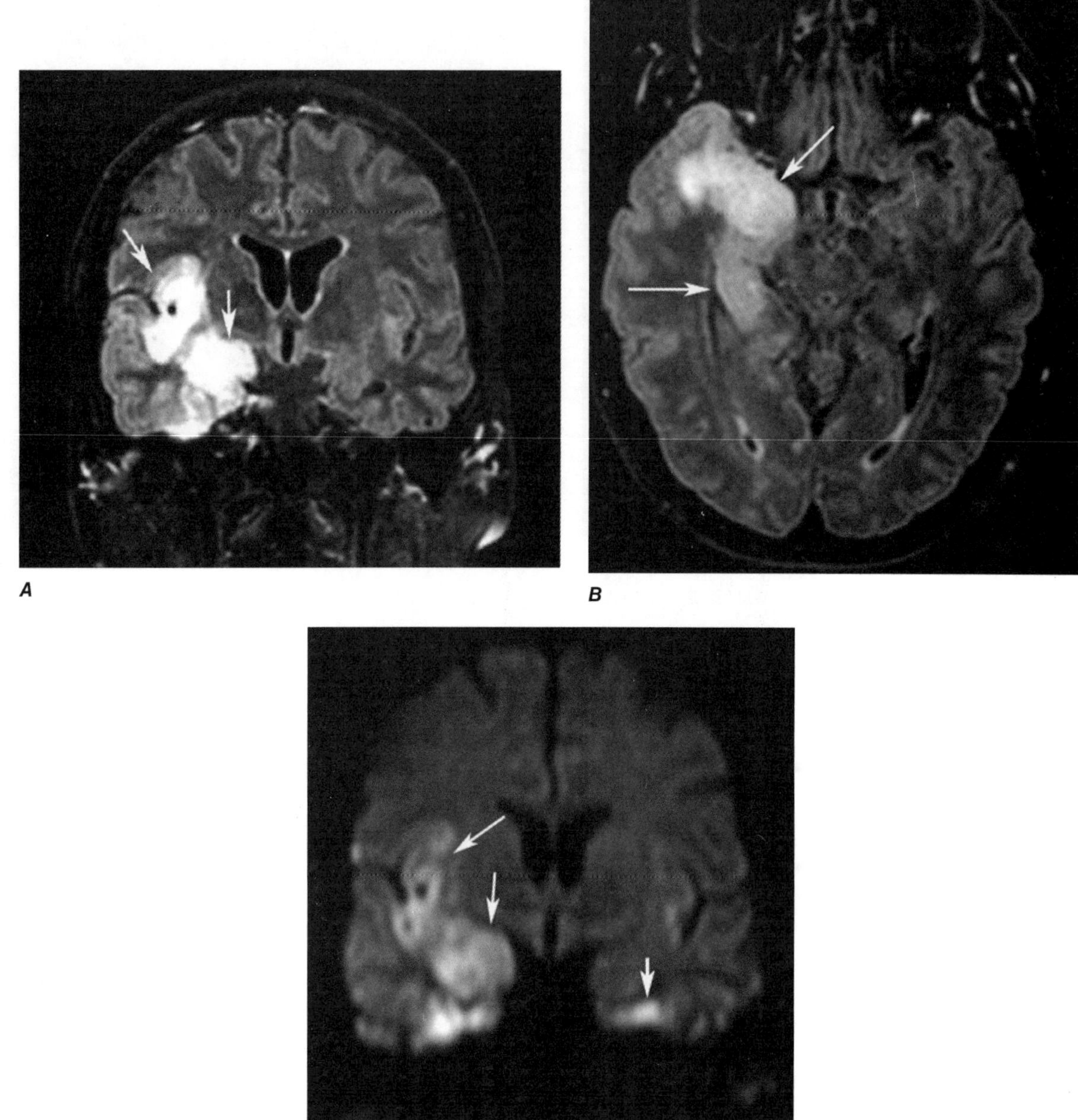

图 4-4　表现为精神状态改变和发热的单纯疱疹病毒性脑炎。A 和 B. 冠状位（A）和轴位（B）T2 加权液体衰减反转恢复图像显示右侧颞叶内侧和岛叶皮质（箭头）体积膨胀和高信号。**C.** 冠状位弥散加权图像显示右侧颞叶内侧和海马（箭头）高信号，提示弥散受限，左侧颞叶下部轻度受累（箭头）。这符合神经元死亡的表现，可见于急性脑梗死以及脑炎和其他炎症情况。应用脑脊液聚合酶链反应确诊单纯疱疹病毒性脑炎。

发型反应。最严重的反应为过敏性超敏反应，症状轻者仅为荨麻疹、支气管痉挛，严重者可死亡。目前认为其发病机制与调质（如组胺）释放、抗体-抗原反应和补体激活有关。接收非离子型对比剂患者严重过敏反应的发生率约为 0.04%，比离子型对比剂低 6 倍。危险因素有对比剂反应史（风险增加 5 倍）、食物药物过敏史和遗传性过敏症（哮喘和花粉症）。对于特定过敏原（如贝类）的预测价值，曾经认为有重大意义，事实上目前看来是不可靠的。但是对于有特定过敏反应的患者，应当考虑采用非对比剂 CT 或 MRI 检查来替代。如果确实需要碘对比剂，可以考虑使用非离子型对比剂，并且在使用前联合使用糖皮质激素和抗组胺药物（表 4-2）；然而这些前期处理也不能确保安全。对碘对比剂过敏的患者进行 MRI 时，通常不产生对钆

表 4-2	对比剂过敏史患者检查前用药指南

检查前 12h：

泼尼松 50mg，口服，或甲泼尼龙 32mg，口服

检查前 2h：

泼尼松 50mg，口服，或甲泼尼龙 32mg，口服，以及西咪替丁 300mg，口服，

或雷尼替丁 150mg，口服

检查前即刻：

苯海拉明 50mg，静脉注射（或检查前 2h 口服）

的过敏反应，虽然这样的反应也可能发生。因此对既往有碘对比剂过敏的患者，进行 MR 对比剂预处理是明智的。非速发型反应（对比剂注射后>1h）发生更为频繁，而且与 T 细胞介导的免疫反应相关，多表现为荨麻疹，偶尔也会有更严重的反应。药物激发和皮肤试验可明确参与的过敏原，从而帮助我们选择安全的方法。

其他不良反应罕见，包括全身发热的感觉和静脉注射碘对比剂过程中感觉到口中有金属味道。对比剂在局部组织的外渗虽然少见，但疼痛明显且会导致间隔综合征；当出现这一不良反应时，需要咨询整形外科。心脏病患者出现对比剂反应的危险增加，应当限制对比剂使用的剂量和渗透压。碘放射性治疗的甲状腺疾病患者或肿瘤患者应尽可能不接受碘对比剂使用，因为它会降低肿瘤或甲状腺对放射性碘的摄取。

磁共振成像

技术

磁共振是氢质子在生物组织中一种复杂的相互作用，静态的磁场（磁体）和由线圈引进的特殊频率的射频（radiofrequency，Rf）波形式的能量，放置在紧靠感兴趣的身体部分。从体内氢质子发出的共振信息，经过计算机处理后方可成像。磁场强度大小和信号-噪声比直接相关。尽管 1.5T 磁已成为当前标准高场磁共振成像单元，3.0T 磁目前也已广泛使用并且在脑和肌肉骨骼系统成像上有显著优势。在各种疾病中，更加高的场磁（7.0T）和正电子发射断层扫描（positron emission tomography，PET）MR 机器可以提高其分辨率，获得更多的解剖-功能信息。空间定位是通过围绕着主要磁体的磁性梯度所获得，该磁体传递整个成像过程的磁场轻微变化。体内氢质子的能量状态是由 Rf 脉冲短暂激发。Rf 是由磁体场强的频率特异性决定。随后返回到质子平衡能量状态（弛豫）导致 Rf 能量释放（回波），回波是通过发放 Rf 脉冲的线圈探测的。回波是通过傅里叶分析转换成被利用的信息并形成图像。因此，MR 成像系由氢质子分布图构成，信号强度是由氢质子密度和氢质子在不同分子中的弛豫时间差两者授予的。虽然当前临床 MRI 主要是利用氢质子成像原理，不过关于钠、碳成像以及光谱的研究也显示了一定的前景。

T1 和 T2 的弛豫时间 受到干扰的氢质子返回到平衡状态的速度称为弛豫速度。正常组织和病变组织的弛豫速度是有所变化的。组织中的氢质子弛豫速度受局部围绕的分子和附近的原子之间相互作用的影响。两种弛豫速度 T1 和 T2 影响成像的信号强度。T1 弛豫时间以毫秒计，它是氢质子返回其正常平衡状态时间的 63%，氢质子位相移后是由于邻近质子相互作用造成的。不同组织的信号强度和图像对比能够被获得的参数所改变，例如 Rf 脉冲之间的时间间隔（TR）和 Rf 脉冲及信号接收之间的时间（TE）。所谓的 T1 加权（T1W）像是通过保持 TR 和 TE 时间相对较短而形成的图像。T2 加权（T2W）像是通过使用较长的 TR 和 TE 时间而形成的图像。T1W 成像中脂肪和亚急性出血为短 T1 弛豫速度和长信号强度。T1W 成像中，含有较多水分的结构，例如脑脊液和水肿为长 T1 和 T2 弛豫速度，低信号强度，但在 T2W 像中为高信号（表 4-3）。灰质所含有的水分比白质多 10%～15%，因此在 MRI 形成较强的对照（图 4-6B）。对于水肿、脱髓鞘、梗死和慢性出血，T2W 像比 T1W 像更敏感，而 T1W 像对亚急性出血和含脂肪的结构更敏感。

有许多不同的 MR 脉冲序列，并且每一种都可以在不同的位面（planes）获得（图 4-2、图 4-3 和图 4-4）。适当的检查方案将很好地解决临床问题，其前提是确切的病史和检查指征。液体衰减反转恢复（fluid-attenuated inversion recovery，FLAIR）是一种非常有用的脉冲序列，它可以形成 T2W 图像，在 T2W 成像中正常的 CSF 高信号强度被抑制（图 4-6B）。FLAIR 成像对于检查任何含水病变或水肿比标准自旋回波成像更为敏感。敏感加权成像，例如梯度回波成像，对于由血液、钙和空气产生的磁敏感性非常敏感，适用于疑似可导致微出血的病变，如淀粉样变、出血

表 4-3 T1 和 T2 加权 MRI 序列上一些常见的信号强度

成像	TR	TE	信号强度			
			CSF	脂肪	脑	水肿
T1W	短	短	低	高	低	低
T2W	长	长	高	低	高	高
FLAIR（T2）	长	长	低	中间	高	高

缩写： CSF，脑脊液；FLAIR，液体衰减反转恢复；TE，Rf 脉冲和信号接收之间的间隔；TR，射频脉冲之间的间隔；T1W 和 T2W，T1 加权和 T2 加权。

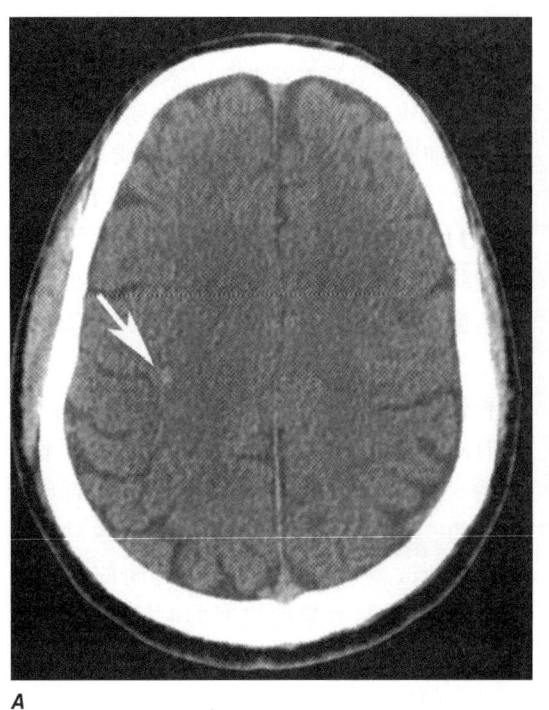

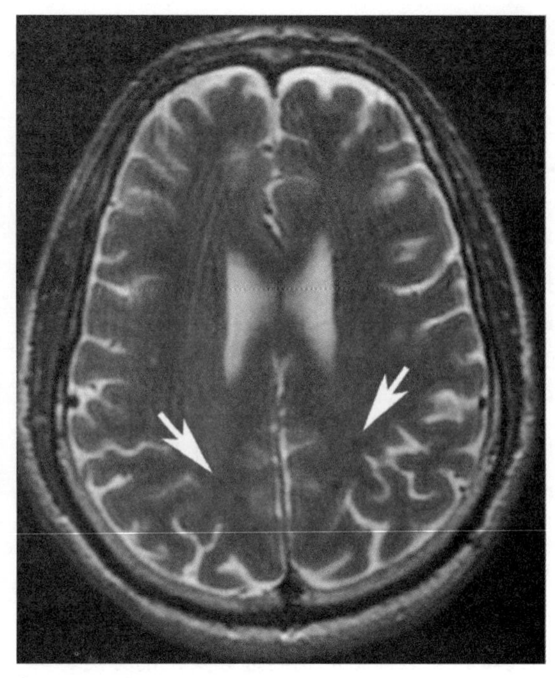

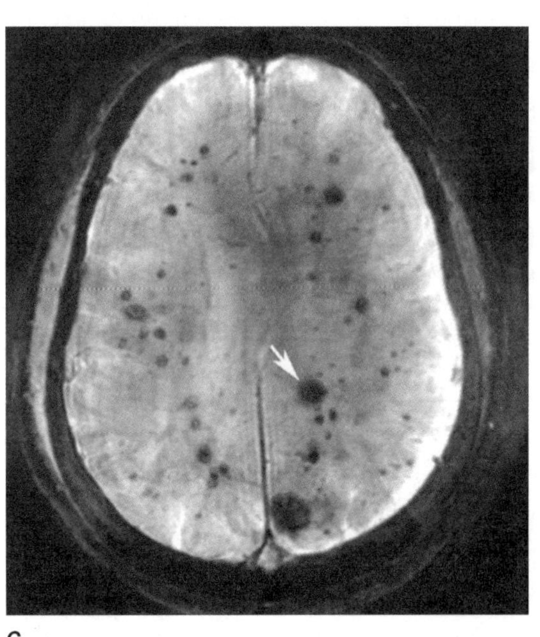

图 4-5　家族性海绵状血管畸形患者的磁敏感加权成像。A. CT 平扫显示右侧大脑半球的一个高密度病灶（箭头）。**B.** T2 加权快速自旋回波图像显示稍低密度灶（箭头）。**C.** 磁敏感加权成像显示许多与含铁血黄素沉积的海绵状血管畸形一致的低密度灶（箭头）。

性转移灶、血栓状态（图 4-5C）。磁共振成像可以在患者体位不动的情况下进行矢状位、冠状位、轴位或斜拉等多种位面成像。每一种位面需要有各自不同的序列，持续时间为 1～10min。MRI 也能进行三维体积测定成像，获得的体积资料能够在任何方位重新格式化，可以使某些疾病过程更加显著。

磁共振对比剂　重金属成分钆是当前认可的静脉用磁共振对比剂的基础。钆是一种顺磁性物质，它可以减少邻近水质子的 T1 和 T2 弛豫时间，形成 T1W 成像的高信号和 T2W 成像的低信号（后者需要局部有足够的浓度，通常以静脉推注的形式）。与碘对比剂不同，MR 对比剂的效应取决于局部存在的氢质子，必须在氢质子上发挥作用才能达到预期的效应。美国已批准 9 种不同的含钆制剂用于 MRI 检查，它们各自携带的螯合基团不同，与其他毒性钆元素螯合的强度也不尽相同。根据其螯合载体分子是否具有大环结构、线性几何结构以及离子型或非离子型，对钆制剂进行分类。这些制剂大多经肾排泄。其中环状结构的物质

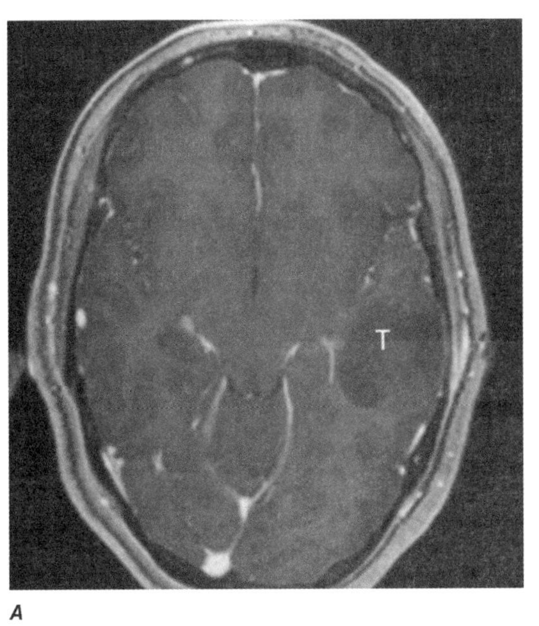

A

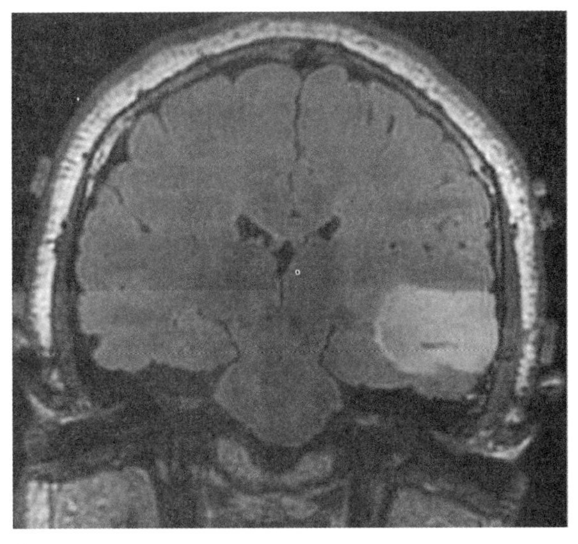

B

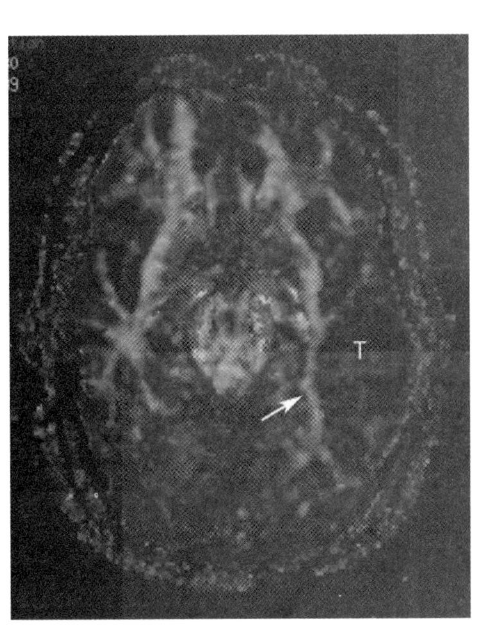

C

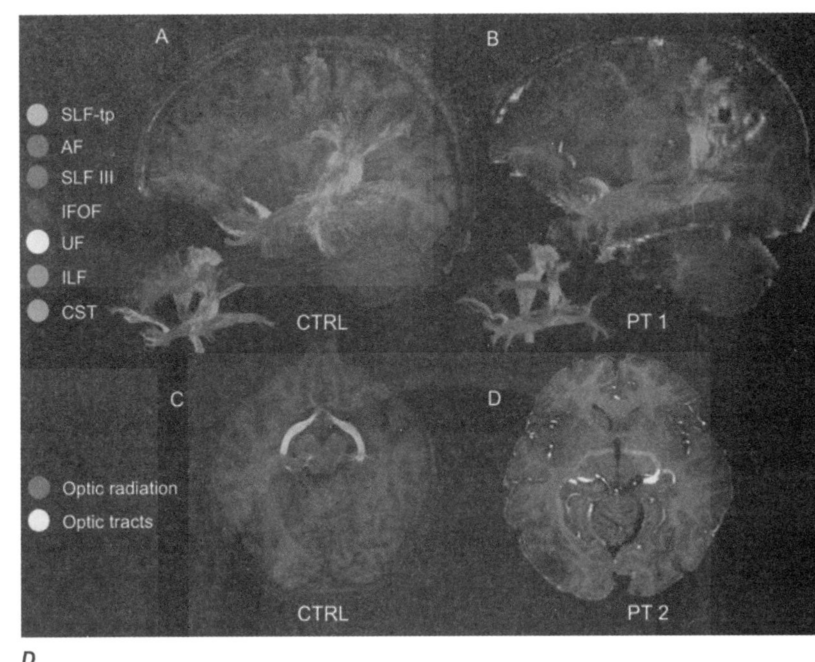

D

图 4-6（见书后彩图） 脑神经胶质瘤弥散成像图。健康受试者（**A**）和表现为语言障碍的顶叶胶质母细胞瘤患者（**B**）的联合和下行通路：肿块导致弓状束-上纵束（SLF）复合体中断，特别是它的前部（SLF Ⅲ）。同时显示了健康受试者（**C**）和左侧枕部Ⅱ级少突星形细胞瘤患者（**D**）的双侧视束和左侧视辐射途径：肿块导致左侧视辐射中断。图像的定向与神经系统一致，即左侧大脑出现在图像的左侧。AF，弓状束的长部；CST，皮质脊髓束；IFOF：额枕下束；ILF，下纵束；SLF Ⅲ，上纵束Ⅲ或弓状束前段；SLF-tp，上纵束的颞顶部或弓状束后段；T，肿瘤；UF，钩状束（Part D courtesy of Eduardo Caverzasi and Roland Henry）。

较少释放钆元素，因此被认为是最安全的钆类制剂。

过敏反应 对比剂钆-二乙三胺五醋酸（Gd-DTPA）正常情况下，不能快速通过完整的血脑屏障，但是在缺乏血脑屏障的病变组织（图 4-3A）和正常情况下即没有血脑屏障的区域（垂体、硬脑膜、脉络丛）中，对比剂局部浓度可增加。然而，需要指明的是，当肾清除率下降、脑膜炎症时，即使为完整的血脑屏障，钆对比剂也能够缓慢进入。一般情况下，该对比剂有很好的耐受性，静脉使用后整体不良反应发生率为 0.07%～2.4%。对钆的严重过敏反应罕见（0.004%～0.7%），但有过报道。严重的威胁生命的不良反应极为少见，有一篇报道统计在 2000 万人群中仅发生 55 起不良反应事件。然而在有钆对比剂过敏史的患者中，不良反应的发生率是正常人的 8 倍。其他引起过敏反应的危险因素包括遗传性过敏症或哮喘（3.7%）；尽管与碘对比剂之间不存在交叉反应，但是既往有对碘对比剂过敏史的患者仍应视为高危人群。尽管对于6个月以内的婴儿，钆对比剂应避免使用，但是对儿童和成人均安全。

肾毒性 钆对比剂通常不会引起肾衰竭。但严重肾功能不全的患者，如暴露于钆对比剂会出现肾源性系统性纤维化（nephrogenic systemic fibrosis，NSF）这一罕见的并发症。据报道，NSF可发生在暴露于钆对比剂之后的5～75天内；主要组织学特点为：增厚的胶原束伴周围裂、黏蛋白沉积、皮肤纤维细胞和弹性纤维增生。除了皮肤症状外，其他症状还包括骨骼肌、骨、肺、胸膜、心包膜、心肌、肾、肌肉、睾丸和硬脑膜的广泛纤维化。美国放射学会提出，以下患者在使用钆对比剂前的6周内需要评估肾小球滤过率（GFR）：

1. 肾脏疾病病史（包括孤立肾、肾移植、肾肿瘤）
2. 年龄＞60岁
3. 高血压病史
4. 糖尿病病史
5. 严重的肝病病史、肝移植或即将进行肝移植；

对于这些患者，要求在行MRI检查的同时评估其GFR指标。

对于严重肾功能不全（GFR＜30）的患者，NSF的发生率为0.19%～4%。NSF的其他危险因素包括急性肾损伤、非大环类对比剂的使用、反复或者高剂量暴露于钆。美国放射学会药物及对比剂委员会提出：正在透析的患者（任何形式）、严重或终末期慢性肾病［eGFR＜30ml/(min・1.73m^2)］的非透析患者、eGFR在30～40ml/(min・1.73m^2)的非透析患者（因为GFR可能会波动）以及急性肾功能不全的患者，在接受含钆对比剂时均应视为风险人群。

并发症和禁忌证

从患者的角度看，进行MRI检查有点被胁迫的感觉，并且与CT检查相比要求患者要有较好的合作。患者躺在检查床上，然后被推进磁共振机磁体内狭长的间隙中。在接受磁共振检查的人群中发生幽闭恐惧症者约有5%。使用弱镇静剂可使部分人得到缓解。与CT检查不同，在磁共振检查程序中，每个序列扫描需要3～10min，患者的移动可扭曲全部成像，因此对于不能合作的患者应当使用镇静剂，或者选择CT扫描。一般来说，8岁以下儿童通常需要给予保持清醒的镇静剂才能完成没有动作干扰的磁共振检查。

MRI对患者是安全的，即使在很高的磁场强度下。然而，严重的损伤是由于铁磁性物体距离磁体太近而产生的吸引力造成的，就像发射物被激发一样。同样，铁磁性移植物，例如动脉瘤夹在磁体中可能被扭曲造成血管损害，甚至死亡。眼内金属异物可能移动并造成眼内出血，对于接触金属工作的和眼内有金属异物的患者应当筛查眼内金属碎片。植入心脏起搏器是MRI检查的禁忌证，原因是有引起心律失常的危险。由于磁体永远处在“开”的状态，所以所有的工作人员和患者都必须进行筛选和教育，以彻底避免这种情况发生。表4-4列出常见的MRI禁忌证。

磁共振血管造影术（MRA）

磁共振血管造影术是指多个血管加权成像MR技术的一般术语。它们提供的是血管流动图像而不是传统血管造影术所提供的解剖学图像。在常规自旋回波MR序列中，移动的质子（如流动的血液、CSF）呈复杂的MR信号，其由高到低的信号强度与固定背景组织有关。在常规的T1W或T2W自旋回波MR成像中，快速血流的回转不产生信号（流空）。静脉或狭窄动脉远端较慢的血流可以呈高信号。然而，与固定背景组织的低信号强度相比，使用梯度回波序列的特殊脉冲序列可能增加移动质子的信号强度。于是创建了类血管造影术的成像技术，它可以在三维空间操作以突出血管解剖和相互关系。

所谓的MRA技术时间飞跃法（time-of-flight，TOF）依赖于抑制非移动组织提供低信号强度背景，为进入截面的血流形成高信号强度；动脉或静脉结构均可以突显出来。典型的TOF MRA序列导致一系列连续的薄层MR切片（层厚0.6～0.9mm），这些图像堆叠可视，经过操作处理可以创建一套血管造影成像资料，再经重新格式化处理便能呈现不同位面和角度

表4-4 常见的MRI禁忌证

常见的MRI禁忌证
心脏起搏器或永久性起搏器导线
体内除颤器装置
人工耳蜗
骨骼生长刺激物
脊髓刺激物
电子输注装置
颅内动脉瘤夹（并非全部）
眼内植入物（某些）或眼内金属异物
McGee镫骨切除术活塞修复
Duraphase阴茎假体植入物
Swan-Ganz导管（漂浮导管）
磁性肠造口塞子
磁性牙齿植入物
磁性括约肌
铁磁性下腔静脉滤器、线圈、支架——植入6周后安全
文眉（含铁磁性物质，可能刺激眼睛）

注意：也见 http://www.mrisafety.com.

第一部分 神经系统疾病诊断

的图像，很像传统的血管造影术（图 4-2G）。

位相反差法（phase-contrast）MRA 比 TOF MRA 获取资料的时间要长些，但是除了可以提供与 TOF 图像相似的解剖学信息外，还可以显示所选定血管的血流速度和方向。通过不同成像参数的选择，不同的血流速度能够被显示，因此可以获取所选静脉和动脉的 MRA 图像。位相反差法的优势是很好地抑制了背景结构的高信号强度。

MRA 图像也能够在使用对比剂过程中获取。优点是减少获取时间（1～2min *vs.* 10min）和血流相关伪影。最近，对比剂增强的 MRA 已成为颅外血管 MRA 检查的标准。这项技术必须使用冠状位三维 TOF 序列在推注钆对比剂过程中快速成像。操作成功的关键是正确的技术和相对于推注的获取时间。

与传统的胶片血管造影术相比，MRA 的空间分辨率较低，因此在发现小血管病变（如血管炎和远端血管痉挛）上存在局限性。同时，MRA 对于缓慢的血流速度敏感性也较差，从而难以区分血管是完全闭塞还是近乎完全闭塞状态。无论是患者还是解剖结构的移动都会干扰 MRA 图像，引起伪影。虽然有这些局限性，MRA 在评定颅外颈动脉和椎动脉循环以及较大的颅内动脉和硬脑膜窦的作用均已得到证实。此外，MRA 也可用于颅内动脉瘤和血管畸形的无创性探查。

回波-平面磁共振成像

最近由于在梯度、软件和高速计算机处理器的改进，使得以极快速度进行脑 MRI 得以实现。进行回波-平面 MRI（echo-planar MRI，EPI）时，快速梯度在高速下进行开或关操作，利用所创建的信息形成图像。在常规自旋回波成像中，脑图像能在 5～10min 内获取。使用 EPI 技术，处理全部所需信息累计需要数毫秒，并且整个脑的信息可以在 1～2min 内获取，时间长短取决于所需要的或想得到的清晰程度。快速 MRI 可以减少患者和机器的移动，是对比剂灌注和运动学研究期间灌注成像的基础。EPI 也是用于获得弥散成像的序列，也用于 fMRI 和动脉自旋标记研究（图 4-2H、图 4-3、图 4-4C 和图 10-16）。

灌注和弥散成像是能够用于早期发现脑缺血性损害的 EPI 技术，两者结合可用于证实脑梗死或具有潜在梗死危险的缺血性损害（如缺血性半暗带）。弥散加权成像（DWI）可以评定水的微小运动，其运动的受限似乎与 DWI 的高信号强度有关。梗死组织减少细胞内或间质组织内水的运动，导致 DWI 上高信号。DWI 对于发现 7 日之内的急性脑梗死是最敏感的技术（图 4-2H），并且对继发于脑炎和脓肿形成的即将坏死或坏死脑组织也较为敏感（图 4-3B）。

灌注 MRI（pMRI）是在快速静脉推注钆对比剂过程中获取的 EPI 图像。它能够推导出相对脑血流容积、平均通过时间和脑血流的全部成像。平均通过时间的延迟和脑血流容积及脑血流的减少是典型的梗死表现。在血流减少的背景上，对比剂的平均通过时间延长但脑血流容积上升或正常，可能提示脑组织由侧支血流供血，有梗死的危险。pMRI 成像也可以用来评估脑肿瘤，区分轴内原发性肿瘤与轴外肿瘤或转移瘤，前者血脑屏障相对完整，后者则有所破坏。

弥散张量成像（DTI）基于弥散 MRI 序列，它评估水沿白质传导束进行微观运动的方向。这个技术对于评估脑成熟度和潜在破坏白质结构完整性的疾病具有很大的潜能。在脑肿瘤手术前，该技术对于评估皮质下白质传导束的解剖也很有价值。

脑的 fMRI 是一种 EPI 技术，可以定位脑在执行任务时的激活区域。神经元的激活可以使进入脑特殊区域的氧化血流有所增加，造成氧合血红蛋白和非氧合血红蛋白的平衡状态发生轻度改变，导致局部静脉和毛细血管内信号强度增加 2%～3%。进一步的研究将决定这些技术是否性价比高或者有临床价值，但是目前术前的躯体感觉和听觉皮质定位是可能的。已经证明这项技术对于神经科学家在特定脑功能的定位研究方面是有帮助的。

动脉自旋标记技术

动脉自旋标记（arterial spin labeling，ASL）技术是一种量化、无创的 MR 技术，它可以用来测量脑血流。基本方法是用 MR 脉冲对颈部血流进行标记，之后待血流灌注脑组织后成像。脑中的血流信号是反射性的。肾衰竭患者及儿童患者，由于放射性示踪剂和外源性对比剂是其禁忌，ASL 技术对于这些患者尤其重要。脑血流增多比血流减慢更容易发现，但有时难以量化。此技术可用于在动静脉畸形和动静脉瘘患者中发现动静脉分流情况。

磁共振神经成像

磁共振神经成像是 T2 加权的磁共振技术，神经在受到激惹、发炎或细胞浸润时表现为信号增强。其图像是通过脂肪抑制快速自旋回波成像或者短时反转恢复序列而获取的。在 T2WI 中，受到激惹的或细胞浸润的神经表现为高信号。对于传统 MRI 脊柱成像正常的神经根病患者，或者可疑的周围神经卡压或外伤患者，该技术均适用。

正电子发射断层扫描（PET）

PET技术是检测注入患者体内的放射性核素在衰减过程中发出的正电子。最常用的放射性核素是2-[^{18}F]氟-2-脱氧-D-葡萄糖（FDG），它是一种葡萄糖类似物，能够与2-脱氧葡萄糖被细胞竞争性摄取。葡萄糖摄取行为的多重图像可以在45～60min后形成。图像可以显示正常的和发生病变的脑结构之间区域性葡萄糖活性差异。FDG-PET主要用来检查颅外转移性疾病；但Alzheimer病患者顶叶显示FDG活性低，因此可以用来反映痴呆晚期脑萎缩程度。PET-CT是PET和CT的结合，已很大程度上替代了临床上单独的PET扫描。MR-PET扫描仪也在不断发展，无需承担CT的辐射风险，即可对脑组织及其他器官成像。最近的PET配体发展包括：淀粉样蛋白示踪剂[如Pittsburgh复合物B（PIB）和18-F AV-45]和tau PET示踪剂（如18F-T807和T808）。研究显示，与其他轻度认知功能障碍和健康人群对照组相比，Alzheimer病患者淀粉样蛋白沉积增多；然而，多达25%的“正常”认知患者在PET成像中也显示淀粉样蛋白沉积异常。这可能反映了亚临床疾病的发展进程或是正常情况的变异。关于Alzheimer病Tau成像的特异性，临床研究仍在进行中。

脊髓造影

技术

脊髓造影包括在腰部或颈部蛛网膜下腔进行特殊配方的水溶性碘对比剂鞘内注射。CT扫描通常在脊髓造影之后进行（CT脊髓造影），它能够更好地显示脊髓和神经根，表现为被乳浊化似的蛛网膜下腔出现充盈缺损。低剂量CT脊髓造影是在蛛网膜下腔注入小剂量相对低浓度对比剂之后进行的检查，在许多情况下它可以取代传统的脊髓造影检查，因此可以减少放射线和对比剂的暴露。现在新的多探头扫描仪可以更快地进行CT扫描，并且可以在矢状位和冠状位进行重建，相当于传统脊髓造影的投影。本项检查现已常规应用。

适应证

对于椎管和脊髓疾病的诊断，脊髓造影已大部分被CT脊髓造影和MRI所取代（表4-1）。传统的平片脊髓造影检查尚保留的适应证有疑诊脑膜或蛛网膜囊肿和脑脊液瘘的定位。传统的脊髓造影和CT脊髓造影检查对既往有脊椎融合和进行过金属脊椎固定的患者可以提供最为精确的信息。

禁忌证

脊髓造影相对安全，然而对于任何颅内压升高、有脊髓腔梗阻证据或对鞘内注射对比剂有过敏史的患者均需要注意。对于怀疑脊髓腔梗阻的患者，磁共振是首选的检查。如果需要进行脊髓造影检查，仅能在病变水平以下部位缓慢注入小量对比剂以期将神经系统损害的危险降低到最低程度。伴有出血性疾病的患者，包括使用抗凝剂治疗的患者以及伴有软组织感染的患者均应避免腰穿。

并发症

头痛是脊髓造影最为常见的并发症，据报道患者中发生率高达5%～30%。恶心、呕吐症状相对少见。姿势性头痛（腰穿后头痛）多是由于穿刺点脑脊液漏引起颅内压降低所致。该症状在年轻女性以及粗腰穿针使用的患者中尤为显著。如明显的头痛持续时间超过48h，可考虑硬膜外血贴疗法。腰穿相关头痛的处理在《哈里森内科学》（第19版）其他部分介绍。血管迷走神经性晕厥可见于腰穿过程中，腰部脊髓造影时患者的直立体位可以加重症状。脊髓造影前后补足水分可以减轻并发症的发生率。

听力下降是脊髓造影的罕见并发症。其原因可能是对比剂的直接毒性作用，也可能是由于脑脊液和内耳周围淋巴液之间平衡的改变。刺破脊髓的情况罕见，但它是颈段（$C_{1\sim2}$）和高腰段穿刺的严重并发症。刺破脊髓最常见于脊髓腔狭窄、Chiari畸形或脑脊液容积减少的患者。在这种情况下，为安全考虑，小剂量腰穿注射对比剂的薄层CT或MRI可以取代颈部穿刺。鞘内注射对比剂的不良反应罕见，但是可能发生无菌性脑膜炎和脑炎。后者通常与剂量有关，并且多发生在对比剂进入颅内蛛网膜下腔之后。进行脊髓造影的患者中出现癫痫发作的有0.1%～0.3%。其危险因素包括既往有癫痫发作性疾病和碘对比剂总用量超过4500mg。其他报告过的并发症还有过高热、幻觉、抑郁和焦虑状态。这些副作用可以通过使用非离子型、水溶性对比剂，以及在脊髓造影后抬高头位和大量饮水而缓解。

脊椎介入检查

椎间盘造影

背痛和神经根病的诊断可能需要许多步骤，包括让患者的疼痛再现或使之缓解的检查手法，以查明疼痛的正确来源。椎间盘造影操作是在X线透视下将一个22～25号针插入椎间盘，然后注入1～3ml对比剂。记录椎间盘内的压力，以评估患者注射对比剂后的反应。正常的椎间盘在注射过程中仅有轻微疼痛或没有疼痛，并且不能接受超过1ml的对比剂，即使压力高达415～690kPa。本项检查可以获得CT或平片结果。至于椎间盘造影加快椎间盘变性这一理论日益受到关注。

选择性神经根和脊髓硬膜外注射

糖皮质激素和麻醉剂经皮选择性神经根和硬脊膜外阻滞既是治疗性也是诊断性的手段，特别是当患者的疼痛能够得到缓解。1～2ml等量混合的长效糖皮质激素（如倍他米松）和长效麻醉剂（如0.75%布比卡因）在CT或X线透视引导下缓慢注入脊髓硬膜外腔或者邻近的神经根。

血管造影

导管血管造影技术适用于颅内小血管疾病（如血管炎）、血管畸形和动脉瘤的评定，以及血管内治疗性措施的施行（表4-1）。传统血管造影的许多适应证已经被CT/CTA或MRI/MRA所取代。

该项检查在整个诊断性成像步骤中具有很大的危险性，包括把导管插入血管、把导管引导到需要的部位、注入对比剂使血管显影和拔出导管时的止血等步骤。对于某些脑血管病来说，经导管治疗已经成为重要的选择。做出进行诊断性或治疗性血管造影检查决定的同时，还要仔细考量检查目的和随之而来的风险。

为了提高患者对对比剂的耐受性，患者在进行血管造影检查的前后均应充分补充水分。由于最常选用股动脉途径，所以操作完成后必须压迫股动脉以防止发生血肿。操作后穿刺部位和远端动脉搏动需要仔细扪摸检查，以防止发生股部血肿和下肢栓子形成。

并发症

股动脉穿刺导管逆向导入，经主动脉到达主动脉弓和大血管。脑血管造影的最严重并发症是卒中。导管头或其内部可以形成血栓，导管或导丝以及加压注射有可能驱除动脉粥样硬化性血栓或斑块，造成脑循环的远端栓塞。缺血性并发症的危险因素包括部分操作者经验不足、动脉粥样硬化、血管痉挛、心输出量低、携氧能力下降、患者年长和既往有偏头痛史。神经系统并发症的危险因素多种多样，但是短暂性脑缺血发作和卒中接近4%，1%有持久性缺陷，死亡率<0.1%。

如果患有基础性疾病或由于注射高渗性对比剂致使血脑屏障破坏，此时碘对比剂注入大脑脉管系统能引起神经毒性作用。碘对比剂的耐受性不如非碘对比剂，可能的原因是前者能引起细胞膜电位发生变化。基底动脉扩张延长征（dolichoectasia）的患者在血管造影期间能够发生可逆性脑干功能障碍和急性短期记忆丧失，原因是对比剂缓慢浸透并延长了脑暴露于对比剂的时间。罕见的情况是在注射对比剂时发生动脉瘤破裂，引起蛛网膜下腔出血，多半是由于高压注射所致。

脊髓血管造影

脊髓血管造影可以用于血管畸形和肿瘤的评定，并且用于主动脉动脉瘤修复前确定Adamkiewicz动脉（第20章）。操作时间长，而且需要大量对比剂；严重并发症有截瘫、主观性视物模糊和讲话改变，发生率约为2%。钆增强对比的MRA已经成功用于脊髓血管造影，并且对于某些适应证可以取代诊断性脊髓血管造影。

介入神经放射学

对于罹患难以处置的神经血管性疾病的患者来说，快速发展的领域可以提供新的治疗选择。可以应用的措施包括用于治疗动脉瘤的可分开弹簧圈、治疗动静脉畸形的微粒或液体的黏性栓塞、取栓支架收回系统、球囊血管成形、安放支架治疗动脉狭窄或血管痉挛、经动脉或经静脉栓塞硬膜动静脉瘘、颈动脉海绵窦和椎动脉瘘的球囊阻塞、Galen静脉畸形的血管内治疗、肿瘤切除前血管栓塞、急性动脉或静脉血栓形成的溶栓治疗等。上述这些病症中有许多情况可以使患者处于脑出血、卒中和致死的高风险之中。

针对最危险疾病所计划采取的治疗措施出现并发症的风险最高。使用电解可分开螺旋圈已经减少了并发症的发生，并且开辟了大脑动脉瘤治疗的新纪元。两项随机试验发现，与使用神经外科动脉夹手术相比，使用可分开螺旋圈治疗动脉瘤，1内其发病率和死亡率均下降。螺旋圈的作用与外科手术选择之间的关系虽尚待决定，但是在许多治疗中心对于动脉瘤的治疗放置螺旋圈已经成为常规治疗。

5 神经影像图谱
Atlas of Neuroimaging

Andre D. Furtado，William P. Dillon
（柏峰　译　张志珺　校）

本章图谱包括 48 个病例，协助临床医生诊断有神经系统症状的患者。所示图谱多为磁共振成像（MRI）扫描，此外，还有磁共振和传统血管造影，及计算机断层扫描（CT）。由此阐明多种神经系统疾病，包括由缺血、炎症、遗传、血管、肿瘤等病因所致的疾病。

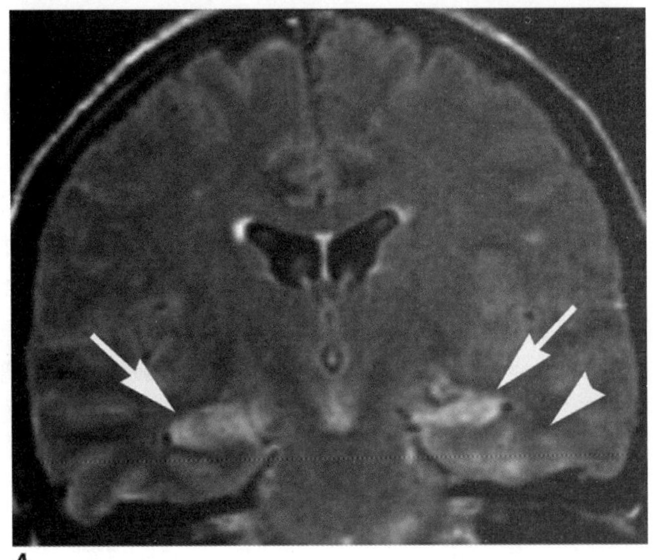

A

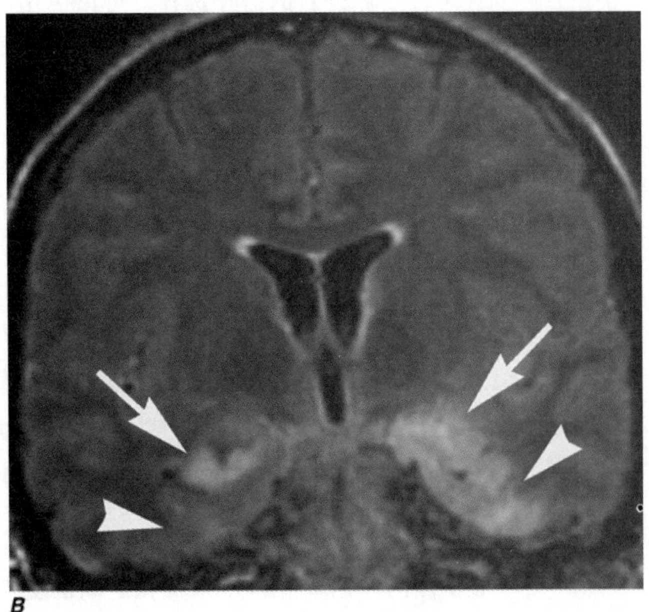

B

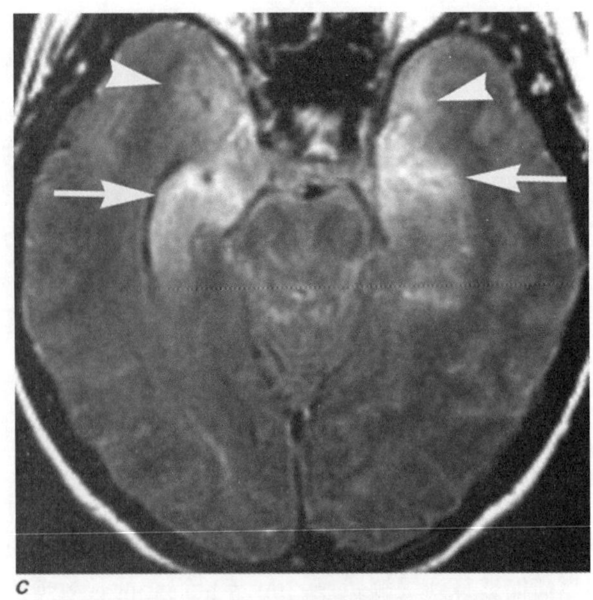

C

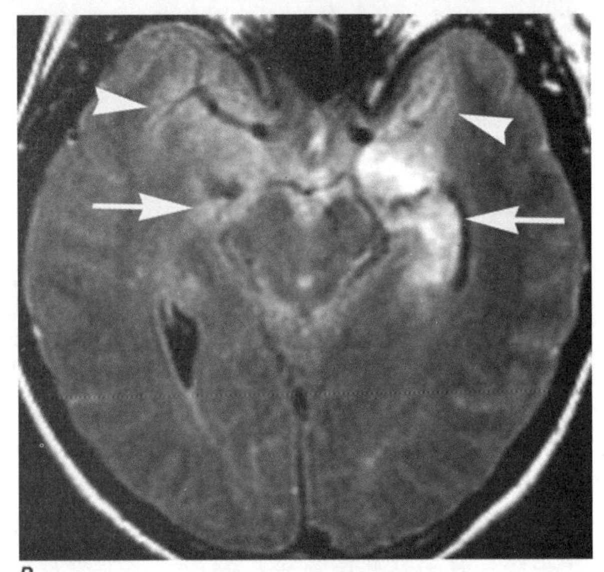

D

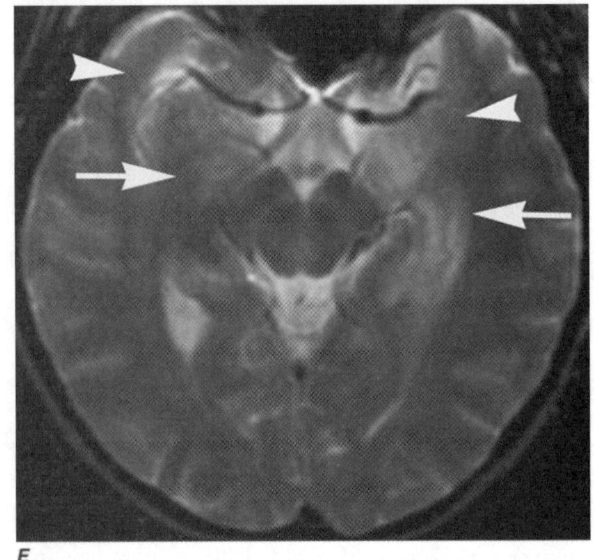

E

图 5-1　边缘叶脑炎。冠状位（**A** 和 **B**）和轴位（**C** 和 **D**）FLAIR 成像，T2 加权轴位（**E**）MR 成像均显示双侧颞叶中部（无尾箭头）及海马（左侧较右侧大）可见异常高信号，但无明显占位效应（箭头）。磁共振增强成像上述部位无强化（未显示）。

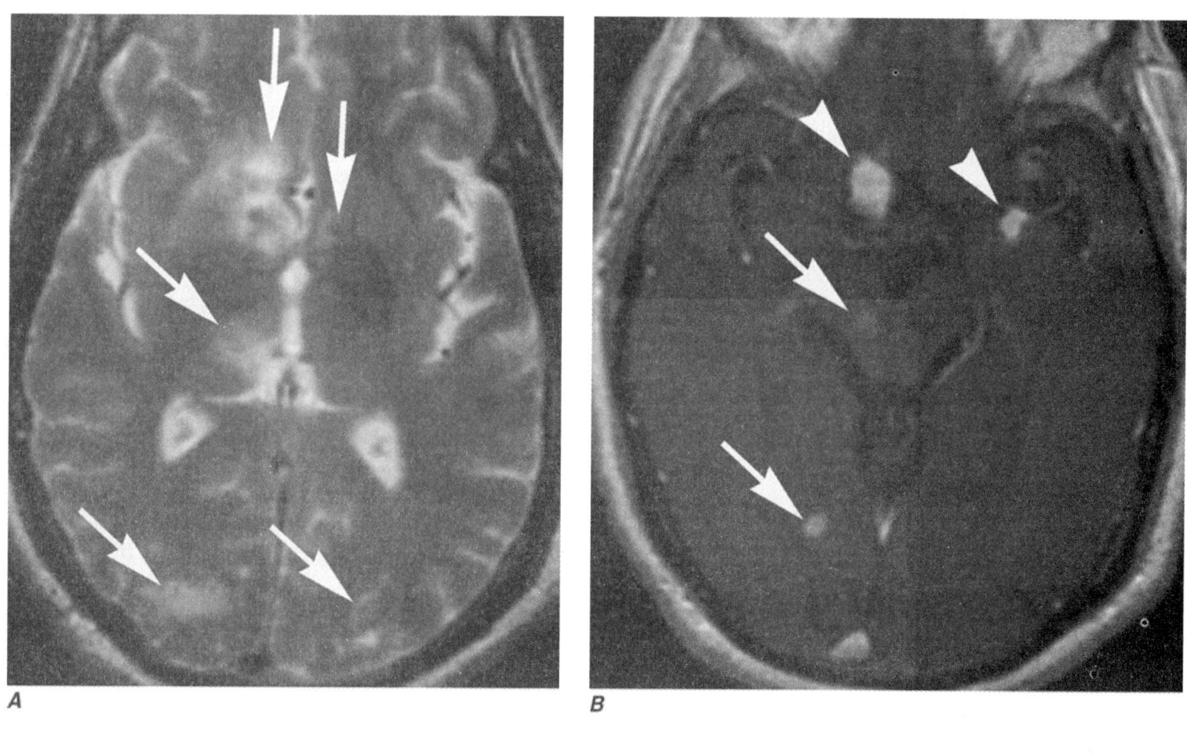

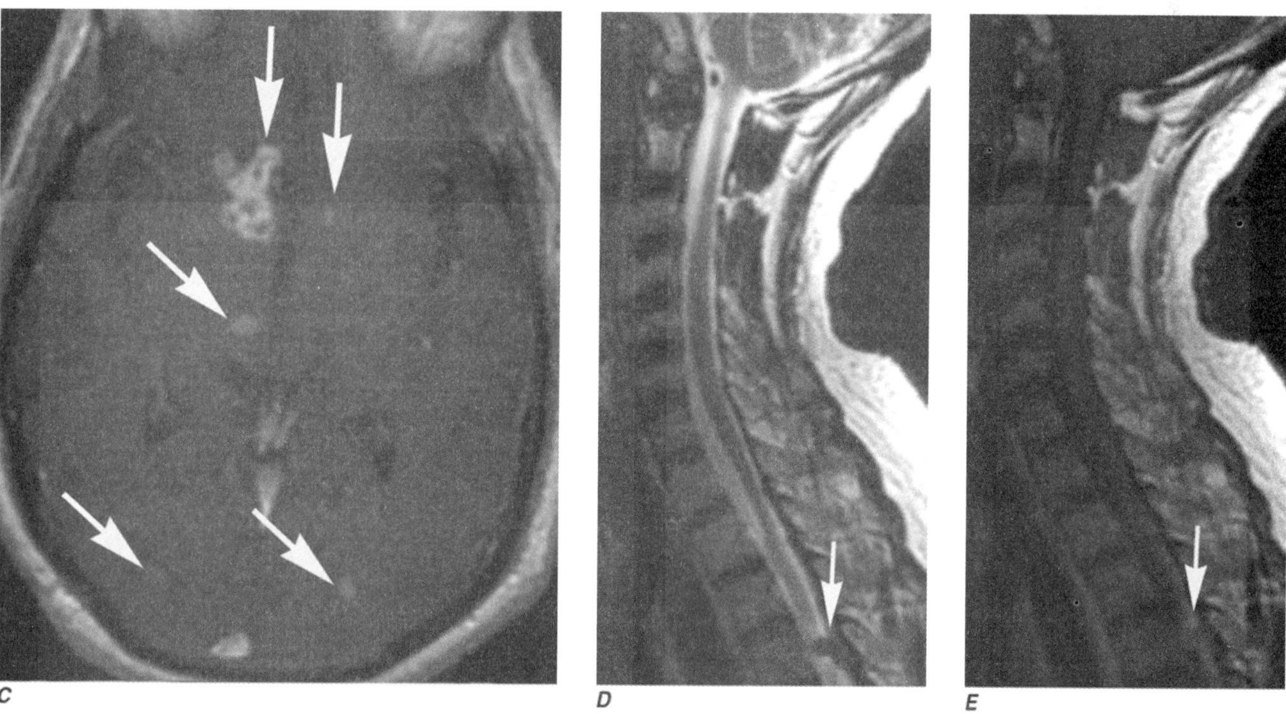

图 5-2　中枢神经系统结核。轴位 T2 加权 MRI（**A**）显示多个中央低信号周边高信号的病灶（箭头），其主要分布于皮质及皮质下白质，以及基底神经节区域。轴位 T1 加权增强 MRI（**B** 和 **C**）显示病灶环形强化（箭头）及蛛网膜下腔的附加病灶（无尾箭头）。颈椎矢状位 T2 加权 MRI（**D**）显示在 T5 水平蛛网膜下腔的低信号病变（箭头）。颈椎矢状位 T1 加权增强 MRI（**E**）显示强化的病灶位于 T5 水平的蛛网膜下腔（箭头）。

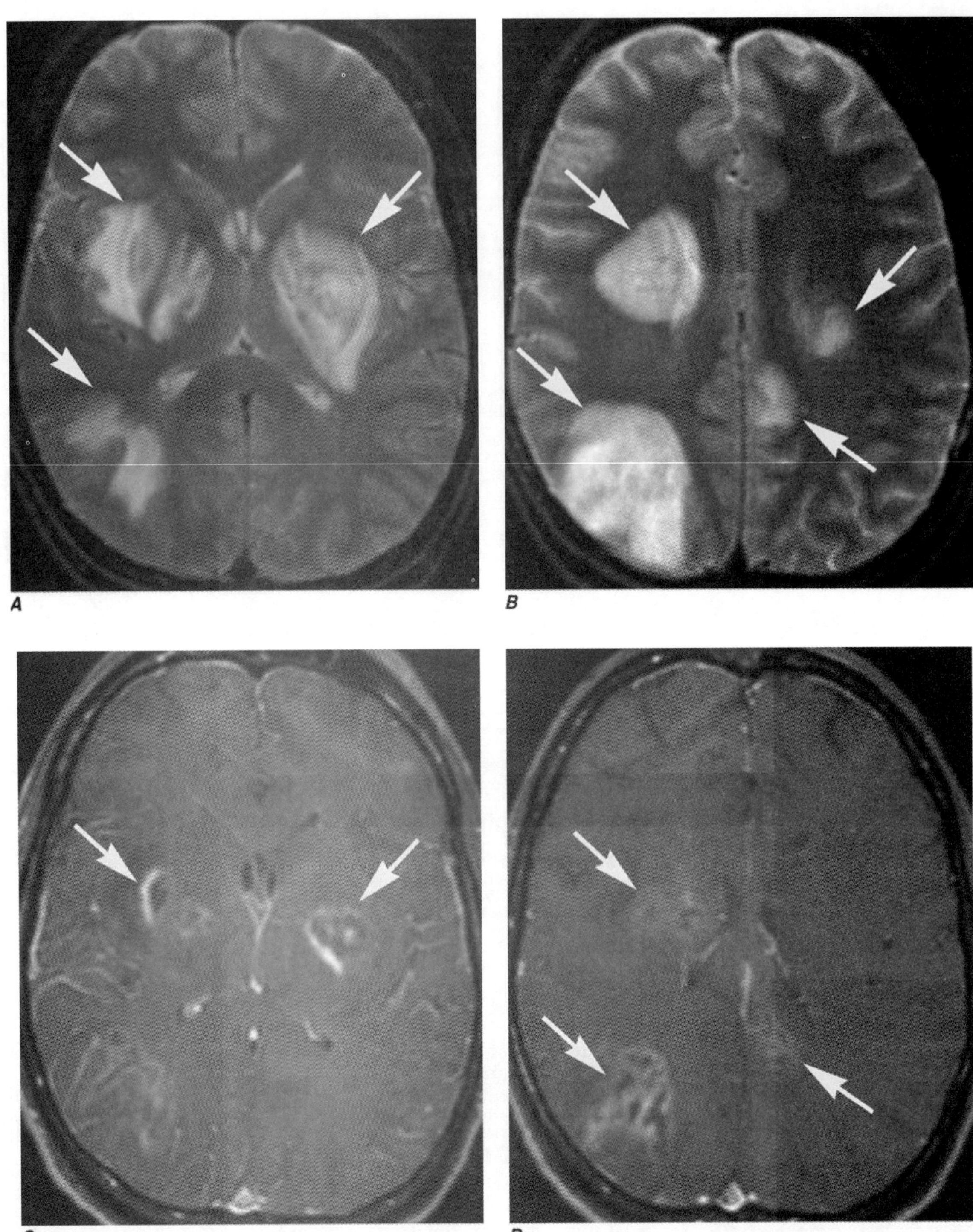

图 5-3　神经梅毒：例 1。轴位 T2 加权 MRI（**A** 和 **B**）显示病灶位于双侧基底神经节及右侧顶叶呈楔形分布的异常高信号区（箭头）。轴位（**C** 和 **D**）T1 加权钆增强成像。冠状位（**E** 和 **F**）T1 加权钆增强成像显示病灶不规则环形强化（箭头）。

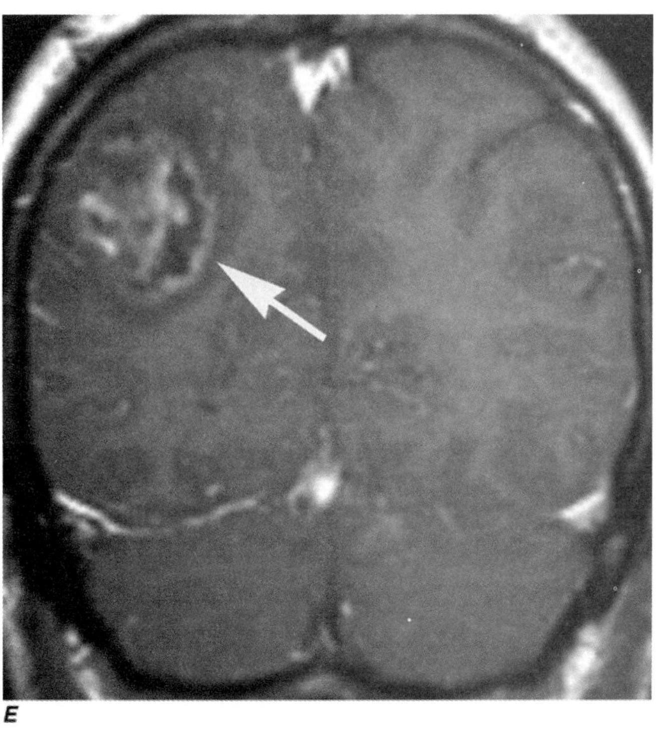

E

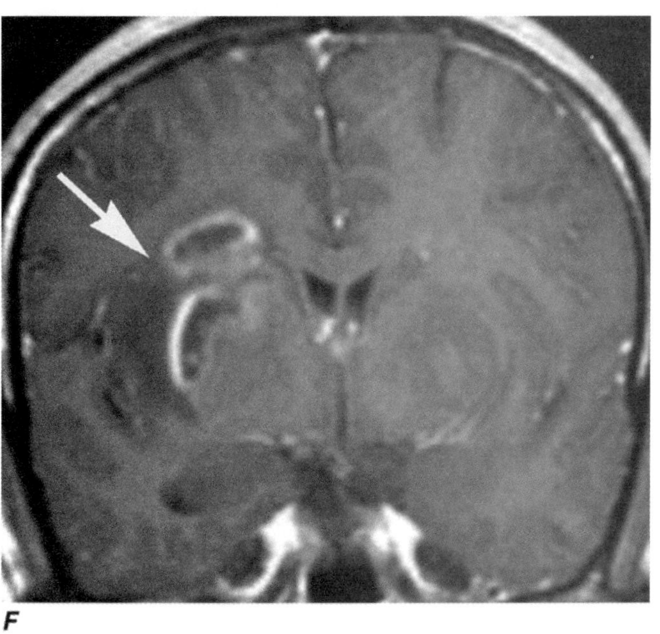

F

图 5-3（续）

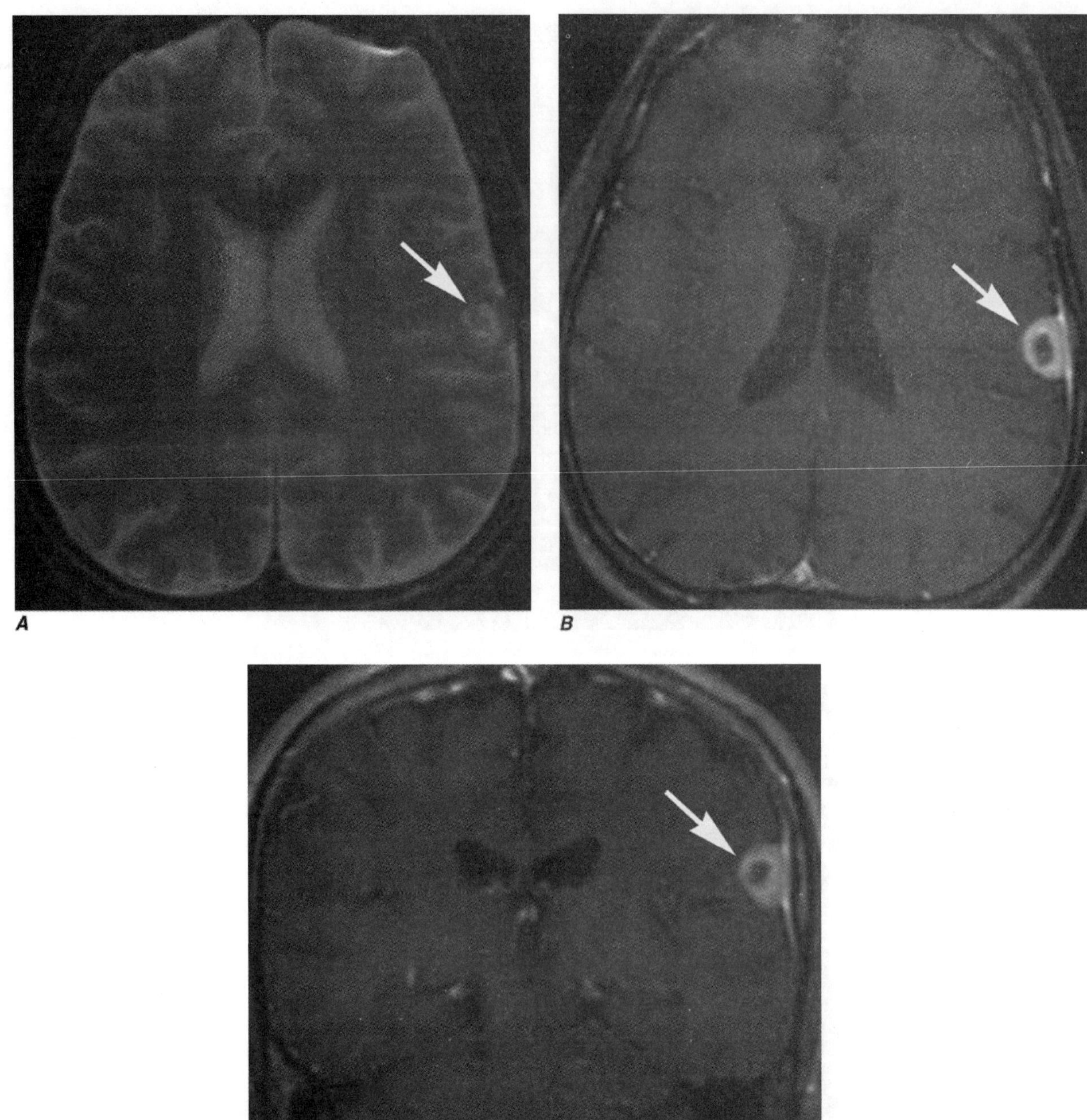

图 5-4　神经梅毒：例 2。轴位 T2 加权 MRI（**A**）显示位于左侧额叶外侧、硬脑膜上的周边高信号和中央低信号病灶（箭头）。轴位（**B**）和冠状位（**C**）T1 加权钆增强 MRI 显示病灶周围强化（箭头）。

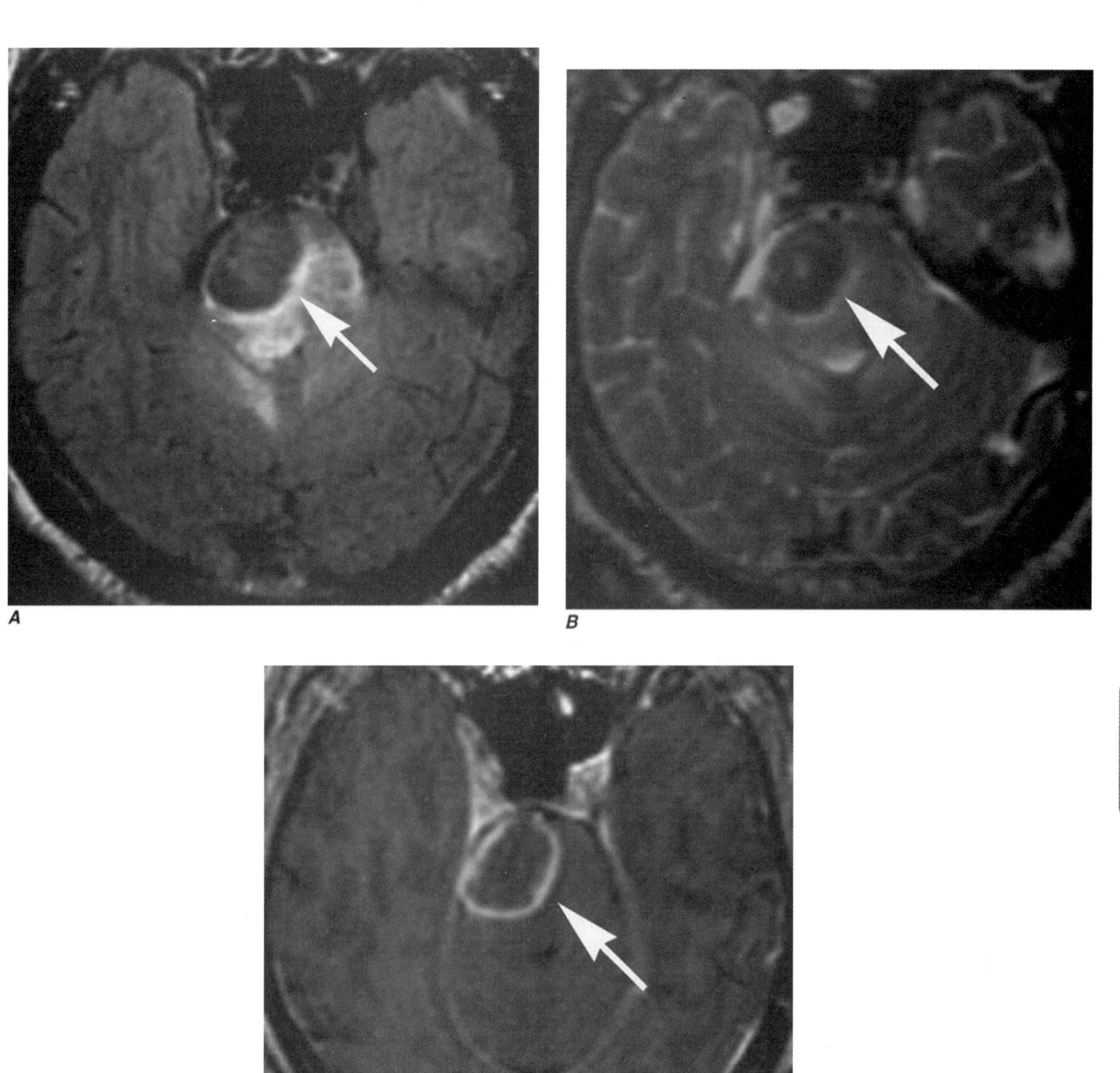

图 5-5 脑桥组织胞浆菌病。轴向 FLAIR（**A**）和 T2 加权成像（**B**）显示低信号肿块位于右侧脑桥（箭头），病灶周围存在血管性水肿。轴位 T1 加权钆增强 MRI（**C**）显示右侧脑桥环形强化病变（箭头）。值得注意的是，并没有任何限制性弥散的证据（未显示）。

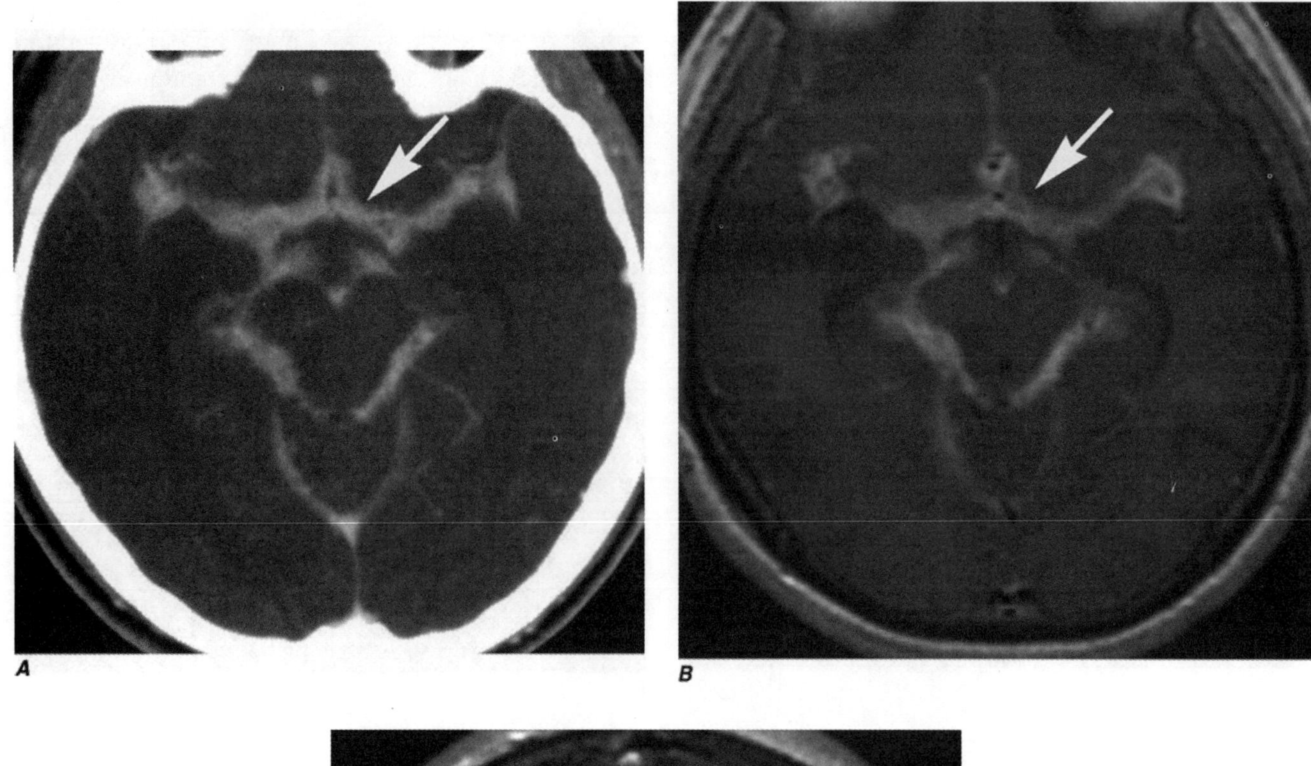

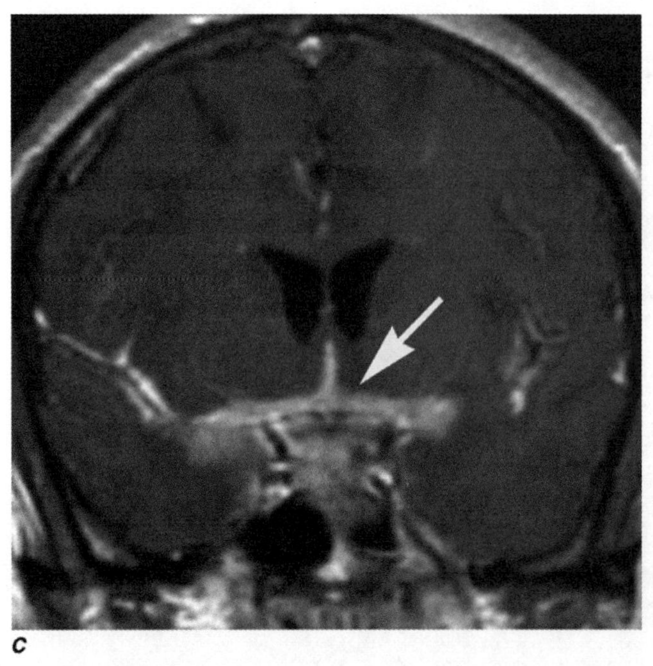

图 5-6 球孢子菌病脑膜炎。轴位增强 CT（**A**）、轴位（**B**）和冠状位（**C**）T1 加权钆增强 MRI 显示中脑周围池（箭头）、大脑侧裂以及大脑半球间纵裂强化。

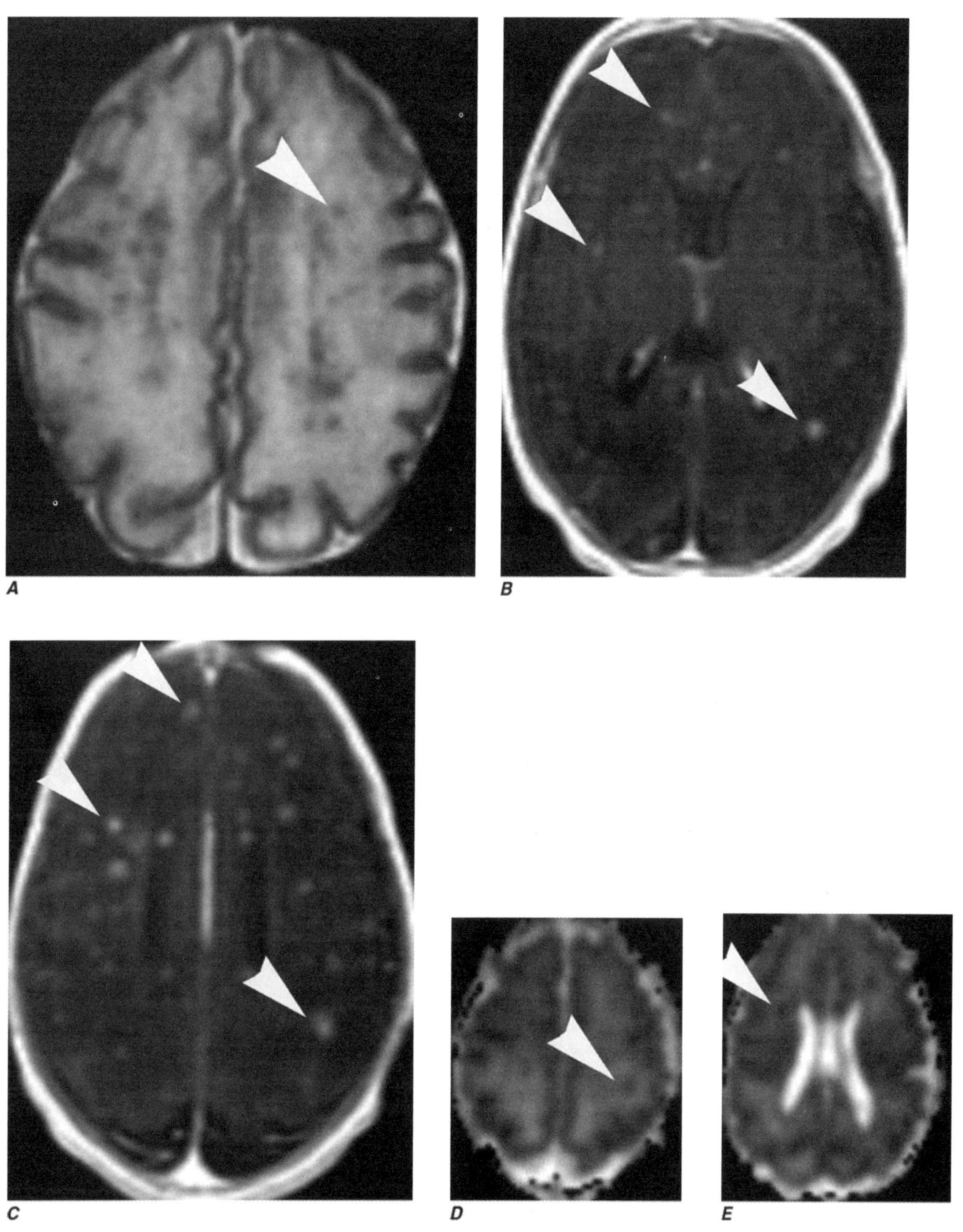

图 5-7　新生儿念珠菌病。轴位 T2 加权 MRI（**A**）显示多个弥漫分布于脑实质内的低信号点状病灶（无尾箭头）。轴位 T1 加权钆增强 MRI（**B** 和 **C**）显示病灶明显强化（无尾箭头）。表观弥散系数（ADC）图（**D** 和 **E**）显示病变部位水分子扩散受限（无尾箭头）。

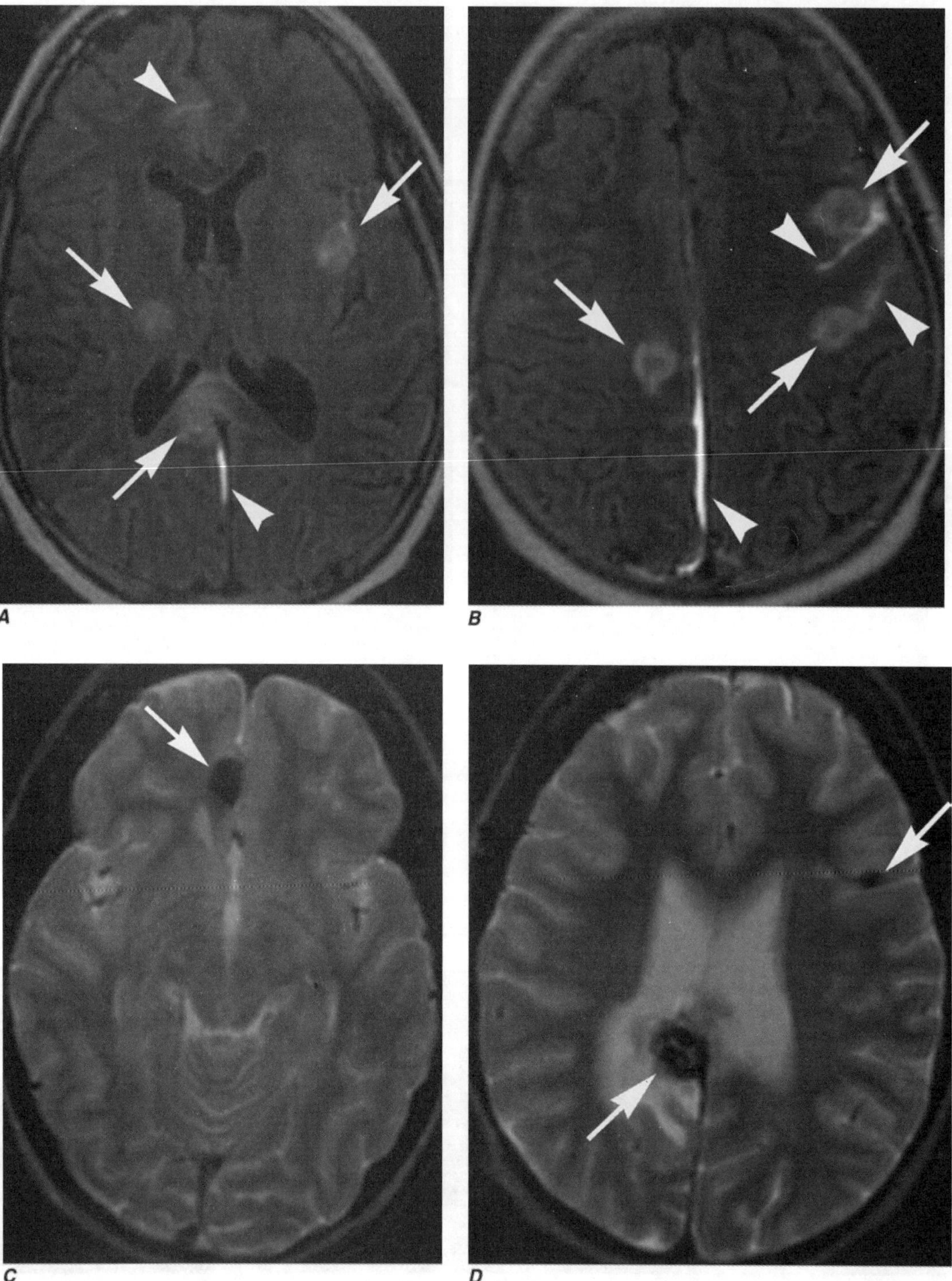

图 5-8 中枢神经系统（CNS）曲霉病。轴位 FLAIR MRI（**A** 和 **B**）显示基底节、皮质及皮质下白质可见多个异常高信号区域（箭头）。此外，病灶相邻部位的蛛网膜下腔亦可见异常高信号（无尾箭头），与血液或高蛋白物质信号一致。轴位 T2 加权 MRI（**C** 和 **D**）显示病灶内低信号（箭头），提示存在血液成分。一些病灶显示血管源性水肿病变。冠状位（**E**）和轴位（**F**）T1 加权钆增强 MRI 显示病灶周围强化（箭头）。

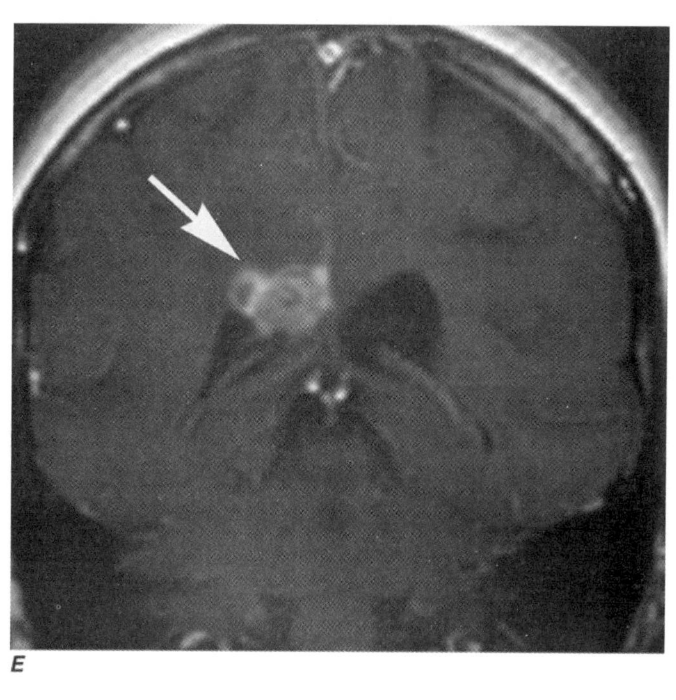

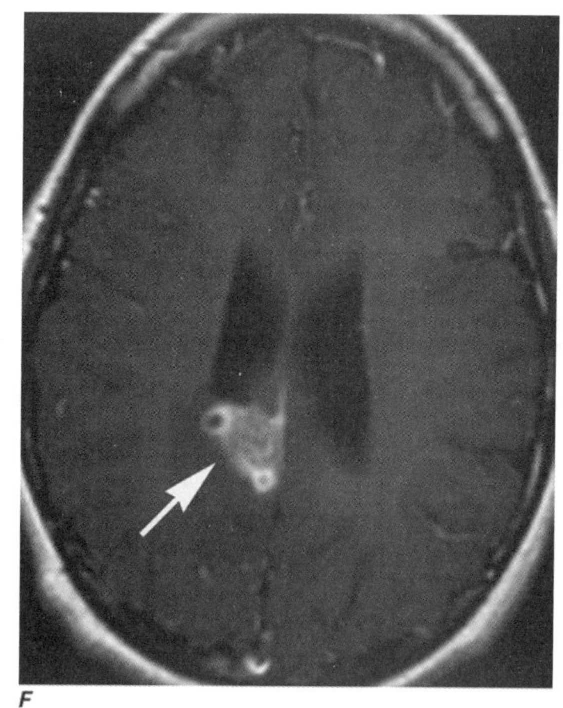

图 5-8（续）

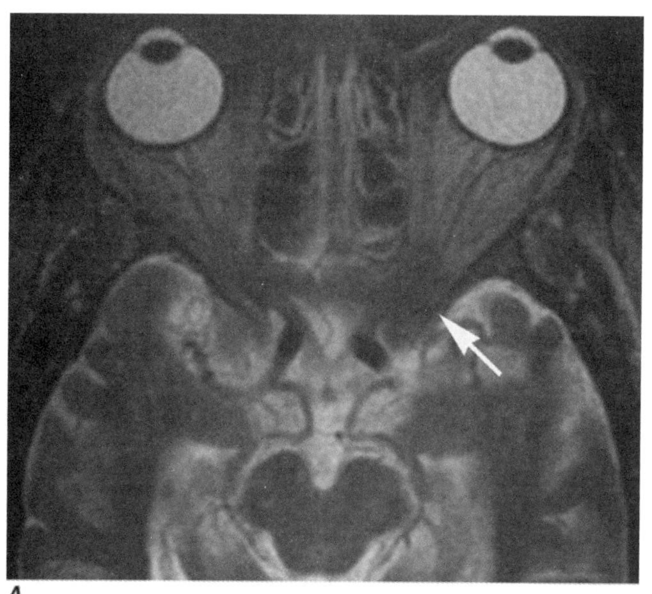

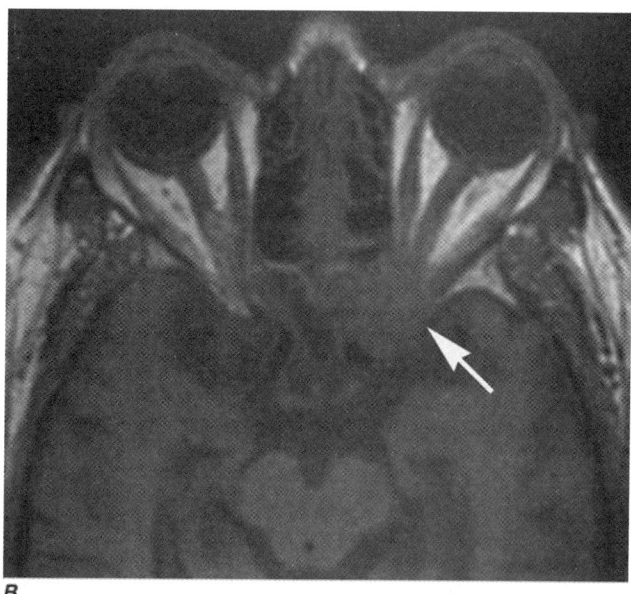

图 5-9　侵袭性鼻窦曲霉病。轴位 T2 加权 MRI（**A**）显示累及左侧眶尖的不规则形低信号病变（箭头）。**B.** T1 加权钆增强成像显示左侧前床突低信号病灶（箭头）。**C.** T1 加权钆增强成像显示病灶强化（箭头）。

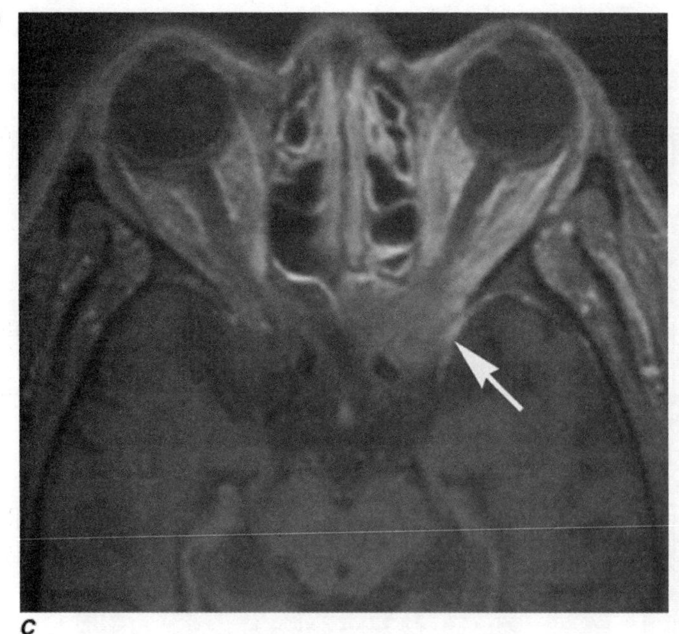

C

图 5-9（续）

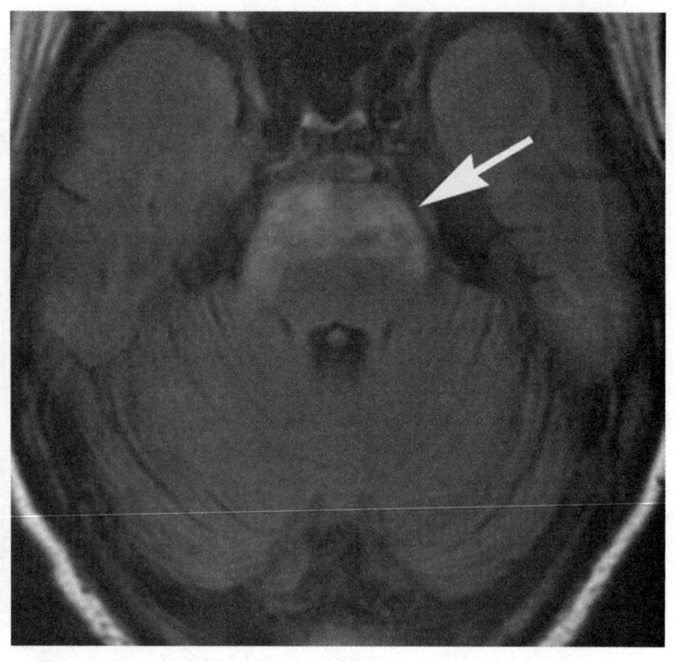

图 5-10　Behçet 病。轴位 FLAIR MRI 显示累及脑桥前部的异常高信号病灶（箭头）；注射对比剂后，病灶无强化（未显示）。脑干病变是 Behçet 病的典型特征，主要由血管炎及某些病例中由脱髓鞘病变所致。

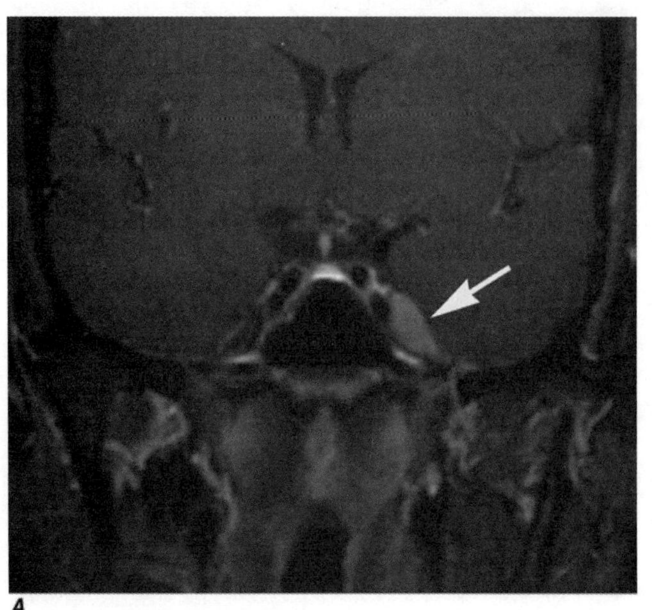

A

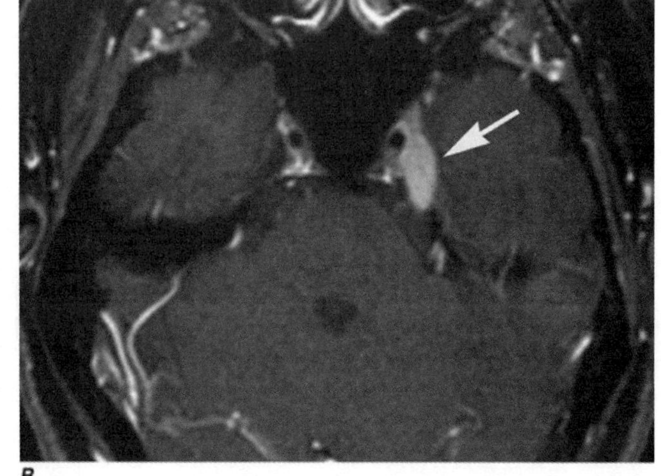

B

图 5-11　神经类肉瘤：例 1。冠状位（**A**）和轴位（**B**）T1 加权钆增强压脂 MRI 显示左侧 Meckel 腔内可见均匀强化、边界清晰的肿块（箭头）。

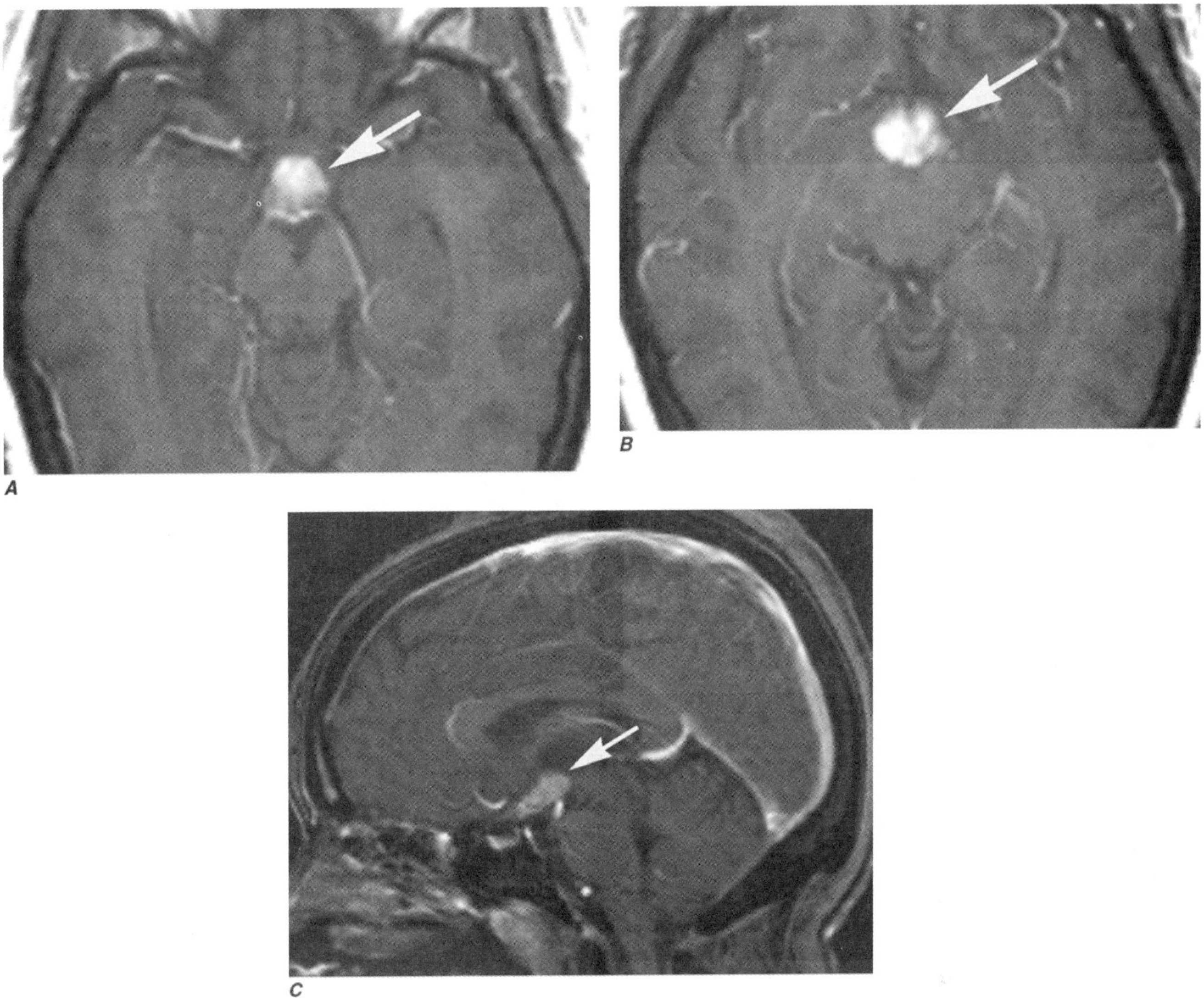

图 5-12 神经类肉瘤：例 2。轴位（A 和 B）和矢状位（C）T1 加权钆增强压脂 MRI 显示累及下丘脑和垂体柄的一个均匀强化肿块（箭头）。

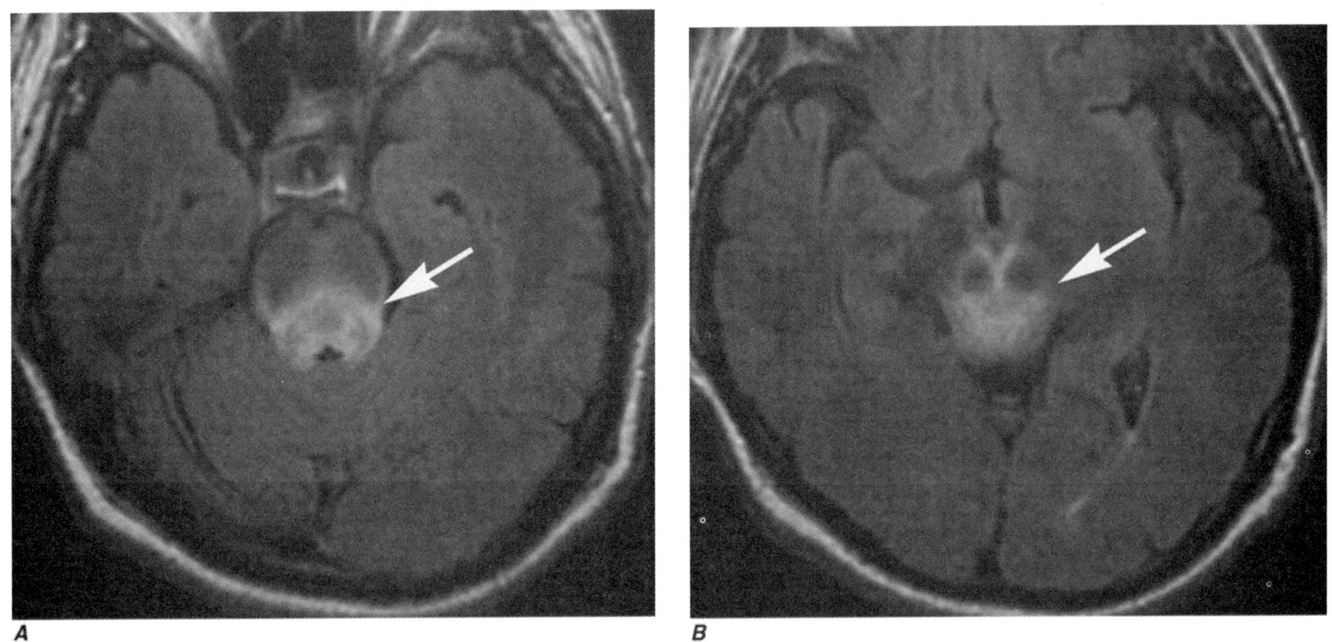

图 5-13 神经类肉瘤：例 3。轴位 FLAIR 成像（A～E）显示中脑、脑桥背侧及松果体区异常高信号、轻度扩张病灶（箭头），但无明显的占位效应。矢状位 T1 加权钆增强压脂成像（F）显示中脑、脑桥背侧及松果体区异常强化病灶（箭头）。

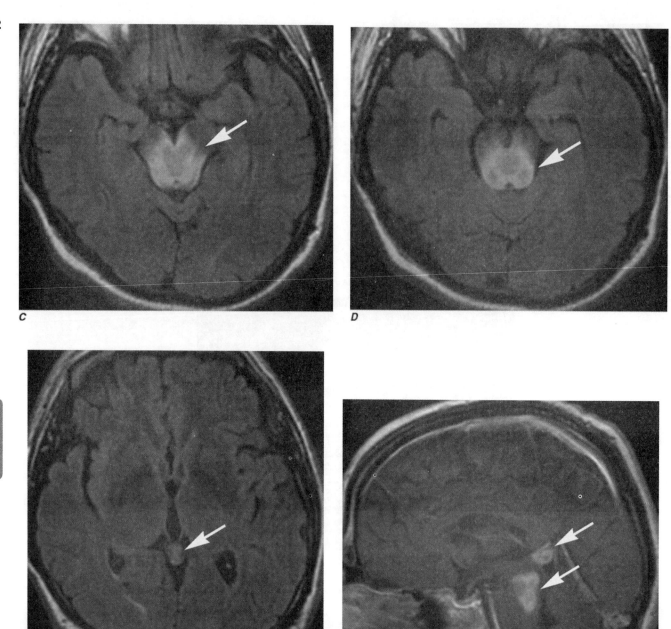

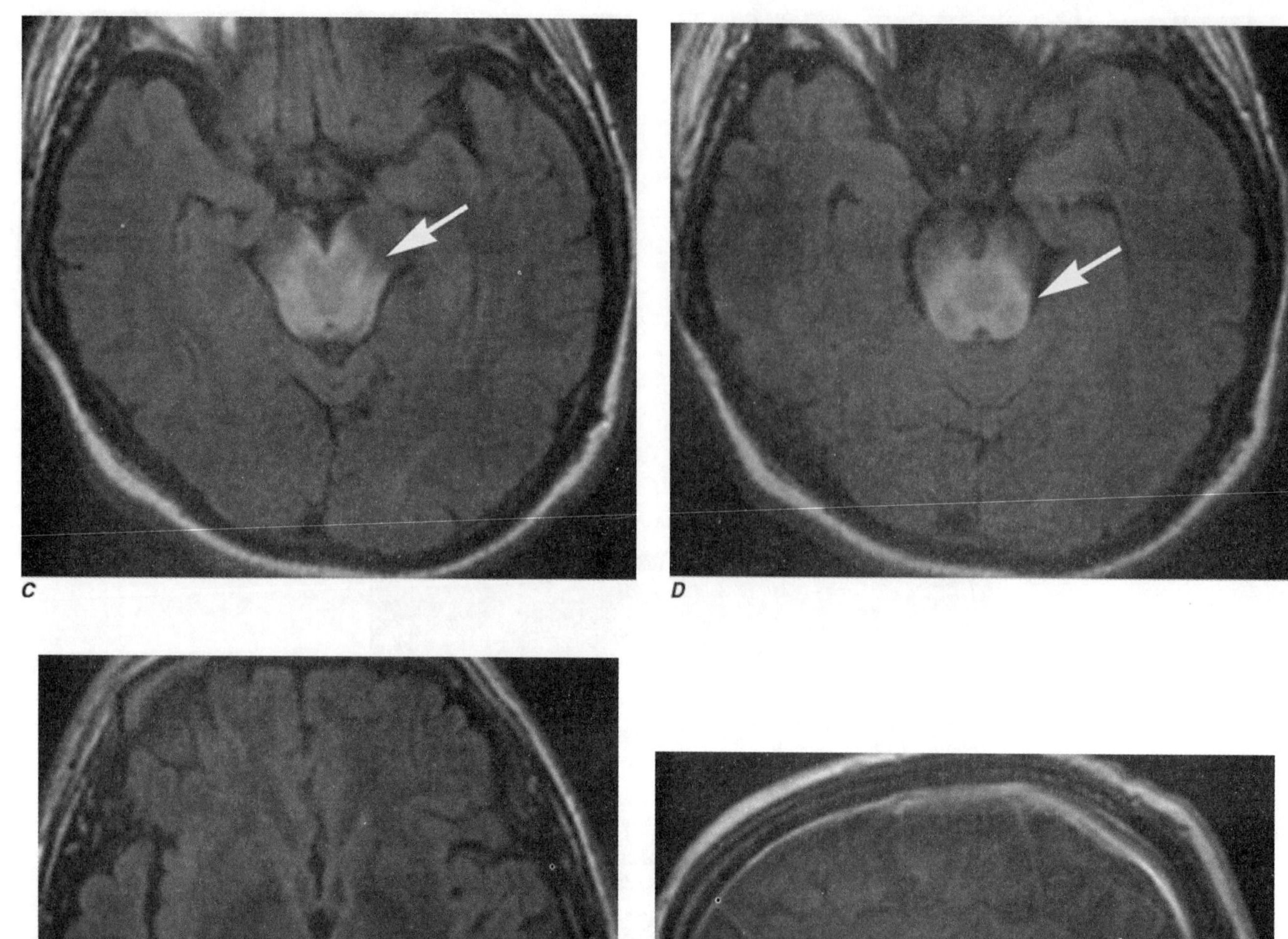

E

F

图 5-13（续）。

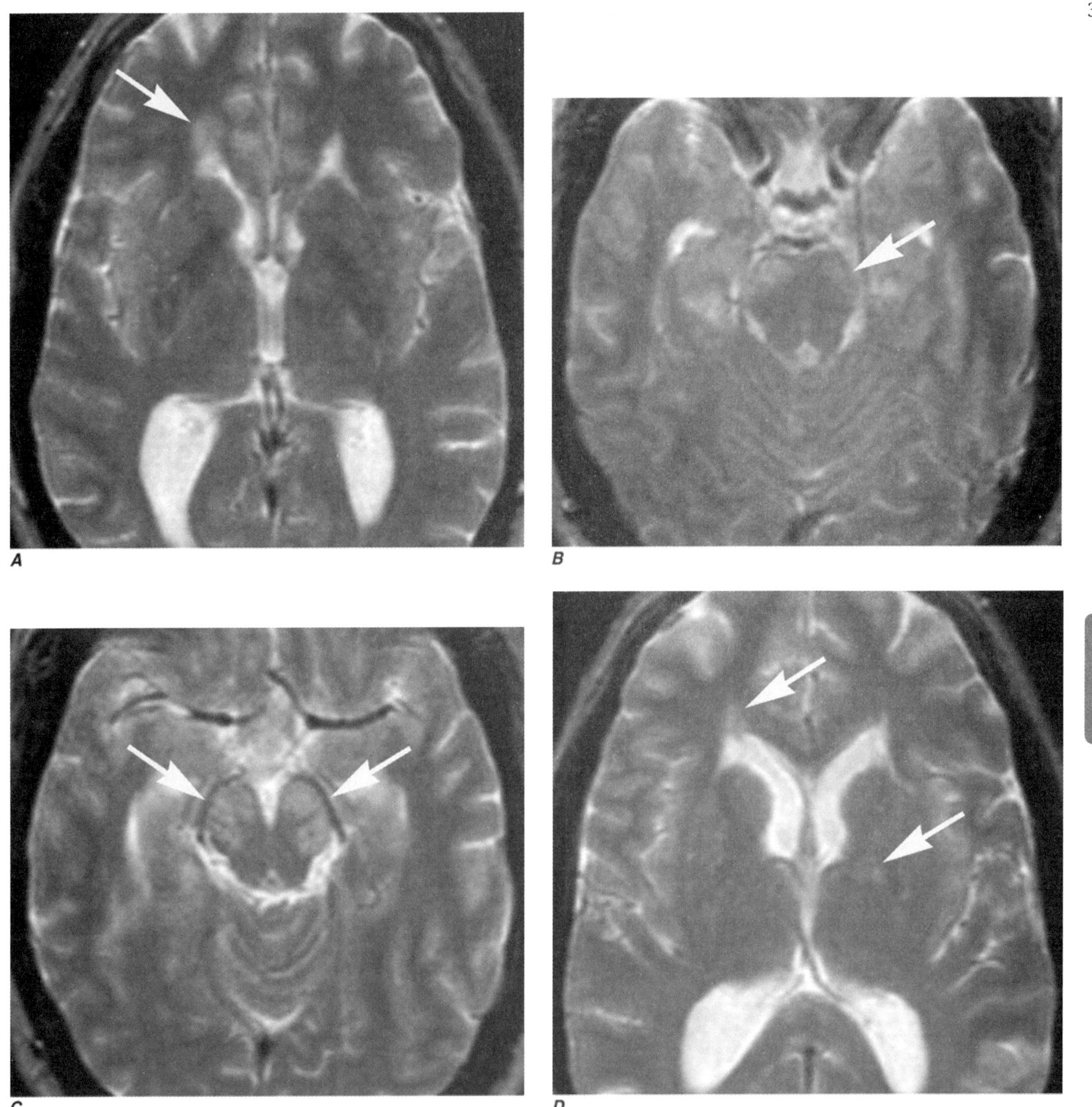

图 5-14 神经类肉瘤：例 4。轴位 T2 加权成像（**A**～**D**）显示累及胼胝体、左侧内囊、苍白球、双侧大脑脚、双侧直回、右侧额叶室周白质、双侧颞叶斑片状区域的数个异常高信号病灶。T1 加权钆增强成像（**E**～**H**）显示上述 T2 高信号部位异常强化。

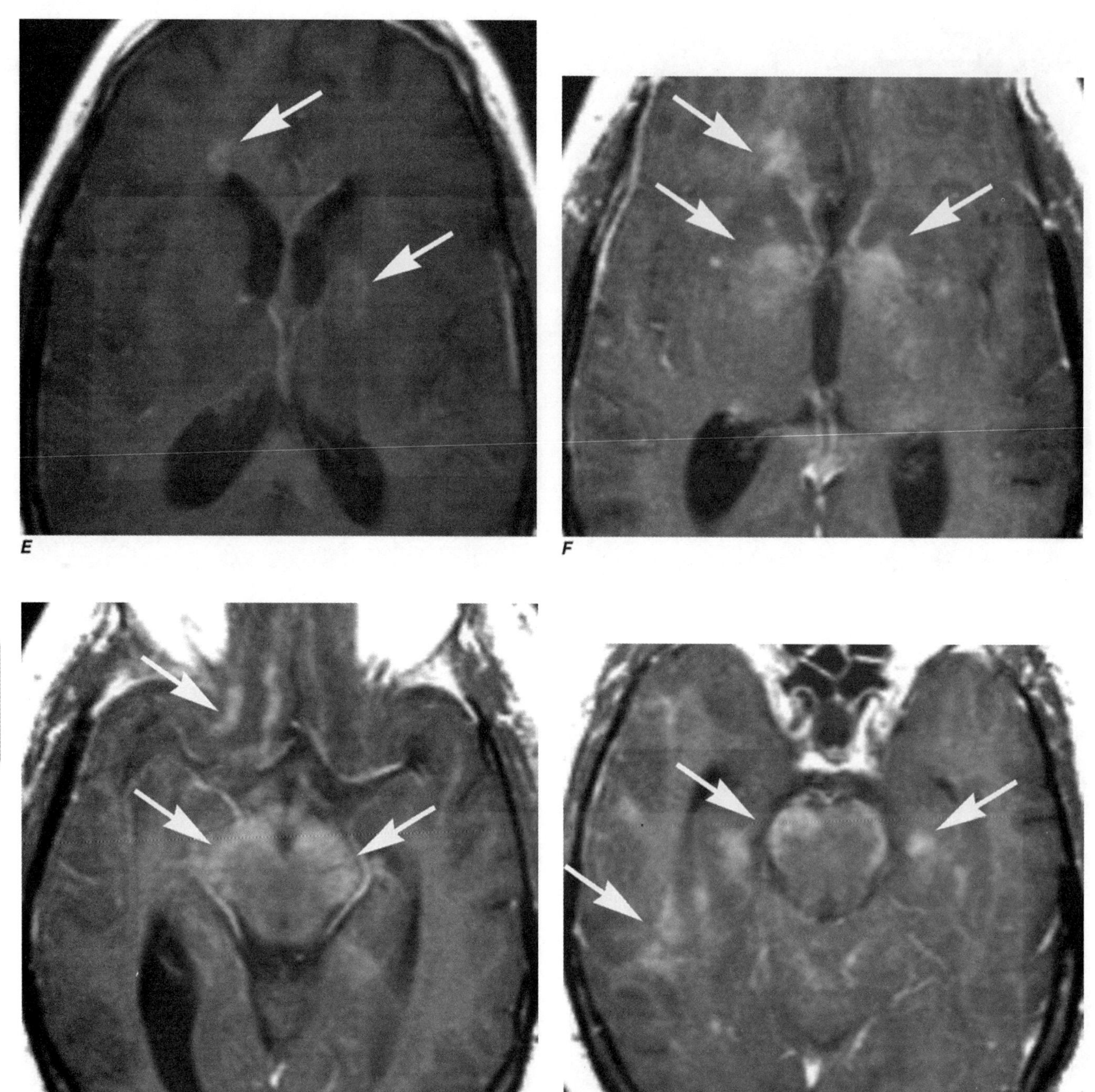

图 5-14（续）。

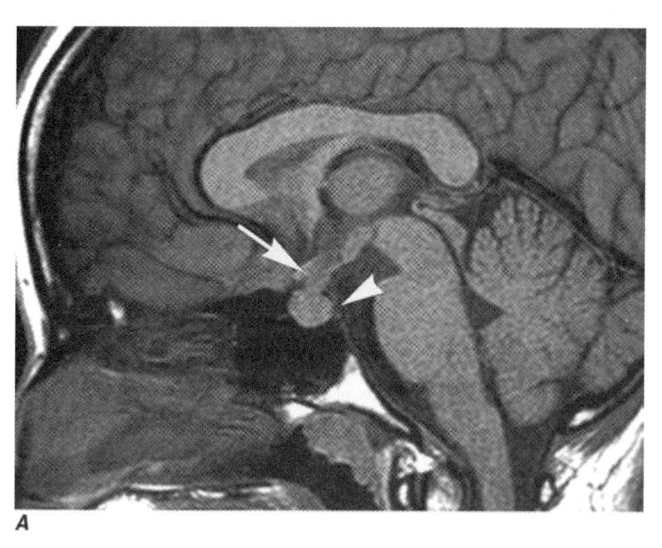

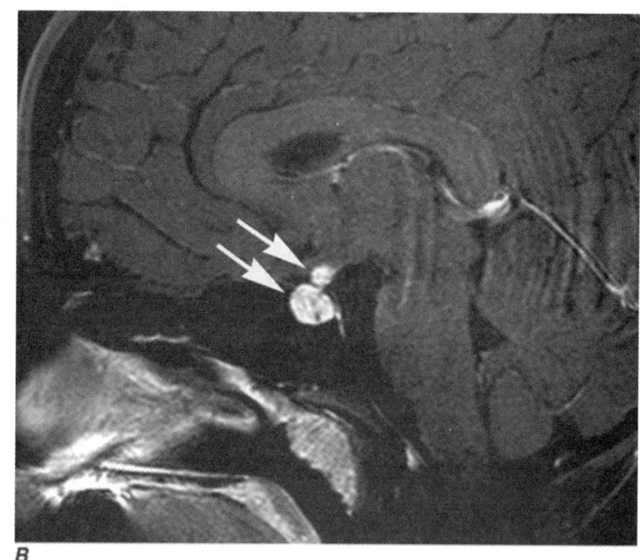

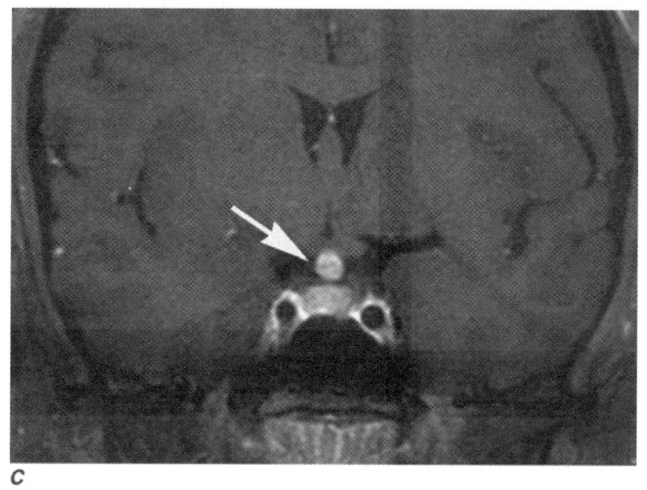

图 5-15　组织细胞增生症。矢状位 T1 加权成像（A）显示垂体柄部位扩大（箭头），以及垂体后侧内部缺乏 T1 高信号（无尾箭头）。矢状位和冠状位 T1 加权钆增强成像（B 和 C）显示垂体柄和漏斗处强化（箭头）。

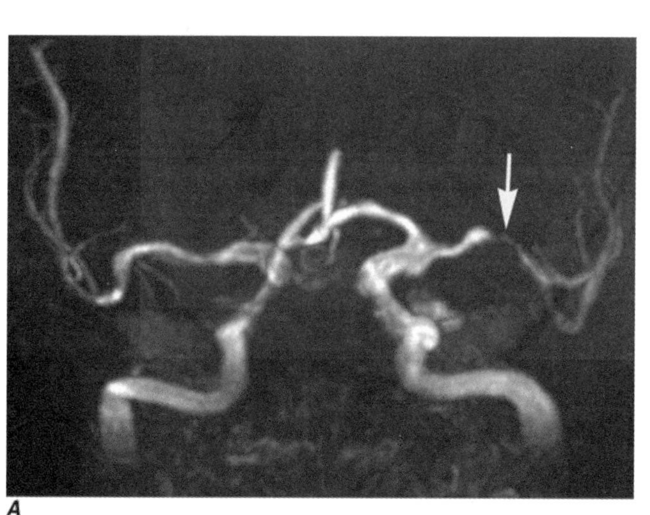

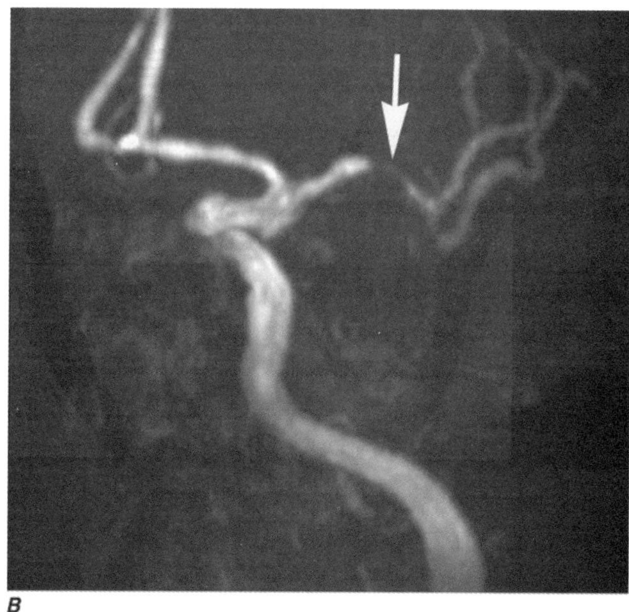

图 5-16　大脑中动脉狭窄（第 10 章）。时间飞跃法（TOF）MR 血管成像（MRA）（A 和 B）显示左侧大脑中动脉 M1 段狭窄，可能是继发于动脉粥样硬化（箭头）。

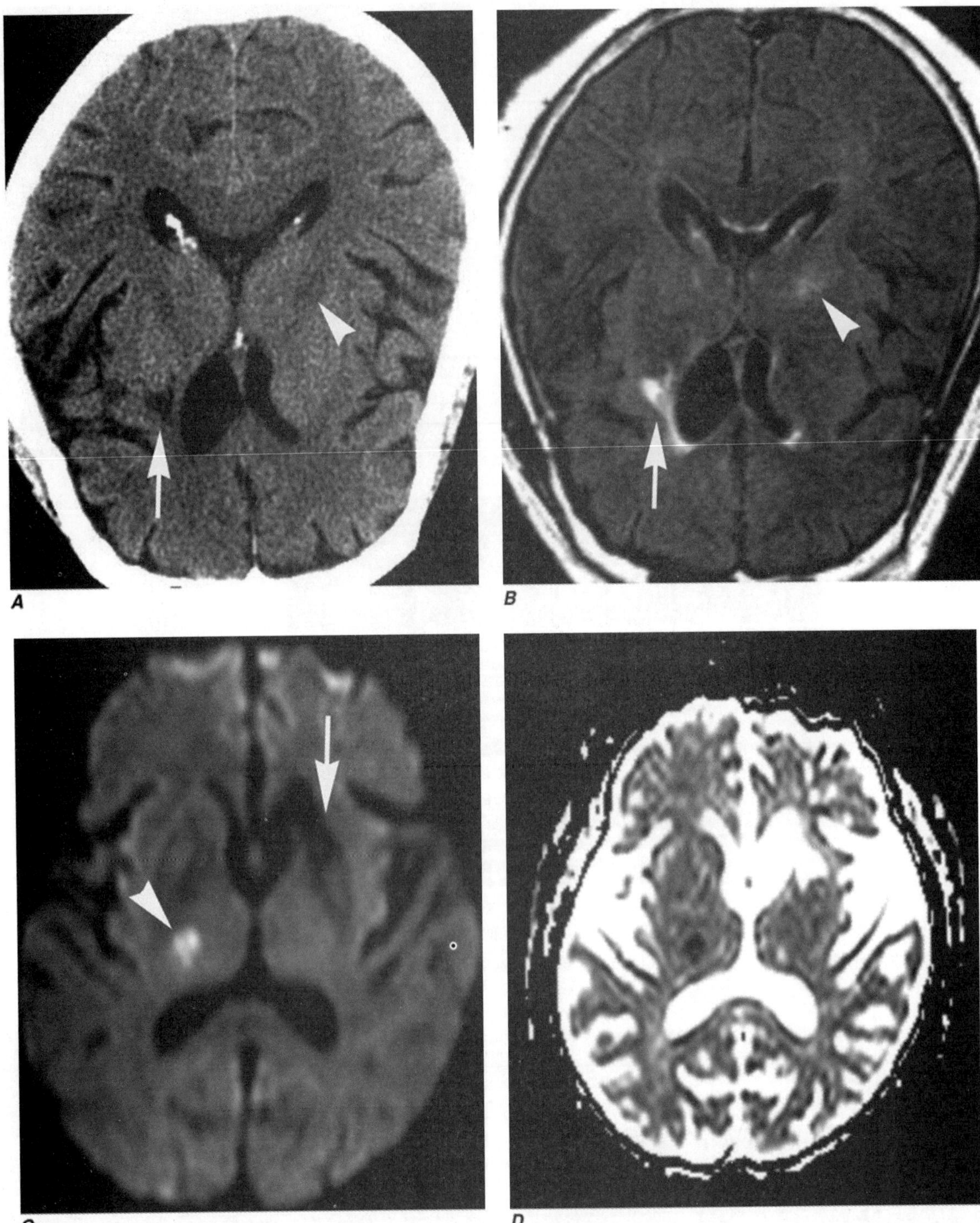

图 5-17　腔隙性脑梗死（第 10 章）。轴位非强化 CT（**A**）显示累及左侧壳核前部和内囊前肢的异常低密度伴相邻左侧侧脑室前角的扩大，提示为陈旧性梗死灶（箭头）。右侧内囊后肢也可见轻度低密度小范围病灶，提示急性梗死（无尾箭头）。轴位 FLAIR MRI（**B**）显示累及左侧壳核前部和内囊前肢的异常高信号伴相邻左侧侧脑室前角的扩大，提示为陈旧性梗死（箭头）。右侧内囊后肢也可见轻度高信号小范围病灶，提示急性腔隙性梗死（无尾箭头）。弥散加权成像（**C**）和表观弥散系数（ADC）图（**D**）显示右侧内囊后肢病变部位水分子运动受限，强烈提示急性腔隙性梗死（无尾箭头）。没有证据显示陈旧梗死灶内存在水分扩散受限（箭头）。

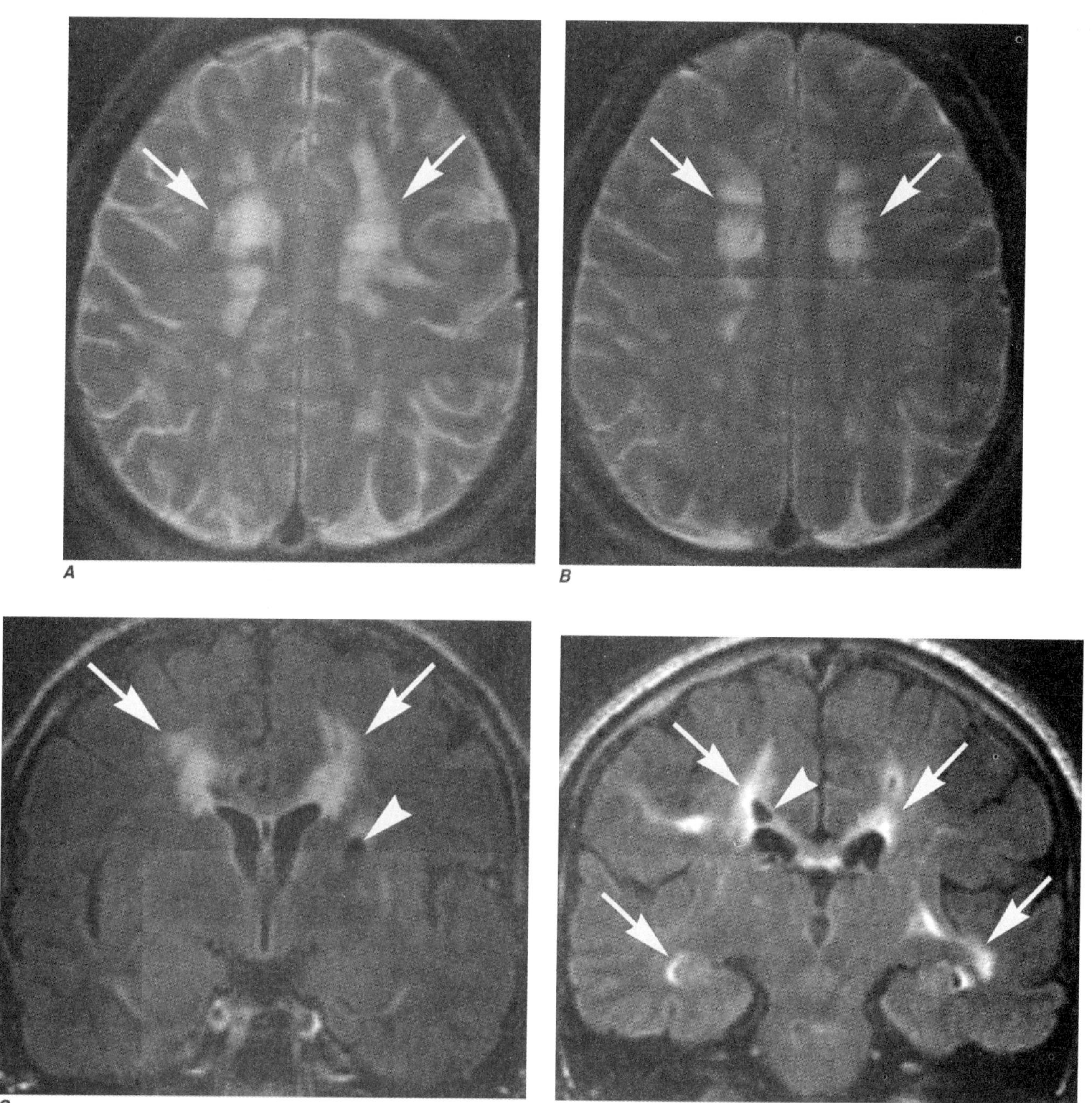

图 5-18 脑常染色体显性遗传动脉病合并皮质下梗死和白质脑病（CADASIL）（第 10 章）。轴位 T2 加权 MRI（**A** 和 **B**）显示室周白质多发斑片状异常高信号病灶（箭头）。冠状位 FLAIR MRI（**C** 和 **D**）显示双侧室周白质，包括颞叶，可见多发斑片状异常高信号病灶（箭头）。部分病灶区域可见小范围组织缺失（脑软化）（无尾箭头）。

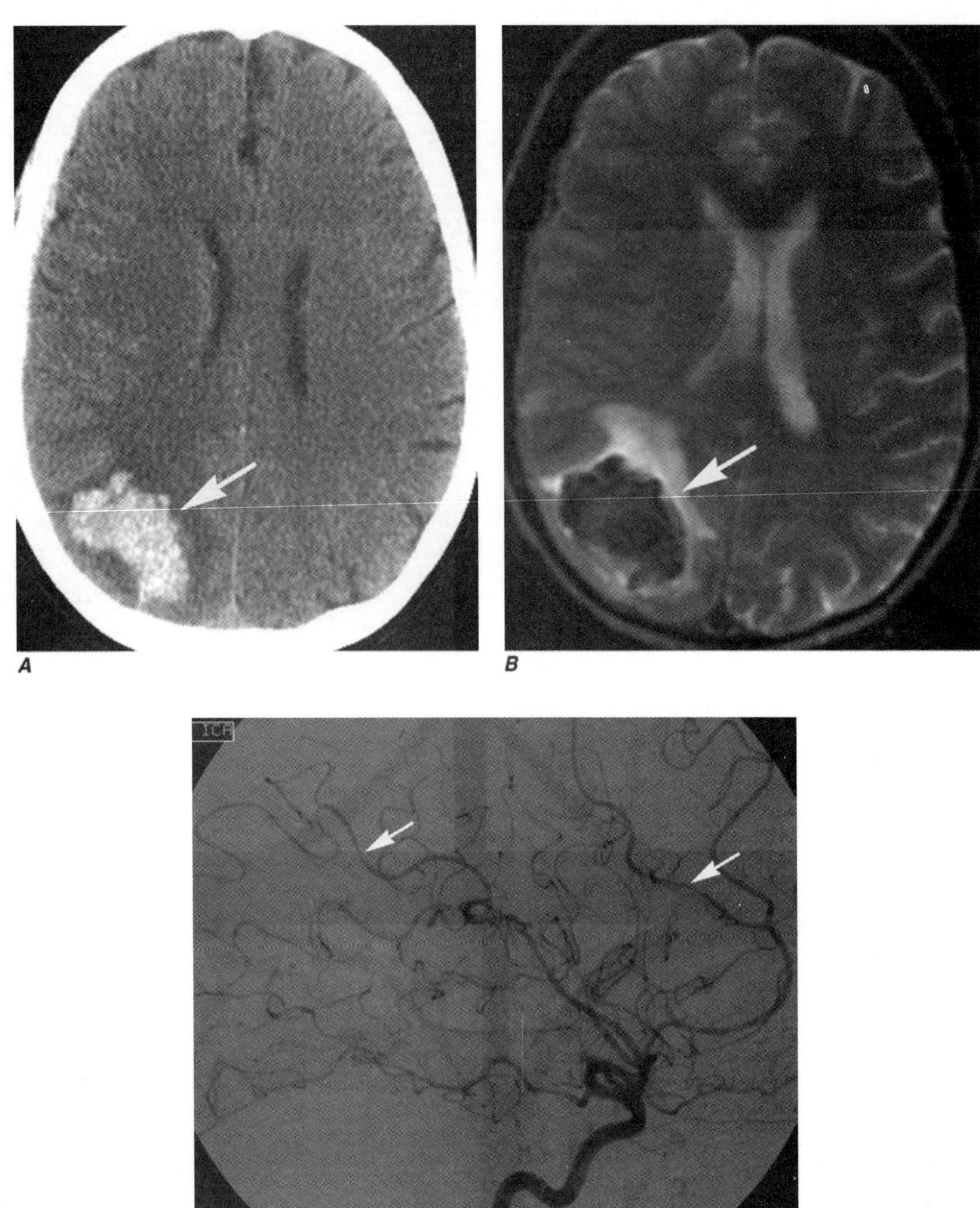

图 5-19　CNS 血管炎（第 10 章）。轴位非增强 CT（**A**）显示右侧顶叶一个大的高密度脑实质血肿周围环绕低密度血管源性水肿。轴位 T2 加权 MRI（**B**）显示右侧顶叶一个大的低信号脑实质血肿周围环绕高信号血管源性水肿。传统血管造影（**C**）显示多个颅内动脉狭窄段，其中一些可见相关邻近区域内局灶性动脉扩张。这些异常提示血管炎。

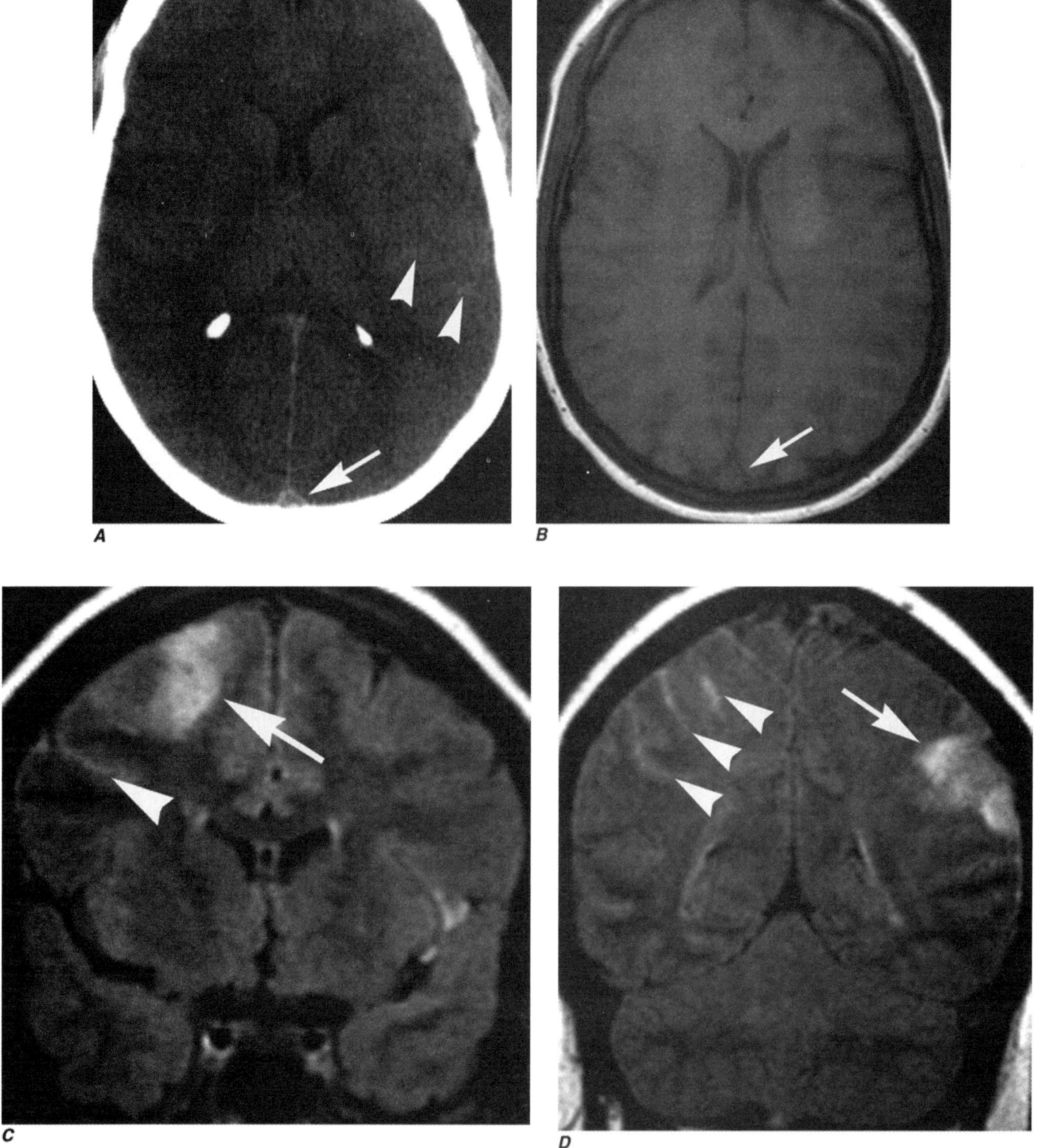

图 5-20　上矢状窦血栓形成（第 10 章）。头颅 CT 平扫（**A**）显示上矢状窦内密度增高，提示血栓形成（箭头），也可见某些颞叶沟内小的线状高密度影，提示蛛网膜下腔出血（无尾箭头）。轴位 T1 加权 MRI（**B**）显示上矢状窦内缺乏流空效应，提示上矢状窦血栓形成。冠状位 FLAIR 成像（**C** 和 **D**）显示右侧额叶和左侧顶叶及相邻脑沟的灰质和皮质下白质可见异常高信号病灶。这些研究结果提示血管源性水肿与蛛网膜下腔出血（无尾箭头）。弥散加权成像（**E** 和 **F**）及 ADC 图（**G** 和 **H**）显示 FLAIR 上异常区域水分扩散受限，提示梗死灶。大脑相位对比（phase-contrast）静脉成像（**I**）显示从上矢状窦到窦汇处，以及左横窦和颈静脉内信号缺失。轴位（**J**）和冠状位（**K**）T1 加权钆增强成像显示上矢状窦充盈缺损，提示血栓形成。

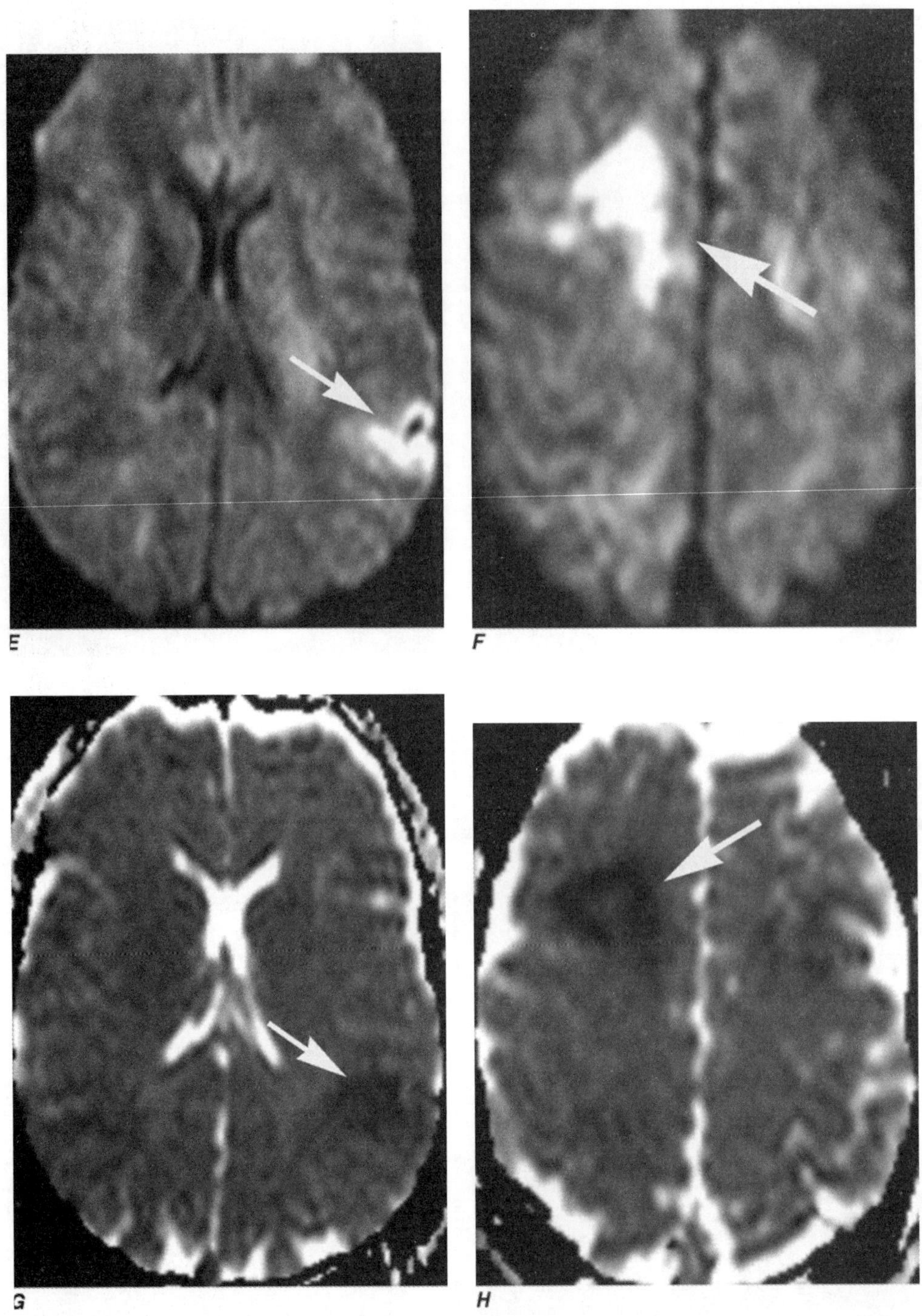

图 5-20（续）。

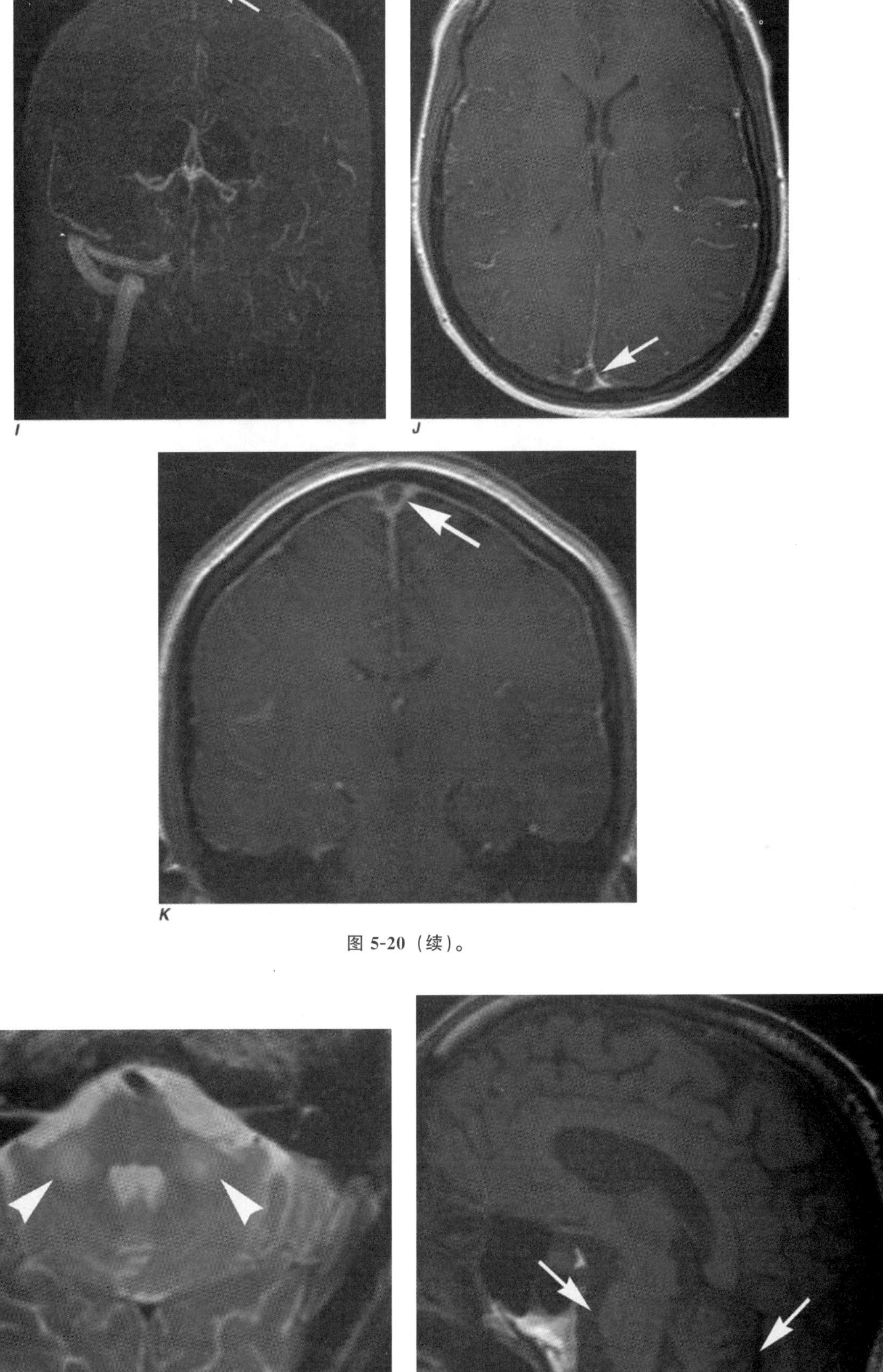

图 5-20（续）。

图 5-21　多系统萎缩（第 13 章）。轴位 T2 加权 MRI（**A**）显示双侧小脑中脚对称性、边界不清的异常高信号病灶（无尾箭头）。矢状位 T1 加权 MRI（**B**）显示脑桥萎缩，以及小脑萎缩所致的小脑裂隙扩大（箭头）。

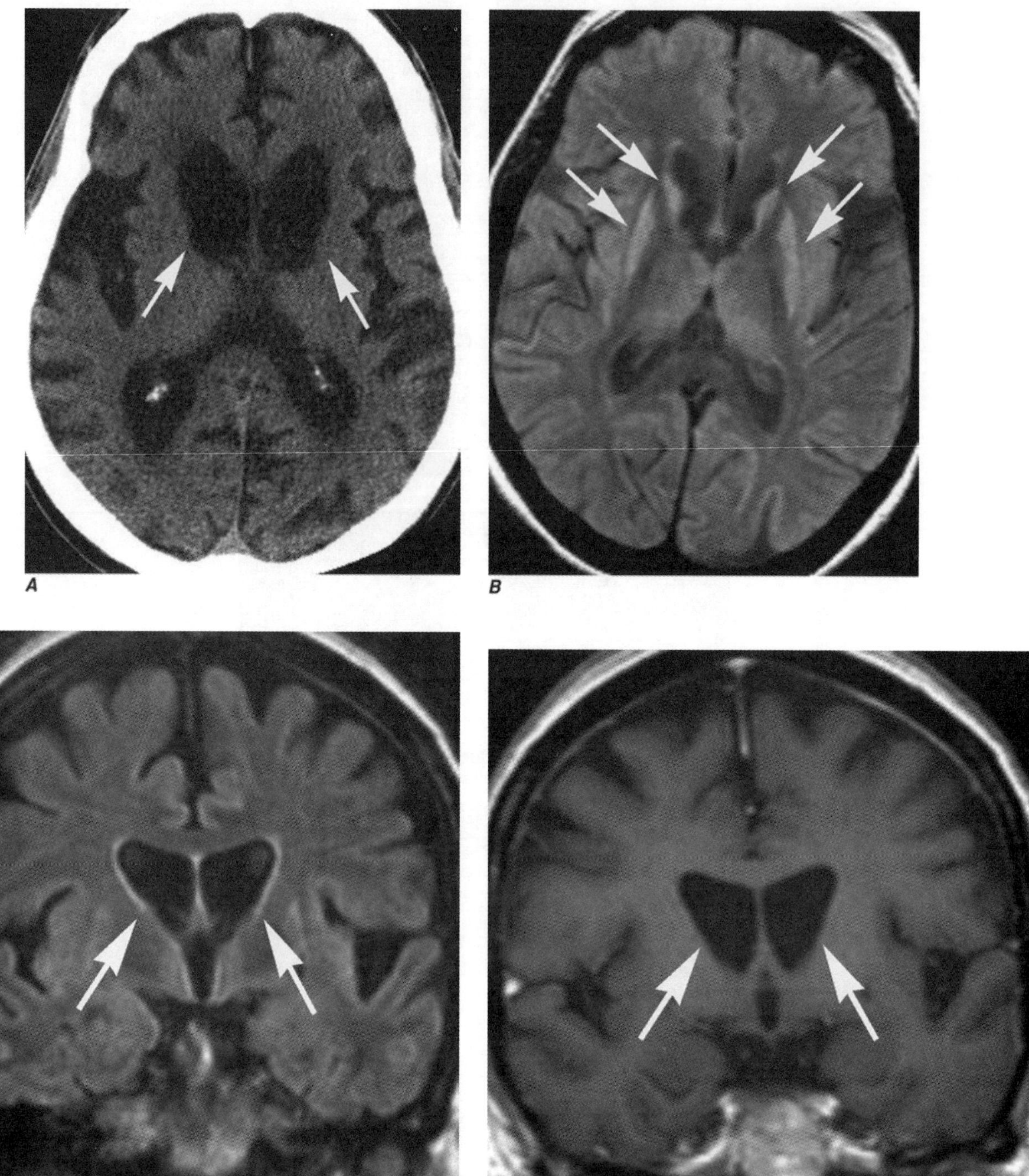

图 5-22 亨廷顿病（第 13 章）。轴向 CT 平扫（**A**）显示累及双侧尾状核、壳核和苍白球的对称性双侧重度萎缩，伴有侧脑室前角扩大（箭头）。同时上述萎缩部位可见弥漫性脑沟扩大，提示广泛皮质萎缩。轴位（**B**）和冠状位（**C**）FLAIR 成像显示双侧尾状核和壳核对称性异常高信号。冠状位 T1 加权成像（**D**）显示前角扩大伴异常结构。同时，值得注意的是，骨髓弥漫性低信号，这可能提示贫血或骨髓增生性疾病。

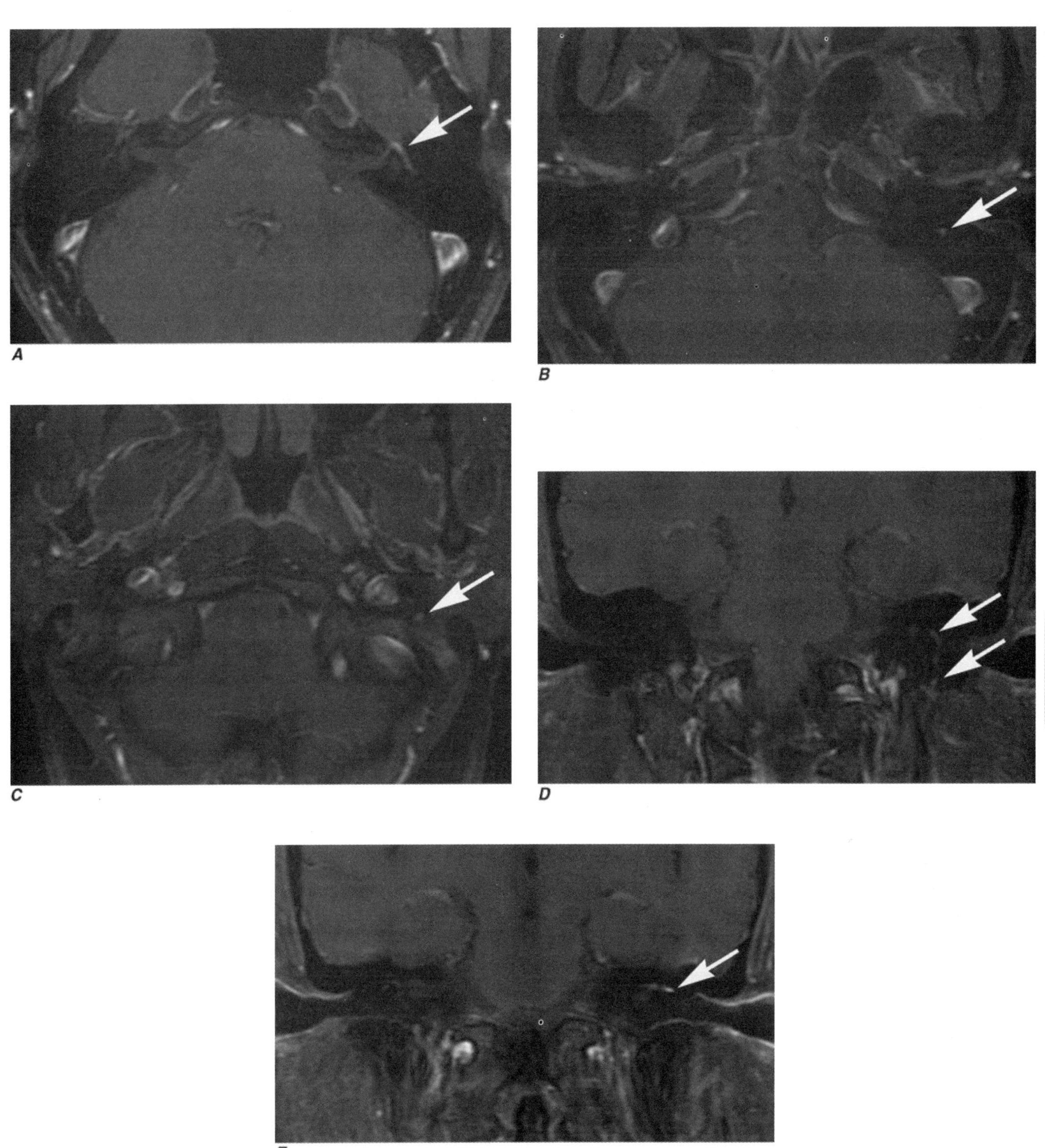

图 5-23 贝尔麻痹（第 19 章）。轴位 T1 加权钆增强压脂成像（A～C）显示左侧面神经弥漫性线性平滑增强，累及颞骨内面神经第二、第三节段（膝神经节、鼓室、乳突）（箭头）。注意此处无占位性病变证据。茎乳孔内增强的面神经可能与增强的茎乳动脉相混淆，茎乳动脉进入茎乳孔，供应鼓室、鼓窦、乳突细胞和半规管的血供。冠状位 T1 加权钆增强压脂成像（D 和 E）显示增强面神经的走行（箭头）。虽然这些图像结果高度提示贝尔麻痹，但其诊断必须基于临床。

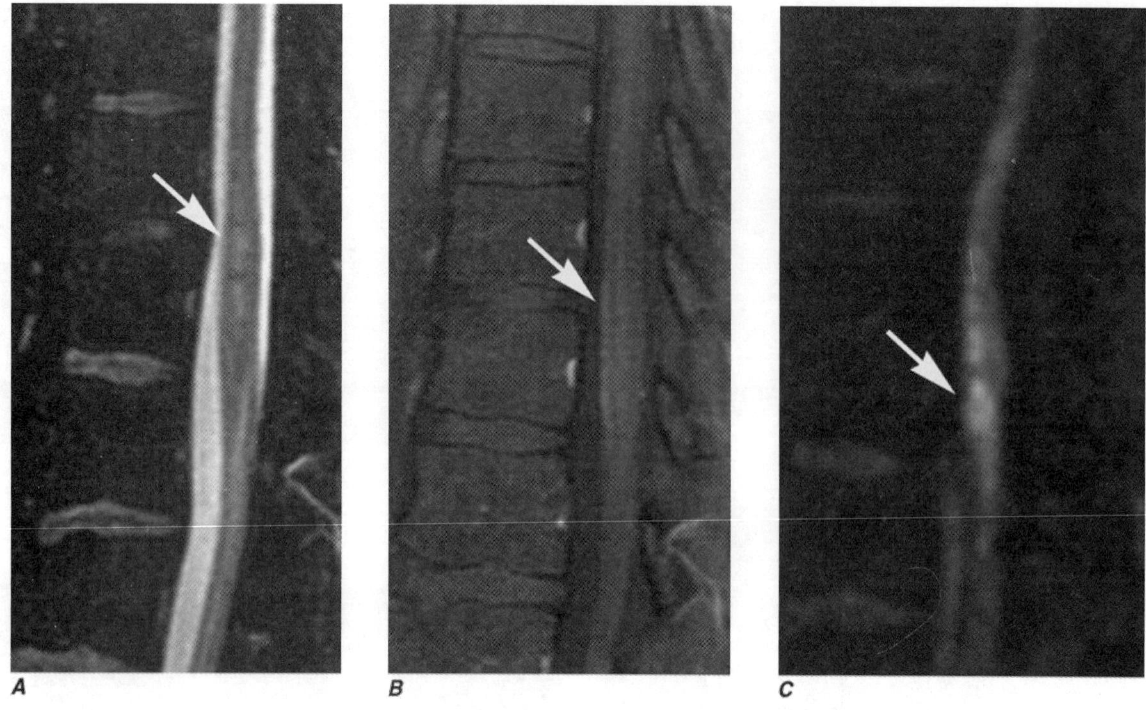

图 5-24　脊髓梗死（第 20 章）。腰椎矢状位 T2 加权 MRI（**A**）显示脊髓圆锥处边界不清的异常高信号，以及轻度脊髓膨胀（箭头）。腰椎 T1 加权钆增强 MRI（**B**）显示上述部位轻度强化（箭头）。腰椎矢状位弥散加权 MRI（**C**）显示 T2 加权成像（**A**）中异常高信号区域水分弥散受限（箭头）。

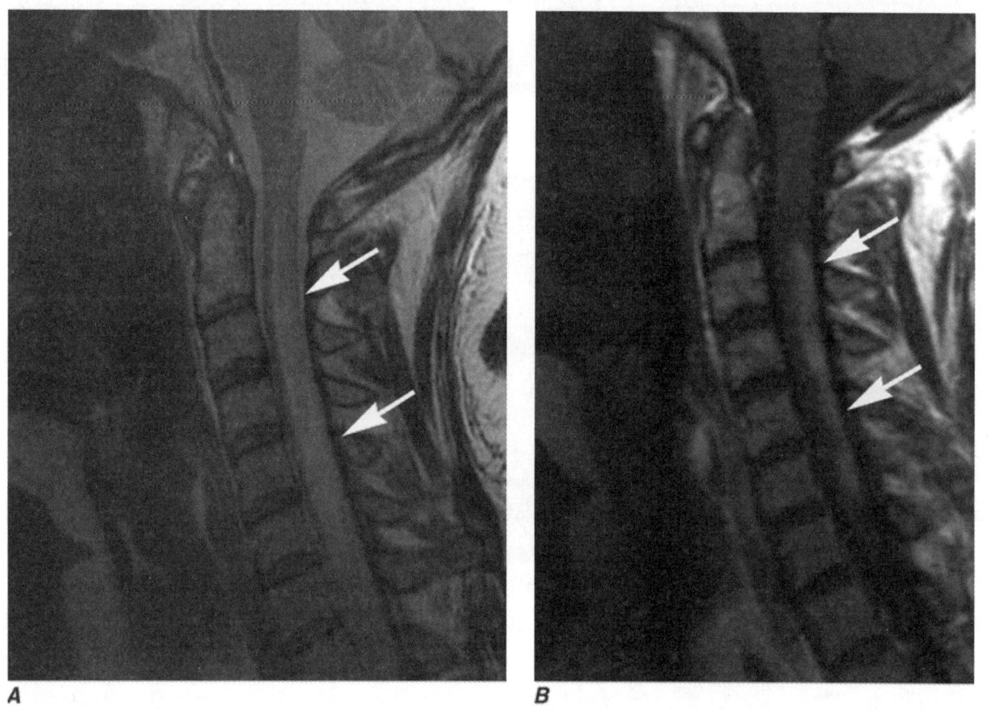

图 5-25　急性横贯性脊髓炎（第 20 章）。矢状位 T2 加权 MRI（**A**）显示 C1～T1 颈髓节段处可见与颈髓扩张相关的异常高信号病灶（箭头）。矢状位 T1 加权钆增强 MRI（**B**）显示 C2～T1 颈髓节段后半部可见异常强化（箭头）。

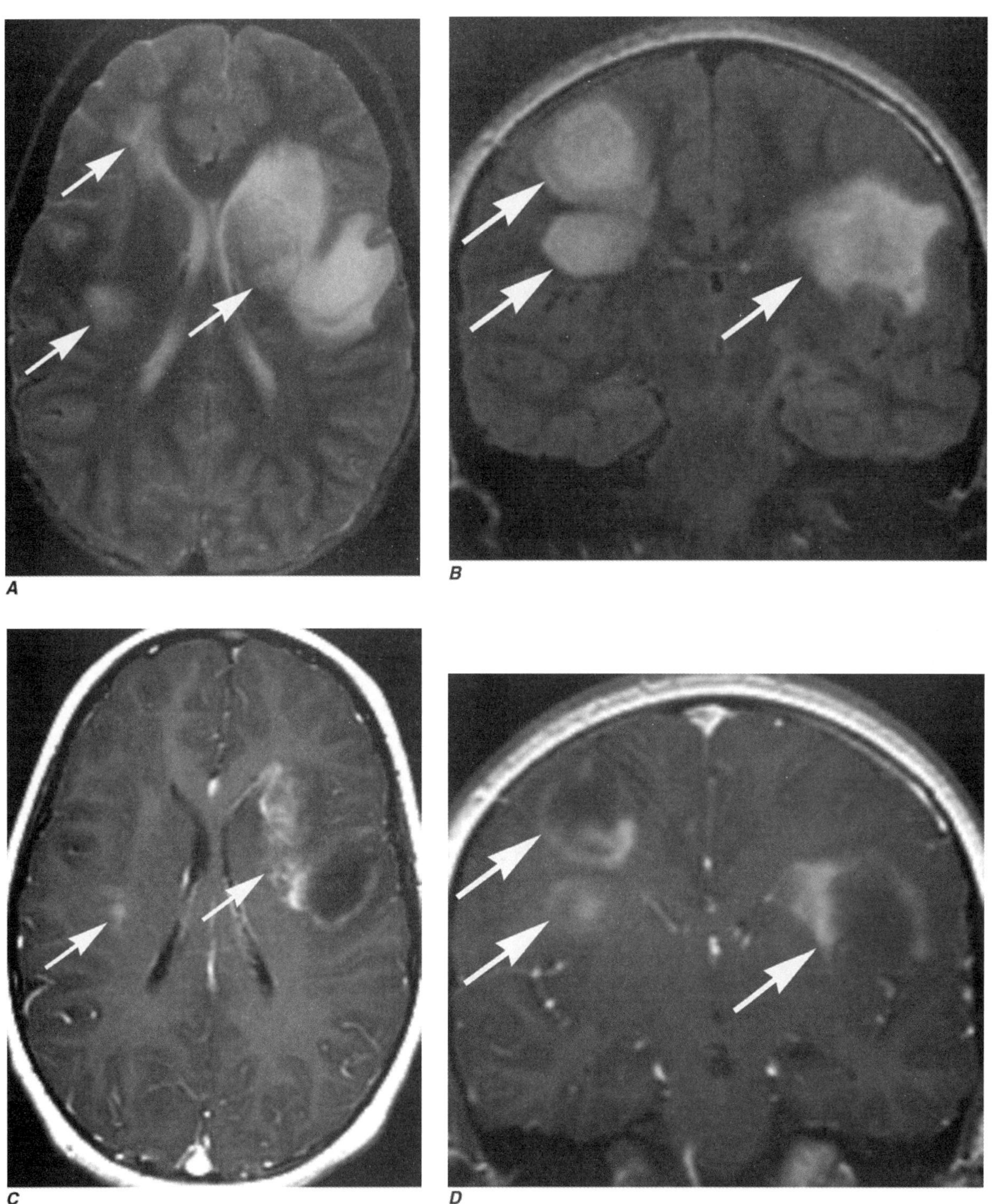

图 5-26　急性播散性脑脊髓炎（ADEM）（第 22 章）。轴位 T2 加权（A）和冠状位 FLAIR（B）成像显示主要累及双侧额叶皮质下白质和左侧尾状核头的异常高信号病灶。注射钆对比剂后，相应的轴位（C）和冠状位（D）T1 加权成像显示与血脑屏障破坏和炎症一致的不规则强化病灶；有些病变显示不完整的边缘强化，为典型的脱髓鞘病变。

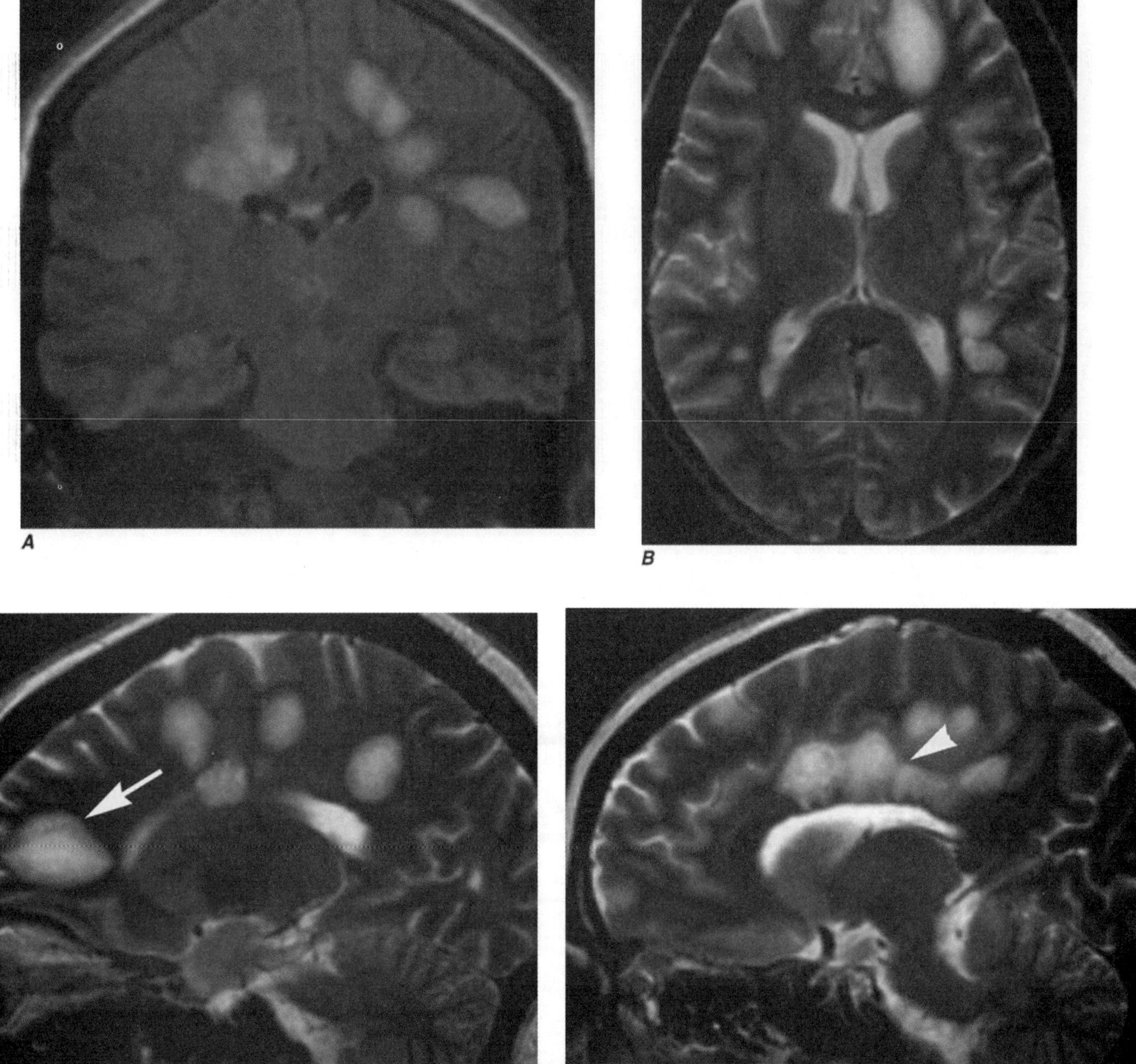

图 5-27　Baló 同心圆性硬化（多发性硬化症的一种）（第 22 章）。冠状位 FLAIR MRI（**A**）显示双侧幕上白质数个异常高信号病灶。病变呈卵圆形，与侧脑室方向垂直，并且具有小的占位效应。轴位（**B**）和矢状位（**C**～**E**）T2 加权 MRI 显示双侧幕上白质，以及胼胝体体部、压部和间隔区（无尾箭头）存在多个异常高信号病灶。一些病变显示为同心圆层状病变，此为典型的 Baló 同心圆性硬化（箭头）。矢状位（**F**）和轴位（**G** 和 **H**）T1 加权钆增强 MRI 显示所有病灶异常强化，一些病变显示同心圆环状强化（箭头）。

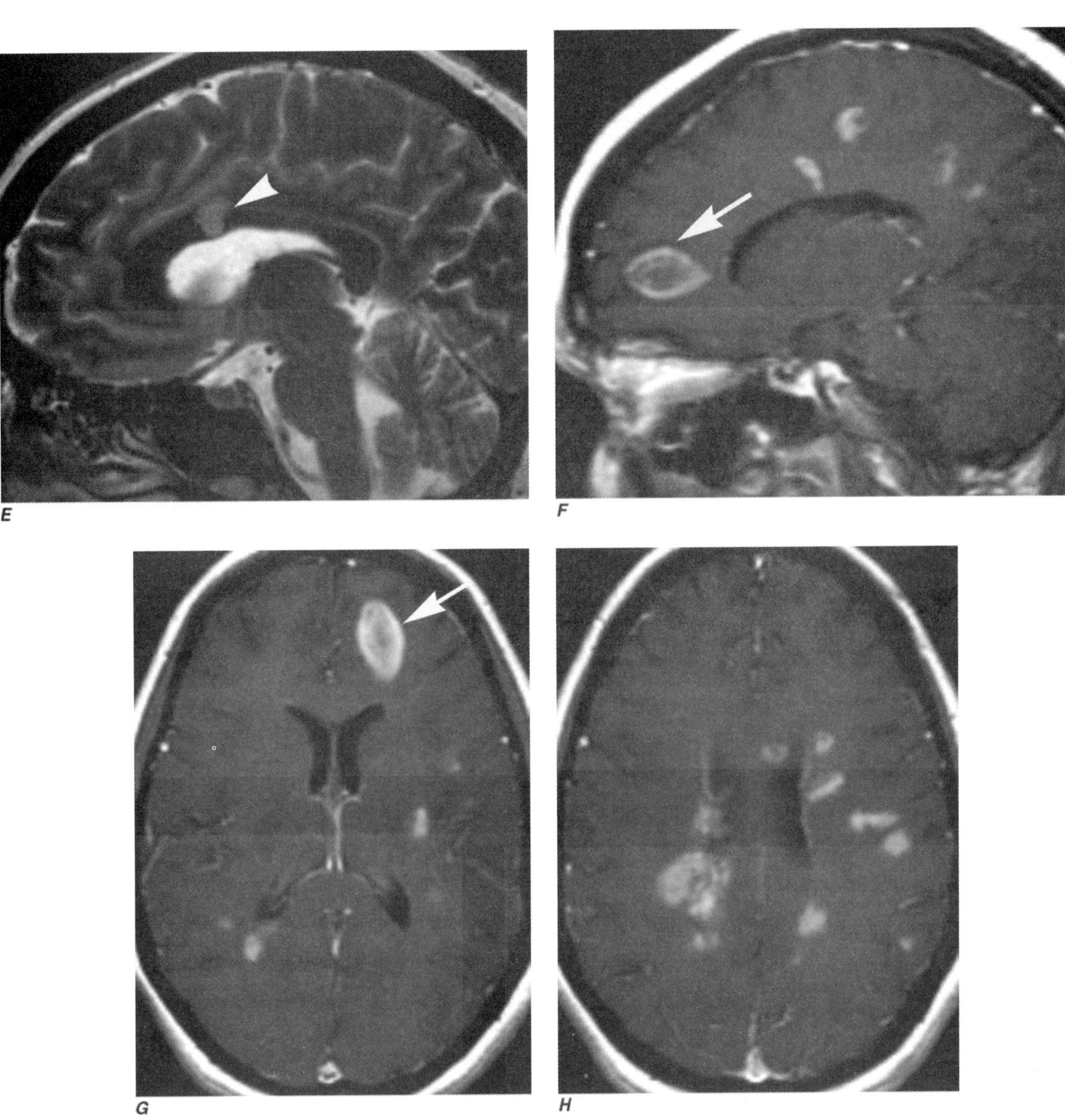

图 5-27（续）。

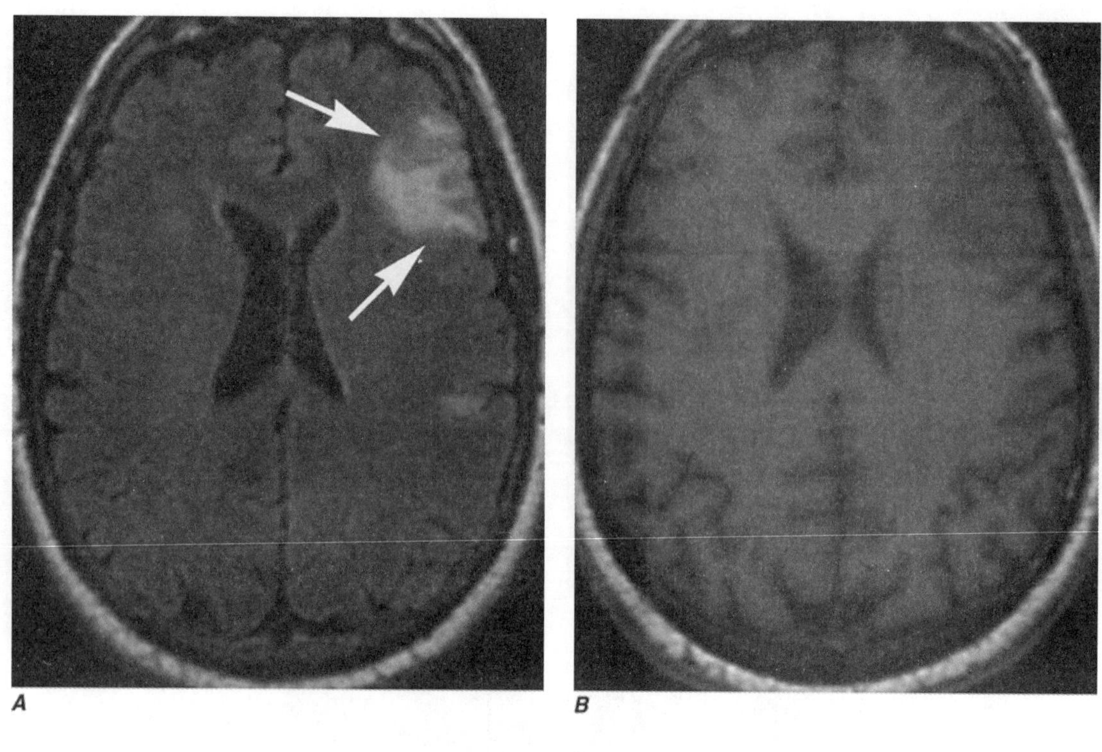

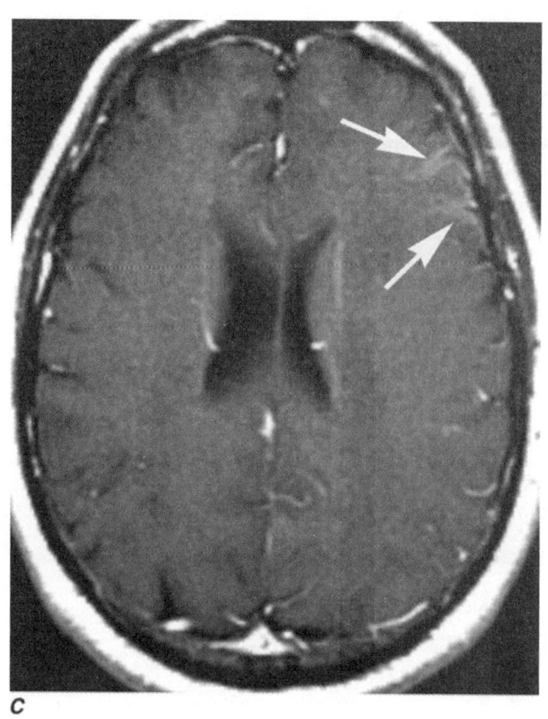

图 5-28 桥本脑病。轴位 FLAIR 成像（**A**）显示累及左侧额叶灰质和白质的局灶性异常高信号病灶。中央前回亦可见小面积异常高信号病灶。轴位 T1 加权成像（**B** 和 **C**）显示钆增强前后上述 FLAIR 成像高信号区域皮质/软脑膜强化。

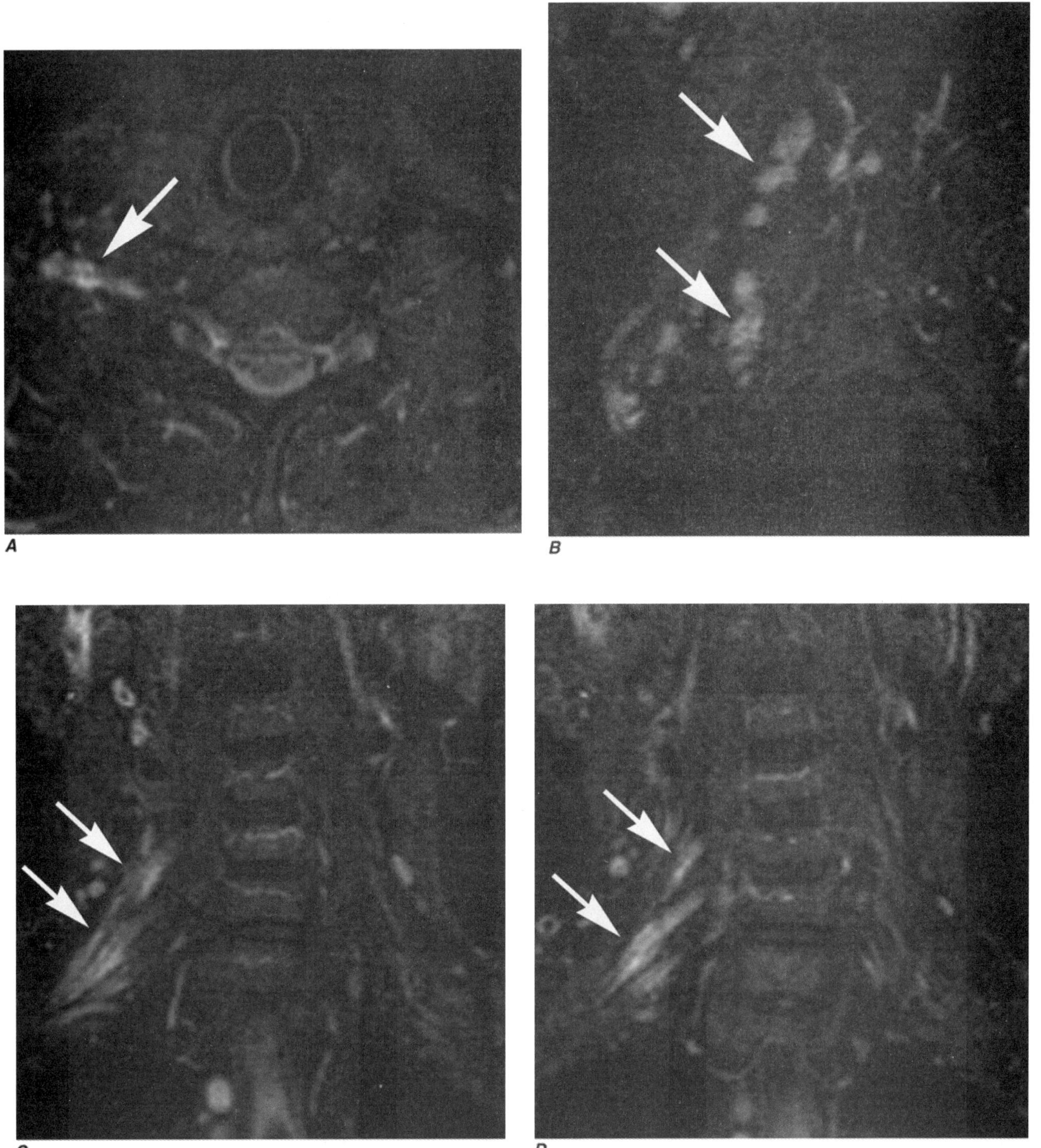

图 5-29　臂丛神经损伤（第 23 章）。轴位（**A**）、矢状位（**B**）和冠状位（**C** 和 **D**）短 tau 反转恢复（STIR）MRI 显示右侧 C6、C7、C8 神经根，及其神经干和分支处可见异常肿大和异常高信号病灶（箭头）。弥散加权 MRI（**E**）显示右侧 C6、C7、C8 神经根及其神经干和分支处可见水分弥散受限（箭头）。这些发现与放射性臂丛神经损伤相一致。

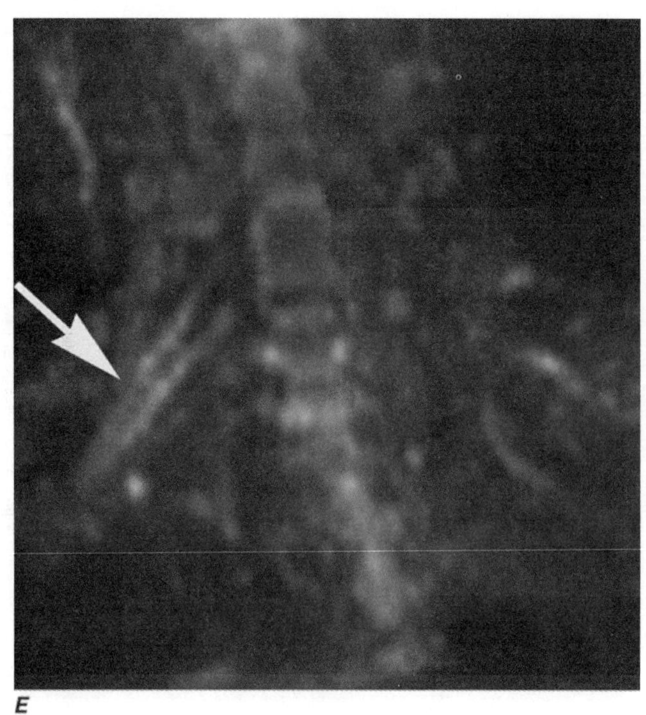

图 5-29（续）

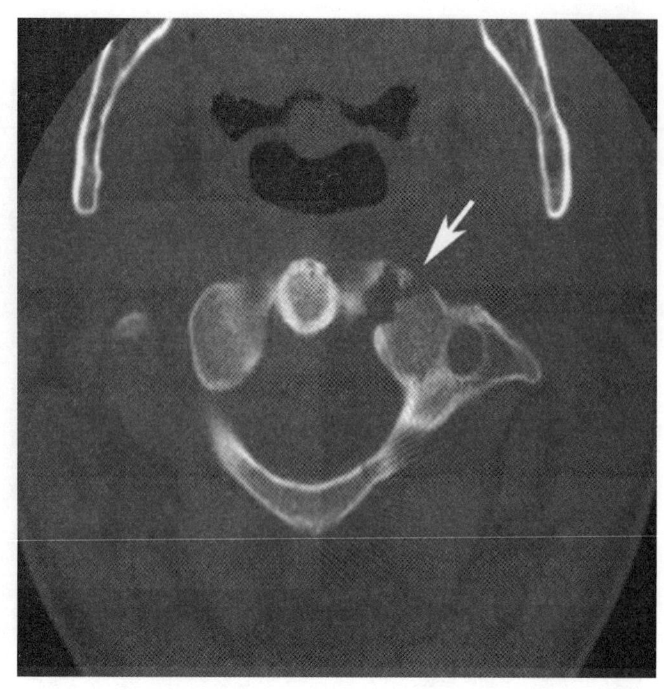

图 5-31　CT 关节面骨折。轴向 CT 显示骨折线沿着 C2 关节面（箭头）。

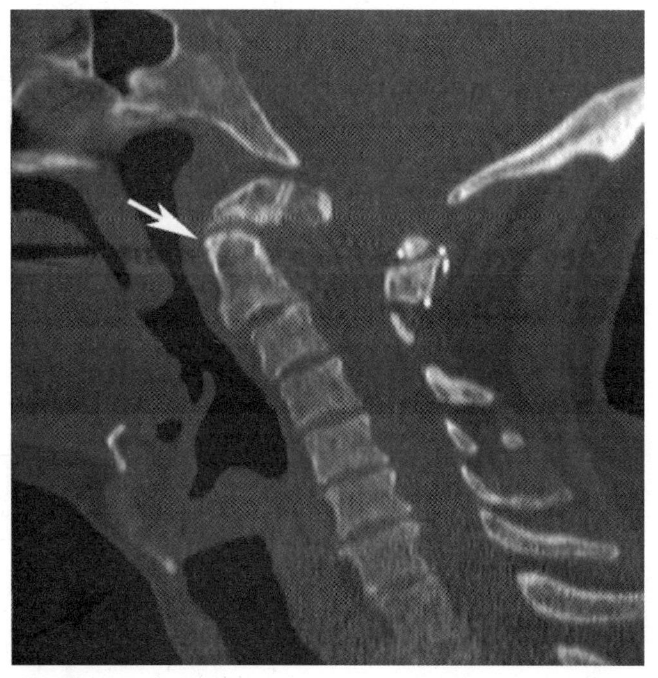

图 5-30　前齿突脱位。矢状位 CT 显示齿突尖在 C2 前弓下方（箭头），提示前脱位。

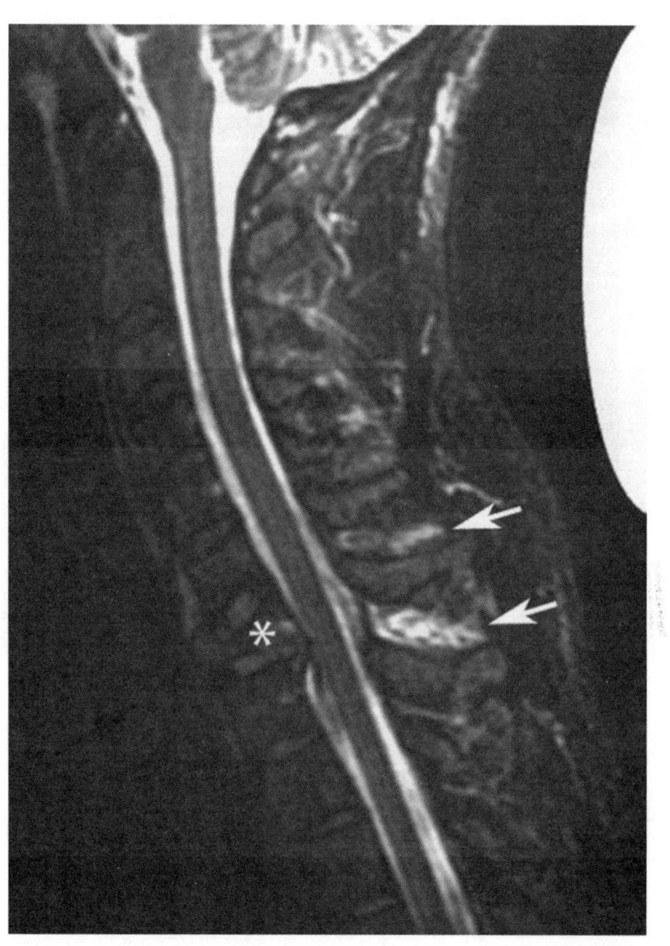

图 5-32　压缩骨折。矢状位 T2 加权 MRI 显示 C7 压缩性骨折（*）和 C6～C7 棘突内高信号（箭头），以及 C5～C6 内信号稍高。这提示棘间韧带损伤。注意在扫描过程中，患者的颈部保持伸直。

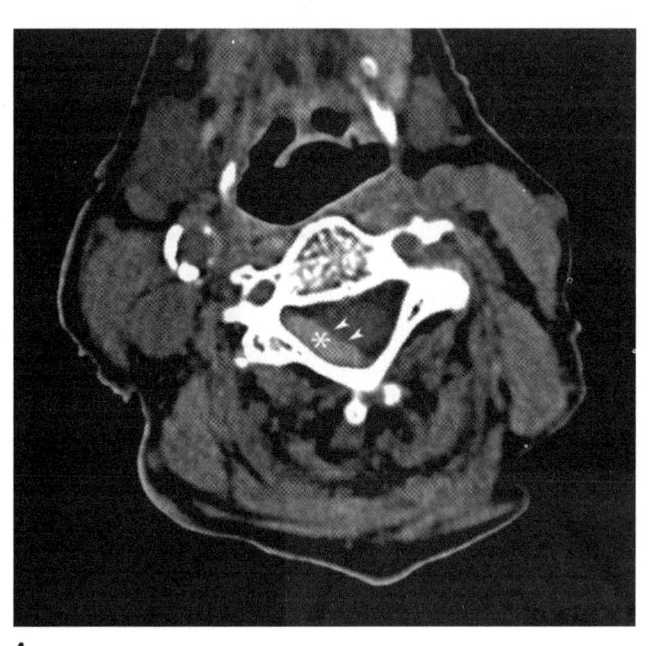

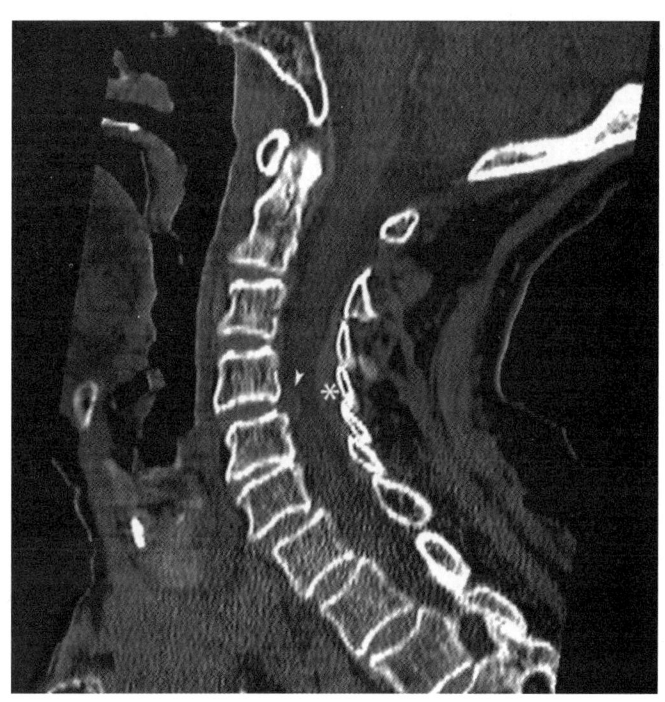

图 5-33　硬膜外血肿。轴位 CT 平扫（**A**）显示颈髓高密度硬膜外病灶（*），这与急性出血一致。也要注意的是，脊髓存在占位效应（无尾箭头）。矢状位重建 CT 图像（**B**）显示急性硬膜外血肿扩展（*）和椎间盘膨出（无尾箭头），这进一步提示椎管狭窄。CT 是发现急性颅内血肿的极佳影像学选择。

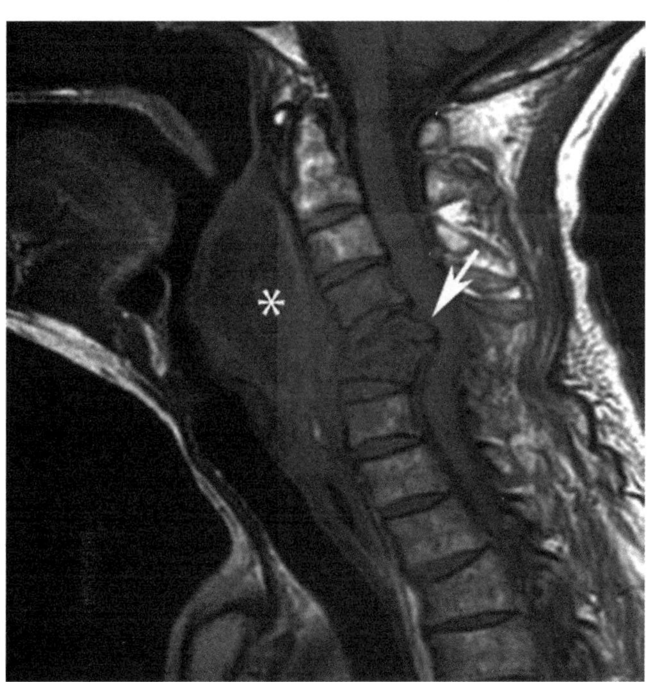

图 5-34　咽后壁软组织肿块。矢状位 T1 加权 MRI 显示 C5 和 C6 椎管后壁过度弯曲型骨折伴后凸（箭头）。另可见一个大的咽后血肿（*）。从气道后壁到椎体前壁的距离在 C2 水平不能超过 6mm，或者 C6 水平不能超过 20mm（记忆法“6 于 2 和 20 于 6”）。

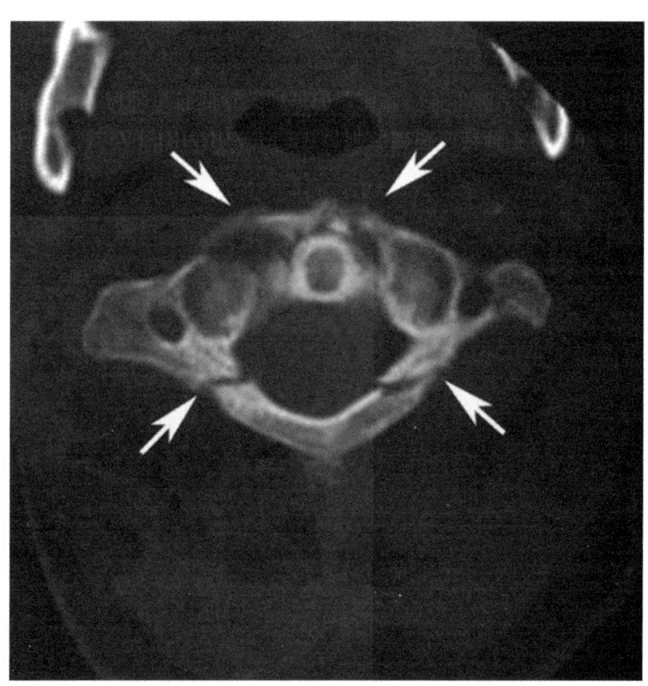

图 5-35　杰弗逊骨折。轴位 CT 扫描显示四条骨折线（箭头）将 C1 分为四部分。杰弗逊骨折通常由头部轴向撞击所致，如浅水区潜水。

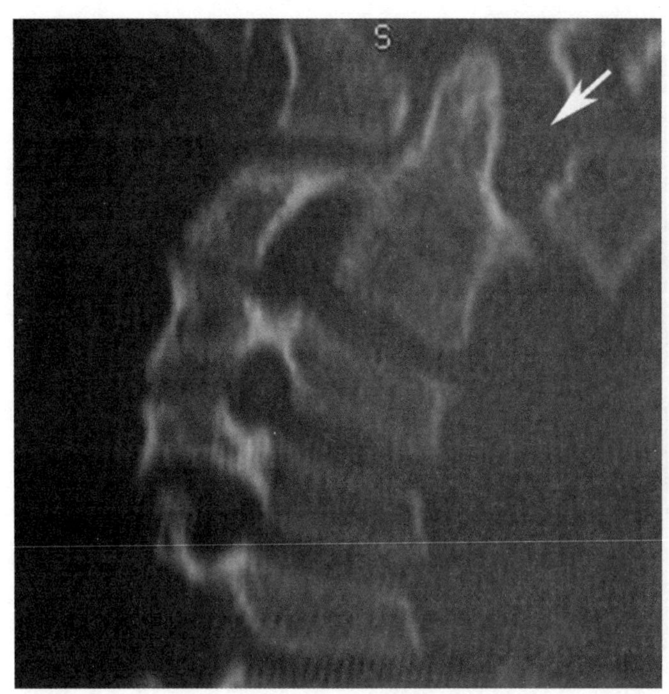

图 5-36　创伤后韧带损伤。冠状位 CT 重建显示齿突与 C1 侧块之间异常不对称，提示横韧带断裂。

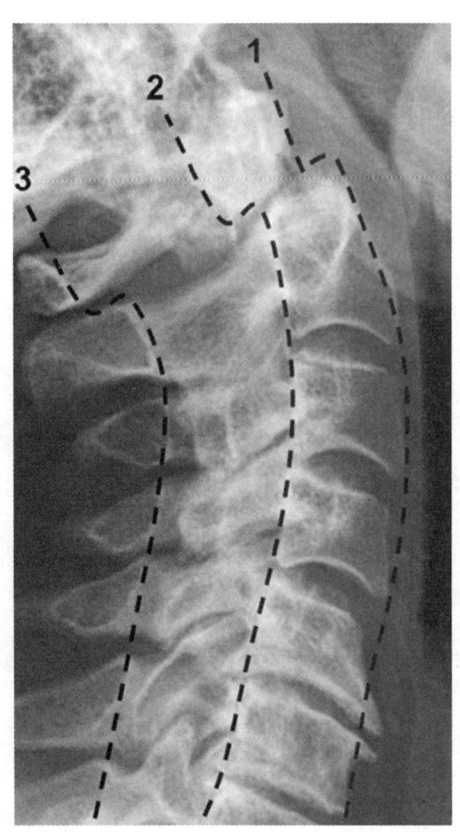

图 5-37　齿状突骨折。矢状位 CT 显示主要参考颈线的中断。1：椎体前缘线；2：椎体后缘线；3：棘突椎板线。

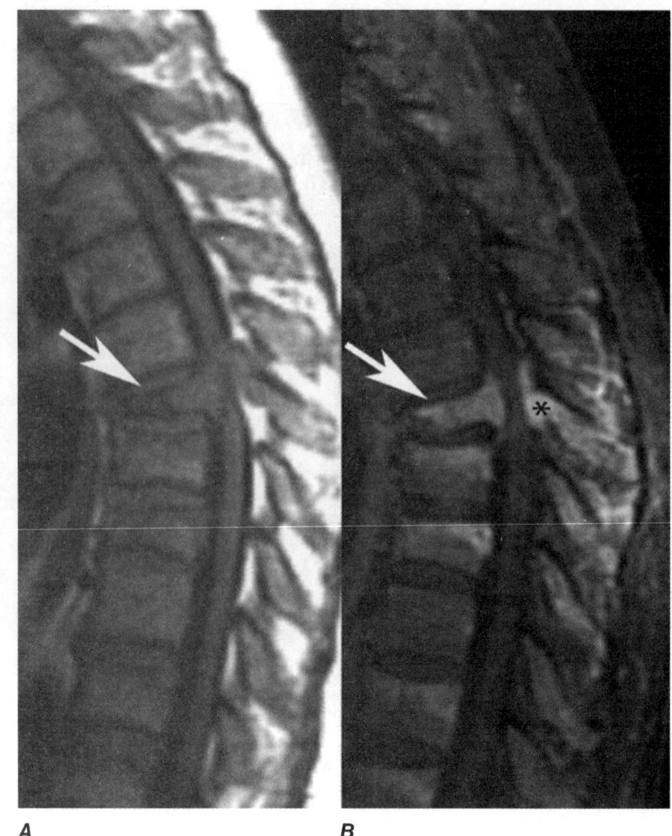

图 5-38　病理性骨折。矢状位 T1 加权 MRI（**A**）显示 T6 椎体呈楔形（箭头）。矢状位增强后 T1 加权 MRI（**B**）描述了肿瘤扩展至硬膜外腔，累及后弓（*），这高度提示转移性或原发性骨肿瘤。

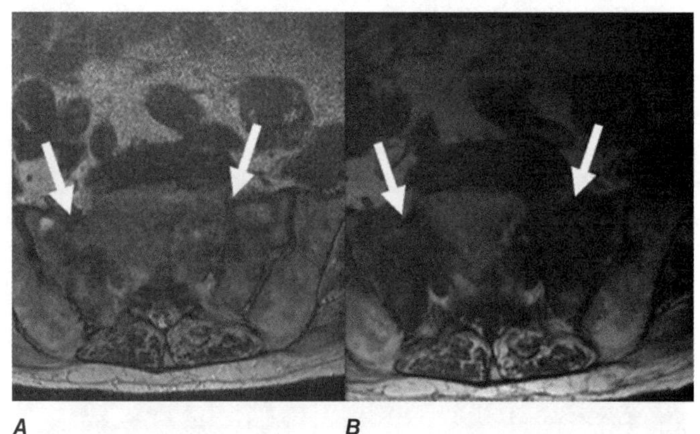

图 5-39　骶骨骨折。轴位 T2 加权 MRI（**A**）和 T1 加权 MRI（**B**）显示纵向累及骶骨翼的对称性 T2 高信号和 T1 低信号病灶（箭头）。

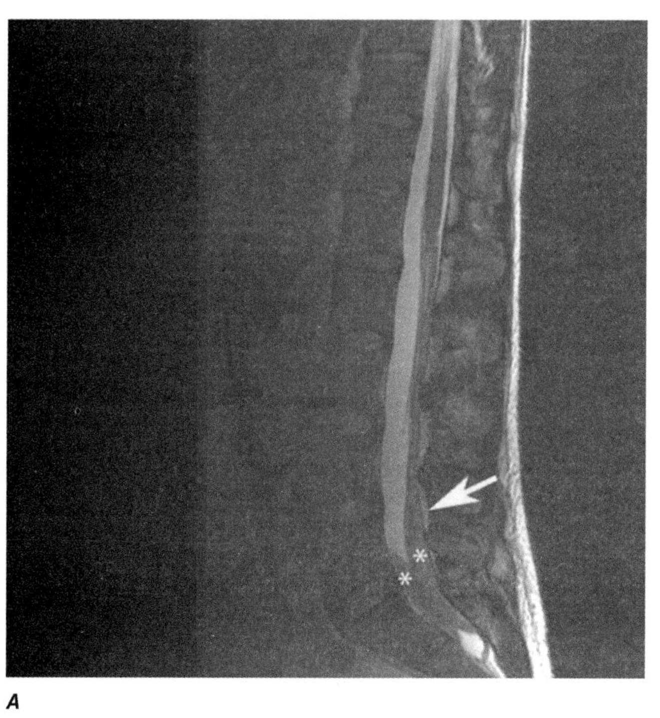

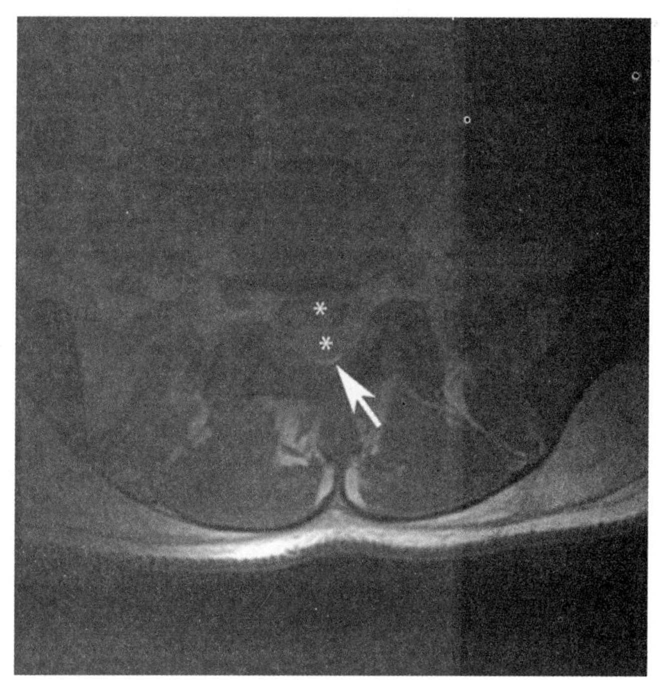

图 5-40　硬膜下血肿。矢状位 T2 加权 MRI（A）和轴位非增强 T1 加权 MRI（B）显示腰骶部区域硬膜下募集（* *）。注意硬膜外脂肪是受压而不是累及（箭头）。

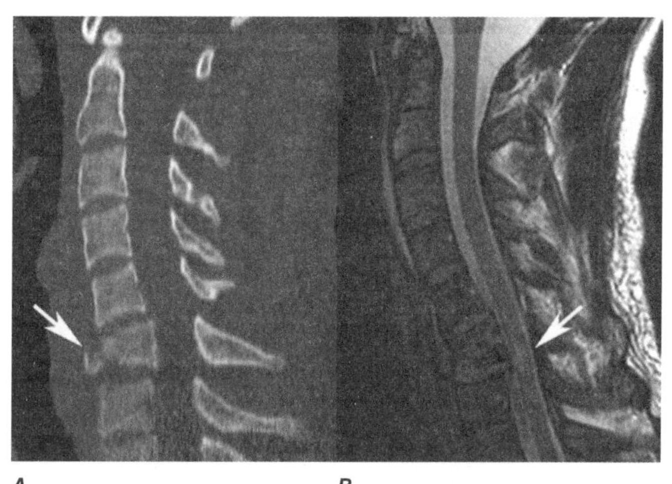

图 5-41 泪滴状骨折。矢状位 CT（A）显示骨折线致 C6 前下角分离（箭头）。矢状位 T2 加权 MRI（B）显示脊髓损伤（箭头）。

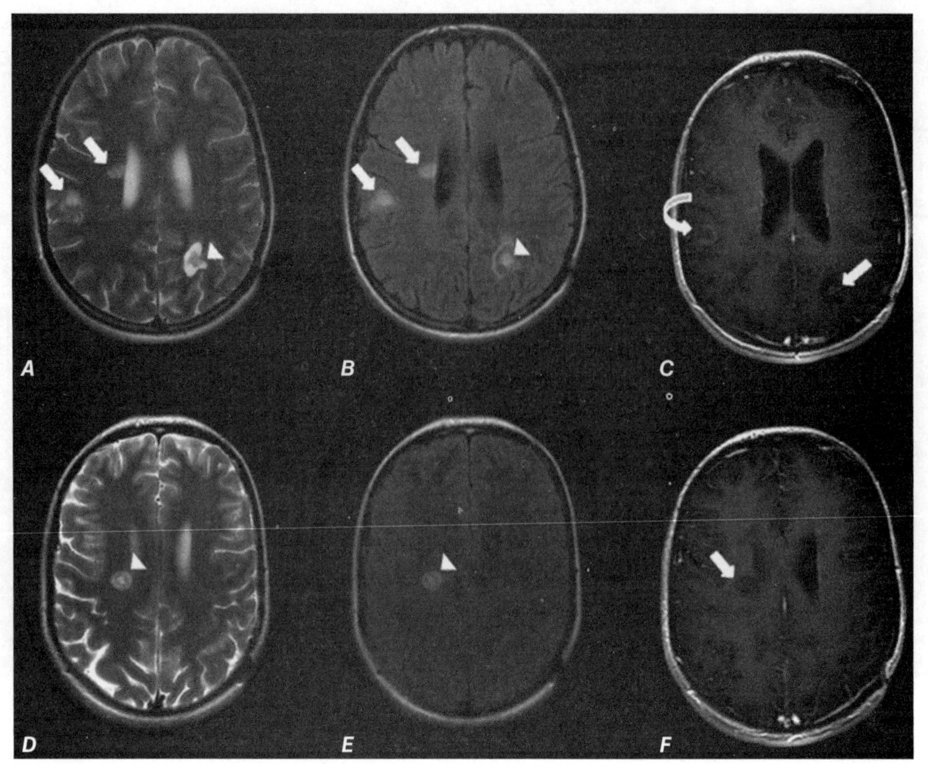

图 5-42 脱髓鞘疾病（多发性硬化，第 22 章）。轴位 T2 加权 MRI（**A** 和 **D**）和轴位 T2 FLAIR MRI（**B** 和 **E**）显示累及室周白质和皮质下白质的多个高信号病灶（箭头）。虽然不总是出现，“病灶内和病灶”的表现（无尾箭头）是典型的脱髓鞘疾病。轴位 T1 加权增强 MRI（**C** 和 **F**）显示病灶局部强化（箭头），强化通常位于病灶周围，不完全，呈“C 形”（弯箭头）。

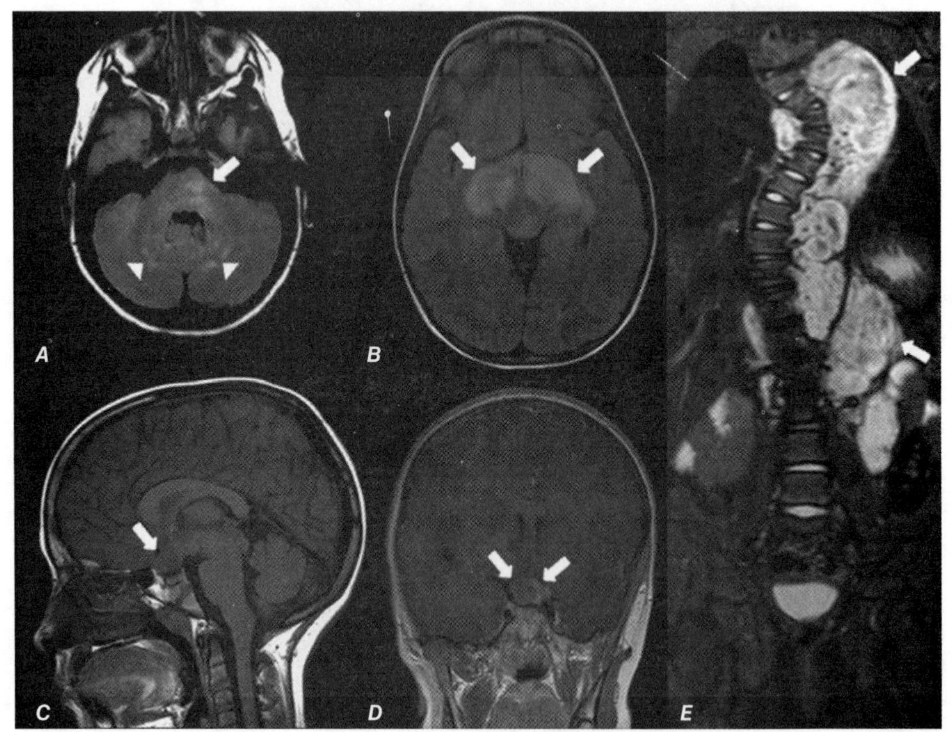

图 5-43 1 型神经纤维瘤病。轴位 T2 FLAIR MRI（**A** 和 **B**）显示累及脑干和基底神经节（箭头）以及小脑半球深部（无尾箭头）的多个高信号病灶。矢状位和冠状位 T1 加权钆增强 MRI（**C** 和 **D**）显示视交叉增大伴左侧区域强化，提示视路神经胶质瘤（箭头）。冠状位 STIR MRI（**E**）显示胸腰段脊柱侧弯，以及椎旁丛状大型神经纤维瘤（箭头）。

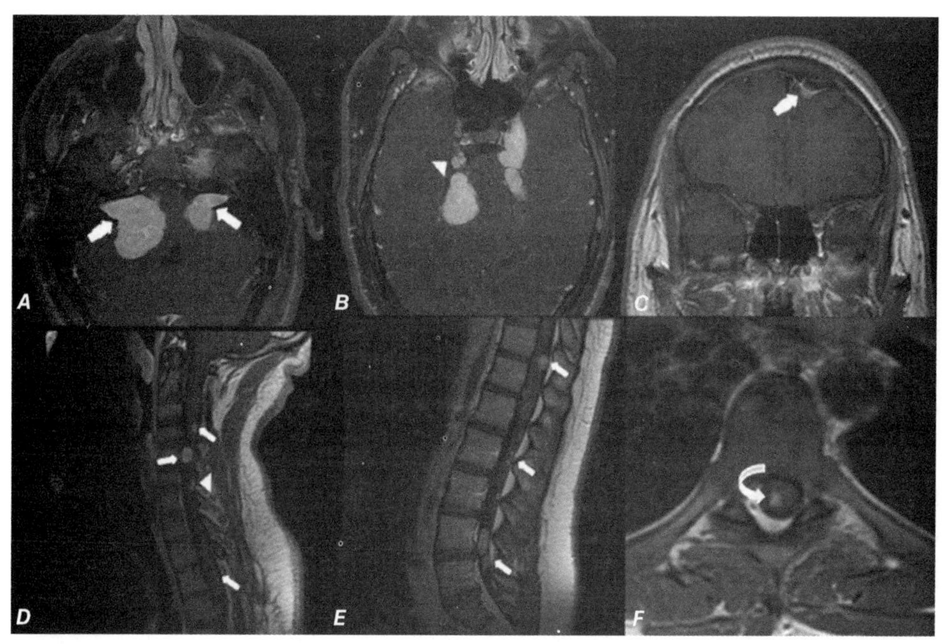

图 5-44　2 型神经纤维瘤病。轴位 T1 加权钆增强 MRI（**A** 和 **B**）显示双侧桥小脑池及内听道处可见膨胀性强化病灶，为前庭神经鞘瘤（箭头）；双侧脑桥前池也可见膨胀性强化病灶，为三叉神经鞘瘤（无尾箭头）。冠状位及轴位 T1 加权钆增强成像（**C**）显示硬脑膜上强化病灶，为典型的小型脑膜瘤（箭头）。矢状位 T1 加权钆增强成像（**D** 和 **E**）显示硬膜内髓外病灶，提示多发脊髓神经鞘瘤（小箭头）。硬脊膜上的扁平病灶为脊膜瘤（无尾箭头）。轴位 T1 加权钆增强成像（**F**）显示一个髓内强化病灶，最符合室管膜瘤（弯箭头）。

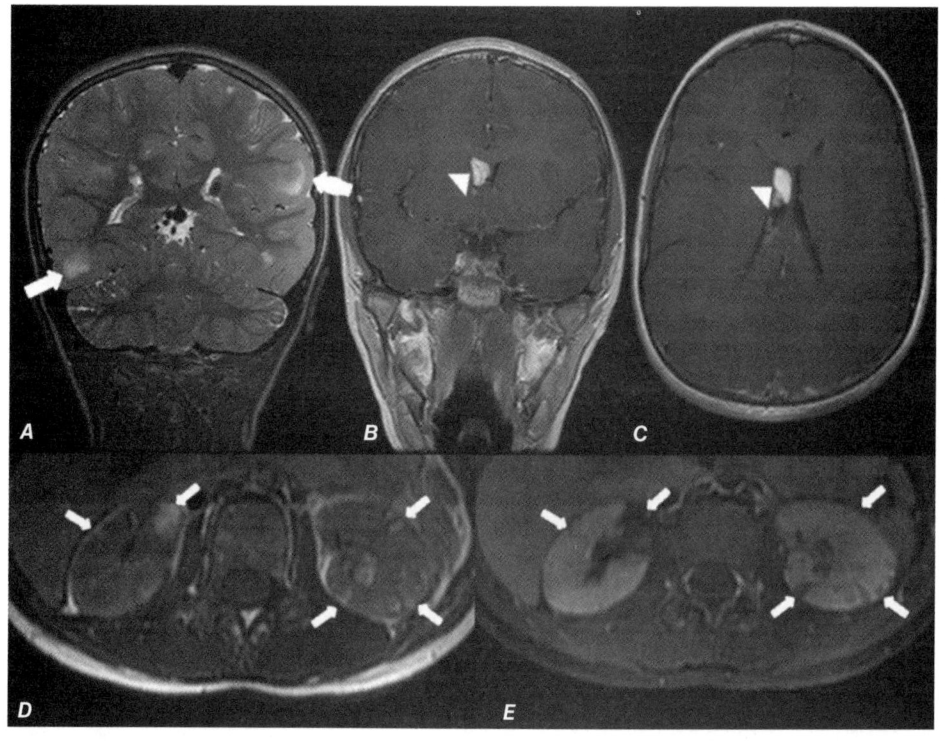

图 5-45　结节性硬化症。冠状位 T2 加权 MRI（**A**）显示多个皮质和皮质下分布的 T2 高信号病灶（箭头）。冠状位和轴位 T1 加权钆增强成像（**B** 和 **C**）显示接近 Monro 孔右侧处存在一个扩大的强化结节，其为室管膜下巨细胞星形细胞瘤（无尾箭头）。监测 T1 加权成像（**D**）和 T1 加权钆增强未压脂成像（**E**）显示双肾存在多个脂质样强度信号的病灶，符合血管肌脂瘤（小箭头）。

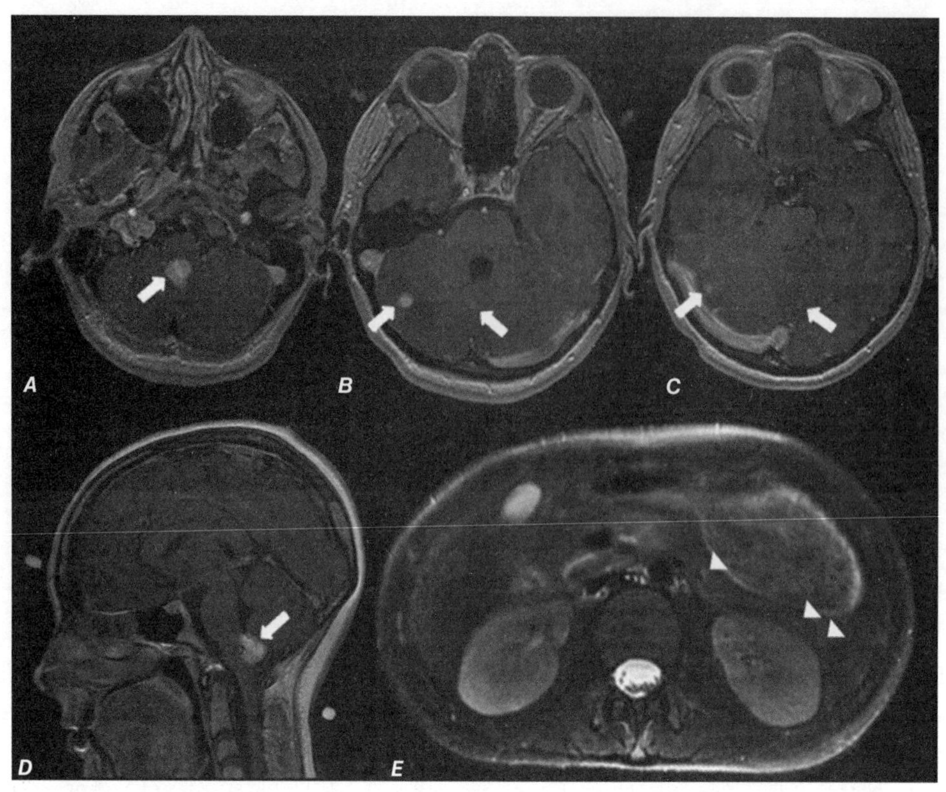

图 5-46 Von Hippel-Lindau（VHL）病。轴位 T1 加权钆增强成像（**A～C**）显示后颅窝处存在多个强化结节（箭头）。矢状位 T1 加权钆增强成像（**D**）显示 Magendie 孔处可见强化结节，其内存在血管流空现象（箭头），提示血管增生。腹部监测轴位 T2 加权 MRI（**E**）显示多个小胰腺囊肿（无尾箭头）。这个患者没有内淋巴囊肿瘤、肾细胞癌、神经内分泌胰腺肿瘤或嗜铬细胞瘤，以上均可见于 von Hippel-Lindau 病。

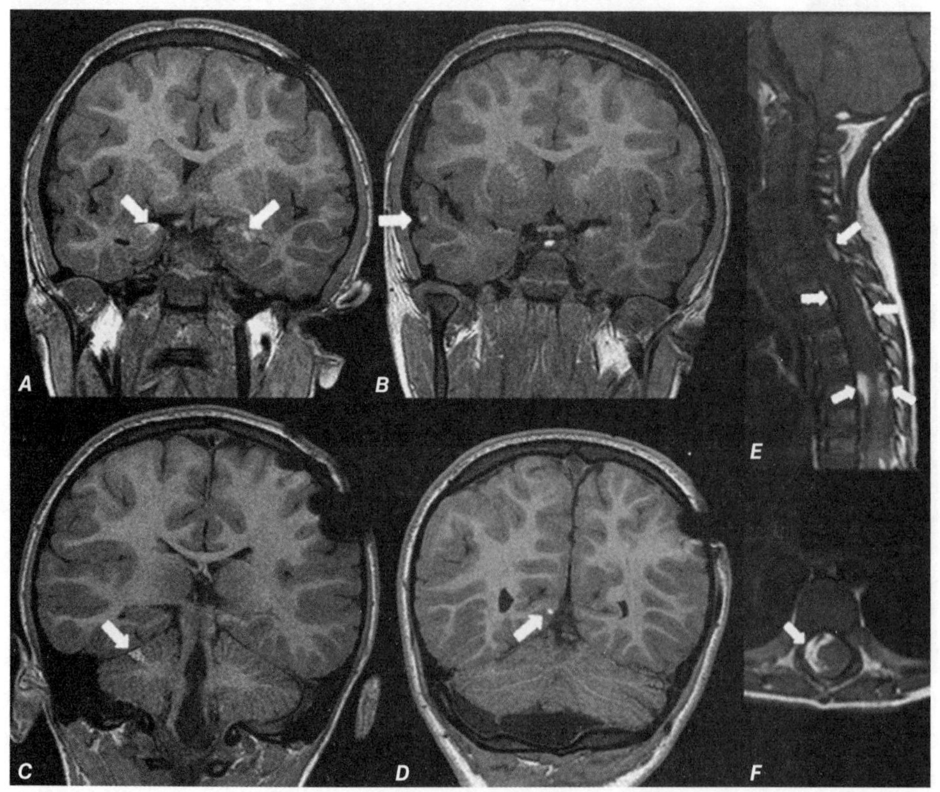

图 5-47 神经皮肤黑变病。冠状位 T1 加权 MRI（**A～D**）显示双侧杏仁核、右侧颞上回、右侧小脑半球及右侧枕叶皮质内侧存在多个内部为 T1 高信号的病灶（箭头）。脊髓矢状位和轴位 T1 加权成像（**E 和 F**）显示硬脊膜内、脊髓外可见内部为 T1 高信号的病灶，证实为恶性黑素瘤（箭头）。

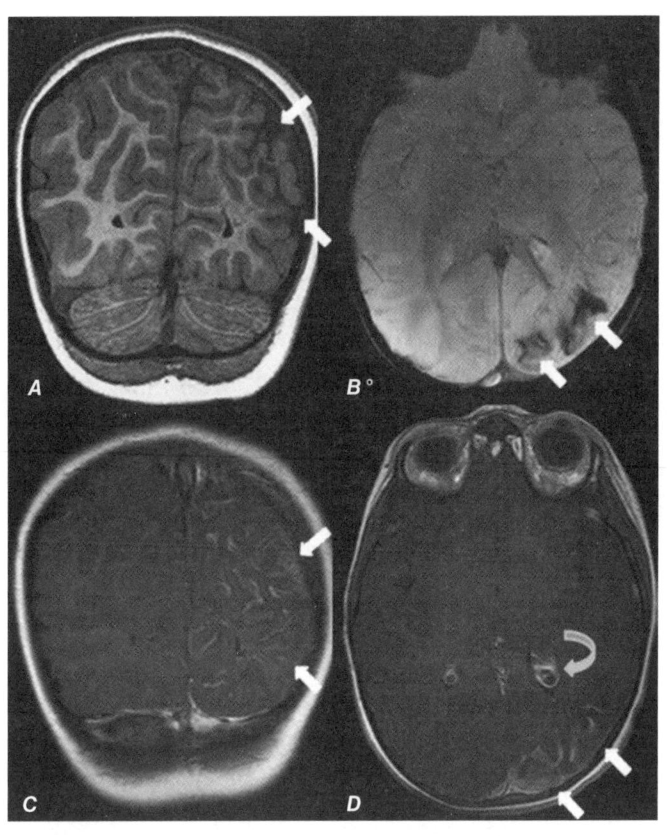

图 5-48 Sturge-Weber 综合征。冠状位 T1 加权 MRI（**A**）显示在左侧顶叶脑沟扩大，为脑实质容积缺失（箭头）。轴位磁敏感加权成像显示此区域存在敏感效应，为钙化（箭头）。冠状位和轴位 T1 加权钆增强成像（**C** 和 **D**）显示软脑膜强化（箭头），及左侧脉络丛扩大（弯箭头）。

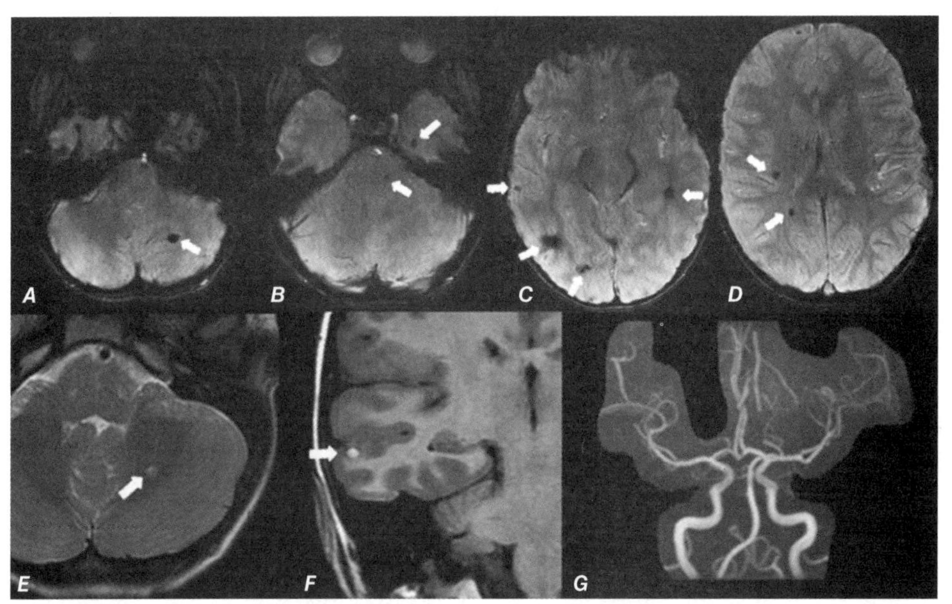

图 5-49 多发海绵状血管瘤（第 10 章）。轴位磁敏感加权成像（**A**～**D**）显示双侧大脑半球、脑桥、左侧小脑处存在多个磁敏感病灶，在年轻患者中最可能提示存在多个海绵状血管瘤（箭头）。这些病灶在 T2 加权 MRI（**E**）和 T1 加权 MRI（**F**）显示为不同的信号强度，此与血红蛋白降解的不同阶段相关（箭头）。海绵状血管瘤在 TOF MR 血管成像上不可见（**G**）；因此此病被认定为血管造影隐匿性血管畸形。值得注意的是，在老年患者中，淀粉样血管病可能存在相似的影像表现。

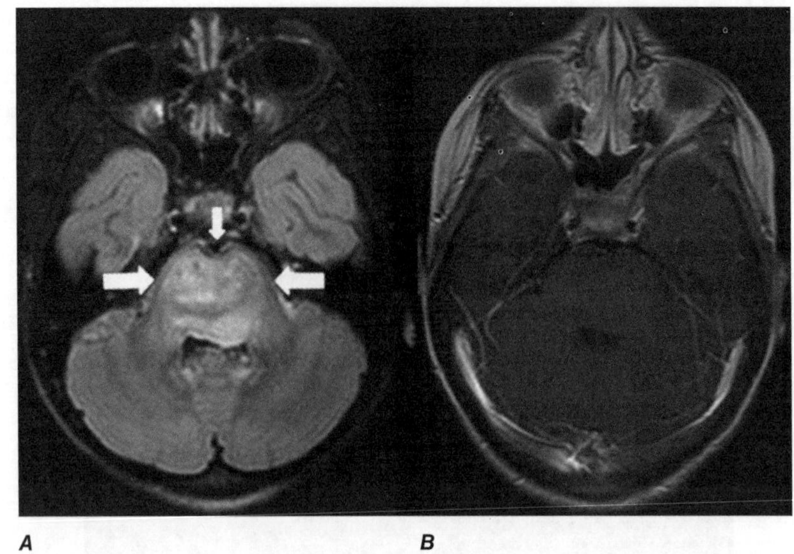

图 5-50　脑干神经胶质瘤。轴位 T2 FLAIR MRI（**A**）显示脑桥处存在高信号的扩大病灶（大箭头），这一病灶包绕基底动脉（小箭头）。这些为脑干神经胶质瘤的特征。诊断时，轴位 T1 加权钆增强 MRI（**B**）显示，这些病灶常常为低信号且无异常强化。

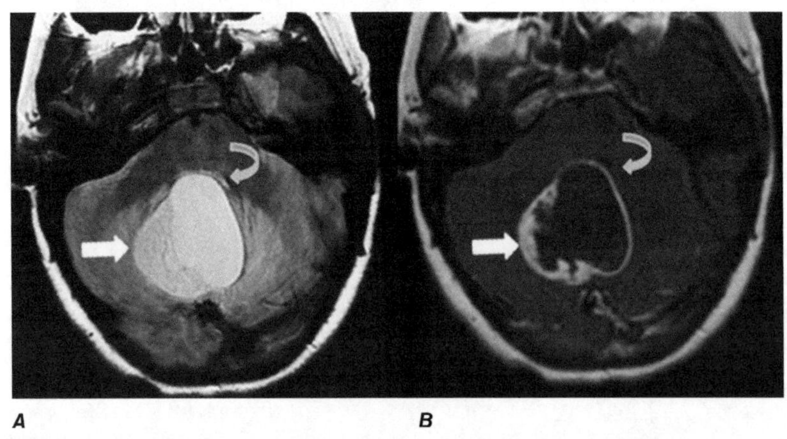

图 5-51　毛细胞型星形细胞瘤。轴位 T2 加权和 T1 加权钆增强 MRI（**A** 和 **B**）显示后颅窝处（箭头）存在一个周边强化的囊性病灶和一个实体强化病灶。这些病灶提示为毛细胞型星形细胞瘤。注意病灶在第四脑室产生压迫周边的占位效应（弯曲箭头）。

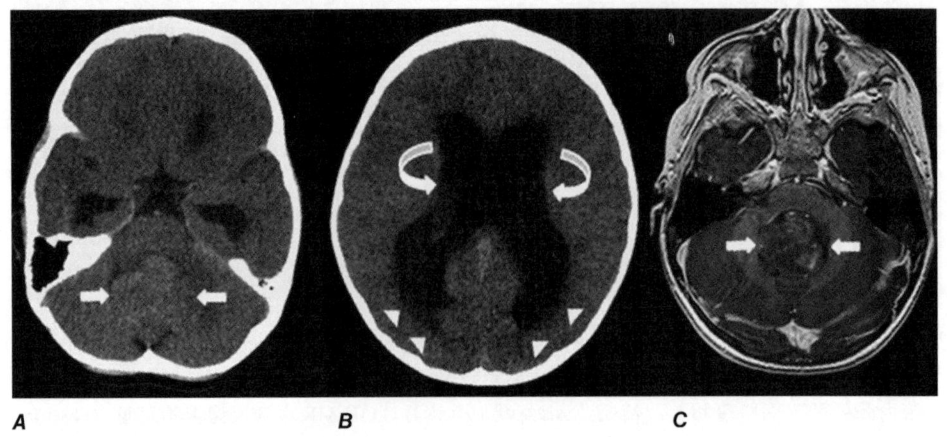

图 5-52　第四脑室室管膜瘤引起的脑积水。非增强轴位 CT 成像（**A** 和 **B**）显示与脑实质呈等密度的膨胀性占位病灶，填充第四脑室（箭头），并引起脑脊液流动梗阻、侧脑室扩张、脑积水（弯曲箭头）。双侧室周白质内的低衰减灶为室管膜间流（transependymal flow）（无尾箭头）。轴位 T1 加权钆增强 MRI 证实第四脑室内存在异质性强化肿块（箭头），提示为室管膜瘤。

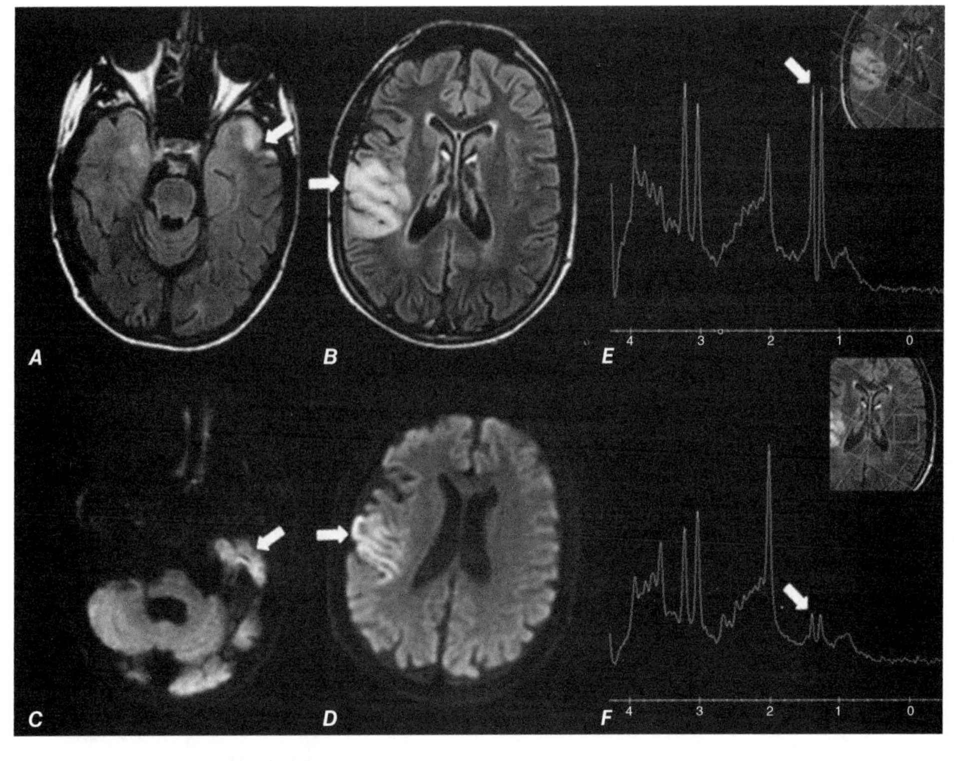

图 5-53　线粒体脑病、乳酸性酸中毒和卒中样发作（MELAS）（第 26 章）。轴位 T2 FLAIR MRI（**A** 和 **B**）显示累及右侧额叶后部及左侧颞叶前部的皮质和皮质下白质的 T2 高信号病灶，为水肿（箭头）。轴位弥散加权成像（**C** 和 **D**）显示水分弥散受限的细胞毒性水肿，为梗死灶（箭头）。右侧额叶病灶的磁共振波谱（**E**）显示存在乳酸明显增加（箭头），为所有病因所致的脑梗死预期发现。然而，对侧正常脑实质（**F**）的磁共振波谱显示乳酸轻度升高（箭头），这提示为线粒体疾病。

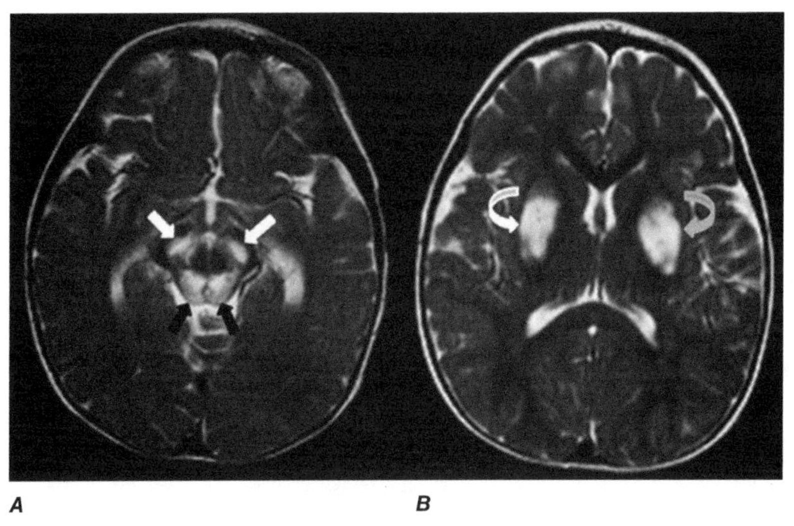

图 5-54　Leigh 病（亚急性坏死性脑脊髓病）。轴位 T2 加权 MRI（**A** 和 **B**）显示累及黑质（白色箭头）、中脑背侧（黑色箭头）和双侧壳核（弯箭头）的 T2 高信号病灶。Leigh 病是线粒体疾病的常见类型，继发于细胞色素氧化酶（CO Ⅳ）不足。

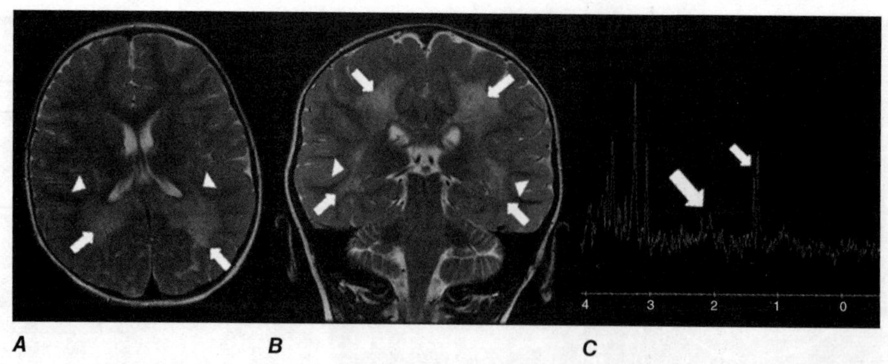

图 5-55 Krabbe 病。轴位和冠状位 T2 加权 MRI（**A** 和 **B**）显示主要累及双侧白质后部的 T2 高信号病灶（箭头），而皮质下 U 形纤维（无尾箭头）正常保留。左侧顶叶白质的磁共振波谱（**C**）显示存在 N-乙酰天冬氨酸显著降低（大箭头）和乳酸/脂质增加（小箭头），与重度神经损伤吻合。

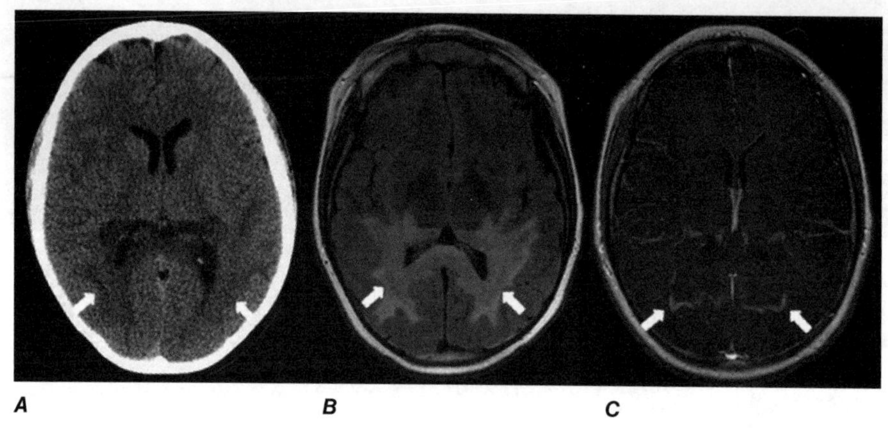

图 5-56 X-连锁肾上腺脑白质营养不良（第 23 章）。轴位 CT 平扫（**A**）显示双侧白质后部（箭头）存在信号衰减区。轴位 T2 FLAIR MRI（**B**）显示 T2 高信号病灶，符合水肿表现（箭头）。轴位 T1 加权钆增强 MRI（**C**）显示双侧顶叶周边强化病灶（箭头）。这些是典型的肾上腺脑白质营养不良的表现。

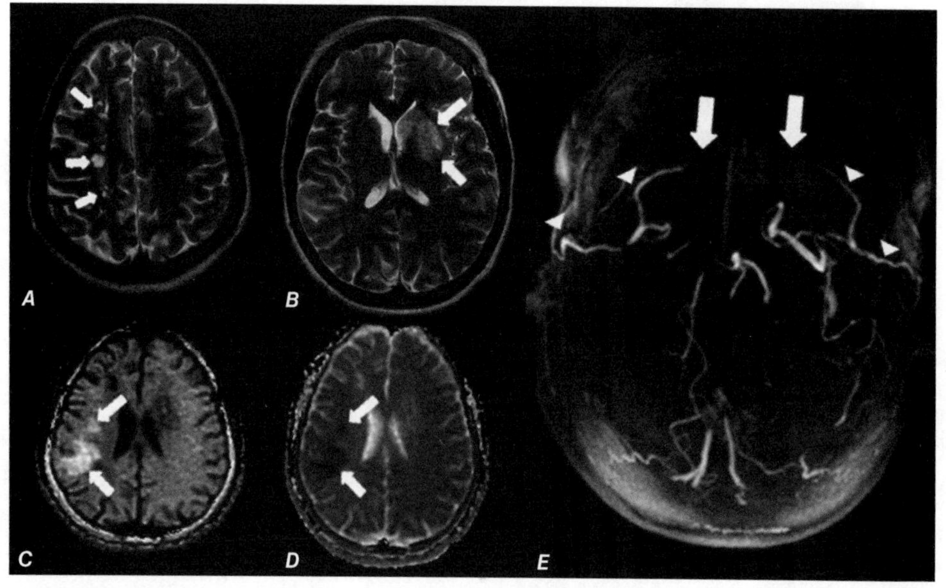

图 5-57 镰状细胞病和烟雾病（第 10 章）。轴位 T2 加权 MRI（**A** 和 **B**）显示大脑前、中动脉间分水岭区既往梗死部位存在多个小的脑软化灶（小箭头）。左侧基底节存在由进展性亚急性脑梗死所致的水肿区（箭头）。轴位弥散加权成像（**C**）与相应的 ADC 图（**D**）显示右侧额顶叶存在水分弥散受限的病灶，为急性脑梗死病灶（箭头）。TOF 磁共振血管成像（**E**）显示颈内动脉远端和大脑中动脉近端存在由于烟雾病所致的血流缺失（箭头）。注意，该患者已行后-双侧脑-硬膜-动脉-血管融通术（EDAS）（无尾箭头），该手术将颈外动脉分支与大脑中动脉远端分支进行间接吻合。

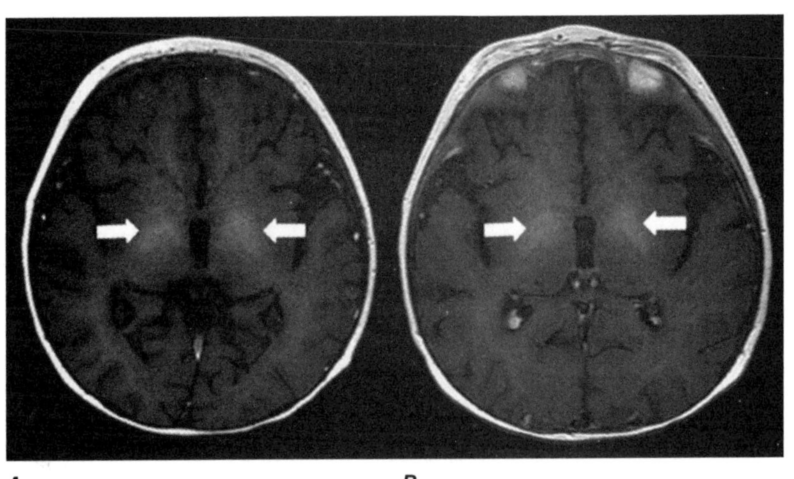

图 5-58 肝性脑病。轴位 T1 加权 MRI（**A** 和 **B**）显示累及双侧基底节、特别是苍白球的内部 T1 高信号病灶（箭头）。

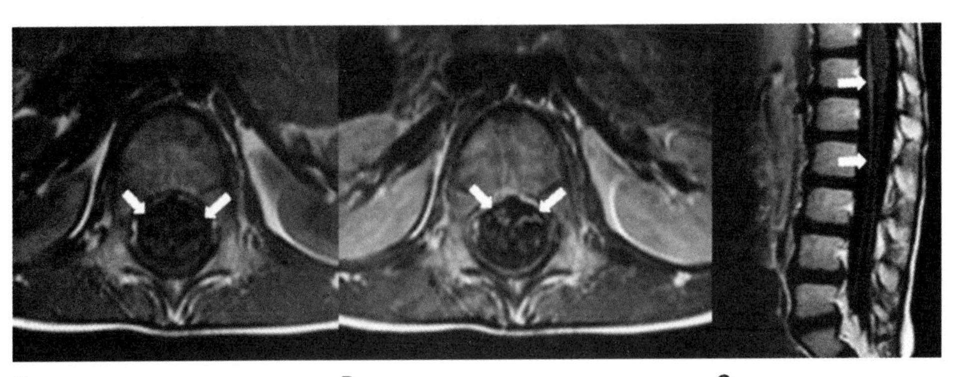

图 5-59 吉兰-巴雷综合征（第 24 章）。轴位 T1 加权 MRI（**A**）、轴位和矢状位 T1 加权钆增强 MRI（**B** 和 **C**）显示马尾神经的前根增厚及强化（箭头）。

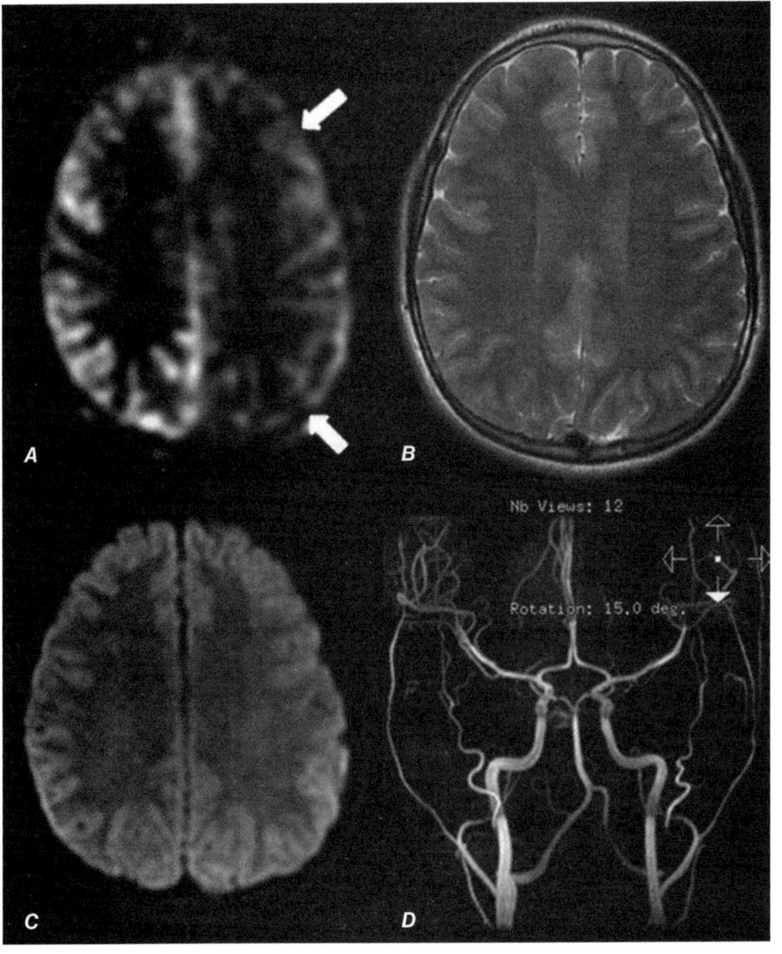

图 5-60 偏瘫型偏头痛（第 11 章）。轴位非增强灌注 MRI 使用动脉自旋标记技术（**A**）显示一个右侧偏瘫型偏头痛患者存在左侧大脑半球的脑血流量减少（箭头）。T2 加权 MRI、弥散加权成像或 TOF 磁共振血管成像中均未见卒中相关异常表现。

6 神经系统疾病电生理诊断：EEG、诱发电位和 EMG

Electrodiagnostic Studies of Nervous System Disorders：EEG，Evoked Potentials，and EMG

Michael J. Aminoff
（柏峰　译　张志珺　校）

脑电图

从安放在头皮上的电极可以很容易记录到脑电活动，即脑电图（EEG）。它是被放大并显示在纸、示波器或计算机显示屏上的一种头皮成对电极（双极导联）或一个电极与另一个相对无电活动的参考电极（参考导联）之间的电位差。数字化系统使得 EEG 重建并以所需形式显示，同时可进行更细致的分析，此外，计算机技术的运用可发现 EEG 特定异常表现。正常 EEG 的表现取决于患者的年龄和觉醒水平。正常所记录到的以频率为其特点的节律性活动，代表着大脑皮质垂直方向上锥体细胞的突触后电位。清醒状态下处于安静平卧位的正常成年人，闭目时可在 EEG 上看到后枕部 8～13Hz 的 alpha（α）节律，其间混杂不同数量的广泛快波［beta（β）］活动（>13Hz），当睁眼时该节律则减弱（图 6-1）。在产生睡意时，α 节律也减弱；而在睡着以后，4～7Hz 的 theta（θ）波和<4Hz 的 delta（δ）波等慢波活动则变得较为明显。

为了尽可能引出异常波并记录，通常需要做一些诱发试验，包括过度换气（3 或 4min）、闪光刺激、睡眠以及检查前剥夺睡眠等。

EEG 检查费用相对便宜，在以下几种不同情况有助于临床诊断。

EEG 和癫痫

EEG 对于可疑癫痫患者的评定最有价值。痫样脑

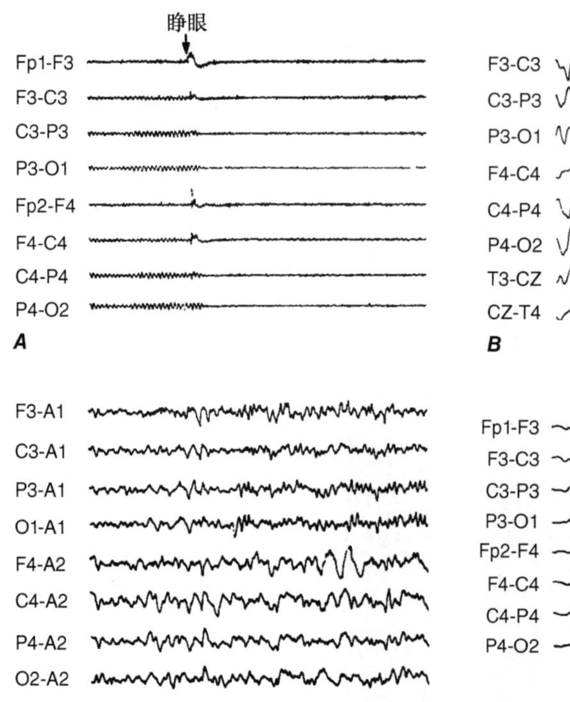

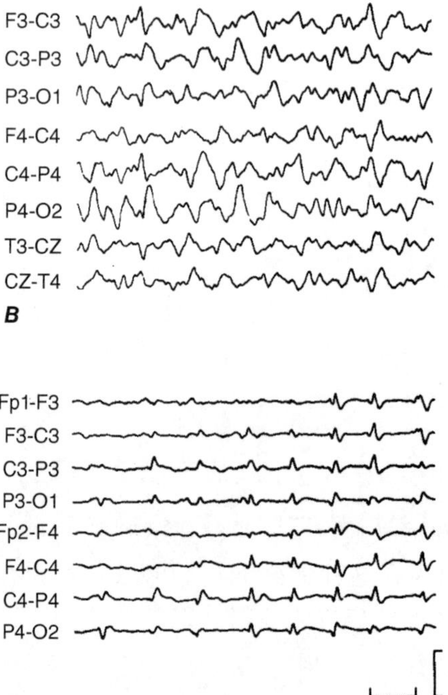

图 6-1　**A.** 正常脑电图（EEG）反映睁眼时枕后部 α 波 9Hz 的衰减。**B.** 异常 EEG 显示脑炎反应迟钝患者不规则弥漫性慢波活动。**C.** 右侧大脑顶叶胶质瘤患者，可见弥漫性波幅减慢背景下，右侧中枢区域不规则慢波活动。**D.** Creutzfeldt-Jakob 病患者可见每秒发放周期性复合波。水平刻度：1s；垂直刻度：A 中 200μV，B、C、D 中 300μV。此图及下列图中，电极的安放位置标注于每一波形左侧，波形的显示符合 10∶20 的国际比例系统。A，耳垂；C，中央；F，额叶；FP，额极；P，顶叶；T，颞叶；O，枕叶。偶数表示放置于大脑右侧，奇数表示放置于大脑左侧，Z 表示放置于大脑中部。（From MJ Aminoff［ed］：Aminoff's Electrodiagnosis in Clinical Neurology，6th ed. Oxford，Elsevier Saunders，2012.）

电活动的出现，即突然起始和终止的异常、重复、节律性放电及特征性演变过程，可明确做出癫痫诊断。然而，缺乏这样的脑电活动并不能排除癫痫，因为在部分性发作过程中，头皮记录的EEG可以没有改变。但在全面强直-阵挛性发作期，EEG总是异常的。临床上，在癫痫发作当时获得EEG改变常常是不可能的，特别是那些无法预料或不经常性的发作。但是，随着持续性使用视频连续记录EEG的便携式遥测仪器的发展，捕捉到患者癫痫发作当时的脑电活动已经比较容易做到了，有时还可用这种方法进行监测以帮助证实发作的出现，了解临床上发作不明确的性质特征，以及确定癫痫发作的频率等。

通过显示一些强力支持癫痫诊断的异常表现，EEG在发作间期对诊断也有很大帮助。这些异常表现即所谓的痫样活动，是由含棘波或尖波的阵发性异常放电所构成。痫样活动的存在虽非癫痫患者所特有，但它在癫痫患者中的发生率要比在正常人中多得多。然而，甚至在癫痫患者中，发作间期内正常EEG的时限可高达60%。因此，EEG在许多病例中并不能协助诊断癫痫。

EEG也有助于癫痫的分类和不同患者抗癫痫药物的选择（图6-2）。如典型失神性癫痫发作患者发作时或发作间期出现的阵发性广泛棘波活动，就与复杂部分性癫痫患者的局灶性间期痫样放电或发作性模式形成鲜明对照。后者癫痫发作可能与头皮记录的EEG无关联，或者可随患者的不同而与不同频率的异常节律活动相关，呈现一种局灶或广泛分布的固定模式。癫痫的局限或一侧性病灶的确定在临床上很重要，特别是在考虑进行外科治疗时。进行长期严密的临床行为和EEG监测是必要的，除此之外，通常还应在颅内放置记录电极（可定位在硬膜下、硬膜外或脑内）。

常规头皮记录的EEG结果可提示癫痫的预后。一般而言，一个正常的EEG意味着预后良好，而一个异常背景或大量痫样活动的EEG则表明预后很差。EEG结果无助于确定颅脑外伤、卒中或脑肿瘤的患者是否发生癫痫，因为在这种情况下，不论患者是否有无癫痫发作，EEG上的痫样活动都是很常见的。EEG有时也用于决定数年内不再发作的癫痫患者是否能够终止用药，但其指导意义有限，因为尽管EEG正常，停用抗痫药后癫痫仍有重新发作，或者相反，虽然EEG持续异常，停用抗痫药后癫痫却可不再发作。因此，癫痫患者是否停药应取决于临床情况，除非在临床不确定或需要使患者对一些特殊处理放心以外，EEG在这方面并无特别帮助。

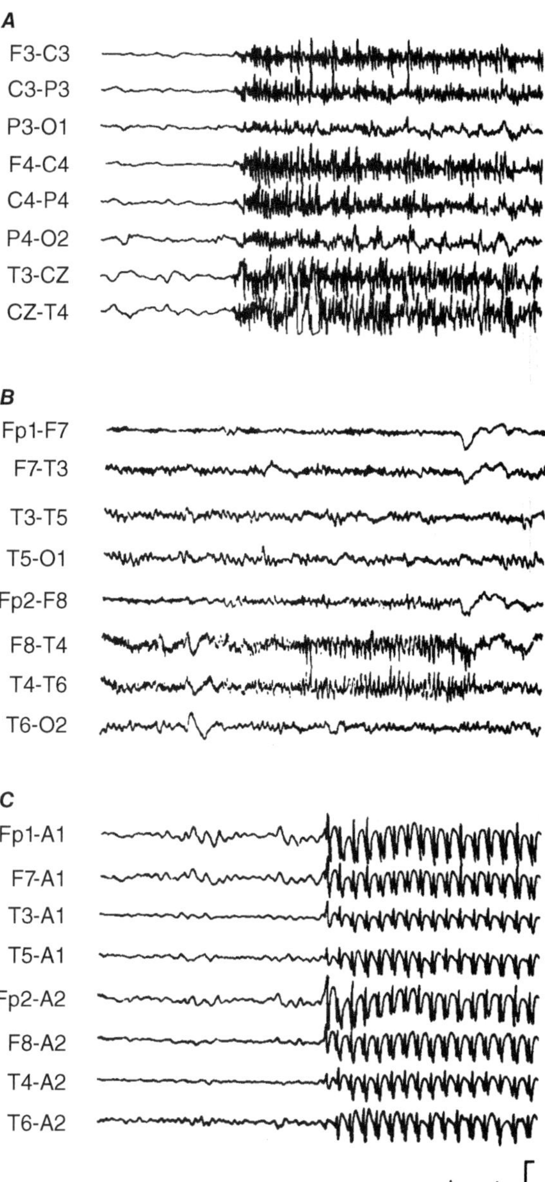

图6-2　癫痫脑电图。A. 强直性癫痫发作显示双侧大脑半球同步发作的广泛重复尖波电活动。**B.** 临床上外部认知瞬时受损时可见突发右侧颞叶重复尖波。**C.** 失神发作（小发作）可见双侧大脑半球广泛、同步的3Hz尖波活动。水平刻度：1s；垂直刻度：A中400μV，B中200μV，C中750μV。（From MJ Aminoff [ed]: Aminoff's Electrodiagnosis in Clinical Neurology，6th ed. Oxford，Elsevier Saunders，2012.）

除了对临床不能确定性质的昏迷患者的持续发作进行判定以外，EEG对强直-阵挛状态的癫痫并无意义。在对难控制的癫痫持续状态进行药物诱导昏迷的患者，EEG结果有助于提示麻醉水平以及是否出现癫痫发作。在癫痫持续状态过程中，EEG表现为反复的脑电发作或持续的棘波发放。对于无抽搐表现的癫痫持续状态，除非做EEG，否则在临床上无法辨认，此时EEG可表现为持续性棘波活动（“棘波昏迷”）或者较少见的反复脑电发作（部分性癫痫持续状态）。

EEG 和昏迷

一个清醒状态下出现某种程度迟钝的患者，无论何种原因引起意识状态的抑制，EEG 都将变慢（图 6-1）。就像发现脑电发作或局灶异常能提示结构性病变一样，EEG 也可通过其他表现来提示可能的诊断。在代谢性脑病，EEG 通常变慢，并可出现三相波。这种表现虽然不能区别引起代谢异常的原因，但却能通过显示弥漫性的脑功能异常而有助于排除其他脑病。EEG 对外部刺激的反应有助于判断预后，因为有脑电反应提示患者的昏迷程度要比无脑电反应者轻，因而有更好的预后。连续记录较之于单次记录能够更好地指示预后，并且补充随后病情变化过程的临床检查。随着昏迷程度加深，EEG 变得渐无反应，也可呈间隔以相对无活动的阵发性混合频率的脑电抑制相。在某些情况下，EEG 的波幅可逐渐降低，直到最后不能检测出脑电活动。但这种脑电静息并不一定表明有不可逆的脑损伤存在，因为它可发生于低温或用药过量的患者。使用可靠技术记录到的脑电静息，其预后取决于临床所见，如在严重脑缺氧的患者明确记录到脑电静息，常常表明不会获得有效的认知恢复。

临床怀疑脑死亡的患者，可用适当技术记录到表现为脑电静息的 EEG 加以确认。然而，必须排除那些可引起相似 EEG 表现但却是可逆性的混杂情况。怀疑脑死亡但仍残留 EEG 活动时，则既不能肯定也不能排除脑死亡的存在。闭锁综合征（第 10 章）患者的 EEG 通常是正常的，这有助于该病和昏迷状态的鉴别，因为两者在临床上有时容易混淆。

其他神经系统疾病的 EEG

在发达国家，非侵入性的扫描方法，即 CT 和 MRI 扫描，已作为对脑局灶性结构异常（如肿瘤、梗死或血肿）的筛查工具（图 6-1）。然而，尽管幕下或慢性占位性损害 EEG 可无任何异常表现，在世界许多地方 EEG 仍被用于诊断上述疾病。局灶性慢波异常、局限性脑电活动消失或较广泛的脑电异常是很常见的，但它们并不能可靠地确定所患疾病的病理本质。

一个急性脑病患者 EEG 如果表现为局灶或一侧周期性复合慢波，有时伴尖波，常提示单纯疱疹病毒性脑炎诊断；而周期性一侧痫样放电（periodic lateralizing epileptiform discharges，PLED）则常见于急性半球病变，如血肿、脓肿或急性占位性肿瘤。痴呆的 EEG 表现通常是非特异性的，除少数情况如表现为规律性重复出现的复合波（所谓的“周期性复合波”）可支持 Creutzfeldt-Jakob 病（图 6-1）或亚急性硬化性全脑炎外，一般并不能鉴别不同病因引起的认知功能下降。大多数痴呆患者的 EEG 为正常或弥漫性慢波，单纯的 EEG 结果不能确定患者是否痴呆或区别痴呆与假性痴呆。

持续性 EEG 监测

实验室内获得的简易 EEG 常常不能显示短暂且少见的脑电活动异常。12h、24h 或更长时间的持续性 EEG 监测则能够发现异常，或者发现临床上可能忽略的病变。EEG 常用于持续记录特定患者的脑电活动，以此发现神经状况的早期改变。持续性 EEG 记录已应用于发现急性事件如非抽搐性癫痫和进展性缺血性卒中，监测代谢紊乱如肝衰竭相关的脑功能，了解药物诱导昏迷的麻醉水平。

核磁脑电图和核磁来源成像

记录脑电活动的磁场［即核磁脑电图（MEG）］相较于 EEG 而言，可提供不易被其他生物组织干扰的大脑活动。由于 MEG 的复杂性及所需设备的昂贵价格，现仅有几个特别的医学中心投入使用。它将大脑电活动的来源定位并同步记录于 MRI 上，这种技术称为核磁来源成像。局灶性癫痫患者中，MEG 可确定痫样放电形成部位，以此指导外科手术及电生理监测中颅内电极片的放置。MEG 同时应用于脑肿瘤成像，发现术前中枢神经系统裂隙，定位功能性口才相关皮质区域，如语言相关脑区域。

诱发电位

感觉诱发电位

通过刺激特异性的传入通路来非侵入性地记录脊髓或脑的电位，是监测这些通路功能完整性的一个重要方法，但是，并不能提示这些损伤所包含的病理基础。这些诱发电位（evoked potential，EP）与背景 ECG 活动相比较小，必须记录多次刺激的反应并使用计算机平均技术方可辨认和确定它们。与刺激没有固定时间关系的背景 ECG 活动在这个过程中被除去。

视觉诱发电位（visual evoked potential，VEP） 以反转的棋盘格图形分别刺激每只眼，在中线和每侧头皮的枕区进行记录。有临床意义的主要成分是一个潜伏期约 100ms 的正峰，即所谓的 P100 反应。需注意其是否存在、潜伏期长短、双侧对称性等。也可测定波幅，但其大小改变不能确定有病理意义。VEP 在检测视觉通路前部到视交叉的功能异常方面很有价值。在严重的急性视神经炎患者，P100 常消失或显著衰减；当患者出现临床恢复和视力改善，P100 也随之恢复，但其潜伏期延长的异常表现通常持续存在一段时间，所以，VEP 结果有助于显示陈旧或亚临床的视神经炎。眼部异常和其他原因引起的视神经疾病如缺血或肿瘤压迫，也可出现 VEP 异常。而在皮质盲的患者，用闪光刺激也可诱发出正常的 VEP。

常规 VEP 在一个相对较大的皮质区域记录质量反应，因而对于检测部位的波形异常并不敏感。多焦 VEP 是一项全新技术，其在每个受刺激的眼睛均设置 120 个单独区域，该技术相较于常规 VEP 更敏感。

脑干听觉诱发电位（brainstem auditory evoked potential，BAEP） 以重复嗒嗒声分别刺激每只耳，在头顶部和乳突或耳垂间进行记录。在刺激后头 10ms 出现罗马数字表现的一连串电位，分别代表听神经（Ⅰ波）和中脑的下丘（Ⅴ波）之间通路上不同结构的顺序兴奋。头顶部记录到的前 5 个正电位是否存在、潜伏期长短、峰间期差异等，是 BAEP 的评定参数。其结果有助于筛查听神经瘤、检测脑干病变、评估昏迷患者。由于代谢/中毒疾患或双侧大脑半球疾病引起的昏迷，BEAP 正常，但当有脑干病变存在时，则 BAEP 表现异常。

体感诱发电位（somatosensory evoked potential，SEP） 以电刺激外周（混合或皮）神经，在头皮和脊髓进行记录。电位的形状、极性、潜伏期取决于刺激的神经和记录电极的置放。SSEP 被用于评估周围神经系统的近端部位（用其他方法不能测到）和中枢躯体感觉通路的完整性，特别是用于评估昏迷及怀疑脑死亡患者。

诱发电位的临床应用 诱发电位研究可用于检测和定位中枢神经系统传入通路的损害，特别是在怀疑为多发性硬化症的患者，因为该病诊断需要确认中枢白质有数个不同区域的病损。临床表现只有一个病灶的患者如果电生理发现还有其他部位的损害，有助于提示或支持多发性硬化诊断，但不能作为确诊依据。多种诱发电位异常并非多发性硬化所特有，也可以发生在 AIDS、莱姆病、系统性红斑狼疮、神经梅毒、脊髓小脑变性、家族性痉挛性截瘫、维生素 E 或 B_{12} 缺乏等其他疾患。因此，电生理结果的诊断意义依赖于该患者的病情，其异常虽然有助于对中枢神经系统广泛区域的损害进行定位，但试图依靠电生理的测定做精确的定位则可能被误导，因为诱发电位许多成分的产生来源并不清楚。

诱发电位结果有时与预后相关。在外伤后或缺氧后昏迷的患者，起源于大脑皮质的 SSEP 成分双侧缺失，常提示其认知功能不易恢复。在评估可疑脑死亡方面，诱发电位的研究也有帮助。原因不明的昏迷患者，如果 BEAP 保留，提示病因可能为代谢/中毒性疾患或双侧半球病变。在脊髓损伤的患者，SSEP 可用于确定损伤的完全性——刺激脊髓损伤节段以下神经而在皮质的反应存在或较早恢复，提示损伤为不完全性，其功能恢复比相反情况为好。外科手术时，在可能损伤神经的危险部位进行术中诱发电位监测，可早期发现功能异常改变，故可避免或减少神经并发症。

当患者因年龄或精神状态因素而无法做传统眼科或听觉检查时，诱发电位技术可用以确定其视力和听力。

认知诱发电位

一些诱发电位的成分依赖于受试者的精神注意力和刺激发生的方式，而不单纯是刺激的物理特性。这种“事件相关”电位（“event-related” potential，ERP）或“内源性”电位，在某种程度上与从经常发生的其他刺激中分辨出偶然发生的靶刺激的认知能力有关。对临床而言，ERP 所谓的 P3 成分最受关注，因为它是听觉靶刺激开始后一个正相、潜伏期 300～400ms 的波，该成分也被称为 P300。许多痴呆患者的 P3 成分潜伏期延长，而在易误诊为痴呆的抑郁或其他精神疾病的患者中 P3 成分却一般正常。因此，临床不能确诊时，ERP 有时有助于做出鉴别。但是，一个潜伏期正常的反应波并不能绝对排除痴呆疾病。

运动诱发电位

刺激运动皮质或中枢运动通路，在肌肉和脊髓记录到的电位称为运动诱发电位。为临床应用目的而记录到的反应通常为运动皮质经皮磁刺激所引出的复合肌肉动作电位。通过线圈的电流可产生一个强大而短暂的磁场，并在紧邻下方的神经组织产生刺激电流，这个过程无痛且非常安全。包括多发性硬化和运动神经元病在内的数种中枢运动通路临床或亚临床受损的神经疾患，都已发现有运动诱发电位异常。除诊断神经疾患或评估所患疾病病变范围的可能作用外，这项技术还可提供预后相关的信息（如卒中后运动功能恢复的可能性），以及作为术中监护中枢运动通路功能完整性的一种有用工具。然而，该技术在临床上并未广泛运用。

肌肉和神经的电生理研究

运动单位是执行运动功能的基本单位，包括前角细胞及其轴突、神经-肌肉接头，以及轴突支配的所有肌纤维。肌肉的运动单位数量从眼外肌的10个左右到腿部大肌肉的数以千计不等。每块肌肉的运动单位中，肌纤维的平均数目差别也很大，即不同肌肉的神经支配率不同，如人外直肌和颈阔肌的神经支配率小于25，而腓肠肌的内侧头则在1600～1700之间。根据不同的收缩特点、组化染色及对疲劳的特征性反应，运动单位的肌纤维被分为两大类。在每个运动单位内，所有肌纤维类型相同。

肌电图

在肌肉放松和收缩过程中，都可以通过插入肌肉的针电极记录到肌肉的电活动，即肌电图（EMG）。其异常的特征和图形与疾患所累及运动单位的不同平面有关。

松弛状态的肌肉除终板区以外正常均为电静息，但在不同的神经肌肉疾病则可出现异常的自发电位（图6-3），尤其是当受累肌肉有失神经和炎性改变时。纤颤波和正锐波（反映肌纤维的激惹）以及复合重复发放在失神经支配的肌肉最常见到，但不一定总是出现；此外，也可见于肌肉损伤后和某些肌肉疾病，特别是诸如多发性肌炎一类的炎性疾患。急性神经损伤后，近端肌肉的上述改变早于远端肌肉，有时在4～6周内保持不向肢体远端发展；但如果一旦出现，则会持续存在，直到出现神经再支配或肌肉完全变性至没有可见的组织。肌束震颤电位（反映单个运动单位的自发活动）是慢性进行性神经疾病，特别是前角细胞变性（如肌萎缩侧索硬化）的疾病。肌强直性放电，即单根肌纤维波幅和频率递增、递减地高频放电，是肌强直性营养不良或先天性肌强直等强直性疾病的特点，偶见于多发性肌炎，而其他疾病罕见。

一块肌肉的小力自主收缩引起少数运动单位兴奋。在针电极采集范围内由这些运动单位的任何肌纤维产生的电位都将被记录下来（图6-3）。正常运动单位动作电位的参数大小取决于受检肌肉和患者年龄，但其时限正常在5～15ms之间、波幅在200μV～2mV之间，多为两相或三相波。运动单位的兴奋数目取决于自主收缩的强度，肌肉收缩力量的增强与兴奋（募集）的运动单位数目及其发放频率的增加相关。大力收缩时，正常兴奋的运动单位太多，以至于无法再区分单个运动单位动作电位，从而产生一种完全的干扰相。

在肌源性疾病，短时限、多相（即超过四相）的小运动单位动作电位发生率增多，并且在特定程度的自主收缩时出现过量运动单位兴奋。相反，神经源性疾病出现的运动单位缺失则使大力收缩时兴奋的运动单位减少及发放率增加，即出现一种不完全的或减少的干扰相。根据神经源性改变的时间长短，电位的形状、大小也可异常。残存的运动单位形状最初表现尚正常，但当出现神经再支配时，其波幅和时限均增大，并且成为多相波（图6-3）。

同一运动单位的动作电位有时可以一致的时间关系发放，因此记录到双重、三重或多重发放，这种特殊表现可见于手足抽搐、半侧面肌痉挛或肌纤维颤搐患者。

磷酸化酶缺乏时可以出现以不自主的持续肌肉收缩为特征的电静息，也被称为阵挛。

EMG能够检测运动单位的疾患，确定其是神经源性或者肌源性疾病。在神经源性疾患，受累肌肉的EMG形态可定位病变是在前角细胞还是从神经根、肢体神经丛、外周神经到其终末分支的特定部位的轴突。然而，除非结合临床表现和其他实验室检查结果，单从EMG结果是不能做特定病因诊断的。

EMG结果也有助于判断急性周围神经或脑神经疾病的严重程度（提示是否已发生失神经支配或损伤是否完全），判断慢性或变性疾病（如肌萎缩侧索硬化）的病理过程是否活动或进展。这些信息对预后判定很重要。

不同的定量EMG方法已得到发展。最常用的是

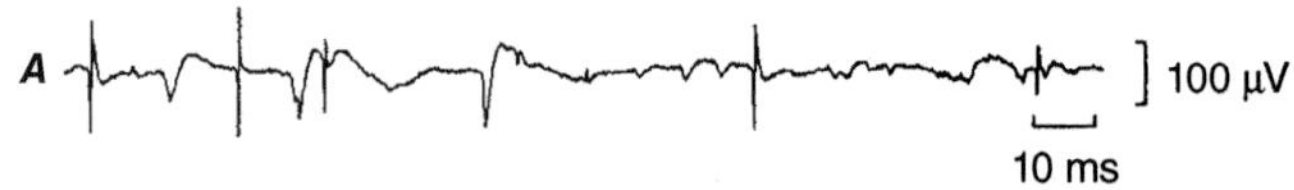

图6-3　肌电图（EMG）记录的电活动。A. 自发性纤颤波和正锐波。**B.** 静息状态下部分失神经肌肉出现复杂重复电活动发放。**C.** 正常三相运动单位动作电位。**D.** 短时限、多相的小运动单位动作电位，如多见于肌病。**E.** 长时限、多相运动单位动作电位，如可见于慢性神经病。

使用一种标准技术测定 20 个运动单位动作电位的平均时限和波幅。巨肌电图技术提供较大运动单位范围内肌纤维数目和大小的信息。扫描肌电图以计算机技术为基础，用于研究运动单位动作电位的分布，特别是单个运动单位兴奋的空间和时间分布特性。单纤维肌电图将在下面单独讨论。

神经传导研究

沿神经的走行在两点或多点刺激运动神经，在其支配的肌肉上记录电反应（图 6-4），可以确定刺激点间的快传导运动纤维的传导速度。也可将运动神经远端刺激产生的肌肉电反应（即复合肌肉动作电位）的潜伏期和波幅与正常对照值进行比较。感觉神经传导研究则是通过刺激感觉神经纤维的一点、在沿神经走行的另一点记录反应波来确定感觉纤维的传导速度和动作电位波幅。成年人中，上肢的神经传导速度正常范围为 50～70m/s，下肢为 40～60m/s。

神经传导研究弥补了 EMG 检查的不足，可确定

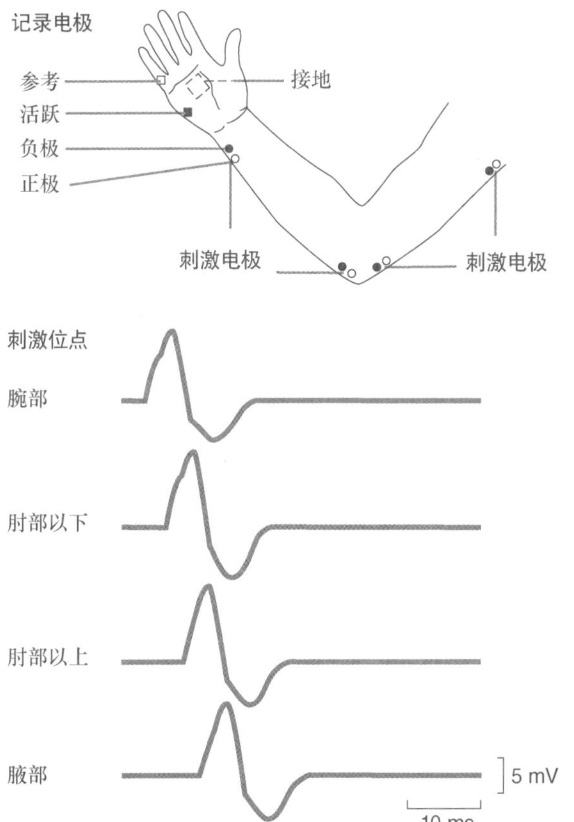

图 6-4　尺神经运动传导研究。超强电刺激尺神经的不同部位，小指展肌上的表面电极片可记录反应，并显示于图中。（From MJ Aminoff：Electromyography in Clinical Practice：Electrodiagnostic Aspects of Neuromuscular Disease，3rd ed. New York，Churchill Livingstone，1998.）

有无周围神经病理损害及损害程度。该技术特别有助于确定感觉症状起源于后跟神经节的近端或远端病变（前者周围感觉传导研究正常），以及神经肌肉的功能异常是否与周围神经病变有关。对于单神经病病变患者，神经传导研究可用于对局部神经损害进行定位，确定潜在病变的程度和严重性，判定预后，以及发现其他神经的亚临床损害。该技术还可鉴别多发性神经病和多发的单神经病，这对于确定疾病病因极为重要。神经传导研究为随访周围神经疾病的进展和治疗反应提供方法支持，其在临床上的应用越来越广泛。该技术还可提示不同病例的潜在病理基础。在脱髓鞘性神经病（如 Guillain-Barré 综合征、慢性炎性多发性神经病、异染性脑白质营养不良或某些遗传性神经病）中，常表现为传导速度明显减慢、终末运动潜伏期延长以及复合运动感觉神经动作电位的离散；在这些疾病的获得性变异型中还常见传导阻滞。相反，在与代谢或中毒性疾病相关的轴突型神经病，传导速度多正常或仅轻度减慢，感觉神经动作电位变小或缺失，并有 EMG 失神经改变证据。

通过对以下常见临床问题的参照，可很好地说明 EMG 和神经传导研究的用途和互补性。小指麻木和感觉异常，手内肌萎缩废用，可能由脊髓损伤、C8/T1 神经根病变、臂丛神经病（下干或内侧束）或尺神经损伤等所致。刺激病变侧手指微小纤维时，若在腕部可记录到正常的感觉神经动作电位，提示病变很可能位于后跟神经节的近端（如存在神经根或更靠近中枢神经系统的病变）；相反，若不可记录到相应电位，则提示远端病变。EMG 检查将显示受累肌肉是神经根性分布还是尺神经分布，或者更为广泛（因此更支持神经丛性病变）。尺神经运动传导研究通常可鉴别神经根性（结果正常）和尺神经性（结果异常）病变，在后一种情况常常能够确定尺神经的受损部位——沿尺神经行走的不同位点进行刺激，确定其所支配的远端肌肉记录的复合动作电位的波幅大小和面积是否有明显改变，或在特殊点进行刺激时潜伏期有无不成比例的改变。所以，电生理结果可在临床诊断困难时用于确诊和确定特殊治疗方案。

F 波研究

刺激运动神经引起顺向传导（即传向神经末端）冲动的同时，也可引起逆向传导（如传向脊髓）冲动。这种逆向冲动引起少数前角细胞发放，在神经刺激引出的直接反应波相当长时间之后产生一个小的运动反应。周围神经系统近端病变（如神经根病）时，引出

的这种F波有时异常（缺失或延迟），因此，在常规神经传导研究正常时，它有助于发现异常。但是，一般来说，除了可能在Guillain-Barré综合征中F波常表现为缺失或延迟外，F波研究的临床意义一般是令人失望的。

H反射研究

H反射仅能在正常成人的比目鱼肌（S1）上才易于记录到。它是通过低强度刺激胫神经引出的一个传入弧为肌梭（Ⅰa）传入纤维、传出通路为α运动轴突的单突触反射。在老年患者或多发性神经病患者中，双侧H反射常常缺失，而S1神经根病变时，可有单侧缺失。

重复神经刺激的肌肉反应

超强电刺激运动神经时，其支配的肌肉上所记录的电反应大小，与其兴奋的肌纤维数目相关。神经肌肉传递功能可用多种不同的方法进行测定，但其中最有帮助的方法为在肌肉大力自主收缩之前及之后特定的间隔内，对支配该肌肉的运动神经进行重复（2～3Hz）超强电刺激所产生的电反应，由表面电极片记录得到。

尽管神经肌肉接头区先前的兴奋会影响乙酰胆碱的释放及由检测刺激引发的终板区电位的大小，但肌肉自主收缩20～30s后，以间隔发放、频率2～3Hz的重复电刺激运动神经所记录到的复合肌肉动作电位的大小，在正常情况下却几乎没有改变，这是因为正常情况下要达到产生肌纤维动作电位的阈值所需释放的乙酰胆碱量比产生运动终板电位所需的量更多。但在神经肌肉传递障碍疾病中，这种安全因素减弱。因此，在重症肌无力，重复刺激，特别是以2～5Hz的频率刺激，可能引起神经肌肉传递减弱，从而表现为受累肌肉记录的反应波大小呈现递减现象。与此相似的是，当肌肉大力自主收缩一段时间后立即对运动神经进行单个或重复刺激而引出比先前更大的肌肉反应，则提示有更多的肌纤维产生反应。这种神经肌肉传递的兴奋后易化现象，是随一个在2～4min达最大、持续10min或更长时间的反应波幅减低的抑制阶段后出现的。

在重症肌无力中，2～5Hz的重复刺激常出现递减反应，但该现象也可见于先天性肌无力综合征（第25章）。Lambert-Eaton肌无力综合征因神经肌肉接头的乙酰胆碱释放障碍，单个刺激引起的复合肌肉动作电位很小，但当重复刺激频率达10Hz时，虽然初始几个反应波幅可能低下，但随后即出现波幅增大。如果使用更快的刺激频率（20～50Hz），复合肌肉动作电位的大小可出现戏剧性增大，以至于可达到最初反应大小的数倍。在肉毒素中毒患者中，虽然结果有更大的变异，且并非所有肌肉都受累，但其重复刺激的反应仍与Lambert-Eaton肌无力综合征相似。

单纤维肌电图

这项技术特别有助于发现神经肌肉传递障碍疾病。其将一个特殊的针电极插入肌肉中，调整位置以记录属于同一运动单位的两条肌纤维的动作电位。在连续发放中，两个电位之间的时间间隔是不断变化的，该变化被称为神经肌肉颤动。颤动可被量化为连续电位间隔之间的平均差，正常在10～50μs之间。任何原因引起的神经肌肉传递障碍，均可使该数值增大，在某些情况下，因为神经肌肉接头的传递阻滞，肌纤维冲动可能无法传递。在诊断重症肌无力时，单纤维肌电图比重复神经刺激或确定乙酰胆碱受体抗体水平更敏感。

单纤维肌电图也可用于确定运动单位的平均肌纤维密度（如记录区内每个运动单位的肌纤维平均数），并估测一块肌肉的运动单位数，但这一点的直接临床相关意义不大。

瞬目反射

电或机械刺激一侧眶上神经，可引出眼轮匝肌两个不同的反射反应：潜伏期约10ms的同侧R1波，潜伏期约30ms的双侧R2波。三叉神经和面神经分别组成这个反射的传入和传出反射弧。这两条神经中任意一条病变或延髓或脑桥内病变时，均可致单侧或双侧的反射消失，因此，结果有助于确认和定位相关病变。

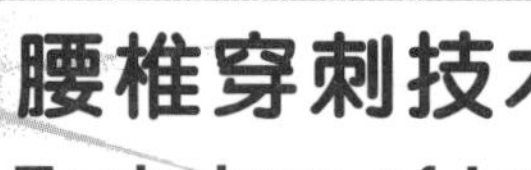

7 腰椎穿刺技术

Technique of Lumbar Puncture

Elizabeth Robbins，Stephen L. Hauser

（柏峰 译 张志珺 校）

对经验丰富的医生来讲，腰椎穿刺（lumbar puncture，LP）是一个相对安全的操作过程。严重的并发症非常罕见，包括脑疝、脊髓或神经根损伤、出血（脊髓血肿）或感染。轻微的并发症较常见，包括背痛、穿刺后头痛、神经根痛或麻木。

腰椎穿刺前的影像学和实验室检查

对于有意识水平改变、局灶神经功能缺损症状、新发的癫痫发作、视盘水肿、免疫受损状态的患者，行腰椎穿刺术后，潜在致命性小脑或小脑幕疝的风险增加。这类患者在行腰椎穿刺术之前，应该行神经影像学检查排除局部占位性病变或者弥漫性水肿。患者有脊髓受压的症状，如背部疼痛、下肢无力、尿潴留或者尿失禁等，应行脊柱影像学检查。疑似脑膜炎的患者，在诊断性穿刺之前需行神经影像学检查，而在神经影像学检查之前应该使用抗生素，抗生素最好根据血培养结果选用。

穿刺部位不应该选择皮肤感染处，因为病原菌可因此进入蛛网膜下腔。

凝血功能障碍包括血小板减少症的患者，具有较高的风险造成穿刺后硬脊膜下或者硬脊膜外血肿，无论其中哪一种都有可能导致永久性神经损伤和（或）麻痹。如果怀疑出血性疾病，在行穿刺之前应该检查血小板计数、国际标准化比值（INR）、部分凝血活酶时间（PTT）。目前尚没有可靠的数据评估低血小板计数的患者行腰椎穿刺的安全性。一般血小板计数＜20 000/μL 被认为是腰椎穿刺的禁忌证。当血小板计数≥50 000/μL 并且 INR≤1.5 的患者，很少发生出血并发症。有些研究机构建议穿刺前血小板计数＞40 000/μL 安全性高。

接受抗凝或者抗血小板药物治疗患者指南

接受抗血小板或者抗凝治疗的患者行腰椎穿刺将增加出血风险。当多种抗凝剂合用或者抗凝强度大时，出血倾向进一步增加。最常见的出血部位是硬膜外腔。穿刺后出血引起的症状包括感觉或运动缺陷，和（或）肠/膀胱功能障碍，背部疼痛一般较少见。严重的功能缺失例如下肢截瘫，立即行外科手术治疗对减少永久性残疾非常重要，理想的时间窗是在肢体乏力 8h 之内；24h 之后行外科手术治疗预后往往不佳。

对于接受抗凝治疗的患者，只有有限的数据指导是否行腰椎穿刺的决策。目前有关在侵入性外科手术操作期间抗血小板和抗凝药物使用的信息经常源于药物制造商提供的处方信息。美国区域麻醉和疼痛学会（ASRA）提出了区域麻醉操作管理的循证指南，包括接收抗凝治疗的患者行脊椎和硬膜外阻滞；这些指南有助于指导医师对于接收抗凝治疗的患者做出是否行腰椎穿刺的决策。这些患者的管理较为复杂，不仅要考虑腰椎穿刺相关的出血风险，还要考虑抗凝治疗改变所导致的后果。一些常用的抗凝药物使用指南总结如下。

普通肝素，治疗剂量　ASRA 2010 实践报告建议拔除脊髓或硬膜外导管之前 2～4h 停止使用普通肝素（unfractionated heparin，UFH），减少血肿形成风险。类似的指南也适用于行腰椎穿刺的患者：行腰椎穿刺之前 2～4h 停止使用 UFH；在操作前记录正常的部分凝血活酶时间；对于使用肝素抗凝达 4 天或者更长时间的患者，记录正常的血小板计数，因为有肝素诱发血小板减少症（HIT）的风险。普通肝素的半衰期是 60～90min。

普通肝素，预防剂量　仅有较少的病例报道了接受低剂量皮下注射 UFH 的患者行脊髓或硬膜外麻醉导致脊髓血肿。ASRA 指南声称接受预防剂量 UFH（5000U 皮下注射，每天 2 次）不是这些麻醉技术的禁忌证。相似地，接受上述剂量的患者行腰椎穿刺不会引起脊髓血肿。减少风险的防范措施包括：腰椎穿刺前记录正常的部分凝血活酶时间；使用肝素抗凝达 4 天或者更长时间的患者，记录正常的血小板计数；下一次肝素治疗前 1～2h 行腰椎穿刺，因为此时肝素的影响最小。

低分子量肝素，治疗剂量（如依诺肝素 1mg/kg，皮下注射，每 12 小时一次）　接受低分子量肝素（low-molecular-weight heparin，LMWH）治疗的患者腰椎穿刺后脊髓或硬膜外血肿的风险增加。穿刺前 LMWH 至少停用 24h。

低分子量肝素，预防剂量（如依诺肝素 0.5mg/kg，皮下注射，每 12 小时一次）　接受预防剂量 LMWH 的患者已经改变了血凝状态。ASRA 指南建议服用预防剂量 LMWH 后至少等待 10～12h 再行脊髓或硬膜外麻醉，以减少脊髓或硬膜外血肿形成的风险。类似的指南同样适用于行腰椎穿刺的患者。

华法林　华法林治疗期间脊椎穿刺是禁忌证。

阿司匹林和非甾体抗炎药（NSAID）　ASRA 指南总结这些药物似乎不会显著增加脊髓或硬膜外麻醉患者的出血风险。同样，服用这类药物中一种的患者行腰椎穿刺并不会导致出血。逆转药物对血小板功能的影响，大约需停用阿司匹林 10 天，NSAID 需 48h。

噻氯匹定/氯吡格雷　这些药物所致脊髓血肿的风险目前尚不清楚。基于药物处方信息以及外科回顾性分析，ASRA 指南建议在脊髓或硬膜外麻醉之前停用噻氯匹定 14 天，停用氯吡格雷 7 天。该指南同样适用于腰椎穿刺术。

阿昔单抗、依替巴肽和其他血小板糖蛋白Ⅱb/Ⅲa抑制剂 这些药物所致脊髓血肿的实际风险目前尚不清楚。在停用阿昔单抗24～48h，停用依替巴肽4～8h之后，血小板聚集仍然不正常。ASRA指南建议直到血小板功能正常，否则避免行脊髓或硬膜外麻醉。该指南同样适用于腰椎穿刺术。

直接凝血酶抑制剂（如阿加曲班、比伐芦定） ASRA指南反对使用直接凝血酶抑制剂的患者行脊髓或硬膜外麻醉。

口服Ⅹa因子抑制剂（如利伐沙班） 利伐沙班的药物处方信息上有明确黑框警示，使用此药物的患者行脊髓或硬膜外麻醉或者行腰椎穿刺会出现硬膜外或者脊髓血肿。这类患者避免行腰椎穿刺。

镇痛

开始穿刺前尽量减轻患者的焦虑和疼痛。通过使用劳拉西泮可以缓解焦虑，即1～2mg于穿刺前30min口服，或穿刺前5min静脉注射。可以使用利多卡因乳膏进行局部麻醉。穿刺前30min使用4%利多卡因可以有效麻醉，利多卡因/丙胺卡因需要60～120min。乳膏需要涂成厚厚的一层，以便于充分覆盖皮肤。使用密闭的敷料将乳膏聚集于穿刺部位。

体位

患者合适的体位对穿刺术的成败至关重要，整个过程需要在固定的床面上进行。如果是在床旁操作，患者需尽量靠近床边而不是置于中间。嘱咐患者侧卧位，背对操作者，蜷曲成“圆球”状，颈轻轻前屈，大腿移向腹部，双肩部及骨盆垂直于床面而没有向前或向后倾斜（图7-1）。约94%的人脊髓末端位于L1水平，余下的6%则终止于L2～L3椎间隙。所以腰椎穿刺点选择位于或低于L3～L4椎间隙。解剖学上人体两侧髂后上棘的连线与脊柱的交点靠近L3～L4椎间隙，所以常使用此解剖位置来定位。通过轻轻触诊每个椎体水平的棘突找到穿刺的腰椎间隙水平。

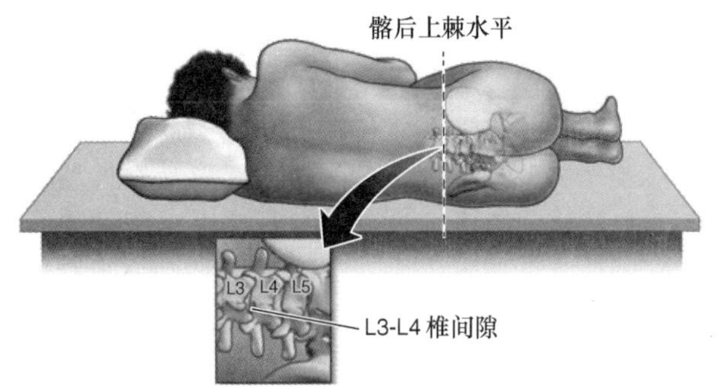

图7-1 患者侧卧位的适当体位。注意肩部和髋部处于一个垂直平面，躯干垂直于床面。（From RP Simon et al［eds］：Clinical Neurology，7th ed. New York，McGraw-Hill，2009.）

另一种穿刺体位是嘱患者坐位，双足支撑于椅子上，向前蜷曲，尽量使鼻子碰到肚脐。因为坐位不是暴露棘突的最佳体位，所以患者不能简单地是在床旁向前弯曲。肥胖患者选择坐位穿刺会更容易操作。坐位穿刺的缺点是不能准确测量脑脊液压力。如果患者使用棘突标志难于定位，需通过床旁超声引导进针位置。遇到特定情形时，计算机断层扫描（CT）辅助定位也是必要的。

操作方法

一旦确认好穿刺点，术者应该戴无菌手套。如果医师将进行脊髓或硬膜外腔注射，需戴医用口罩，防止操作期间口腔菌丛通过飞沫传播。使用聚维酮碘或类似的消毒剂消毒局部皮肤后，铺无菌洞巾，并用纱布擦干进针部位。局部消毒减少了皮肤细菌进入蛛网膜下腔或其他部位的风险。局部麻醉剂通常使用1%利多卡因，总量3～5ml，注射至皮下组织，非急诊情况下也可使用局部麻醉乳膏（见上述）。时间允许的话，为使注射利多卡因引起的疼痛最小化，进针需缓慢、连续，每次进针需比上一次进针位置更深，整个过程历时5min。每次注射0.5～1ml利多卡因，注射期间，注射器针头不能退出皮肤，每注射一次利多卡因停顿15s可以减轻下一次注射带来的疼痛。通过每次小剂量快速注射麻醉剂，使局部皮肤处于麻醉状态失去痛觉。整个过程小剂量快速注射5～10次，使用利多卡因总量约为5ml。

如果可能的话，麻醉剂注射完成后10～15min再行腰椎穿刺，这样可以显著减少甚至消除操作过程中的疼痛，甚至推迟5min后再穿刺都可以减轻疼痛。

穿刺针（通常为20～22号）沿中线、在两棘突之间的中间位置缓慢进针。穿刺针的斜面保持水平位，垂直于硬脊膜纤维方向，并用斜面的水平面向上进针。这样穿透硬脊膜时可使损伤最小。当患者坐位行腰椎穿刺时，穿刺针的斜面应当保持垂直位。大部分成人，穿刺针到达蛛网膜下腔之前需向前推进4～5cm，进入蛛网膜下腔时操作者突然感觉阻力消失。如果此时穿刺针位置正确，但没有脑脊液流出，将穿刺针旋转90°～180°。如果仍没有脑脊液流出，重新插入针芯并将穿刺针向前略微进针。很多操作者向前略微进针过程中会定时停止进针，并移动针芯检查是否有脑脊液流出。如果穿刺针头触及骨质，或者患者一条腿突然感觉急剧放射样疼痛、或者仍没有脑脊液流出（干性穿刺），停止进针，此时需将穿刺针部分退出并重新换个角度再次进针。如果第二次进针仍触及骨质（提示穿刺针未到达棘突之间），需将穿刺针全部退出皮肤并将患者重新摆好体位。如果患者在重新摆体位前完全伸直脊柱，第二次穿刺的成功率会更大。第二次进针位置通常选择与上次相同或者邻近的部位。

一旦针头到达蛛网膜下腔，将压力计连接至穿刺针测脑脊液初压，操作者需注意压力管中脑脊液随着脉搏和呼吸运动在上下波动。正常成人仰卧位脑脊液初压上限不超过 180mmH_2O，肥胖成人脑脊液初压可达到 200～250mmH_2O。

脑脊液需使用采集管收集，不能使用注射器采集。根据临床适应证，脑脊液用于以下检查：①细胞计数及分类；②蛋白质和葡萄糖浓度检测；③培养（细菌、真菌、分枝杆菌、病毒）；④涂片（如革兰氏染色和抗酸染色涂片）；⑤抗原试验（如乳胶凝集试验）；⑥聚合酶链反应（PCR）扩增微生物 DNA 或 RNA（如单纯疱疹病毒、肠道病毒）；⑦抗微生物抗体水平检测；⑧免疫电泳法检测 γ-球蛋白水平和寡克隆带；⑨细胞学检测。尽管 15ml 脑脊液量能满足上述全部列出的检查，当行真菌和分枝杆菌培养、细胞学检测时，需增加脑脊液的采集量。总体来说，成人采集 20～30ml 脑脊液对人体是无影响的。

如果出现血性腰椎穿刺，提示脑膜血管可能被穿透（外伤性穿刺），此时需与蛛网膜下腔出血（SAH）鉴别。这种情况下，脑脊液采集后样本应立即离心；如果离心后脑脊液上层液体呈清澈样，提示为血性腰椎穿刺，如果离心后脑脊液上层液体呈黄色，提示为蛛网膜下腔出血。一般来说，血性腰椎穿刺由于穿透了脑膜血管，采集管连续采集脑脊液过程中，脑脊液会逐渐变澄清；而如果是蛛网膜下腔出血，则不会出现上述情况。另外，黄色脑脊液不仅提示蛛网膜下腔出血，脑脊液蛋白浓度显著升高时［＞1.5～2g/L（150～200mg/dl）］也可出现，还常见于患肝脏疾病的患者。

在拔出穿刺针之前，需重新插入针芯避免穿刺针拔出时卡压硬脊膜内的神经根；神经根受压迫会导致硬脊膜脑脊液外漏，引起头痛。由于重新插入针芯过程中针头可能会刺伤操作者，一些医师质疑这样操作的安全性。然而，穿刺针芯直径细小并且柔软，接触人体后会变弯曲，所以不会对操作者造成损伤。腰椎穿刺后，通常患者在舒适的床面侧卧 30～60min 后才能起身，即使这样做不影响穿刺后头痛的发生（见下文）。

腰椎穿刺后头痛

头痛是腰椎穿刺术后的主要并发症，发生于 10%～30%行腰椎穿刺的患者。年轻患者、女性患者穿刺后头痛的风险增加。头痛通常发生于 48h 内，也可延迟至 12 天后。头痛与体位改变显著相关，患者坐位或站立时易诱发头痛，卧位或腹部施压时头痛减轻。患者站立时间越长，头痛持续时间越长。头痛性质通常为钝痛，可以呈搏动性，头痛部位通常位于枕部和前额部，头痛常伴随恶心感和颈部僵硬，有时候患者会出现视物模糊、畏光、耳鸣、眩晕。大于 3/4 的患者症状会在 1 周内完全消退，但也有少数患者症状持续数周甚至数月。

腰椎穿刺术后，由于穿刺处的脑脊液持续外漏，脑脊液压力下降导致头痛。脑脊液容积下降减少了大脑缓冲带，所以当患者直立时，大脑固定结构受扩张牵拉、硬脑膜窦对疼痛敏感而引起头痛。通常都认为腰穿后发生严重头痛由于低颅压引起，但也有出现此症状而颅压正常的患者。

对于腰椎穿刺后头痛，通常无特殊治疗方法，一般使用口服止痛药物（对乙酰氨基酚、非甾体抗炎药、阿片类药物）及止吐药处理。以舒适的姿势平躺（特别是侧卧位或头低 Trendelenburg 位）可减轻疼痛。对有些患者，服用含咖啡因的饮料亦可暂时缓解头痛。

对于持续头痛的患者，静脉使用咖啡因（500mg 配 500ml 生理盐水，静滴时间超过 2h）是有效的，心房颤动是该方法少见的副作用。此外，也可选择在硬膜外间隙输注 15ml 自体全血，利用血块填补法缓解头痛。此种方法一般由专业的疼痛专家或麻醉医师来完成，该方法唯一的作用机制为血凝块封闭硬脊膜穿刺孔，对头痛立竿见影。血块可快速压缩脑脊液空间、升高脑脊液压力，从而带来益处。许多医师在使用咖啡因静滴方法效果不佳时，选择血块填补法，也有医师对持续头痛患者首选血块填补法。

减少腰椎穿刺后头痛的方法列在表 7-1。使用直径较细的穿刺针能减少头痛发生的风险：在一项研究中，使用 24～27 号标准（Quincke）穿刺针发生头痛的风险为 5%～12%，相比之下使用 20 或 22 号穿刺针时风险为 20%～40%。使用最小号穿刺针通常需要使用引导器针，可以使脑脊液流速变慢。与标准穿刺针（Quincke，或“创伤性”）相比，使用无创伤的穿刺针（Sprotte，“铅笔尖式”或“无切割式”）能减少中度至重度头痛的发生率（图 7-2）。然而，使用无创穿刺

表 7-1　减轻腰椎穿刺后头痛发生率

有效的方法
使用小号穿刺针（22 号或更小）
使用无创穿刺针（Sprotte 及其他）
拔出穿刺针之前重新插入针芯
利用针头斜面从头侧至尾侧方向进针（使用标准穿刺针时）
无效的方法
腰穿后卧床休息（达 4h）
补充液体
使脑脊液流出量最小
腰穿后立即活动

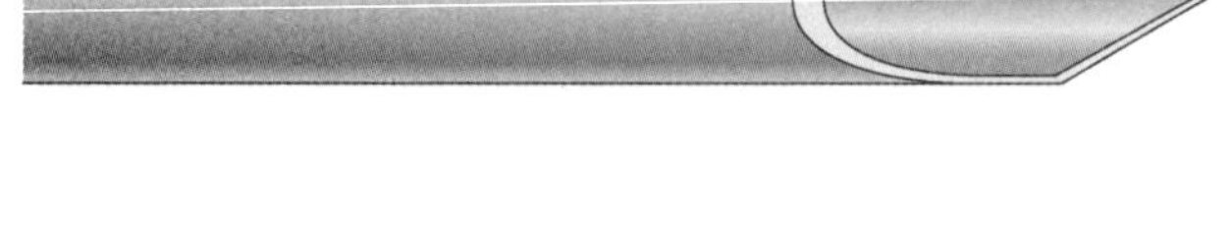

图 7-2　标准腰椎穿刺针（“切割式”或 Quincke）与无创穿刺针（Sprotte）比较。无创穿刺针开口于针的顶面，这种设计通过“突”入硬膜，可以减少切割硬膜纤维的机会，而后者与随后的脑脊液漏和腰椎穿刺后头痛有关。（From SR Thomas et al：BMJ 321：986，2000.）

针难度更大，特别是对于肥胖的患者，可能需要多次尝试才能操作成功。此外由于无创穿刺针缺乏最初的穿刺点，经常需借助引导器引导，但是使用无创穿刺针能减少针刺所带来的损伤。另一种减轻头痛的方法是在拔出穿刺针前重新插入针芯。

腰椎穿刺后通常建议患者保持平躺姿势 1h。然而研究表明，与腰椎穿刺后立即活动的患者相比，穿刺后卧床休息达 4h 的患者，两者的头痛发生率没有差异，这提示腰椎穿刺后可能不需要常规保持卧位。

脑脊液正常值

（见表 7-2）未被感染的脑脊液中，正常白细胞计数每微升（μl）低于 5 个（淋巴细胞和单核细胞）。在正常未浓缩脑脊液中，通常见不到多形核白细胞（PMN）。然而，在离心后或浓缩的脑脊液样本中，例如用于细胞学检查的样本，可以见到多形核白细胞。正常脑脊液中无红细胞，如果创伤性穿刺时脑脊液中出现红细胞，随着脑脊液流出的增加，红细胞计数会减少。脑脊液葡萄糖浓度＜2.2mmol/L（＜40mg/dl）时是异常的。

表 7-2　脑脊液（CSF）[a]

组分	公制单位	传统单位
葡萄糖	2.22～3.89mmol/L	40～70mg/dl
乳酸盐	1～2mmol/L	10～20mg/dl
总蛋白		
腰椎	0.15～0.5g/L	15～50mg/dl
腰大池	0.15～0.25g/L	15～25mg/dl
脑室	0.06～0.15g/L	6～15mg/dl
白蛋白	0.066～0.442g/L	6.6～44.2mg/dl
IgG	0.009～0.057g/L	0.9～5.7mg/dl
IgG 指数[b]	0.29～0.59	
寡克隆带	小于 2 个带不显影	
氨	15～47μmol/L	25～80μg/dl
脑脊液压力		50～180mmH_2O
脑脊液容积（成人）	～150ml	
红细胞计数	0	0
白细胞		
总数	0～5 个单个核细胞/mm^3	
分类		
淋巴细胞	60%～70%	
单核细胞	30%～50%	
中性粒细胞	无	

[a] 由于脑脊液浓度是平衡值，推荐使用同时间得到的血浆参数来测量。然而，达到平衡状态存在时间延迟情况，脑脊液中血浆成分的浓度迅速波动（如血糖），不可能达到稳定值，直到显著的时间延迟后。

[b] IgG 指数＝脑脊液 IgG（mg/dl）×血清白蛋白（g/dl）/血清 IgG（g/dl）×脑脊液白蛋白（mg/dl）

8　神经系统疾病生物学

Biology of Neurologic Diseases

Stephen L. Hauser，Stanley B. Prusiner，M. Flint Beal
（柏峰　译　张志珺　校）

人类神经系统是主导意识、认知、伦理和行为的器官，也是已知的最为复杂的结构。人类基因组中 23000 个编码基因有多于 1/3 在神经系统中表达。每个成熟大脑含有 1000 亿个神经元、数百万英里长的轴突和树突，以及大于 10^{15} 个突触。神经元存在于胶质细胞构成的致密实质内，胶质细胞具有合成髓鞘、保护内环境稳定、调节免疫应答等多种功能。从神经系统的复杂性考量，分子神经科学研究领域的成就非凡。本章在神经科学领域内就所选定的内容对神经系统主要疾患的发病机制进行回顾。

神经遗传学

神经病学已经被现代分子遗传学所改变。目前几百种神经精神疾病可以通过遗传检测的方法被诊断（http://www.ncbi.nlm.nih.gov/sites/GeneTests/?db=GeneTests）。这其中绝大多数代表高度渗透突变，导致罕见的神经系统疾病发生。也有可能，它们代表常见表型的罕见单基因突变结果。后者的例子包括编码家族性阿尔茨海默病淀粉样前体蛋白、额颞叶痴呆中微管相关蛋白 tau、帕金森病中核突触蛋白相关基因的突变。这些发现极其重要，因为在家族性疾病中，突变的基因编码一种蛋白，这种蛋白也通过病理遗传学方式影响着疾病典型、散发的表现方式。常见的机制体现在基因无序的表达过程，最终，异常蛋白积聚导致细胞死亡（详见下文“蛋白质积聚与神经变性”章节）。

乐观派认为，由环境与遗传因素引起的复杂遗传性疾病目前成为容易解决的问题。在许多复杂的神经系统疾病中进行全基因组关联研究（genome-wide association study，GWAS），发现成百上千的可识别变异，每种只增加少许疾病的发病风险（1.15～1.5倍）。全基因组关联研究起源于“常见病，常见变异”假设，因此它们检测潜在风险等位基因，在一般人群相对频繁（例如>5%）。超过 1500 个全基因组关联研究正在进行，有些取得显著的成功，例如已经识别出 110 个危险等位基因与多发性硬化的发生相关（第 22 章）。此外，使用生物信息学工具，危险变异可以从功能性生物通路中区别开来，从而识别异常发病机制，揭示疾病的异质性（不同的个体中不同的通路）。尽管上述研究取得些成功，许多经验丰富的遗传学专家质疑常见病相关基因变异的真正价值体现在何处，这些变异是真正的原因吗，还是仅仅标记了罕见突变的近似位点。

这种争论已经为下一次人类遗传学革命奠定基础，越来越高效、高成本-效益、高通量测序方法的发展使之成为可能。大约在 1 小时之内，测序一个完整的人类基因组已经成为可能，测序整个编码序列只需花费 1300 美元，而完整基因组也只需 3000 美元。当然这些花费会不断减少。它使得在个体患者中寻找致病变异序列成为可能，并且也可识别罕见变异。通过腓骨肌萎缩症患者的整个基因组测序证实这种方法的实用性，复合杂合突变在 *SH3TC2* 基因上被识别，表现为与家族其他成员基因分离。

越来越多的人认为并不是所有的遗传性疾病或者易感体质都是由基因上线性核苷酸的简单改变所致。致病突变通常也可以位于 DNA 的非编码区。例如，较大的内含子 GGGGCC 重复扩展序列位于未知功能的基因 *C9orf 72* 编码区，可能是额颞叶痴呆以及肌萎缩侧索硬化症的致病原因之一。这个突变可能是目前为止发现的在家族性以及散发性肌萎缩侧索硬化症中最常见的变异。在海马以及大脑神经元中，它与 TDP-43 包涵体相关。有趣的是，在死亡患者脑组织中，尽管起始密码子缺失，三个可供选择的二肽序列组成两个氨基酸。科学家们提出了三种潜在的致病机制，包括：①单倍型不足；②重复 RNA 介导的毒性；③二肽蛋白毒性。细胞核内 RNA *C9orf 72* 碱基对重复以及特定的 RNA 结合蛋白的发现，支持 RNA 毒性学说。*C9orf 72* mRNA 构成 DNA 以及 RNA 四链体，能够停止转录并且结合转录因子。在 *TARDP* 以及 *FUS* 突变中也编码 DNA/RNA 多肽，同时也是家族性及散发性 ALS 的致病原因之一。

随着复杂的人类基因组构架变得越来越清晰，许多由于基因表达复制过程异常导致的疾病也可能被识别。人类基因组中 5%～10%包含非同源基因复制及缺失，并且似乎比单一碱基对突变更易突变。被识别的第一个人类基因组疾病是腓骨肌萎缩症 1A 型，它是由编码髓鞘蛋白 PMP22 的基因重复表达所致，基因片段的相互缺失引起压迫性麻痹，具有遗传倾向（第 23 章）。在帕金森病（α 突触核蛋白）、阿尔茨海默病（淀粉样前体蛋白）、脊髓型肌肉萎缩（幸存运动神经元 2）、脱髓鞘疾病家族性中叶性硬化综合征（蛋白脂质蛋白 1）、迟发型脑白质营养不良（核纤层蛋白 B1）以及各种各样的进展型神经系统疾病中，基因剂量效应是主要原因。人类基因组变异很可能广泛地影响着神经系统功能、细胞生长以及新陈代谢。目前也很清楚，基因剂量效应影响行为表观、学习障碍疾病以及自闭症等。ch444eq 和 ch15q 的基因片段缺失与精神分裂症有关。自闭症与 15q 和 16p 基因片段缺失相关。有趣的是，16p 基因片段缺失也与癫痫有关。X 连锁 *MeCP2* 基因的复制在男性中会导致自闭症，在女性中会引起伴有焦虑的精神障碍疾病，然而，该基因的点突变会引起神经发育疾病 Rett 综合征。人类对于基因组变异在人类疾病中作用的认识仍处于初始阶段。

另一个探究领域是剪接变异对神经系统疾病的作

用机制。选择性剪接涉及成熟 mRNA 中不同外显子的组合，产生单基因编码的不同蛋白质。选择性剪接体现了传代的复杂性以及变异性，这种机制在神经系统中非常普遍，影响着关键进程，例如神经递质受体以及离子通道。许多疾病已经被认识到是由于选择性剪接引起异常导致。*MAPT* 的转录会导致额颞叶痴呆。异常的拼接也会引起杜氏营养不良、肌强直、面肩肱型肌肉萎缩症、共济失调性毛细血管扩张症、多发性神经纤维瘤、某些遗传性共济失调、X 染色体易损综合征以及其他疾病。一些微小的剪接变异也有可能引起复杂的遗传性疾病。白细胞介素 7 受体 α 链的剪接变异会导致更多的可溶性膜蛋白受体的合成，这与不同人群中多发性硬化的遗传易感性相关。

表观遗传学讲述的是基因的表达能够在何种水平精确调节，并不是在 DNA 的最初基因序列上变异，而是在 DNA 以及染色质结构上进行后基因组改建，这可以影响基因怎样、什么时候、在哪里被表达。甲基化 DNA 与甲基化和乙酰化的组蛋白与核 DNA 相互作用组成核染色质，成为这些活动的关键调控因素。在有丝分裂后的神经元，表观遗传过程似乎是动态活跃的。印记是一种表观遗传学特征，是指一个等位基因的优势表达取决于其来源的父母基因。一些独特的神经发育疾病 Prader-Willi 综合征（轻度精神发育迟滞和内分泌紊乱）、Angelman 综合征（皮质萎缩、小脑髓鞘形成障碍、浦肯野细胞丢失）是印记障碍的经典例子。这是由来自父亲或者母亲染色体关键基因区域 15q11～13 所决定的。一个关于不一致同卵双胞胎多发性硬化的研究中，对整个 DNA 序列、转录组以及甲基化组进行评估，比较在父母之中诱导等位基因的差异。优先的等位基因表达，是否由于印记，还是对 X 失活抵抗，或者其他机制，在确定复杂的行为以及许多神经精神疾病敏感性方面可能扮演了重要的角色。

另一个进步是神经系统疾病转基因小鼠模型的发展，尤其在制造与阿尔茨海默病、帕金森病、亨廷顿舞蹈症以及肌萎缩侧索硬化症相关的模型方面成果较多。这些模型在研究疾病发病机制以及发展测试新疗法方面用途广泛。新的条件表达的转基因鼠模型，促进了相关研究，例如晚期基因表达避免了发育代偿，或者在疾病表型显现后，通过关闭基因来检查疾病表型的可逆性。这些模型也可以测试特定神经元基因表达的影响，例如在内嗅皮质、神经元细胞、星形胶质细胞、小胶质细胞。秀丽隐杆线虫和果蝇的模型也是极其有用的，尤其在研究遗传修饰以及治疗干预方面。

离子通道和通道病

神经元的静息电位和造成冲动传导的动作电位是由离子电流和离子通道产生。大多数离子通道是门控的，即它可以在打开和关闭离子电导的两种不同构象之间进行转换。每种离子通道各不相同，取决于它们所传导的特定离子及其动力学特征，是否直接对电压敏感，是否与神经递质（如神经营养因子）的受体或配体连接，或者是否能被第二信使物质激活。利用不同离子通道的各不相同的特性，可以在细胞水平和亚细胞水平上精细地调整神经细胞的兴奋性。人类神经系统疾患中很多与离子通道突变（通道病）相关（表 8-1）。绝大多数是由编码离子通道的基因突变或者自身抗体攻击通道蛋白引起。癫痫就是通道病中的一种，其特征是由各种原因引起的神经细胞动作电位的重复性、同步性点燃的一种综合征。正常情况下动作电位是由钠离子通道开放所产生，并且钠离子内流下调细胞内浓度梯度。神经细胞膜电位的去极化打开了钾离子通道，造成钾离子外流、复极化，钠离子通道关闭和超极化。长期以来，钠离子或钾离子通道亚单位基因被认为是遗传性癫痫综合征的候选致病基因，并且近来这些基因突变已经得到证实。这些基因突变似乎是改变了其通道的正常门控功能，使得异常通道区域的神经细胞膜内在的兴奋性增强。

通道病的临床表现尽管多种多样，但是常见的特征是其间歇性和阵发性发作，正如在癫痫、偏头痛、共济失调、肌张力障碍或周期性瘫痪中所见到的那样。然而，作为进行性通道性疾患之一的常染色体显性遗传性听力损害则是一种例外。迄今为止所确定的神经通道病均为通道基因明显突变所致的不同寻常的病症。人类离子通道的全部组分及其相关的蛋白质均已确定，但也有可能发现另外的通道病。神经通道病除由于明显的基因突变所致之外，还可能由于通道基因的等位基因细小变异，同时它们的表达模式构成了一些散发性癫痫、偏头痛或其他疾病的基础。例如钾通道基因 *Kir2.6* 的突变在许多甲状腺毒性低钾型周期性麻痹的患者中找到，这种疾病与低钾型周期性麻痹相似，但来自甲状腺毒症的应激或碳水化合物负荷可以促使发生。

表 8-1 神经系统通道病

种类	疾病	通道类型	突变基因	参考章节
遗传				
共济失调	发作性共济失调-1	K	*KCNA1*	14
	发作性共济失调-2	Ca	*CACNL1A*	
	脊髓小脑性共济失调-6	Ca	*CACNL1A*	
偏头痛	家族性偏瘫性偏头痛 1	Ca	*CACNL1A*	11
	家族性偏瘫性偏头痛 2	Na	*SCN1A*	
癫痫	良性新生儿家族性惊厥	K	*KCNQ2*，*KCNQ3*	9
	全身性发作伴热性惊厥	Na	*SCN1B*	
周期性麻痹	高钾周期性麻痹	Na	*SCN4A*	26
	低钾周期性麻痹	Ca	*CACNL1A3*	
肌强直	先天性肌强直	Cl	*CLCN1*	26
	先天性副肌强直	Na	*SCN4A*	
耳聋	Jervell 和 Lange-Nielsen 综合征（耳聋、QT 间期延长、心律失常）	K	*KCNQ1*，*KCNE1*	
	常染色体显性遗传进行性耳聋	K	*KCNQ4*	
自身免疫				
副癌	边缘性脑炎	Kv1	—	
	获得性神经性肌强直	Kv1	—	
	小脑性共济失调	Ca（P/Q 型）	—	
	Lambert-Eaton 综合征	Ca（P/Q 型）	—	

神经递质和神经递质受体

神经元之间信息沟通的主要手段是突触的神经传递。经典的神经递质是在神经末梢的突触前部位合成，囊泡中贮存，并释放到突触间隙，然后与突触后细胞的受体相结合。分泌的神经递质通过以下途径被清除，即经再摄取进入神经元或胶质细胞，或在突触间隙扩散和（或）通过特异性机制所灭活。除经典的神经递质之外，已经确认许多神经肽为神经递质或可能为神经递质，其中包括 P 物质、神经紧张素、脑啡肽、B-内啡肽、组胺、血管活性肠肽、缩胆囊肽、神经肽 Y 和生长抑素。肽类神经递质在细胞体内而不在神经末梢合成，并且可能与经典的神经递质一起存在于单个神经元内。许多神经肽在疼痛调节中是重要的，包括 P 物质和降钙素基因相关肽（CGRP），后者引起患者偏头痛。因此，CGRP 受体拮抗剂被研发，并显示对治疗偏头痛是有效的。作为气体分子的一氧化氮和一氧化碳似乎也有神经递质的功能，部分地参与从突触后细胞到突触前细胞的逆向信号传递。

神经递质通过与特异性神经递质受体结合调节突触后细胞的功能，该受体具有亲离子型受体和亲代谢型受体两种类型。亲离子型受体在与神经递质衔接后直接打开离子通道。亲代谢型受体与 G 蛋白相互作用，刺激第二信使物质生成并且激活蛋白激酶，进而调节各种细胞事件。亲离子型受体是多个亚单位结构，而亲代谢型受体仅由一个亚单位构成。亲离子型受体和亲代谢型受体之间的一个重要区别是亲离子型受体效应的动力学较快（通常＜1.0ms），其原因是由于神经递质的直接结合改变了突触后细胞的电特性，而亲代谢型受体的功能具有较长的时间周期。这些特性可以保证神经递质有选择地和精细地对电位进行调节。

神经递质系统在大量的临床病症中处于紊乱状态（表 8-2），例如在帕金森病和摄取毒物 MPTP（1-甲基-4-苯基-1,2,5,6-四氢吡啶）后海洛因成瘾中所见到的中脑黑质和投射到纹状体的黑质纹状体通路的多巴胺能神经元受累。

起源于中脑的第二个多巴胺能系统是中央皮质边缘系统通路，这条通路与包括药品奖赏在内的成瘾行为相关。这条通路主要包括中脑腹侧被盖区（VTA）、中央前脑束和伏核（见图 29-2）。起源于 Meynert 基底核的胆碱能途径在阿尔茨海默病记忆功能方面扮演重要角色。

成瘾性药品可以增加伏核的多巴胺释放（第 29 章）。苯丙胺能够增加囊泡内多巴胺向细胞内释放，并且能够通过多巴胺转运体逆向转运多巴胺。易于成瘾的患者在使用苯丙胺后显示伏核的活性增强。可卡因与多巴胺转运体结合可以抑制多巴胺的再摄取。乙醇能抑制

VTA 的抑制性神经元，导致伏核多巴胺释放增加。鸦片类通过与 VTA 中含 γ-氨基丁酸（GABA）的中间神经元表达的 μ 受体结合，也能解除对多巴胺能神经元的抑制。烟碱通过激活多巴胺能 VTA 神经元胞体和神经末梢的烟碱性乙酰胆碱受体来增加多巴胺的释放。大麻活性成分四氢大麻酚也能增加伏核的多巴胺水平。在伏核阻断多巴胺能够终止成瘾性药品的奖赏效应。

神经系统中全部的细胞-细胞信息交流并非均经由神经传递完成。缝隙连接提供神经元-神经元的直接电传导，并且也造成细胞之间离子和代谢物扩散的通路。除神经元之外，缝隙连接也广泛存在于胶质细胞中，形成合胞体，进而通过从细胞外去除谷氨酸和钾离子而保护神经元。缝隙连接含有跨膜蛋白，学名为连接蛋白，该蛋白成对地跨过邻近的细胞。许多神经系统疾病的发病机制与缝隙连接相关。连接蛋白 32 是施万细胞表达的一种缝隙连接蛋白，它的突变可以造成 X-连锁的 Charcot-Marie-Tooth 病（第 23 章）。内耳表达两种缝隙连接蛋白，其中任何一种蛋白的突变均可以引起常染色体显性遗传性进行性耳聋。胶质细胞钙波通过缝隙连接的介导作用或许可以解释扩散性抑制伴偏头痛先兆这一现象以及癫痫性放电的进展。扩散性抑制是多种多样的不同刺激后神经系统所产生的一种应答，其特征是环绕扩展的负电位，传播速度为 20m/s，并且伴有细胞外钾离子水平上升。

表 8-2　主要经典性神经递质

神经递质	解剖	临床表现
乙酰胆碱（ACh） $CH_3—C(=O)—O—CH_2—N—(CH_3)_3$	脊髓运动神经元→神经肌肉接头	乙酰胆碱酯酶（神经毒气） 重症肌无力（抗 ACh 受体抗体） 先天性肌无力综合征（ACh 受体亚单位突变） Lambert-Eaton 综合征（钙离子通道抗体破坏 ACh 释放） 肉毒毒素（毒素通过胞泌作用破坏 ACh 释放）
	前脑基底部→广泛皮质	阿尔茨海默病（选择性细胞死亡） 常染色体显性遗传额叶癫痫（CNS ACh 受体突变）
	纹状体中间神经元	帕金森病（震颤）
	自主神经系统（节前和节后副支感神经；节前交感神经）	
多巴胺 （3,4-二羟基苯环）—$CH_2—CH_2—NH_3$	黑质→纹状体（黑质纹状体通路）	帕金森病（选择性细胞死亡） MPTP 帕金森综合征（毒素转运至神经元）
	黑质→边缘系统和广泛皮质	成瘾性，行为性病症
	下丘脑的弓状核→垂体前部（经门静脉）	抑制泌乳素分泌
去甲肾上腺素（NE） （3,4-二羟基苯环）—$CH(OH)—CH_2—NH_3$	蓝斑（脑桥）→边缘系统、下丘脑、皮质	心境紊乱（MAOA 抑制剂和三环类药物增加 NE 并改善抑郁） 焦虑
	延髓→蓝斑、脊髓 交感神经系统节后神经元	直立性心动过速综合征（NE 转运体突变）
5-羟色胺 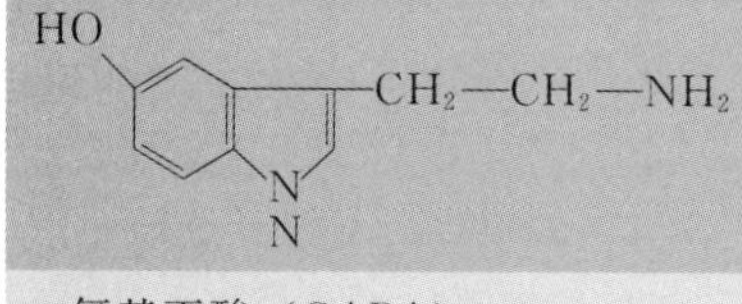 （5-羟基吲哚环）—$CH_2—CH_2—NH_2$	脑桥中缝核→广泛投射 延髓/脑桥→脊髓后角	心境紊乱（SSRI 改善抑郁）） 偏头痛通路 疼痛通路
γ-氨基丁酸（GABA） $H_2N—CH_2—CH_2—CH_2—COOH$	脑主要抑制性神经递质；广泛皮质中间神经元和长投射通路	僵人综合（抗谷氨酸脱羧酶抗体，GABA 生物合成酶） 癫痫（加巴喷丁和丙戊酸增加 GABA）
甘氨酸 $H_2N—CH_2—COOH$	脊髓主要抑制性神经递质	痉挛状态 肌张力过度（肌阵挛性震惊综合征），由于甘氨酸受体突变
谷氨酸 $H_2N—CH(COOH)—CH_2—CH_2—COOH$	主要兴奋性神经递质；位于整个 CNS，包括皮质锥体细胞	由于使用软骨藻酸（一种谷氨酸类似物）导致癫痫发作 Rasmussen 脑炎（抗谷氨酸受体 3 抗体） 兴奋毒性细胞死亡

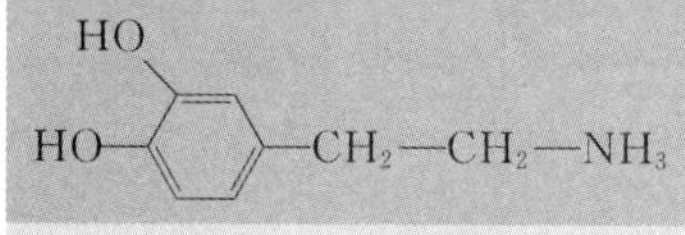

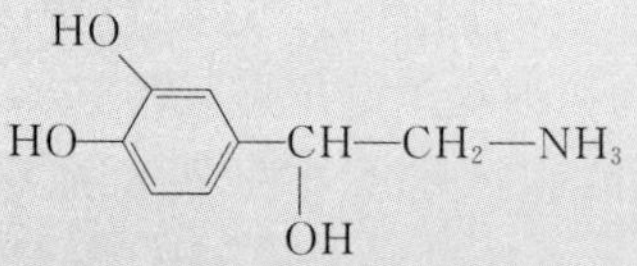

缩写：CNS，中枢神经系统；MAOA，单胺氧化酶 A；MPTP，1-甲基-4-苯基-1，2，3，6-四氢吡啶；SSRI，选择性 5-羟色胺再摄取抑制剂

信号通路和基因转录

记忆、学习和思考在神经系统中如何编码的根本性问题有可能通过确定神经细胞分化、轴突引导和突触形成过程中的信号通路，以及通过理解这些通路如何通过经验进行调整来阐明。许多转录因子家族在神经系统中表达，其中每一个家族均包含着多种单一的组分。这些信号通路的阐明已经为包括遗传性认知障碍（如X-连锁精神迟滞）在内的多种神经系统病症的原因提供了见解。X-连锁精神迟滞的发生率约为每500个男性中有1例，并且在不同家族中的连锁研究发现，多达60个不同的X染色体编码基因可能与之相关。在CGG重复扩展序列中观察到RNA-DNA双链体的形成阻滞了转录，这发生于脆性X基因相关的精神迟滞。Rett综合征是常见于女性的（显性）X连锁进行性精神迟滞，系编码一种DNA结合蛋白的基因（*MECP2*）发生突变，造成转录阻遏所致。由于X染色体仅由大约3%的生殖细胞DNA组成，因此推断影响人类智能并与临床病症相关的基因数量必定很大。正如下文所讨论，异常基因转录在神经系统变性病中发挥作用的证据越来越多，例如亨廷顿病的发病是由于带有聚谷氨酸的蛋白质与转录因子结合并使其隐蔽。对于神经细胞存活的关键性转录因子是CREB（环单磷酸腺苷反应元件结合蛋白），该蛋白位于海马，在记忆功能方面也发挥重要作用。调节基因REST在正常年龄范围内协调神经保护基因的表达。它抑制细胞死亡和异常的基因表达，促进保护性因子表达。高水平REST与正常认知相关，甚至存在淀粉样蛋白斑与神经纤维缠结时。虽然REST随着年龄增加，但在阿尔茨海默病患者中并不随着年龄增加，并且在吞噬体中与淀粉样蛋白群集分布。

髓鞘与神经炎症

髓鞘或髓磷脂是包绕着轴突的多层绝缘性物质，通过允许动作电位在轴突两个裸露区域（郎飞结）之间跳过和横过髓鞘包绕节段而加速冲动传导。髓磷脂膜和轴突之间的分子作用对于维持两种结构的稳定性、功能和正常生存期是必要的。中枢神经系统中通常一个少突胶质细胞的髓鞘内有多个轴突，而周围神经系统中，典型的情况是每一个施万细胞有一条有髓的轴突。髓鞘富含脂质，它由围绕着轴突的有髓细胞的细胞膜螺旋样突起形成，构成了多种膜双层结构，通过带电的蛋白质相互作用而紧密排列（致密髓鞘）。一些轴突生长的抑制因子表达于髓鞘膜的最内层（见下文"干细胞和移植"）。临床上，许多重要的神经系统病症是由于CNS或PNS髓鞘蛋白的遗传性突变所致（图8-1）。在自身免疫性脱髓鞘疾病中，髓鞘也有作为自身抗原的倾向（图8-2）。

少突胶质前体细胞的转录调控受*Olig 2*和*Yin Yang 1*基因控制。有丝分裂后少突胶质细胞的髓鞘形成依赖于不同的转录因子——髓鞘基因调控因子（MRF）。在正常成年人大脑中，值得注意的是，大量的少突胶质前体细胞（表达PDGFR-α和NG2）广泛分布，但没有髓鞘包裹轴突，甚至处于脱髓鞘环境中，例如多发性硬化病灶。几个分子家族已经被识别来调节少突胶质细胞的分化以及髓鞘的形成，包括LINGO-1、PSA-NCAM、hyaluronan、Nogo-A、Wnt途径、notch信号通路以及维A酸受体RXRγ。除了RXRγ为兴奋性的，其余都为抑制性的。所有的都是髓鞘修复疗法的潜在目标，抗LINGO-1的单克隆抗体在临床试验中使用于多发性硬化的髓鞘再生。最近，一系列的观察对传统概念表示怀疑（轴突需要髓鞘）。在体外，固定的轴突可以被少突胶质细胞产生的髓鞘包裹，而且人造聚苯乙烯纳米线可以达到相似直径。这促进了新的高效筛选方法的发展，来识别促进髓鞘形成的化合物。

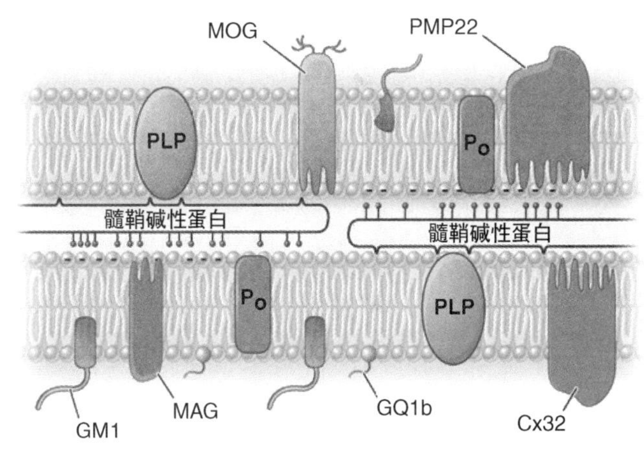

图8-1（见书后彩图） 髓鞘的分子结构显示了大部分重要的疾病相关蛋白。图示中枢神经系统（CNS）和周围神经系统（PNS）的髓磷脂。CNS的髓磷脂蛋白为绿色，PNS的髓磷脂蛋白为淡紫色，CNS和PNS均存在的髓磷脂蛋白为红色。CNS中，X连锁等位基因疾病、Pelizaeus-Merzbacher病和家族性痉挛性截瘫中的一种变异型是由于蛋白脂质蛋白（PLP）基因突变所致，正常情况下PLP可以促进邻近的两层髓磷脂贴紧。PNS中的P_0蛋白是PLP的同类物，其基因突变可以引起Charcot-Marie-Tooth病1B亚型的神经病理学改变。Charcot-Marie-Tooth病的最常见亚型是1A，由*PMP22*基因的重复所致；*PMP22*基因缺失引起另一种遗传性神经病——遗传性压力易感性麻痹。

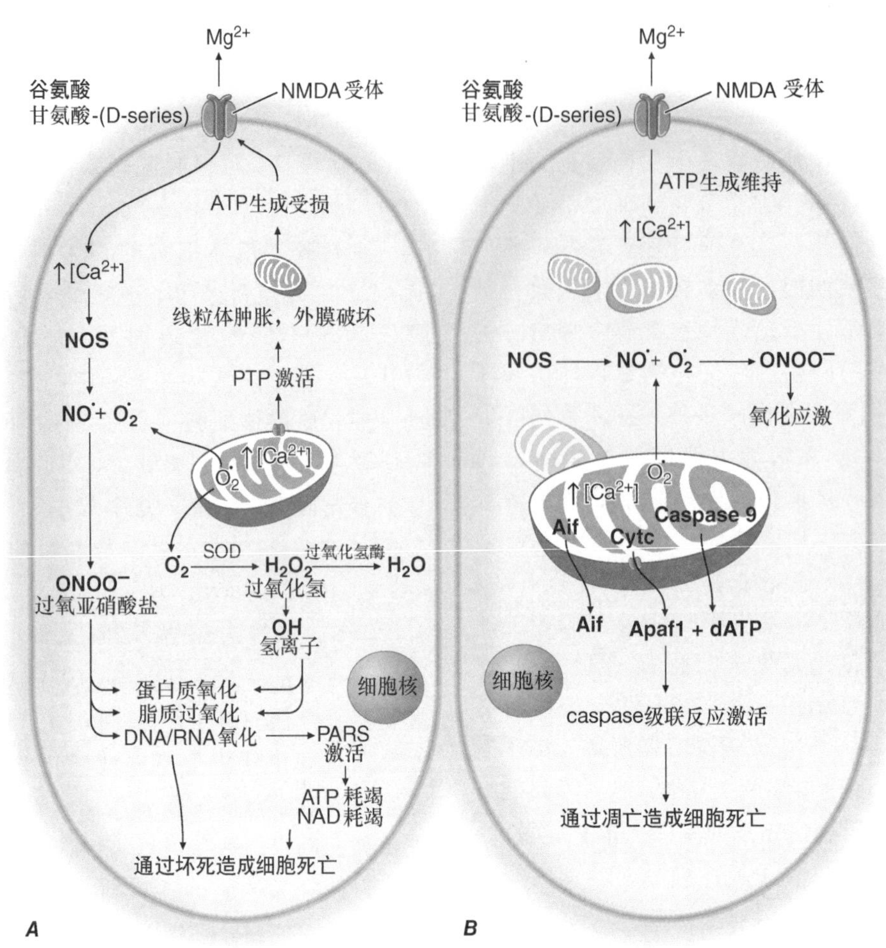

图 8-2 线粒体介入细胞死亡。 A 图显示严重的兴奋性毒性损害通过坏死造成细胞死亡，而 B 图显示轻度的兴奋性毒性损害则通过凋亡造成细胞死亡。严重损害后（例如缺血），NMDA 的谷氨酸受体活性大量增加，细胞内 Ca^{2+} 浓度上升，NO 合酶（NOS）激活，并且线粒体内 Ca^{2+} 增加，产生过氧化物，随后形成 $ONOO^{-}$。这一过程造成包括 DNA 在内的细胞大分子物质的损害，导致聚 ADP 核糖聚合酶（PARS）的激活。线粒体 Ca^{2+} 积聚和氧化性损害造成与兴奋性毒性细胞死亡相关的通透性转运孔（PTP）的激活。由于兴奋性氨基酸受体异常，使得 Ca^{2+} 内流增加；或者由于其他离子通道或能量生成发生功能性损害，均可造成轻度兴奋性毒性损害，进而可以使电压依赖性 NMDA 受体被周围环境的谷氨酸盐所激活。结果导致线粒体 Ca^{2+} 和自由基生成增加，并也相对地维持 ATP 的生成。随后，线粒体可以释放细胞色素 c（Cytc）、caspase 9、凋亡诱导因子（Aif），以及可能引起凋亡的其他介质。在这种细胞死亡的模式下，PTP 的确切作用已经阐明，但是似乎还涉及 PTP 的关键组分腺嘌呤核苷酸转运体。

巨噬细胞和小胶质细胞是神经系统起抗原呈递和固有免疫作用的主要细胞。大脑巨噬细胞起源于造血干细胞或者小胶质细胞，在血脑屏障形成之前从卵黄囊移居至大脑。在自身免疫性脱髓鞘疾病的小鼠动物模型中，实验性变应性脑脊髓炎（图 8-3），来自于骨髓单核细胞而不是小胶质细胞的巨噬细胞，在郎飞结附近产生炎症脱髓鞘病变。此外，小胶质细胞通过调整兴奋性突触以及控制树突棘数量来调节神经环路。小鼠在发育期减少小胶质细胞，表现为认知学习以及行为异常，包括异常社会行为。在成年小鼠脑内，使用集落刺激因子受体 1（CSFR1）选择性抑制剂减少小胶质细胞后，它们可快速增生恢复，提示可能有一种小胶质细胞前体细胞池存在于中枢神经系统。

在多发性硬化中，髓鞘碱性蛋白（MBP）和数量较少的 CNS 蛋白，即髓鞘少突胶质细胞糖蛋白（MOG），很可能分别是 T 细胞和 B 细胞抗原。MOG 位于 CNS 髓磷脂膜的最外层，能够被自身抗体激活。在 PNS 中，抗髓鞘神经节苷脂自身抗体与多种病症相关，包括吉兰-巴雷综合征 Fisher 变异型的 GQ1b、多灶性运动神经病的 GM1、伴单克隆 γ 病性周围神经病的髓鞘相关糖蛋白（MAG）的硫脂组分。

微生物与神经系统疾病

人类微生物组代表 10^{14} 种生活在我们的肠道、皮肤、黏膜以及其他部位的微生物基因群体。不同的微

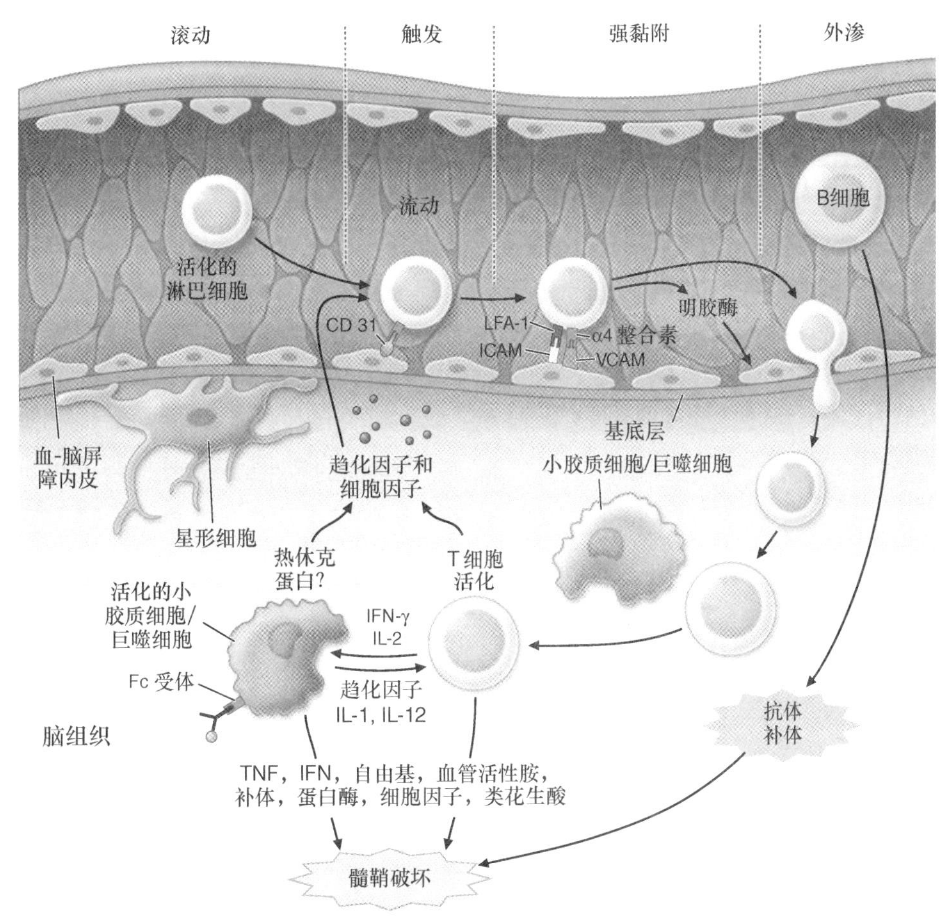

图 8-3　实验性过敏性脑脊髓炎（EAE）模型。本病发病和进展的关键步骤包括先前存在的自身反应性 T 细胞的外周激活，导引至 CNS 并通过血脑屏障外溢，T 细胞暴露于自身抗原的再激活，分泌细胞因子，激活小胶质细胞和星形细胞并发生继发性炎症过程，以及免疫介导的髓鞘破坏。ICAM：细胞间黏附分子；LFA-I：白细胞功能相关性抗原-1；VCAM：血管细胞黏附分子；IFN：干扰素；IL：白介素；TNF：肿瘤坏死因子。

生物群落与不同的种族、饮食和环境相关。任何个体的主要肠道菌群可在几十年非常稳定，但是也可以通过暴露于某些微生物而改变，例如通过摄入益生菌。

有说服力的证据显示，肠道微生物通过它们的代谢与人类相互作用可以塑造免疫反应。对于理解自身免疫性神经疾病发病机制方面，肠-脑相互作用很可能是非常重要的。例如，运用广谱抗生素治疗的小鼠可以抵抗 EAE，这与降低炎性细胞因子相关，相反地免疫抑制细胞因子（IL-10 和 IL-13）增多，以及调节性 T、B 淋巴细胞增加。口服给药的脆弱类杆菌多糖 A（PSA）通过增加 IL-10，也保护小鼠抵抗 EAE。

除了细胞因子和调节细胞介导的免疫稳态的非特异性影响，在易感人群中，一些微生物的蛋白质可以触发针对中枢神经系统同源蛋白的交叉反应性免疫应答，这种机制称为分子模仿。例如，在视神经脊髓炎中星形胶质细胞水通道蛋白-4 和产气荚膜梭状芽胞杆菌的 ABC 转运蛋白通透酶之间的交叉反应（第 22 章）；在吉兰-巴雷综合征中神经节苷脂 Gm1 和空肠弯曲杆菌含类似唾液酸结构的交叉反应（第 24 章）；发作性睡病中促进睡眠的蛋白 hypocretin 和 H1N1 流感病毒血凝素的交叉反应，以及其他相关例子。

最近，许多观察性研究发现微生物环境在广谱神经系统疾病和行为的发病机制中具有一定作用，从而超出了免疫介导病理学的传统界限。这可能并不令人惊讶，因为神经病学很久之前就已发现，肠道细菌可以影响大脑功能，主要是基于经典的研究显示肠道微生物会加重肝性脑病，形成抗生素治疗这种疾病的基础。

在完全无菌的环境中与非无菌环境相比，小鼠显示出较少的焦虑、对应激的较低反应、更多的探索性行为和记忆力缺损。这些行为涉及有关神经信号传导、突触功能和神经递质调节的通路基因表达的变化。此外，当无菌鼠与非无菌小鼠共同饲养时，这种行为可能发生逆转。

人类肠道自主神经系统提供了大脑和肠道之间的双向神经连接。支配上部肠道和近端结肠的迷走神经，与小鼠的焦虑和抑郁样行为相关。摄入糖乳杆菌可诱导边缘皮质、海马和杏仁核的神经元中抑制性神经递质 GABA1b 的表达改变，伴有糖皮质激素水平下降和减少的焦虑和抑郁样行为变化。引人注目的是，这些变化能通过迷走神经切断术阻止。

另一个新的感兴趣领域是肠道微生物群对自闭症及相关疾病的可能影响。自闭症谱系疾病儿童一直以来都有胃肠道紊乱，研究报告微生态失调的严重程度与自闭症的严重程度相关。给怀孕母鼠注射病毒 RNA 模拟聚肌苷酸：聚胞苷酸（poly I：C）后，可在其后代诱发自闭症小鼠模型。引人注目的是，给后代子鼠口服脆弱类杆菌治疗可纠正自闭症行为，对这些小鼠也改善了肠黏膜通透性。

神经营养因子

神经营养因子（表 8-3）是一类能够调节神经细胞生长、分化、修复和存活的分泌蛋白质；其中有些还具有另外的功能，例如在学习和记忆过程的神经传递和突触重组中发挥作用。神经营养蛋白家族包括神经生长因子（NGF）、脑源性神经营养因子（BDNF）、NT3 和 NT4/5。神经营养蛋白在 TrK 和 p75 受体发挥作用，促进神经元的存活。BDNF 与突触发生有关。特定多态性与阿尔茨海默病的危险增加有关。由于其促进存活和抗细胞凋亡效应，理论上，神经营养因子在治疗以神经元成熟前死亡为特性的疾病是优先的选择，例如肌萎缩侧索硬化和其他变性运动神经元疾病。缺乏睫状神经营养因子（CNTF）和 BDNF 受体的基因敲除小鼠显示运动神经元减少，并且实验性运动神经元死亡能被使用包括 CNTF、BDNF 和血管内皮生长因子（VEGF）在内的多种神经营养因子的治疗所挽救。然而 3 期临床研究结果表明神经生长因子对人 ALS 无效。生长因子胶质细胞源性神经营养因子（GDNF）对于多巴胺能神经元的存活是重要因素。直接输注 GDNF 在帕金森病中显示有初始疗效，但该获益未能在大型临床试验中复制出来。

表 8-3 神经营养因子

神经营养蛋白家族	转化生长因子 β 家族
神经生长因子	胶质细胞源性神经营养因子家族
脑源性神经营养因子	Neurturin
神经营养蛋白-3	Persephin
神经营养蛋白-4	成纤维细胞生长因子家族
神经营养蛋白-6	肝细胞生长因子
细胞因子家族	胰岛素样生长因子（IGF）家族
睫状神经营养因子	IGF-1
白血病抑制性因子	IGF-2
白介素-6	
心营养蛋白-1	

干细胞和移植

传统观点认为神经系统是非有丝分裂器官，特别是关系到神经元。这种观点已经受到许多新发现的挑战，例如在成人的 CNS 中存在神经祖细胞或干细胞，这些细胞可以分化，长距离迁移，并且经适当的激活作用产生广泛的轴突分支和突触形成。这些性能也表明，对于存在于成熟神经系统中的这些细胞的生长、存活、分化和迁移来说，它们就是所需要的全部因素。啮齿动物的神经干细胞被认为是能够分化成为成熟的神经细胞或胶质细胞的祖细胞，实验已经证实该细胞可以在胚胎 CNS 和神经外胚层组织，以及成人生发基质和室管膜区中繁殖。在存在生长因子的培养中，人类胚胎 CNS 组织也可以分化为形态学的神经元、星形细胞和少突胶质细胞。

一旦决定细胞型特异性所需的全部信号能够很好阐明，即能够在体外直接分化为特异性的神经细胞或胶质细胞亚群，这些细胞也就可以设计出可以表达治疗作用的分子。其他有希望的探索研究是利用生长因子，例如 BDNF 刺激内源性干细胞增殖并且迁移到神经受损的区域。

一项重大进展一直诱导多能干细胞的发展。使用这种技术，成人体细胞如皮肤成纤维细胞可用四种多分化潜能性因素（SOX2、KLF4、cMYC 和 Oct4）处理，这将生成诱导多能干细胞（induced pluripotent stem cell，iPSC）。这些成人干细胞回避了使用人类胚胎干细胞的伦理问题。这些细胞的发展也为疾病机制研究和测试疗法提供了前景。至今有关生成和分化 iPSC 的最好技术，尚未达成共识。然而，避免使用病毒载体和使用 Cre-lox 系统的技术来消除重编程因素，可以更好地匹配胚胎干细胞的基因表达谱。多年来，定向诱导分化的领域已经用三个主要战略来指定来自人类胚胎干细胞的神经谱系。这些战略是胚状体形成、在神经诱导饲细胞上培养和直接的神经诱导。到目前为止，iPSC 已经从主要人类神经退行性疾病患者中获得，并正在研究使用它们。

虽然干细胞有很大的前景治疗神经系统退行性疾病，如帕金森病和脊髓损伤，但是应该强调其医学应用程序尚处于起步阶段。主要障碍是产生位置和神经递质明确的神经元亚型，以及纯化细胞群的隔离。这对于避免持久性未分化胚胎干细胞生成肿瘤是关键的。

建立适当的神经连接和传入控制也是关键的。例如，人类胚胎干细胞运动神经元需要在神经轴突的多个节段被引入，那么其轴突将需要从脊髓到远端肌组织的再生。

帕金森病患者实验性移植人胚胎多巴胺能神经元后，移植的神经元细胞可以在宿主的纹状体内存活；但是对于一些患者逐渐发展的运动障碍，这项措施并不能改善临床症状。iPSC 可以分化为多巴胺能神经元的研究增强了将 iPSC 用于帕金森病的可能。研究显示在 MPTP 诱导的灵长类模型中多巴胺能神经元可以挽救帕金森病表型，该模型中多巴胺能神经元生存功能良好，无神经过度生长。iPSC 来源的神经元中 tau 突变的纠正可以逆转树突回缩和细胞死亡的中毒表型。

iPSC 的另一个新用途是筛选药物作为治疗神经退行性疾病及其他疾病的潜在方法。使用iPSC 诱导的戈谢病患者来源的巨噬细胞已经显示了其可行性，并验证了蛋白分子伴侣在这些细胞中的疗效，可以稳定突变的葡糖脑苷脂酶，并增加它的活性和作用时间。其他方法都是试图减少与神经退行性疾病发病机制有关的蛋白质表达，如淀粉样蛋白、tau 蛋白和 α-突触核蛋白。一个困难是，重新编程细胞至 iPSC 将重置它们的身份至胚胎时代，对于晚发性疾病建模是一个障碍。一个解决方法是表达基因突变的片段，例如部分核纤层蛋白 A，其会引起过早老化（早衰）。这种方法显示，树突变性和酪氨酸羟化酶表达逐渐丢失，以及扩大的线粒体和路易体前体包涵体，在 iPSC 来源的多巴胺能神经元中被诱导，伴随早老素蛋白诱导的早衰。

亨廷顿病患者的移植研究报告令人鼓舞，虽然仅是初步研究结果。OPC 移植入髓鞘形成障碍性疾病的小鼠中，能够有效地在新环境中迁移，与轴突相互作用，介导髓鞘形成。这种实验给予人们希望，类似的移植策略可能在人类髓鞘疾病（如多发性硬化）中是可行的。干细胞治疗神经退行性疾病和神经损伤的前景是极大的，但未解决的疑虑放缓了其发展，诸如安全性（包括移植细胞恶性转化的理论风险）、伦理（特别是关于使用胚胎组织）和疗效方面。

发育期的脑，其细胞外基质提供兴奋性和抑制性信号促进神经元迁移、神经突出芽和轴突延伸。神经元损伤后，抑制性分子例如硫酸软骨素蛋白聚糖的再表达可以阻止组织再生。在脊髓损伤的大鼠模型中，软骨素酶能够降解这些抑制性分子，增强轴突再生和运动功能恢复。数个髓鞘蛋白，特别是 Nogo、少突胶质细胞髓鞘糖蛋白（OMGP）和髓鞘相关糖蛋白（MAG）也可能干预轴突再生。唾液酸酶可以裂解 MAG 相关受体，增强轴突出芽。抗 Nogo 抗体促进实验性局灶性缺血或脊髓损伤后的再生。Nogo、OMGP 和 MAG 都与相同的神经受体结合，Nogo 受体通过 p57 神经营养因子受体信号介导它的抑制功能。

细胞死亡——兴奋性毒性和细胞凋亡

兴奋性氨基酸受体激活所致的神经细胞死亡归诸于兴奋性毒性（图 8-4）。兴奋性毒性作用的引人注目的证据，特别是在缺血性神经元损伤中，源自动物模型的实验研究。卒中实验模型与细胞外兴奋性氨基酸神经递质谷氨酸的浓度升高有关，并且神经细胞的损害可以通过含有谷氨酸的神经细胞的去神经支配或使用谷氨酸受体拮抗剂而削弱。细胞对缺血敏感程度与 NMDA 受体紧密相关（不包括小脑浦肯野细胞，该细胞易于受到缺氧-缺血损害，但缺乏 NMDA 受体）；并且竞争性和非竞争性 NMDA 拮抗剂可以有效地预防局灶性缺血。在全脑性大脑缺血中，非 NMDA 受体（红藻氨酸和 AMPA）被激活，并且这些受体的拮抗剂是保护性的。使用 NMDA 拮抗剂也可以使实验性低糖血症所致的脑损害有所减轻。

兴奋性毒性不是单一性事件而是级联性细胞损伤。兴奋性毒性作用使得钙流入细胞，而且许多钙并非在胞质中，而是隐蔽在线粒体。胞质中的钙造成代谢性功能障碍和自由基生成；激活蛋白激酶、磷脂酶、NO 合酶、蛋白酶以及核酸内切酶，并且抑制蛋白质合成。NO 合酶激活产生一氧化氮（NO•），能够与过氧化物（$O•_2$）发生反应生成过氧亚硝酸盐（$ONOO^-$），它在神经细胞损伤中直接发挥作用。另一个关键路径是激活聚 ADP 核糖聚合酶，这发生在自由基介导的 DNA 损伤反应中。实验中，敲除神经元一氧化氮合酶或聚 ADP 核糖聚合酶的突变小鼠，或过表达超氧化物歧化酶的小鼠，可以抵抗局灶性缺血。

兴奋性毒性的另一个方面是，有研究显示刺激突触外 NMDA 受体介导细胞死亡，而刺激突触受体是保护性的。兴奋性毒性在亨廷顿舞蹈病转基因小鼠模型中具有作用，使用低剂量美金刚选择性阻断突触外受体是有益的。

虽然兴奋性毒性与脑卒中细胞死亡的发病机制明显相关，但是 NMDA 拮抗剂并没有证明在临床上有用。一种方法是使用突触后密度-95 蛋白质抑制剂使 NMDA 受体与神经毒性通路解偶联，包括一氧化氮的生成。这种方法在灵长类动物卒中模型是有效的，在脑动脉瘤血管内修复的卒中 2 期临床试验中也是有效的。瞬时受体电位（TRP）是钙离子通道，由氧化应激与兴奋性信号通路激活。此外，通过酸敏感离子通

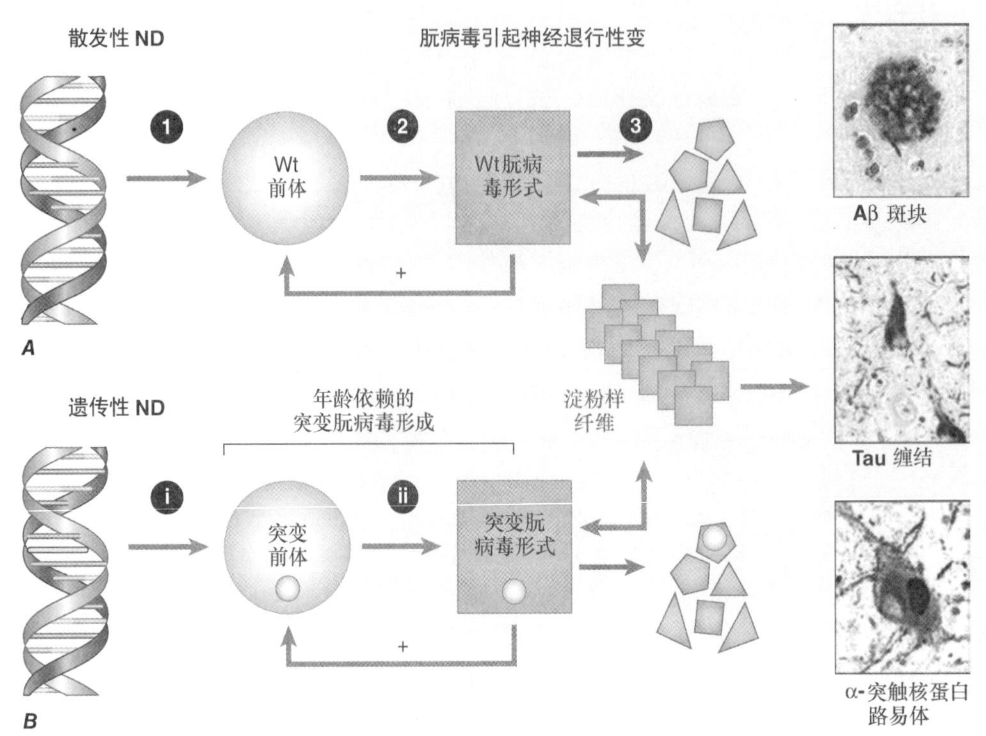

图 8-4（见书后彩图） 朊病毒引起的神经变性。 A. 在散发的神经退行性疾病（ND）中，野生型（Wt）朊病毒通过翻译后修饰的自体繁殖循环而扩增，这期间前体蛋白（绿色圆圈）转换成通常高度 β 折叠的朊病毒形式（红色方框）。致病性朊病毒在低聚物时毒性最大，聚合后形成淀粉样纤维则毒性减少。小多边形（蓝色）代表朊病毒蛋白水解的裂解产物。淀粉样纤维在阿尔茨海默症（AD）中凝聚成 Aβ 淀粉样斑块，在 AD 和 Pick 病中形成神经纤维缠结，在帕金森病和路易体痴呆中形成路易体。药物治疗目标包括：①降低前体蛋白；②抑制朊病毒形成；③加强朊病毒清除。B. 晚发遗传性神经退行性变探讨两个离散事件：①第一个事件是合成突变前体蛋白（绿色圆圈）；②第二个事件是年龄依赖的突变朊病毒形成（红色方框）。DNA 结构中突出显示的黄色条形代表外显子的碱基对突变，小的黄色圆圈表示相应的突变氨基酸替代。绿色箭头表示一个正常的过程；红色箭头代表致病的过程；蓝色箭头，代表一个已知发生的过程，但未知是否正常或致病。（Micrographs prepared by Stephen J. DeArmond. Reprinted with permission from SB Prusiner：Biology and genetics of prions causing neurodegeneration. Annu Rev Genet 47：601，2013.）

道钙流入的谷氨酸独立通路已经被鉴定出来。这些通道在酸中毒和基质损耗的情况下运输钙，药理学阻断这些通道可以明显减轻卒中损伤。这些通道为卒中提供了潜在的治疗新靶点。

细胞凋亡，或程序性细胞死亡，在生理和病理条件下均发挥重要作用。在胚胎发生过程中，细胞凋亡通路操纵着神经元的破坏，使其不能适当地分化或者到达其预期的靶部位。在各种急慢性神经系统疾病中，有许多证据表明凋亡性细胞死亡的比率上升。细胞凋亡的特征是神经细胞固缩、染色质凝聚和 DNA 降解，然而坏死性细胞死亡则与胞质和线粒体肿胀相关联，并随后出现细胞膜的分解。凋亡和坏死性细胞死亡可以并存或者为连续性事件，取决于开始损害的严重程度。在这两种细胞死亡形式中，细胞能量储存似乎有重要作用，细胞凋亡有利于 ATP 保存。DNA 降解的证据已经见于许多神经系统变性疾病，包括 AD、Huntington 病和 ALS。与细胞凋亡相关的遗传性神经系统疾病最典型的是婴儿脊肌萎缩症（Werdnig-Hoffmann 病），其病因是有两个基因涉及细胞凋亡通路。

线粒体在调控特异性细胞凋亡通路方面必不可少。细胞色素 C 和凋亡诱导因子（apoptosis-inducing factor，AIF）在凋亡期间自线粒体的重新分布，导致细胞内蛋白酶如 caspase 级联反应的激活。Caspase 独立的细胞凋亡发生在 DNA 损伤、聚-ADP-核糖聚合酶激活和 AIF 转位入细胞核之后。细胞色素 C 的重新分布可以通过凋亡蛋白 BCL2 的过度生成而防止，并且可以通过前凋亡蛋白 BAX 而促进。这些通路可以被线粒体内膜的大孔，即通透性转换孔的激活而触发，虽然在其他情况下它们可以独自发生。通透性转换孔由 ATP 合酶二聚体构成，被亲环蛋白 D 激活，导致大量钙通过线粒体内膜流出。特定形式的先天性肌营养不良由胶原Ⅵ突变引起，导致通透性转换孔的活性升高。近期研究提示阻断线粒体孔能够减少低血糖性和缺血性细胞死亡。亲环蛋白 D 是打开通透性转换孔的关键蛋白，亲环蛋白D缺陷的小鼠可以抵抗由局灶性脑缺血引起的坏死。

蛋白质聚集和神经变性

蛋白质聚集可能在神经变性疾病的发病机制中发挥作用，这是当前研究的一个热点。蛋白质聚集是神经变性疾病的主要组织病理学特征。阿尔茨海默病的发病机制强烈涉及β淀粉样蛋白的沉积。在家族性阿尔茨海默病中遗传性突变导致带有42个氨基酸的β淀粉样蛋白产生总量上升，与带有40个氨基酸的β淀粉样蛋白相比，前者的聚集倾向也增加。并且，淀粉样前体蛋白（APP）的突变，减少β-淀粉样蛋白产生，对AD发生有预防保护作用，在老年人中与认知功能保留有关。在额颞叶痴呆和进行性核上性麻痹中，编码MAPT的基因突变导致tau蛋白剪接改变和形成神经原纤维缠结。家族性帕金森病与富亮氨酸重复激酶2（LRRK2）、α-突触核蛋白、parkin、PINK1和DJ-1突变相关。PINK1是一种线粒体激酶（见下文），DJ-1是一种涉及氧化应激保护的蛋白质。Parkin是一种泛素连接酶，可以引起常染色体隐性遗传早发型帕金森病。帕金森病的组织病理学特征是存在Lewy小体，它是一种含有神经丝和α-突触核蛋白的嗜酸性胞质内包涵体。Huntington病和小脑变性与蛋白质中聚谷氨酰胺重复扩展相关，这种蛋白质的聚集形成神经细胞核内包涵体。家族性ALS与超氧化物歧化酶突变和含有超氧化物歧化酶的胞质内包涵体相关。一个重要的发现是，在多数ALS病例和常见类型的额颞叶痴呆中可观察到泛素化包涵体，它由TAR DNA结合蛋白43（TDP-43）组成。随后，在家族性ALS中观察到TDP-43基因突变和肉瘤融合（FUS）基因突变。这些蛋白都参与转录调控和RNA代谢。在常染色体显性遗传性神经垂体尿崩症中，后叶加压素突变造成蛋白质处理异常，积聚在内质网并且造成细胞死亡。

与细胞死亡相关的另一个关键机制是线粒体动力学，是指参与线粒体运动的过程，以及线粒体分裂和融合，后者在线粒体运转和损伤线粒体修复过程中发挥关键作用。线粒体功能障碍与许多神经退行性疾病的发病机制相关，如Friedreich共济失调，由铁结合蛋白基因突变引起，该蛋白在铁转运至顺乌头酸酶的铁硫簇，以及复合物Ⅰ和复合物Ⅱ的电子传递链中发挥重要作用。线粒体分裂是依赖于动力蛋白相关蛋白（Drp1）结合到其受体Fis，而MF 1/2和视神经萎缩蛋白1（OPA1）分别负责线粒体外膜和内膜的融合。MFN2突变导致Charcot-Marie-Tooth神经病2A型，OPA1突变导致常染色体显性视神经萎缩。β-淀粉样蛋白和突变的亨廷顿蛋白诱导线粒体碎片和与Drp1活性增加相关的神经细胞死亡。此外，引起常染色体隐性帕金森病的基因突变*parkin*和*PINK1*，引起异常线粒体形态，导致细胞通过自噬作用清除损伤线粒体的能力受损。

一个主要的科学问题是蛋白聚集体是否直接导致神经元死亡，或者它们只是次要的旁观者。在所有神经变性疾病中，目前的重点在小蛋白聚集体（称低聚体）上。这些可能是β-淀粉样蛋白的毒性种类、α-突触核蛋白和多聚谷氨酰胺扩增的蛋白质，如与亨廷顿舞蹈病相关的蛋白。蛋白聚集体通常被泛素化，这使得它们可以被蛋白酶体26S组分降解。不能降解蛋白聚集体可以导致细胞功能障碍，轴突运输受损，并通过凋亡机制引起细胞死亡。

细胞自噬作用是在溶酶体中降解胞内组分。越来越多的证据表明，自噬在神经变性疾病中蛋白聚集体的降解发挥重要作用，它在AD、帕金森病和亨廷顿病中受损。自噬对神经元的健康尤为重要，自噬的失败导致细胞死亡。亨廷顿病中物质识别发生障碍，引起蛋白聚集体和细胞死亡。西罗莫司能诱导细胞自噬，在AD、帕金森病与亨廷顿病转基因小鼠模型中表现出有益的治疗效果。

相关证据发现在帕金森病中溶酶体功能障碍和自噬作用受损。葡糖脑苷酯酶基因突变与5%的帕金森病病例以及8%～9%的路易体痴呆患者有关。因此，这是迄今发现的两种疾病最重要的遗传原因。葡糖脑苷脂酶和α-突触核蛋白可以相互作用。研究显示在散发性帕金森病患者黑质中葡糖脑苷酯酶浓度和酶的活性减少。此外，α-突触核蛋白被分子伴侣介导的自噬作用降解。已证明在葡糖脑苷脂酶缺乏的转基因小鼠以及酶被抑制的小鼠中，α-突触核蛋白的降解受到损害。此外，α-突触核蛋白抑制葡糖脑苷脂酶的活性。因此，α-突触核蛋白和葡糖脑苷脂酶之间有双向反馈作用。一个有吸引力的治疗干预是使用蛋白伴侣分子增加葡糖脑苷脂酶作用的活性和时间。这将减少α-突触核蛋白水平，阻滞多巴胺能神经元的降解。

Retromer复合体是保守膜相关蛋白复合体，在内吞体-高尔基复合体中发挥功能。Retromer复合体包含选择性的复合物，由VPS35、VPS26和VPS29以及分捡连接蛋白二聚体组成。最近，VPS35突变被证明是迟发性常染色体显性遗传帕金森病的原因。Retromer复合体也负责将APP从内吞体运走，而APP是在内吞体中裂解生成β-淀粉样蛋白。已鉴定AD患者海马组织中VPS35和VPS26缺乏。因此，对这些疾病的一种新的治疗方法可能是使用伴侣蛋白稳定 retromer 复合体，减少 β-淀粉样蛋白和 α-突触核蛋白的生成。

LRRK2 突变被证明对体内和体外通过自噬-溶酶体系统清除高尔基体囊泡都有效应。LRRK2 突变也与核糖体蛋白 s15 磷酸化介导的蛋白质合成升高有关联。阻断这种磷酸化减少了人类多巴胺和皮质神经元中 LRRK2 介导的轴突损失和细胞死亡。

有趣的是，在亨廷顿舞蹈病和小脑变性的实验模型中，蛋白聚集体与神经元死亡的相关性并不好，有可能是保护性的。大量的证据表明，在这些疾病中聚谷氨酰胺扩增突变蛋白与转录因子结合，导致疾病发病。在亨廷顿病中，存在转录共调节因子 PGC-1α 的功能障碍，PGC-1α 是线粒体生物合成的关键调节因子。还有证据表明，功能受损的 PGC-1α 在帕金森病和 AD 中都很重要，使它成为有吸引力的治疗目标。上调基因转录的制剂在这些疾病的动物模型中有神经保护作用。大量化合物被开发，以阻断 β-淀粉样蛋白产生和（或）聚集，这些制剂正在人类早期临床试验中进行研究。调查的另一种方法是用结合 β-淀粉样蛋白、tau 或 α-突触核蛋白的抗体进行免疫治疗，这些研究显示出对于预防淀粉样蛋白、tau 和 α-突触核蛋白传播的疗效。这可能导致有效的治疗方法，即阻断神经元之间的传播。两项有关 β-淀粉样蛋白免疫治疗的大型临床试验没有显示出疗效，但是仍在研究这种治疗策略。

朊病毒和神经退行性疾病

随着我们对神经退行性疾病的病因及发病机制了解增多，有些曾经令人奇怪的组织学异常，实际上可能反映了病因。例如，在库鲁病和克雅病（CJD）的淀粉样斑块充满了组装成纤维的 PrP^{Sc} 朊病毒。过去三十年见证了有关朊病毒新知识的飞速增长。很多年来，库鲁病、克雅病和羊瘙痒病被认为由行动迟缓的病毒引起，但大量的实验证据认为，引起这些疾病的感染性病原体没有核酸。这种病原体被称为朊病毒，由采用替代构象的宿主编码蛋白组成（第 17 章）。朊病毒通过对正常前体蛋白赋予他们的构象而自身繁殖；大多数朊病毒富含 β 折叠结构，组装成淀粉样纤维。

与库鲁病和克雅病的斑块由 PrP 朊病毒组成类似，AD 中的淀粉样斑块充满了聚合成纤维的 Aβ 肽。家族性 CJD 与 PrP 基因突变以及（如上所述）家族性 AD 与 *APP* 基因突变之间的遗传学联系，加强了神经病理学表现与病原朊病毒之间的关系。此外，防止 Aβ 肽形成的 *APP* 基因突变与冰岛 AD 的发病率降低呈正相关。

遗传性神经退行性疾病对于更常见、散发病例的发病机制提供了一个重要的见解。虽然导致这些疾病的突变蛋白表达在人生命早期的大脑中，但几十年来疾病并不发生。家族性神经退行性疾病的迟发有许多解释，但没有一个被大量的实验证据支持。迟发可能是由于二次事件导致，即突变蛋白，在其转变为朊病毒后，在一些人老龄时开始积聚。这种形式也与蛋白质质量控制机制随着年龄增长而效率减低的数据保持一致。因此，野生型与突变型蛋白质的朊病毒形式在年轻人中可能被有效降解，但在年长的人中处理不好。这种解释与神经退行性疾病是中枢神经系统老化性疾病的观点保持一致。

一种新的神经退行性疾病分类被提出，该分类不仅基于传统的表型和神经病理学，而且也基于朊病毒病因（表 8-4）。在过去十年，越来越多的实验数据积累了这些疾病中每种的相关朊病毒。除了库鲁病和 CJD，人类 Gerstmann-Straussler-Scheinker 病（GSS）和致命性失眠由 PrP^{Sc} 朊病毒引起。在动物中，PrP^{Sc} 朊病毒导致羊瘙痒病、牛海绵状脑病（BSE）、鹿和麋鹿的慢性消耗病（CWD）、猫的海绵状脑病或传染性水貂脑病（TME）。类似于 PrP，Aβ、tau、α-突触核蛋白、超氧化物歧化酶 1（SOD1）以及可能的亨廷顿，所有这些均采用自我繁殖的替代构象，因此，每种蛋白质可以成为一种朊病毒，转移到突触连接神经元。此外，这些朊病毒的每种导致不同的神经退行性疾病。

AD 的朊病毒病因学证据最初来自一系列狨猴传播实验，以及最近在转基因（Tg）小鼠接种一种合成的 Aβ 肽后折叠成朊病毒。tau 蛋白的相关研究表明，它不仅是 AD 的发病机制，也引起诸如额颞叶痴呆的疾病，包括慢性创伤性脑病，该病在遭受创伤性脑损伤的运动员和军人中曾被报道。采用培养细胞和 Tg 小鼠的一系列深入研究显示，tau 可以变成朊病毒，并在大脑中繁殖。与 Aβ 和 tau 朊病毒不同，将死于多系统萎缩（MSA）的患者脑内发现的 α-突触核蛋白朊病毒株，给予 Tg 小鼠脑内接种后约 90 天致其死亡，而在 Tg 小鼠脑内自发形成的 α-突触核蛋白朊病毒约在 200 天内致受体鼠死亡。

许多年来，最经常提到的朊病毒反对论点是存在的菌株可以产生不同的临床表现和不同类型的神经病理病变。一些研究者认为，不同朊病毒株携带的生物学信息只能在一个核酸内编码。随后，许多研究表明，菌株特异性变异型在 PrP^{Sc} 构象内编码，但负责生物信息存储的分子机制仍然不清楚。朊蛋白沉积的神经解剖模式取

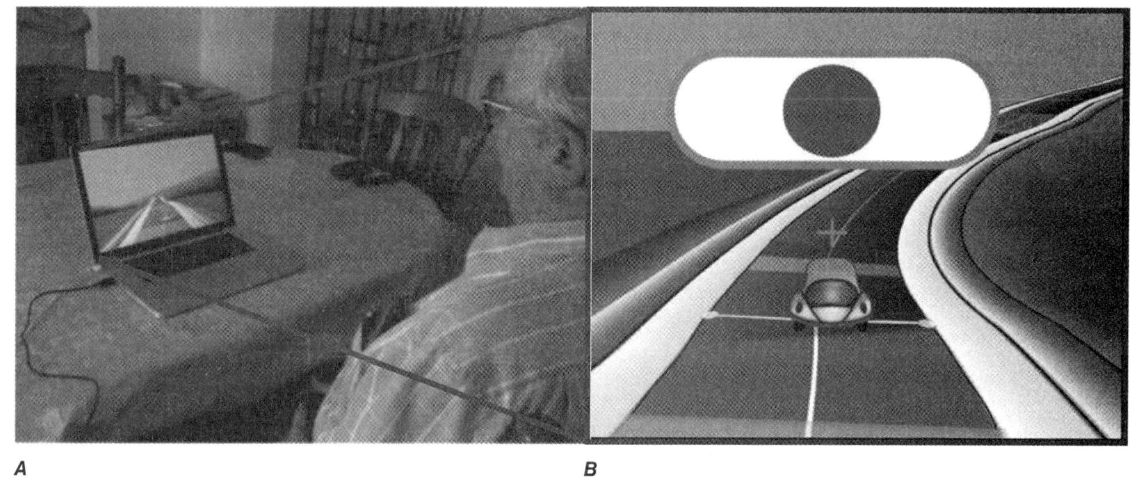

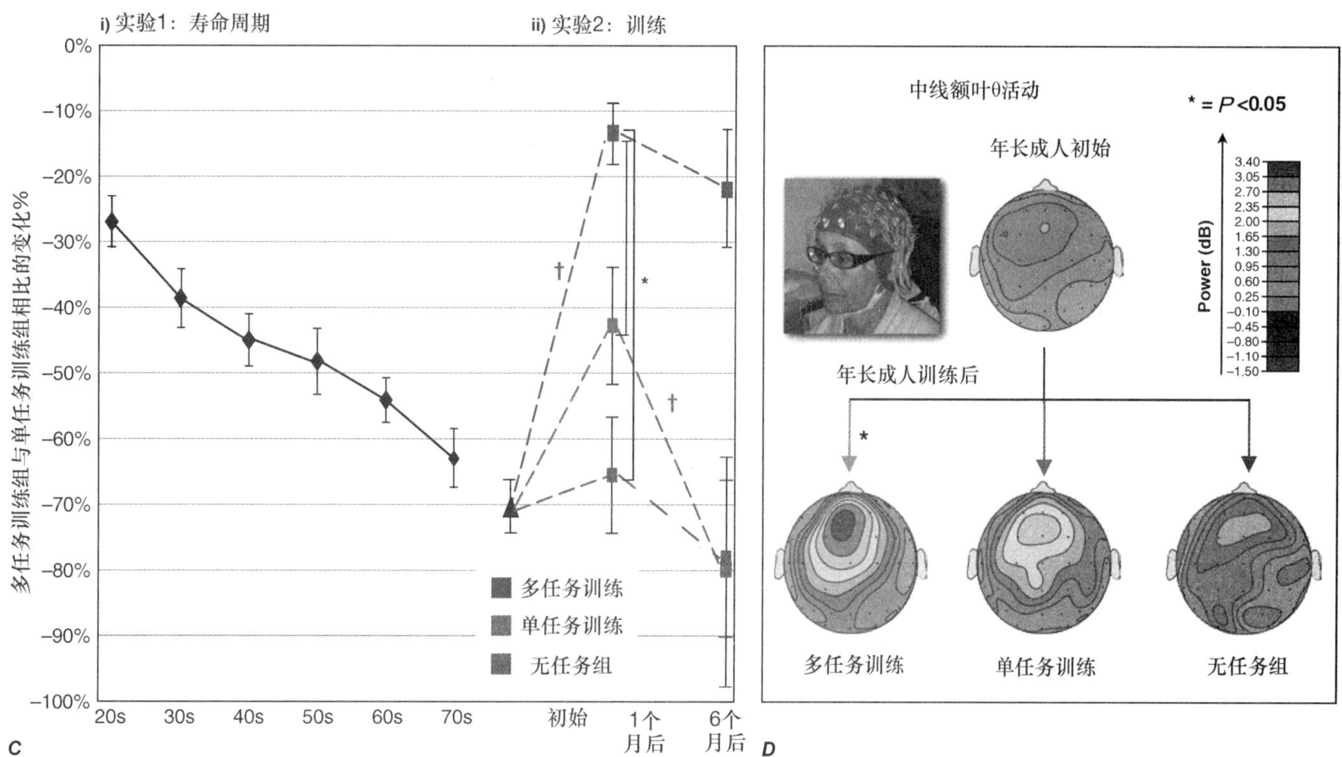

图 8-5（见书后彩图） 视频游戏训练可以提高认知能力。A. 一位年长的参与者从事 NeuroRacer 培训（开车时对目标有反应）；**B.** 屏幕射击的实验训练；**C.** NeuroRacer 多任务训练的认知储备动员随着任务难度上升而增加（即，单任务较多任务所需的认知储备动员显著降低），并有如下特点：①随着年龄的增长，多任务训练较单任务训练需要更多的认知储备动员，且这种模式以线性方式贯穿整个寿命周期；②与训练前相比，经过 1 个月和 6 个月的任务训练，多任务训练组较无任务组和单任务训练组均展示出不同程度的认知能力获益；**D.** 脑电图显示在多任务训练之后，中线额叶 θ 活动显著增强。详细信息请参阅 JA Anguera et al：Nature 501：97，2013.

决于特定菌株的朊病毒。PrP、Aβ、tau 和 α-突触核蛋白朊病毒积累了令人信服的证据来支持这一主张。

虽然在哺乳动物和真菌中发现的朊病毒数量在不断扩大，在其他种系中存在的朊病毒仍未确定。一些哺乳动物的朊病毒蛋白执行重要的功能，不会引起疾病；这种非致病性朊病毒包括胞质多聚腺苷酸元件结合（CPEB）蛋白、线粒体抗病毒信号（MAVS）蛋白和 T 细胞限制细胞内抗原 1（TIA-1）。

所有的哺乳动物朊病毒蛋白采用富 β-折叠构象和易寡聚体化，并且这一过程可自我增殖。良性的哺乳动物朊病毒自我增殖状态的控制不是很了解，但对于宿主的健康至关重要。相比之下，致病性哺乳动物朊病毒似乎呈指数级增长，但造成疾病的机制并不清楚。我们不知道朊病毒是以单体还是以低聚体增殖；值得注意的是，PrP^{Sc} 朊病毒的电离辐射目标大小似乎表明它是三聚体。致病性哺乳动物朊病毒低聚体状态被认

表 8-4 神经系统退行性疾病基于朊病毒的分类

神经系统退行性疾病	朊病毒蛋白分类
克雅病（CJD）	PrP^{Sc}
库鲁病	
Gerstmann-Straussler-Scheinker 病（GSS）	
致命性失眠	
牛海绵状脑病（BSE）	
羊瘙痒症	
慢性消耗性疾病（CWD）	
猫海绵状脑病	
传染性水貂脑病	
阿尔茨海默病（AD）	Aβ→tau
帕金森病	α-突触核蛋白
额颞叶痴呆	Tau、TDP43、FUS（C9orf72，前颗粒体蛋白）
外伤后额颞叶痴呆，称为慢性创伤性脑病	
肌萎缩侧索硬化症	SOD1、TDP43、FUS（C9orf72）
亨廷顿舞蹈症	亨廷顿

为是有毒的形式，并组装成较大的聚合物，如淀粉样纤维，似乎是降低毒性的机制。

到目前为止，还没有药物可以停止或甚至减缓人类神经退行性疾病。药物的研发旨在抑制正常前体蛋白转化为朊病毒，或提高朊病毒的降解，重点在于朊病毒积累的初始步骤。虽然几种可穿过血脑屏障的药物，被鉴定可以延长感染羊瘙痒病朊病毒小鼠的生命，但是尚没有药物被鉴定可以延长复制人类 CJD 朊病毒的 Tg 小鼠寿命。尽管接种羊瘙痒病朊病毒的小鼠孵育时间延长一倍，但是所有的小鼠最终都屈服于疾病。因为在同一时间，所有接受治疗的小鼠发生神经功能障碍，突变率（由抗药性来判断）可能接近 100%，比细菌和病毒记录的突变率高很多。朊病毒突变似乎代表构象变异，是哺乳动物体内由于快速复制朊病毒而使生存受限的一种选择。这些研究的结果认为，可能需要药物鸡尾酒疗法攻击各种朊病毒构象，以得到有效治疗。

系统神经科学

系统神经科学指神经回路的功能研究，及它们如何与脑功能、行为、运动和认知相关的研究。脑成像技术，主要是功能磁共振成像（fMRI）和正电子发射断层扫描（PET），可以无创地、对清醒个体，进行认知过程研究，如感知、判断、注意和思考。这使得人们可以了解神经元网络如何运作而产生行为。目前这些研究多基于确定神经回路连接、它们如何运作，然后如何建模以能更好地理解生理过程。fMRI 使用对比机制研究组织的生理变化，在注射顺磁性钆对比剂进入脑后，通过观察脑水信号随时间的变化研究脑血流灌注。最近，为了研究大脑活动时血氧的内在局部变化，血液氧水平依赖（blood-oxygen-level-dependent，BOLD）对比被用来提供快速、无创的方法进行功能评估。这些技术被可靠地应用于行为和认知科学领域。一个例子是利用 fMRI 显示镜像神经元系统，模仿通路激活时观察他人的行为。镜像神经元被认为对于社会行为和多种形式的学习是重要的，镜像神经元异常可能是一些自闭症的基础。

结构和功能连接方法显示在 AD 和额颞叶痴呆中有大规模的神经网络功能障碍。目标网络在 AD 被定义为默认网络，在额颞叶痴呆中被定义为突显网络。默认网络的特点是在颞顶叶皮质区域葡萄糖代谢减少，这发生在痴呆发病之前，是淀粉样蛋白优先沉积的区域。这些网络现在被认为是异常模板蛋白传播的路径，包括 β-淀粉样蛋白、tau 和 α-突触核蛋白。

利用 fMRI 的其他例子包括记忆研究，揭示不仅海马活动与记忆巩固相关，也涉及腹内侧前额叶皮质的活动。记忆的巩固会随着时间推移导致海马活动减少，而腹内侧前额叶皮质的活动逐步加强，伴巩固记忆的再现。fMRI 也被用于识别参与正常运动的脑活动序列，以及与损伤和恢复相关的脑活动变化，也用于计划神经外科手术，重构来自枕叶皮质的实际视觉影像。无创性脑-机接口可在神经系统疾病患者的脑活动指引下进行，有极大的潜力推动机器人和外骨骼设备的发展。弥散张量成像是最近开发的 MRI 技术，可以测量神经系统组织中的宏观轴突结构；它似乎有助于评估髓鞘和轴突的损伤，以及大脑发育。对神经活动程序理解的进展，导致人类有能力在线自动控制人类颞叶神经元。

多任务处理的能力，包括面临分心时集中注意力于任务的能力，会随着年龄增长而下降，这是由于内侧前额叶认知控制系统功能的下降。当面对一个多任务挑战时，视频游戏训练可以改善认知控制能力，增强前额叶抑制默认网络的功能，通过脑电图和 fMRI 测量，导致功能改进，重要的是，转移到不与训练项目相关的其他认知任务。

神经病理学的重大进展是发现十二烷硫酸钠（SDS）洗涤剂治疗可以使大脑透明化（CLARITY），去除脂质的同时保留大多数蛋白质和结构元素，并以前所未有的细节识别大脑结构和神经网络。

一个有长远意义的治疗技术，是发展深部脑刺激作为高效的治疗措施，治疗帕金森病患者丘脑底核与抑郁症患者前扣带回皮质的过度放电神经元。

脑研究通过神经技术创新

BRAIN 倡议在 2013 启动，旨在加速理解、治疗、修复和预防常见的神经系统疾病，影响了全世界 10 亿人。BRAIN 的初始目标是汇集专家在神经生物学（包括光遗传学）、工程、信息技术和其他发展新的可视化和电生理方法的领域，更好地定义和理解神经回路以及个体神经元之间的所有连接。仅仅几周之后同样雄心勃勃的计划——人类大脑项目（HBP）由欧洲联盟揭幕。HBP 寻求用计算机技术塑造单个神经元、神经网络以及最终整个大脑的模型。其设计者还设想从大的卫生保健数据库中分层临床和生物标志物数据，以确定与人类表型相关的生物标记，这可能导致对疾病的重新分类。这两个雄心勃勃的项目预期将是互补的，并随着时间的推移有望会越来越多地互相整合。新的发现也刺激了一系列的伦理问题，其中很多并不是神经科学领域唯一的问题。这些包括有关个人信息的隐私性，如健康、认知或行为能力，以及神经功能技术的潜在军事用途等。BRAIN 和 HBP 倡议确保这些项目符合道德原则，包括尊重个人、公正和公平、民主商议和透明度。

第二部分　中枢神经系统疾病
SECTION 2　Diseases of the Central Nervous System

9　癫痫发作和癫痫
Seizures and Epilepsy

Daniel H. Lowenstein
（崔韬　李志梅　译
杨华俊　王群　校）

癫痫发作（来自拉丁语 *sacire*，意为“占有”）是一种由于脑内异常过度或同步神经元活动导致的阵发性事件。根据放电的分布，这种异常脑活动可有多种表现，从剧烈的抽搐性活动到不易被观察者识别的体验性现象。尽管有多种因素影响癫痫发作的发病率和患病率，5%～10%的人群至少有 1 次癫痫发作，其中发病率最高的是在儿童早期和成年晚期。

癫痫发作这个概念的意义需要与癫痫区分。癫痫描述的是一种由于慢性、潜在的病生理过程而导致的反复癫痫发作的情况。这个定义表明只有单次癫痫发作的人，或者由于可纠正或可避免的情况而导致反复癫痫发作的人，均不一定是癫痫患者。癫痫指的是一种临床现象而非一种单一的疾病，因为癫痫有很多种形式和病因。然而，在癫痫的诸多病因中，有多种癫痫综合征，其临床和病理特点鲜明，并且提示某种特定的潜在病因。

如果应用 2 次或更多非诱发性癫痫发作作为癫痫的定义，那么在全世界不同人群中癫痫的发病率为 0.3%～0.5%，患病率估计为每 1000 人中 5～30 名患者。

癫痫发作的分类

确定已发生的癫痫发作的类型，对于聚焦特定病因的诊断途径、选择恰当的治疗以及提供与预后相关的重要信息都是必不可少的。国际抗癫痫联盟（International League against Epilepsy，ILAE）分类和术语委员会，2005—2009 年提供了更新的癫痫发作分类方法（表 9-1）。该系统是基于癫痫发作的临床特点和相关脑电图特点。其他潜在的鲜明特点如病因或细胞底物，并未在该分类系统中予以考虑，尽管随着对于特定癫痫发作类型病生理机制的了解不断增多，这在将来无疑会发生改变。

表 9-1　癫痫发作的分类

1. **局灶性癫痫发作**
   （可进一步描述为运动、感觉、自主神经、认知或其他特点）
2. **全面性癫痫发作**
   a. 失神
      典型
      不典型
   b. 强直阵挛
   c. 阵挛
   d. 强直
   e. 失张力
   f. 肌阵挛
3. **可能是局灶性、全面性或分类不清**
   癫痫性痉挛

癫痫发作可能是局灶性的或是全面性的，这是一个基本原理。局灶性癫痫发作起源于局限在一侧大脑半球的网络（需要注意部分性癫痫发作的概念不再应用了）。全面性癫痫发作起源于并迅速扩散至分布于双侧大脑半球的网络。局灶性癫痫发作通常与脑结构异常有关。相反，全面性癫痫发作可能由于分布更为广泛的细胞的、生化的或结构的异常。然而，这两类发作都有明确的例外。

局灶性癫痫发作

局灶性癫痫发作起源于一个大脑半球内孤立的或者分布更广但仍位于一个半球内的神经元网络。在新的分类系统中，“单纯局灶性发作”和“复杂局灶性发作”这 2 个亚类被清除。相反，根据认知损害的出现与否，它们可以被描述为局灶性癫痫发作伴或不伴认知功能障碍特点。局灶性癫痫发作也可进展为全面性癫痫发作。在过去，这种情况指的是局灶性发作激发全面性发作，但新的系统依赖于由局灶性发作进展而来的全面性发作类型的特定描述。

局灶性癫痫发作患者常规发作间期（如 2 次癫痫发作之间）脑电图（EEG）经常正常或可能显示出短暂放电，称为癫痫样棘波或尖波。因为局灶性癫痫发作可起源于颞叶内侧或额叶下部（如远离头皮的区域)，癫痫发作期记录的EEG可能并不局限。然而，癫痫发作病灶常可应用蝶骨电极或外科放置颅内电极检测到。

局灶性癫痫发作不伴认知功能障碍特点 局灶性癫痫可引起运动、感觉、自主神经或精神症状而不伴认知功能损害。例如，起源于右侧靠近控制手部运动的初级运动皮质的局灶性发作患者能够注意到对侧，即左手的不自主运动发生。这些运动为典型的阵挛(如反复的屈/伸动作)，频率为2～3Hz；亦可看到纯强直姿势。由于控制手部运动的皮质区域紧邻控制面部表情的区域，因此发作也可引起与手部运动同步的面部运动。如果癫痫发作病灶累及脑凸面，发作期间头皮电极EEG记录可能显示在脑皮质特定区域非常局限的异常放电。但是在脑深部结构发生的癫痫发作活动有时无法通过标准EEG检测到，可能需要用颅内电极进行检测。

局灶运动性发作的另外三个特点值得注意。第一，在某些患者中，异常运动可能起始于非常局限的区域如手指，并逐渐进展（几秒至几分钟）至更大的肢体区域。这种现象由Hughlings Jackson描述并命名为Jackson发作，指的是痫性发作活动渐进性发展至更大的运动皮质。第二，患者可能在发作后出现受累区域局部瘫痪（Todd麻痹），持续数分钟至数小时。第三，在少数情况下，发作可能持续数小时或数天。这种情况称作部分性癫痫持续状态，常常对药物治疗反应差。

局灶性癫痫发作可能也表现为躯体感觉改变（如感觉异常）、视觉改变（闪光或形成幻觉）、平衡觉改变（跌落感觉或眩晕）或自主神经功能改变（面色潮红、大汗、毛发竖立）。起源于颞叶或额叶皮质的局灶性癫痫发作可能也会引起听力、嗅觉的改变，或高级皮质功能的改变（精神症状）。这包括不寻常的感觉、强烈的气味（如烧焦的橡胶或煤油）或声音（原始的或高度复杂的声音），或上腹部感觉从胃部或胸部上升至头部。某些患者描述有奇怪的内在感觉，如恐惧、即将发生变化的感觉、冷漠、人格解体、似曾相识感或物体在变小（视物显小症）或变大（视物显大症）的错觉。这些主观的、“内在”的不能被直接观察到的事件成为先兆。

局灶性癫痫发作伴有认知功能障碍特点 局灶性癫痫发作也可伴有患者与环境维持正常交流能力的短暂损害。患者在发作期不能对视觉或语言命令做出正确的反应，并在发作期有回忆和知觉的损害。癫痫发作常以刻板的先兆起始（如不伴有认知障碍的局灶性癫痫发作）。发作期的开始常为一种行为停止或无动作的凝视，标志着知觉损害期的发生。行为停止通常伴有自动症，是一种不自主的自动行为，表现多样。自动症可能由非常基本的动作组成，如咀嚼、咂嘴、吞咽或手部的“拾取”动作，或更复杂的行为如情感的表现或释放。患者在发作后有典型的意识混乱，转为完全清醒的时间可数秒至1h不等。在发作后立即检查可显示出顺行性遗忘，或在累及优势半球的病例中出现发作后失语。

与局灶性癫痫发作相关的潜在临床行为范围非常广泛，因此建议在判定刻板发作的古怪或非典型行为不是由癫痫引起时需格外谨慎。此外，在这样的病例中，详尽的EEG可能是有帮助的。

局灶性癫痫发作进展为全面性癫痫发作

局灶性癫痫发作可蔓延至双侧大脑半球，产生全面性癫痫发作，通常为各种强直-阵挛表现（详见下文）。这种进展通常是在起源于额叶病灶的局灶性发作后见到，但也可能与起源于其他部位的局灶性发作有关。进展至全面性发作的局灶性发作经常难以与原发的全面强直-阵挛发作相鉴别，因为旁观者倾向于重视更加剧烈的全面性发作，而忽视在开始时更加微小的局灶性症状。在某些病例中，局灶性发作只有在仔细采集病史确定先兆时才比较明显。然而，局灶发作经常在临床上不明显，可能只能通过仔细的EEG分析才能确定。尽管如此，鉴别这两者非常重要，因为局灶性和全面性发作两者在癫痫评估和治疗上有巨大的差别。

全面性癫痫发作

全面性癫痫发作被认为起源于脑内某一点，但立即迅速累及双侧半球的神经元网络。全面性发作的一些类型具有各自的特点，可帮助临床诊断。

典型失神发作 典型失神发作以突然的、短暂的意识丧失不伴姿势控制力的丧失为特点。发作通常仅持续数秒，意识的恢复如同意识丧失一般突然，并且没有发作后的意识混乱。尽管意识的短暂丧失在临床上可能不明显或者只有癫痫样放电，但失神发作通常伴有微小的双侧运动体征如快速眨眼、咀嚼运动或手部小幅阵挛运动。

典型失神发作与一系列遗传相关癫痫有关，通常在儿童期（4～8岁）或青少年早期发病，是15%～20%癫痫患儿的主要发作类型。发作可每日发生数百次，但患儿可能无法意识到或表达出发作的存在。由于发作的临床征象细微，尤其是对于没有发作经验的父母来说，因此失神癫痫的第一个线索常常是无法解释的“白日梦”以及老师发现的学校表现下降。

典型失神发作的电生理特点是广泛的、对称的3Hz棘波，突发突止，与正常EEG背景重叠。棘波放电持续时间通常比临床表现多数秒，但EEG经常会显示出比临床怀疑更多的短暂异常皮质活动的暴发。过度换气容易引起这些脑电图异常放电甚至是发作，通常在EEG记录时运用这种方式。

不典型失神发作 不典型失神发作的特点是在临床和电生理上均偏离于典型失神发作。例如，意识丧失通常持续时间更长，并且发生和终止不那么突然，发作伴有更加明显的运动症状，可能包括局灶或偏侧的特点。EEG提示广泛的棘慢波，频率≤2.5Hz，并有其他异常活动。不典型失神发作通常与脑的弥漫性或多灶性结构异常有关，因此可能伴随其他神经系统功能异常如智力低下。此外，与典型失神发作相比，不典型失神发作对抗癫痫药物的反应性更差。

全面强直-阵挛发作 全面强直-阵挛发作是10%癫痫患者的主要发作类型。它们也是最常见的由于代谢紊乱引起的发作类型，因此常在许多不同的临床情况中遇到。发作通常无征兆突然开始，尽管某些患者描述在发作前有隐约的前驱症状。这种前驱症状不同于局灶性发作相关的刻板先兆。发作的初期通常为全身肌肉的强直收缩，占发作的相当一部分典型特点。呼气肌和咽喉肌的强直收缩可产生响亮的呻吟或“尖叫”。呼吸受到损害，分泌物在口咽部聚积并出现发绀。下颌肌肉收缩可能引起舌咬伤。交感神经系统张力的显著增加引起心率、血压和瞳孔直径的上升。在10～20s后，发作的强直期发展为阵挛期，是由于肌肉松弛期与肌肉强直收缩重叠而引起的。松弛期逐渐增加直到发作期结束，通常持续不超过1min。发作后以反应迟钝、肌肉松弛以及可引起喘鸣呼吸和部分气道阻塞的过度流涎为特点。此时可能出现尿便失禁。患者数分钟至数小时后逐渐恢复意识，在转醒过程中，通常有发作后意识混乱。此后患者诉头痛、疲劳、肌痛，可持续数小时。在长时间发作或者有潜在中枢神经系统（CNS）疾病如酒精性脑萎缩的患者中，发作后意识损害的持续时间可能非常长（如数小时）。

发作强直期的EEG显示进行性增加的广泛低电压快节律，继之以广泛高波幅多棘波。在阵挛期，高波幅节律通常被慢波影响而表现出棘慢波形式。发作后EEG显示广泛慢节律，随着患者苏醒而逐渐恢复。

全面强直-阵挛发作有许多变异，包括纯强直和纯阵挛发作。短暂的强直发作持续仅数秒，尤其值得注意，因为通常与具有多种发作形式的特定癫痫综合征有关，如Lennox-Gastaut综合征（详见下文）。

失张力发作 失张力发作以姿势肌肉张力的突然丧失为特点，持续1～2s。意识短暂损害，但通常没有发作后意识混乱。一次非常短暂的发作可能仅引起一次快速的头部下坠或点头运动，而稍长时间的发作则会引起患者跌倒。这可能会十分危险，因为在跌倒时有相当大的风险造成直接头部损伤。EEG显示短暂的、全面的棘波放电，随即继之以与肌张力丧失相关的弥漫性慢波。与纯强直性发作相似，失张力发作通常与一些已知的癫痫综合征相关。

肌阵挛发作 肌阵挛是一种突然而短暂的肌肉收缩，累及身体的一部分或整个身体。肌阵挛的正常常见的生理形式是在入睡时观察到的突然的抽搐运动。病理性肌阵挛最常见于与代谢性疾病、退行性CNS疾病或缺氧性脑损伤有关的情况。尽管与其他形式的肌阵挛区分并不精确，但肌阵挛发作被认为是真正的癫痫事件，因为它们是由皮质（而非皮质下或脊髓）功能障碍引起的。EEG可能显示双侧与肌阵挛同步的棘波放电，尽管这些放电可能被运动伪差所掩盖。肌阵挛发作通常与其他形式的全面性发作共存，但主要是青少年肌阵挛癫痫的特点（详见下文）。

目前无法分类的癫痫发作

并非所有发作类型都能归于局灶性或全面性，因此它们被定义为未分类，直到有新的证据能够对它们进行正确的分类。癫痫性痉挛就是这样一个例子。该发作以主要近端肌肉的短暂持续的屈曲或伸展为特点，包括躯干肌。在这些患者中的EEG通常显示高峰节律紊乱，由弥漫的巨大慢波以及紊乱的不规则多灶性棘波和尖波背景组成。在临床痉挛期，会出现EEG背景的显著抑制（“电衰减反应”）。肌电图（EMG）也显示出特征性菱形波，可帮助将痉挛与短暂的强直和肌阵挛发作相鉴别。癫痫性痉挛主要发生在婴儿，可能是由于不成熟CNS与成熟CNS在神经元功能和连接上的不同。

癫痫综合征

癫痫综合征是以癫痫为主要特点，并有足够证据（如临床、EEG、影像或遗传学观察）表明有常见潜在机制的疾病。以下列出了三种重要的癫痫综合征，其他有已知遗传基础的病例在表9-2中列出。

表 9-2 癫痫综合征相关基因举例[a]			
基因（位点）	基因功能	临床综合征	注释
CHRNA4（20q13.2）	烟碱乙酰胆碱受体亚单位；突变引起通过受体的钙离子流改变；这可能减少突触前末梢 GABA 释放的量	常染色体显性遗传夜间额叶癫痫（ADNFLE）；儿童期起病；短暂的、夜间发作伴显著运动；经常误诊为原发睡眠障碍	少见；首次在一个大的澳大利亚家系中发现；其他家系中发现 *CHRNA2* 或 *CHRNB2* 突变，某些家系有其他位点突变
KCNQ2（20q13.3）	电压门控钾离子通道亚单位；孔道区域的突变可能引起钾离子流减少 20%～40%，引起复极受损	良性家族性新生儿癫痫（BFNS）；常染色体显性遗传；婴儿第 1 周起病；通常数周到数月缓解，10%～15%可有长期癫痫	少见；其他家系有 *KCNQ3* 突变或 5 号染色体转位；与 *KCNQ1* 序列和功能同源，其突变引起长 QT 综合征和心脏-听觉综合征
SCN1A（2q24.3）	电压门控钠通道的 α 亚单位；大量突变影响钠离子流，引起功能获得或丧失；网络效应可能与兴奋性或抑制性细胞的表达有关	伴热性惊厥的全面性癫痫（GEFS+）；常染色体显性遗传；表现为中位数 1 岁时热性惊厥，可能持续＞6 年，随后多种与发热无关的发作形式；许多其他综合征，包括接近 80%的 Dravet 综合征（婴儿严重肌阵挛癫痫）患者和某些 Lennox-Gastaut 综合征病例	发病率不定；GEFS+在其他家系中发现其他钠通道亚单位（*SCN2B* 和 *SCN2A*）及 $GABA_A$ 受体亚单位（*GABRG2* 和 *GABRA1*）突变；相同家系中显著的表型异质性，包括只有热性惊厥的成员
LGI1（10q24）	富亮氨酸胶质瘤失活 1 基因；此前证据显示在胶质瘤进展中的作用；最近研究提示影响海马谷氨酸能环路在出生后的发育	伴听觉症状的常染色体显性部分性癫痫（ADPEAF）；特发性偏侧颞叶癫痫伴听觉症状或失语作为主要局灶性癫痫发作的表现；发病年龄通常为 10～25 岁	多达 50%的家系中发现的突变包含 2 个或 2 个以上特发性局灶相关性癫痫伴发作期听觉症状的个体，提示至少还有 1 个其他基因可能参与该综合征
DEPDC5（22q12.2）	凌乱的、Egl-10 和普列克底物蛋白区域包含蛋白 5；对哺乳动物雷帕霉素靶点（mTOR）介导过程（如细胞生长和增殖）产生抑制作用	伴多种癫痫灶的常染色体显性家族局灶性癫痫（FFEVF）；家系成员有起源于不同皮质区的癫痫发作；神经影像通常正常，但可能存在微小畸形；近期研究也提示与伴中央颞区棘波的良性癫痫相关	对有限家系成员受累的家系研究显示在约 12%的家系中存在突变；因此可能是伴遗传学基础的病灶阴性局灶性癫痫的相对常见的原因
CSTB（21q22.3）	胱抑素 B，一种非半胱天冬酶半胱氨酸蛋白酶抑制剂；正常蛋白可能通过直接或间接抑制半胱天冬酶（通过组织蛋白酶）阻断神经元凋亡，或者控制蛋白水解	进行性肌阵挛癫痫（PME）（Unverricht-lundborg 病）；常染色体隐性遗传；发病年龄 6～15 岁，肌阵挛发作、共济失调和进行性认知下降；脑组织显示神经元变性	总体少见，但在芬兰和西地中海相对常见（＞1/20 000）；胱抑素 B 在人类疾病中的确切作用未知，尽管大鼠胱抑素 B 的无义突变产生相似综合征
EPM2A（6q24）	Laforin，一种蛋白酪氨酸磷酸酶（PTP）；参与糖原代谢，可能有抗凋亡活性	进行性肌阵挛癫痫（Lafora 病）；常染色体隐性遗传；发病年龄 6～19 岁，10 年内死亡；与多个器官内葡聚糖细胞内包涵体有关的脑组织变性	南欧、中东、北非和印度大陆最常见的 PME；遗传异质性；癫痫发作表型是否由于变性或异常 laforin 表达的直接影响尚不清楚
Doublecortin（Xq21～24）	微管相关蛋白，主要在额叶表达；直接调节微管聚合和成束	在男性，与严重精神发育迟滞相关的经典无脑回畸形；在女性，伴细微特点的皮质下带异位（推测是由于 X 染色体随机失活）；X 连锁显性	相对少见，但发病率不定；近期由于影像技术的改进而增加了不确定性；迁移缺陷和发作表型之间的关系未知

[a] 表中列出的前 5 个综合征（ADNFLE、BFNC、GEFS+、ADPEAF 和 FFEVF）是与已证实的基因突变相关的特发性癫痫例子。后三个综合征是多孟德尔遗传疾病，癫痫发作只是表型的一部分。

缩写：GABA，γ-氨基丁酸；PME，进行性肌阵挛癫痫。

青少年肌阵挛癫痫

青少年肌阵挛癫痫（juvenile myoclonic epilepsy，JME）是一种全面性癫痫发作疾病，病因不明，在青少年早期出现，通常以单次或反复的双侧肌阵挛抽搐为主要特点。肌阵挛发作在早晨醒后最频繁，并可被睡眠剥夺诱发。通常意识保留，除非肌阵挛发作特别严重时。许多患者还可出现全面强直-阵挛发作，并且有多达 1/3 的患者有失神发作。尽管完全缓解相对不常见，但发作通常对恰当的抗癫痫药物治疗反应良好。通常有癫痫家族史，遗传关系研究提示存在多基因病因。

Lennox-Gastaut 综合征

Lennox-Gastaut 综合征发生在儿童，并由以下三点来定义：①多种发作类型（通常包括全面强直-阵挛、失张力和不典型失神发作）；②EEG 显示棘慢波放电（<3Hz）以及多种其他异常；③认知功能损害见于大部分而非全部病例。Lennox-Gastaut 综合征与多种病因引起的 CNS 疾病或功能障碍有关，包括从头合成突变、发育异常、围生期缺氧/缺血、外伤、感染和其他获得性病变。该综合征的多因素属性表明这是一种弥漫性神经损伤的脑的非特异性反应。不幸的是，许多患者由于潜在的 CNS 疾病以及严重、控制不佳的癫痫造成的身体和精神社会结局而预后不良。

内侧颞叶癫痫综合征

内侧颞叶癫痫（mesial temporal lobe epilepsy，MTLE）是最常见的与伴有认知障碍特点的局灶性癫痫相关的综合征，是一种具有鲜明临床、脑电图和病理特点的癫痫综合征（表 9-3）。高分辨磁共振成像（MRI）能够检测到特征性的海马硬化，这个特征在许多患者 MTLE 的病生理中非常重要（图 9-1）。该综合征的识别尤其重要，因为它有抗癫痫药物难以治疗的倾向，但对外科干预反应良好。通过对 MTLE 实验模型的研究，使得对于癫痫基本机制的了解进一步深入，将在下面进行讨论。

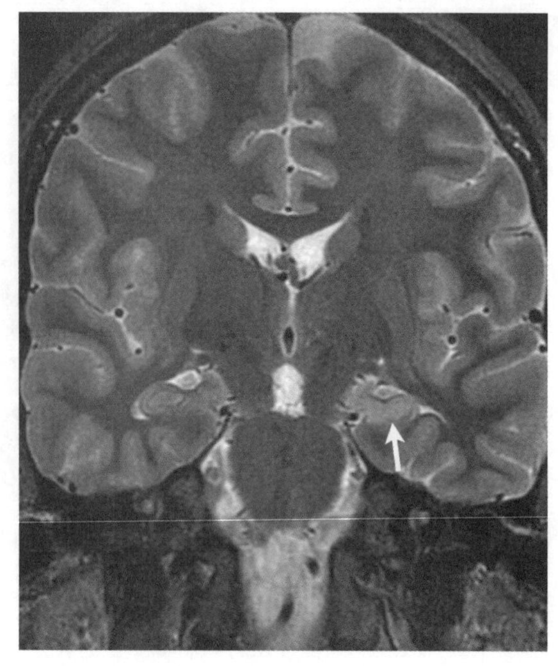

图 9-1　颞叶内侧癫痫。脑电图和癫痫发作症状学符合左侧颞叶癫痫灶。该冠状位高分辨 T2 加权快速自旋回波磁共振成像是在 3 特斯拉场强海马体水平取得的，显示异常高信号和内部结构模糊，左侧海马体积相对于右侧缩小（箭头）。这个影像三联征符合海马硬化表现。

表 9-3　颞叶内侧癫痫综合征的特点

病史	
热性惊厥史	少见全面性发作
癫痫家族史	癫痫发作可缓解和复发
早发	癫痫发作常常难控制
临床特点	
先兆常见	发作后定向力障碍
行为骤停/愣神	记忆丧失
复杂性自动症	语言障碍（优势半球癫痫灶）
单侧姿势	
实验室检查	
EEG 单侧或双侧前颞部棘波	
PET 发作间期低代谢	
SPECT 发作间期低灌注	
颅内异戊巴比妥（Wada）试验物质特异性记忆缺失	
MRI 表现	
海马缩小伴 T2 加权序列信号增高	
颞叶缩小	
颞角增大	
病理学特点	
在多数病例中，海马特异细胞群高度选择性缺失	

缩写：EEG，脑电图；MRI，磁共振成像；PET，正电子发射断层扫描；SPECT，单光子发射计算机断层扫描。

癫痫发作和癫痫的病因

癫痫发作是一种 CNS 中兴奋和抑制正常平衡改变而导致的结果。由于有多种因素控制神经元兴奋性，因此有多种不同的途径来打乱这种正常平衡，也有许多不同的癫痫发作和癫痫的病因。三个临床观察强调了各种因素是如何决定特定情况在特定患者中会引起癫痫发作或癫痫。

1. 正常大脑能够在恰当环境下发生癫痫发作，并且个体在癫痫发作的易感性和阈值上有差异。例如，癫痫发作在儿童中可由高热引起，可以是正常儿童且从未发生其他神经系统问题，包括癫痫。然而，热性惊厥仅仅在相对一小部分儿童中发生。这提示有多种潜在的内在因素影响癫痫发作的阈值。其中一些因素是遗传性的，因为癫痫家族史对于正常个体发生癫痫发作的可能性有明确的影响。正常发育同样扮演着重要角色，因为脑在不同成熟阶段有着不同的癫痫发作阈值。

2. 有多种情况非常有可能导致慢性癫痫发作综合征。其中一个最好的例子就是严重的头部贯通伤，这与高达45％的癫痫发生风险有关。这种严重颅脑外伤引起癫痫的高倾向性提示损伤导致CNS中长时间的病理改变，将原先正常的神经网络转化为异常兴奋的网络。这个过程称为癫痫发生，引起癫痫阈值降低的特定改变称为癫痫发生因子。其他与癫痫发生相关的过程包括卒中、感染和CNS发育异常。同样，癫痫相关遗传学异常也累及触发特定癫痫发生因子出现的过程。

3. 癫痫发作是发作性的。癫痫患者间断出现发作，而且发作的出现取决于潜在的病因，许多患者在两次发作间可持续数月甚至数年完全正常。这表明有重要的诱导癫痫患者发作的促进或诱发因素。相似地，诱发因素也是引起某些非癫痫患者出现单次发作的原因。诱发因素包括一些内在生理过程如心理或身体压力、睡眠剥夺或与月经周期相关的激素水平变化；也包括一些外在因素，如毒性物质和特定药物的暴露。

这些观察强调了癫痫发作和癫痫的许多病因是来自于内在因素、癫痫发生因素和诱发因素之间的动态相互作用。它们的潜在作用在决定癫痫患者恰当治疗时应被谨慎考虑。例如，热性惊厥患者诱发因素（如癫痫家族史）的识别可能增加更加密切随访和积极诊断评估的必要性。发现致痫病变可能帮助估计发作的反复和治疗的持续时间。最后，诱发因素的去除或改善与预防性应用抗癫痫药物相比，可能对于预防未来癫痫发作是一种有效且更安全的方法。

表 9-4　癫痫发作的病因

新生儿（＜1个月）	围生期缺氧和缺血 颅内出血和外伤 CNS感染 代谢异常（低血糖、低钙血症、低镁血症、吡哆醇缺乏） 药物戒断 发育性疾病 遗传性疾病
婴儿和儿童（＞1个月和＜12岁）	热性惊厥 遗传性疾病（代谢、变性、原发癫痫综合征） CNS感染 发育性疾病 外伤
青少年（12～18岁）	外伤 遗传性疾病 感染 非法药物应用 脑肿瘤
年轻成人（18～35岁）	外伤 乙醇戒断 非法药物应用 脑肿瘤 自身抗体
年龄较大的成人（＞35岁）	脑血管疾病 脑肿瘤 乙醇戒断 代谢疾病（尿毒症、肝衰竭、电解质异常、低血糖、高血糖） 阿尔茨海默病和其他CNS变性疾病 自身抗体

缩写：CNS，中枢神经系统。

不同年龄的病因

在实践中，基于患者的年龄来考虑癫痫发作的病因是有用的，因为年龄是决定癫痫发作或癫痫发病率和可能病因的其中一个重要因素（表9-4）。在新生儿期和婴儿早期，潜在病因包括缺氧缺血性脑病、外伤、CNS感染、先天性CNS异常以及代谢性疾病。应用神经毒性药物如可卡因、海洛因或乙醇的母亲产下的婴儿在出生后头几天容易发生药物戒断性癫痫发作。低血糖和低钙血症是围生期损伤的继发并发症，也是出生后发生癫痫发作的病因。新生儿代谢异常引起的癫痫发作通常发生在正常喂养开始时，在出生后2～3天发生。维生素B_6（吡哆醇）缺乏是新生儿癫痫发作的一个重要病因，可通过吡哆醇替代疗法进行有效治疗。特发或遗传型良性新生儿惊厥也可见于这个时期。

发生在婴儿晚期和儿童早期的最常见的癫痫发作是热性惊厥，与发热相关，但没有CNS感染的证据或其他明确原因。总体患病率是3％～5％，在世界某些地方如亚洲甚至更高。患者通常有热性惊厥或癫痫的家族史。热性惊厥通常发生在3个月到5岁，在18～24个月时发病率最高。典型的临床情境是一个儿童在某种常见小儿感染如中耳炎、呼吸道感染或胃肠炎等发热性疾病期间出现全面强直-阵挛发作。发作可能出现在体温曲线的上升期（如第1天），而非进入疾病进程时。单纯的热性惊厥是单次的、孤立的事件，短暂并且在表现上对称。复杂热性惊厥以反复癫痫发作活动、持续＞15min或局灶性发作为主要特点。大约1/3的热性惊厥患者会出现反复，但出现3次或以上的患者＜10％。当热性惊厥发生在出生后第1年时更容易出现反复。单纯热性惊厥与发生癫痫风险的上升无相关性，而复杂热性惊厥则可增加癫痫风险2%～5%；其他危险因素包括基础神经功能缺损以及非热性惊厥家族史。

儿童期是许多明确癫痫综合征出现的年龄段。一些发育正常的儿童出现特发的全面强直-阵挛发作而不具有其他符合特定综合征的特点。颞叶癫痫通常出现在儿童期，可能与内侧颞叶硬化（作为MTLE综合征的一部分）或其他局灶异常如皮质发育不良有关。其他类型的局灶性癫痫发作，包括进展为全面性发作的局灶性发作，可能是一些疾病相对晚期的表现，例如发育性疾病、获得性病变如头外伤、CNS感染（尤其是病毒性脑炎）或极其少见的情况下CNS肿瘤。

青少年期和成年早期是一个过渡时期，特发性或有遗传基础的癫痫综合征包括JME和青少年失神癫痫的发生变得少见，而继发于获得性CNS病变的癫痫开始占主要角色。在这个年龄范围，患者发生的癫痫发作可能与头外伤、CNS感染（包括寄生虫感染如囊虫病）、脑肿瘤、先天性CNS异常、非法药物使用或乙醇戒断有关。直接针对CNS抗原如钾通道或谷氨酸受体的自身抗体是新近发现的该年龄段癫痫的病因（尽管自身免疫病例在儿科人群中正逐渐增加），包括不伴有明确恶性肿瘤的患者。当一个既往正常的个体出现特别有侵袭性的发作形式持续数周至数月，并且以愈加频繁和持续的发作伴认知功能下降为特点时，应当怀疑这方面的病因。

头外伤是青少年和成人癫痫的常见病因。头外伤可由多种机制引起，发生癫痫的可能性与损伤的严重程度密切相关。头部贯通伤、压迫性颅骨骨折、颅内出血或长时间的外伤后昏迷或遗忘的患者发生癫痫的风险增加30%～50%，而闭合性颅脑损伤和脑挫裂伤患者癫痫风险增加5%～25%。复发性癫痫发作通常发生于头外伤后1年内，尽管已知也有超过10年的病例。在对照研究中，轻度头外伤定义为脑震荡伴遗忘或意识丧失<30min，发现只与癫痫风险的轻微上升有相关性。尽管如此，多数癫痫科医师知道，在轻度头外伤后数小时或数日内发生局灶性癫痫发作的患者以后也会发生同样类型的慢性癫痫发作；这样的病例可能代表了极少数由轻度头外伤引起的慢性癫痫。

老年人癫痫发作的病因包括脑血管疾病、外伤（包括硬膜下血肿）、CNS肿瘤及变性疾病。脑血管疾病可占65岁以上新发癫痫患者的50%。急性癫痫发作（如在卒中期间发生）更多鉴于栓塞性而非出血性或血栓形成性卒中。慢性癫痫发作通常发生于初始事件后数月到数年，与所有形式的卒中均相关。

代谢紊乱如电解质失衡、低或高血糖、肾衰竭及肝衰竭可引起任何年龄的癫痫发作。相似地，内分泌疾病、血液系统疾病、血管炎及许多其他系统性疾病可在各年龄段引起癫痫发作。许多种类的药物和滥用物质同样可引起癫痫发作（表9-5）。

基本机制

癫痫发作起始和扩散的机制

局灶性癫痫发作活动可起源于皮质上一个非常具体的区域，并慢慢累及周围区域。典型癫痫发作的标志是由于局部大量兴奋性神经元同时点燃而引起的脑电图上“棘波”，从而导致相对大片皮质区域兴奋暴发

表9-5 可引起癫痫发作的药物和其他物质
烷化剂（如白消安、苯丁酸氮芥）
抗疟药（氯喹、甲氟喹）
抗菌/抗病毒药物
β-内酰胺及相关化合物
喹诺酮
阿昔洛韦
异烟肼
更昔洛韦
麻醉药和镇痛药
哌替啶
芬太尼
曲马多
局部麻醉药
膳食补充
麻黄
银杏
免疫调节药物
环孢素
OKT3（T细胞单克隆抗体）
他克莫司
干扰素
精神药物
抗抑郁药物（如安非他酮）
抗精神病药物（如氯氮平）
锂剂
影像对比剂
药物戒断
乙醇
巴氯芬
巴比妥类（短效）
苯二氮䓬类（短效）
唑吡坦
药物滥用
苯丙胺
可卡因
苯环己哌啶
哌甲酯
氟吗西尼[a]

[a] 苯二氮䓬类依赖患者。

的超同步化。个体神经元中的暴发活动（“阵发性去极化转换”）由细胞外钙内流导致的神经元细胞膜相对长时间去极化引起的，引起电压依赖性钠通道开放，钠离子内流并产生重复性动作电位。此后是由 γ-氨基丁酸（GABA）受体或钾通道（取决于细胞类型）介导的超极化后电位。大量神经元的同步暴发引起所谓的 EEG 上棘波放电。

扩散中的癫痫发作波阵面被稳定的超极化和由抑制性神经元引起的“周边”抑制减慢并最终终止。有足够激活的情况下，通过一些突触和非突触机制募集周围的神经元：①细胞外钾离子增加，减慢超极化并使邻近神经元去极化；②突触前终末的钙离子累积，引起神经递质释放的增强；③去极化诱导的 N-甲基-D-天冬氨酸（NMDA）亚型的兴奋性氨基酸受体激活，引起额外的钙离子内流和神经元激活；④与组织渗透性和细胞水肿有关的神经元间相互作用。募集足够数目的神经元引起兴奋性电流通过局部皮质联系扩散至邻近区域，以及通过长连合通路如胼胝体扩散至远隔区域。

许多因素控制神经元兴奋性，因此有许多改变神经元发生暴发活动倾向的潜在机制。神经元内在机制包括离子通道传导性的改变、膜受体的反应特性、细胞质缓冲、第二信使系统以及由基因转录、翻译和翻译后修饰决定的蛋白质表达。神经元外在机制包括突触内神经递质数量或类型的改变、细胞外离子和其他分子对受体的调控，以及突触和非突触传入的时间和空间特性。非神经元细胞，如星形胶质细胞和少突胶质细胞，也在许多机制中起到重要作用。

一些特定的癫痫发作病因可用这些机制来解释。例如，意外摄入软骨藻酸，一种谷氨酸（脑内主要兴奋性神经递质）类似物，通过激活 CNS 中兴奋性氨基酸受体引起明显的癫痫发作。青霉素同样可以降低发作阈值，是一种实验模型的有效致痫剂，通过拮抗 GABA 及其受体来减少抑制。其他癫痫发作诱发因素的基本机制如睡眠剥夺、发热、乙醇戒断、低氧和感染，目前还未被充分了解，但认为是与神经元兴奋性中的类似物紊乱有关。相似地，决定个体发作阈值的内在因素可能与这些特性也有关。

对多数全面性发作（包括强直-阵挛、肌阵挛和失张力型）起始和扩散机制的了解仍然很基础，反映了目前在系统水平对脑内连接的了解有限。而对失神发作中全面性棘波放电的来源则了解要更多。这可能与睡眠中由丘脑和皮质环路连接正常产生的振荡节律有关。这种振荡行为涉及位于丘脑的 $GABA_B$ 受体、T 型钙通道以及钾通道之间的相互作用。药理学研究显示这些受体和通道的调控可诱导失神发作，并且有较强的证据显示失神发作的遗传学形式可能与该系统成分的突变有关。

癫痫发生机制

癫痫发生是指由正常神经元网络转变为慢性高兴奋性的神经元网络。通常在初始的 CNS 损伤如外伤、卒中或感染与首次癫痫发作之间有数月到数年的延迟。损伤可能启动一个过程，逐渐降低受累区域的发作阈值，直到一次自发的发作发生。在许多遗传型和特发性癫痫中，癫痫发生被认为是由发育调节事件来决定的。

颞叶癫痫患者海马的病理学研究表明某些形式的癫痫发生与神经元网络的结构改变有关。例如，许多 MTLE 患者有神经元的高度选择性缺失，这些神经元可能在齿状回内主要兴奋性神经元的抑制中起作用。也有证据表明，作为神经元缺失的反应，存活的神经元或发生重组或“萌芽”，影响网络的兴奋性。其中一些变化可以在长时间电发作或创伤性脑损伤的实验模型中见到。因此，初始损伤如头外伤可能引起非常局限区域的结构改变，从而引起局部高兴奋性。局部高兴奋性引起进一步的结构改变，并随时间逐渐进展直到局灶性病变引起临床发作。类似的模型已经为神经网络内细胞的生化特性改变，如谷氨酸或 GABA 受体功能的慢性改变，提供了强有力的证据。近期研究显示炎症级联反应的诱导可能在这些过程中也是关键因素。

癫痫的遗传学病因

近期在癫痫研究中最重要的进展是与各种癫痫综合征相关的基因突变的发现（图 9-2）。尽管迄今为止多数发现的突变引起的是少见形式的癫痫，但它们的发现带来了极其重要的概念性进展。例如，似乎很多遗传性特发性癫痫（如相对“纯粹”形式的癫痫，其发作是表型异常而脑结构和功能则是正常的）是由于影响离子通道功能的突变造成的。因此这些综合征是引起阵发性疾病如心律失常、发作性共济失调、周期性麻痹和家族性偏瘫型偏头痛的离子通道病大家族的一部分。相反，症状性癫痫中观察到的基因突变（如癫痫发作与其他神经系统异常如认知损害并存的疾病）被证明与影响 CNS 发育或神经元稳态的途径有关。从头合成突变可能解释了其中相当一部分综合征，尤其是那些儿童早期发病的综合征。目

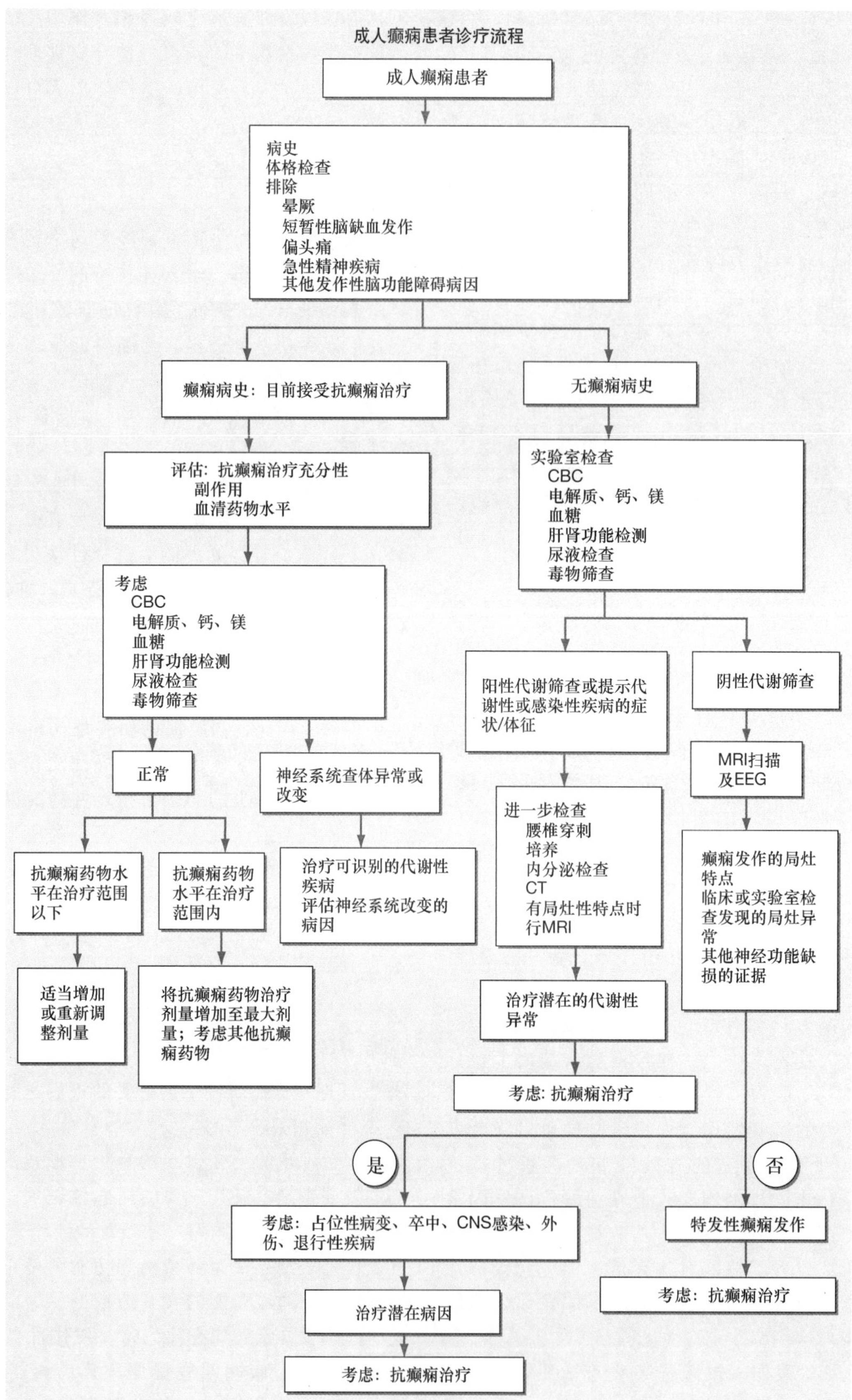

图 9-2　成人癫痫患者的评估。CBC，全血细胞计数；CNS，中枢神经系统；CT，计算机断层扫描；EEG，脑电图；MRI，磁共振成像。

前的一个挑战是确定多个易感基因，这些基因是更加常见形式的特发性癫痫的基础。近期的研究显示离子通道突变和拷贝数变异可能在其中一些患者的病因中起作用。

抗癫痫药物的作用机制

抗癫痫药物主要通过阻断癫痫发作的起始和扩散来起作用。这种作用是通过多种调节离子通道或神经递质活性的机制来产生的，并且在多数病例中，药物有多效性。机制包括以频率依赖性方式抑制钠离子依赖动作电位（如苯妥因、卡马西平、拉莫三嗪、托吡酯、唑尼沙胺、拉考沙胺、芦非酰胺）、抑制电压门控钙通道（苯妥因、加巴喷丁、普瑞巴林）、促进钾通道开放（ezogabine）、减弱谷氨酸活性（拉莫三嗪、托吡酯、非尔氨酯）、增强 GABA 受体功能（苯二氮䓬和巴比妥类）、提高 GABA 的利用度（丙戊酸、加巴喷丁、噻加宾）以及调节突触小泡的释放（左乙拉西坦）。失神发作最有效的 2 个药物，乙琥胺和丙戊酸，可能通过抑制丘脑神经元 T 型钙通道来发挥作用。

与相对大量的减少发作活动的抗癫痫药物相比，目前没有已知的预防 CNS 损伤后癫痫灶形成的药物。这种“抗癫痫发生”药物的最终研发将为预防损伤如头外伤、卒中和 CNS 感染之后癫痫的发生提供重要方法。

患者处理方法
癫痫发作

当患者处于癫痫发作后不久，首先要关注生命体征、呼吸和循环支持，如果癫痫发作仍在持续，还应关注癫痫发作的治疗（见“治疗：癫痫发作和癫痫”）。威胁生命的情况如 CNS 感染、代谢紊乱或药物中毒必须予以识别和恰当处理。

当患者不处于疾病急性期时，评估将先着重于是否有早先癫痫发作的病史（图 9-2）。如果这是第一次癫痫发作，那么重点将是：①确定报告的事件是癫痫发作而非其他发作性事件；②通过识别危险因素和诱发事件以确定癫痫发作的病因；③决定除了治疗潜在疾病以外，是否需要抗癫痫治疗。

在既往有癫痫发作或已知癫痫病史的患者中，评估应针对：①潜在病因和诱发因素的识别；②确定患者目前治疗是否充分。

病史和查体

第一个目标是确定事件是否是真正的癫痫发作。一次深入的病史采集是非常必要的，因为在许多病例中癫痫发作的诊断是单纯基于临床背景的——查体和实验室检查通常是正常的。问题应当集中在发作之前、发作中和发作后的症状，来与其他发作性事件相鉴别（详见下文“癫痫发作的鉴别诊断”）。癫痫发作常常发生在院外，患者可能在发作期和发作后早期无意识；因此，事件目击者应当被仔细询问。

病史应当集中于危险因素和诱发事件。癫痫发作诱发因素的线索包括热性惊厥史、早期先兆或不那么容易识别的短暂发作，以及癫痫发作家族史。致病因素如此前的头外伤、卒中、肿瘤或 CNS 感染应当予以识别。在儿童中，发育里程牌的仔细评估可能为潜在的 CNS 疾病提供证据。诱发因素如睡眠剥夺、系统性疾病、电解质或代谢紊乱、急性感染、降低发作阈值的药物（表 9-5）或乙醇或非法药物应用应当予以识别。

全面体格检查包括寻找感染或系统性疾病的体征。皮肤的仔细检查可能发现神经皮肤疾病的体征，如结节性硬化或神经纤维瘤病，或慢性肝或肾疾病。器官巨大症的发现可能提示代谢贮积疾病，而肢体不对称可能提供发育早期脑损伤的线索。应当寻找头外伤和乙醇或非法药物应用的体征。心脏和颈动脉的听诊可能发现易患脑血管疾病的异常。

所有患者均需要完整的神经系统查体，并对表现出的大脑半球疾病体征进行重点查体（第 1 章）。对精神状态（包括记忆、语言功能和抽象思考）的仔细评估可能提示前额叶、顶叶或颞叶的病变。视野的检查有助于筛查视觉通路和枕叶的病变。运动功能的筛查测试如旋前肌漂浮、深腱反射、步态和协调性可能提示运动（额叶）皮质病变，皮质感觉测试（如双同步刺激）可能检测到顶叶的病变。

实验室检查

常规血检查适用于发现常见的癫痫发作的代谢性病因，如电解质、葡萄糖、钙或镁异常，以及肝或肾疾病。应该对特定风险组的所有患者进行血和尿中毒素的筛查，尤其是当未能发现明确诱发因素的情况下。腰椎穿刺适用于怀疑脑膜炎或脑炎时，而所有 HIV 感染患者必须进行，即使没有感染的症状或体征。在与其他异常如认知障碍有关的进展型癫痫患者中，应该进行血清和脑脊液中自身抗体的检测。

电生理检查

所有可能有癫痫发作性疾病的患者均应当尽早应用EEG进行评估。关于EEG的细节已在第6章中详述。

在怀疑癫痫的患者评估中，脑电图在临床发作期的癫痫发作活动（如异常、反复、节律性活动，具有明确的开始和结束）可明确诊断。没有脑电图癫痫发作活动并不能除外癫痫发作性疾病，因为局灶性发作可能起源于皮质的一个区域，可能无法被标准电极检测到。EEG在全面强直-阵挛发作中始终表现异常。因为典型发作不频繁且无法预测，所以常常无法在临床发作期获得EEG。对住院患者应用视频EEG遥测装置进行长时程持续监测或者应用易携带设备对非卧床患者进行≥24h EEG记录，会更易于在临床发作期获得相应的电生理资料。特别指出的是，视频EEG遥测装置现在是发作事件特点不鲜明或发作难于控制的患者进行癫痫准确诊断的常规方法。

EEG在发作间期也可能是有帮助的，能够显示高度支持癫痫诊断的特定异常。这样的癫痫样活动由异常放电包括棘波或尖波的暴发组成。癫痫样放电的出现对癫痫并不特异，但在癫痫患者中出现率高于正常个体。然而，即使是在已知患有癫痫的患者中，初始常规发作间期EEG在多达60%的时间里可能是正常的。因此，EEG在很多病例中并不能明确癫痫的诊断。

EEG也可用于对癫痫发作疾病进行分类以及辅助抗癫痫药物的选择。例如，发作性全面棘波活动通常见于典型失神癫痫患者，也可见于其他全面性癫痫综合征。局灶性发作间期癫痫样放电可支持局灶性癫痫发作疾病的诊断，如颞叶癫痫或额叶癫痫，这取决于放电的部位。

常规头皮记录EEG也可用于评估癫痫发作性疾病的预后；总体来说，正常EEG提示更好的预后，而异常背景或丰富的癫痫样活动提示预后较差。不幸的是，EEG尚未被证明在预测有易感因素如头外伤或脑肿瘤的患者会进而发展为癫痫中是有用的，因为在这样的情况中，无论癫痫发作发生与否，癫痫样活动通常都会见到。

脑磁图（magnetoencephalography，MEG）提供了另一个非侵入性观察皮质活动的方法。与检测脑的电活动不同，脑磁图检测的是由这种电活动产生的小磁场。MEG上癫痫样活动的起源可被分析，脑内的起源可应用各种数学方法进行估计。然后，这些起源的估计可在脑的解剖影像如MRI（下文讨论）上定位，从而产生磁起源影像（magnetic source image，MSI）。MSI在定位潜在癫痫灶中非常实用。

脑影像学检查

几乎所有新发癫痫发作患者均应进行脑影像学检查，来确定是否有潜在结构异常。唯一可能的例外是病史和查体无明确阳性发现，提示良性全面性癫痫发作疾病如失神癫痫的儿童。MRI已经显示出在检测癫痫相关脑病变中相对于CT的优越性。在一些病例中，MRI会发现需要紧急治疗的病变，如肿瘤、血管畸形或其他病理改变。新MRI技术的应用如3-T扫描、多轨道头部线圈平行影像、亚毫米分辨率三维结构影像，以及脉冲序列的广泛应用如液体衰减反转恢复（FLAIR），增加了检测皮质结构异常的敏感性，包括颞叶内侧硬化相关的海马萎缩，以及皮质神经元迁移异常。在这样的病例中，这些发现可能无法立即指导治疗，但它们确实为患者的发作提供了解释，并指出需要慢性抗癫痫药物治疗或可能的手术切除。

在有可疑CNS感染或占位病变的患者中，当MRI无法立即进行时，应当紧急进行CT扫描。通常在初始评估后数天内完成MRI检查是恰当的。功能影像检查如PET和SPECT也用于评估特定的药物难治性癫痫患者（下文讨论）。

癫痫发作的鉴别诊断

可能模拟癫痫发作的疾病在表9-6中列出。在大多数病例中，癫痫发作可通过细致的病史询问和相关实验室检查与其他疾病相鉴别。有时，其他检查如视频EEG监测、睡眠监测、直立倾斜试验或心脏电生理

表9-6 癫痫发作的鉴别诊断

晕厥	**短暂性脑缺血发作（TIA）**
血管迷走性晕厥	基底动脉TIA
心律失常	**睡眠障碍**
心脏瓣膜病	发作性睡病/猝倒
心力衰竭	良性睡眠肌阵挛
直立性低血压	**运动性疾病**
心理疾病	抽动症
心因性发作	非癫痫性肌阵挛
过度通气	阵发性舞蹈手足徐动症
惊恐发作	**儿童的特殊考虑**
代谢障碍	屏气发作
乙醇性遗忘	伴反复腹痛和周期性呕吐的偏头痛
震颤性谵妄	良性阵发性眩晕
低血糖	呼吸暂停
缺氧	夜惊症
精神活性药物（如致幻剂）	梦游症
偏头痛	
意识模糊性偏头痛	
基底型偏头痛	

检查可能对于做出正确诊断是必要的。下面详述 2 种比较常见的非癫痫综合征的鉴别诊断。

晕厥

最常见的诊断难点是鉴别全面性癫痫发作和晕厥。有助于鉴别的患者与旁观者观察在表 9-7 中列出。癫痫发作的特点包括先兆、发绀、意识丧失、运动表现持续>15s、发作后定向力障碍、肌肉酸痛和嗜睡。相反，如果诱发事件是急性疼痛或焦虑，或者从仰卧或坐姿起立时立即发生，则更可能是晕厥发作。晕厥患者经常描述为一种从有意识到无意识的刻板转变，包括劳累、出汗、恶心和管状视野，并且他们常经历一段相对短暂的意识丧失。头痛或尿便失禁通常提示为癫痫发作，但有时也可能在晕厥时发生。短暂的抽搐运动（如 1～10s）常在晕厥发生后立即出现，尤其是如果患者在昏厥后仍保持直立姿势，从而脑灌注持续减低时。很少见的情况下，晕厥发作可诱导全面性强直-阵挛发作。在这样的病例中，评估需集中于晕厥事件的病因以及患者有复发性癫痫发作倾向的可能性。

心因性发作

心因性发作是类似癫痫发作的非癫痫行为。它们常常是潜在的心理压力造成的转换反应的一部分。特定行为如面对面转头、对称性大幅度肢体抖动、不伴意识丧失的四肢颤搐以及骨盆耸动通常与心因性而非癫痫发作相关。心因性发作通常持续时间比癫痫发作长，并且可能在数分钟至数小时内反复出现。不过，有时单纯通过临床表现很难鉴别，许多经验丰富的癫痫科医师曾做出错误诊断。尤其是心因性发作类似伴认知功能障碍特点的局灶性癫痫发作时更是难以鉴别，因为局灶性癫痫发作（尤其是额叶起源）的行为表现可能非常不寻常，在这两种情况中，常规头皮 EEG 可能是正常的。视频 EEG 监测在病史特点不能做出诊断时是非常有用的。全面性强直-阵挛发作总是在发作期间和发作后产生显著的 EEG 异常。对于可疑颞叶起源的局灶性癫痫，在标准头皮电极基础上加做其他电极（如蝶骨电极）可能在定位癫痫灶时是必要的。血清泌乳素的检测也可帮助鉴别器质性和心因性发作，因为多数全面性癫痫发作和某些局灶性癫痫发作伴有血清泌乳素的升高（在发作后 30min 内），而心因性发作则不会出现。心因性发作的诊断并不除外并发的癫痫诊断，因为二者常常并存。

表 9-7　鉴别全面性强直-阵挛发作和晕厥的特点

特点	癫痫发作	晕厥
即刻诱发因素	通常没有	情感压力、Valsalva 动作、直立性低血压、心脏原因
前驱症状	没有或有先兆（如奇怪的气味）	疲惫、恶心、大汗、管状视野
发病时姿势	多变	通常直立
转为意识丧失	通常立即	经过数秒逐渐[a]
意识丧失的持续时间	数分钟	数秒
强直或阵挛运动持续时间	30～60s	从不超过 15s
发作时面部表现	发绀、口吐泡沫	苍白
发作后定向力障碍和嗜睡	数分钟至数小时	<5min
发作后肌痛	经常	有时
舌咬伤	有时	少见
尿便失禁	有时	有时
头痛	有时	少见

[a] 可能是突然的，伴有心律失常

治疗　癫痫发作和癫痫

癫痫的治疗基本上都是多维度的，包括病因的治疗，避免诱发因素，通过抗癫痫药物或手术减少癫痫发作，以及解决精神心理及社会学问题。治疗计划必须个体化制订，需考虑到癫痫的类型、病因以及不同抗癫痫药物对特定患者的疗效及副作用。治疗策略应由有经验的神经科医师制订并确保实施。难治性癫痫以及需要多药治疗的患者需要定期至神经科医师处就诊。

病因的治疗

如果痫性发作的病因只有代谢紊乱，例如电解质紊乱或血糖异常，那么治疗只需要集中于改善代谢紊乱状况，阻止痫性发作再次出现。通常不需要使用抗癫痫药物，除非代谢紊乱不能够在短时间内纠正，患者有再次发作的风险。如果痫性发作明显是由药物处理（如茶碱）或非法药物使用（如可卡因）引起的，那么恰当的治疗措施应该是终止相应药物的使用；这种情况下一般不需要使用抗癫痫药物，除非在没有服用促发药物的情况下出现痫性发作。

由中枢神经系统结构性损害（如颅脑肿瘤、血管畸形或脑脓肿等）引起的癫痫，在病灶得到恰当处理后，可能不再发作。然而，即使在结构性病损已被移除的情况下，仍然有癫痫灶残存于周围组织的风险，或者由于神经胶质增生、手术、放疗或其他治疗措施导致新发癫痫灶出现。因此大部分患者需要继续抗癫痫药物治疗至少 1 年，并且只有当患者完全达到癫痫无发作时才能尝试减药。如果癫痫发作是药物难治性的，致痫脑区的手术切除可能使患者受益（见下文）。

避免诱发因素

不幸的是，目前我们对于能够精确预测癫痫发作的特定因素知之甚少。一些患者可以找出能够降低发作阈值的某些特定情形，这些情形需要尽量避免。例如，对于睡眠剥夺易出现癫痫发作的患者，很明显我们应该建议他维持规律的睡眠习惯。很多患者的癫痫发作与乙醇摄入有关，我们应鼓励他们相应地改变饮酒习惯。在一些相对少见的病例中，癫痫发作由非常特异性的刺激所诱发，例如电子游戏显示屏、音乐或某人的声音（反射性癫痫）。由于癫痫发作经常与压力有关，一些减轻压力的方法如体育锻炼、冥想或心理咨询等可能有所帮助。

抗癫痫药物治疗

抗癫痫药物治疗是绝大多数癫痫患者最主要的治疗方式。总体目标是能够完全控制癫痫发作并没有明显的药物副作用，最好能够单药治疗、服药时间表简便易遵从。在治疗计划的制订中，癫痫发作分类是重要参考因素，因为某些抗癫痫药对于不同发作类型有不同的作用。然而很多抗癫痫药物之间有很大程度的作用重叠，因此治疗的选择通常更多地由患者的特殊需求所决定，尤其是患者对副作用的评估。

开始抗癫痫药物治疗的时机 只要患者有病因不明的反复癫痫发作，或者病因明确不能逆转的反复癫痫发作，即应该开始抗癫痫药物治疗。对于单次痫性发作的患者是否需要开始抗癫痫药物治疗，现在仍有争议。对于由确定的病灶（如中枢神经系统肿瘤、感染、创伤等）导致单次痫性发作的患者，病灶是致痫性的证据较为充分，这种情况下应该开始治疗。对于一次明确的非诱发性痫性发作或特发性痫性发作，癫痫复发的风险不明确，首次发作后 12 个月内复发的概率为 31%～71%。这一不确定性主要是由于各种流行病学研究中的发作类型及潜在病因不同所导致的。目前广泛认可的与复发相关的危险因素包括：①神经系统检查异常；②癫痫持续状态；③发作后 Todd 麻痹；④明确的癫痫家族史；⑤脑电图异常。有一项或更多上述危险因素的患者应该接受治疗。与就业或驾驶相关的问题可能会影响是否开始抗癫痫药物治疗的决策。例如，对于有一次特发性痫性发作的患者，如果他的工作需要驾驶，他可能更愿意接受抗癫痫药物治疗，而不愿意冒再次发作而可能失去驾照的风险。

抗癫痫药物的选择 美国可用的抗癫痫药物种类见表 9-8，常用药物的药理学特性见表 9-9。世界范围内，传统抗癫痫药物（如苯妥英、丙戊酸、卡马西平、苯巴比妥、乙琥胺等）广泛被用作大多数癫痫的一线治疗，因为它们与新型抗癫痫药物的疗效相当，且明显地更廉价。近年上市的大多数新型抗癫痫药物可以用作添加治疗或可考虑的药物，但很多已经作为单药治疗的一线药物在使用了。

初始治疗中药物选择的影响因素除了疗效，还包括服药的便利性（例如一天 1 次与一天 3 次或 4 次）和可能的副作用。就这一点而言，一些新型抗癫痫药有减少药物相互作用和服用方便的优势。几乎所有常用的抗癫痫药物都有一些相似的、剂量依赖性的副作用，如镇静、共济失调以及复视等。成人长时间服用某些药物可能导致骨质疏松症，尤其是老年人。治疗过程中需要密切的随访，确保药物副作用可被快速识别并得到处理。大多数传统抗癫痫药和一部分新型抗癫痫药可导致个体特异性毒性作用，包括皮疹、骨髓抑制、肝毒性等。即使不常

表 9-8 抗癫痫药物的选择

全面性强直-阵挛	局灶性	典型失神	不典型失神、肌阵挛、失张力
一线			
拉莫三嗪	拉莫三嗪	丙戊酸	丙戊酸
丙戊酸	卡马西平	乙琥胺	拉莫三嗪
	奥卡西平	拉莫三嗪	托吡酯
	苯妥英		
	左乙拉西坦		
备选方案			
唑尼沙胺[a]	托吡酯	拉莫三嗪	氯硝西泮
苯妥英	唑尼沙胺[a]	氯硝西泮	非尔氨酯
卡马西平	丙戊酸		氯巴占
奥卡西平	噻加宾[a]		芦非酰胺
托吡酯	加巴喷丁[a]		
苯巴比妥	拉考沙胺[a]		
扑米酮	依佐加滨[a]		
非尔氨酯	苯巴比妥		
	扑米酮		
	非尔氨酯		

[a] 作为辅助治疗

见，但在药物选择中应考虑到这些副作用，并指导患者识别相应症状和体征，在出现时提醒他们的医生。对于一些抗癫痫药物，在治疗开始之前（为确定基线值）和初始剂量滴定过程中建议进行相关的实验室检查（如全血细胞计数、肝功能检测等）。更重要地，研究显示携带有人类白细胞抗原 HLA-B*1502 突变的亚裔人有很高的风险发生卡马西平和苯妥英所致的严重皮肤反应。因此，在选择药物时也应考虑到种族和基因型。

局灶性发作的抗癫痫药物选择 卡马西平（或相关的药物奥卡西平）、拉莫三嗪、苯妥英、左乙拉西坦是目前批准的可用于局灶性癫痫初始治疗的药物，包括继发全面性发作的局灶性癫痫。总体上这些药物的药效非常相近，药代动力学和毒性的差别是选药的主要决定因素。例如，卡马西平（也包括缓释剂型）的优点之一是体内代谢遵从 1 级药代动力学，药物剂量、血清浓度和毒性呈线性关系。卡马西平可能导致白细胞减少、再生障碍性贫血和肝毒性，因此对有相应易感因素的患者是禁忌。奥卡西平的优势在于代谢过程中避免了与一些卡马西平副作用相关的中间代谢产物。相比于卡马西平，奥卡西平药物相互作用更少。拉莫三嗪在副作用方面耐受性较好。然而，在初始治疗中患者应尤其警惕发生皮疹的可能。如果皮疹没有被正确识别，药物没有立刻停止，有可能发生极其严重的 Stevens-Johnson 综合征。这一风险可通过初始低剂量和缓慢滴定降低。拉莫三嗪在作为丙戊酸的添加治疗时初始剂量必须更低，因为丙戊酸抑制拉莫三嗪的代谢，从而延长拉莫三嗪的半衰期。苯妥英半衰期较长，每日服药 1 次或 2 次即可，相比于每日需服药 3 次或 4 次的很多其他药物，有一定优势。然而，苯妥英的药代动力学是非线性的，在标准维持剂量基础上很小的剂量增加都可能诱发明显的副作用。这是苯妥英急性中毒的主要病因之一。苯妥英长期使用可能影响外形（如导致多毛症、面部粗糙、牙龈增生）和骨代谢。因此苯妥英通常不用于可能长期用药的年轻患者。左乙拉西坦的优势在于目前没有已知的药物相互作用，对于老年人和合并其他药物治疗的患者尤其适用。然而相当一部分服用左乙拉西坦的患者出现激惹、焦虑和其他一些精神症状。托吡酯可用于部分性发作，也可用于全面性发作。与其他抗癫痫药物类似，托吡酯可导致明显的精神运动迟缓和其他认知障碍。另外，对于有青光眼和肾结石风险的患者，托吡酯应避免使用。

丙戊酸对于局灶性癫痫也是可选择的有效药物，尤其在有继发全面发作时。缓释剂型（Depakote）的胃肠道副作用更少。治疗过程中需要监测实验室检查指标，因为丙戊酸在少数情况下可以导致可逆性的骨髓抑制和肝毒性。在已存在骨髓或肝脏疾病的患者中丙戊酸通常应该避免使用。不可逆的、致死性肝衰竭更像是个体特异性的而不是剂量依赖性的，这种并发症相对少见，在 2 岁以下婴幼儿中危险性最高，尤其是服用其他抗癫痫药物或有先天性代谢障碍的孩子。

唑尼沙胺、噻加宾、加巴喷丁、拉考沙胺、依佐加滨也是局灶性癫痫伴或不伴全面性发作的添加治疗药物。苯巴比妥以及其他巴比妥酸盐化合物在过去广泛用作多种类型癫痫的一线治疗。然而巴比妥类经常引起成人的镇静、儿童的过度活动，以及其他细微的认知功能改变，因此巴比妥类药物的使用仅限于没有其他合适药物选择的情况下。

全面性发作的抗癫痫药物选择 拉莫三嗪和丙戊酸是目前原发性全面强直-阵挛发作初始治疗的首选药物。托吡酯、唑尼沙胺、苯妥英、卡马西平和奥卡西平也是可以选择的药物。丙戊酸对失神发作、肌阵挛发作和失张力发作尤其有效。因此丙戊酸适用于有多种发作类型的全面性癫痫综合征。需要注意，卡马西平、奥卡西平和苯妥英可以加重某些类型的全面性发作，包括失神发作、肌阵挛发作、强直发作和失张力发作。乙琥胺对于典型失神癫痫尤其有效，但对强直-阵挛发作和局灶性发作无效。使用乙琥胺过程中需要定期监测血细胞计数，因为乙琥胺在少数情况下可以引起骨髓抑制。拉莫三嗪似乎尤其对混合、全面性发作类型的癫痫综合征有效，如青少年肌阵挛癫痫（JME）和 Lennox-Gastaut 综合征。托吡酯、唑尼沙胺和非尔氨酯有相似的广泛治疗谱。

药物治疗的起始和监测

由于患者对任何抗癫痫药物的反应都是不可预测的，因此患者应接受细致的关于药物治疗的教育。治疗的目的是阻止癫痫发作，并将药物副作用最小化；确定最佳药物剂量通常是反复尝试的过程。如果患者的发作频率本身就很低，确定最佳剂量可能需要数月之久甚至更长。为减小副作用，大多数抗癫痫药物在初始治疗中需缓慢增加剂量。一些小的副作用，如轻度镇静、轻微的认知功能改变以及平

表 9-9 常用抗癫痫药物的剂量和副作用

通用名	商品名	主要应用	经典剂量；用药间隔	半衰期	治疗范围	副作用		药物相互作用[a]
						神经系统	全身	
卡马西平	得理多[c]	强直-阵挛 局灶性	600～1800mg/d（15～35mg/kg，儿童）；bid（胶囊或片剂），tid～qid（口服混悬剂）	10～17h（由于自体诱导而多变；启动后3～5周完全清除）	4～12μg/ml	共济失调 头晕 复视 眩晕	再生障碍性贫血 白细胞减少 胃肠道激惹 肝毒性 低钠血症	酶诱导药物降低浓度[b] 红霉素、右丙氧芬、异烟肼、西咪替丁、氟西汀提高浓度
氯巴占	Onfi	Lennox-Gastaut 综合征	10～40mg/d（体重<30kg 的患者 5～20mg/d）；bid	36～42h（代谢活性低者 71～82h）	未发布	疲劳 镇静 共济失调 攻击行为 失眠	便秘 厌食 皮疹	CYP2C19 抑制剂提高浓度
氯硝西泮	克诺平	失神 不典型失神 肌阵挛	1～12mg/d；qd～tid	24～48h	10～70ng/ml	共济失调 镇静 倦怠	厌食	酶诱导药物降低浓度[b]
乙琥胺	柴浪丁	失神	750～1250mg/d（20～40mg/kg）；qd～bid	60h，成人 30h，儿童	40～100μg/ml	共济失调 倦怠 头痛	胃肠道激惹 皮疹 骨髓抑制	酶诱导药物降低浓度[b] 丙戊酸提高浓度
依佐加滨	Potiga	局灶性	800～1200mg/d；tid	7～11h	未发布	头晕 疲劳 镇静 意识模糊 眩晕 震颤	视网膜异常 皮肤色素缺失 心脏传导异常（QT 间期延长） 尿潴留	酶诱导药物降低浓度[b]
非尔氨酯	非班酯	局灶性 Lennox-Gastaut 综合征 强直-阵挛	2400～3600mg/d，tid～qid	16～22h	30～60μg/ml	失眠 头晕 镇静 头痛	再生障碍性贫血 肝衰竭 体重减少 胃肠道激惹	增加苯妥英、丙戊酸浓度，激活卡马西平代谢
加巴喷丁	Neuron-tin	局灶性	900～2400mg/d；tid～qid	5～9h	2～20μg/ml	镇静 头晕 共济失调 疲劳	胃肠道激惹 体重增加 水肿	尚无已知的显著相互作用
拉考沙胺	Vimpat	局灶性	200～400mg/d；bid	13h	未发布	头晕 共济失调 复视 眩晕	胃肠道激惹 心脏传导异常（PR 间期延长）	酶诱导药物降低浓度[b]

表 9-9 常用抗癫痫药物的剂量和副作用（续）

通用名	商品名	主要应用	经典剂量；用药间隔	半衰期	治疗范围	副作用		药物相互作用[a]
						神经系统	全身	
拉莫三嗪	利必通[c]	局灶性 强直-阵挛 不典型失神 肌阵挛 Lennox-Gastaut 综合征	150～500mg/d；bid（立即释放），每日 1 次（缓释）（与丙戊酸合用时减低每日剂量；与酶诱导剂合用时提高每日剂量）	25h 14h（与酶诱导剂合用），59h（与丙戊酸合用）	2.5～20μg/ml	头晕 复视 镇静 共济失调 头痛	皮疹 Stevens-Johnson 综合征	酶诱导药物和口服避孕药降低浓度[b] 丙戊酸提高浓度
左乙拉西坦	开浦兰[c]	局灶性	1000 ～ 3000mg/d；bid（立即释放），每日 1 次（缓释）	6～8h	5～45μg/ml	镇静 疲劳 动作失调 情绪改变	贫血 白细胞减少	尚无已知的显著相互作用
奥卡西平[c]	曲莱	局灶性 强直-阵挛	900～2400mg/d（30～45mg/kg，儿童）；bid	10～17h（活性代谢物）	10～35μg/ml	疲劳 共济失调 头晕 复视 眩晕 头痛	见卡马西平	酶诱导药物降低浓度[b] 可能提高苯妥英浓度
苯巴比妥	鲁米那	强直-阵挛 局灶性	60～180mg/d；qd～tid	90h	10～40μg/ml	镇静 共济失调 意识模糊 头晕 性欲减低 抑郁	皮疹	丙戊酸、苯妥英提高浓度
苯妥英	大仑丁	强直-阵挛 局灶性	300 ～ 400mg/d（3 ～ 6mg/kg，成人；4 ～ 8mg/kg，儿童）；qd～tid	24h（变异范围较广，剂量依赖）	10～20μg/ml	头晕 复视 共济失调 不协调 意识模糊	齿龈增生 淋巴结病 多毛 骨软化症 面容丑陋 皮疹	异烟肼、磺胺、氟西汀提高浓度 酶诱导药物降低浓度[b] 影响叶酸代谢
扑米酮	米苏林	强直-阵挛 局灶性	750～1000mg/d；bid～tid	扑米酮，8～15h 苯巴比妥，90h	扑米酮，4～12μg/ml 苯巴比妥，10～40μg/ml	同苯巴比妥		丙戊酸提高浓度 苯妥英降低浓度（增加向苯巴比妥的转化）

表 9-9 常用抗癫痫药物的剂量和副作用（续）

通用名	商品名	主要应用	经典剂量；用药间隔	半衰期	治疗范围	副作用		药物相互作用[a]
						神经系统	全身	
芦非酰胺	Banzel	Lennox-Gastaut 综合征	3200mg/d（45mg/kg，儿童）；bid	6～10h	未发布	镇静 疲劳 头晕 共济失调 头痛 复视	胃肠道激惹 白细胞减少 心脏传导异常（QT 间期缩短）	酶诱导药物降低浓度[b] 丙戊酸提高浓度 可能增加苯妥英浓度
噻加宾	Gabitril	局灶性	32～56mg/d；bid～qid（作为酶诱导抗癫痫药物的辅助用药）	2～5h（与酶诱导剂合用），7～9h（不与酶诱导剂合用）	未发布	意识模糊 镇静 抑郁 头晕 语言障碍 感觉异常 精神症状	胃肠道激惹	酶诱导药物降低浓度[b]
托吡酯	妥泰	局灶性 强直-阵挛 Lennox-Gastaut 综合征	200～400mg/d；bid（立即释放），每日 1 次（缓释）	20h（立即释放），30h（缓释）	2～20μg/ml	精神运动变缓 镇静 语言障碍 疲劳 感觉异常	肾结石（避免与其他碳酸酐酶抑制剂合用） 青光眼 体重减少 少汗	酶诱导药物降低浓度[b]
丙戊酸（丙戊酸钠、双丙戊酸钠）	德巴金[c]	强直-阵挛 失神 不典型失神 肌阵挛 局灶性 失张力	750～2000mg/d（20～60mg/kg）；bid～qid（立即和延迟释放），每日 1 次（缓释）	15h	50～125μg/ml	共济失调 镇静 震颤	肝毒性 血小板减少 胃肠道激惹 体重增加 短暂性脱发 高氨血症	酶诱导药物降低浓度[b]
唑尼沙胺	Zonegran	局灶性 强直-阵挛	200～400mg/d；qd～bid	50～68h	10～40μg/ml	镇静 头晕 意识模糊 头痛 精神症状	厌食 肾结石 少汗	酶诱导药物降低浓度[b]

[a] 仅举例；对于所有潜在药物与药物相互作用的综合清单，请参考其他文献

[b] 苯妥英、卡马西平、苯巴比妥

[c] 延长释放产品可用

衡障碍，在数日后通常会缓解，患者应有相应预期。初始剂量一般选择表 9-9 剂量一栏中列出的最小值。当前一剂量达到稳定状态时（例如经过 5 个以上半衰期），才能进行后续的剂量增加。

抗癫痫药物的血药浓度监测对初始治疗中剂量的制订十分有价值。但是，目前发表的血药浓度治疗范围只是决定恰当剂量的一个近似指导。决定剂量的关键在于发作频率和副作用的临床评估。传统的血药浓度测定方法检测的是所有形式的药物，包括蛋白结合态和游离态。但是只有游离态药物的浓度才能反映大脑细胞外液的浓度，并真正与疗效相关。因此，如果患者血清蛋白浓度降低（例如肝功能或肾功能损害导致的血清白蛋白浓度降低），药物的蛋白结合率会下降，那么游离态药物的浓度也许足够控制癫痫发作了。这些患者或许有“低于治疗范围”的血药浓度，但是只有当他们的癫痫发作没有得到控制时，才需要改变剂量，并不需要单纯为达到所谓的治疗范围的血药浓度而改变剂量。对于这类患者，监测游离药物血药浓度也是有价值的。在临床实践中，血药浓度监测除了用于确定起始剂量和剂量调整外，更多地是用于记录患者服药的依从性。

如果逐渐增加到可耐受的最大剂量且依从性良好，仍不能控制癫痫发作，则需要考虑换用另一种抗癫痫药物。通常在加用第二种药物过程中，第一种药物仍按原剂量继续服用。调整第二种药物的剂量，目标是减少发作频率，不引起毒性反应。当这一目标达到后，第一种药物可逐渐减量（通常需要数周的时间，除非第一种药物有严重的毒性作用）。此后第二种药物的剂量需根据发作频率和副作用进一步优化。尽可能选择单药治疗。

停药的时机

总体来说，约有 70％的儿童和 60％的成人经抗癫痫药物治疗后发作可完全控制，最终可能停药。停药后最可能维持癫痫无发作的患者特征包括：①服药时持续无发作 1～5 年；②单一发作类型，无论局灶性或全面性；③神经系统检查正常，包括智力；④脑电图正常。评价癫痫无发作的恰当时间间隔仍不明确，在不同类型的癫痫中必然有所差异。然而，对于满足所有上述条件、希望减药且明确了解可能的风险和获益的患者，2 年（无发作）后减药似乎较为合理。大多数情况下，最好在 2～3 个月逐渐减量。减药后复发大多在最初的 3 个月，因此在这一时期应建议患者避免可能的危险情境，例如游泳和驾驶。

难治性癫痫的治疗

将近三分之一的癫痫患者对单药治疗无效，需要多药联合治疗。有潜在结构性病灶的局灶性癫痫和有多种发作类型且伴有发育迟滞的患者更可能需要多药治疗。目前尚无明确的合理的多药联合治疗指南，理论上，不同作用机制的药物联合治疗可能最有效。大多数情况下，初始的联合治疗选用一线药物（即卡马西平、奥卡西平、拉莫三嗪、丙戊酸、左乙拉西坦和苯妥英）。如果这些药物仍然无效，可加用其他药物，如托吡酯、唑尼沙胺、拉考沙胺、噻加宾等。丙戊酸不能控制的肌阵挛发作的患者，加用氯硝西泮或氯巴占可能获益；失神发作可能对丙戊酸和乙琥胺联合治疗有效。单药治疗中疗效、毒性和血药浓度监测的原则同样适用于多药联合治疗。如果两种药物联合治疗仍无改善，可在维持前两种药物的基础上加用第三种药物。如果有效，可逐渐减停前两种药物中药效较小或耐受性较差的药物。

难治性癫痫的外科手术治疗

约有 20％～30％的患者在经过正规多药联合治疗后仍有癫痫发作。他们中的一部分可能通过手术很大程度地降低发作频率，甚至完全控制发作。理解外科手术的潜在价值是尤其重要的，当患者的初始药物治疗不能控制癫痫发作时，随后的药物治疗往往也是无效的。与其使患者经历多年不成功的药物治疗，承受癫痫持续发作带来的心理社会创伤和死亡风险的增加，不如在患者尝试简短有效的药物治疗失败后即进行手术评估。

颞叶癫痫患者最常用的手术方式包括切除颞叶前内侧部（颞叶切除术），或更局限地切除下部的海马和杏仁核（杏仁核海马切除术）。颞叶外区域起源的局灶性癫痫可能通过精确切除明确的新皮质病灶（病灶切除术）而缓解。如果 MRI 无明确病灶但其他检查（例如脑磁图、PET、SPECT）提示有局灶性的皮质区域作为发作起始区，局部新皮质切除术也是可能的。当局部皮质不能切除时，可行多处软脑膜下横切术以阻止癫痫扩散，即阻断皮质内的纤维连接。大脑半球切除术和多脑叶切除术可用于半球性的结构异常（如半侧巨脑畸形或其他发育异常性病变）导致严重癫痫发作的患者，胼胝体切开术对致残性强直发作和失张力发作有效，通常见于有多种发作类型的癫痫综合征，如Lennox-Gastaut综合征。

术前评估用于明确患者癫痫发作的功能和结构基础。住院患者视频脑电图监测用于确定癫痫灶的解剖部位，并将异常电生理活动与发作中的行为学表现相对应。常规头皮脑电图或头皮-蝶骨记录以及高分辨MRI通常足以定位致痫灶，尤其是当二者的发现一致时。功能影像学检查如SPECT、PET和脑磁图可以作为附加检查手段，它们可能帮助揭示或证实致痫区的定位。一旦推测的发作起始区确定下来，需要进一步的检查（包括神经心理测评、颈内动脉异戊巴比妥试验/Wada试验、功能MRI），进行语言区和记忆区等的定位，以评估手术切除致痫区可能导致的功能缺损。在一些病例中，非侵入性检查不足以定位发作起始区，需要深部电极或硬膜下电极植入等侵入性电生理监测以确定癫痫定位。也可以在手术过程中施行皮质功能定位来确定具体的切除范围，实现精准切除。这一过程需要皮质脑电图，即在大脑皮质表面放置记录电极，以明确痫样放电的范围。如果要切除的区域怀疑在感觉运动区或语言区之中或附近，需要在患者术中唤醒情况下进行皮质电刺激功能定位，以明确相应皮质的功能，避免切除所谓的功能区，从而最小化手术后的功能缺损。

术前评估手段和显微外科技术的进步引领癫痫外科手术的成功率稳步提高。严重手术并发症的出现率在5%以下，功能定位技术的应用显著减少了脑组织切除导致的神经系统后遗症。例如，约70%接受颞叶切除术的患者可达到癫痫无发作，另外15%～25%的患者发作频率减少90%以上。大面积大脑半球病变导致灾难性癫痫发作的患者行大脑半球切除术后也有显著改善。术后患者通常需要继续服用抗癫痫药物，不过术后癫痫发作的显著减少有助于提高患者的生活质量。

并非所有药物难治性癫痫患者都是切除性手术的合适候选者。例如，一些患者的癫痫发作起源于多个部位，导致发作和手术潜在损伤的风险高得难以接受。迷走神经刺激术（vagus nerve stimulation，VNS）可用于部分患者，但是其疗效有限，且难以预测哪个患者将会受益。近期一种新的可植入性器械获批使用，它可以探测癫痫的发作（某些情况下在发作表现出临床症状之前）并发放电刺激（反应性神经刺激），可能对某些患者有效。目前也有研究正在评估立体定向放射外科手术、激光热消融术和脑深部刺激术（deep brain stimulation，DBS）作为难治性癫痫外科治疗其他选择的疗效性。

癫痫持续状态

癫痫持续状态是指持续性的癫痫发作，或反复间断发作，且发作间期有意识障碍。癫痫持续状态有多种分类，包括全面性惊厥性癫痫持续状态（generalized convulsive status epilepticus，GCSE）（例如持续性全面性脑电发作、昏迷和强直-阵挛运动）以及非惊厥性癫痫持续状态（例如持续的失神发作、局灶性发作伴有意识错乱或意识状态部分受损，以及极小的运动症状）。传统的癫痫持续状态的定义中，癫痫发作的持续时间需达到15～30min。然而，一个更加实用的定义是，当癫痫发作的持续时间长达需要紧急实施抗惊厥药物治疗时，即考虑癫痫持续状态的诊断。在GCSE中，发作持续5min以上即考虑该诊断。

GCSE是需紧急处理的急症，因为长期癫痫发作引起心肺功能障碍、高温和代谢紊乱，可进一步导致不可逆的神经损伤。此外，即使患者因神经肌肉阻滞而瘫痪无抽搐，但脑电图有持续痫性放电，仍然可以出现中枢神经系统的损害。GCSE最常见的病因包括抗癫痫药物的减停或依从不良、代谢紊乱、药物毒性、中枢神经系统感染、中枢神经系统肿瘤、难治性癫痫以及颅脑损伤。

当患者有明显的抽搐时，GCSE是显而易见的。然而，当经历30～45min的无间断发作后，患者的体征可能变得越来越不明显。患者可能仅有手指轻微的阵挛活动，或者眼部细小的快速运动。有可能出现阵发性的心动过速、血压升高以及瞳孔散大。在这些情况下，脑电图可能是确定诊断的唯一方法。因此，如果患者外在的抽搐已经停止，但仍处于昏迷状态，应对其进行脑电图监测以排除持续进行的（非惊厥性）癫痫持续状态。这对于保护气道过程中因神经肌肉阻断而全身麻醉的GCSE患者也十分重要。

GCSE患者治疗中的第一步是处理急性呼吸循环问题或高热，进行简单的神经系统查体，建立静脉通道，送检标本进行实验室检查以明确代谢紊乱状况。然后立即开始抗惊厥药物治疗，治疗流程见图9-3。

非惊厥性癫痫持续状态的治疗没有GCSE那么紧急，因为其持续进行的癫痫发作不伴随GCSE中所见

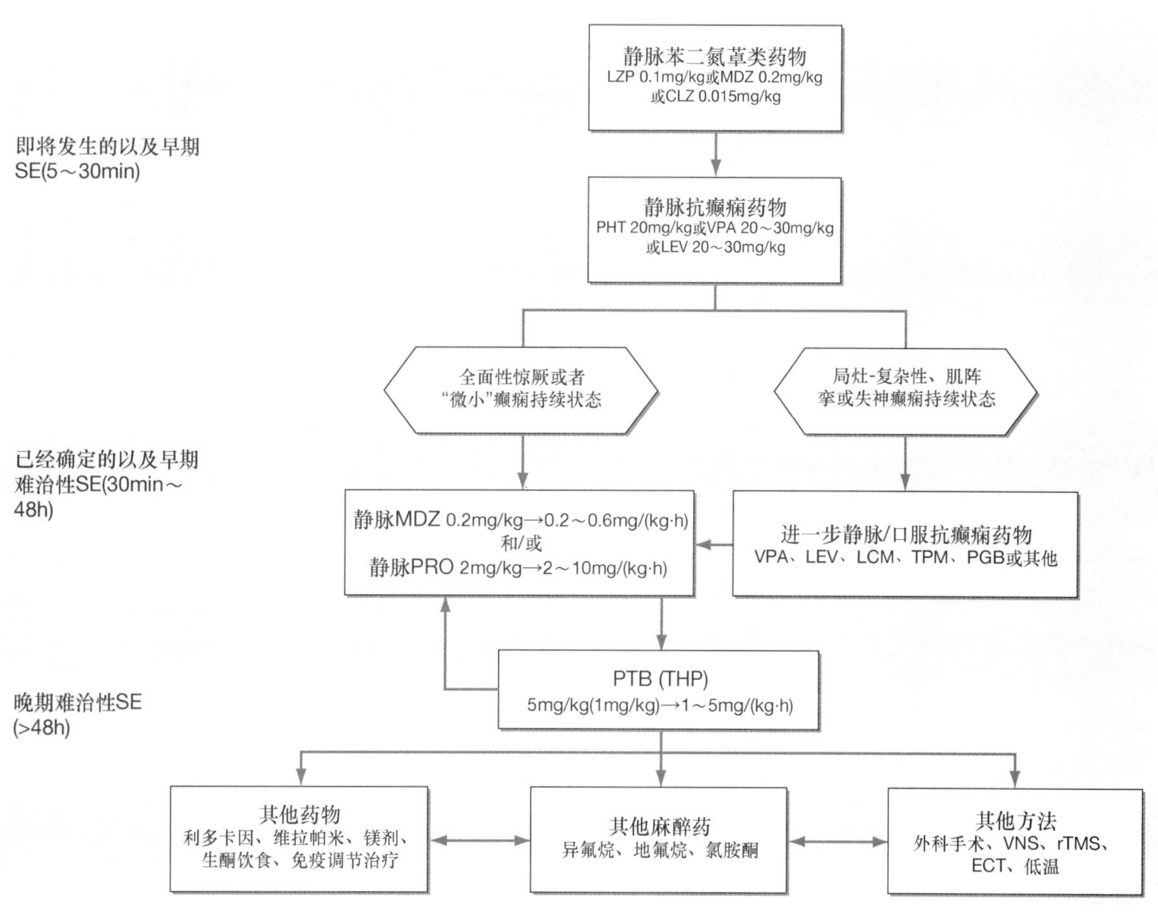

图 9-3 成人全面性强直-阵挛癫痫持续状态（status epilepticus，SE）的药物治疗。CLZ，氯硝西泮；ECT，电休克治疗；LCM，拉考沙胺；LEV，左乙拉西坦；LZP，劳拉西泮；MDZ，咪达唑仑；PGB，普瑞巴林；PHT，苯妥英或磷苯妥英；PRO，丙泊酚；PTB，戊巴比妥；rTMS，重复经颅磁刺激；THP，硫喷妥；TPM，托吡酯；VNS，迷走神经刺激；VPA，丙戊酸。（*From AO Rossetti，DH Lowenstein：Lancet Neurol 10：922，2011.*）

的严重代谢紊乱。然而，有证据显示非惊厥性癫痫持续状态与癫痫灶区域的细胞损伤有关，尤其在由持续性、局灶性的痫性活动所致时；因此这一状况下也应尽快开始治疗，治疗大体原则同 GCSE。

癫痫发作之外：其他管理问题

发作间期表现

癫痫的不良反应常常除了临床发作外，还有其他不良反应，这些不良反应大部分取决于癫痫的病因、发作频率和严重程度，以及抗癫痫治疗的副作用。很多癫痫患者在发作间期是正常的，并且过着非常成功、有作为的生活。相反，发育异常或获得性脑损伤继发癫痫的患者可能存在认知功能受损及其他神经系统障碍。发作间期 EEG 的频繁异常与轻微的记忆力、注意力障碍有关。癫痫发作较多的患者，尤其是颞叶起源的患者，常伴有短时记忆损害，并且随着时间发展会加重。

癫痫患者存在罹患多种精神疾患的风险，包括抑郁、焦虑和精神错乱。这种风险大小取决于很多因素，包括病因、发作频率、发作严重程度、患者年龄、既往精神疾病史或家族精神疾病史。约 20% 的患者会罹患抑郁症，且癫痫患者的自杀发生率高于普通人群。应当通过心理咨询或者药物来治疗抑郁症。选择性 5-羟色胺再摄取抑制剂（SSRI）对于发作的影响最小，而三环类抗抑郁药可以降低发作阈值。焦虑可以是发作时的临床症状，焦虑或精神性行为可以出现在发作后的谵妄期。发作后精神错乱是一种较为少见的现象，通常发生在一段时间的发作频率增加之后。常在持续 1 周的短暂清醒期后出现数天到数周的焦虑性、精神病性行为。这种精神错乱常能自发缓解，但是如频繁发生则需要短期的抗精神病或抗焦虑药物治疗。

目前对于是否一些癫痫患者（尤其是颞叶癫痫）具有一成不变的“发作间期性格”仍存在争议。主要的观点认为非典型的性格特征出现在不同类型的癫痫患者中（如全面性癫痫和额叶癫痫），并且可能是由潜在的结构性脑损伤、抗癫痫药物影响、与慢性病相关的社会心理因素和癫痫本身所导致。

癫痫的死亡率

癫痫患者的死亡风险大致比匹配的无癫痫人群的预期值高 2～3 倍。增加的死亡率大部分归因于潜在的癫痫病因（例如，老年人的肿瘤或卒中）。但是，有大量的患者死于意外、癫痫持续状态及一种被称为癫痫猝死（sudden unexpected death in epilepsy，SUDEP）的综合征，这些情况常常出现在惊厥性发作的年轻患者中，且常在夜间发生。SUDEP 的病因并不清楚，可能是由于癫痫发作时对脑干介导的肺部、心脏和觉醒功能产生了影响。近期的研究认为，在一些病例中，基因突变可能是癫痫和心脏传导功能异常的病因，最终导致了猝死。

社会心理因素

尽管有效的健康教育课程的实施让大家对癫痫的歧视逐渐减少了，但在社会中仍对癫痫存在一种文化歧视。很多癫痫患者会隐藏他们的担心，例如担心智力迟钝或者在发作时突然死亡。这些问题需要小心处理，应对患者进行癫痫方面的教育，并保证家庭成员、老师、同事和其他同伴也接受同样的教育。以下是一个有用的教育材料资源网址：www.epilepsy.com。

职业、驾驶和其他活动

很多癫痫患者面临着获得或维持职业的困难，即使在他们发作控制得很好的时候，也同样面临着这个问题。联邦和州的法律中设计了防止雇主歧视癫痫患者的条例，患者也应被鼓励去理解和索求他们的合法权利。在这种情况下的患者也能从维护患者权益的卫生保健提供者的帮助中大大获益。

癫痫最具破坏性的社会影响之一是失去驾驶的权限。医师应该对当地有关驾驶和癫痫的规定非常了解，因为不同的州和国家有不同的法律。无论如何，医师都有责任去告知患者，当癫痫发作没有良好地控制时，驾车对于他们自身及他人都是十分危险的（除非发作时不伴有意识丧失或者动作可以控制）。总之，大部分州允许患者驾车，若该患者间隔 3 个月至 2 年没有发作（服用或不服用抗癫痫药物）。

若患者癫痫发作不完全控制，患者仍需注意其他风险，例如意识丧失或失去运动控制导致的重大人身伤害甚至死亡。因此，根据癫痫发作的类型和频率，很多患者应避免高空作业、机械作业，并应在陪同下洗澡和游泳等。

有关女性和癫痫的特殊问题

月经性癫痫

一些女性患者在月经期前后发作频率显著增加。这被认为是受雌激素和孕激素对神经元兴奋性的影响或者是由于蛋白结合、代谢改变导致体内抗癫痫药物水平变化。一些患者在经期增加抗癫痫药物剂量后可以受益。天然的孕酮或肌内注射的甲羟孕酮可能对一小部分女性患者有益。

怀孕

大部分怀孕的女性癫痫患者将会有一个普通的妊娠期，生一个正常的孩子。但是，在怀孕期间癫痫会给孕妇带来一些重要的风险。50％的患者孕期发作频率不会改变，30％发作频率增加，20％则发作频率减少。发作频率的变化归因于激素对 CNS 的影响、抗癫痫药物药代动力学的改变（如肝药物代谢加快或血浆蛋白结合受影响），以及药物依从性的改变。在孕期经常访视患者并监测血清抗癫痫药物水平是很有用的。若发作频率增加或抗癫痫药物副作用加重，检测游离药物浓度是很有帮助的。

女性癫痫患者生育的小孩致死性先天畸形的总发生率为 5％～6％，而健康女性为 2％～3％。较高的发生率归因于抗癫痫药物的致畸作用，并且该风险随用药数量增加而增高（例如，服用 3 种药物时的畸形风险为 10％～20％），也可能随剂量增加而增高。一项已发表的孕妇注册和对照研究的 meta 分析发现，最常见的畸形是心血管和肌肉骨骼系统方面的缺陷（1.4％～1.8％）。丙戊酸与胎儿异常的风险增高有很大的关联（7％～20％）。近期从一个较大的怀孕注册数据中发现，除托吡酯外的新型抗癫痫药物远比丙戊酸安全。

控制不良的抽搐发作对于母亲和胎儿的潜在危害相比抗癫痫药物的致畸作用危害更大，因此目前推荐怀孕妇女应维持有效的药物治疗。如果可能的话，给予单药治疗并用最低有效剂量维持是比较谨慎的，尤其在早期妊娠期间。对于一些女性，她们的发作类型和频率可以允许她们在怀孕前安全地停用抗癫痫药物。患者同时应服用叶酸（1～4mg/d），因抗癫痫药物的抗叶酸作用被认为对神经管发育缺陷有一定影响，但是服用叶酸的有利之处仍有待证明。

酶诱导药物如苯妥英、卡马西平、奥卡西平、托吡酯、苯巴比妥和扑米酮，在50%的新生儿中可以引起短暂的可逆性维生素K依赖的凝血因子缺乏。尽管新生儿出血并不常见，母亲仍应在孕期最后2周口服维生素K（20mg/d，维生素K_1），新生儿在出生后应给予肌内注射维生素K（1mg）。

避孕

在处方抗癫痫药物时应特别关注口服避孕药的女性。诸如卡马西平、苯妥英、苯巴比妥和托吡酯类的药物通过诱导酶及其他机制会显著降低口服避孕药物的疗效。应规劝患者考虑其他避孕形式，或调整避孕药物来抵消抗癫痫药物的影响。

母乳喂养

乳汁中分泌的抗癫痫药物变化程度较大。药物浓度在乳汁和血清中的比值可从5%（丙戊酸）至300%（左乙拉西坦）范围内变动。告知患者母乳喂养的整体效益，及目前没有证据表明接触抗癫痫药物对婴儿有长期损害，应该鼓励癫痫患者母乳喂养。但如果婴儿表现出一些药物反应，例如昏睡或者进食较差，应重新考虑是否继续行母乳喂养。

10 脑血管病

Cerebrovascular Diseases

Wade S. Smith，S. Claiborne Johnston，J. Claude Hemphill，III

（左丽君　刘欣　译　曲辉　校）

脑血管病包括一些常见的灾难性疾病：缺血性卒中和出血性卒中。卒中是全世界引起死亡的第二大原因，在2011年引起620万例死亡，在中国是心脏病死亡率的2倍。在美国，每年卒中会引起约200 000例死亡，同时也是致残性疾病的主要原因。脑血管病的发病率随年龄而增长，发生卒中的人数随人口老龄化的进程而增加，到2030年美国卒中死亡率将增加一倍。卒中，或者称脑血管病事件，定义为由于脑血管原因所致的突发的神经功能缺损症状。因此，卒中的定义是从临床、实验室检查和脑影像学表现方面定义的。由于脑实质和血管系统解剖关系复杂，因此卒中的临床表现多种多样。脑缺血是由于脑血流持续减少超过数秒引起的。神经元由于缺乏葡萄糖，导致能量缺乏，几秒内就开始出现神经病学症状。如果血流停止持续超过几分钟，就会发生脑梗死或脑组织坏死。如果脑血流迅速恢复，脑组织会完全修复，患者表现为短暂的神经功能缺损症状，称之为短暂性脑缺血发作（transient ischemic attack，TIA）。TIA的定义为，24h内所有神经功能缺损的症状和体征恢复，脑影像学上没有脑梗死的证据。如果神经系统的体征和症状持续超过24h，或者显示有脑梗死，则卒中发生。由于系统性低血压（如心律失常、心肌梗死、出血性休克等）所致的广泛大脑血流减少，会导致晕厥。如果脑血流减少持续更长时间，会在颅内大动脉血流分布的交界区造成梗死。在更加严重的病例中，整体缺氧-缺血会引起广泛的脑损伤，随后可能出现认知障碍，称为缺氧-缺血性脑病。相反，局部缺血或梗死通常是由脑血管内血栓形成或来自心脏或远端血管的栓子栓塞所致。颅内出血是破裂血管的血液直接进入脑组织或脑周围，由于占位效应、血液的毒性作用破坏神经结构，或者颅内压增加，导致神经功能缺损症状。

患者处理方法：脑血管疾病

对于时间敏感性治疗如溶栓的应用而言，快速的评估是十分必要的。然而，急性卒中患者经常不会自主寻求医疗帮助，因为他们很少疼痛并且有可能对问题失去认知能力（病感失认），经常是家人或旁观者寻求帮助。因此，应当建议患者及其家庭成员在他们出现或见到以下突发情况时立即呼叫急诊医疗服务：身体一侧感觉和（或）运动功能的丧失（接近85%的缺血性卒中患者有偏瘫），视力、步态、言语或理解能力的改变，或者突发的严重头痛。其他可能模拟卒中的突发神经系统症状的原因包括癫痫发作、颅内肿瘤、偏头痛以及代谢性脑病。来自观察者的充足的病史，如提示发病时无抽搐活动，则通常可除外癫痫发作，尽管不伴有强直-阵挛活动的复杂部分性发作有时可能模拟卒中。肿瘤可能由于出血、癫痫发作或脑积水而伴有急性神经系统症状。令人惊讶的是，偏头痛（第11章）可模拟卒中，甚至是在没有显著偏头痛病史的患者中。当偏头痛不伴有头痛（非头痛性偏头痛），诊断可能尤其困难。没有任何既往偏头痛病史的患者甚至可能在65岁之后发生非头痛性偏头痛。感觉异常经常很显著，并且感觉缺损以及运动功能缺损会在一个肢体缓慢地游走，持续数分钟而不像卒中只有数秒钟。当皮质受累开始跨越血管分布区或者出现典型视觉症状如闪光暗点时，偏头痛的诊断更加确定。有时可能无法做出偏头痛的诊断，直到出现多次发作而无遗留症状或体征并且脑磁共振成像（MRI）没有改变。代谢性脑病通常产生波动性精神状态变化，不伴有局灶性神经系统症状。然而，在既往有卒中或脑损伤病史的情况下，有发热或脓毒症的患者可能出现反复发作的偏瘫，在感染治愈后迅速缓解。代谢过程可以“显露”既往缺损。

一旦做出卒中诊断，需要行脑影像学检查以确定卒中的原因是缺血还是出血（图10-1）。脑计算机断层扫描（CT）成像是检测是否存在颅内出血的标准模式（见下文“影像学检查”）。如果卒中是缺血性的，那么应用重组组织纤溶酶原激活剂（rtPA）或血管内机械性取栓可能对于恢复脑灌注是有益的（见“治疗：急性缺血性卒中”）。降低并发症风险的医疗管理是仅次于二级预防策略的重要方面。对于缺血性卒中，有几种策略可以有效降低所有患者再次卒中风险，而其他一些策略则对于特定病因的卒中患者如心源性栓塞和颈动脉粥样硬化是有效的。对于出血性卒中，动脉瘤性蛛网膜下腔出血（subarachnoid hemorrhage，SAH）和高血压性脑内出血是两种重要的病因。高血压性脑内出血的治疗和预防将稍后在本章节讨论。

缺血性卒中

缺血性卒中的病理生理学

颅内血管急性堵塞时会引起脑组织的血流急剧下降。血流减少的量取决于侧支循环的功能，这依赖于患者的血管解剖（可能因疾病而改变）、堵塞部位及系统血压。脑血流断流4～10min，会引起脑组织死亡；每100g脑组织每分钟血流＜16～18ml会在1h内引起脑梗死；每100g脑组织每分钟血流＜20ml会引起脑缺血而非脑梗死，除非持续数小时或数天。如果血流在一定细胞数目死亡之前恢复，患者仅会有短暂性的症状，这种临床症状称作TIA。梗死核心周围是功能可逆的缺血脑组织，称为缺血半暗带。缺血半暗带可以通过MRI或CT的灌注-弥散成像显示（见下文，及图10-15和图10-16）。如果血流没有变化，缺血半暗带最终会变成梗死区域，因此拯救缺血半暗带是血管再通治疗的目标。

发生局部脑梗死有两条不同通路（图10-2）：①坏死通路，由于细胞能量衰竭，细胞骨架迅速破坏；②凋亡通路，细胞发生程序化死亡。缺血会使细胞缺氧、缺糖，最终导致线粒体不能产生ATP，而发生坏死。没有ATP，细胞膜的离子泵停止工作，神经元去极化，导致细胞内钙离子超载。细胞去极化也会导致突触末端释放谷氨酸盐；过量的谷氨酸盐会通过激活突触后膜的谷氨酸盐受体，增加钙离子内流，产生神经毒性。细胞膜脂质降解和线粒体功能障碍会产生大量自由基。自由基会破坏细胞膜和

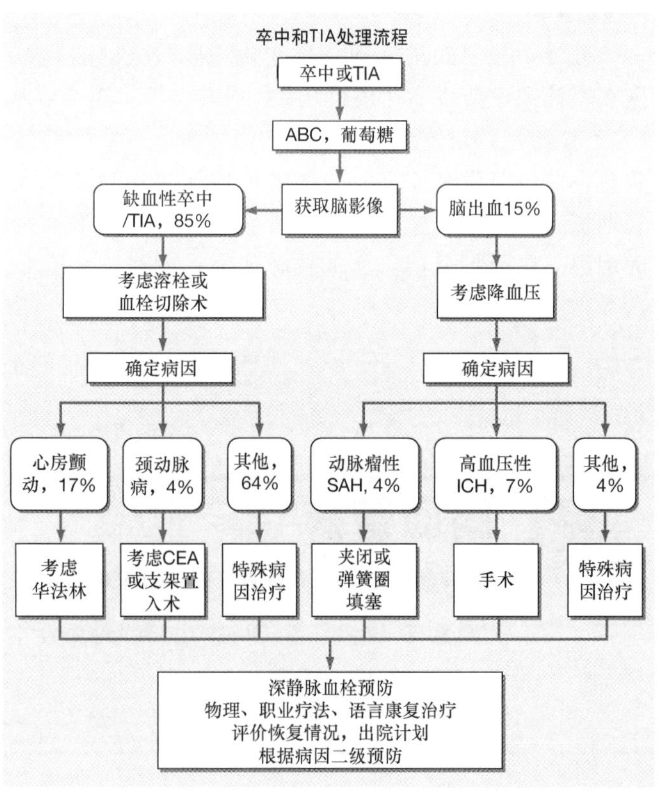

图10-1　卒中和TIA患者的药物管理。圆角方框代表诊断，长方形框代表干预。数字代表占整个卒中的比例。ABC，气道、呼吸、循环；BP，血压；CEA，颈动脉内膜切除术；ICH，脑出血；SAH，蛛网膜下腔出血；TIA，短暂性脑缺血发作

第二部分　中枢神经系统疾病

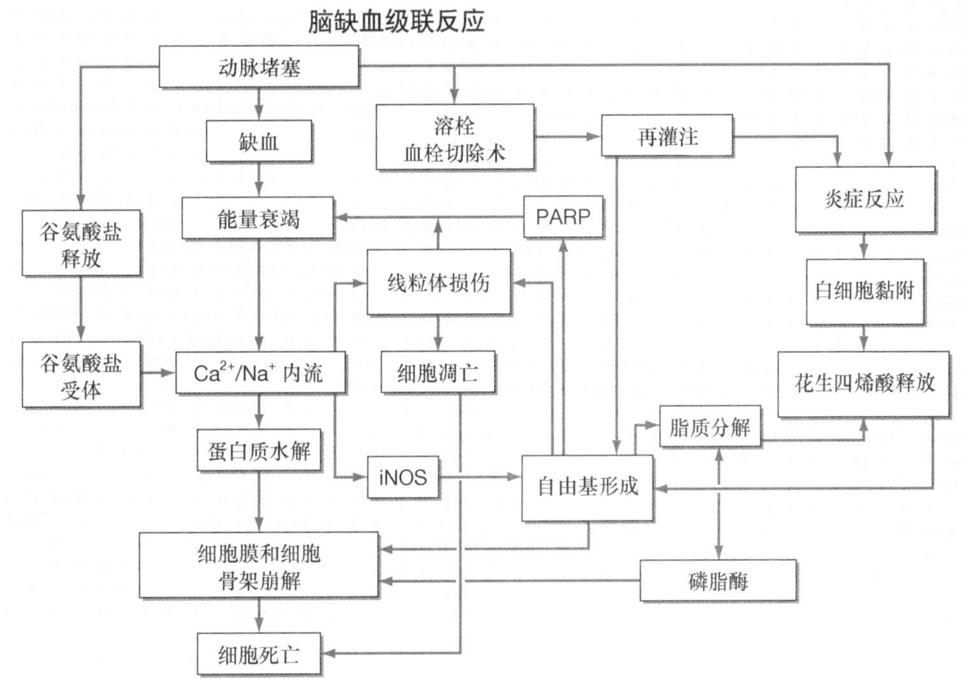

图 10-2 脑缺血级联反应的主要步骤。详见正文。iNOS，诱生型一氧化氮合酶；PARP，多聚腺苷酸核糖聚合酶。

其他重要的细胞功能。轻度缺血，在缺血半暗带内发生细胞凋亡，致细胞几天或几周后死亡。发热与高糖血症［葡萄糖＞11.1mmol/L（200mg/dl）］会加重脑缺血的损伤，所以要尽量控制发热和防止高血糖。诱导低温疗法改善卒中结局一直是临床研究的热点。

治疗　急性缺血性卒中

在做出卒中的临床诊断后，按照以下流程进行评估和治疗（图 10-1）。首要目标是预防或逆转脑损伤。重视患者的气道、呼吸和循环情况（ABC），治疗低血糖症或高血糖症。紧急情况下行急诊头部 CT 平扫确定是缺血性卒中或出血性卒中；如果患者意识水平下降、初始血压偏高、发病后症状加重支持脑出血，如果初始症状最重，或者缓解，提示脑梗死，但是没有可靠的临床发现难以鉴别脑出血和脑缺血。治疗的目的是逆转或减少梗死的脑组织，改善临床结局，包括六方面：①医疗支持；②静脉溶栓；③血管内治疗；④抗栓治疗；⑤神经保护；⑥卒中单元和康复治疗。

医疗支持

当发生缺血性卒中时，首要目标是改善缺血半暗带周围的脑灌注。卧床患者也应该注意预防常见的并发症：感染（肺炎、泌尿系统感染、皮肤感染）、深静脉血栓形成（DVT）伴肺栓塞。皮下注射肝素（普通肝素和低分子肝素）是安全有效的，也可以同时使用。使用气动压弹力袜被证实有利于减少 DVT 的风险，是肝素的安全替代方案。

由于脑缺血的侧支循环是血压依赖性的，因此急性期是否降压存在争议，但是如果发生恶性高血压、合并心肌缺血或需要溶栓治疗而血压＞185/110mmHg 的情况下则应该降压治疗。当心脑治疗出现矛盾时，首选 β_1 肾上腺素受体阻滞剂（如艾司洛尔）来降低心率和心脏工作负荷，稳定血压。常规降低血压被发现会恶化结局。发热有害，因此需要用退热药或物理降温。应该监测血糖，必要时通过注射胰岛素维持血糖到＜10.0mmol/L（180mg/dl）水平。

有 5%～10% 的患者会出现脑水肿致意识障碍或脑疝。水肿会在卒中后 2～3 天达高峰，但是它所引起的占位效应会持续至 10 天左右。脑梗死面积越大，临床发生水肿的可能性越大。限制水的摄入和使用甘露醇可以增加血清渗透压，但是应尽量避免血容量减少，否则会导致低血压和脑梗死面积扩大。综合分析欧洲三项偏侧颅骨切除术（颅骨切开术和临时移除部分颅骨）的随机试验发现，偏侧颅骨切除术会明显降低死亡率，存活者的临床结局是可接受的。急性卒中期间弥散加权成像上的脑梗死范围大小，是恶化需要偏侧颅骨切除术的预测指标。

应该警惕小脑梗死的患者，此类卒中会出现类似于迷路炎的明显眩晕和呕吐；头痛或颈部疼痛会提醒临床医师考虑椎动脉夹层所致的小脑梗死。即使轻度小脑水肿也可通过阻断脑脊液（CSF）流动导致的脑积水，或通过直接压迫脑干，引起颅内压（intracranial pressure，ICP）急剧升高。脑干受压后会引起昏迷和呼吸抑制，需要紧急外科减压治疗。大面积小脑梗死，在出现脑干受压前，预防性进行枕骨下减压术在大多数卒中单元证明是有效的，尽管还需要在临床试验中进行严格的验证。

静脉溶栓

国家神经系统疾病和卒中研究中心（National Institute of Neurological Disorders and Stroke，NINDS）重组tPA（rtPA）卒中研究，发现急性卒中患者静脉应用rtPA获益。NINDS研究对缺血性卒中发病3h内患者静脉应用rtPA（0.9mg/kg至最大剂量90mg；10%静推，剩下的60min内静点）和安慰剂，半数患者90min内给予治疗。症状性脑出血的发生率为6.4%（rtPA组）和0.6%（安慰剂组）；rtPA组患者死亡率较安慰剂组下降4%（17% *vs.* 21%），无统计学差异；rtPA组患者轻度致残率较安慰剂组增加（44% *vs.* 32%）。因此，发病3h内缺血性卒中患者静脉用rtPA溶栓治疗，尽管症状性脑出血的风险高，但是临床结局会改善。

随后进行的静脉使用rtPA三项试验未肯定此获益，原因可能是因为rtPA使用剂量、使用时机和样本量小等原因。然而，综合所有的静脉使用rtPA随机试验后发现，3h内患者获益，3～4.5h内可能获益，4.5～6h的患者没有获益。基于这些研究结论，欧洲协作急性卒中研究（European Cooperative Acute Stroke Study，ECASS）Ⅲ探索了3～4.5h患者静脉使用rtPA的安全性和有效性。该研究排除了年龄大于80岁或者糖尿病伴既往卒中史的患者，共入组821例患者，随机分配，发现患者仍会获益，但获益程度小于3h的患者，90天时rtPA组较安慰剂组患者更多获益（52.4% *vs.* 45.2%，比值比1.34，*P*=0.04）。两组症状性脑出血的比率为rtPA组2.4% *vs.* 安慰剂组0.2%（*P*=0.008）。

基于这些研究结果，卒中发病3～4.5h内，欧洲推荐使用rtPA，但是美国和加拿大仅推荐卒中发病3h内使用rtPA。静脉使用rtPA被认为是初级卒中单元的主要治疗之一，是改善缺血性卒中患者临床结局的首选治疗，效益好，节约成本。对发病时间窗超过4.5h的患者，可以采用高级神经影像学手段选择出能够从溶栓中获益的患者，但是目前尚在研究中。卒中发病时间从患者出现症状开始或者从患者最后看起来正常的时间开始计算。醒后卒中发病时间定义为睡前的时间。静脉使用rtPA的适应证和说明见表10-1。

血管内治疗

颅内大血管堵塞性缺血性卒中患者死亡率和致残率很高。大血管堵塞（大脑中动脉、颈内动脉、基底动脉）通常栓子很大，单独静脉使用rtPA难以开通。动脉溶栓会增加血栓点的药物浓度，并减少系统性出血的并发症。急性脑血栓栓塞尿激酶原

表10-1　rtPA静脉应用治疗急性缺血性卒中（AIS）管理[a]

适应证	禁忌证
临床确诊为卒中	血压持续高于185/110mmHg
发病至用药≤4.5h[b]	血小板＜100 000；HCT＜25%；葡萄糖＜50或＞400mg/dl
CT扫描未发现脑出血或＞1/3的MCA供血区域水肿	48h内使用肝素，PPT延长，或INR值升高
年龄≥18岁	症状迅速缓解
患者或代理人知情同意	3个月内有卒中或头部外伤病史；既往颅内出血；
	14d内有重大手术史
	小卒中症状
	21天内消化道出血病史
	近期心肌梗死病史
	昏迷或昏睡
rtPA使用	
开放两条外周静脉通道（避免动脉穿刺或中心静脉导管置入）	
查阅rtPA的适应证	
0.9mg/kg静脉应用（最大90mg），10%静推，余下在1h内静点	
频繁监测血压	
24h内不再给予其他抗栓药物	
神经功能状态下降或血压不能控制，停止注射，给予冷沉淀物，立即进行脑成像	
2h内避免导尿管导尿	

[a] 见阿替普酶（组织纤溶酶原激活物）包装说明书的药品禁忌证和剂量。
[b] 取决于国家，在附加限制条件下，静脉应用rtPA可以被批准至4.5h。
缩写： BP，血压；HCT，血细胞比容；INR，国际标准化比值；MCA，大脑中动脉；PTT，部分凝血活酶时间

试验Ⅱ（Prolyse in Acute Cerebral Thromboembolism Trials，PROACT）发现，对发病6h内的急性大脑中动脉堵塞采用尿激酶原动脉溶栓会使患者获益。基底动脉动脉溶栓可能对部分患者有效。急性缺血性卒中（acute ischemic stroke，AIS）动脉溶栓未通过美国食品和药物管理局（FDA）审批。但是许多卒中中心基于这些研究结果已经开展动脉溶栓治疗。

最近研究发现，对于不适合溶栓的、有溶栓禁忌证或使用静脉溶栓剂血管没有再通的急性缺血性卒中患者，血管内机械性取栓术是可选择的或辅助的治疗方法（见图10-15）。脑缺血机械性栓子清除试验（MERCI）和多发MERCI单组试验调查了一种新型血管内栓子切除装置对缺血性卒中8h患者恢复堵塞血管功能的能力，采用历史对照进行比较。48%～58%的患者获得靶血管的再通，同时协同使用其他血管内治疗方法，60%～69%的患者获得再通；患者90天时血管再通与良好的预后相关。基于这些非随机研究结果，FDA批准了该项装置用于治疗急性缺血性卒中血管再通的第一个装置，即使在rtPA治疗失败的患者也可以使用。Penumbra关键卒中试验测试了另一项急性取栓装置，血管再通率更高，FDA也批准了此项装置。最近，有研究显示2个Stentriever装置（不可拆开支架）与第一个被批准的MERCI装置相比，显著改善了血管再通，使多数颅内大血管的再通率达90%。

在2013年，三个血管内治疗随机试验（对照组为非血管内治疗）发现血管内治疗未获益。最大的试验是卒中介入治疗Ⅲ试验，随机将656名发病3h内的AIS患者分配至单纯IV rtPA（0.9mg/kg）组、IV rtPA（0.6mg/kg）之后进行血管内辅助治疗IA rtPA，以及尽快行血管内血栓切除术。这些组间的结局没有显著区别，在血管内治疗组有更多的并发症（主要是腹股沟出血）。意大利SYNTHESIS试验将363名卒中发病3h内的患者随机分为IV rtPA组和动脉内rtPA组。两组间在90天没有差异。这些相对大型的试验提示血管内治疗（主要用动脉内rtPA）并不好于静脉治疗，但许多问题仍待解决。相对少的患者接受了机械取栓治疗。评估更有效的血栓切除装置的试验正在进行中。

因为使用血管内装置联合rtPA似乎相对安全，一些中心持续提供血管内治疗。这应用于不适合进行IV rtPA的患者（最近手术、心导管术后卒中等）。一些中心持续采用血栓切除术，因为发现使用更有效的装置治疗患者会得到更好的结局。综合卒中治疗中心现在获得授权来提供这种治疗，从而区别于只能提供IV rtPA的初级卒中治疗中心。

抗栓治疗

血小板抑制 阿司匹林是唯一被证明治疗急性缺血性卒中有效的抗血小板药物；有多种抗血小板剂被证明对卒中二级预防有效（详见下文）。两项大型试验——国际卒中试验（International Stroke Trial，IST）和中国急性卒中试验（Chinese Acute Stroke Trial，CAST）发现，卒中后48h内应用阿司匹林会降低卒中再发风险和死亡率。IST入组19 435例患者，其中服用阿司匹林300mg/d者，14天死亡率轻度减少（9.0% *vs.* 9.4%），卒中再发风险明显下降（2.8% *vs.* 3.9%），没有过度的出血风险（0.9% *vs.* 0.8%），6个月死亡率和依赖率有下降趋势（61.2% *vs.* 63.5%）。CAST研究入组21 106例缺血性卒中患者，比较阿司匹林160mg/d和安慰剂，观察4周。阿司匹林组较安慰剂组，早期死亡率（3.3% *vs.* 3.9%）、卒中再发（1.6% *vs.* 2.1%）、出院时生活不能自理或死亡率（30.5% *vs.* 31.6%）轻度下降。这些研究表明，阿司匹林治疗急性缺血性卒中是安全有效的。每1000例急性缺血性卒中患者服用阿司匹林，约有9例患者死亡或非致死性卒中复发会在最初几周内被阻止，在6月内能够减少约13例患者死亡或生活不能自理。

目前正在研究氯吡格雷预防TIA/轻型缺血性卒中患者卒中复发的效果（见下文）。

抗凝 多项临床试验未发现抗凝剂在动脉粥样硬化缺血性卒中患者的治疗中有效。多项试验比较了卒中12～24h内抗凝剂和抗血小板聚集药物的疗效。美国TOAST（Trial of Organon 10172 in Acute Stroke Treatment）试验未发现低分子肝素（LMWH）优于阿司匹林。IST研究比较了皮下注射普通肝素和口服阿司匹林的疗效，肝素比阿司匹林没有额外的获益，而且增加了出血的比率。许多关于LMWH治疗急性缺血性卒中的临床试验未得出一致性获益的结论。另外，研究还发现，使用抗凝剂后脑出血和系统性出血的风险增加。最近有关不同类型肝素的meta分析，未发现其对有血栓形成高或低风险的急性卒中患者有益。因此，临床试验并不支持对动脉粥样硬化性卒中患者使用肝素或其他抗凝剂。

神经保护

神经保护是指延长脑耐受缺血的治疗。动物实验发现，阻断兴奋性氨基酸通路的药物具有保护神经元和胶质细胞的作用，但是人体试验未发现具有神经保护作用。低温对心脏骤停患者和动物卒中模型是一种有效的神经保护治疗，但是没有在缺血性卒中患者中充分研究过，并且与肺炎的发生率增加有关，而肺炎对卒中预后有不利的影响。

卒中单元和康复治疗

在卒中单元内进行患者护理，随后进行康复治疗，可以改善神经功能预后，减少死亡率。临床路径和医师对患者一心一意的服务会改善预后。这包括使用标准化的卒中治疗规程。卒中团队可以对急性卒中患者提供 24h 紧急评估，包括对急性卒中患者药物治疗和溶栓或血管内治疗的评估，这些分别是初级和综合性卒中单元的重要任务之一。

卒中患者恰当的康复治疗包括早期物理疗法、职业疗法和语言康复。对患者及其家属进行关于神经功能缺损、预防卧床并发症（包括肺炎、深静脉血栓形成和肺栓塞、皮肤压疮、肌肉挛缩）的宣教，鼓励患者克服这些缺陷并及时提供指导。使用气动压弹力袜被证实有益于减少深静脉血栓形成的风险，是肝素的安全替代疗法。康复目的是帮助患者返回家庭，通过提供安全、适合的指导，最大程度恢复患者功能。此外，限制运动疗法（制动健侧肢体）能够改善患者卒中后轻偏瘫，即使在卒中多年后，提示物理疗法能够恢复未用的神经元通路。更新的机器人治疗也显示出一定的应用前景。人类神经系统的适应性比我们以前想象的更强，促进神经元长期恢复的物理和药理学方面的疗法成为活跃的研究领域。

缺血性卒中病因

（图 10-1、图 10-3 和表 10-2）尽管 AIS 的初始治疗不依赖于病因，但是确定病因是预防卒中复发的关键，尤其应该关注心房颤动和颈动脉粥样硬化，因为这会有助于制订卒中二级预防策略。临床表现和检查有助于确定卒中病因或缩小病因范围。使用实验室检查和影像学检查完成初步评估是明智的做法。然而，尽管进行了广泛评估，仍有近 30%的卒中病因不明。

临床检查应该关注外周和颈部血管系统（颈动脉听诊杂音、血压）、心脏（心律失常、杂音）、四肢（周围栓子）、视网膜［高血压效应、胆固醇栓子

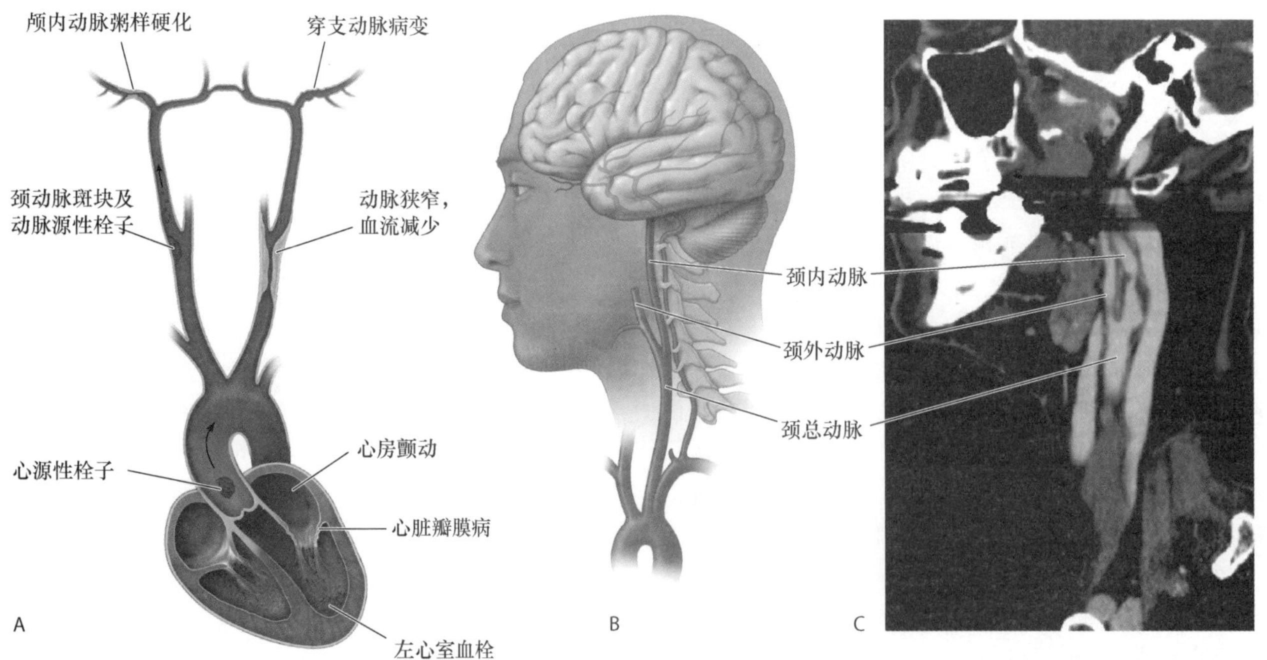

图 10-3　缺血性卒中的病理生理学。A. 图示缺血性卒中的三种主要机制：①远端部位的栓子堵塞颅内动脉（例如，心源性如心房颤动或来源于颈内动脉粥样硬化斑块的动脉-动脉栓子），常累及颅内大血管；②颅内血管的原位血栓，常累及主要动脉的小穿支血管；③颅内外大血管狭窄导致的灌注不足（如颈内动脉），形成分水岭区脑梗死。**B** 和 **C.** 图示颈总、颈内和颈外动脉的 CT 血管造影。颈内动脉高度狭窄可能与栓子或分水岭区缺血有关。

表 10-2 缺血性卒中的原因

常见原因	不常见原因
血栓形成	高凝状态
腔隙性梗死（小血管）	蛋白 C 缺乏
大血管血栓形成	蛋白 S 缺乏
脱水	抗凝血酶Ⅲ缺乏
栓子栓塞	抗磷脂抗体综合征
动脉到动脉栓塞	Ⅴ因子 Leiden 突变
颈动脉分叉处	凝血酶原 G20210 突变
主动脉弓	全身恶性肿瘤
动脉夹层	镰状细胞贫血
心源性栓子	β 地中海贫血
心房颤动	真性红细胞增多症
附壁血栓	系统性红斑狼疮
心肌梗死	同型半胱氨酸血症
扩张型心肌病	血栓形成性血小板减少性紫癜
瓣膜病	弥散性血管内凝血
二尖瓣狭窄	异常蛋白血症[a]
机械瓣	肾病综合征[a]
细菌性心内膜炎	炎症性肠病[a]
	口服避孕药
反常栓子	静脉窦血栓形成[b]
房间隔缺损	纤维肌性发育不良
卵圆孔未闭	血管炎
房间隔瘤	系统性血管炎（PAN、韦格纳肉芽肿病、Takayasu 动脉炎、巨细胞性动脉炎）
自发性声波对比	原发性中枢神经系统血管炎
兴奋性药物：可卡因、苯丙胺	脑膜炎（梅毒、结核病、真菌、细菌、带状疱疹）
	非炎症性血管病
	可逆血管收缩综合征
	Fabry 病
	血管中心性淋巴瘤
	心源性
	二尖瓣钙化
	心房黏液瘤
	心脏内肿瘤
	非细菌性栓塞性心内膜炎
	Libman-Sacks 心内膜炎
	蛛网膜下腔出血血管痉挛
	烟雾病
	子痫

[a] 静脉窦血栓形成的主要原因。

[b] 可能与高凝状态有关。

缩写：PAN，结节性多发性动脉炎

（Hollenhorst 斑块）]。完整的神经系统查体是为了确定卒中的解剖部位。溶栓患者需要进行脑影像学检查，可以结合颈部或颅内 CTA 或 MRA 检查（见下文的“影像学检查”）。对所有患者均应考虑完善以下检查：胸片、心电图（ECG）、尿液分析、全血细胞计数、红细胞沉降率（ESR）、血清电解质、血尿素氮（BUN）、肌酐、血糖、血脂、凝血酶原时间（PT）、部分凝血活酶时间（PTT），这些检查十分有用。ECG 可能提示心律失常或近期心肌梗死（MI）的证据。所有这些检查中，只有脑影像、血糖、可能还有 PTT/国际标准化比值（INR）是静脉注射 rtPA 之前必需的检查；如果患者是合适的，其他检查结果不应该延迟快速静脉注射 rtPA。

心源性卒中 心源性卒中约占全部缺血性卒中的 20%。心脏疾患导致的卒中通常是心房、心室壁或左心瓣膜的栓子脱落进入动脉系统所致。这些血栓可以迅速破裂或溶解，仅表现为 TIA。或者，动脉堵塞可以持续更长时间，导致卒中。栓塞性卒中常突然发病，神经功能缺陷瞬间达高峰。长时间缺血恢复灌注后，会在缺血灶内形成出血点，常没有临床症状，应该与缺血性卒中病灶内脑出血相鉴别，后者会因血肿效应使神经功能缺损症状加重。

心源性栓子通常堵塞在颅内颈内动脉、大脑中动脉（MCA）、大脑后动脉（PCA）或它们的分支；很少出现在大脑前动脉（ACA）区域。如果栓子足够大堵塞 MCA 主干（3～4mm）会导致大面积脑梗死，包括深部灰质和白质、部分皮质表面和皮质下白质。小栓子会堵塞在皮质小动脉或动脉穿支。血管流域内脑梗死的部位和大小取决于侧支循环的范围。

心源性卒中最重要的病因是非风湿性心房颤动（通常称为非瓣膜性心房颤动）、心肌梗死、人工心脏瓣膜、风湿性心脏病、缺血性心肌病（表 10-2）。心脏病引起的脑栓塞会在心脏病章节详细讨论。这里重点强调一些关键方面。

非风湿性心房颤动是心源性栓塞最常见的病因。卒中机制假说是颤动的心房或心耳内形成血栓，导致栓塞。心房颤动患者每年卒中风险约为 5%。卒中风险可以通过 CHADS2 评分进行评估（表 10-3）。左心房扩大是心房血栓形成的额外危险因素。当风湿性心脏病存在明显的二尖瓣狭窄和心房颤动时常会引起缺血性卒中。近期心肌梗死是栓子的来源之一，尤其是透壁心肌梗死和前尖部心室壁梗死。研究发现，心肌梗死后预防性应用抗凝药物能减少卒中风险。二尖瓣脱垂通常不是栓子来源，除非脱垂很严重。

当静脉栓子迁移到动脉系统时称为反常栓塞，通常通过未闭合的卵圆孔或缺损的房间隔。泡沫对比剂超声心动图（静脉注射含有气体的生理盐水，通过经

表 10-3　建议长期使用抗血栓药物的各类心脏疾病

疾病	推荐
非瓣膜性心房颤动	计算 CHADS2[a] 评分
• CHADS2 评分 0	阿司匹林或非抗血栓药
• CHADS2 评分 1	阿司匹林或 OAC
• CHADS2 评分＞1	OAC
风湿性二尖瓣病	
• 伴有心房颤动、栓塞病史、左心耳血栓或左心房直径＞55mm	OAC
• 栓塞或心耳凝块，尽管使用 OAC	OAC 加阿司匹林
二尖瓣脱垂	
• 无症状性	无需治疗
• 其他隐源性卒中或 TIA	阿司匹林
• 心房颤动	OAC
二尖瓣钙化	
• 没有心房颤动，但有系统性栓塞，或伴有其他隐源性卒中或 TIA	阿司匹林
• 使用阿司匹林却再次发生栓塞事件	OAC
• 伴有心房颤动	OAC
主动脉瓣钙化	
• 无症状性	无需治疗
• 其他隐源性卒中或 TIA	阿司匹林
主动脉弓移动的粥样斑块	
• 其他隐源性卒中或 TIA	阿司匹林或 OAC
卵圆孔未闭	
• 其他隐源性卒中或 TIA	阿司匹林
• 有 OAC 使用指征（深静脉血栓形成或高凝状态）	OAC
人工心脏评估	
• 主动脉弓位置、双瓣尖或 Medtronic Hall 倾斜盘而左心房大小正常和窦性心律	VKA INR 2.5，范围 2～3
• 二尖瓣位置倾斜盘或双瓣尖瓣膜	VKA INR 3.0，范围 2.5～3.5
• 二尖瓣或主动脉弓位置，前壁心肌梗死或左心房增大	VKA INR 3.0，范围 2.5～3.5
• 二尖瓣或主动脉弓位置，伴心房颤动、高凝状态、低射血分数或动脉粥样硬化性血管病	阿司匹林＋VKA INR 3.0，范围 2.5～3.5
• 不论目标 INR 值，存在系统性栓塞	增加阿司匹林和/或升高 INR 值：INR 值从 2.5 升高到 3.0，范围 2.5～3.5；或者从 3.0 升高到 3.5，范围 3～4
生物瓣	
• 无其他 VKA 治疗的指征	阿司匹林
感染性心内膜炎	避免抗血栓药物使用
非细菌性血栓性心内膜炎	
• 系统性栓塞	全量普通肝素或 SC LMWH

[a] CHADS2 评分计算如下：年龄＞75 岁为 1 分，高血压为 1 分，充血性心力衰竭为 1 分，糖尿病为 1 分，卒中或 TIA 为 2 分；分数总和为 CHADS2 评分。

注意：阿司匹林剂量 50～325mg/d；OAC 的目标 INR 为 2～3，除非有特殊情况。

缩写：INR，国际标准化比值；LMWH，低分子肝素；OAC，口服抗凝药（VKA、凝血酶抑制剂、口服Ⅹa 抑制剂）；TIA，短暂脑缺血发作；VKA，维生素 K 拮抗剂。

来源：Modified from DE Singer et al：Chest 133：546S，2008；DN Salem et al：Chest 133：593S，2008

胸或经食管超声心动图）能够显示右向左分流的通道，发现反常栓塞的通道。如果静脉注射含有气体的生理盐水，经颅多普勒检测 MCA 时监测到微泡，提示存在右向左分流的通道；如果该检查为阳性，而超声心动图未发现心脏分流时，应该考虑肺动静脉畸形的可能。这两种方法均对检测右向左分流非常敏感。除了静脉栓子，脂肪栓、瘤栓、细菌性心内膜炎、空气栓子和婴儿出生时的羊水栓塞都有发生反常栓塞的可能。卵圆孔未闭（patent foramen ovale，PFO）作为卒中的一种病因受到质疑，尤其因为它们存在于 15%的人群中。一些研究建议，仅在共存房间隔动脉瘤时，发生反常栓塞的风险会增加。静脉源性栓子，尤其是深静脉血栓，可能在某个特殊病例中，证实了 PFO 伴右向左分流的重要性。三个 PFO 闭塞以对缺血性卒中进

表 10-4 卒中危险因素

危险因素	相对危险	通过治疗降低相对风险	需要治疗人数[a]	
			一级预防	二级预防
高血压	2～5	38%	100～300	50～100
心房颤动	1.8～2.9	华法林 68%，阿司匹林 21%	20～83	13
糖尿病	1.8～6	无影响		
吸烟	1.8	第 1 年为 50%，戒烟后 5 年降低到基础风险		
高脂血症	1.8～2.6	16%～30%	560	230
无症状性颈动脉狭窄	2.0	53%	85	N/A
症状性颈动脉狭窄（70%～99%）		2 年时 65%	N/A	12
症状性颈动脉狭窄（50%～69%）		5 年时 29%	N/A	77

[a] 需要治疗人数以预防每年卒中再发。不包括其他心血管结局预防。

缩写：N/A，不适用

行二级预防的随机试验结果为阴性，尽管每一个试验都缺乏足够的效度作出结论。目前，没有证据支持经皮关闭 PFO 以预防卒中。

细菌性心内膜炎会导致瓣膜赘生物形成脓毒性栓子。如果卒中患者表现出多发的症状和体征，那么细菌性心内膜炎的可能性比较大。此时可以发生微小梗死，而大的脓毒性梗死可能会形成脑脓肿或引起梗死部位出血，一般不用抗凝剂或溶栓。细菌性栓子所致的感染性动脉瘤会导致 SAH 或颅内出血。

动脉到动脉栓塞性卒中　动脉粥样硬化性斑块表面形成的血栓，可能栓塞颅内动脉形成动脉到动脉栓塞性卒中。很少情况下，病变血管急性形成血栓。不像心脏的血管，动脉到动脉栓塞是引起脑缺血的主要血管机制，而不是局部形成血栓。任何病变血管都可能成为血栓来源，包括主动脉弓、颈总动脉、颈内动脉、椎动脉和基底动脉。

颈动脉粥样硬化　颈动脉粥样硬化最常发生在颈总动脉分叉处和颈内动脉近心端。此外，颈动脉虹吸部（海绵窦内部分）也是动脉粥样硬化的好发部分。男性、高龄、高血压、糖尿病、高脂血症是颈动脉疾病及卒中的危险因素（表 10-4）。颈动脉粥样硬化会导致约 10%的缺血性卒中。有关动脉粥样硬化发病机制的进一步讨论，见《哈里森内科学》（第 19 版）的其他部分介绍。颈动脉疾病可根据是否具有症状和狭窄程度（即最狭窄节段与非病变节段相比的狭窄百分比）来划分。症状性颈动脉病是指在该颈动脉供血范围内发生过卒中或 TIA，发生卒中复发的危险性大于无症状性颈动脉狭窄；无症状性颈动脉狭窄无临床症状，其狭窄是在筛查中发现的。动脉狭窄越重，卒中风险越大，但近乎闭塞的患者卒中风险低。

其他动脉到动脉栓塞性卒中的病因　颅内动脉粥样硬化可能通过栓子机制或其他病变血管原位血栓导致卒中发生。亚洲和非裔美国人多见。每年卒中再发风险为 15%，与未治疗的症状性颈动脉粥样硬化发生率相当。

颈内动脉或椎动脉夹层或 Willis 环外的动脉夹层是青中年患者（年龄<60 岁）栓塞性卒中的常见来源。夹层通常伴随疼痛，会发生在卒中前数小时或数天。颅外动脉外膜非常厚，夹层通常不会引起出血。相反，颅内动脉外膜薄，可形成假性动脉瘤，因此颅内动脉夹层会产生 SAH，需要紧急处理，预防破裂。无症状动脉夹层假性动脉瘤的治疗目前仍有争议。夹层原因通常不明，再发的可能性小。先天性结缔组织发育不全综合征（Ehlers-Danlos）Ⅳ型、马方综合征、囊性中层坏死和肌纤维发育不良与动脉夹层有关。外伤（通常是机动车事故或运动损伤）会引起颈动脉或椎动脉夹层。脊柱推拿治疗与椎动脉夹层和卒中相关。许多夹层可以自愈，超过 2 周的卒中和 TIA 不常见。尽管没有试验比较抗凝剂和抗血小板药物的疗效，但是许多医生急性期采用抗凝剂，有满意的血管再通之后换成抗血小板药。

小血管性卒中

腔隙性梗死是指动脉粥样硬化性血栓或脂质透明样病变堵塞脑内小动脉所致的梗死。小血管性卒中是指此类小穿支动脉闭塞，是目前推荐的术语。小血管性卒中约占所有卒中类型的 20%。

病理生理学　MCA 主干、Willis 环的血管（A1 段、前后交通动脉、P1 段）、椎基底动脉，发出 30～300μm 的分支，深入大脑或脑干的灰质和白质（图 10-4）。任何分支都可能因为起始部位动脉粥样硬化性

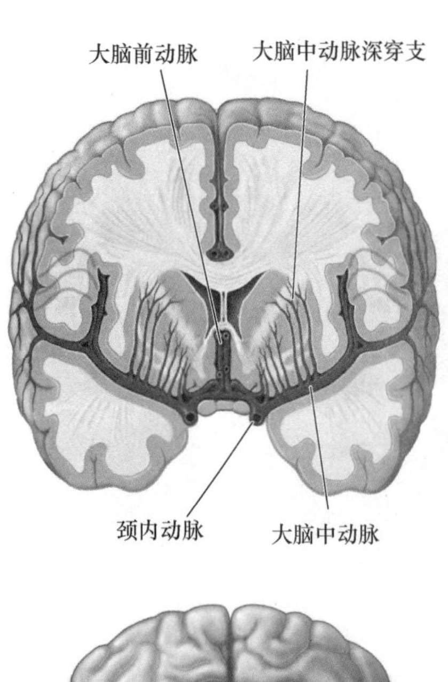

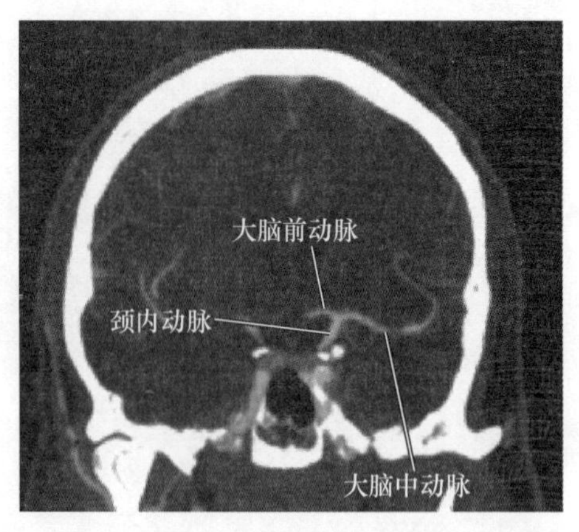

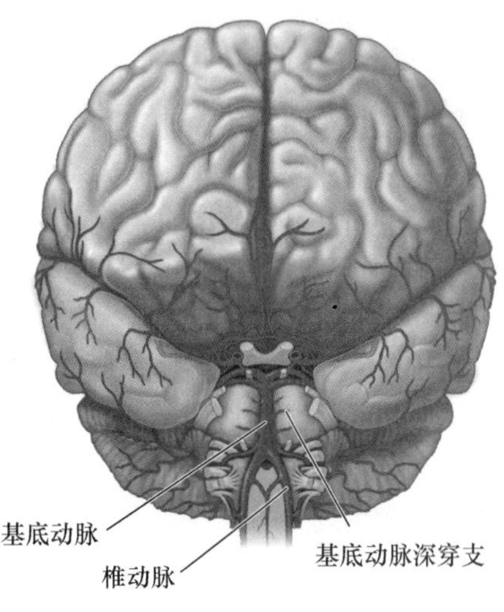

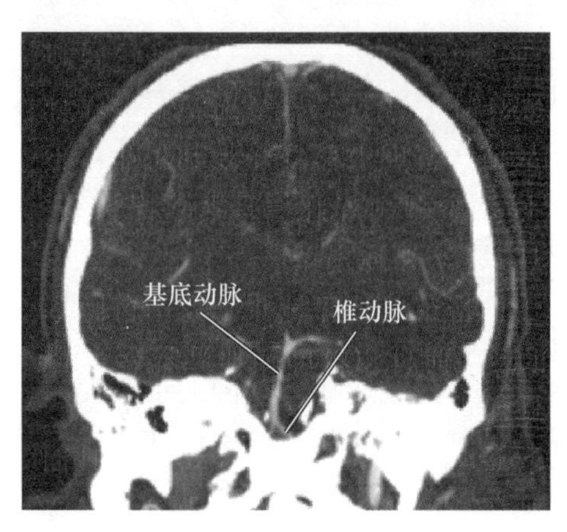

图 10-4（见书后彩图） 示意图和颅内 CT 血管成像在冠状面显示深部穿支动脉导致小血管性卒中。前循环中，小穿支动脉为豆纹动脉，起源于大脑前动脉和大脑中动脉的近端，供应深部皮质下结构（上排图）。后循环中，类似的小动脉起源于椎动脉和基底动脉，供应脑干（下排图）。单个穿支动脉闭塞会引起孤立性梗死（病理学上称为“腔隙”或“湖”）。这些血管太小，在 CT 血管成像上看不到。

血栓或者脂质透明样变性增厚导致堵塞。这些血管血栓形成会引起小梗死，称为“腔梗”（尸检报告中，拉丁语，意思为液体湖）。这些梗死直径在 3mm～2cm。高血压和年龄是主要危险因素。

临床表现 腔隙综合征的主要临床表现为：①单纯运动性偏瘫，内囊后肢或脑桥梗死所致，面部、上下肢经常完全受累；②单纯感觉性卒中，丘脑腹侧梗死所致；③震颤性轻偏瘫，脑桥腹侧或内囊梗死所致；④构音障碍-手笨拙综合征，脑桥腹侧或内囊膝部梗死所致。

短暂性症状（小血管 TIA）可能预示着小血管梗死；可能一天发作几次，仅持续几分钟。小血管卒中的恢复比大血管卒中快且完全；但是一些病例中，可能有严重的永久的残疾。

大血管源（栓塞性或血栓形成）最初可表现为小血管梗死。因此，在这类患者评估中，不能放弃寻找栓子的来源（颈动脉或心脏）。小血管性卒中的二级预防包括危险因素控制，尤其是降压治疗（见下文“治疗：卒中和 TIA 的一级预防和二级预防”）。

卒中的少见原因

（表 10-2）高凝性疾病最初会引起静脉血栓形成，包括静脉窦血栓形成。系统性红斑狼疮性非典型疣状心内膜炎（Libman-Sacks 心内膜炎）是栓塞性卒中的病因之一。这些疾病（包括抗磷脂抗体综合征）需要长期抗凝治疗以预防缺血性卒中的发生。同型半胱氨酸血症可能也会引起动脉血栓形成；该病由同型半胱氨酸通路的不同突变引起，依据突变类型对不同形式的钴胺素（维生素 B_{12}）治疗有反应。

侧窦、矢状窦或小的皮质静脉血栓形成，是口服避孕药、孕期或产后、炎性肠道病、颅内感染（脑膜炎）和脱水的常见并发症。也常见于实验室确定易栓症患者，包括红细胞增多症、镰状细胞性贫血、蛋白C和S缺乏、V因子Leiden突变（抵抗活性蛋白C）、抗凝血酶Ⅲ缺乏症、同型半胱氨酸血症、凝血酶原G20210突变。口服避孕药且有凝血酶原G20210突变的女性患者发生静脉窦血栓的风险非常高。患者表现为头痛及局灶性神经功能体征（尤其是偏瘫）和癫痫。CT成像一般正常，除非有颅内静脉出血。MR或CT静脉成像或者传统的X线血管成像可以显示静脉窦闭塞情况。静脉窦血栓程度越严重，患者越容易表现出颅内压增高和昏迷。不论有无颅内出血，静脉注射肝素会降低发病率和死亡率，长期预后效果好。肝素能预防进一步的血栓形成，减少静脉高压和缺血。如果未发现潜在的高凝状态，临床医师会使用维生素K拮抗剂3～6个月，之后换成阿司匹林，取决于静脉窦血栓再通的程度。如果确定是易栓症，抗凝剂要长期使用。

镰状细胞性贫血（SS疾病）是儿童卒中常见的原因。这种血红蛋白突变的纯合子携带者会在儿童时期出现卒中，经颅多普勒超声会表现为MCA流速增快。MCA流速增快的儿童，通过积极的换血疗法会戏剧性地减少卒中发生，如果患者疗法停止，卒中风险会再次增加，同时伴有MCA流速增快。

肌纤维发育不良会影响颈动脉，通常女性多发。颈动脉或椎动脉会表现多发的节段性狭窄和扩张，形成串珠样改变，堵塞往往不完全。常表现为无症状性或偶有杂音、TIA或卒中。常累及肾动脉引起高血压。肌纤维发育不良的原因和自然史不明。仅当动脉狭窄非常严重或出现夹层时会表现为TIA或卒中。抗凝药或抗血小板药可能有效。

颞（巨细胞性）动脉炎是一种老年人相对常见的疾病，主要累及颈外动脉系统，尤其是颞动脉，伴有巨细胞亚急性肉芽肿性炎症。眼动脉的分支睫状后动脉堵塞会导致单眼或双眼失明，糖皮质激素治疗有效。由于颈内动脉通常不会累及，所以甚少引起卒中发生。特发性巨细胞动脉炎会累及主动脉弓发出的大血管（Takayasu动脉炎），导致颈动脉或椎动脉血栓形成；该病很少发生在西方人群。

坏死性（或肉芽肿性）动脉炎，可单独发生或者伴有广泛的结节性多动脉炎或肉芽肿性多血管炎（Wegener），累及颅内动脉的远端小分支（直径＜2mm），引起脑组织、视神经或脊髓小梗死。脑脊液（CSF）细胞数增多，蛋白水平升高。原发性神经系统血管炎比较少见，累及中小血管，没有系统性血管炎。鉴别诊断包括其他炎性原因所致的血管病变，包括感染（结核性、真菌性）、肉状瘤病、血管中心性淋巴瘤、脑膜癌病等；其他非炎性原因包括动脉粥样硬化、栓塞、结缔组织病、血管痉挛、偏头痛相关的血管病、药物原因等。一些病例产后出现，有自限性。

任何形式的血管病可以隐匿进展，表现为白质和灰质梗死、明显的头痛、认知功能下降。通常需要脑活检或高分辨X线血管造影术（图10-5）。腰穿炎性结果支持炎性的原因。炎症确定后，有必要使用糖皮质激素、环磷酰胺等免疫抑制剂抑制疾病进展。在免疫抑制治疗前，应该查找感染原因，如结核等。如果及时发现和治疗，则患者预后良好。

药物尤其是苯丙胺和可卡因，会引起卒中，尤其在急性高血压或药物诱导的血管病变基础上。没有资料提供此种情况的治疗效果。苯丙醇胺与脑出血有关，可卡因和去氧麻黄碱可能与药物诱导的血管病变有关。Moyamoya病目前了解很少，是一种主要累及颅内大血管，尤其是颈内动脉末端、MCA和ACA主干的闭塞性非血管炎性疾病。豆纹动脉围绕闭塞部位建立良好的侧支循环，X线血管造影表现为烟雾样改变（moyamoya是日本语）。其他侧支循环包括软脑膜皮质支与头皮动脉间经硬膜吻合。该疾病主要发生在亚洲儿童或青年人中，与动脉粥样硬化患者，尤其是合并糖尿病的患者表现相似。由于硬脑膜或软膜吻合支可以发生脑出血，所以抗凝风险高。扩张的豆纹动脉破裂可能导致脑实质出血；脑表面大血管可能逐渐堵塞，引起大动脉流域性脑卒中。颈外动脉至硬脑膜或MCA手术搭桥会预防脑卒中和脑出血。

可逆性后部脑病综合征可发生在脑损伤、癫痫、偏头痛、使用拟交感神经药物、子痫、产后（第27章）。病理生理机制不明，可能与高灌注状态伴广泛的

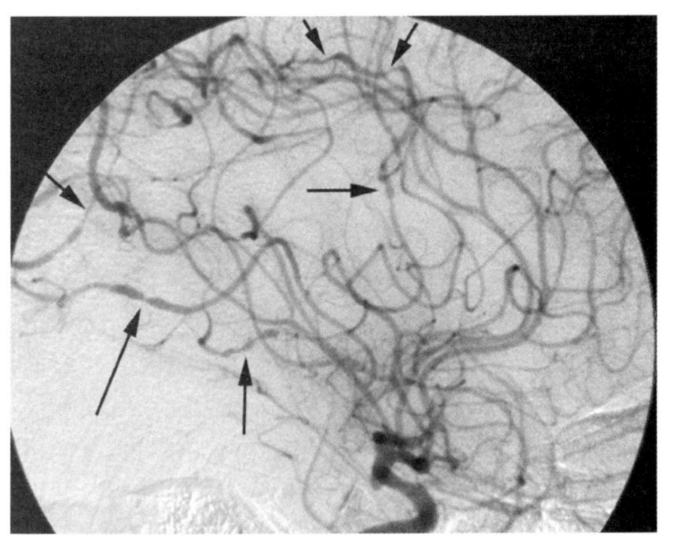

图10-5　32岁男性中枢神经系统血管病变患者，脑血管成像。 箭头所示经典血管病变：节段性狭窄

大脑节段性血管收缩和脑水肿有关。患者主诉头痛，表现为波动性的神经功能缺损症状和体征，尤其是视觉症状。有时会出现脑梗死，但是典型的临床和影像学表现提示局部缺血完全可逆。MRI 表现以枕叶内出现的水肿为特点，但可能是广泛的，不对应任何单一血管分布区。一种密切相关的可逆性脑血管收缩综合征（reversible cerebral vasoconstriction syndrome，RCVS）以突发的严重头痛为典型表现，类似于SAH。患者可能出现缺血性梗死和脑内出血，并有典型的新发严重高血压。传统 X 线血管成像显示整个半球血管管径的改变，类似于血管炎，但病生理过程是非炎性的。口服钙离子拮抗剂可能对缓解症状有效，并且复发很少见。

脑白质疏松症，或脑室周围白质病变是皮质下白质多发小血管梗死的结果。CT 或 MRI 都可见室周或放射冠的白质损伤。该疾病的病理生理学基础是白质内小穿支动脉发生类似于慢性高血压所致的脂质透明变性。有室周白质病变的患者可能出现皮质下痴呆综合征，降压治疗可以推迟或预防痴呆病程（第 12 章）。

伴皮质下梗死和白质脑病的常染色体显性遗传性脑动脉病（cerebral autosomal dominant arteriopathy with subcortical infarcts and leukoencephalopathy，CADASIL）是一种遗传病，表现为小血管性卒中、进展性痴呆、MRI 可见广泛对称性白质病变（常包括前颞叶）。大约 40%患者有先兆性偏头痛，先兆表现为短暂性运动或感觉缺失。发病年龄常在 30～50 岁。该常染色体显性遗传病由 Notch3 一个或多个基因突变引起，Notch3 属于高度保守的基因家族成员，特点是引起表皮生长因子在细胞外区域重复。其他单基因缺血性脑卒中综合征包括伴有皮质下梗死和白质脑病的常染色体隐性遗传性脑动脉病（cerebral autosomal recessive arteriopathy with subcortical infarcts and leukoencephalopathy，CARASIL）及遗传性血管内皮细胞病、视网膜病变、肾病和卒中（HERNS）。Fabry 病会同时导致大血管病变和小血管性梗死，但机制不明。

短暂性脑缺血发作

TIA 是卒中症状的短暂发作；标准定义持续时间不超过 24h，但大部分 TIA 持续时间<1h。如果相关脑梗死在脑影像上得以鉴定，临床病症便可以分类为卒中，而不论症状持续时间长短。TIA 的病因与缺血性卒中的病因相似，但是 TIA 可能是卒中的先兆，是卒中的重要危险因素，应该单独、紧急地考虑。TIA 可由栓子堵塞脑内血管，或颈内动脉的原位血栓形成。TIA 时堵塞血管再通，神经功能症状恢复。

TIA 后 3 个月内发生卒中的风险为 10%～15%，大部分在最初的 2 天内发生。这种风险可以用 $ABCD^2$ 评分直接评估（表 10-5）。因此，需要及时评估和治疗。由于卒中或 TIA 病因相同，因此对 TIA 的评估等同于卒中（表 10-1 和表 10-3）。TIA 的症状改善是溶栓的禁忌证。但是，在 TIA 后最初几天内卒中的风险很高，在正确判断收住入院的情况下如果发生卒中，就可能迅速给予 rtPA 治疗大多数患者。最近有研究报道阿司匹林和氯吡格雷联合应用对于预防 TIA 后卒中，效果好于大型中国随机试验中单独应用阿司匹林；美国国立卫生研究院（NIH）赞助的试验（POINT 研究）正在进行类似的评估。

治疗 卒中/TIA 的一级预防和二级预防

一般原则

许多内科和外科干预以及生活方式的改变，可用于卒中预防。因为成本低和风险小，其中的一些

表 10-5 短暂性脑缺血发作（TIA）后卒中风险：$ABCD^2$ 评分

临床因素	评分
A：年龄≥60 岁	1
B：SBP>140mmHg 或 DBP>90mmHg	1
C：临床症状	
单侧肢体无力	2
语言障碍而无肢体无力	1
D：持续时间	
>60min	2
10～59min	1
D：糖尿病（口服降糖药或皮下注射胰岛素）	1
总分	**求和**
$ABCD^2$ 总分	3 个月卒中风险（%）[a]
0	0
1	2
2	3
3	3
4	8
5	12
6	17
7	22

[a] 数据来源于 5 个队列研究

缩写：DBP，舒张压；SBP，收缩压

来源：SC Johnston et al：Validation and refinement of score to predict very early stroke risk after transient ischaemic attack. Lancet. 369：283，2007.

可以被广泛应用；其他方法则昂贵而且有重大风险，但对经筛选的高危患者有效。识别和管理可控的风险因素，尤其是高血压，是最佳的策略，可以大大减少卒中的负担和发生卒中的总人数（表 10-4）。

动脉粥样硬化的危险因素

与动脉粥样硬化危险有关的各种因素见《哈里森内科学》（第 19 版）其他部分讨论。高龄、糖尿病、高血压、吸烟、胆固醇异常［特别是高密度脂蛋白（HDL）低和/或低密度脂蛋白（LDL）高］及其他因素被证明或疑似是缺血性卒中的危险因素，主要由于它们跟动脉粥样硬化相关。既往有卒中或 TIA 的患者发生再次卒中的风险更大。许多心脏情况会导致卒中，包括心房颤动和近期心肌梗死。口服避孕药和激素替代疗法会增加卒中风险，某些遗传性和获得性高凝状态易发卒中。

高血压是最重要的危险因素；一般来说，所有的高血压都应该治疗，目标是低于 140～150/90mmHg。然而，神经科脑血管专家推荐卒中二级预防的指南应该将血压降至 130/80mmHg 或更低。存在已知的脑血管疾病不是降压达标的禁忌证。此外，治疗老年收缩期高血压会使患者获益。将血压降至传统高血压定义以下，能更加明显降低卒中的风险，尤其是噻嗪类利尿剂和血管紧张素转换酶抑制剂类降压药。

数项试验已经证实他汀类药物能降低卒中危险，甚至对不伴 LDL 升高或 HDL 低的患者。强化降低胆固醇水平的卒中预防（Stroke Prevention by Aggressive Reduction in Cholesterol Levels，SPARCL）试验显示，近期卒中或 TIA 患者处方以阿托伐他汀 80mg/d，卒中再发风险明显降低。初级预防试验——他汀类药物预防效果评价：瑞舒伐他汀干预研究评估（JUPITER）发现，由 C-反应蛋白升高所引起的低 LDL（＜130mg/dL）患者会受益于日常使用此他汀药，初次卒中风险减少 51%（危害比 0.49，$P=0.004$），没有增加颅内出血的发生率。Meta 分析也支持紧急给予他汀类药物对缺血性卒中的初级治疗效应。因此，所有既往患缺血性卒中的患者应该考虑使用他汀类药物。应该禁止所有患者吸烟（第 34 章）。2 型糖尿病和既往卒中的患者使用吡格列酮（一种过氧化物酶体增殖物激活受体 γ 的激动剂）可以降低卒中再发、心肌梗死和血管性死亡的风险，但目前没有能够提示在糖尿病人群中降低卒中风险的充分研究证据。

抗血小板药物

抗血小板药物通过抑制动脉内血小板聚集物的形成，可预防动脉粥样硬化血栓形成事件，包括 TIA 和卒中。血小板聚集物可形成于病变动脉，诱导血栓形成，阻塞动脉或栓塞远端循环。最常用的抗血小板药物包括阿司匹林、氯吡格雷、阿司匹林与缓释双嘧达莫复方制剂。噻氯匹定由于它的副作用，大部分已经放弃，但也可以用作替代氯吡格雷。

阿司匹林是研究最广泛的抗血小板药。阿司匹林会使血小板环氧化酶乙酰化，不可逆地抑制血小板内血栓素 A_2 的形成，血栓素 A_2 能够引起血小板聚集和血管收缩。这种效果是持久性的，持续 8 天（血小板的通常寿命）。矛盾的是，阿司匹林也会抑制内皮细胞的前列环素，一种抗血小板聚集和血管舒张的前列腺素，这种效果是短暂的。血液中阿司匹林一旦清除，有核内皮细胞就会产生前列环素。低剂量阿司匹林每天一次会抑制血小板产生血栓素 A_2，而不会抑制前列环素的形成。没有证据证明高剂量的阿司匹林比低剂量阿司匹林更有效。

噻氯匹定和氯吡格雷能阻止血小板的腺苷二磷酸（ADP）受体，从而防止导致糖蛋白Ⅱb/Ⅲa 受体激活的级联反应，即纤维蛋白原结合到血小板，导致血小板聚集。噻氯匹定比阿司匹林更有效；但是，它的缺点是会引起腹泻、皮疹，少数情况下，还会引起中性粒细胞减少和血栓性血小板减少性紫癜。氯吡格雷很少引起血栓性血小板减少性紫癜，不会引起中性粒细胞减少。氯吡格雷与阿司匹林在有缺血性事件风险的患者（CAPRIE）研究中发现，氯吡格雷对降低卒中风险只是略微比阿司匹林更有效。氯吡格雷对高危患者动脉粥样硬化血栓形成的治疗（MATCH）研究，是一项大型多中心、随机、双盲研究，比较单用氯吡格雷与阿司匹林联合氯吡格雷对 TIA 或卒中二级预防的作用。MATCH 研究没有发现二者对 TIA 或卒中预防作用的差异，但主要出血并发症显著增加（3% *vs.* 1%）。氯吡格雷用于动脉粥样硬化性血栓形成高危患者及对缺血事件的稳定、处理和规避（CHARISMA）研究中，包括既往有卒中或 TIA 亚组以及心血管事件高风险的亚组，氯吡格雷与阿司匹林联用与阿司匹林单用相比未见更好效果。最近，SPS3 试验研究了长期联用氯吡格雷和阿司匹林与单用氯吡格雷相比对小血管性卒中的疗效，发现卒中预防没有改善，而出血和死亡显著增加。因此，长期使用氯吡格雷联合阿司匹林，不推荐用于卒中预防。

然而，短期联用氯吡格雷与阿司匹林可能对于预防二级卒中是有效的。一项试验纳入 5170 名 24h 内 TIA 或微缺血性卒中的中国患者，发现氯吡格雷-阿司匹林方案（氯吡格雷 300mg 负荷量，然后 75mg/d；阿司匹林初始 21 天内 75mg）优于阿司匹林（75mg/d）单用，90 天卒中风险从 11.7%降至 8.2%（$P<0.001$），主要出血风险没有增加。类似设计的国际 NIH 赞助的试验正在进行中。

双嘧达莫是一种抗血小板药，抑制各类细胞对腺苷的摄取，包括血管内皮细胞。累积的腺苷是一种聚集抑制剂，至少部分是通过其对血小板和血管壁磷酸二酯酶的作用。双嘧达莫还会增强内皮产生的前列环素和一氧化氮的抗聚集作用，抑制血小板的磷酸二酯酶，促进 cAMP 的降解。cAMP 升高会抑制血小板聚集。双嘧达莫吸收是不规律的，取决于胃内 pH，但双嘧达莫缓释片 200mg 加 25mg 阿司匹林新配方，口服生物利用度更好。三个试验研究了这种复方药物。欧洲卒中预防研究（ESPS）Ⅱ显示了 50mg/d 的阿司匹林和双嘧达莫缓释片对于预防卒中的效果，发现联合治疗能明显降低风险。开放标签的 ESPRIT（欧洲/澳大利亚可逆性缺血性卒中预防研究）试验证实了 ESPS-Ⅱ的结果。在 3.5 年的随访后，13%阿司匹林联合双嘧达莫的患者和 16%单独使用阿司匹林的患者［危害比 0.80，95%可信区间（CI）0.66—～0.98］出现主要终点，即由于各种血管原因导致的死亡。在有效预防卒中复发方案（PRoFESS）研究中，缓释双嘧达莫联合阿司匹林直接与氯吡格雷联用或不联用血管紧张素受体阻断剂替米沙坦相比较；中位随访 2.4 年后，卒中复发率（均为 9%）或致残程度无明显差异。替米沙坦对这些结果没有任何影响。这表明这些抗血小板方案是相似的，同时对给所有卒中患者处方血管紧张素阻断剂提出了质疑。双嘧达莫的主要副作用是头痛。推荐双嘧达莫缓释片联合阿司匹林预防卒中。

许多大型临床试验已经清楚地表明，大多数抗血小板药物能降低高危患者发生动脉粥样硬化血栓事件的所有风险（即缺血性卒中、心肌梗死和全因血管死亡）。非致死性卒中风险降低 25%～30%，所有血管事件降低约 25%。风险降低变化非常大，取决于个体风险。卒中风险低的患者也表现出相似的风险降低，但因其本身风险可能太低，所以获益没有意义。相反，每年血管事件风险 10%～15%的患者风险降低 7.5%～11%。

阿司匹林便宜，可以使用低剂量，并且可以推荐给所有的成年人，预防卒中和心肌梗死发生。然而，它会引起上腹不适、胃溃疡和胃肠道出血，可能是无症状性的或危及生命的。因此，并不是每个 40 或 50 岁的成年人都被建议规律服用阿司匹林，对于动脉粥样硬化性卒中风险低的人群，其获益会被阿司匹林的不良反应抵消。反之，每一位既往有动脉粥样硬化性卒中或 TIA 且无禁忌证的患者应该规律服用抗血小板药，因为再次卒中的年风险率是 8%～10%；另一小部分患者可能出现心肌梗死或血管性死亡，显然，获益的可能性远远大于治疗的风险。

抗血小板药和剂量的选择必须平衡卒中的风险、预期获益，以及治疗的风险和费用。然而，没有明确的数据，观点各不相同。许多权威人士认为低剂量（30～75mg/d）和高剂量（650～1300mg/d）的阿司匹林是等效的。有人主张低剂量使用避免产生副作用，但是还有人主张使用高剂量，以争取最大获益。北美大多数医生推荐 81～325mg/d，而大多数欧洲人推荐 50～100mg/d。氯吡格雷或双嘧达莫缓释片加阿司匹林逐渐被推荐为二级预防的一线药物。同样，阿司匹林、氯吡格雷或双嘧达莫加阿司匹林的选择要平衡这一事实，后者比阿司匹林更有效但成本高，这很可能影响患者的长期依从性。因为数据缺乏，在服用阿司匹林的患者中使用抗血小板聚集的研究是有争议的。

抗凝治疗和栓塞性卒中

多项研究显示，慢性非瓣膜性（非风湿性）心房颤动患者进行抗凝治疗（INR 值 2～3）可以预防脑栓塞和卒中，并且是安全的。对于一级预防和既往有卒中或 TIA 的患者，使用维生素 K 拮抗剂抗凝能减少卒中风险 67%，获益远远超过每年 1%～3%的出血并发症风险。维生素 K 拮抗剂的剂量难以滴定，它们的效应会随着膳食中维生素 K 的摄取而变化，因此它们需要经常血液监测 PTT/INR。一些新型口服抗凝药最近显示对于非瓣膜性心房颤动患者的卒中预防更加便利和有效。一项随机试验比较了口服凝血酶抑制剂达比加群与维生素 K 拮抗剂在非瓣膜性心房颤动患者中预防卒中或全身性栓塞的作用。采用两种剂量的达比加群：110mg/d 和 150mg/d。达比加群的两种剂量对预防二次卒中和全身栓塞的作用不劣于维生素 K 拮抗剂，较高剂量层更优（相对危险 0.66；95%CI 0.53～0.82；$P<$

0.001)；低剂量层的达比加群与维生素K拮抗剂相比，主要出血率较低。达比加群不需要血液监测来滴定剂量，它的效应不受口服维生素K的干扰。新型口服Ⅹa抑制剂也被发现在非瓣膜性心房颤动患者的卒中预防中与维生素K拮抗剂是等效的，或者更加安全有效。在阿哌沙班减少心房颤动患者卒中和其他血栓栓塞事件（ARISTOTLE）试验中，患者被随机分配给予阿哌沙班（5mg，2次/日）和剂量调整的华法林（INR 2～3）。缺血或出血性卒中或全身性栓塞的联合终点发生于1.27%的阿哌沙班组患者和1.6%的华法林组患者（非劣效检验 $P<0.001$，优效性检验 $P<0.01$）。主要出血率小于1%，支持阿哌沙班（$P<0.01$）。在直接Ⅹa抑制剂立伐沙班每日一次口服与维生素K拮抗剂比较对于预防心房颤动患者卒中和栓塞试验（ROCKET-AF）中获得了相似的结果。非瓣膜性心房颤动患者被随机分配至立伐沙班组和华法林组：1.7%的Ⅹa抑制剂组和2.2%的华法林组达到卒中和系统性栓塞的终点（非劣效性检验 $P<0.001$）；立伐沙班组颅内出血率较低。最后，Ⅹa抑制剂艾多沙班也被发现不次于华法林。因此，口服Ⅹa抑制剂至少是维生素K拮抗剂的一个合适替代药物，可能在疗效和依从性上有优越性。

对于不能口服抗凝药的患者，心房颤动氯吡格雷试验与厄贝沙坦预防血管事件（ACTIVE-A）试验，比较了氯吡格雷联合阿司匹林和单用阿司匹林的疗效。氯吡格雷联合阿司匹林比单用阿司匹林对于预防血管事件更加有效，主要是卒中，但会增加大出血的风险（相对危险1.57，$P<0.001$）。

一级预防是否使用抗凝治疗取决于风险因素（表10-3）。不论是否有其他危险因素，如果既往有TIA或卒中病史则支持使用抗凝剂。间歇性心房颤动与慢性心房颤动一样有相同的卒中风险，一些疑似"隐源性"卒中的动态研究在监测数周后发现近20%的患者有间歇性心房颤动的证据。检查植入式心脏起搏器也证实了亚临床心房颤动与卒中危险的相关性。因此，对于隐源性栓塞性卒中患者（没有其他原因引起卒中的证据），动态监测3～4周是决定最佳预防治疗的合理策略。

由于未经治疗的风湿性心脏病伴心房颤动的患者每年卒中风险很高，目前尚无卒中一级预防的双盲研究。这些患者应长期接受抗凝治疗。达比加群和口服Ⅹa抑制剂还没有在这一群体中研究过。

抗凝治疗也能减少急性心肌梗死的脑栓塞风险。当出现前Q波心肌梗死、严重的左心功能不全、充血性心力衰竭、附壁血栓或心房颤动时，大多数临床医生推荐3个月的抗凝治疗。如果心房颤动持续存在，则推荐长期使用口服抗凝剂。

血栓栓塞性卒中是人工心脏瓣膜植入最严重的并发症。根据人工瓣膜的类型和部位，决定抗凝和（或）抗血小板治疗的强度。达比加群可能没有华法林有效，口服Ⅹa抑制剂还未在这一群体中研究过。

如果不能消除栓子来源，尚不能确定大多数病例应持续服用抗凝药物。许多神经病学家对使用抗凝剂失败的患者（如有卒中或TIA复发），推荐抗血小板药物与抗凝剂联合治疗，但是缺乏相关证据。

抗凝治疗和非心源性卒中

无论颅内或颅外脑血管病变，不推荐长期使用维生素K拮抗剂预防动脉粥样硬化性卒中。在华法林-阿司匹林再发卒中研究（WARSS）中发现，华法林钠（INR 1.4～2.8）在卒中二级预防中并未明显优于阿司匹林（325mg），且华法林组出血率轻度增高；最近一项欧洲研究证实了这一发现。该华法林和阿司匹林治疗症状性颅内疾病（WASID）的研究（见下文）显示，华法林（INR 2～3）在症状性颅内动脉粥样硬化性患者的治疗中，并未明显优于阿司匹林，且出血风险增加。

治疗 颈动脉粥样硬化

可以通过手术切除颈动脉粥样硬化斑块（动脉内膜切除术），或血管内支架置入术带或不带球囊血管成形术缓解血管狭窄。颈动脉疾病目前尚无抗凝与抗血小板治疗的对比研究。

手术治疗

北美症状性颈动脉内膜切除术试验（NASCET）和欧洲颈动脉手术试验（ECST）研究了症状性颈动脉狭窄的问题。对狭窄率≥70%的患者，手术治疗明显获益。在NASCET研究中，药物治疗组患者2年同侧发生卒中的平均累积风险为26%，而药物联合颈动脉内膜切除术组为9%。手术组绝对风险减少17%，相对风险降低65%，支持手术治疗（表10-4）。NASCET研究也表明，颈动脉狭窄率50%～70%的患者，手术治疗会使患者获益，但是获益不很明显。ECST发现，手术治疗对狭窄率<30%的患者有害无益。

患者的卒中风险和手术可能的获益与视网膜或

大脑半球症状、动脉狭窄的程度、内科疾病状况（值得注意，NASCET 和 ECST 排除了存在明显心、肺、肾疾病的“高风险”患者）、机构的手术发病率和死亡率、手术距症状出现的时间及其他因素相关。最近一项 NASCET 和 ECST 试验的 meta 分析发现，症状发生 2 周内采用动脉内膜切除术获益最大。另外，年龄＞75 岁的男性患者获益也非常明显。

总之，近期出现症状性大脑半球缺血、颈内动脉高度狭窄，围术期发病率和死亡率≤6％的医疗机构应常规进行颈动脉内膜切除术。如果任意一名外科医生围术期卒中率＞6％，则行颈动脉内膜切除术应慎重。

无症状颈动脉粥样硬化研究（Asymptomatic Carotid Atherosclerosis Study，ACAS）和无症状颈动脉外科试验（Asymptomatic Carotid Surgery Trial，ACST）结果明确了无症状颈动脉疾病的手术治疗适应证。ACAS 将无症状性颈动脉狭窄≥60％的患者随机分组：单独使用阿司匹林组或同剂量阿司匹林加颈动脉内膜切除术组。手术组患者 5 年同侧卒中（包含任何围术期卒中或死亡）风险为 5.1％，药物组风险为 11％。这表明相对风险减少 53％，5 年同侧卒中的绝对风险降低 5.9％，每年 1.2％（表 10-4）。手术组近一半的卒中是由术前造影所致。ACST 将颈动脉狭窄＞60％的患者，随机分为动脉内膜切除术组和药物治疗组。手术组 5 年卒中风险（包括围术期卒中或死亡）为 6.4％，而药物治疗组为 11.8％（相对风险减少 46％，绝对风险减少 5.4％）。

在 ACAS 和 ACST 研究中，女性在围术期并发症的发生率较高，可能会抵消 5 年卒中风险降低的获益。随着随访时间延长，女性获益会逐渐出现。目前，对无症状颈动脉狭窄的女性患者是否行颈动脉内膜切除术仍然存在争议。

总之，无症状性颈动脉狭窄每年卒中风险是 2％，而症状性颈动脉狭窄患者每年的卒中风险为 13％。是否对无症状性颈动脉狭窄患者推荐颈动脉血运重建治疗，存在一定争议，这取决于许多因素，包括患者选择、狭窄程度、年龄、性别及合并症。减少动脉粥样硬化危险因素的药物治疗，包括降低胆固醇的药物、抗血小板药物，通常推荐给无症状颈动脉狭窄患者。如果患者合并心房颤动，一定要告知患者关于 TIA 的知识，以便一旦出现症状能够修改治疗。

血管内治疗

球囊扩张术和支架置入术被越来越频繁地用于开扩狭窄的颈动脉，维持它们的通畅率。这种手术不仅可以治疗颈动脉分叉处狭窄，而且能够治疗近颅底段和颅内段的颈动脉狭窄。在保护性装置保护下支架置入和血管成形术治疗内膜切除术高危患者（SAPPHIRE）试验将高危（定义为严重冠心病或肺部疾病、对侧颈动脉闭塞、内膜切除术后再狭窄、对侧喉神经麻痹、既往行根治性颈部手术或放疗、或年龄＞80 岁）伴有症状性颈动脉狭窄＞50％或无症状性狭窄＞80％的患者随机分组，分别采用支架置入术＋远端栓子保护装置，或者采用颈动脉内膜切除术治疗。支架组 30 天内死亡、卒中、心肌梗死风险及 1 年内病变同侧卒中或死亡风险为 12.2％，颈动脉内膜切除术组为 20.1％（$P=0.055$），提示支架置入术至少可以跟动脉内膜切除术一样，作为手术高风险患者的治疗选择之一。然而，这两种干预措施的结果可能不会优于未处理的颈动脉狭窄，特别是对无症状性颈动脉狭窄患者，很多支架组的获益更多可能是由于其围术期心肌梗死的发生降低。在 2010 年，两项随机试验比较了支架置入术和动脉内膜切除术在低风险患者中的治疗效果。内膜切除术与支架置入术进行颈动脉血运重建比较试验（CREST）招募无症状性或者症状性狭窄患者。支架组 30 天卒中风险为 4.1％，手术组为 2.3％；支架组 30 天心肌梗死的风险为 1.1％，手术组为 2.3％，提示这两种方法的风险几乎相等。平均随访 2.5 年，卒中、心肌梗死和死亡的联合终点事件是相同的（支架组 7.2％ *vs.* 手术组 6.8％）。国际颈动脉支架术（ICSS）试验随机将有症状患者分为支架组与动脉内膜切除术组，发现不同的结果：在 120 天时，支架组卒中、心肌梗死或死亡的发生率为 8.5％，动脉内膜切除术组为 5.2％（$P=0.006$）；目前正在进行长期的随访。试验设计差异、支架选择和操作经验或许可以解释这些研究结果的不同。除非两组试验有更多的数据支持，选择支架还是动脉内膜切除术仍然存在争议，即使是有经验的医师进行操作，也会面临同样的风险。

搭桥手术

颅外-颅内（EC-IC）搭桥手术已被证明，对无法进行传统的颈动脉内膜切除术的动脉粥样硬化性狭窄患者是无效的。近期卒中、有相关颈动脉闭塞、正电子发射断层扫描（PET）有脑灌注不足证据的患者，试验发现不能从 EC-IC 搭桥手术中获益，因而导致试验终止。

颅内动脉粥样硬化

WASID试验将有症状性颅内大血管狭窄患者(50%～99%)随机分组，分别服用高剂量阿司匹林(1300mg/d)或华法林(目标INR 2.0～3.0)治疗，主要复合终点为缺血性卒中、脑出血或者由于血管原因而非卒中导致的死亡。该试验由于华法林抗凝相关不良事件的风险增加而被提前终止。平均随访1.8年，阿司匹林组主要终点事件发生率为22.1%，华法林组为21.8%。阿司匹林组全因死亡为4.3%，华法林组为9.7%；阿司匹林组严重出血为3.2%，华法林组为8.3%。

在颅内狭窄采用支架置入和积极药物治疗预防卒中再发(SAMMPRIS)试验中发现，颅内动脉粥样硬化病变行支架术，与阿司匹林相比明显有害。该试验纳入新发症状性TIA或微卒中伴颅内狭窄70%～99%的患者，行自膨式支架治疗或药物治疗。两组患者都服用氯吡格雷、阿司匹林、他汀，都积极控制血压。卒中或死亡终点发生于14.7%的支架组患者和5.8%的药物治疗组患者($P=0.002$)。这个卒中复发率明显低于WASID试验，提示积极药物治疗对卒中复发危险有明显的影响。

硬脑膜窦血栓形成 硬脑膜窦血栓形成伴静脉梗死的患者，无论是否有颅内出血，有少量证据支持短期内使用抗凝剂。大多数患者的长期结局很好，即使是那些颅内出血的患者。

卒中症状

详细的病史及体格检查可定位神经功能缺损的部位，如果该症状符合脑动脉供应范围，则导致该症状的责任病变基本确定。这种情况在患者表现为TIA而查体正常时尤为重要。例如，一个患者主要表现为语言功能丧失和右侧偏盲，下一步需寻找左侧大脑中动脉栓子来源。若检查发现患者右侧颈内动脉狭窄，则提示为无症状性颈动脉狭窄，需进一步寻找其他病因。下面章节主要描述缺血性脑血管病对应的脑动脉供血区域的临床表现(图10-4，图10-6至图10-14)。卒中的症状可分为：①前循环大动脉卒中；②后循环大动脉卒中；③任意血管床病变所致的小动脉疾病。

前循环卒中 颈内动脉及其分支组成颅内前循环血管。这些血管闭塞可由血管本身疾病所致(如动脉粥样硬化或夹层)，或由近端来源的栓子所堵塞。不同颅内大动脉闭塞均可导致不同的临床征象。

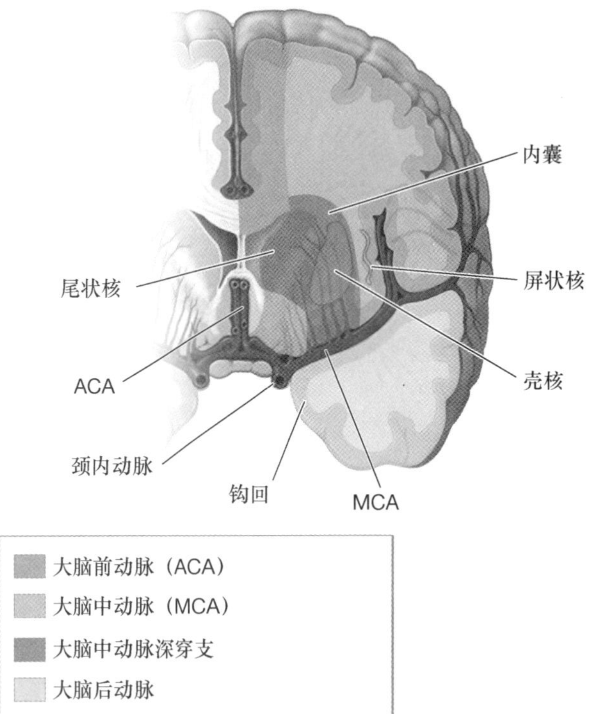

图10-6(见书后彩图) 大脑半球冠状切面示意图，显示颈内动脉来源的主要颅内大血管的供血区域。

大脑中动脉 大脑中动脉(MCA)近端或某主要分支的栓塞可能性(包括动脉-动脉栓塞、心源性栓塞或其他未知来源的栓子)通常较颅内动脉粥样硬化的可能性大。MCA近端的动脉粥样硬化改变可以导致MCA远端区域栓塞，也可以导致更少见的低流速TIA。软脑膜的侧支代偿可以减少MCA狭窄后出现临床表现。

MCA皮质分支主要供应大脑半球外侧表面大部分区域，除了以下区域：①ACA供应额极、额叶和顶叶上内侧条形区域；②PCA供应颞叶下侧和枕极区域(图10-6至图10-9)。

MCA近端(M1段)发出穿支(豆纹动脉)供应壳核、苍白球、内囊后肢、邻近的放射冠和尾状核大部分(图10-6)。在外侧裂，大部分患者的MCA可分为上干和下干(M2段)。下干的主要分支供应顶叶下侧和颞叶的皮质，上干分支供应额叶和顶叶上部的皮质(图10-7)。

若患者MCA在其起始处出现闭塞(堵塞了皮质支和深穿支)，同时远端侧支建立较少，患者的临床表现为对侧偏瘫、偏身感觉障碍和同侧偏盲，在发病后的一两天可出现凝视同侧。面瘫导致构音障碍。当优

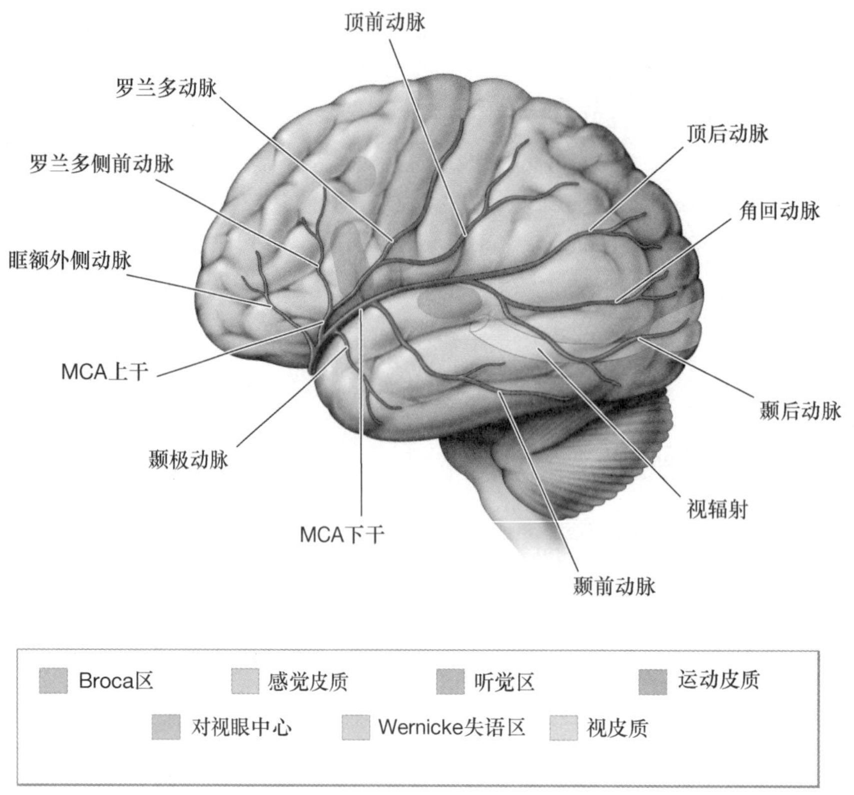

图 10-7（见书后彩图） 大脑半球外侧面示意图：显示大脑中动脉分支和分布，及主要供血区域。注意：大脑中动脉分支为上干和下干。
症状和体征：累及结构
对侧面部、上肢及下肢的偏瘫，相同区域的感觉障碍（针刺觉、棉絮触觉、振动觉、位置觉、两点辨别觉、实体辨别觉、触觉定位、压觉、图形觉）：面部和上肢的躯体感觉区域，下肢区域的下行纤维进入放射冠及相应的躯体感觉系统
运动性失语：优势半球的运动性语言中枢
中枢性失语、词聋、命名障碍、梦语、感觉性失语、计算不能、失读、手指失认、左右失认（最后四项组成 Gerstmann 综合征）：优势半球中央语言区、外侧裂旁语言中枢和顶枕叶皮质
传导性失语：中央语言区（顶岛盖）
非优势半球感知运用不能、病觉缺失、偏身失认、单侧忽略、左半外侧空间认识不能、穿衣失用、构造失用、视觉坐标扭曲、半侧视野不准确定位、判断距离能力下降、颠倒阅读、错觉：非优势半球顶叶（优势半球语言区对应的区域）；地形记忆丧失通常由于非优势半球损伤，偶尔是优势侧
同侧性偏盲（常为同侧下象限盲）：视放射到第二颞回
对侧共轭凝视麻痹：额叶对视眼区或其投射纤维

势半球受累时，患者可表现为完全性失语。当非优势半球受累时，患者可表现为病感失认、结构性失用和忽视。

完全的 MCA 综合征最常见于动脉主干的闭塞。皮质的侧支血流和动脉供应范围的不同导致很多局灶性症状的出现。局灶性神经功能缺损的症状还可见于栓子进入 MCA 近端而未完全栓塞 MCA、堵塞 MCA 远端分支，或栓塞破裂转移到远端。

由于栓子堵塞单一血管分支所致的局灶性神经功能缺损症状包括手或上肢和手单纯无力（分支症状），或面部无力伴有非流利失语（Broca 失语），伴或不伴肢体无力（额叶症状）。同时出现感觉障碍、肢体无力、非流利性失语的患者通常提示栓子堵塞 MCA 上干近端，存在较大面积额叶和顶叶皮质的梗死（图 10-7）。如果患者出现流利性失语（Wernicke 失语）但无肢体无力的表现，通常提示优势半球 MCA 下干供应的后部（颞叶皮质）受累。不能理解书写及说话为显著的表现时，通常伴有对侧上 1/4 象限的偏盲。偏侧忽视或空间失认但不伴肢体无力通常提示非优势半球 MCA 下干受累。

豆纹动脉闭塞导致内囊区域的小血管卒中（腔隙性脑梗死）（图 10-6），表现为对侧纯运动性卒中或感觉-运动性卒中。内囊膝部缺血，随着缺血向内囊后部发展，先后导致面瘫、上肢无力、下肢无力；也可以

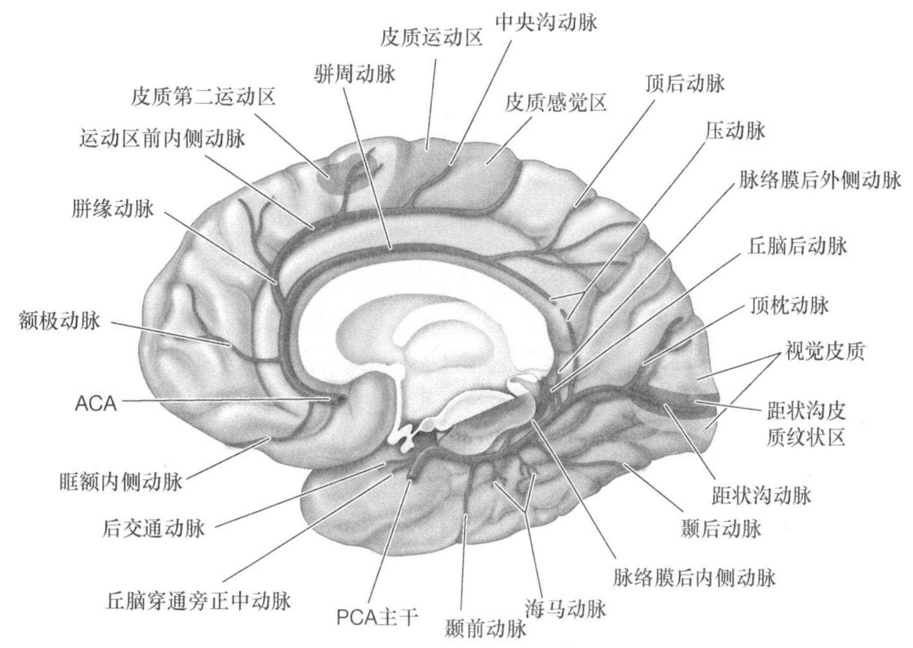

图 10-8（见书后彩图） 大脑半球内侧面示意图，显示大脑前动脉的分支和分布，及主要供血区域。

症状及体征：累及结构

对侧下肢偏瘫：腿的运动区域

对侧上肢轻瘫：上肢皮质区或下行到放射冠的纤维

脚趾、脚和下肢的皮质感觉消失：下肢的感觉区域

尿失禁：旁中央小叶的感觉运动区

对侧抓握反射、吸吮反射、非自主抗拒（伸展过度性强直）：后额叶内侧面；可能辅助运动区功能丧失（无动性缄默），迟缓、延迟、间歇性中断、自主性缺乏、低语、声光反射性注意力分散

不确定定位——可能为扣带回和额、顶、颞叶的内侧下部

步态和姿势损害（步态失调）：额叶皮质近下肢运动区

左侧肢体运用障碍，左侧肢体触觉性失语：胼胝体

主要表现为对侧手共济失调和构音困难（笨拙手、构音困难腔隙综合征）；苍白球和壳核受累很少有临床症状，但是有帕金森综合征和偏侧投掷症的报道。

大脑前动脉 大脑前动脉（ACA）可分为两段，交通前段 A1 段（连接颈内动脉和前交通动脉）和交通后段 A2 段（前交通动脉远端血流）（图 10-4、图 10-6 和图 10-8）。A1 段发出数条深穿支供应内囊前肢、前穿质、杏仁核、下丘脑前部和尾状核头的下部（图 10-6）。

ACA 近端闭塞的患者可无症状，血流可通过前交通动脉和来自 MCA、PCA 的侧支动脉进行代偿。单纯 A2 段闭塞导致对侧症状出现（图 10-8）。若患者双侧 A2 段均来源于同一大脑前动脉主干（A1 段共干），闭塞可引起双侧的症状。患者可表现为显著的意志缺失（言语及运动反应延迟）、偏瘫或四肢轻瘫伴双侧锥体束征和尿失禁。

脉络膜前动脉 该动脉来源于颈内动脉，供应内囊后肢和后外侧白质，该部分通过膝距束纤维（图 10-9）。脉络膜前动脉闭塞的全部症状主要包括对侧偏瘫、偏身感觉障碍（感觉减退）和同侧偏盲。但是，该部分的血液供应还来源于近端 MCA 深穿支、后交通动脉和脉络膜后动脉，可以出现轻微局灶性神经功能缺失的症状，通常恢复较快。脉络膜前动脉的血栓通常来源于血管的原位血栓形成；颈内动脉动脉瘤手术夹闭过程中该血管容易受损导致医源性闭塞。

颈内动脉 颈内动脉（ICA）闭塞的症状多种多样，其表现取决于导致缺血的机制：栓塞、原位栓子或低灌注所致。最常见的受累部位是 MCA 供血区域的皮质。Willis 环完整的患者常无症状。若栓子从颈内动脉进入 MCA，表现出的症状与 MCA 闭塞类似（见前文所述）。有时还可表现为皮质和深部白质大面积脑梗死。若栓子堵塞颈内动脉末端——ACA 和 MCA 的起始处，患者可表现为意志缺失或木僵，并伴有偏瘫、偏身感觉障碍、失语或病觉缺失。若 PCA

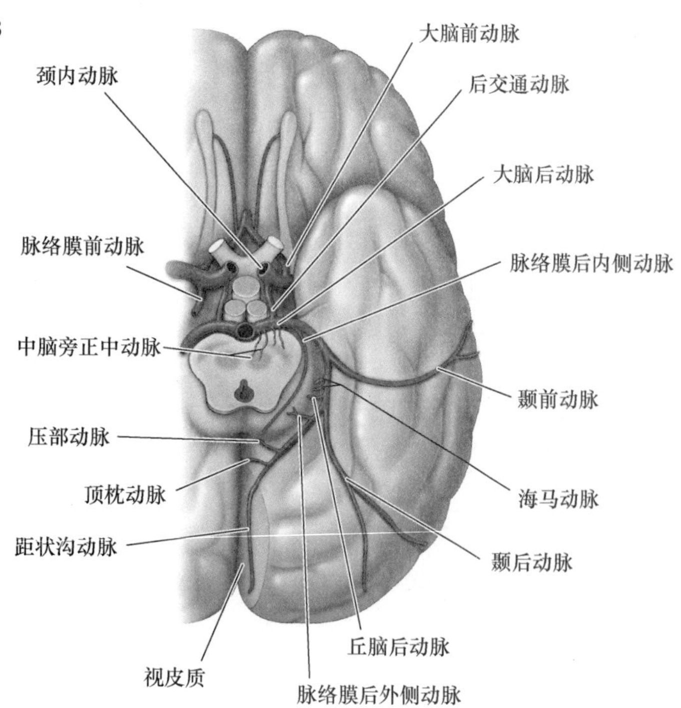

图 10-9（见书后彩图） 大脑半球下面示意图，显示大脑后动脉的分支和分布，及主要解剖结构。

症状及体征：累及部位

周边区域（也见图 10-12）

同向性偏盲（通常为上象限）：距状沟皮质或视辐射。

双侧盲，皮质盲，清楚或否认失明；触觉失认、色盲、不能辨认运动中的物体、不能感知物体的具体位置、眼球运动失用、不能计数、失算、不能躲避障碍物：双侧枕叶受累，或伴有顶叶受累。

言辞诵读困难、颜色命名不能：累及优势半球距状皮质和胼胝体的后部。

记忆障碍：双侧海马受累，或仅优势侧海马受累；

地形失认或面孔失认：通常累及非优势侧距状皮质或舌回。

画片中动作失认，半侧视觉忽视：优势侧视觉皮质、对侧大脑半球受累；

未成形的视幻觉、大脑脚幻觉症、视物变形、视物显远、视幻觉扩大、视像存留、视物失真、中央畏光：距状皮质。

复杂的幻觉：通常为非优势侧半球受累

中央区域

丘脑症状：感觉消失（包括任何形式的感觉障碍），自发性疼痛和感觉迟钝，舞蹈样手足徐动症，意向性震颤，手痉挛，轻度偏瘫：丘脑腹后外侧核，累及邻近的下丘脑及其传导束。

丘脑穿通综合征：交叉性小脑共济失调和同侧第三对脑神经麻痹（Claude 综合征）：齿状丘脑束及第三对脑神经受累。

Weber 综合征：第三对脑神经麻痹，对侧偏瘫：第三对脑神经和小脑脚。

对侧偏瘫：大脑脚。

垂直眼球运动障碍、眼球反侧偏斜、光反应迟钝、瞳孔缩小、眼睑下垂：核上纤维到第三对脑神经、间质核、达克谢维奇核和后联合

对侧节律性共济失调性震颤、节律性姿势性震颤：齿状丘脑束。

起源于颈内动脉（称为胚胎性大脑后动脉），则 ICA 闭塞后还可出现相应 PCA 供应区域的症状（图 10-8 和图 10-9）。

颈内动脉除供血同侧大脑外，还发出眼动脉供应视神经和视网膜。约 25%的症状性颈内动脉疾病患者可出现频繁发作的短暂性单眼盲（一过性黑矇）。患者通常主诉在视野出现水平阴影升起和落下。该类患者还可主诉患侧眼睛视物模糊，或者上半或下半视野缺损。大部分患者的症状持续数分钟。少数患者在 TIA 或脑梗死时出现眼动脉或视网膜中央动脉缺血或梗死。

高调且能持续到舒张期的颈动脉杂音提示严重的狭窄。随着狭窄程度逐渐增加，远端血流逐渐减少，杂音逐渐减弱，如血管完全闭塞则杂音完全消失。

颈总动脉　颈内动脉闭塞的所有症状和体征均可出现在颈总动脉闭塞的患者。颈外动脉的低血流量可能导致颌跛行。双侧颈总动脉起始处出现闭塞可能是由于大动脉炎所致。

后循环卒中　后循环包括成对的椎动脉、基底动脉和成对的大脑后动脉。椎动脉在脑桥延髓交界处合并形成基底动脉。基底动脉在脚间窝分为两条大脑后动脉（图 10-4、图 10-8 和图 10-9）。这些大动脉产生长短不一的皮质支和更小的深穿支，供应小脑、延髓、脑桥、中脑、下丘脑、丘脑、海马、颞叶和枕叶内侧。每一血管的闭塞表现出其各自独特的症状。

大脑后动脉　在 75%的病例，双侧大脑后动脉（PCA）起源于基底动脉分叉处；在 20%的病例，一侧通过后交通动脉起源于同侧颈内动脉；在 5%的病例，双侧均起源于各自的同侧颈内动脉（图 10-8 和图 10-9）。在这样的病例中，真正的大脑后动脉的 P1 段，或交通前段是闭塞的。

PCA 综合征主要是由于基底动脉顶端动脉粥样硬化性血栓形成或栓子脱落堵塞该部位引起。后循环疾病还可由于椎动脉夹层或肌纤维发育不良所致。

PCA 闭锁可引起两大类临床综合征：①P1 综合征：中脑、下丘脑和丘脑综合征，该综合征是由于 PCA 近端 P1 段及其穿支（丘脑膝状体动脉、Percheron 动脉、脉络膜后动脉）病变所致；②P2 综合征：颞叶和枕叶皮质体征，由于 PCA 与后交通动脉汇合处远端的 P2 段闭塞所致。

P1 综合征　梗死通常发生在同侧下丘脑、内侧丘脑、同侧大脑脚和中脑（图 10-9 和图 10-14）。患者可能出现第三对脑神经麻痹伴对侧共济失调（Claude 综合征）或伴对侧偏瘫（Weber 综合征）。共济失调是由于红核或齿状核红核丘脑束受累，偏瘫可定位于大脑脚（图 10-14）。若下丘脑核团受累时，可表现为对侧

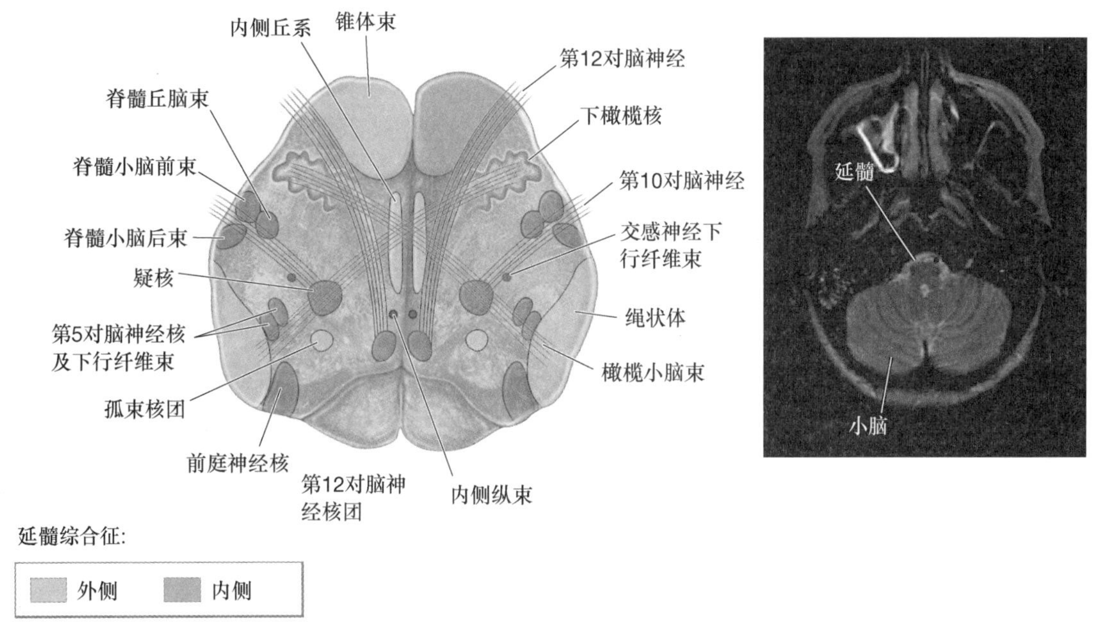

图 10-10（见书后彩图） 延髓的轴向切面：左侧是示意图，对应着右侧的 MRI 图像。注意从图 10-10 到图 10-14，所有的图都是背面在图的底部。所有涉及延髓内侧和外侧的卒中综合征如下：

症状和体征：累及结构

1. 延髓内侧综合征（椎动脉或椎动脉分支或基底动脉近心端闭塞所致）
   病变侧：舌肌偏侧瘫痪及萎缩：同侧第 12 对脑神经。
   病变对侧：上肢和下肢肢体瘫痪，不累及面部；偏身触觉及本体感觉障碍：对侧锥体束和内侧丘系。
2. 延髓外侧综合征（可由下列五条血管任一条闭塞导致：椎动脉、小脑后下动脉及延髓的上、中、下外侧动脉）
   病变侧：
   半侧面部疼痛、麻木、感觉减退：第五对脑神经下行纤维束及核团受累；
   肢体共济失调，向偏瘫侧倾斜：不确定——绳状体、小脑半球、小脑纤维或脊髓小脑束受累（?）
   眼球震颤、复视、振动幻觉、眩晕、恶心、呕吐：前庭神经核团
   Horner 综合征（瞳孔缩小、眼睑下垂、出汗减少）：交感神经下行纤维；
   构音障碍、声音嘶哑、上颚麻痹、声带麻痹、咽反射减低：第九或十对脑神经；
   味觉丧失：孤束核受累；
   同侧肢体、躯干麻木：薄束核和楔束核；
   下面部无力：上运动神经核受累，累及同侧面神经核
   病变对侧：
   偏身痛觉和温度觉减退，偶可累及面部：脊髓丘脑束；
3. 单侧延髓综合征（椎动脉闭塞）：可表现为延髓内侧和外侧同时受累
4. 脑桥延髓外侧综合征（椎动脉闭塞所致）：出现延髓外侧和脑桥下外侧的表现
5. 基底动脉综合征（只有一侧椎动脉入颅时其闭塞也相当于此综合征）：出现多个脑干综合征联合其他由于大脑后动脉缺血所致的表现
   双侧长束体征（感觉和运动，小脑和脑周围神经受累的表现）：双侧长束，小脑和周围脑神经；

偏瘫或上下肢无力，加上球麻痹表现：皮质延髓束和双侧皮质脊髓束

的偏身投掷症。Percheron 动脉闭塞时可表现为向上凝视麻痹和嗜睡，常有意志缺失。双侧 PCA 近端闭塞可出现中脑、下丘脑的缺血梗死灶，患者可表现为昏迷、光反射消失、双侧锥体束症和去大脑强直。

丘脑穿通动脉和丘脑膝状体动脉闭塞可表现为丘脑或丘脑内囊区域腔隙性梗死灶。丘脑 Déjérine-Roussy 综合征主要包括对侧偏身感觉障碍，随后出现偏身极其痛苦的灼烧样疼痛。该症状持续存在，且对止痛剂反应较差。抗惊厥药（卡马西平或加巴喷丁）或三环类抗抑郁药可能有效。

P2 综合征 （图 10-8 和图 10-9）PCA 远端闭塞可能导致颞叶内侧和枕叶梗死灶。常表现为对侧同向性

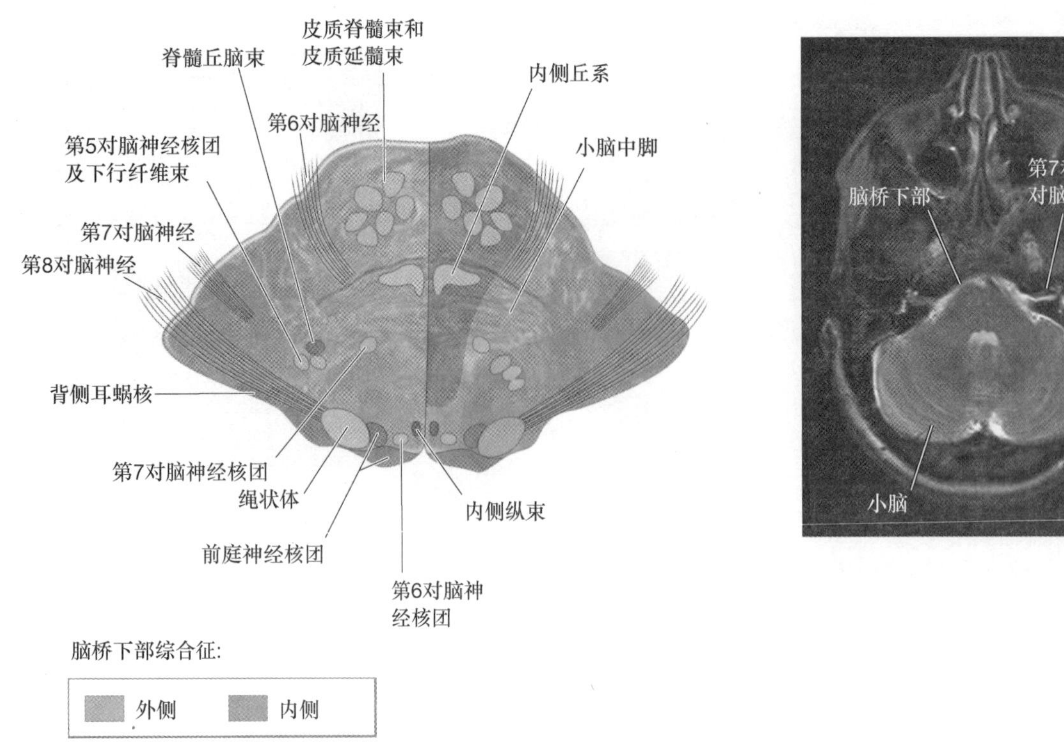

图 10-11（见书后彩图） 脑桥下部轴位切面，左侧为示意图，右侧为对应的磁共振图像。脑桥下部内侧和外侧的卒中综合征见下：

症状和体征：累及结构

1. 脑桥下内侧综合征（基底动脉旁正中分支闭塞）
   - 病变侧
     - 病变同侧共轭凝视麻痹（保留汇聚）：共轭侧视中心
     - 眼球震颤：前庭神经核团
     - 肢体和步态共济失调：可能累及小脑中脚
     - 外展时复视：展神经
   - 病变对侧
     - 面部、上肢及下肢偏瘫：脑桥低位皮质脊髓束和皮质延髓束受累
     - 偏身本体感觉和触觉受损：内侧丘系受累
2. 脑桥下外侧综合征（小脑前下动脉闭塞）
   - 病变同侧
     - 水平和垂直眼震，眩晕、恶心、呕吐、振动幻视：前庭神经或核团
     - 面神经麻痹：第七对脑神经
     - 向病变侧凝视麻痹：共轭侧视中心
     - 耳聋、耳鸣：听神经和蜗神经核团
     - 共济失调：小脑中脚和小脑半球
     - 面部感觉减退：第五对脑神经及下行纤维
   - 病变对侧
     - 偏身痛温感觉障碍（可能累及面部）：脊髓丘脑束

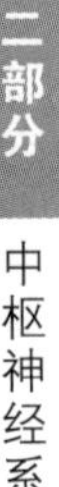

偏盲伴黄斑回避。通常仅上象限视野受累。若视觉联合区未受累及而仅有距状沟受累，该患者可意识到视野缺损。颞叶内侧和海马区域受累可引起急性记忆下降，特别是优势半球受累时常见。因为记忆存在双侧功能区，该症状通常能够恢复。若优势半球受累，病灶累及胼胝体压部，患者可表现为失读症但无失写症。该类患者还可能出现面容失认、物体失认、数学符号失认、颜色失认和命名性失语，甚至在不累及胼胝体的患者仍可出现上述表现。大脑后动脉闭塞的患者可出现大脑脚幻觉综合征（颜色和物体的视幻觉）。

双侧 PCA 梗死可出现皮质盲（全盲，但光反射仍存在）。该类患者通常意识不到失明或不承认失明

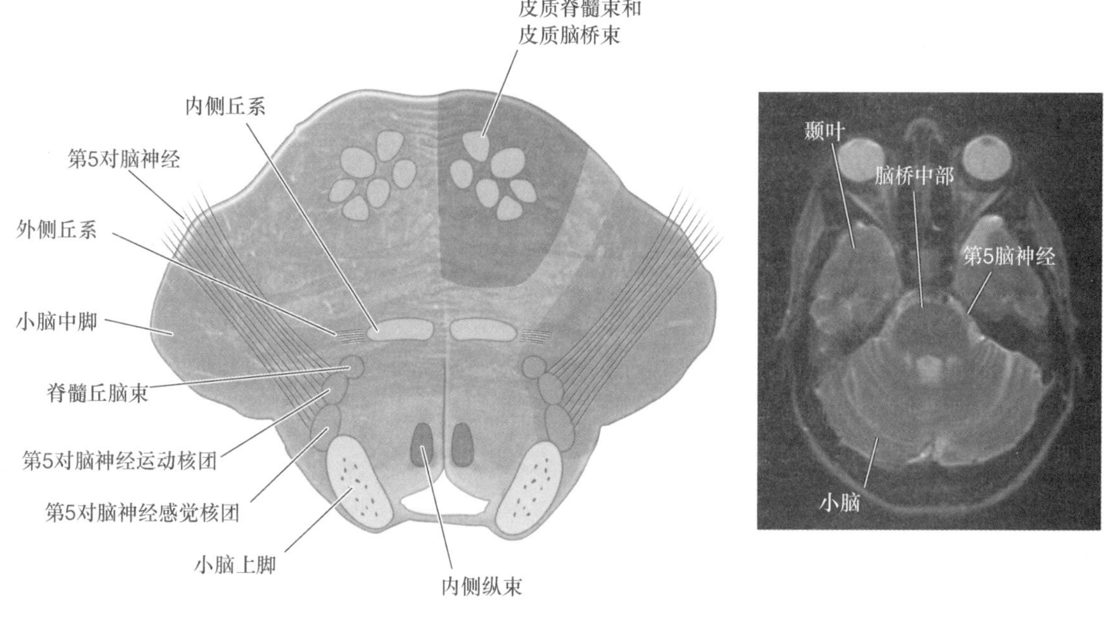

图 10-12（见书后彩图） 脑桥中部轴位切面，左侧为示意图，右侧为对应的磁共振图像。涉及脑桥中部内侧和外侧结构的卒中综合征见下：

症状和体征：累及结构

1. 脑桥中部内侧综合征（基底动脉旁中央支）
   - 病灶侧
     - 肢体和步态共济失调（双侧受累时尤其明显）：脑桥核团
   - 病灶对侧
     - 面部、上肢和下肢偏瘫：皮质核束和皮质脊髓束受累
     - 当病变累及后部时，触觉和本体感觉减退：内侧丘系
2. 脑桥中部外侧综合征（短旋支动脉）
   - 病变侧
     - 肢体共济失调：小脑中脚受累
     - 咀嚼肌无力：第五对脑神经核团或运动纤维
     - 面部感觉减退：第五对脑神经感觉纤维及核团
   - 病变对侧
     - 肢体和躯干温度觉和痛觉受损：脊髓丘脑束

(Anton 综合征)。视觉区的微小病灶可能存在，但是该类患者可能称视野缺损可能由尚保存的视野所代偿。较少见的是，患者仅周边视野缺损，但中央视野仍保存，称为“管状视野”。双侧视觉联合区受累可能导致 Balint 综合征，患者扫视周围环境异常，通常是由于 PCA 和 MCA 交界分水岭区低血流量梗死导致，例如心脏骤停后。患者即便在凝视其他物体情况下，仍持续出现先前视觉图像数分钟（视觉存留），或不能合成完整的图像（画片动作失认）。栓子堵塞基底动脉顶端可能出现中央或周围区域的部分或全部症状。最典型的表现是双侧症状，包括眼睑下垂、双侧瞳孔不对称或光反射消失、嗜睡。

椎动脉和小脑后下动脉 椎动脉右侧起始于无名动脉，左侧起源于左锁骨下动脉，可分为四段。V1 段自椎动脉起始处至第 5 或第 6 段横突孔。V2 段穿 C6 至 C2 段横突孔。V3 段穿寰椎横突孔绕寰椎弓，经枕骨大孔穿硬脑膜。V4 段向上走行与其他椎动脉合并，形成基底动脉；仅 V4 段发出分支供应脑干和小脑的血供。小脑后下动脉（PICA）在其近端供应延髓外侧，远端分支供应小脑的下侧面。

血管动脉粥样硬化易累及椎动脉 V1 段和 V4 段。V1 段起始处病变，可导致后循环栓子形成，来源于对

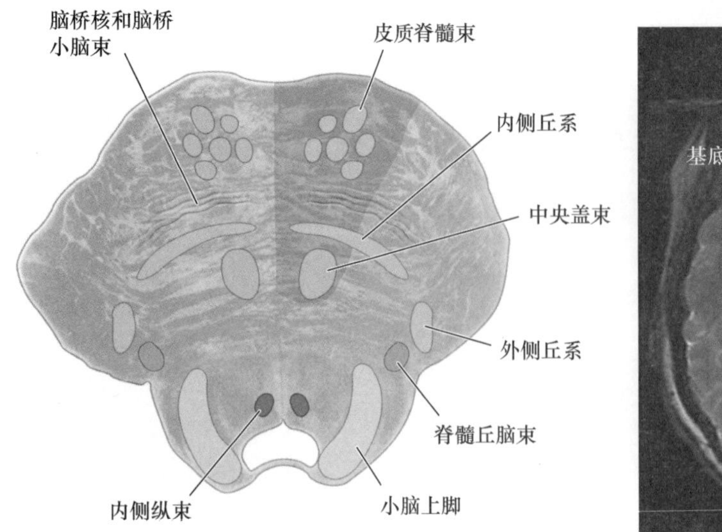

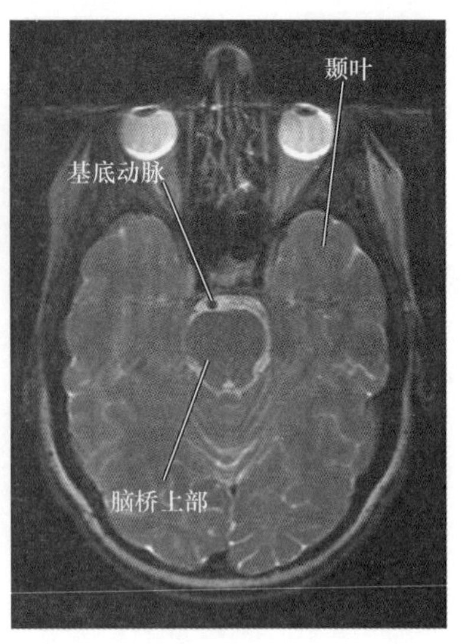

脑桥上部综合征：

外侧　内侧

图 10-13（见书后彩图）脑桥上部轴位层面，左侧为示意图，右侧为对应的磁共振图像。涉及脑桥上部内侧和外侧的卒中综合征见下。

症状和体征：累及结构

1. 脑桥上内侧综合征（基底动脉上部旁中央支）
   - 病变同侧
     - 小脑性共济失调：小脑上脚和（或）中脚
     - 核间性眼肌麻痹：内侧纵束
     - 肌阵挛综合征、上颚、咽、声带、呼吸系统、面部、眼球运动等：定位不明确——中央被盖束、齿状核投射纤维、下橄榄核；
   - 病变对侧
     - 面部、上肢和下肢偏瘫：皮质核束和皮质脊髓束
     - 较少出现触觉、位置觉和振动觉受累：内侧丘系
2. 脑桥上部外侧综合征（小脑上动脉综合征）
   - 病变同侧
     - 肢体和步态共济失调，向病变侧倾倒：小脑中脚和小脑上脚、小脑上表面、小脑齿状核
     - 头晕、恶心、呕吐、水平眼震：前庭神经核团
     - 共轭性凝视麻痹（同侧）：脑桥向对侧凝视
     - 反向偏斜：不肯定
     - Horner 综合征：瞳孔缩小、上睑下垂、同侧面部无汗：交感神经下行纤维
     - 震颤：定位不明确，可能齿状核、小脑上脚。
   - 病变对侧
     - 面部、肢体及躯干痛觉及温度觉减退：脊髓丘脑束
     - 触觉、振动觉、位置觉受累，下肢为著：内侧丘系（外侧区域）

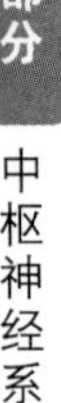

侧椎动脉、颈升动脉、甲颈干或枕动脉的侧支血流通常可以提供足够血流，可防止低灌注性 TIA 或卒中。若一侧椎动脉起始处不通，另一侧椎动脉起始处出现动脉粥样硬化性改变，此时即使出现基底动脉血流逆流至椎动脉的侧支循环，血流仍不能满足相应的供血（图 10-4 和图 10-9）。此时患者可出现低灌注性 TIA，出现头晕、眩晕或交叉瘫，此时也易形成血栓。V4 段远端的疾病能够加速血栓的形成，导致基底动脉栓塞或血栓发展到基底动脉。椎动脉在 PICA 起始处近端狭窄能影响延髓外侧和小脑半球后下部。

椎动脉起始处近端的锁骨下动脉闭塞，会导致同侧椎动脉反向血流。同侧上肢活动时可能引起自椎动脉的供血需求增加，产生后循环 TIA，或称为“锁骨下动脉盗血”。

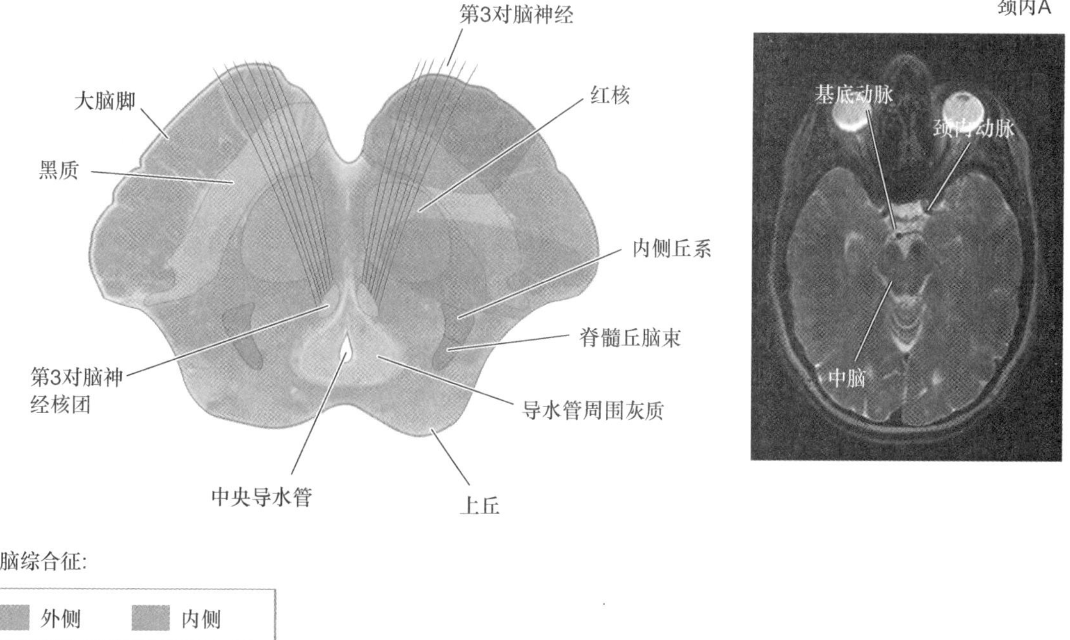

图 10-14（见书后彩图） 中脑层面轴位切面，左侧为示意图，右侧为对应的磁共振图像；累及中脑内侧和外侧区域的卒中综合征见下。

症状和体征：累及结构

1. 中脑内侧综合征（基底动脉上部旁中央支和大脑后动脉近端）

 病变同侧

  眼球位于外下视，无法对抗第四对和第六对脑神经活动，伴瞳孔扩大及对光反射消失：第三对脑神经受累

 病变对侧

  面部、上肢和下肢偏瘫：位于大脑脚的皮质延髓束和皮质脊髓束下行纤维

2. 中脑外侧综合征（大脑后动脉小穿支病变）

 病变同侧

  眼球位于外下视，无法对抗第四对和第六对脑神经活动，伴瞳孔扩大及对光反射消失：第三对脑神经核和/或神经纤维

 病变对侧

  偏侧共济失调、痉挛及震颤：红核、齿状核红核丘脑通路

虽然动脉粥样硬化很少累及椎动脉第二段和第三段，这部分更容易出现夹层、肌纤维发育不良，或偶见椎间孔内骨刺压迫椎动脉产生症状。

V4 段原位血栓形成或栓塞可能引起延髓外侧的缺血，可出现眩晕、同侧面部和对侧肢体麻木、复视、声音嘶哑、构音障碍、吞咽困难、同侧 Horner 征，被称为“延髓背外侧综合征”，也称为 Wallenberg 综合征（图 10-10）。大部分病例来源于同侧的椎动脉闭塞，也有部分来源于 PICA 闭塞。椎动脉的延髓穿支闭塞或 PICA 闭塞可出现部分症状。偏瘫不是椎动脉闭塞典型的表现；但是，四肢瘫可能是由于脊髓前动脉闭塞所致。

也有少部分患者表现为延髓内侧综合征，主要表现为锥体束征、对侧上下肢偏瘫，但无面瘫的表现。若内侧丘系与舌下神经纤维受累，可出现对侧关节位置觉的消失和同侧舌无力。

小脑梗死后伴水肿形成可导致患者出现突然的呼吸暂停，可能是由于后颅窝压力增高所致。眩晕、巴宾斯基征、构音障碍和双侧无力的症状可能不出现，或者在呼吸暂停前可迅速短暂出现。步态不稳、头痛、头晕、恶心和呕吐可能是唯一的早期症状，出现这些表现时需提高警惕，下一步处理可能需要神经外科行减压术，术后通常预后较好。这些症状与病毒性迷路炎不好鉴别，但是头痛、颈强直、单侧辨距不良需高度怀疑卒中。

基底动脉 基底动脉分支主要供应脑桥基底部、小脑上部，然后发出三组分支：①旁中央支，有 7～10 支，供应脑桥中线两侧的楔形部分；②短旋支，5～7 支，供应脑桥外侧 2/3、小脑中脚和上脚；③双侧长旋支（小脑上动脉和小脑前下动脉），环绕脑桥供应小脑半球。

基底动脉任何部分均可发生动脉粥样硬化改变，

但最常见的部位仍是基底动脉近端和椎动脉远端。典型的动脉硬化斑块发生在基底动脉近端和单侧或双侧椎动脉。临床表现多样，主要取决于是否存在来源于后交通动脉的反向侧支血流。也有少见的情况，一侧椎动脉夹层累及基底动脉，这取决于真假腔的位置，可出现多发穿支动脉卒中。

虽然动脉粥样硬化斑块偶尔导致基底动脉远端出现闭塞，但来自于心脏或椎动脉近端或基底部分的栓子可能引起“基底动脉尖”综合征。

由于脑干相邻的位置包含多个结构，因此脑干梗死的患者可出现多种多样的临床表现，可出现累及皮质脊髓束、皮质延髓束、上行感觉传导通路和脑神经核团受累的表现（图 10-11 至图 10-14）。

基底动脉供血区域出现短暂性缺血或梗死的症状通常不能直接鉴别是基底动脉本身或是其某个分支的病变，但是其特征具有急需干预处理的强烈指征。基底动脉完全闭塞后出现双侧长纤维束（感觉和运动）受累，并伴有脑神经和小脑功能缺失的症状和体征。闭锁状态是指意识保留，但出现四肢瘫和脑神经麻痹的症状和体征，主要是脑桥和低位中脑缺血梗死后导致。治疗的目标是在恶性梗死发生前识别即将发生的基底动脉闭塞。连续出现的 TIA 症状、缓慢进展且症状波动的卒中多有较显著的意义，通常为椎动脉远端或基底动脉近端动脉粥样硬化血栓闭塞的先兆。

基底动脉近端供血分布区的 TIA 可能产生眩晕症状（患者通常描述为摇晃不稳、头晕目眩、身体移动、站立不稳或头昏沉感）。其他提示为基底动脉血栓的症状还包括复视、构音障碍、面部或口周麻木和偏身感觉障碍。通常，基底动脉分支 TIA 症状累及脑干单侧，但基底动脉主干 TIA 通常表现为双侧的症状，但偏瘫仍被认为是基底动脉闭塞先兆的症状。大部分 TIA 患者，是否为短程（5～30min）、反复发作、一天发作数次，则预示基底动脉或基底动脉某一分支将要闭塞。该种发作类型通常提示间断脑供血不足。许多神经科医师采用肝素治疗用于预防血栓进展。

动脉粥样硬化斑块导致的基底动脉闭塞性脑干梗死通常引起脑干双侧症状。凝视麻痹或核间性眼肌麻痹伴同侧的偏瘫可能是双侧脑干缺血的唯一征象。更常见的是，存在双侧脑桥病变的明确体征。基底动脉完全闭塞可引起较高的死亡率。

基底动脉分支的闭塞通常引起单侧的症状和体征，可累及运动、感觉和脑神经。若患者症状持续为单侧的表现，则患者出现基底动脉完全闭塞的可能性将会降低。

小脑上动脉闭塞可导致严重的同侧小脑性共济失调、恶心、呕吐、构音障碍，以及对侧肢体、躯干和面部（累及脊髓丘脑束和三叉丘系）痛觉和温度觉消失。部分性耳聋、单侧上肢共济失调性震颤、Horner 征、颚肌阵挛较为少见。部分性综合征常可出现（图 10-13）。梗死面积大、水肿和占位效应可能导致中脑受压，出现脑积水，症状可能会迅速进展加重。此时神经外科干预对该类患者可能是保命的治疗策略。

小脑前下动脉闭塞后产生的梗死症状通常多样，主要由于动脉粗细及其供血区域的差异导致，通常与 PICA 供应范围不同。其核心症状主要包括：①单侧耳聋、面肌无力、眩晕、恶心、呕吐、眼球震颤、耳鸣、小脑性共济失调、Horner 综合征、共轭性侧向凝视麻痹；②对侧偏身痛觉和温度觉丧失。闭塞位于动脉的起始段可能出现皮质脊髓束的体征（图 10-11）。

基底动脉的某一短旋支发生闭塞后可导致脑桥外 2/3 和小脑中、上脚部位出现梗死，而闭塞位于旁中央支可出现脑桥单侧近中线楔形梗死（图 10-11 至 10-13）。

影像学检查

也见第 4 章。

CT 扫描 CT 可诊断或排除出血性脑卒中，也可诊断脑实质外出血、脑脓肿、占位或其他类似卒中的疾病。颅脑 CT 在脑梗死最初几小时内可表现为正常，其在 24～48h 梗死灶仍可表现得不明显。由于骨头伪影，CT 不能显示后循环小梗死。皮质的小病灶仍可能漏诊。

增强 CT 扫描可增加亚急性期梗死灶的诊断特异性，并可显示静脉系统的结构。随着新一代多排 CT 出现，静脉注入碘对比剂，CT 血管造影（CTA）可在一个序列对颈动脉、颅内动脉、颅内静脉、主动脉弓甚至冠状动脉显影。该方法使得诊断颈动脉病变和颅内血管闭塞更容易（图 10-3）。静脉注入对比剂后，由于血管闭塞导致的脑组织低灌注也可被显示出来（图 10-15），可用于预测缺血性脑组织和可能出现梗死危险的脑组织（也就是通常所说的“缺血半暗带”，见前文“缺血性脑卒中病理生理学”）。CT 扫描对 SAH 的诊断同样敏感（即使单靠 CT 检查不能除外 SAH），且 CTA 可迅速确诊颅内动脉瘤。非增强 CT 由于其检查的迅速性及广泛性，可作为诊断急性缺血性卒中的选择，且 CTA 和 CT 灌注成像也是有效且便捷的辅助手段。

MRI

MRI 对诊断全脑缺血组织的范围及位置均较为敏

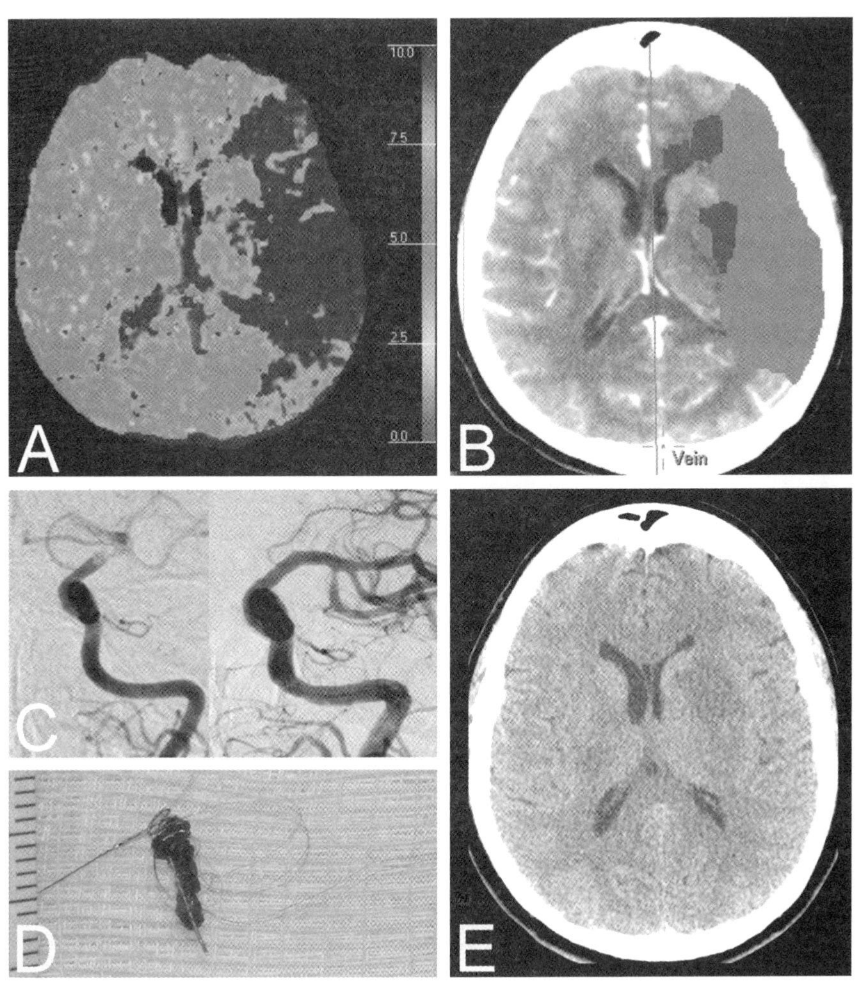

图 10-15（见书后彩图） 急性左侧大脑中动脉卒中，出现右侧偏瘫但语言功能保留。A. CT 灌注（CTP）MTT 图像显示左侧 MCA 分布区灌注延迟（蓝色区域）；**B.** 基于 CTP 图像预测梗死区域（红色）和缺血半暗带区域（绿色）；**C.** 传统血管造影检查显示左侧颈内动脉-MCA 分支闭塞（左侧图像）；卒中症状 8h 后成功进行血管再通（右侧图像）；**D.** 机械取栓装置取出的血栓（L5，Concentric Medical，Inc）；**E.** 2 天后 CT 扫描：与图 **B** 相比，梗死面积仍相同，由于血管再通成功，缺血半暗带区域被成功挽救

感，包括后颅窝和皮质梗死。它也有助于确诊颅内出血及其他异常，利用特殊序列，对于检测急性脑出血的敏感性如同 CT。弥散加权成像对诊断早期梗死灶较常规 MR 序列和 CT 更为敏感（图 10-16），液体衰减反转恢复（FLAIR）成像同样敏感（第 4 章）。在静脉使用钆对比剂后，也可进行 MR 灌注成像研究。MR 灌注成像显示低灌注，但在 DWI 序列未见明显异常的脑组织，也可被认为是缺血半暗带组织。MRA 对诊断颈内动脉颅外段狭窄及颅内大血管狭窄具有较高的敏感性。随着狭窄程度升高，与常规 X 线血管造影相比，MRA 对诊断血管狭窄程度可能出现过度估计。MRI 脂肪饱和是诊断颅外或颅内段动脉夹层的一个成像序列，它通过显示夹层血管壁内凝聚血块进行诊断。铁敏感成像（Iron-sensitive imaging，ISI）有助于检查脑内微出血，这可能见于脑淀粉样血管病和其他出血性疾病。

MRI 比 CT 费用更高，更费时，且不易获取。幽闭恐惧症和急性重症患者也限制了该项检查。大部分急性卒中治疗方案首选 CT 也是因为 MRI 的这些缺陷。但是，对于急性期以外的脑卒中患者，MRI 可以更清晰地显示受损脑组织的范围，并能分辨脑梗死的急性期病灶和陈旧性病灶。MRI 可能对 TIA 患者更为有效，能更好地确诊新发梗死灶，对可能出现的卒中有更强的预测价值。

脑血管造影 传统 X 线脑血管造影是确诊和评估脑动脉粥样硬化性狭窄程度的金标准，也可评估和判断其他病因，包括动脉瘤、血管痉挛、动脉内膜血栓、肌纤维发育不良、动静脉瘘、血管炎和脑血管的侧支代偿。传统血管造影术可增加动脉损伤、腹股沟出血、栓塞性卒中和肾衰竭的风险，所以该项检查应是在其他无创检查不能获得良好效果的前提下进行。如同在本章中前文讨论的，在三个随机试验中血管内卒中治

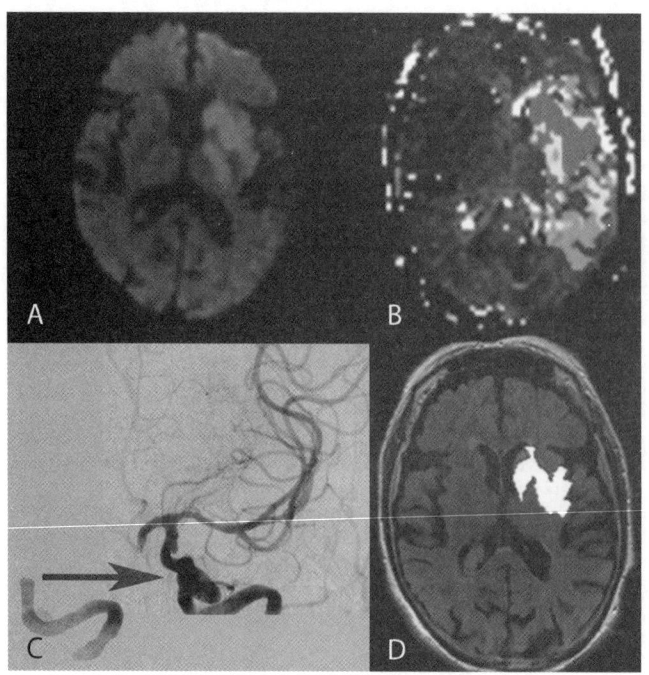

图 10-16（见书后彩图） 急性卒中的磁共振图像。A. 82 岁，女性患者，发病 2.5h，右侧肢体无力、失语，MRI-DWI 示左侧基底节区和内囊区可见弥散受限区（彩色区域）；**B.** 静脉团注钆对比剂后图像显示左侧半球的灌注缺损区。图 **B** 中显示的低灌注区和图 **A** 显示的梗死区之间的差距提示为弥散-灌注不匹配区，也就是缺血半暗带区域。若不积极干预，该区域大部分或完全将转化为梗死区域。**C.** 左图为该患者颈内动脉血管造影，右图显示成功行血管内取栓术后。闭塞位于颈内动脉末端。**D.** 3 天后 FLAIR 图像显示梗死区域（白色区域），部位与图 **A** 显示的最初 DWI 上的梗死区域一致，未累及图 **B** 上显示的全部低灌注区，提示该患者行血管内取栓术后成功挽救了大面积缺血半暗带区。(Courtesy of Gregory Albers，MD，Stanford University；with permission)。

疗未证明有效，因此这是一个调查研究中的领域。

超声技术 颈内动脉起始段的狭窄可通过 B 超和颈部多普勒超声检查技术（双功超声）进行诊断和评估。经颅多普勒超声（TCD）在评估 MCA、ACA、PCA 血流和椎基底动脉血流时是有用的。该项检查可用于诊断颅内大动脉狭窄，因狭窄可增加收缩期血流流速。而且，TCD 可在 rtPA 静脉溶栓后辅助溶栓和改善大动脉再通的概率，该治疗的潜在临床获益是目前研究的课题。TCD 也可用来检查来自无症状颈动脉斑块的微栓子。在很多情况下，MRA 联合颈动脉超声和经颅多普勒超声检查消除了传统 X 线血管造影评估血管狭窄的需要。在急性卒中的初期也可选择包含整个颅内和颈部血管的 CTA 检查，除非是心脏源性的卒中，大部分临床上的卒中可通过该项检查进行明确诊断。

灌注技术 氙气技术（特别是氙气 CT）和正电子发射断层成像（PET）可用于评估脑血流量。这些工具一般仅用于研究（见第 4 章），但对于确定颅内动脉狭窄程度和计划血运重建治疗的意义较大。单电子发射计算机断层扫描（SPECT）和 MR 灌注技术可判断相对脑血流量。自从 CT 用于急性缺血性卒中的最初成像技术后，部分中心采用 CTA 和 CT 灌注成像联合 CT 平扫对急性缺血性卒中进行评估。CT 灌注成像增加诊断缺血的敏感性，且可以判定缺血半暗带（图 10-15）。或者，MR 灌注成像可以联合 MR 弥散成像判断缺血半暗带，即两个成像序列间的不匹配区（图 10-16）。

颅内出血

颅内出血可通过其位置和其潜在的血管病因进行划分。出血破入硬膜下和硬膜外间隙，多数是由于外伤引起。SAH 多由于外伤或颅内动脉瘤破裂或动静脉畸形所致。这里主要讨论脑实质出血和脑室内出血。

诊断

颅内出血通常在卒中的急性期可通过非增强 CT 评价发现。由于 CT 较常规 MRI 对血肿的敏感性更高，故 CT 在卒中的诊断中作为首选的检查手段（图 10-1）。血肿的部位对脑出血诊断具有鉴别的作用。表 10-6 列举了出血的常见原因及解剖位置。

急性期处理

患者常出现意识水平下降，并且逐渐进展，需密切注意患者气道的管理。在 CT 检查完成前需要维持患者最初的血压。脑出血血肿扩大与血压升高是相关的，但是目前仍不明确的是，降低血压是否会降低脑血肿扩大。最近的临床试验显示在初始 SBP 为 150～220mmHg 的自发性脑内出血（intracerebral hemorrhage，ICH）患者，将血压快速降至＜140mmHg 是安全的。INTERACT2 试验是这方面仅有的 3 期临床试验，研究急性降低血压对 ICH 功能结局的影响。INTERACT2 试验将发病 6h 内、基线 SBP 150～220mmHg 的自发性 ICH 患者，随机分为两个不同 SBP 目标组（＜140mmHg 和＜180mmHg）。在目标 SBP＜140mmHg 组，52%的患者 90 天结局为死亡和致残，而目标 SBP＜180mmHg 组为 55.6%（$P=0.06$）。目标 SBP 低的患者组结局改善更为明显，而两组的死亡率相似。这项研究显示急性 ICH 降低血压是无害的，可能还适度有益。因此在这组患者将目标

表 10-6 颅内出血的病因		
病因	出血位置	注释
头颅外伤	脑实质：额叶、颞叶前部；蛛网膜下腔；硬膜下、硬膜外	脑组织受外力后出现减速，造成同侧损伤及对冲伤
高血压性脑出血	壳核、苍白球、丘脑、小脑半球、脑桥	慢性高血压导致该部位小血管（30～100μm）出血
脑梗死后出血转化	基底节区、皮质下、脑叶	1%～6%的缺血性卒中后可出现，特别是大面积脑梗死后
脑转移瘤	脑叶	肺癌、绒毛膜癌、黑色素瘤、肾细胞癌、甲状腺肿瘤、心房黏液瘤
凝血病	任何部位	血肿持续扩张的危险
药物	任何部位，脑叶，蛛网膜下腔	可卡因，苯丙胺
动静脉畸形	脑叶，脑室内，蛛网膜下腔	如果既往未破裂的话，每年出血风险为 2%～3%
动脉瘤	蛛网膜下腔，脑室内，罕见硬膜下	真菌或非真菌性动脉瘤
淀粉样血管病	脑叶	颅内血管退行性疾病；与痴呆相关，60 以下患者少见
海绵状血管瘤	脑实质内	多发海绵状血管瘤，与 *KRIT*1、*CCM*2 和 *PDCD*10 基因突变相关
硬脑膜动静脉瘘	脑叶，蛛网膜下腔	由于静脉内压力增高导致脑出血
毛细血管扩张症	通常见于脑干	较为罕见的出血原因

SBP 降至＜140mmHg 是合理的。对于就诊时有更高 SBP 或者处于深度昏迷可能有颅内压（ICP）升高的患者，尚不清楚 INTERACT2 结果是否适用。若患者已行 ICP 监测，目前推荐将脑灌注压［平均动脉压（MAP）减去 ICP］控制在 60mmHg 以上。降压药物需选择静脉注射非血管扩张药物（如尼卡地平、拉贝洛尔或艾司洛尔）。小脑出血患者或伴有意识状态下降、影像学检查提示脑积水改变的患者，需紧急给予神经外科评估；这些患者需要密切监测，因为他们可能迅速恶化。基于临床表现和 CT 检查的结果，可能需要进一步的影像评估手段，包括 MRI 或传统 X 线血管造影检查。临床和影像学有脑疝征象的嗜睡或昏迷患者，处理上需关注 ICP 升高，采用气管插管，渗透性利尿剂如甘露醇和高渗盐水治疗，抬高患者床头，同时进行外科会诊。逆转凝血病和考虑外科清除血肿（详见下文）是初始紧急治疗的其他两个原则。

脑实质出血

脑实质出血约占所有卒中类型的 10%，35%～45%的患者在发病 1 个月内死亡。高血压、凝血病、拟交感神经药（可卡因、去氧麻黄碱）和脑淀粉样血管病是引起出血的常见原因。高龄、酗酒增加脑出血的风险。可卡因和去氧麻黄碱滥用是年轻患者脑出血最重要的原因之一。

高血压性脑实质出血·病理生理机制 高血压性脑实质出血通常是由于脑内深穿支的一个小动脉自发破裂所致。最常见的部位是基底节区（特别是壳核）、丘脑、小脑和脑桥。这些区域的小动脉似乎更易于发生高血压诱导性血管损伤。若出血位于其他位置或既往无高血压病史，则更需关注患者其他可能的原因，包括出血性疾病、肿瘤、血管畸形和脑淀粉样血管病。颅内出血血肿可能小，也可能体积较大，压迫周围脑组织，引起脑疝甚至死亡。出血也可能累及脑室系统，可增加死亡率或出现脑积水。

大部分高血压性脑实质出血患者在发病 30～90min 内进展，与抗凝药物相关的脑出血在 24～48h 仍可出现进展。然而，现在认识到大约 1/3 的患者甚至在没有凝血病的情况下，也可能在发病第 1 天内有明显血肿扩大。在 48h 内巨噬细胞在血肿表面吞噬血肿。出血后 1～6 个月，血肿吸收，形成一个裂缝样的橙色洞腔，腔壁为神经胶质细胞瘢痕及含铁血红素吞噬细胞。

临床表现 脑出血的患者表现为突然出现局灶性神经功能缺损的症状和体征。癫痫不常出现。局灶性神经功能的改变通常可见发病 30～90min 内恶化进展，可出现意识水平的下降和由于颅内压升高导致的头痛和呕吐。

壳核出血是高血压性脑出血最常累及的部位，且经常累及其周边的内囊部位（图 10-17），故对侧偏瘫是标志性体征。当症状较轻时，在 5～30min 内可出现单侧面瘫，言语不清，之后逐渐出现肢体无力，双眼向偏瘫侧凝视。偏瘫侧肢体可能持续出现进展，直到患肢肌张力降低或升高。若出血量较大时，患者意识状态从嗜睡逐渐进展至昏睡，则提示上位脑干受压。患者出现昏迷，伴有深的、不规则的、间断的呼吸，同侧瞳孔扩大及固定，出现去大脑强直。在轻症患者中，压迫邻近脑组织产生的水肿可能使患者神经功能在 12～72h 内进展性加重。

丘脑出血的患者可能出现对侧的偏瘫和偏身感觉

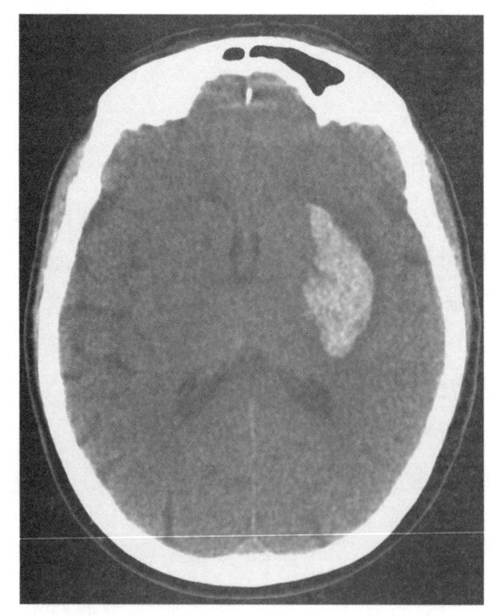

图 10-17　高血压性脑出血。非增强 CT 轴位扫描的基底节区层面：左侧壳核出血，患者迅速进展为右侧肢体偏瘫。

障碍，主要是由于压迫或侵及邻近的内囊所致。显著的感觉障碍通常可出现。失语，但通常仍有复述保留，可能在优势侧丘脑受累后出现，非优势侧半球受累可能出现结构性失用或缄默。还可出现同向性视野缺损。由于累及中脑上部程度不一，丘脑出血可能引起严重且典型的眼动障碍，包括双眼内下视时出现分离、双侧瞳孔不等大、瞳孔对光反射消失、病灶对侧斜视、同侧 Horner 症、集合反射消失、凝视障碍、病理性眼球震颤。患者可逐渐出现慢性对侧疼痛综合征（Déjérine-Roussy 综合征）。

脑桥出血的患者，可在数分钟内进展为深昏迷和四肢瘫。通常可出现显著的去大脑强直和针尖样瞳孔（1mm），但对光反射仍存在。头位改变时患者水平眼球活动受损（玩偶眼或头眼反射消失）或冰水灌耳眼球反射消失。呼吸深快、严重的高血压和大量出汗是较常见的。大部分脑桥出血深昏迷患者最终死亡，但是出血量较小可抢救过来。

小脑出血的患者通常在数小时内进展，特征性表现为枕部头痛、持续呕吐及步态共济失调。小量出血的患者可能仅出现步态共济失调而不出现其他神经功能缺损的症状及体征，头晕或眩晕可能是主要表现。患者可出现病灶侧的共轭凝视麻痹，出现向病灶对侧强迫性眼位，或出现同侧第六对脑神经麻痹。其他少见的眼部症状主要包括眼睑痉挛、单眼不自主闭合、眼球浮动及反向斜视。构音障碍和吞咽困难较为常见。数小时后，患者可出现嗜睡至昏迷，这是由于脑干受压或梗阻性脑积水，在脑干受压前行即时的外科干预可能会避免患者死亡。第四脑室梗阻后出现的脑积水可被脑室外引流缓解，但最终的血肿清除对患者的存活是必需的。若患者深部的小脑核团未受累，患者可完全康复。

脑叶出血　枕叶出血大多出现偏盲；左侧颞叶出血多表现为失语和谵妄状态；顶叶出血多表现为偏身感觉障碍；额叶出血多表现为上肢无力。大量脑出血患者若压迫丘脑或中脑，多可表现出嗜睡或昏迷。大部分脑叶出血的患者可出现局部头痛，半数以上出现呕吐或昏睡。颈强直和癫痫少见。

其他原因所致的脑出血　脑淀粉样血管病是一种老年退行性疾病，累及小动脉，出现淀粉样蛋白沉积在脑动脉壁上所致。淀粉样血管病可导致患者出现单次或复发脑叶出血，也是老年患者脑叶出血最常见的原因。部分急性心肌梗死患者行静脉溶栓后出现脑出血与此有关。患者如在数月内或数年内表现为多处出血（或梗死）或在 MRI 对含铁血黄素磁敏感序列上见微出血信号，可能也与脑淀粉样变性有关。但其最终诊断依靠病理检查，病理检查显示血管壁上可被刚果红染色的淀粉样蛋白沉积。载脂蛋白 E 基因上的 ε2 和 ε4 基因发生等位突变导致复发性脑叶出血风险增高，可能是淀粉样血管病的标志。目前，仍无特殊的治疗方法，但是抗血小板药物和抗凝药物是需避免使用的。

可卡因和去氧麻黄碱是青年患者（＜45 岁）脑卒中的常见原因。脑出血、脑梗死和 SAH 均与兴奋剂的使用相关。血管检查表现不同，可表现为完全正常的血管、大血管闭塞或狭窄、血管痉挛，或与血管病变一致。这种拟交感神经药相关的卒中发生机制目前仍不明，但是可卡因可提高交感神经的活性，引起急性的且严重的血压升高，这可能会导致出血的发生。半数以上兴奋剂所致的脑出血多为脑内出血，其他为蛛网膜下腔出血。对于 SAH 患者，多可发现囊状动脉瘤，推测可能是由于急性血压升高导致动脉瘤破裂。

脑外伤通常也可引起颅内出血，常见出血位置为脑内（特别是颞叶、前额叶）和进入蛛网膜下腔、硬膜下和硬膜外区域。对于突然出现的不明原因的局灶性神经功能缺损的症状（包括偏瘫、嗜睡或昏迷）必须考虑到外伤的可能，特别是缺损的症状在患者跌倒后出现（第 21 章）。

与抗凝治疗相关的脑出血可发生在脑内的任何部位，大部分见于脑叶或硬膜下。抗凝药物相关的脑出血超过 24～48h 仍可能进展，尤其在凝血障碍还没有完全逆转时。凝血障碍和血小板减少症应被及时纠正，见下文讨论。血液系统疾病相关的脑出血（如白血病、再生障碍性贫血、血小板减少性紫癜）可见于任何部位，临床表现也多样。皮肤和黏膜出血通常也是一个证据，是诊断的线索。

脑肿瘤出血可能是颅内占位性病变的最早表现。绒毛膜癌、恶性黑色素瘤、肾细胞癌、支气管肺癌是最常见的可能导致脑出血的转移性肿瘤。成人多形性胶质母细胞瘤和儿童髓母细胞瘤也会导致出血。

高血压脑病是恶性高血压的一个并发症。在这个急性综合征中，严重的高血压通常与头痛、恶心、呕吐、惊厥发作、意识模糊、嗜睡和昏迷相关。短暂的或持久的局灶性神经功能缺损的症状，多提示其他血管性疾病（脑出血、栓塞或动脉粥样硬化性血栓形成），包括视网膜出血和渗出、视盘水肿（高血压性视网膜病）、肾和心脏疾病。大部分患者颅内压和脑脊液蛋白质水平升高。MRI 显示典型的后部脑水肿（枕叶>额叶），且是可逆的，也就是"可逆性后部白质脑病"。该类患者高血压病可能原发的，也可能由于慢性肾疾病、急性肾小球肾炎、妊娠所致的急性毒血症、嗜铬细胞瘤或其他病因所致。降低血压可逆转该疾病过程，但是可导致卒中发生，特别是血压下降过快时。神经病理检查可见点状或弥漫的脑水肿改变，或可出现点状或大体积的脑出血改变。显微镜检查可提示小动脉坏死、点状脑梗死灶和出血灶。由于这些综合征，因此高血压脑病需要被纠正，不是因为慢性复发性头痛、头晕、复发性 TIA、小卒中，这些通常与高血压相关。

原发性脑室出血较为罕见，应该立即进行检查寻找潜在的血管异常。有时，出血起始于室周脑实质，然后破入脑室系统而不表现出脑实质出血的神经功能症状。或者，出血可起源于室管膜周围的静脉。血管炎，特别是结节性多动脉炎或系统性红斑狼疮，可引起中枢神经系统任何部位出血改变，但是动脉炎本身也可因血管壁破裂导致出血。近一半的原发脑室出血患者可通过传统血管造影检查发现病因。

脓毒血症可导致全脑白质小的点状出血灶。Moyamoya 病，是动脉闭塞后缺血性卒中的改变，特别对于年轻患者，也可出现脑实质内出血。脊髓内出血多由于动静脉畸形、海绵状血管畸形或转移瘤所致。脊髓硬膜外出血多可出现迅速进展的脊髓或神经根受压的综合征（第 20 章）。脊髓出血多表现为突然出现的背痛和脊髓病的征象。

实验室及影像学检查 患者需常规进行血生化和血常规的筛查。尤其要关注患者血小板计数和 PT/PTT/INR，用于鉴别凝血机制异常疾病。CT 检查对诊断急性幕上脑实质出血很可靠。由于患者活动和后颅窝骨头伪影的干扰，少量的脑桥或延髓出血可能不被及时诊断。出血 2 周后，血肿逐渐清除，影像上可见密度逐渐减低直至与周围脑组织呈现同样的密度。但占位效应和脑水肿仍可存在。在某些患者中，2～4 周后出现血肿周边强化环，持续约数月。MRI 虽然对诊断后颅窝出血更敏感，但是对大部分患者是不必要的。MRI 上的血流信号图像可用于鉴别 AVM，确定脑出血的病因。当颅内出血病因尚不明确时，可能需要进行 MRI、CTA 和传统 X 线血管造影检查，特别是当患者为年轻患者，且既往无高血压病史、出血不位于高血压性脑出血常见的四个部位时。增强 CT 上出现的急性血肿周边的点状强化，也就是"点征"多提示血肿扩大的风险增高，死亡率增加。部分中心对脑出血的患者常规进行 CT 和 CTA（附带强化后图像）检查以确定大血管病变，且可提供预后相关信息。当患者出现局灶性神经功能症状以及意识障碍，经常出现颅内压增高的表现，此时进行腰椎穿刺可能增加脑疝的风险，因此需避免进行腰穿。

表 10-7 ICH 评分

临床或影像学因素	得分
年龄	
<80 岁	0
≥80 岁	1
血肿容积	
<30ml	0
≥30ml	1
是否存在脑室内出血	
否	0
是	1
出血是否幕下起源	
否	0
是	1
Glasgow 昏迷量表评分	
13～15	0
5～12	1
3～4	2
总分	以上得分总和

ICH 总分	30 天死亡率%（95% CI）	12 个月独立行走%（95% CI）
0	0（0～13）	70（53～84）
1	13（4～29）	60（47～73）
2	26（11～46）	33（21～48）
3	72（53～86）	13（5～25）
4	97（82～100）	3（0～16）
5	100（54～100）	8（0～38）

注意：尽管 ICH 评分 6 分是可能的，但这很少被观察到，并被认为很可能是致死性的。

缩写：CI，可信区间；ICH，脑内出血。

来源：JC Hemphill et al：Stroke 32：891，2001；JC Hemphill et al：Neurology 73：1088，2009.

急性期处理

约有40%的高血压性脑出血患者在急性期死亡，其他患者若急性期过后通常可得到较好的恢复。ICH评分（表10-7）是一个用于评估死亡和临床预后的有效临床分级量表。任何确诊的凝血性疾病需立即给予纠正。对于服用维生素K拮抗剂的患者，静脉输注凝血酶原复合体浓缩物（prothrombin complex concentrates，PCC）同时给予维生素K制剂可迅速逆转凝血异常。新鲜冰冻血浆是一个替代方案，通常需要大容量、长时间输注以获得比PCC更充足的逆转。对于与口服凝血酶抑制剂达比加群相关的脑出血，没有有效的解毒剂，尽管曾在个别病例中尝试过FEIBA（Ⅷ因子抑制剂旁路激活）和重组Ⅶa因子。PCC可部分逆转口服Ⅹa因子抑制剂的效应，可以合理使用。若脑出血与血小板减少症相关（血小板计数<50 000/μl），静脉输注新鲜血小板就有必要。经验性输注或依据紧急血小板抑制功能测定输注血小板的作用仍不清楚。

血肿可在最初出血后数小时继续扩大，即使是不伴凝血病的患者。然而，精确的机制尚不清楚。以重组Ⅶa因子治疗的3期试验减少了血肿扩大，然而临床结局并未得到改善，因此目前不提倡使用此类药物。急性血压升高对血肿扩大的理论风险，构成了最近完成的和正在进行的急性降血压临床试验的基础。

幕上脑室出血的清除并不能改善大多数患者的预后。国际脑出血外科试验（STICH）将幕上脑出血患者随机分为两组：早期外科血肿清除术组和常规内科治疗组。早期行外科手术组并未获得更好的预后，但该结果仍在争议，因为26%的常规内科治疗组患者最终仍因神经功能恶化而接受外科手术治疗。STICH Ⅱ随访研究发现，脑叶、幕上血肿24h内行外科手术没有改善总体结局，但可能对部分严重患者有一定作用。因此，目前数据不支持对稳定的患者常规行幕上血肿外科清除。但是，很多中心在患者由于脑疝出现进展性神经功能恶化后仍旧考虑手术治疗。脑出血的外科手术技巧不断提高，微创内镜血肿清除术目前正在临床试验中进行研究。

对小脑出血患者进行评估时需神经外科会诊；直径>3cm的小脑出血患者大部分需行外科治疗。当患者神清且无脑干受累的征象、血肿直径<1cm时，则外科手术通常不需要。当患者血肿直径在1～3cm之间时，患者需被严密监测，及早发现意识障碍、进展性脑积水和呼吸衰竭的表现。由于脑血肿而出现的脑积水不应单独用脑室引流治疗。

血肿周围的脑组织受压移位，但未必出现缺血梗死。因此，大部分脑出血存活的患者在血肿吸收后，邻近脑组织可再次恢复功能。脑出血急性期的仔细管理可使患者得到良好的恢复。

但是令人惊讶的是，大面积脑出血的患者颅内压可正常。但是，若血肿导致显著的中线结构受压，患者随后可出现迟钝、昏迷、脑积水；渗透性物质引起ICP降低，这可为脑室穿刺引流术或ICP监测提供足够的时间。一旦患者行ICP监测后，可根据监测的结果调整脑脊液引流、渗透性药物使用及血压管理，以控制患者脑灌注压（MAP-ICP）在60mmHg以上。例如，ICP监测显示升高，患者可能需进行脑室引流，继续使用渗透性药物；如患者ICP持续升高，则患者可能需行外科手术治疗进行血肿清除；或者，当患者ICP监测显示正常或仅轻度升高，治疗措施如渗透性治疗可渐缓。因为过度通气可导致脑血管痉挛，出现缺血表现，诱导性过度通气应该限制于假定高ICP患者的急性复苏期，一旦其他治疗（渗透性治疗或外科治疗）开始实施则不再给予。糖皮质激素对脑血肿周围的水肿无效。

预防

高血压是原发性脑出血最常见的原因。控制血压、不酗酒、停用兴奋性药品（如可卡因和苯丙胺）均是预防脑出血的措施。淀粉样血管病的患者应该避免口服抗凝剂，但是如果有动脉粥样硬化性血栓形成的血管疾病指征，可以使用抗血小板药物。

血管异常

血管异常可被分为原发性血管畸形和后天获得性血管病变。

先天血管畸形

动静脉畸形（arteriovenous malformation，AVM）、静脉畸形、毛细血管扩张症可终身临床不发病。AVM大部分为先天性，也有部分病例报道为后天获得。

真性AVM是动脉系统和静脉系统之间存在直接连接，患者多表现为头痛、癫痫发作、颅内血肿。

AVM血管是在皮质表面或深部脑组织出现的异常血管团。AVM的体积变化多端，直径可从小的数毫米至扭曲的大团动静脉连接异常血管网，足以使心输出量增加从而导致心力衰竭出现。动脉和静脉之间相沟通的异常血管在组织学上类似于动脉或静脉。AVM可发生在大脑半球、脑干、脊髓的各个部位，但是大的血管畸形通常见于大脑半球的后部，形成一个从皮质延伸至脑室系统的楔形病灶。

脑出血、头痛或癫痫是最常见的症状，常发生于10～30岁，偶可见于50岁以上患者。AVM通常见于男性，也有少数家族型AVM的报道。家族型AVM通常是常染色体显性遗传性疾病，是遗传性出血性毛细血管扩张（Osler-Rendu-Weber）综合征中的一部分，多是由于内皮因子或激活素受体样激酶1发生突变所致，二者都涉及转化生长因子信号通路和血管发生。

头痛（无出血）可能为半侧搏动样痛，类似偏头痛，或者播散的头痛。局灶性癫痫，伴或不伴全面发作大约可见于30%的患者。一半以上的AVM以脑出血起病。大部分脑出血的患者为脑实质出血，部分患者也可见累及蛛网膜下腔。出血通常不波及基底池，症状性脑血管痉挛也较为少见。AVM破裂风险强烈受既往破裂史的影响。虽然未破裂AVM的出血率为每年2%～4%，既往有破裂史的AVM再破裂风险高达每年17%，至少在第一年如此。较大出血可导致死亡，较小出血直径仅1cm左右，仅出现轻微的局灶症状或无症状。AVM可能足够大，从邻近的正常脑组织盗血而显著增加静脉压力，从而出现静脉性梗死，可发生在原发部位及脑的远隔部位。这种情形最常见于MCA分布区的大AVM。

前循环的大AVM患者，在眼部、前额部、颈部，可听到收缩期和舒张期杂音与颈动脉搏动混合在一起(有时患者本人可听到)。AVM破裂造成的头痛通常不与动脉瘤性出血的爆裂样头痛类似。MRI诊断价值较CT相比更高，虽然非增强CT扫描有时可发现AVM钙化，增强CT可显示异常的血管团。一旦确诊后，常规的X线血管造影是用于评价AVM解剖结构的金标准。

数个血管造影特征可用来帮助预测未来的出血风险。矛盾的是，小病变似乎有更高的出血率。存在深静脉引流、静脉流出道狭窄和巢内动脉瘤可以增加破裂风险。因为相对低的出血年发生率，以及手术和血管内治疗引起的并发症风险，对于无症状AVM患者进行手术治疗的指征存在争议。ARUBA（未破裂脑动静脉畸形的随机试验）将患者随机分为药物治疗组和干预治疗组（手术、血管内栓塞、栓塞和手术联合治疗或γ刀）。试验因为有害结果而提前终止，平均随访33个月，药物治疗组死亡和症状性卒中的联合终点为10.1%，而干预治疗组为30.7%。这个有显著意义的结果不支持对无出血表现的患者进行干预治疗，但是这些结果是否可以推广却引起了争论。

静脉异常通常是由于大脑、小脑或脑干的异常静脉循环导致的。与AVM不同，这些结构是有功能的静脉通路。若是在颅脑影像学检查偶然发现这些异常血管，临床意义较小且可以被忽略。外科干预这些血管可能导致静脉梗死或出血。静脉异常通常与海绵窦畸形相关（见下文），可能增加出血的风险。

毛细血管扩张是真正的毛细血管畸形，经常在正常的脑组织中形成大的血管网。脑桥和深部脑白质是常见的发生部位，这种畸形在遗传性出血性毛细血管扩张（Osler-Rendu-Weber）综合征患者中可见。如果出血，很少能产生占位效应或明显的症状。目前没有治疗方案。

获得性脑血管病变

海绵窦血管瘤是位于深部脑白质和脑干的异常毛细血管窦形成的一簇血管团，没有正常的神经结构。病理机制目前仍不清楚。已在家族性海绵状血管瘤发现数个不同的基因变异：*KRIT*1、*CCM*2和*PDCD*10。*KRIT*1和*CCM*2参与血管形成，*PDCD*10是细胞凋亡基因。海绵状血管瘤通常直径<1cm，常伴有静脉系统异常。通常出血量较少，仅引起轻微的占位效应。单个海绵状血管瘤每年的出血风险为0.7%～1.5%，对于既往曾有临床脑出血或多发畸形的患者，出血风险更高。若血管瘤靠近皮质则可表现为癫痫。外科干预可以降低出血和癫痫发作的风险，但是对靠近大脑表面的血管瘤效果较差。放射性治疗目前仍未显示出有效性。

硬脑膜动静脉瘘是获得性硬脑膜动脉至静脉窦相沟通的血管异常。患者通常主诉为与脉搏频率一致的头鸣（跳动性耳鸣）和头痛。依据异常沟通的程度不同，静脉压力可升高至足以引起皮质缺血、静脉高压和脑出血，特别是蛛网膜下腔出血。外科和血管内治疗通常有效。这些瘘可由外伤后引起，但大部分还是原发的。瘘与静脉窦血栓是相关的。静脉窦血栓数月或数年后可出现瘘，提示血栓进展过程中的血管因素可能引起异常的血管联系。另外，硬脑膜动静脉瘘可以引起静脉窦闭塞，可能是由于静脉结构的高压或高血流导致。

11 偏头痛和其他原发性偏头痛

Migraine and Other Primary Headache Disorders

Peter J. Goadsby，Neil H. Raskin
（王婷　译　王婷　校）

以头痛为主要症状的基本原则在《哈里森内科学（第 19 版）》的其他部分介绍；在这里，我们讨论在没有发生任何外源性原因条件下的头痛和相关特征。最常见的是偏头痛、紧张型头痛和三叉神经痛，尤其是丛集性头痛。完整的列表总结在表 11-1。

偏头痛

偏头痛是排在第二位的头痛原因，是世界上致残的最常见的头痛相关神经系统原因，在 1 年的时间里影响着大约 15％的女性和 6％的男性。这些发作性头痛通常与某些特征有关，如对光、声音或运动敏感；

表 11-1　原发性头痛疾病，国际头痛疾病分类-Ⅲ-BETA（国际头痛协会头痛分类委员会，2013）

1. 偏头痛	1.1 无先兆性偏头痛
	1.2 先兆偏头痛
	1.2.1 伴典型先兆的偏头痛
	1.2.1.1 典型先兆伴头痛
	1.2.1.2 典型先兆不伴头痛
	1.2.2 伴脑干先兆的偏头痛
	1.2.3 偏瘫性偏头痛
	1.2.3.1 家族性偏瘫性偏头痛（FHM）
	1.2.3.1.1 家族性偏瘫性偏头痛 1 型
	1.2.3.1.2 家族性偏瘫性偏头痛 2 型
	1.2.3.1.3 家族性偏瘫性偏头痛 3 型
	1.2.3.2 散发性偏瘫性偏头痛
	1.2.4 视网膜性偏头痛
	1.3 慢性偏头痛
	1.4 偏头痛并发症
	1.4.1 偏头痛持续状态
	1.4.2 无梗死的持续先兆
	1.4.3 偏头痛性梗死
	1.4.4 先兆偏头痛诱发的发作
	1.5 很可能的偏头痛
	1.5.1 很可能的无先兆性偏头痛
	1.5.2 很可能的有先兆性偏头痛
	1.6 可能与偏头痛有关的发作性综合征
	1.6.1 反复的胃肠障碍
	1.6.1.1 周期性呕吐综合征
	1.6.1.2 腹型偏头痛
	1.6.2 良性发作性眩晕
	1.6.3 良性发作性斜颈
2. 紧张型头痛	2.1 偶发性紧张型头痛
	2.2 频繁发作性紧张型头痛
	2.3 慢性紧张型头痛
3. 自主神经头痛	3.1 丛集性头痛
	3.1.1 发作性丛集性头痛
	3.1.2 慢性丛集性头痛
	3.2 发作性偏头痛
	3.2.1 阵发发作性偏头痛
	3.2.2 慢性阵发性偏头痛
	3.3 短暂持续的单侧神经痛样头痛发作
	3.3.1 短暂持续的单侧神经痛样头痛发作伴结膜充血和流泪（SUNCT）
	3.3.2 短暂持续的单侧神经痛样头痛发作伴头颅自主症状（SUNA）
	3.4 偏头痛持续状态

表 11-1 原发性头痛疾病，国际头痛疾病分类-Ⅲ-BETA（国际头痛协会头痛分类委员会，2013）（续）

4. 其他原发性头痛	4.1 原发性咳嗽性头痛
	4.2 原发性锻炼性头痛
	4.3 原发性性爱头痛
	4.4 原发性雷鸣头痛
	4.5 寒冷刺激性头痛
	4.5.1 外敷寒冷刺激导致的头痛
	4.5.2 摄食或吸入寒冷刺激导致的头痛
	4.6 外界压力性头痛
	4.6.1 外界压缩性头痛
	4.6.2 外牵引性头痛
	4.7 原发性刺样头痛
	4.8 硬币型头痛
	4.9 入睡型头痛
	4.10 新发日常持续型头痛（NDPH）

头痛常伴随着恶心、呕吐。对偏头痛有意义的描述是一种反复发作的头痛，伴随着神经系统功能障碍的其他症状（表 11-2）。偏头痛能被它的活化剂所触发，称为触发器。

偏头痛患者的大脑对环境和感觉刺激特别敏感；偏头痛患者并不容易习惯于感觉刺激。这种敏感在女性的月经周期时放大。头痛能被各种触发器所激发或扩大，包括：眩光、明亮的光、声音或其他传入刺激；饥饿；释放压力；体力活动；暴风雨天气或大气压改变；月经期间激素的波动；缺乏或过度睡眠；乙醇或其他化学刺激，如硝酸盐。了解患者对特定触发器的敏感性对于涉及生活方式调整的管理策略是有价值的。

表 11-2 500 例伴有严重偏头痛患者的发作症状

症状	患者发生率，%
恶心	87
畏光	82
头晕目眩	72
头皮压痛	65
呕吐	56
视觉障碍	36
感觉异常	33
眩晕	33
闪光幻觉	26
意识改变	18
腹泻	16
闪光暗点	10
晕厥	10
惊厥发作	4
精神混乱状态	4

来源：From NH Raskin：*Headache*，2nd ed. New York，Churchill Livingston，1988；with permission.

发病机制 偏头痛具有感觉敏感性的特点，可能是由于脑内位于脑干和下丘脑的单胺类感觉控制系统功能障碍所致（图 11-1）。

在三叉神经的血管终端和三叉神经核内的三叉神经核细胞激活，使血管活性神经肽［特别是降钙素基因相关肽（CGRP）］释放。CGRP 的受体拮抗剂 gepants，现在被证明是治疗急性偏头痛的有效方法，同时，降钙素基因相关肽的单克隆抗体已被证明在一期、二期的临床试验中是有效的。总之，二级三叉神经元跨过中线，投射向腹侧基底核和后丘脑核。此外，还有些投射向水管周灰质、下丘脑，这些交互下行系统已经确认有镇痛效应。其他的脑干区域可能参与三叉神经痛的下行调整，包括在脑桥和髓质中的蓝斑核区域。

药理学和其他数据显示在偏头痛中有神经递质-5-羟色胺（5-HT 也叫作血清素）的参与。大约 60 年前，美西麦角被发现可以对抗 5-HT 的外周作用，被认为是阻止偏头痛发生的第一级药物。色胺类可以选择性地刺激 5-HT 受体的亚群；在人体至少存在 14 种不同的 5-HT 受体。色胺类是 5-HT_{1B} 和 5-HT_{1D} 受体的有效激动剂，有一些是 5-HT_{1F} 受体的激动剂；后者的专有激动剂是苯妥英。色胺类阻止感受伤害通路（至少在三叉神经核尾和三叉感觉丘脑）的神经信号，此外，当被在急性偏头痛中确定有效的苯妥英仅作用于神经中枢时，颅脑血管收缩。神经中枢区域被认为是偏头痛的急性和预防性管理靶向目标。

有数据显示多巴胺在偏头痛的病理生理学中有作用。大部分偏头痛症状能被多巴胺能系统诱发。此外，在偏头痛患者中有多巴胺受体超敏反应，研究证明打哈欠、恶心、呕吐、低血压可以诱导偏头痛，以及一定剂量（不影响非偏头痛患者）的多巴胺能激动剂可以诱发偏头痛的其他症状。多巴胺受体拮抗剂对偏头

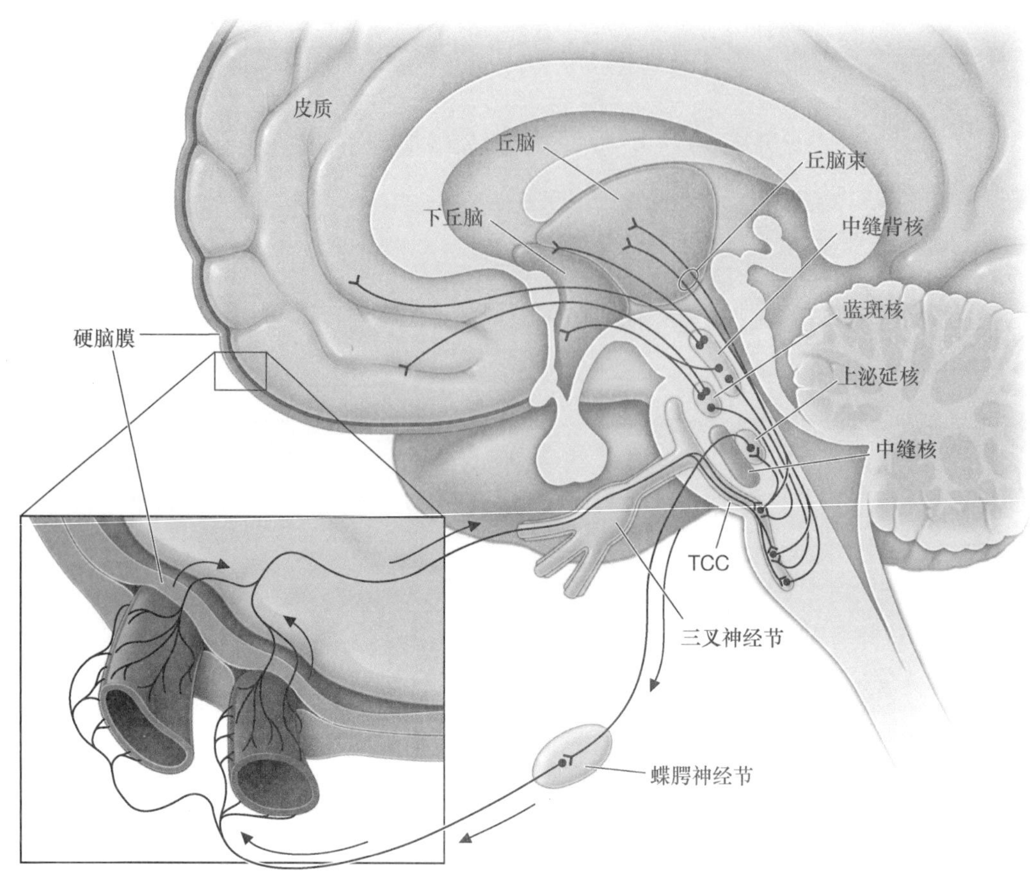

图 11-1（见书后彩图） 脑干通路的传入调节感受器。疼痛在偏头痛中的关键途径是从三叉神经传入脑膜血管，其中通过三叉神经节和对复杂偏头痛的二阶神经元突触（TCC）。这些神经元反过来在丘脑束中，经脑干交叉后，到达丘脑神经元突触。三叉神经疼痛传入刺激重要的调节感受器来自中缝背核、蓝斑核和中缝核

痛的治疗是有效的，特别是当胃肠外途径服用或同时服用其他抗偏头痛药物时。此外，之前研究中在丛集性头痛中可见的下丘脑激活，现在被证实出现于用功能成像显示的偏头痛的先兆阶段，并且，这在多巴胺紊乱中起关键作用。

已经证实家族性偏瘫性偏头痛（FHM）患者的偏头痛基因有离子通道的参与，显示细胞膜兴奋性的改变容易造成偏头痛的发生。涉及 Ca2.1（P/Q）型电压门控钙通道 CACNA1A 基因的突变现在被认为是引起 FHM1 的原因；这种突变可以引起大约 50％的 FHM。在钠-钾 ATP 酶 ATP1A2 基因（引起 FHM2）突变可以引起大约 20％的 FHM。这种神经元电压门控钠通道 SCN1A 的突变引起 FHM3。功能神经元成像已经证实偏头痛中脑干区域（图 11-2）和后下丘脑灰质相关区域［此区域与丛集性头痛中位于视交叉上核的人类昼夜节律起搏细胞邻近（图 11-3）］，这两个区域是原发性头痛的参与区域。

诊断和临床特征 偏头痛的诊断标准如表 11-3。一个高度怀疑诊断偏头痛的指标是有先兆性偏头痛，包含：伴随闪光或跨越视觉区域的之字形线的视觉障碍或其他神经症状，据报道仅在 20％～25％的患者发生。头痛日志常常有助于诊断；这在评估急性偏头痛造成的失能和治疗频率时是有益的。患者偏头痛在每天或接近每天发作，被认为是慢性偏头痛。偏头痛必须要从紧张型头痛（以下讨论）中区分出来，紧张型头痛（TTH）是原发性头痛综合征中最常见的类型。偏头痛有几种形式，其在表 11-1 中已定义：偏头痛伴或不伴先兆，慢性偏头痛，后者发作超过 15 天或一个月，是最严重的。偏头痛最基本的特征是头痛伴有相关症状。紧张型头痛是头痛不伴有相关症状。大部分伴有严重头痛的患者可能都有偏头痛。

偏头痛患者（典型先兆不伴头痛，表 11-1 1.2.1.2）反复发生神经症状，经常伴有恶心、呕吐，但是几乎不伴有头痛或没有头痛。眩晕是明显的；据估计 1/3 的患者有眩晕或头晕眼花作为偏头痛的最初诊断。先兆偏头痛有明显的脑干症状，先兆性偏头痛已经代替了基底动脉型和基底型偏头痛的术语（表 11-1）。

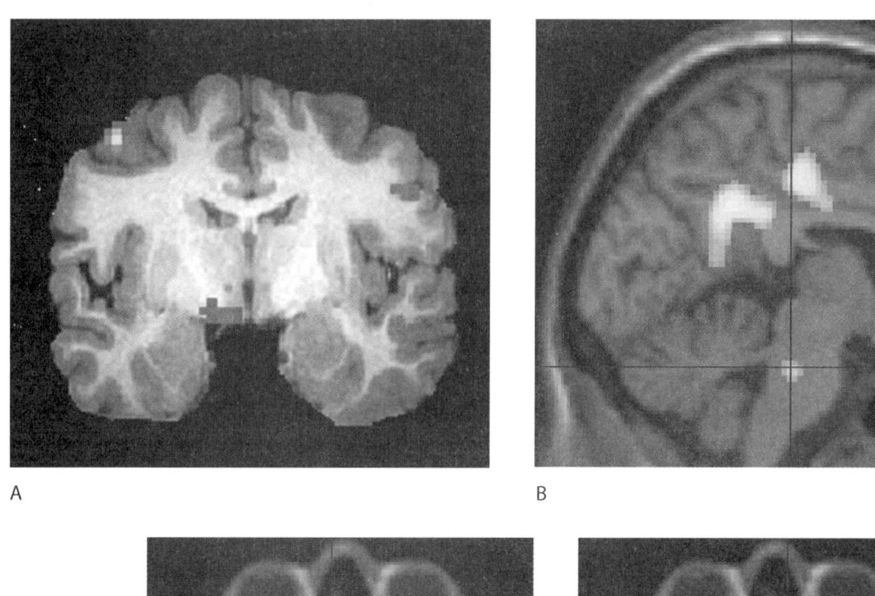

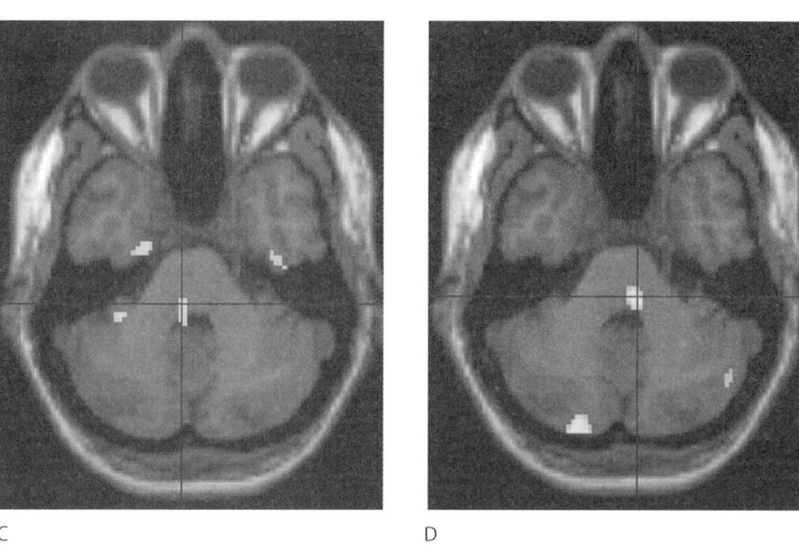

图 11-2（见书后彩图） 偏头痛脑部改变的正电子发射断层显像（PET）。在疼痛出现之前的先兆期，下丘脑、背侧中脑、背外侧脑桥可见触发信号；在偏头痛发作时及慢性偏头痛（图片未展示），背外侧脑桥可见持续信号。背外侧脑桥，包括产生去甲肾上腺素的蓝斑核，是偏头痛产生的基础。此外，单侧脑干该区域的改变与偏侧性偏头痛有关。图中 **C** 和 **D** 图分别展示了右侧和左侧急性偏头痛的脑部改变

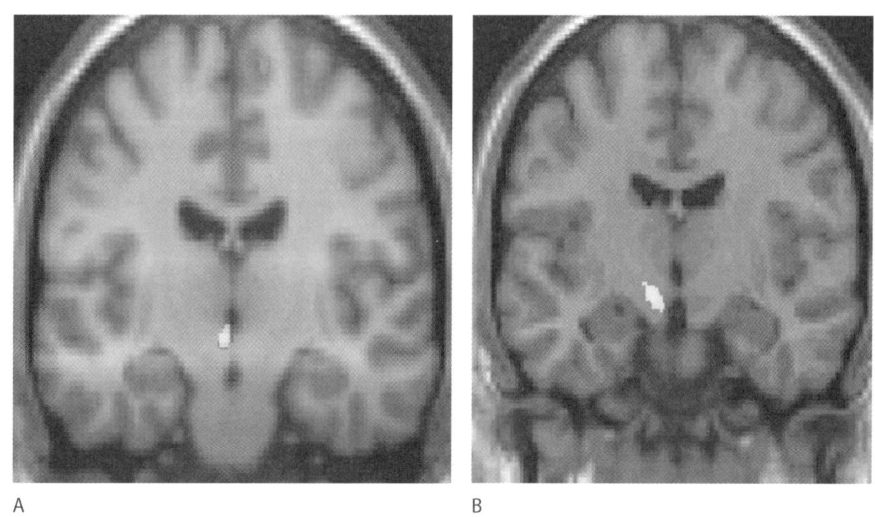

图 11-3（见书后彩图） **A.** 急性丛集性头痛患者的下丘脑后部灰质活性的正电子发射断层显像（From A May et al：Lancet 352：275，1998）。**B.** 通过基于体素的形态学分析法对高分辨率 T1 磁共振加权成像进行分析，证实偏侧性丛集性头痛患者的脑灰质活性增加（From A May at al：Nature Medicine 5：836，1999）

治疗　偏头痛的治疗

一旦偏头痛的诊断确立，评估患者的病情和工作生活能力情况是很重要的。MIDAS 评分是已经确认的简单有效的工具（图 11-4）。

患者的受教育情况是偏头痛管理的一个重要方面。患者的信息在网站（例如美国头痛教育委员会的网站）上可以获得。对患者来说了解偏头痛是一种有遗传倾向的头痛是很有用的，偏头痛可以在调整生活方式和应用药物的情况下缓解和得到控制，但却不能根除，而且除了在口服雌激素或者避孕药的妇女中会有发生，偏头痛与严重的或威胁生命的疾病没有关联。

非药物治疗

偏头痛常常可以在一定程度上被很多非药物手段控制。许多患者从识别并避免特定的头痛触发因素获益，有规划的生活方式是很有用的，包括健康的饮食，定期运动，定期睡眠模式，避免过多咖啡因和酒精的摄入，避免压力水平的急剧改变以及特别小心失望情绪的影响。

对特定的个体有益的措施应该被常规使用，因为它提供了一种简单、划算的偏头痛管理方法。偏头痛患者与无头痛人群相比并没有遇到更多的压力，但在压力改变时过度反应似乎是问题所在。因为生活中的压力不可能消除，通过不同的方法减轻个体对压力的反应对很多患者来说很有益。这些方法可能有瑜伽、冥想和有条件的技术（如生物反馈）。对大多数患者来说这种方法是药物治疗的最佳辅助手段。非药物措施不可能防止所有偏头痛的发生，如果这些措施对发病无效，就需要药物来终止发病。

表 11-3　偏头痛的简化诊断标准

头痛反复发作 持续 4～72h 体格检查正常，没有头痛的其他原因	
以下特征至少有两项	**再加以下特征至少一项**
单侧疼痛	恶心/呕吐
刺痛	畏光、畏声
运动时疼痛加重	
中等程度或严重疼痛	

来源：Adapted from the International Headache Society Classification (Headache Classification Committee of the International Headache Society, 2013).

MIDAS 问卷调查

提示：请回答以下关于你本人患有最近 3 个月以上的 ALL 头痛的问题。当你没有在最近 3 个月做此类活动时，请写零。

1. 在最近 3 个月你因为头痛，有多少天没有工作或学习？ …………………… ——天
2. 在最近 3 个月你因为头痛（不包括在问题 1 中不工作或学习的时间），有多少天你的工作量或学习量减少一半以上？ …………………… ——天
3. 在最近 3 个月你因为头痛，有多少天没有做家务？ …………………… ——天
4. 在最近 3 个月你因为头痛（不包括在问题 3 中不做家务的时间），有多少天你的家务量减少一半以上？ …………………… ——天
5. 在最近 3 个月你因为头痛，有多少天没有参加家庭聚会、社交、休闲？ … ——天

A. 在最近 3 个月，有多少天你感到头痛？（如果一次头痛持续超过一天，记头痛的每天）。 …………………… ——天

B. 在 0～10 的头痛程度上，这些头痛的平均程度记为多少？（0 代表不头痛，10 代表头痛最剧烈） …………………… ——

*偏头痛失能评估分级
（第 1～5 个问题用来估计 MIDAS 评分）
Ⅰ级——轻微或偶发失能：0～5 分
Ⅱ级——轻度或偶发失能：6～10 分
Ⅲ级——中等程度失能：11～20 分
Ⅳ级——严重失能：>20 分

© 创新医学研究 1997

图 11-4　MIDAS 问卷调查

偏头痛急性发作的治疗

药物治疗主要依靠正确使用一种或多种对偏头痛有效的药物（表 11-4）。对特定患者最佳生活方式的选择依赖于许多因素，其中最重要的是发作的严重程度。轻度偏头痛发作常常用口服制剂即可缓解，

表 11-4 急性偏头痛治疗

药物	商品名	剂量
简单的镇痛药		
对乙酰氨基酚、阿司匹林、咖啡因	伊克塞锭 偏头痛	两片或小胶囊 q6h（每天最多 8 粒）
NSAIDs		
萘普生	萘普生钠、Anaprox、非专利	220～550mg PO bid
布洛芬	雅雅、美林、磺胺二甲嘧啶、非专利	400mg PO q3～4h
托芬那酸	Clotam Rapid	200mg PO；1～2h 后可重复一次
双氯芬酸	Cambia	50mg PO 水送服
5-HT 受体拮抗剂		
口服		
麦角胺 1mg 咖啡因 100mg	Cafergot	开始时 1～2 片，后 1 片 q0.5h（最多每天 6 片，每周 10 片）
那拉曲坦	Amerge	开始时 2.5mg；4h 可以重复一次
利扎曲普坦	Maxalt Maxalt-MLT	开始时 5～10mg，2h 后可以重复（最多每天 30mg）
舒马普坦	Imitrex	开始时 50～100mg，2h 可以重复一次（最多 200mg/d）
夫罗曲坦	Frova	开始时 2.5mg，2h 后可重复一次（最多 5mg/d）
阿莫曲坦	Axert	开始时 12.5mg，2h 后可重复一次（最多 25mg/d）
依来曲坦	Relpax	40mg 或 80mg
佐米曲普坦	Zomig Zomig Rapimelt	开始时 2.5mg，2h 后可重复一次（最多 10mg/d）
鼻喷剂		
双氢麦角胺	双氢麦角胺鼻喷雾剂	鼻内喷之前，设置好 4 次；1 喷（0.5mg），第 2 喷在 15min 内给予
舒马普坦	琥珀酸舒马普曲坦鼻喷雾剂	5～20mg 鼻内喷剂 5mg 4 喷或单独 20mg 1 喷（2h 后可以重复一次，每天不超过 40mg）
佐米曲普坦	佐米格	5mg 鼻内喷剂 1 喷（2h 后可以重复一次，每天不超过 10mg）
胃肠外		
双氢麦角胺	DHE-45	开始 1mg IV 或 SC q 1h（最多 3mg/d，每周 6mg）
舒马普坦	琥珀酸舒马普曲坦注射 Alsuma Sumavel DosePro	开始时 6mg SC（1h 后可以重复一次，24h 内最多 2 倍）
多巴胺受体拮抗剂		
口服		
甲氧氯普胺	灭吐灵[a]，非专利[a]	5～10mg/d
丙氯拉嗪	甲哌氯丙嗪[a]，非专利[a]	1～25mg/d
胃肠外		
氯丙嗪	非专利[a]	0.1mg/kg IV，2mg/min；最大 35mg/d
甲氧氯普胺	灭吐灵[a]，非专利	10mg IV
丙氯拉嗪	甲哌氯丙嗪[a]，非专利[a]	10mg IV
其他		
口服		
对乙酰氨基酚 325mg 氯醛比林 100mg 异美汀 65mg	Midrin，非专利	开始时 2 片，此后 q1h 1 片（最多 5 片）
鼻喷剂		
布托啡诺	非专利	1mg（1 鼻孔 1 喷），必要时 1～2h 重复一次
胃肠外		
鸦片	非专利[a]	多种制剂和剂量见《哈里森内科学（第 19 版）》其他部分

[a] 不是所有的药物都已被 FDA 推荐用于治疗偏头痛。应咨询当地法规和准则。

注意： 止吐药（例如，多潘立酮 10mg 或昂丹司琼 4 或 8mg）或胃肠动力药（如，甲氧氯普胺 10mg）有时也具有辅助作用

缩写： 5-HT，5-羟色胺；NSAIDs，非甾体抗炎药；SC，皮下注射

平均有效率为50%～70%。重度偏头痛发作可能需要胃肠外给药治疗。有效治疗偏头痛的大多数药物是三种主要药物类型，如非甾体抗炎药、5-$HT_{1B/1D}$受体激动剂和多巴胺受体拮抗剂。

总之，无论选择哪一种制剂，在头痛一发作时都应尽可能足量使用。如果60min内因为症状反复或没有减轻需要额外的药物治疗，那之后的头痛发作起始剂量应该增加或者尝试不同种类的药物作为一线用药。偏头痛的治疗必须个体化，对所有患者都适用的标准治疗方法是不存在的。治疗剂量可能需要不断精确直到患者确定使用它在最小副作用时可以提供快速、彻底且持续的头痛缓解（表11-5）。

表11-5 急性特异性偏头痛治疗的临床分层

临床状况	治疗选择
NSAID/镇痛药治疗失败	**第一层** 舒马普坦50mg或100mg口服 阿莫曲坦12.5mg口服 利扎曲普坦10mg口服 依莱曲坦40mg口服 佐米曲普坦2.5mg口服 **作用慢/耐受性较好** 那拉曲坦2.5mg口服 夫罗曲坦2.5mg口服 **偶发性头痛** 麦角胺/咖啡因1～2mg/100mg口服 双氢麦角胺鼻腔喷雾2mg
早期晕吐或口服药物困难	佐米曲普坦5mg鼻腔喷雾 舒马普坦20mg鼻腔喷雾 利扎曲普坦10mg MLT薄片
头痛反复	麦角胺2mg（最有效PR/常含有咖啡因） 那拉曲坦2.5mg口服 阿莫曲坦12.5mg口服 依来曲普坦40mg
忍耐急性治疗	那拉曲坦2.5mg 阿莫曲坦12.5mg
早期呕吐	依米曲普坦5mg鼻腔喷雾 舒马普坦25mg PR 舒马普坦6mg SC
月经相关性头痛	**预防** 麦角胺夜间口服 雌激素片 **治疗** 色胺类 双氢麦角胺鼻腔喷雾
快速发展症状	依米曲普坦5mg鼻腔喷雾 舒马普坦6mg SC 双氢麦角胺1mg IM

缩写：NSAIDs：非甾体抗炎药；PR：灌肠；SC：皮下注射；IM：肌内注射

非甾体抗炎药（NSAID） 偏头痛发作的严重程度和持续时间都能被NSAID有效降低（表11-4）。的确，许多未确诊的偏头痛患者自行服用非处方类NSAID。偏头痛发作早期使用NSAID最为有效已经是一个共识。然而，这些制剂对偏头痛的有效性在中重度偏头痛发作时常常低于最佳药物。对轻中度偏头痛，对乙酰氨基酚、阿司匹林和咖啡碱的联用已经获得美国食品药物管理局的认可。阿司匹林和胃复安联用已经表露出和单用舒马曲坦的功效相当。NSAID的主要副作用包括消化不良和胃肠道刺激。

5-$HT_{1B/1D}$受体激动剂

口服制剂 刺激5-$HT_{1B/1D}$受体可以阻止偏头痛的发作。麦角胺和双氢麦角胺是非选择性受体激动剂，然而曲普坦类是选择性5-$HT_{1B/1D}$受体激动剂。一套曲普坦类，5-$HT_{1B/1D}$受体激动剂——舒马曲坦、阿莫曲坦、依立曲坦、那拉曲坦、利扎曲坦和佐米曲坦——是目前可以使用的治疗偏头痛的药物。

曲普坦类中的每一个药物都有相似的药理机制，但在临床疗效方面有轻微的差异。利扎曲坦和依立曲坦在美国是当前可用的曲普坦类中最有效的。舒马曲坦和佐米曲坦有相似的有效率和起效时间，有多种剂型的优势，然而阿莫曲坦有和舒马曲坦类似的有效率但更容易耐受。罗曲坦和那拉曲坦起效有点慢但耐受性好。效价、半衰期或生物利用度相比，临床疗效似乎和血浆药物达峰时间更有关联。这个观察结果和大量数据分析是一致的，表明快速起效镇痛药比缓效制剂更有效。

不幸的是，用选择性5-$HT_{1B/1D}$受体激动剂单药治疗没有在所有患者中达到快速、彻底且持续的头痛缓解。曲普坦类在偏头痛先兆时常常是无效的除非在先兆过后，头痛初始时才起效。尽管副作用短暂且轻微但却很常见，而且，5-$HT_{1B/1D}$受体激动剂在有心血管和脑血管疾病史的患者是禁忌的。在正常时间内的头痛复发见于大多数患者，其是曲普坦类使用的一个重要限制。来自随机对照试验的证据表明联合长效NSAID、萘普生500mg和舒马曲坦将会增大舒马曲坦的初始效果，最重要的是可以降低头痛复发率。

麦角胺非选择性激动5-HT_1受体。应确定一个不导致恶心的麦角胺剂量，因为若某一剂量引起恶心就表明其很大量而且会增强头痛。麦角胺除了舌下制剂以外还有口服制剂，口服制剂还含有100mg

的咖啡碱（理论上可以增强麦角胺的吸收且可能增加额外的镇痛作用）。治疗偏头痛发作的麦角胺口服制剂平均剂量为 2mg。因为临床研究表明麦角胺治疗偏头痛的功效在时间上优于曲普坦类的临床试验结果，很难评估两者的临床疗效。总之，麦角胺似乎比曲普坦类有更高的恶心发生率，低的头痛复发率。

鼻喷剂 双氢麦角胺鼻喷剂（鼻腔喷雾剂），如佐米曲坦或舒马曲坦对需要非口服用药的患者来说很有用。鼻喷剂在 30～60min 内产生很高的血药浓度。尽管在理论上鼻喷剂相比口服制剂对偏头痛发作可能会提供快速且更有效的缓解，但报道的有效率只有 50%～60%。有关新型双氢麦角胺吸入制剂的研究表明其吸收问题可以解决，有好的耐受性并产生快速作用。

胃肠外制剂 通过注射用药如双氢麦角胺和舒马普坦，对偏头痛发作的快速缓解作用已经得到美国食品药物管理局的认可。双氢麦角胺的血浆达峰浓度在静脉给量 3min 后达到，肌内注射给药后 30min 后达峰，经皮给药后 45min 达峰。如果头痛发作没有达峰，经皮或者肌内注射 1mg 的双氢麦角胺对 80%～90% 的患者是足够的。舒马曲坦 4～6mg 经皮给药对 50%～80%的患者是有效的，而且可以通过非针设备给药。

多巴胺受体拮抗剂

口服制剂 口服多巴胺受体拮抗剂被认为是偏头痛治疗的辅助药物。因为偏头痛时胃肠功能减低使药物吸收受损。甚至在没有恶心时也会有延迟吸收现象，延迟吸收与发作的严重程度有关而与持续时间无关。因此，当口服 NSAID 或者曲普坦类制剂无效，添加多巴胺受体拮抗剂，如胃复安 10mg 或吗丁啉 10mg（在美国没有）被认为可以增加胃肠吸收率。此外，多巴胺受体拮抗剂减低了恶心、呕吐并恢复了胃的正常运动。

胃肠外给药 多巴胺受体拮抗剂（比如氯丙嗪、丙氯拉、甲氧氯普胺）注射可以缓解急性偏头痛；它们可以联合胃肠外 5-HT 受体拮抗剂。静脉注射治疗方案：2min 内静脉注射 5mg 丙氯拉和 0.5mg 双氢麦角胺混合物来治疗严重偏头痛。

急性偏头痛的其他治疗方法

口服 联合使用对乙酰氨基酚、氯喹比林、异美丁，每次 1 或 2 粒胶囊，已经被美国食品药品管理局认定为对偏头痛治疗有效的药物。由于临床证明此镇痛组合疗效的研究要先于曲坦类治疗偏头痛的临床试验，因此很难将这些拟交感神经类复合物的疗效与其他药物相比较。

鼻腔 用布托啡诺鼻喷可用于治疗急性疼痛。正如所有的阿片类药物，使用布托啡诺鼻喷在治疗偏头痛方面的作用很小。

胃肠外给药 阿片类药物可以温和有效地治疗急性偏头痛。例如，四代杜冷丁（50～100mg）经常在急诊室里使用。此种方法可有效消除偏头痛。然而，这种方法显然不能作为反复头痛患者的首选。阿片类药物不能从根本上治疗头痛；相反，它们可以改变疼痛感，并且有证据证明使用它们可以降低曲坦类的作用。此外，患者口服阿片类药物如羟考酮或氢可酮，会成为习惯甚至成瘾以至于耽误偏头痛的治疗。对阿片类药物的渴求或戒断可以加重偏头痛。因此，建议阿片类药物仅限于在急性严重患者的头痛，且无反复性，其他药物对其没有治疗效果，或者对其他治疗有禁忌的患者。

药物滥用性头痛

急性发作的药物，尤其是阿片类药物或含有巴比妥类药物的复合镇痛药，会加重头痛频率并导致难治性的头痛，每天或几乎每天都头痛，称为药物滥用头痛。这种头痛可能不是单独存在的，而是偏头痛患者与某些特殊药物作用的反应。偏头痛患者一周头痛两天或更多时间要警惕镇痛药的过频使用。

偏头痛的预防治疗

偏头痛发作频率不断增加的患者或对治疗反应一般甚至无效的患者需要做好预防治疗。一般情况下，患者每个月发作四次或更多需要考虑预防性用药。这些治疗通常会有明显的副作用；而且，药物的剂量很难确定，因为推荐的剂量通常会随着条件不同而变化，而不是因为偏头痛本身。这些药物的作用机制尚不清楚；似乎大脑对偏头痛的敏感度是可以调节的。患者通常会选择从最低剂量开始治疗；随后剂量逐步增加，直到最大的合理剂量，以实现临床受益。

对偏头痛有治疗效果的药物已在表 11-6 中列出。通常会在服用后 2～12 周才会有效果。已经被 FDA 批准用来预防偏头痛的药有普萘洛尔、噻吗洛尔、丙戊酸钠、托吡酯和二甲麦角新碱（美国无法获得）。此外，其他一些药物显示出了预防效果。

表 11-6　偏头痛的预防性治疗[a]

药物	剂量	选择性的副作用
苯噻啶[b]	0.5～2mg	体重增加、嗜睡
β受体阻滞剂		
普萘洛尔	40～120mg 一日两次	体力减少
美托洛尔	25～100mg 一日两次	疲劳 体位症状 哮喘禁用
抗抑郁药		
阿米替林	10～75mg 晚间服用	嗜睡
度硫平	25～75mg 晚间服用	
去甲替林	25～75mg 晚间服用	注意：一些患者可能仅需要总剂量 10mg，虽然一般 1～1.5mg/kg
文拉法辛	75～150mg/d	
抗惊厥药		
托吡酯	25～200mg/d	感觉异常、认知能力下降、体重减轻、青光眼、肾结石
丙戊酸盐	400～600mg/d 一日两次	嗜睡、体重增加、颤抖、头发减少、胎儿畸形、血液或肝异常
血清素类药		
美西麦角[c]	1～4mg 每日	嗜睡、腿痛性痉挛、头发减少、腹膜后纤维化（每 6 个月停药 1 个月）
其他种类		
氟桂利嗪[b]	5～15mg 每日	嗜睡、体重减少、抑郁、帕金森综合病
坎地沙坦	16mg 每日	头晕
慢性偏头痛		
肉毒菌毒素 A 型	155U	眉沟减少
没有来自控制实验令人信服的证据		
维拉帕米		
控制实验证实无效		
尼莫地平		
可乐定		
选择性的 5-HT 再摄取抑制剂		
氟西汀		

[a] 预防性用药后面所列为经典剂量和常见副作用。并不是所有的所列药物均经美国 FDA 批准；应当咨询当地政策和法规。[b] 在美国没有。[c] 目前世界范围内并不一定有

这些药物包括阿米替林、去甲替林、氟桂利嗪、苯乙肼、加巴喷丁，和赛庚啶。Onabotulinum 毒素 A 型在治疗阵发性偏头痛的安慰剂对照试验中是无效的，然而，一般来说，安慰剂对照试验在治疗慢性偏头痛中是有效的。苯乙肼和二甲麦角新碱通常不用来治疗难以控制的头痛患者，因为它们有严重的潜在副作用。苯乙肼是单胺氧化酶抑制剂(MAOI)；因此，应禁用含有酪胺的食物、减充血剂和哌替啶。当使用二甲麦角新碱超过 6 个月后可能会导致腹膜后或心血管纤维化，因此需对服用此药的患者进行监测；纤维化的风险大约是 1∶1500，并且一旦停药纤维化即会好转。

与任何一种抗偏头痛药物联用成功的可能性都在 50%～75%。许多患者服用低剂量的阿米替林、普萘洛尔、坎地沙坦、托吡酯或丙戊酸钠就足以改善症状。如果这些药物无效或引起了无法接受的副作用，二线药物如二甲麦角新碱或苯乙肼可以使用。当药效已经稳定，还需继续服用 6 个月再慢慢减量直到继续服用维持剂量。许多患者可以停止药物治疗，并且没有太多长期吃药后留下的副作用，说明这些药物可以改变偏头痛的自然史。

紧张型头痛

临床特点　紧张型头痛（TTH）通常用来描述具有双侧紧张性、有束带感的慢性头痛。疼痛通常发生较慢，具有严重波动性，并可能或多或少地持续几天。头痛可能是阵发性或慢性（每月出现天数>15 天）。

一个诊断 TTH 有用的临床方法是患者头痛时完全没有伴随症状如恶心、呕吐、畏光、声音恐惧症、气味恐惧症、悸动和运动后加重。应用这个方法可以巧妙地将 TTH 与偏头痛，这种有一个或多个症状的头痛区分开。而国际头痛协会对 TTH 的定义允许以各种不同的组合结合恶心、畏光、声音恐惧症，尽管附录定义没有；这说明很难区分这两种临床症状。在临床实践中，推荐把有相关症状（偏头痛）的患者和没有相关症状的患者（TTH）分开。事实上符合 TTH 表型的头痛患者和那些其他时间段具有偏头痛的患者，都会有偏头痛家族史，儿童时期就有偏头痛，或者有明显的偏头痛触发因素，这可能可以从生物学上来鉴别那些没有任何症状的 TTH 患者。TTH 可能偶尔（不定期）发作 15 天或一个月（慢性）。

病理生理学　TTH 的病理生理学研究得还不是

很透彻。似乎TTH最初是由于中枢神经系统对疼痛调控机制的紊乱所造成的，不像偏头痛，涉及更广泛的感觉调控系统的紊乱。数据显示，TTH具有遗传特性，但这并不是很确切：根据目前的诊断标准，该研究无疑包括许多偏头痛患者。紧张型头痛这个名称就意味着疼痛来源于神经紧张，但尚无明确证据证明紧张的病因。肌肉收缩已被认为是区别TTH和偏头痛的一大特点，但两种头痛类型的收缩方式似乎没有区别。

治疗　紧张性头痛

TTH的疼痛通常可以通过简单的止痛药如对乙酰氨基酚、阿司匹林或非甾体抗炎药来治疗。行为方式包括放松也同样有效。临床研究证明在曲坦类对单纯的TTH不是很有用，尽管曲坦类对伴有偏头痛的TTH患者是有效的。对于慢性TTH，阿米替林是唯一证实有效的治疗（表11-6）；其他三环类抑制剂、选择性5-羟色胺再摄取抑制剂，和苯二氮䓬类已证实不再有效。目前还没有证据证实针灸的有效性。OnabotulinumA型毒素的安慰剂对照试验在慢性TTH中也无效。

自主三叉神经痛，包括丛集性头痛

自主三叉神经痛（TAC）描述的是原发性头痛包括丛集性头痛，阵发性偏头痛，SUNCT（短期单边神经痛伴随球结膜充血和流泪）/SUNA（短期单边神经痛伴随脑自主神经症状），和持续偏头痛（表11-1）。TAC的特点为相对短期的伴随脑自主神经症状的短期头痛，例如流泪、结膜发炎或鼻塞（表11-7）。疼痛通常是严重的并且发作可能会持续超过一天。由于有鼻塞或鼻漏，患者通常会被误诊为“窦性头痛”并用减充血剂治疗，这种方法也是无效的。

TAC须与短期头痛区别，短期头痛没有明显的脑自主神经症状，尤其是三叉神经痛、原发性刺痛和入睡头痛。循环模式和长度、频率、发作持续时间都能有效鉴别患者。TAC的患者应该行脑垂体成像和垂体功能测试，因为脑垂体肿瘤患者会过度表现出TAC症状的相关性头痛。

表11-7　自主三叉神经痛

	丛集性头痛	发作性偏头痛	SUNCT/SUNA
性别	M>F	F= M	F~M
疼痛			
类型	刺痛，钻痛	跳痛，钻痛，刺痛	刺痛、尖锐痛、烧灼样
严重度	极度	极度	严重至极度
部位	眼眶，颞部	眼眶，颞部	眶周
发作频率	隔日1次至8/d	1～20/d（>5/d有一半以上时间）	3～200/d
发作持续时间	15～180min	2～30min	5～240s
自发性	是	是	是（明显的结膜充血和流泪）[a]
偏头痛[b]	是	是	是
酒精触发	是	否	否
皮肤触发	否	否	是
吲哚美辛效应	—	是[c]	—
顿挫疗法	舒马曲坦注射或鼻喷 氧	无有效治疗	利多卡因（IV）
预防疗法	异搏定 二甲麦角新碱 锂	吲哚美辛	拉莫三嗪 托吡酯 加巴喷丁

[a] 如果无结膜充血和流泪，考虑SUNA。[b]恶心、畏光、畏声；畏光、畏声典型地出现于头痛一侧。[c]完全对吲哚美辛有反应。

缩写： SUNA，短期单边神经痛伴随脑自主神经症状；SUNCT，短期单边神经痛伴随球结膜充血和流泪

丛集性头痛 丛集性头痛是原发性头痛的一种罕见类型，约有0.1%的人会发病。这种病通常是眶后深部极度疼痛，无波动性，并且具有爆裂性。丛集性头痛的显著特点是周期性。每天至少发作一次，并且会在每天同一时间再次发作，大约就是每次丛集性发作的周期。典型丛集性头痛患者每天会发作一次或两次单侧头痛，每年持续8～10周；这通常会伴有一段无痛间隔，平均小于1年。丛集性头痛的特点是慢性，不治疗也可以缓解将近一个月。患者一般会完全恢复一段时间。约50%的患者会在夜间发生，男性受影响的概率要比女性多3倍。有丛集性头痛的患者会以攻击、快走、来回摇晃或摩擦头部的方式来缓解疼痛；有些人可能会在攻击中变得激进。这会与偏头痛患者形成鲜明对比，因为偏头痛患者在发作时倾向于保持安静。

丛集性头痛与颅内副交感神经激活引起的单侧症状有关：结膜发炎或流泪、鼻漏或鼻塞，或颅交感神经功能障碍如上睑下垂。交感神经缺损是周围性的并且由于副交感神经激活损伤而提升扩张颈动脉周围的交感神经纤维，再传递到颅腔。目前，畏光和声音恐惧症更有可能是位于头痛同侧的单侧而非偏头痛时的双侧。这种单侧的畏光/声音恐惧症现象是TAC的特点。丛集性头痛可能会引起后下丘脑区中央起搏器神经元的障碍（图11-3）。

治疗 丛集性头痛

最令人满意的治疗是药品预防丛集性发作直到自然结束。然而，治疗急性发作是所有丛集性头痛患者在一段时间之内所必需的。

急性发作的治疗

丛集性头痛会迅速发作到高峰，并且这样就需要快速治疗。很多急性丛集性头痛的患者对氧气吸入治疗反应很好。应该以10～12L/min的速度吸入100%氧15～20min。看起来高流速和高纯度的氧气吸入是很重要的。舒马曲坦6mg SC能迅速起效，并将发病时间缩短到10～15min；尚无证据证明会有快速耐受性。舒马曲坦（20mg）和佐米曲坦（5mg）鼻喷在急性丛集性头痛中均有效。如果患者不愿自己注射，则这种办法是很好的选择。口服舒马曲坦对预防或治疗急性丛集性头痛无效。

预防治疗（表11-8）

丛集性头痛的预防性治疗的选择部分取决于发

表11-8 预防性丛集型头痛

短期预防	长期预防
间歇性丛集性头痛	间歇性丛集型头痛和慢性持久性丛集型头痛
泼尼松1mg/kg至60mg，一天四次，21天后逐渐减少	维拉帕米160～960mg/d 锂400～800mg/d
二甲基麦角胺新碱3～12mg/d	二甲麦角胺[a] 3～12mg/d
维拉帕米160～960mg/d	托吡酯[b] 100～400mg/d
枕大神经注射	加巴喷丁[b] 1200～3600mg/d 褪黑素[b] 9～12mg/d

[a] 世界范围内没药

[b] 有一定疗效但还未证实

作时间。长期发作的患者或者那些慢性丛集性头痛患者需要长期安全服药。对发作时间较短的患者来说，短期口服糖皮质激素或二甲麦角新碱（在美国无法获得）可能会很有用。10天疗程的泼尼龙，从60mg开始每日服用7天，随后逐渐减量，可能会打断很多患者的疼痛周期。锂（400～800mg/d）似乎对慢性头痛特别有用。

许多专家青睐于将维拉帕米作为对慢性丛集性头痛或长期发作患者的一线预防性治疗。虽然维拉帕米在实际运用中要比锂效果好，一些患者需要维拉帕米剂量远远超过那些心脏病患者。初始剂量范围是40～80mg，每日两次；有效剂量可能高达960mg/d。可能会出现的问题是会有如便秘和腿部肿胀的副作用。然而，首要关注的问题是运用维拉帕米时心血管安全问题，尤其是高剂量时。维拉帕米可以通过在房室结减慢传导引起心脏传导阻滞，可以按照标准的心电图（ECG）监测PR间期。大约20%的患者用维拉帕米治疗时发现有心电图异常，可以将剂量调低至240mg/d继续观察；剂量稳定时这些患者的病情会随着时间变化而恶化。推荐所有患者都应监测基线心电图。每日给药剂量增加到240mg以上后重复做10天心电图。剂量通常是以80mg为增量递增。患者长期使用维拉帕米，每6个月要监测一次心电图。

神经刺激治疗

当慢性丛集性头痛治疗失败时就可以采取神经刺激技术。后下丘脑灰质的深部脑刺激在相当一部分患者中已证实有效，然而其风险-效益比使其显得不适用，且现有许多其他治疗办法。有报道显示不太激进的办法如枕叶的神经刺激，与蝶腭神经节的刺激和无创性迷走神经刺激都已显示出很好的疗效。

阵发性偏头痛

阵发性偏头痛（PH）特点是频繁发作、单侧、严重、持续时间较短的头痛发作。正如丛集性头痛，疼痛往往是眶后的，但可能波及整个头部并且会有自主神经现象如流泪、鼻塞。缓解的患者据说偶尔会有阵发性偏头痛，然而那些持续发作的患者会长期有阵发性偏头痛。阵发性偏头痛最显著的特征是单侧的、非常严重的疼痛；短期发作（2～45min）；非常频繁的发作（经常一天超过 5 次）；疼痛同侧有明显的自主神经功能障碍；快速病程（＜72h）；对吲哚美辛药物反应良好。与主要影响男性的丛集性头痛相反，男性与女性发生比接近 1∶1。

吲哚美辛（25～75mg 每日 3 次），可以完全抑制阵发性偏头痛发作，可以选择作为治疗方法。虽然吲哚美辛治疗可能会引起复杂的胃肠道副作用，目前还没有持续有效的替代产品。托吡酯在某些情况下有效。吡罗昔康可以使用，虽然它不如吲哚美辛一样有效。维拉帕米，虽然对丛集性头痛治疗有效，但对阵发性偏头痛无效。在随机抽取的患者中，阵发性头痛可与三叉神经痛（PH-tic 综合征）共存；与丛集性-三叉神经痛症状相似，每个部分都需要单独治疗。

已有报道二级阵发性头痛的病变区位于蝶鞍，包括动静脉畸形、海绵窦脑膜瘤、垂体病理改变和表皮样肿瘤。二级阵发性头痛更需要使用高剂量（＞200mg/d）的吲哚美辛。患者有明显的双侧阵发性头痛，应怀疑脑脊液（CSF）压力会升高。很重要的是吲哚美辛会降低脑脊液压力。当阵发性偏头痛诊断成立，磁共振成像（MRI）需要排除垂体的病变。

SUNCT/SUNA

SUNCT（短期单边神经痛伴随球结膜充血和流泪）是一种罕见的原发性头痛综合征，具有严重的、单侧的或暂时疼痛的特点，具有剧烈或抽动性。明确诊断需要至少 20 次发作，持续 5～240s；同侧球结膜充血和流泪应该存在。对于某些患者，不会出现球结膜充血或流泪，可以诊断 SUNA（短期单边神经痛伴随脑自主神经症状）。

诊断　SUNCT/SUNA 的疼痛是单侧的并可能存在于大脑各处。可以看出 3 个基本特征：单次发作的刺痛，通常是短暂的；连续发生的刺痛；或更长时间的发作包括许多疼痛还没完全停止又有新的疼痛发作，从而使“锯齿”现象的发作持续好几分钟。每种模式在持续头痛中都可见到。可以怀疑 SUNCT 的特征有引发皮肤（或其他）触发点的发作，发作期间缺乏不应期，以及缺乏对吲哚美辛的反应。除了三叉神经感觉障碍，神经系统检查在原发性 SUNCT 中是正常的。

SUNCT/SUNA 的诊断常与三叉神经痛（TN）混淆，尤其是 first-division 三叉神经痛（TN）（第 19 章）。很小或无颅内自主神经症状和具有明确难治的触发点可明确 TN 的诊断。

二级（症状性）SUNCT　SUNCT 可以发生在后窝或垂体病变时。所有 SUNCT/SUNA 的患者应该接受垂体功能测试与垂体脑 MRI 检查。

治疗　SUNCT/SUNA

不适用的治疗

急性发作的治疗在 SUNCT/SUNA 中不是一个有用的概念，因为攻击时间很短。四代利多卡因，可以控制一些症状，并用于住院患者。

预防性治疗

长期预防以尽量减少残疾率和住院率是治疗的目标。最有效的预防治疗是拉莫三嗪，200～400mg/d。托吡酯和加巴喷丁可能也会有效。卡马西平，400～500mg/d，据报道对患者有适当的作用。

手术治疗如微血管减压术或破坏三叉神经术效果不好，并常常产生长期并发症。在一些患者中更多的枕神经注射作用有限。枕神经刺激在这些患者组中很可能有效。有个案报道后下丘脑的深部刺激术完全有效。对于棘手的病例，用四代利多卡因短期预防是有效的，正如枕部神经刺激。

持续偏头痛　持续偏头痛的基本特征是较温和并且是连续的单侧疼痛伴波动性的剧烈疼痛。吲哚美辛可以完全缓解疼痛；并且使病侧自主神经症状如结膜发炎、流泪、畏光加重。发病年龄范围从 11～58 岁；受影响的女性常常是男性的两倍。其原因还不清楚。

治疗　连续偏头痛

治疗包括吲哚美辛；其他非甾体抗炎药用的很少或无效。肌内注射 100mg 的吲哚美辛已经认为是一个诊断工具，并且与安慰剂联合注射在双盲诊断中非常有用。另外，口服吲哚美辛，从 25mg 每日 3 次开始，然后给 50mg 每日 3 次，然后是 75mg 每日

3次。最大剂量超过两周可能有必要考虑该剂量是否有效。托吡酯可以帮助一些患者。枕神经刺激在那些无法容忍吲哚美辛的持续偏头痛患者中具有作用。

其他原发性头痛

原发咳嗽性头痛 原发咳嗽性头痛很普遍，并且可以突然发生，持续几分钟，有时长达几小时，并且因咳嗽而诱发；它可通过避免咳嗽或其他突发事件(包括打喷嚏、紧张、笑，或弯腰）来预防。在所有的有这些症状的患者中，在做出“良性原发性头痛”诊断前必须排除严重的病因。小脑扁桃体下疝畸形或任何造成脑脊液通路阻塞的病变或取代脑结构都可以是头痛的原因。其他可以呈现咳嗽或以劳力性头痛为初始症状的疾病包括脑动脉瘤、颈动脉狭窄和椎基底动脉疾病。良性咳嗽头痛可以类似于良性劳力性头痛(见下文)，但前者患者的年龄往往要大一些。

治疗 原发性咳嗽性头痛

治疗一般选择吲哚美辛25～50mg每日2～3次。一些患者做完腰椎穿刺后咳嗽性头痛完全停止；与长时间使用吲哚美辛相比，这是一个简单的选择，并且对大约1/3的患者是有效的。此反应的机制尚不清楚。

原发运动性头痛 原发运动性头痛的特点类似于咳嗽头痛和偏头痛。它可能通过任何形式的运动而诱发；它经常是有搏动性偏头痛。疼痛一般可从5min持续到24h，具有双侧对称和悸动的发作特点；偏头痛的这些特性使其发展为易感性偏头痛。青少年的持续时间往往要比成年人短。原发性运动性头痛可以通过避免过度的劳累来预防，尤其是在高海拔的炎热天气。

原发运动性头痛的发病机制尚不清楚。急性静脉扩张可能解释了一个症状——在压力和屏气过程中急性发作头痛，如举重运动员出现的头痛。因为用力太大会导致大量的严重头痛情况，这种情况必须考虑为运动性头痛。心绞痛导致的头痛，可能由于迷走神经传入的中枢连接，表现为运动性头痛（心源性头痛）。运动是心源性头痛的主要临床线索。嗜铬细胞瘤可能会偶尔导致运动性头痛。颅内病变和颈动脉狭窄是其他可能的病因。

治疗 原发运动性头痛

锻炼养生方法应该以较温和的方式开始和逐渐达到更高水平。吲哚美辛每日25～150mg对于良性劳力性头痛是普遍有效的。吲哚美辛（50mg)、麦角胺（1mg口服)、双氢麦角胺（鼻喷2mg）和二甲麦角新碱（运动前30～45min 1～2mg口服）可以作为有效的预防措施。

性生活诱导的原发性头痛 据报道已有三种类型的性头痛：双边头部和颈部的隐痛，随着性兴奋的增加而加剧；在性高潮时会有突然、严重的爆炸性头痛；口交后导致的姿势性头痛类似于低颅压性头痛。最后一种疼痛是源于性兴奋并且是一种低颅压性头痛。在性高潮时出现头痛是让人烦恼的；5%～12%的蛛网膜下腔出血患者源于性交。据报道因性爱头痛的男人多于妇女并可能发生在性生活时期的任何时候。它可能会在几次间歇期接连发生并且此后不会再给患者带来麻烦，即使性活动没有明显变化。当患者首次发现头痛时停止性生活，疼痛可能会在5min到2h消退。在大约一半的患者，性头痛会在6个月内减退。

约一半的性爱头痛患者有运动性头痛史，但没有大多咳嗽性头痛。性爱头痛患者中偏头痛可能会更常见。

治疗 原发性性爱头痛

良性性爱头痛发作不规则也不频繁。如果头痛刚开始发生，且较轻，通常不建议停止性生活。发作规律且频繁可以使用普萘洛尔以预防头痛发生，但所需剂量为40～200mg/d。另一种是钙通道阻断剂地尔硫䓬，60mg，一日三次。在性活动前30～45min服用麦角胺（1mg）或吲哚美辛（25～50mg）也会有帮助。

原发性霹雳性头痛 突发性剧烈头痛的发生可能没有任何先兆。区别诊断包括颅内动脉瘤、夹层颈动脉瘤和脑静脉血栓形成。爆炸性头痛的发生也可能是由于服用MAOI患者摄入拟交感神经药物或含有酪胺的食物，或者可能是嗜铬细胞瘤的一种症状。霹雳性头痛是否由未破裂性颅内动脉瘤引起还不清楚。当神经影像学研究和腰椎穿刺结果排除了蛛网膜下腔出血，霹雳性头痛的患者会在长时间内情况良好。在一项患者的研究中发现CT扫描和脑脊液结果均为阴性，

15%的患者会反复发作霹雳性头痛，且将近一半的人后来发展成偏头痛或TTH。

第一次突发性剧烈头痛应尽量完善神经影像学(CT或在可能的情况下，磁共振血管造影）及脑脊液检查。那些没有原发性诊断并且临床症状尤其提示颅内动脉瘤的患者应该进行常规的颅内血管检查。可逆节段性脑的血管收缩可能见于原发性霹雳样头痛且无颅内动脉瘤的患者。当有后脑白质病时鉴别诊断包括脑脉管炎，药物毒性（环孢素、鞘内注射氨甲蝶呤/阿糖胞苷，伪麻黄碱或可卡因），输血后的影响，以及产后血管病变。尼莫地平治疗可能是有益的，虽然根据定义，原发性霹雳性头痛的血管收缩可以自行好转。

冷刺激性头痛 这是指由于接触或摄入/吸入冷的东西而诱发的头痛。它通常来得很快，刺激消除后10～30min后即可好转。它是最公认的由于摄入导致的“大脑-冻结”头痛或“冰激凌”头痛。虽然冷对许多人来说可能会导致不舒服，但其可靠性、严重性，在一定程度上延长疼痛的特性使其与其他病因相区别。瞬时受体潜在阳离子亚组M成员8(TRPM8）通道，一个已知的冷温度传感器，可能是这种症状的中介。

外部压力性头痛 由于挤压或牵引头部造成的外部压力，可能是一种普遍因素，尽管头痛主要集中于受压部位。通常情况下疼痛在一个小时内就可以消失。刺激的来源包括头盔、游泳护目镜或很长的马尾辫。治疗方法是认识到这些问题并去除这些刺激因素。

原发性针刺样头痛 原发性针刺样头痛的基本特征是刺痛局限于头部或少部分在脸上，持续一到数秒或数分钟后，可以单独发生或一连串发生；缺乏有关的脑自主神经的特点；没有皮肤触发的发作；和不规则的复发模式（小时到几天)。这种痛苦已被形容为“冰凿痛苦”或“刺痛”。它们更多见于其他原发性头痛，如偏头痛、三叉神经痛和偏头痛的连续体。

治疗 原发性针刺样头痛

吲哚美辛对原发性针刺性头痛的治疗效果（25～50mg每日2～3次）通常非常好。一般而言，症状逐渐消退，并经过一段时间的吲哚美辛治疗后，可以停止治疗以观察效果。

硬币性头痛 硬币性头痛就是感觉有圆的或椭圆形的区域存在不适感，范围为1～6cm，大小固定的不适，并且可连续或间歇。非同寻常的是，它可能具有多灶性。它可能是偶发，但在病情加重时往往是连续性的。疼痛的同时也伴有该位置的感觉障碍，如异常性疼痛或迟钝。局部皮肤性和骨性病变需要通过相关检查来排除。这种情况很难治，三环类药（如阿米替林）或抗惊厥药（如托吡酯或丙戊酸）都经常被用到。

入睡性头痛 这种头痛综合征通常于入睡后的几个小时后出现。头痛持续15～30min并且疼痛较严重和普遍，尽管它们可能是单侧性跳痛。患者可能会在几个小时后继续入睡，但会再一次被惊醒。一个晚上这种情况会重复三次。白天小睡也可以促使头部疼痛。大多数患者是女性，且发病通常是60岁后。头痛大多是双侧的，也可能是单侧。通常没有畏光、声音恐惧症和恶心等症状。这种头痛类型的主要继发因素高血压很难得到控制；建议24h监测血压以观察治疗效果。

治疗 入睡性头痛

入睡性头痛患者普遍使用睡前碳酸锂（200～600mg)。对于那些无法耐受锂的患者，维拉帕米(160mg）或二甲麦角新碱（就寝时间服用1～4mg）可能也是有效的治疗方法。一到两杯的咖啡或咖啡因，口服60mg，在睡前服用对于大约1/3的患者是有效的。病例报告也表明，氟桂利嗪，每晚5mg，也是有效的。

新发日常持续性头痛 原发性新发日常持续性头痛（NDPH）可发生于男性和女性。它可以是偏头痛型，具有偏头痛的特点，或者可以是毫无特点，作为新发作的TTH而出现。偏头痛的特点是常见并且包括单侧头痛和抽痛；每个特点约见于1/3的患者。恶心、畏光和（或）声音恐惧症发生在大约一半的患者。有些患者会有偏头痛史；然而，先前就存在偏头痛的NDPH患者所占比例并不少于人群中的偏头痛患者。在24个月时，约86%的患者头痛消失。偏头痛型原发性NDPH的治疗包括使用对偏头痛有效的预防性治疗（如上文)。毫无特点的NDPH是原发性头痛中的一种，大多数具有难治性。标准的预防性治疗往往无效。继发性NDPH将在《哈里森内科学（第19版)》其他部分讨论。

12 阿尔茨海默症和其他痴呆症

Alzheimer's Disease and Other Dementias

William W. Seeley，Bruce L. Miller
（袁大华 译 王玉凯 潘小平 校）

阿尔茨海默症

约 10%的 70 岁以上的人有显著的记忆丧失，一半以上的原因是阿尔茨海默症（Alzheimer's disease，AD）。据估计，在疾病晚期照顾单个 AD 患者的年度总费用大于 50 000 美元。家人和照顾者对 AD 患者也需要付出沉重的情感代价。AD 可以出现在任何成年期，但它是老年痴呆症中最常见的原因。AD 最常见的表现是一种潜伏性的记忆丧失，随后数年缓慢恶化的痴呆。在病理上，萎缩开始分布在内侧颞叶，然后蔓延至外侧和内侧顶叶及颞叶和外侧额叶皮质。显微镜下，在皮质和软脑膜，可见含 β 淀粉样蛋白（Aβ）神经炎性斑、由过度磷酸化的 tau 蛋白细丝组成的神经纤维缠结（NFT）和血管壁淀粉样蛋白的积累（见下文"病理学"）。AD 四种不同易感基因的鉴定，为了解该病的生物学基础提供了快速发展的基础。AD 的主要遗传风险是载脂蛋白 ε4（APO ε4）。携带一个 E4 等位基因增加 2～3 倍的 AD 风险，而携带两个等位基因，风险会增加 16 倍。

临床表现

AD 的认知变化遵循一个有特色的模式倾向，开始有记忆障碍，扩散至语言和视觉空间障碍。然而，约 20%AD 患者表现非记忆主诉，如找词、组织或导航困难。对于其他患者，在失去记忆和其他认知前，AD 最基本的表现是上游的视觉处理功能障碍（简称后皮质萎缩综合征）或渐进式失语持续数年。还有一些患者可能出现不对称的无动性强直-肌张力障碍综合征或执行障碍。

在疾病的早期阶段，记忆丧失可能会无法识别或可归咎于良性健忘。一旦记忆损失对患者和配偶值得注意时，标准记忆测试降低标准差 1.5 倍，称为轻度认知障碍（mild cognitive impairment，MCI）。这种概念能提供有用的预后信息，因为大约 50%的 MCI 患者（大约每年 12%）经过 4 年就会进展为 AD。越来越多的 MCI 构建正在被"早期症状性 AD"取代，意味着 AD 被认为是潜在的疾病（根据临床或生物标志物的证据）。在这个过程早期阶段，"前期 AD"指的是具有 AD 的生物标志物（正电子发射断层扫描淀粉样蛋白显像阳性或脑脊液 $A\beta_{42}$ 降低和 tau 蛋白轻度升高）但是没有症状的患者。在人类身上，预期的早期治疗和预防试验已经有所发展。新的证据表明，部分和有时全面癫痫发作的前驱 AD，甚至可以发生在痴呆开始之前。

最终，随着 AD 进展，认知问题开始干扰日常活动，如保持财务状况，对工作、驾驶、购物和家务管理遵照指示。有些患者没有意识到这些困难（病感失认症），而其他人仍然急切地调整他们的缺陷。环境的变化（如休假或住院）可以迷失方向，患者可能在散步或开车的时候走丢了。社交礼仪、日常行为和肤浅的谈话可能很完整。

在 AD 的中期阶段，患者是无法工作的，很容易迷失和困惑，需要日常监督。语言成为障碍，首先是命名，然后是理解，最后是流畅性。在一些患者中，失语是一个早期的突出特点。找词困难和语言冗长可能是一个问题，即使当正式测试表现出了完整的命名和流畅性。失用症出现，患者执行学习后续运动任务有困难。视觉空间障碍开始干扰穿衣、吃饭，甚至走路，患者不能解决简单的谜题或复制几何图形。同时简单的计算和阅读时钟变得困难。

在疾病的后期阶段，有些人保持活动但漫无目的。判断和推理的丧失是不可避免的。妄想症是常见的，通常是简单的，与盗窃、不忠或误认有关。大约 10%的 AD 患者发展为 Capgras 综合征，认为保姆被骗子所取代。在路易体痴呆（dementia with Lewy body，DLB）中，Capgras 综合征是一种早期的特征，而在 AD 中这一综合征后期出现。失去抑制和攻击发生，并随着被动和退缩而交替。睡眠-觉醒模式被打乱，夜晚徘徊让家庭变得不安。有些患者会出现拖沓步态伴全身肌肉强直，这与运动迟缓和笨拙有关。患者经常看似帕金森病（第 13 章），但很少有高幅度、有节奏的静止性震颤。帕金森病（PD）与 AD 之间有很大的重叠，一些 AD 患者具有很多典型的 PD 特征。

在 AD 患者的终末期，患者变得强直、迟钝，大小便失禁，卧床不起。进食、穿衣、洗漱需要帮忙。腱反射亢进和肌阵挛（突然短暂肌肉或全身收缩）可以自发或由物理和听觉刺激反应而发生。死亡常常因营养不良、继发感染、肺栓塞、心脏病或者最常见的呼吸问题。典型的 AD 持续时间是 8～10 年，但也可以跨度 1～25 年不等。不知为何，一些 AD 患者显示持续性功能下降，而一些维持在稳定状态而没有重大恶化。

鉴别诊断

在病程的早期，应排除其他病因的痴呆。在疾病过程中，神经影像学研究（CT 和 MRI）没有表现出 AD 单一的特定模式，并且可能是正常的。随着 AD 的发展，伴随着内侧颞叶记忆结构萎缩，后部优势皮质萎缩变得明显。成像的主要目的是排除其他疾病，如原发性和继发肿瘤、血管性痴呆、弥漫性白质疾病和正常压力脑积水（NPH）；它也有助于区分 AD 与其他具有独特成像模式的退行性疾病，如额颞叶痴呆（FTD）或克雅病（CJD）。AD 的功能成像研究（如 PET）显示后颞顶叶皮质低灌注或低代谢。常规脊柱液检查也正常。PET 也可以用来检测大脑的纤维状淀粉样蛋白，淀粉 PET 阳性提示需要进入 AD 的治疗试验。但是，淀粉样 PET 在常规临床评价中使用有限。虽然淀粉样蛋白结合 PET 是检测 AD 的典型手段，但是许多无症状的健康老年人显示有淀粉样蛋白阳性，而这些人将转变为临床 AD 的可能性仍在研究。同样，非 AD 疾病的老年痴呆症，可能是淀粉样蛋白阳性的患者的基本病因。AD 脑电图（EEG）正常或显示非特异性慢波；长时间脑电图可以用来寻找间歇性非惊厥发作。常规脊柱液检查也正常。CSF $A\beta_{42}$ 水平减少，而 tau 蛋白水平升高，但这些检测特点在个体化上做出解释仍有挑战。记忆和定向力缓慢渐进性下降，实验室检测正常，MRI 或 CT 扫描显示后方的主要皮质和海马萎缩高度提示 AD。仔细评估后达到 AD 的临床诊断，约 90% 在尸检后得到确认，误诊病例在下面的章节中描述，通常代表其他痴呆疾病，或 AD 与血管病变或 DLB 的混合病变。

简单临床表现的鉴别诊断是有用的。早期显著的步态障碍伴仅轻度的记忆丧失提示血管性痴呆或 NPH（见下文）。静止性震颤和运动迟缓、前倾姿势和面具脸提示 PD（第 13 章）。当痴呆发生在明确诊断的 PD 之后，PD 痴呆（PD dementia，PDD）通常是正确的诊断，但许多该诊断患者在尸检时显示 AD 和路易体病的混合病变。早期出现的帕金森病特征包括波动的认知障碍、视幻觉或误认妄想提示 DLB。慢性乙醇中毒提示维生素缺乏。位置觉和振动觉灵敏度缺失伴巴宾斯基征阳性表明缺乏维生素 B_{12}（第 20 章）。发病早期局灶性癫痫发作提示转移性或原发性脑肿瘤。先前的或持续的抑郁引发抑郁症相关的认知功能障碍。失眠、焦虑、精神障碍、癫痫治疗病史提示慢性药物中毒。病情进展迅速，在几周或几个月发生强直和肌阵挛提示 CJD（第 17 章）。显著的行为变化伴完整的导航和影像学上局灶性前部主导的萎缩是典型的 FTD。阳性痴呆家族史提出了家族性 AD 或其他遗传性疾病伴痴呆症，如 HD（见下文）、FTD（见下文）、朊病毒疾病（第 17 章），或罕见的遗传性共济失调（第 14 章）。

流行病学

对于阿尔茨海默症（AD）而言，最重要的危险因素是高龄和阳性家族史。AD 的发病率随着成人年龄每增加十岁而不断升高，对于 85 岁以上的老年人，AD 的发病率会达到总人口的 20%～40%。虽然只有 2% 的 AD 患者被发现有常染色体显性遗传，有阳性家族痴呆病史也是 AD 的遗传原因之一。女性也更容易患有 AD 疾病，除了女性的寿命更长之外。有些 AD 患者的头部曾遭受外伤，有过脑震荡的病史。AD 在中低学历群体中更常见，但教育影响的是应试能力，很明显 AD 可以影响所有智力水平的人。一项研究发现，在成年早期有能力表达复杂书面语言的人可以减少患有 AD 疾病的风险。许多环境因素，包括铝、汞和病毒，也被认为是 AD 的病因之一，但没有一个被证明具有显著的影响。同样，一些研究表明，使用非类固醇抗炎药会降低 AD 的风险，但是在大型前瞻性研究中，这并没有得到证实。血管疾病，尤其是卒中似乎降低了 AD 临床表现的门槛。此外，在许多 AD 患者中，淀粉样血管病可导致微出血、脑叶出血或缺血性梗死，大部分发生在皮质下白质，或者少数情况下为炎症性脑白质病。糖尿病患者患有 AD 的风险会增加 3 倍。同型半胱氨酸和胆固醇水平的升高，高血压，叶酸的血清水平降低，水果、蔬菜、红葡萄酒等低膳食摄入，以及缺乏运动锻炼都作为潜在的影响 AD 风险的因素，目前正处于研究探索中。

病理学

在尸检中，最早和最严重的变性一般出现在颞叶内侧（内嗅皮质/鼻周皮质和海马）、外侧颞叶皮质和 Meynert 基底核。显微镜下最有特点的表现是神经炎斑和神经纤维缠结（NFT）（图 12-1）。随着正常的脑老化，这些病变少量积聚，而在 AD 患者的图像中，它们却占据了主导地位。有更多的证据表明，所谓寡聚体（oligomers）的可溶性淀粉样蛋白物种可引起细胞功能障碍，并且代表了 AD 早期的有毒分子。最终，进一步淀粉样蛋白和聚合纤维的形成导致了神经炎斑，其中包含一个中心的淀粉样蛋白芯、蛋白聚糖、载脂蛋白 ε4、α 抗糜蛋白酶和其他蛋白质。Aβ 是含 39～42 个氨基酸的蛋白质，从一个较大的跨膜蛋白即淀粉样前体

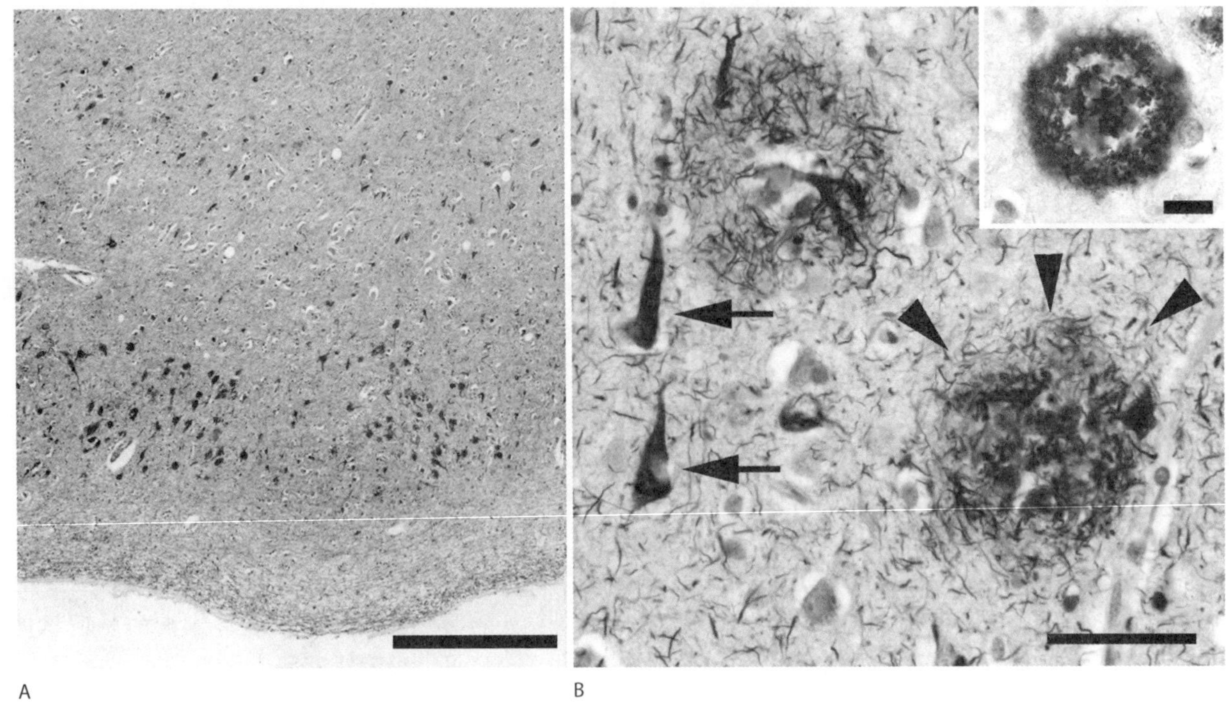

图 12-1（见书后彩图） 阿尔茨海默症的神经病理学。A. 早期神经原纤维变性，包含神经纤维缠结和神经纤维网线，先影响内侧颞叶，特别是组成内嗅皮质 2 层岛屿的星状锥体神经元，如图所示。**B.** 高倍视野揭示缠结的纤维性质（箭头）和神经炎斑块的复杂结构（无尾箭头），其主要成分是 Aβ（插图显示 Aβ 的免疫组化）。比例尺 A 图为 500μm，B 图为 50μM，B 中插图为 20μM。

蛋白（APP）水解衍生而来，APP 由 β 和 γ 分泌酶裂解（图 12-2）。Aβ 的正常功能是未知的。APP 具有神经营养和神经保护属性。该炎斑的周围有一圈晕状物，其中包含了营养不良的、tau 蛋白阳性神经突和活化的小神经胶质细胞。Aβ 在脑动脉中的累积被称为淀粉样血管病。NFT 是由银染神经纤维质组成，包含异常的磷酸化 tau 蛋白；在电子显微镜下，它们显示为成对螺旋丝。Tau 结合于微管并使之稳定，支持了细胞器、糖蛋白、神经递质和其他重要物质在神经元中的轴突运输。一旦被过度磷酸化，tau 就不再被正确地绑定到微管上，从而使其功能打乱。最后，AD 患者常表现出 DLB 和血管病变等共存性疾病。在 AD 动物模型，即使 $A\beta_{42}$ 继续积累，减少神经元 tau 蛋白可改善认知功能障碍和癫痫发作，这给予人类通过降低 tau 治疗的希望。从生化角度来看，AD 与几种蛋白质和神经递质的皮质水平降低有关，尤其是乙酰胆碱、其合成酶胆碱乙酰转移酶和烟碱胆碱能受体。乙酰胆碱的减少反映了 Meynert 基底核的胆碱能神经元变性，它投射向整个大脑皮质。蓝斑和中缝背核的脑干核变性等，也会导致去甲肾上腺素和 5-羟色胺的消耗，在这里 tau 免疫阳性神经元胞质包涵体可被鉴别出，即使在缺乏内嗅皮质 NFT 的个体。

步骤1：通过α或β分泌酶分裂

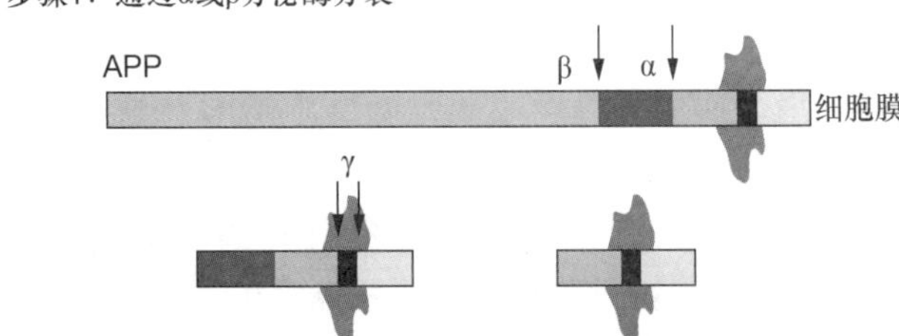

步骤2：通过γ分泌酶分裂

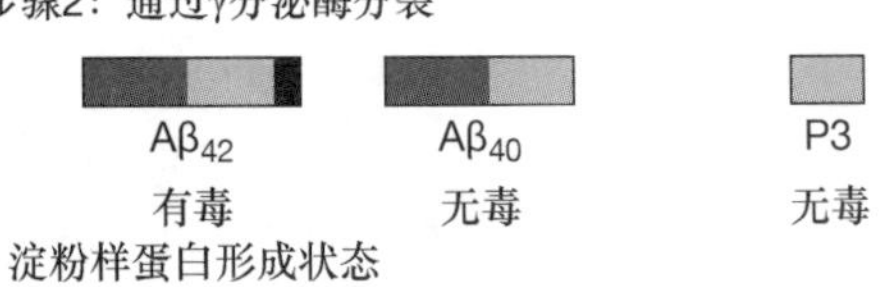

图 12-2（见书后彩图） 淀粉样前体蛋白（APP）被 α、β 及 γ 分泌酶所分解。关键的第一步是通过 β 分泌酶（BASE）或 α 分泌酶［（ADAM10 或 ADAM17（TACE）］的消化作用，产生更小的无毒产物。通过 γ 分泌酶对 β 分泌酶产物的分解（第 2 步），产生有毒的 $A\beta_{42}$ 或者无毒的 $A\beta_{40}$ 肽；通过 γ 分泌酶对 α 分泌酶产物的分解产生无毒 P3 肽。在阿尔茨海默症中，$A\beta_{42}$ 的过量产生是细胞损害的关键启动因素。最新的 AD 研究聚焦于通过拮抗 β 或 γ 分泌酶，降低 $A\beta_{42}$ 的累积，提高 α 分泌酶，或通过使用特异抗体清除已形成的 $A\beta_{42}$。

遗传因素

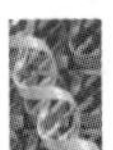

几种基因在阿尔茨海默症的发病机制中扮演着重要的角色。其中之一是在染色体 21 上的 *APP* 基

因。如果21三体（唐氏综合征）成人能活过40岁，他们终究会出现典型的AD神经病理学特征。许多病例发展为一种叠加于基线智力迟缓上的渐进痴呆。据推测，染色体21上的*APP*基因多余量是唐氏综合征的AD起因，并导致超量脑淀粉样蛋白。此外，研究发现一些早期发病的家族式阿尔茨海默症（FAD），具备*APP*基因点突变情况。尽管非常少，这些家庭是AD单基因常染色体显性遗传的首例。

通过对几代FAD大家族的调查，发现了两个额外的AD基因，即早老素。早老素-1（*PS-1*）在第14对染色体上，编码蛋白质为S182。该基因的突变会引起AD早期发病（60岁之前，甚至常常是50岁之前），以高度渗透的方式，常染色体显性传播。在各民族家庭的*PS-1*基因中，已发现100多种不同的突变。早老素-2（*PS-2*）在第1对染色体上，编码蛋白质为STM2。*PS-2*基因突变首先发现于一群伏尔加德裔美国家庭。*PS-1*突变要远远多于*PS-2*突变的情况。早老素高度同源，蛋白质编码类似，首先表现为具备七个跨膜域（因此标示为STM），但后续研究表明为八个域及第九个子域。S182和STM2都是细胞质神经元蛋白质，广泛分布于神经系统。它们同源于一种细胞交换蛋白（sel 12），发现于秀丽隐杆线虫。这些基因突变的患者$A\beta_{42}$血浆水平有所提升；而细胞培养的*PS-1*突变可造成培养基中$A\beta_{42}$的增加。有证据表明，*PS-1*在γ分泌酶的位置参与了APP分裂，而且每种基因（*PS-1*或*APP*）突变都会影响此功能。*PS-1*突变是40%～70%的FAD早期发病的最常见原因。与*PS-2*突变造成的疾病（平均发病年龄为53岁，持续时间为11年）相比，*PS-1*突变更易于造成AD早期发病（平均为45岁），而且疾病进展时间更短、更为快速（平均持续年限为6～7年）。尽管某些*PS-2*突变携带者的痴呆在70岁之后才发作，然而早老素突变很少导致晚期AD发病。现在，可以在商业上对这些非常规突变进行基因测试。此诊断方案可能仅适用于早期FAD，且应当在具备正式基因咨询的前提下进行。

第19对染色体上的载脂蛋白ε基因，与AD的发病机制有关。载脂蛋白E参与胆固醇运输，并具备三个等位基因：ε2、ε3和ε4。载脂蛋白ε4等位基因，在普通人群中增加了AD的风险，包括散发及晚发家族型。24%～30%的非痴呆白人至少携带一种ε4等位基因（12%～15%等位基因频度），大约2%为ε4/ε4纯合子型。AD患者中，40%～65%携带至少一种ε4等位基因，跟对照组相比具有显著升高。相反，许多AD患者不携带ε4等位基因，而ε4携带者也可能不发展为AD。因此，ε4并非导致AD的充分必要条件。尽管如此，载脂蛋白ε4等位基因，代表了散发性AD最重要的基因风险因素，且发挥了剂量依赖性疾病调节剂的作用，最早发病见于ε4纯合子状态。载脂蛋白ε4导致AD风险，或加速发病的详细机制尚不明确，但是ε4可能对淀粉样蛋白清除的效率很低，并从分子裂解中产生毒性片段。载脂蛋白ε可在神经斑中加以辨识，也可涉及神经原纤维缠结的形成，因其与tau蛋白结合。载脂蛋白ε4在背根神经节神经元培养中降低神经突的增长，提示在大脑对伤害的反应上起着有害作用。有证据显示，ε2等位基因可减少AD危险。AD诊断中，载脂蛋白ε检测的使用仍然存在争议。它不能用于对正常人进行预测性检查，因其精确的预测价值尚不清楚，许多ε4等位基因携带者从未发展为痴呆。正电子发射断层扫描（PET）显示，许多认知正常ε4杂合体和纯合体的大脑皮质代谢功能降低，表明症状发生前的异常情况是由AD或AD目标网络遗传性脆弱所造成。符合AD临床标准的痴呆人员中，可发现ε4等位基因增加诊断可靠性，然而ε4等位基因的缺失不能反证AD。进一步说，所有痴呆患者，包括携带ε4等位基因者，需要一个可逆的认知损害原因调查。然而，载脂蛋白ε4仍是与AD风险相关的最重要的生物标志物，ε4功能角色及其诊断应用上的研究进展迅速。尽管有证据显示，ε4等位基因可恶化非AD退行性疾病、头颅损伤和其他脑损伤的表型，但ε4等位基因与FTD、DLB或CJD的风险无关。其他基因也可能参与AD，特别是散发疾病形式的少数风险等位基因。全基因组关联研究已经涉及丛生蛋白（CLU）、磷脂酰肌醇结合网格蛋白装配蛋白（PICALM），以及补体成分（3b/4b）受体1（CR1）基因。CLU可能在突触转换中发挥作用；PICALM参与网格蛋白介质的胞吞作用；CR1可能通过补体通路，在淀粉样蛋白清除中有所作用。*TREM2*是与炎症有关的基因，增加患痴呆的可能性。纯合子突变携带者发展为伴有骨囊肿的额叶痴呆（Nasu-Hakola病），而杂合子易发展为AD。

治疗　阿尔茨海默症

尽管缺乏可治愈的或有力的药物治疗方法，然而AD的管理却富有挑战性和鼓舞性。首要的关注是在有关行为和神经问题的长期改善上，同时提供护理支持。

建立与患者、家庭成员以及其他护理者的友好关系，是成功管理的精髓。在AD的早期阶段，记忆助手（如笔记本和日常提醒张贴）都会有所帮助。家庭成员应当加强愉快活动，同时缩减不开心的活动。厨房、浴室、楼梯以及卧室，需要有安全性，患者必须停止驾驶车辆。独立性缺失以及环境改变，可能会导致困惑、焦虑和易怒。沟通以及反复的安抚非常必要。护理者“精疲力尽”的情况会很普遍，经常会导致患者移住疗养院，或者护理者出现新的健康问题，并且护理者延期休息有助于维持长期成功的治疗环境。使用成人日托中心会有所帮助。当地和国家支持组织，例如阿尔茨海默病协会以及家庭护理员联盟，都是可贵的资源。近几年，对临床医师和家庭来说，通过互联网获取这些资源已变得很便利。

多奈哌齐（目标剂量：每日 10mg）、卡巴拉汀（目标剂量：6mg 每日 2 次，或 9.5mg 每日 1 片）、加兰他敏（目标剂量：每日 24mg，缓释）和美金刚（目标剂量：10mg 每日 2 次），都是目前获得美国食品和药品管理局（FDA）批准，用来治疗 AD 的药物。由于肝毒性，他克林已停止使用。这些药物必须在使用 4～6 周后，才可以增加剂量，以减少副作用。多奈哌齐、卡巴拉汀以及加兰他敏的药理作用都是抑制胆碱脂酶，主要是乙酰胆碱酯酶，来提升大脑乙酰胆碱水平。美金刚主要是阻断过度兴奋的 N-甲基-D-天冬氨酸（NMDA）谷氨酸盐受体来发挥作用。胆碱酯酶抑制剂和美金刚在中至重度 AD 患者的双盲、安慰剂对照、交叉研究显示，它们与改善患者护理等级有关，在长达 3 年的认知测试评分上有明显的等级降低。平均来说，患者通过胆碱酯酶抑制剂，能维持他（她）的简易精神状态检查（MMSE）分数在一年内接近，然而无效对照治疗的患者在相同期限内降低了 2～3 分。美金刚与胆碱酯酶抑制剂联合使用，或单独使用，可减缓认知恶化，减少护理人员照顾中度至重度 AD 患者的负担，但未被批准用于轻度 AD。这些药物对 AD 仅具备一定效力。胆碱酯酶抑制剂相对来说易于管理，其主要的副作用是胃肠道症状（恶心、腹泻和绞痛）、噩梦多梦、心动过缓（通常是良性）以及肌肉痉挛。

在一个前瞻性观测研究中，雌激素替代治疗显示对妇女 AD 具备防范作用（大约 50%）。这一研究看起来进一步确证了此前两个病例对照研究的结果。不幸的是，一项针对无临床症状绝经后的妇女，使用雌激素-孕酮联合治疗的前瞻性安慰剂对照研究显示，痴呆情况是有所增加而非降低。这项研究显著抑制了通过激素治疗防止痴呆的热情。此外，在使用雌激素单独治疗 AD 时，尚未发现任何效果。

一项对照试验发现，银杏萃取物对 AD 和血管性痴呆在认知功能上有适度改善。遗憾的是，一项历时 6 年、全面的多中心预防研究表明，银杏对痴呆治疗并没有减慢进展的效果。

对小白鼠的 AD 模型预防接种抗 $Aβ_{42}$ 后，证明高度有效，有助于清除大脑淀粉样蛋白，并预防淀粉样蛋白进一步积累。在对人类临床试验时，这一方法能引起危及生命的并发症，包括脑膜脑炎。在另一项针对 AD 治疗的实验中，使用可减少 $Aβ_{42}$ 的 β 和 γ 分泌酶抑制剂，但在头两个 γ 分泌酶抑制剂他氟比尔和塞美司他的对照试验中，显示为阴性结果，而且塞美司他与安慰剂相比可能会加速认知能力的丧失。已经在轻至中度 AD 中尝试用抗 $Aβ_{42}$ 单克隆抗体进行被动免疫。这些研究结果都是阴性，导致一些人认为患者治疗太晚，不能对降低淀粉样蛋白的治疗措施产生反应。因此，新的试验开始在无症状轻度 AD 个体、无症状常染色体显性遗传 AD、认知正常但 PET 显示淀粉样蛋白阳性的老年人中进行。修复 tau 磷酸化和聚合的药物，包括 tau 抗体，作为 AD 和非 AD tau 相关疾病（包括 FTD 和 PSD）可能的治疗方案，开始进行研究，

几项回顾性研究表明，非甾体抗炎剂和 3-羟-3-甲基戊二酰辅酶 A（HMG-CoA）还原酶抑制剂（他汀类）如果在疾病发生前使用，可能具备对痴呆的预防效果，但不影响临床已有症状的 AD。最后，糖尿病和 AD 之间的相关性引起人们强烈的兴趣，因此胰岛素调节的研究也正在进行中。

AD 早期阶段，轻度和中度抑郁都是常见的，可能是使用抗抑郁药或胆碱酯酶抑制剂后的反应。由于选择性 5-羟色胺再摄取抑制剂（SSRI）具有较低的抗胆碱能副作用，因此常常被采用（如艾司西酞普兰，每天 5～10mg）。癫痫发作可以用左乙拉西坦治疗，除非患者在 AD 发病前已有其他有效的治疗方案。对某些 AD 患者来说，易产生焦虑、失眠、幻觉以及好斗等不良性情，这些行为可在护理所发生。新一代非典型抗精神病药（例如利培酮、喹硫平和奥氮平），可低剂量用于治疗这些神经精神病症状。通过比较药物与行为干预方式，对焦虑治疗的对照研究表明，药物治疗效果微小，而副作用明显，涉及睡眠、步态和心血管并发症，包括增加的死亡危险。所有的抗精神病药物都有 FDA 黑色警告框，在痴呆老人中，应谨慎使用；

然而，细心、日常的非药物治疗的行为管理并非能常常到位，因此某些患者不得不使用药物治疗。最终，强烈抗胆碱能效果的药物治疗应当避免，包括处方药、非处方安眠药（如苯海拉明），或者尿失禁治疗（如奥昔布宁）。

血管性痴呆

脑血管疾病相关的痴呆，可被分为两大类：多重梗死痴呆和弥漫性脑白质病（也被称作脑白质疏松症、皮质下动脉硬化性白质脑病或 Binswanger 病）。亚洲的脑血管疾病引发的痴呆比欧洲和北美更普遍，或许是由于颅内动脉粥样硬化患病率增加引起的。患过几次卒中的个体可能会发展为慢性认知不足，通常称之为多重梗死痴呆。卒中可大可小（有时为腔隙），通常涉及几个不同的大脑区域。痴呆的发作部分取决于受损皮质总量。患者通常报告突然神经功能恶化之前的不连贯事件。许多多重梗死痴呆患者有以下病史：高血压、糖尿病、冠状动脉疾病或其他常见动脉粥样硬化表现。体检通常显示局部神经缺陷，例如轻偏瘫、单侧巴宾斯基征、视野缺陷或假性延髓麻痹。复发性卒中导致疾病逐步发展。神经影像可显示梗死的各区域。因此，病史和神经影像学表现可将这种疾病与 AD 区分开来；然而，AD 和多重梗死都很普遍，甚至有时同时发作。正常衰老时，在脑血管中会有淀粉样蛋白积累，导致一种称之为脑淀粉样血管病（不伴痴呆）的疾病，易导致老年人脑叶出血或脑部微出血。AD 患者似乎淀粉样血管病的风险加剧，这也能解释 AD 与卒中之间的关联。

有些痴呆患者在磁共振成像（MRI）上发现皮质下白质双边 T_2 高信号，称之为弥漫性脑白质病，经常与腔隙性脑梗死相伴发生。痴呆隐匿性发生，进展缓慢，与多重梗死痴呆有明显区别，但其他患者显示出更为典型的渐进恶化特征。早期症状为轻度困惑、冷漠、焦虑、不安，以及记忆力、空间感或执行力不足。判断和方向感方面显著困难，以及逐渐发生日常生活对他人的依赖。随着疾病的发展，幸福感、得意感、沮丧或好斗行为都会变得常见。锥体束征和小脑体征都会出现，这些患者中至少一半出现步态障碍。患病晚期，尿失禁、发音困难伴有（或不伴有）其他假性延髓特征（如吞咽困难、情绪不稳定）都会变得频繁。少数患者会有癫痫和肌阵挛性痉挛。这种疾病是由于脑动脉及微动脉闭塞性疾病（微血管病变）造成的慢性缺血而导致。尽管高血压是主要原因，任何导致脑小血管狭窄的疾病，都可成为关键诱发因素。Binswanger 病这个术语应谨慎使用，因为它不能明确表明疾病性质。

脑白质病的其他罕见原因也表现为痴呆症，如成人异染性脑白质营养不良（芳香基硫酸酯酶 A 缺乏）和进行性多灶性白质脑病。脑白质病的显性遗传形式，也称之为脑常染色体显性遗传动脉病伴有皮质下梗死和白质脑病（CADASIL），将在后面“痴呆症的其他原因”中讨论。

线粒体疾病可表现为卒中样发作，且会选择性伤害基底神经节或大脑皮质。许多此类患者还显示了其他神经性或全身性疾病表现，如眼肌麻痹、视网膜变性、耳聋、肌病或糖尿病。诊断有困难，但乳酸和丙酮酸的血清或（尤其是）脑脊液水平会有异常，可对受累组织（最好是肌肉）活检，加以诊断。

血管性痴呆的治疗，必须将重点放在通过稳定或移除潜在病因，来预防新的缺血性损伤，如高血压、糖尿病、吸烟或缺乏锻炼。尽管会有周期性改善，但是认知功能丧失的恢复是不太可能的。

额颞叶退化疾病谱

额颞叶痴呆（FTD）是指有潜在的额颞叶变性（FTLD）病理改变的一组临床综合征。FTD 常常发作于 50～70 岁之间的人群，这一年龄段的患病率几乎与 AD 相当。早期研究表明男性 FTD 可能比女性更常见，但最新研究对此有所怀疑。虽然痴呆的家族史较为常见，但所有 FTD 病例中仅 10%～20% 为常染色体显性遗传。

家族与散发 FTD 有显著临床异质性。三种核心临床综合征的描述见图 12-3。在行为变异型额颞叶痴呆（bvFTD）中，最常见的 FTD 综合征以及社会和情感系统功能障碍表现为表情淡漠、去抑制、强迫、同情性丧失以及暴饮暴食，常常但并不总是伴随执行控制缺陷。两种形式的原发性进行性失语（PPA）包括语义和非流利/语法失能型。由于额颞叶变性（FTLD），这两种类型很常见并且归于额颞叶痴呆一类。在语义失语类型中，患者会慢慢失去理解文字、物体、具体的人和情感意义的能力；而非流利/语法失能型患者则完全无法说出文字，并且常常伴有明显的运动语言障碍。所有这三种临床综合征中，尤其是行为变异型额颞叶痴呆，可能伴有运动神经元病（MND），在这种情况下，可以称为额颞叶痴呆-运动神经元病（FTD-MND）。此外，皮质基底节综合征（CBS）和进行性

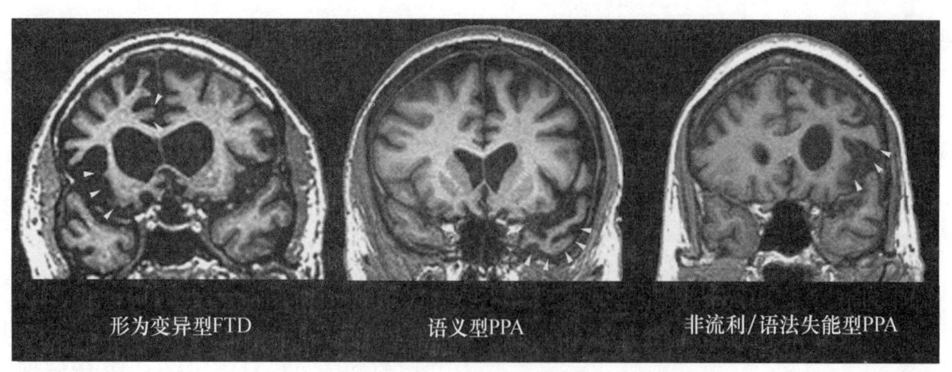

图 12-3　三种主要额颞叶痴呆（FTD）临床综合征。行为变异型 FTD（左）、语义失语型痴呆（中）、渐进性非流利型失语（右）典型患者的冠状位 MRI 成像。各综合征早期和严重萎缩区域被突出显示（白色无尾箭头）。行为变异型特征是前扣带回和额岛萎缩，蔓延至眼眶和背外侧前额叶皮质。语义型原发进行性失语（PPA）表现为显著的颞极萎缩，且往往在左侧。非流利/语法失能型 PPA 与优势侧额叶鳃盖和背侧岛叶退化相关。

核上性麻痹综合征（PSP-S）可以被认为是 FTLD 临床表现的一部分。此外，患者可从任何上述的主要综合征发展成为另一综合征中的突出特征。

临床表现是由疾病的解剖定位决定。右半球为主或对称的前扣带/内侧前额叶、眼眶和前脑岛退化预示着行为变异型额颞叶痴呆。非流利/语法失能型患者显示左侧（优势）额叶鳃盖和中央前回变性，而左前颞叶萎缩属于语义失语类型。视觉构建能力、计算和定位能力在任何额颞叶痴呆晚期可维持正常。随着疾病转移到间脑和脑干结构或具有皮质基底节综合征样特征，或者随着疾病转移到背面和侧面前旁扣带回皮质，许多非流利失语或行为变异型额颞叶痴呆患者后来发展为进行性核上性麻痹综合征。

最常见的导致 FTD 发生的常染色体显性遗传突变基因包括 *C9ORF72* 基因（9 号染色体）、*GRN* 基因（17 号染色体）以及 *MAPT* 基因（17 号染色体）。*C9ORF72* 基因非编码区六核苷酸（GGGGCC）扩增序列是最近发现的导致家族性或散发性 FTD（通常表现为 bvFTD 伴随或不伴随 MND）以及肌萎缩性侧索硬化症（ALS）的最常见遗传性原因。该基因扩增与 *C9ORF72* 基因 mRNA 的表达水平下降密切有关，核 mRNA 病灶含有扩增转录部分和其他 mRNA，神经元胞质包涵体含由重复 mRNA 翻译的二肽重复序列蛋白，还可见分子量为 43 000 的交互反应 DNA 结合蛋白（TDP-43）的神经元胞质和胶质细胞包涵体。这些不同特点涉及的致病作用是热点研究的主题。*MAPT* 突变导致 tau 蛋白的选择性剪接改变或 tau 蛋白分子的功能丧失，从而改变微管结合。至于 *GRN* 基因，前颗粒体蛋白编码基因序列的突变可能导致无义介导的 mRNA 降解，为常染色体显性遗传突变导致单倍剂量不足以及循环前颗粒体蛋白水平减少约 50％的罕见例子。有趣的是，最近有报道指出，成对染色体 *GRN* 突变患者体内存在神经元蜡样脂褐质沉积症的发展，促使研究人员重点关注溶酶体在 *GRN* 相关 FTD 中作为分子功能障碍相关的位点。前颗粒体蛋白是一种生长因子，结合于肿瘤坏死因子（TNF）受体，并参与组织修复和肿瘤生长。然而，前颗粒体蛋白突变如何导致 FTD 的相关机制仍然不明，目前研究推测最有可能的机制包括溶酶体功能障碍和神经炎症的增强。*MAPT* 基因和 *GRN* 基因突变均显示与帕金森病特征有关，而 ALS 相对罕见。少见情况下，含缬酪肽蛋白（*VCP* 基因，9 号染色体）和多泡体蛋白 2b（*CHMP2b* 基因，3 号染色体）基因突变导致常染色体显性遗传的家族性 FTD。*TARDBP* 基因（编码 TDP-43）和 *FUS* 基因（编码肉瘤融合）突变（见下文）导致家族性 ALS，有时与 FTD 综合征相关，虽然患者单纯患有 FTD 的报道并不多见。

结合神经影像学研究，FTLD 的病理标志是额叶、岛叶和（或）颞叶皮质局灶性萎缩（图 12-3），其在尸检中意义重大。尽管其作为一种晚期疾病，相关影像学研究表明，其发病常从一侧半球局灶性萎缩开始，然后蔓延到解剖学互联区域，包括基底神经节。皮质 5-羟色胺能神经支配功能的丧失在许多患者中出现。相比 AD，FTD 中胆碱能系统相对正常，这也造成了本组乙酰胆碱酯酶抑制剂的疗效不佳。

虽然早期的研究表明，尸检中 15％～30％的 FTD 患者显示有潜在 AD，在临床诊断中逐步细化提高了病理学的预测精度，在 FTD 痴呆门诊中确诊为 FTD 的大多数患者显示 FTLD 病理表现。所有 FTLD 患者的微观表现包括胶质增生、微空泡和神经元损失，但根据神经元蛋白质组成和胶质细胞包涵体，该疾病可进一步细分，约90%的患者有tau或TDP-43，其余10%显示含FUS包涵体（图12-4）。

tau蛋白聚焦物的毒性和蔓延力，成为很多家族病的发病机制，是散发tau蛋白病的关键因素，尽管tau蛋白微管稳定功能的丧失可能也具有一定作用。相反，TDP-43和FUS是RNA/DNA结合蛋白，其在神经功能中的作用仍在积极探索中，但一个关键作用可能是树突棘内活性依赖性翻译的远端神经元mRNA分子伴侣。因为这些蛋白质也形成细胞内聚焦物和产生类似的解剖学进展，蛋白毒性和蔓延力也可能是这些FTLD-TDP和FTLD-FUS发病机制中重要的因素。

在神经退行性疾病中，错误折叠的蛋白质越来越多地被认为具有"朊病毒样"属性，它们可以其本身错误折叠的蛋白质为模板，在细胞内产生蛋白质错误折叠的指数式扩增，并且可以促进跨细胞的甚至细胞之间跨突触的蛋白传播。这个假说可以为每个综合征中发现的疾病传播的常规模式提供统一的解释（第8章）。

虽然术语Pick病曾被用来描述一种渐进的退化性疾病，其特点是选择性累及前额叶和颞叶新皮质，以及病理学上可见神经元内胞质包涵体（Pick小体），现在它只用于描述特定的FTLD-tau组织病理学病变。典型的Pick小体具有嗜银性，用Bielschowsky银法（但不是用Gallyas法）染色阳性，高磷酸化tau蛋白免疫染色也呈阳性。识别FTLD三类大分子允许描述每一类不同的FTLD亚型。这些亚型，基于对神经元和神经胶质包涵体的形态和分布（图12-5），可以解释绝大多数患者，一些亚型具有很强的临床和遗传特性（图12-4）。尽管有了这些进展，现有的数据仅基于临床特征，并不能可靠地预测潜在的FTLD亚型，甚至大分子类型。对选择性结合于错误折叠tau蛋白的配体进行分子PET显像显示出巨大的潜力，已被应用于AD和FTD患者的研究。因为FTLD-tau蛋白和FTLD-TDP占FTLD患者的90%，检测活体组织病理tau蛋白沉积物将大大提高预测精确度，尤其是当淀粉样PET显像阴性时。

FTD患者对护理人员的压力非常大，因为该病扰乱了护理者的核心情感及人格功能部分。治疗主要是对症治疗，目前没有办法减缓病情恶化或改善病情。FTD伴有许多行为，如抑郁、性欲亢进、强迫及易怒，可通过抗抑郁剂改善，特别是SSRI。共患运动性疾病如帕金森病，必须小心使用抗精神病药物，该药物可能加剧问题。

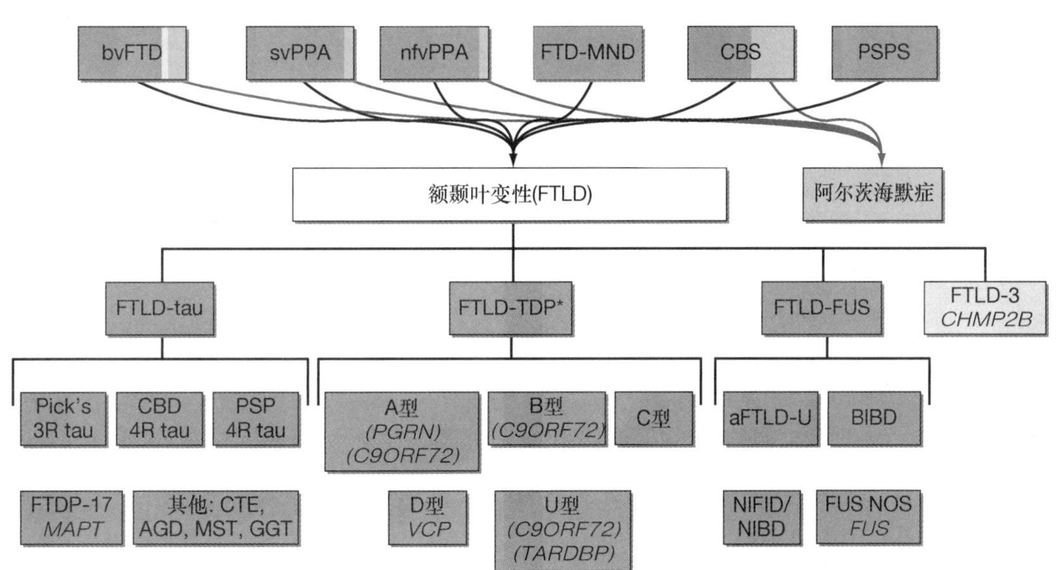

图12-4（见书后彩图） 额颞叶痴呆综合征具有潜在的额颞叶变性病理表现，可以根据神经元和神经胶质中tau、TDP-43或含FUS包涵体进行区分。临床综合征之间的相关性和主要分子类型用彩色阴影显示。尽管临床综合征诊断有所改进，一小部分额颞叶痴呆综合征患者在尸体解剖中会显示阿尔茨海默症的神经病理学（灰色阴影）。aFTLD-U，非典型额颞叶变性伴泛素阳性包涵体；AGD，嗜银性谷物疾病；BIBD，嗜碱性包涵体病；bvFTD，行为变异型额颞叶痴呆；CBD，皮质基底节变性；CBS，皮质基底节综合征；CTE，慢性创伤性脑病；FTD-MND，额颞叶痴呆伴运动神经元疾病；FTDP-17，额颞叶痴呆伴与17号染色体有关的帕金森综合征；FUS，肉瘤融合；GGT，球形胶质tau蛋白病变；MST，多系统tau蛋白病变；nfvPPA，非流利/语法失能型原发进行性失语；NIBD，神经丝包涵体病；NIFID，神经元中间神经纤丝包涵体病；PSP，进行性核上性麻痹；PSPS，进行性核上性麻痹综合征；svPPA，语义型原发进行性失语；U型，不可归类的类型。

渐进性核上麻痹综合征（PSP-S）是一种退化性疾病，累及脑干、基底神经节、边缘结构和部分皮质区域。临床上，该疾病初期表现为跌倒或细微的人格变化（如死板、冲动或冷漠）。很快地，在导致渐进性核上眼肌麻痹之前，发生渐进性眼动综合征，开始是方波抽搐，接下来是眼睛慢速扫视（垂直方向要恶于水平方向）。发音困难、吞咽困难和对称轴向僵化，可成为患病任何时间的显著特征。僵硬、颈部过伸的不稳姿态，以及慢速、抽搐、倾倒步态也是其症状。轴向僵化、不能向下看以及很差的判断之后，频繁、原因不明、有时动作很大的跌倒会成为常见情况。甚至有时患者会出现非常有限的随意眼球运动，保持头眼反射（使用垂直娃娃的头演习）；因此，动眼神经障碍为核上眼肌瘫痪。这种痴呆与 bvFTD 重叠，特征是冷漠、前额执行功能紊乱、很差的判断力、思考缓慢、语言流畅性受损、难以进行连贯动作以及任务转换。这些特征常见于运动综合征。某些患者始于不流利失语症，或者是运动语言紊乱，并逐步发展为典型 PSP-S。对左旋多巴的反应有限，或没有反应；无其他治疗方法。病情发作后，5～10 年内死亡。如同 Pick 病，术语 PSP 越来越多地用于指 FTLD-tau 类型内特殊的组织病理学病变。在 PSP，高磷酸化 4-重复序列 tau 蛋白的累积见于神经元和神经胶质内。神经元包涵体经常采取神经纤维缠结（NFT）的形式，可能会很大、呈球状、粗糙，出现于脑干、小脑齿状核和间脑神经元部位。Tau 沉积物在皮质下结构中最为显著（包括丘脑底核、苍白球、黑质、蓝斑、水管周灰质、顶盖、动眼神经核和小脑齿状核）。新皮质 NFT，如同 AD 中的一样，往往采取更“热烈”的形态，但在电子显微镜下，PSP 缠结显示为直管状，而非 AD 中发现的成对螺旋丝状。此外，PSP 与 tau-阳性神经胶质的病理学改变有关，例如簇生的星形细胞（图 12-5）、棘刺状的星形细胞和卷曲的少突胶质细胞包涵体。虽然小部分患者显示另一种 tau 蛋白病［皮质基底变

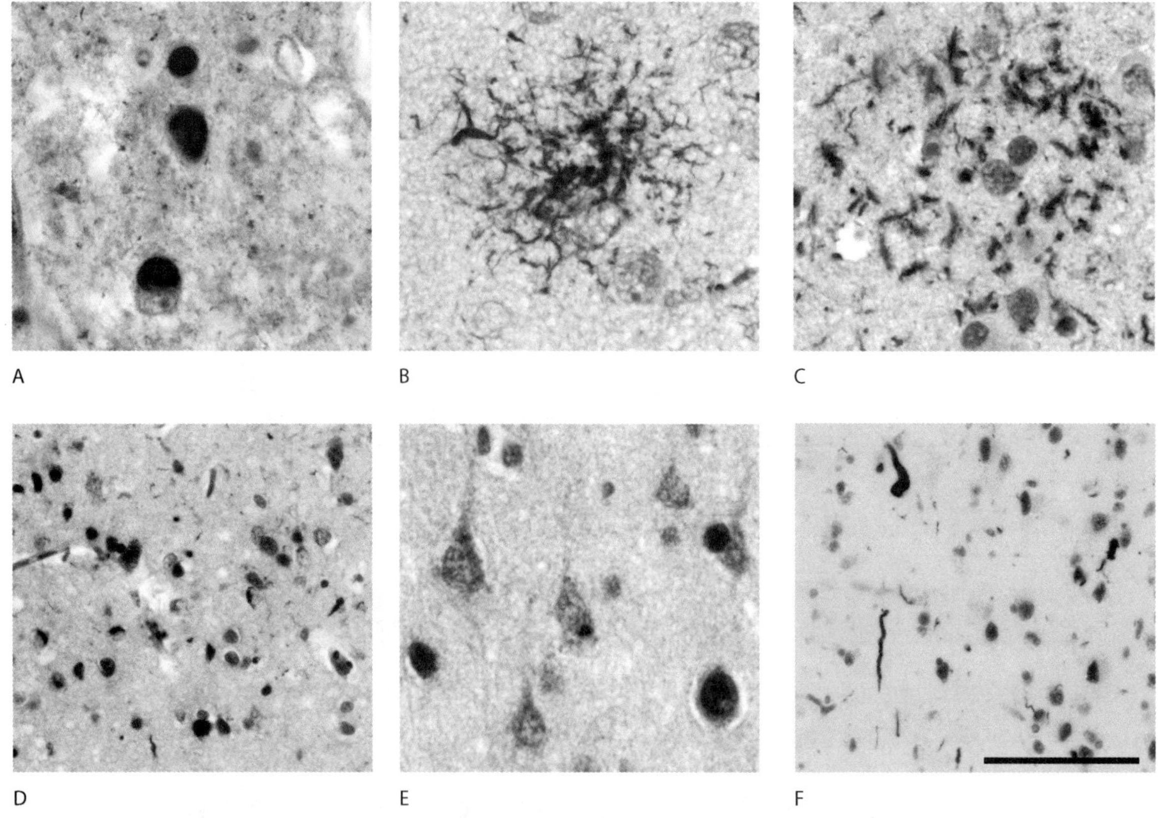

图 12-5（见书后彩图） 额颞叶变性（FTLD）神经病理学。FTLD-tau 蛋白（**A～C**）和 FTLD-TDP（D～F）占 90%以上 FLTD 患者。免疫组化显示每一类中主要组织病理学亚型的特征性病变：（**A**）Pick 病中的 Pick 小体；（**B**）进行性核上性麻痹中簇生的星形胶质细胞；（**C**）皮质基底节变性的星形细胞斑块；（**D**）小型致密或半月形神经元胞质包涵体，以及 A 型 FTLD-TDP 中神经纤维网线；（**E**）B 型 FTLD-TDP 中弥漫/颗粒状神经元胞质包涵体（神经纤维网线相对缺乏）；（**F**）C 型 FTLD-TDP 中长而曲折的营养不良性神经突。胸苷二磷酸（TDP）可以在缺乏包涵体的神经元细胞核中看到，但在 FTLD-TDP 中错误定位到细胞质，并形成包涵体。免疫组化染色显示 3-重复序列 tau 蛋白（**A**）、磷酸化 tau 蛋白（**B 和 C**）和 TDP-43（**D～F**）。将切片用苏木素复染。比例尺在图 **A**、**B**、**C** 和 E 中代表 50μm，在图 D 和 F 中代表为 100μm。

性（CBD病）或Pick病；图12-4]，大多数PSP-S患者尸检显示为PSP。

除与FTD和CBS重叠外（见下文），PSP经常与特发性帕金森病（PD）混淆。虽然PD老年患者向上看有困难，但他们向下看不会有问题，也不会出现其他PSP的典型眼部运动异常。有20%的PD患者会出现痴呆，往往是由于全面DLB样综合征引起。此外，DLB的行为综合征与PSP有所不同（见下文）。随着年龄增长，PD痴呆更容易出现，锥体外系症状越发严重，病程长，伴有抑郁。发展为痴呆的PD患者，在大脑成像上也会出现皮质萎缩。神经病理上，会出现AD相关的皮质变化，在边缘系统及皮质会出现DLB相关的α-突触核蛋白包涵体，或者除了神经胶质增生和神经元损失外，没有特异的微观变化。帕金森病在第13章中详细讨论。

皮质基底综合征（corticobasal syndrome，CBS）是缓慢渐进的痴呆-运动疾病，伴有罗兰前区皮质和基底神经节（黑质和基底核）的严重萎缩。典型患者表现为非对称发病，一侧肢体僵硬、肌张力障碍、肌阵挛和失用，有时伴有“异己肢”现象，即肢体展现非故意运动活动，如抓握、摸索、飘动等。最终，CBS变为双边，且导致发音困难、步态缓慢、动作性震颤以及额叶痴呆。CBS指的是临床综合征，CBD则指一个特定的组织病理学FTLD-tau病变（图12-4）。虽然CBS曾被认为是CBD，人们越来越多地认识到，CBS可能由CBD、PSP、FTLD-TDP甚至AD引起。在CBD，微观特征包括膨胀、无色、tau-阳性神经元，伴有星形细胞斑块（图12-5）和其他营养不良神经胶质tau-病理形态，与PSP所见重叠。最特别的是，CBD在皮质下白质有一个严重的tau蛋白病变负荷，包含线状物和少突胶质细胞螺旋小体。如图12-4所示，在尸检时，bvFTD、非流利/语法失能型PPA和PSP-S患者也可显示CBD，强调了区别临床和病理性结构及术语的重要性。CBS的治疗坚持对症治疗；疾病调节疗法是不可用的。

帕金森病痴呆和路易体痴呆

有关帕金森病痴呆综合征的研究正逐渐增加，和路易体和路易突起的病理一致，一些病例也从脑干下部向上移动，通过黑质、大脑边缘系统和皮质。路易体痴呆（DLB）临床综合征的特征是视幻觉、帕金森病、波动性认知障碍、跌倒，以及快速眼动睡眠行为障碍。痴呆症状可能在帕金森病之前或之后出现。因此，长期患帕金森病并且认知能力未受损的患者可能会逐渐患上痴呆症，伴有视幻觉和波动性认知障碍。当这些症状在帕金森病确诊后出现，很多人会使用帕金森病痴呆（Parkinson's disease dementia，PDD）这一术语。在其他情况下，痴呆和神经精神症状在帕金森病之前出现，这群人被称为路易体痴呆（DLB）。PDD和DLB都会伴随或在之前出现相关的脑干黑质病变，包括便秘、直立位头晕或RBD，许多研究人员把这些障碍归为α-突触核蛋白病理谱中的一些点。

PDD和DLB患者对代谢紊乱高度敏感，有些患者疾病最初表现为谵妄，感染、新药或其他系统性失调会促进这一症状出现。左旋多巴，帕金森综合征的处方药引起的幻觉性谵妄，有助于为PDD和DLB诊断提供初步线索。反之，轻度认知障碍和幻想症患者接受典型或非典型的抗精神病药物，可导致典型帕金森病，这是由于亚临床DLB相关的黑质多巴胺能神经元缺失引起。即使没有潜在的病因，DLB可表现有典型的波动性，间断混乱或恍惚伴随片刻清醒。然而，尽管有波动模式，DLB临床症状可持续存在，与谵妄不同，其随着激发因素的纠正而缓解。从认知学角度来看，和早期AD相比，DLB患者有相对的记忆保留，但是有更严重的视觉空间和执行障碍。

DLB的关键神经病理特征是存在路易体和路易突起，分布于脑干核团、黑质、杏仁核、扣带回以及新皮质。路易体是神经细胞的胞质包涵体，被过碘酸-Schiff（PAS）和泛素染色，但现在可以用突触前蛋白α-突触核蛋白的抗体来确定。路易体是由7～20nm长的直神经丝与周围的无定形物质组成，包括磷酸化和非磷酸化的神经丝蛋白、泛素和α-突触核蛋白的抗体识别表位。路易体通常是在原发性PD患者黑质中发现的，易被苏木精-伊红染色而发现。由于基底前脑和脑桥核的参与，许多DLB患者存在严重的胆碱能缺失，这也可能是造成症状波动、注意力不集中和视幻觉的一个因素。

由于AD和DLB中胆碱能缺失的重叠，胆碱酯酶抑制剂通常提供显著的疗效，减少幻觉，稳定妄想症状，甚至能帮助某些RBD患者。锻炼能最大限度地发挥运动功能，保护与跌倒有关的伤害。抗抑郁药通常是必要的。精神病可能需要非典型抗精神病药物，但会使锥体外系症状恶化，即使是低剂量，也会增加死亡的风险。DLB患者对多巴胺能药物极其敏感，必须仔细滴定；同时使用一种胆碱酯酶抑制剂可以提高耐受性。

痴呆的其他原因

朊病毒疾病，如克雅病（CJD）是产生痴呆的罕见的神经退行性疾病（患病率约为百万分之一）。CJD是一种快速进展疾病伴痴呆、局灶性皮质表现、强直和肌阵挛，首发症状出现不到1年后致人死亡。与AD不同，CJD的进展速度明显，因此两者之间的区别常常很直接。CBD和DLB是更加快速进展的退行性痴呆，伴明显的运动异常症状，更可能被误认为CJD。CJD的鉴别诊断包括其他急性进展的痴呆疾病，如细菌或病毒性脑炎、桥本脑病、中枢神经系统血管炎、淋巴瘤或副肿瘤综合征。典型周期性复合波异常脑电图及皮质边缘和基底核区液体衰减反转恢复MRI高信号是CJD特异的诊断特点，虽然少数持续局灶性或全身性癫痫发作可以产生类似的影像学表现。朊病毒疾病在第17章中详细论述。

亨廷顿病（HD）（第13章）是一种常染色体显性遗传脑退行性疾病。HD的临床特点包括舞蹈症、行为障碍和执行功能障碍。症状通常开始在30～50岁，但有一个很宽的范围，从童年到70岁以上。记忆力通常在疾病晚期才会受损，但注意力、判断、意识和执行功能往往在早期阶段出现障碍。抑郁、冷漠、社交退缩、易怒和间歇性失控很常见。妄想和强迫性的行为可能发生。病程通常在15年左右，但变异很大。

正常压力脑积水（NPH）是一种比较少见但可治疗的综合征。NPH的临床、生理和影像学特征必须与其他痴呆伴步态障碍的症状仔细区分开来。历史上，许多NPH患者被当成其他痴呆症进行治疗，特别是AD、血管性痴呆、DLB和PSP。积水的临床三联征包括步态异常（共济失调或失用）、痴呆症（通常为轻度至中度，重点是执行功能障碍）、尿急或尿失禁。神经影像学显示扩大的侧脑室（脑积水），很少或没有皮质萎缩，虽然可能外侧裂会出现撑开，很容易被误认为大脑外侧裂萎缩。本综合征是一种专用导水管引起的交通性脑积水，与中脑导水管硬化不同，后者导水管很小。腰椎穿刺压力在正常范围内下降，脑脊液蛋白、葡萄糖和细胞计数均为正常。NPH可能由正常脑脊液流动在大脑凸面受阻及延迟吸收进入静脉系统造成。这个惰性的过程，导致侧脑室扩大与脑脊液压力相对较小地增加。假定水肿、拉伸和扭曲额下白质纤维束可能导致临床症状，但确切的病理生理机制仍不清楚。一些患者有产生脑膜瘢痕的病史（阻塞脑脊液的再吸收），如曾患过脑膜炎、蛛网膜下腔出血或头部外伤。其他长期但无症状的先天性脑积水患者可能有步态或记忆性恶化，会与NPH混淆。和AD相比，NPH患者早期有明显的步态障碍，但CT或MRI显示无皮质萎缩。

通过各种特殊的研究和预测已执行的侧脑室分流术能否成功，研究人员试图修正NPH诊断。这些测试包括放射性核素脑池造影（显示脑脊液在凸面吸收延迟）和各种监控和改变脑脊液动力学的努力，包括恒压灌注试验。没有一个被证明特异性或持续有用。随着腰椎穿刺（或反复穿刺），流出30～50ml的脑脊液，可短暂地改善步态或认知功能，但这一发现还没有被证明对分流后改善有确切预测作用。也许最可靠的策略是在腰椎穿刺引流期间或引流后进行住院评估。偶尔，当AD患者出现步态障碍（有时由于合并额叶下血管损伤），CT或MRI中没有或仅轻度皮质萎缩时，鉴别AD和NPH患者就极具有挑战性。MRI中的海马萎缩有利于判断AD，而特有的外髋旋转、低脚间隙、短的步伐以及突出的躯干摇摆或不稳定的"磁"步态，有利于判断NPH。成像上未检测到脑积水，即使有适合的症状，也应该避免NPH的诊断。30%～50%的患者经仔细诊断确定为NPH会通过脑室分流改善。步态可能比认知改善得更好，但许多报告显示认知改善的失败可能源于患者同时患有AD。短期改善很常见。患者应慎重选择分流，因为已知的并发症有硬膜下血肿、感染和分流失败，可能导致老年患者在轻度老年痴呆症的早期就需要被安置在疗养院。

颅内压降低，或称为低颅压综合征，是一种病理性脑脊液压力降低，导致下行压力对皮质下结构和脑功能的破坏。它表现为头痛，往往因为咳嗽或Valsalva动作或从平躺到站立的移动而加剧。其他常见的症状包括头晕、呕吐、睡眠觉醒周期中断，有时呈渐进性bvFTD样综合征。虽然有时是特发性的，这种综合征会继发于腰椎穿刺脑脊液漏、头部外伤或脊髓蛛网膜囊肿而引起。治疗包括发现和修补脑脊液漏。

痴呆症可伴慢性乙醇中毒（第31章），并可能导致相关的营养不良，特别是B族维生素，尤其是维生素B_1的缺乏。其他定义不明确的慢性乙醇中毒也产生脑损伤。报道显示，一个罕见的特发性综合征，有老年痴呆与癫痫发作，主要是在意大利饮红葡萄酒男性中出现（Marchiafava-Bignami病）。

硫胺素（维生素B_1）缺乏可导致Wernicke脑病。临床表现为营养不良患者（经常但并非必须是饮酒者），由于室周中线结构炎症和坏死，包括背内侧丘脑、乳头体、中线小脑、中脑导水管周围灰质及滑车神经和展神经核，出现混淆、共济失调和复视。丘脑背内侧损伤与记忆丧失最密切相关。如果在症状出现的第一天给予肠外硫胺素（100mg 静脉注射 3 天，其后每日口服剂量）可以逆转病情。然而，长期的未经处理的硫胺素缺乏可导致不可逆性痴呆/遗忘综合征（Korsakoff 综合征）甚至死亡。

Korsakoff 综合征患者有正常的即时记忆、注意力和意识水平，但却无法回忆起新的信息。对新事件的记忆严重受损，而在患病之前获得的知识仍保持相对完整。患者很容易混淆，迷失了方向，并且存储信息不能超过几分钟。从表面上看，他们可能是熟悉的，可接触的，并能够执行简单的任务和遵循直接指令。虚构是常见的，虽然并不总是存在。因为先前的硫胺素缺乏对丘脑内侧核和乳头体产生了不可逆的损伤，尚没有特效治疗方法。慢性期内，MRI 上可见乳头体萎缩。

维生素 B_{12} 缺乏，可能发生在恶性贫血中，导致巨幼红细胞性贫血，也可能损害神经系统（第 20 章）。从神经学上说，它通常产生脊髓综合征（脊髓病），影响后柱（振动和位置感的缺失）和皮质脊髓束（腱反射亢进和巴宾斯基征）；它也损害周围神经（神经病变），导致感觉丧失与腱反射降低。有髓鞘的轴突损伤也可能导致痴呆。神经功能损伤的机制不清楚，但可能与 S-腺苷甲硫氨酸（髓鞘磷脂甲基化）缺乏有关，这是由于甲硫氨酸合成酶的活性降低或甲基丙二酸、同型半胱氨酸和丙酸累积，使髓磷脂的脂肪酸合成提供异常底物所导致。在血液系统表现缺乏时，维生素 B_{12} 缺乏症已发生神经系统病变，因此，避免使用全血细胞计数（CBC）和血涂片作为替代测量血液维生素 B_{12} 水平至关重要。注射维生素 B_{12} 治疗（1000μg 肌内注射每日 1 次，注射 1 周；或者每周 1 次，注射 1 个月；治疗恶性贫血可每月 1 次，常年注射），若使用及时，可以阻止疾病恶化，但不能完全逆转晚期神经系统损害。

*烟酸缺乏症（糙皮病）*与曝光部位皮肤出疹、舌炎和口角炎有关。严重的食物缺乏烟酸和其他 B 族维生素如吡哆辛（维生素 B_6）可能会导致痉挛性瘫痪、周围神经病变、疲劳、易怒和痴呆症。这一综合征已在战俘和集中营里发生，任何营养不良的人都应该考虑这一可能。低血清叶酸水平是营养不良的一个粗略指标，但单纯叶酸缺乏尚未被证明是痴呆症的诱因。

*中枢神经系统感染*常引起精神错乱和其他急性神经系统综合征。然而，一些慢性中枢神经系统感染，特别是和慢性脑膜炎有关，可能会引发痴呆病。痴呆或行为异常综合征的患者，若伴有头痛、假性脑膜炎、脑神经病变和（或）神经根病应怀疑慢性感染性脑膜炎的可能。20%～30%的晚期艾滋病患者成为痴呆。基本特征包括精神运动迟缓、冷漠和记忆损害。这种综合征可能由继发性的机会感染导致，但也可能是由中枢神经系统直接感染 HIV 导致。在抗生素之前时代，神经梅毒是痴呆的常见原因；现在不常见，但仍然可以在多性伴侣患者中出现，特别是 HIV 感染者。典型的脑脊液变化包括脑脊液细胞增多、蛋白升高和性病研究实验室（VDRL）检测阳性。

*中枢神经系统原发性和转移性肿瘤*通常会产生局灶性神经系统症状和癫痫发作，而不是痴呆症。但如果肿瘤生长开始在额叶或颞叶，最初的表现形式可能是记忆丧失或行为的变化。痴呆的副肿瘤综合征伴随隐匿性癌（常为小细胞肺癌），被称为边缘叶脑炎。在这种综合征中，混乱、躁动、癫痫发作、记忆力减退、情绪变化和明显的痴呆可能会发生。NMDA 受体抗体相关的副肿瘤性脑炎表现为进行性精神障碍与记忆丧失和癫痫发作；患者常为卵巢畸胎瘤的年轻女性。

非惊厥性癫痫发作（第 9 章）可能表现为混乱、意识模糊和语言含混不清的综合征。这经常被怀疑为精神疾病，但脑电图可以表明其癫痫性疾病的性质。如果具有复发性或持续性，可被称为复杂部分性癫痫持续状态。抗惊厥治疗经常引发认知干扰。病因可能是以前的小卒中或头部外伤，有些病例是先天的。

识别间接影响大脑和产生慢性混乱或痴呆症的系统性疾病很重要。这些情况包括甲状腺功能减退症、血管炎和肝、肾或肺部疾病。肝性脑病开始时可能易怒、困惑，并逐步发展到烦乱、嗜睡和昏迷。

孤立性中枢神经系统血管炎（CNS 肉芽肿性血管炎）（第 10 章）偶尔会导致慢性脑病，伴随混乱、迷失方向和意识模糊。头痛是常见的，并可能发生卒中和脑神经病变。脑成像研究可能正常或非特异性异常。脑脊液（CSF）分析显示轻度细胞增多或蛋白升高。脑血管造影可能显示涉及中等直径血管的多灶性狭窄，但有些患者在血管造影里无显示，只有小血管疾病。血管造影表现不具有特异性，可能与由动脉粥样硬化、感染或其他原因引起的血管病相似。脑或脑膜活检显示血管内皮细胞增殖和血管壁内单核细胞浸润。尽管该障碍可能自行缓解，但预后较差。一些患者对糖皮质激素或化疗有效。

*长期的金属接触*是痴呆症的罕见原因。诊断的关键是在工作中或家中有接触史。未充分燃烧的釉

陶导致慢性铅中毒已有报道。疲劳、抑郁和混乱可能与阵发性腹痛和周围神经病变有关。牙龈出现灰色的铅线，通常伴有嗜碱性点彩红细胞性贫血。临床表现类似急性间歇性卟啉病，包括 δ-氨基酮戊酸脱水酶抑制导致的尿卟啉水平升高。治疗采用如乙二胺四乙酸（EDTA）等药剂的螯合疗法。慢性汞中毒产生痴呆、周围神经病变、共济失调、震颤，可能进展为小脑意向性震颤或舞蹈手足徐动症。慢性砷中毒引发的混乱和记忆丧失同时伴有恶心、体重减轻、周围神经病变、色素沉着、皮肤脱屑和指甲上出现横向白线（Mees 线）。治疗方法为二巯基丙醇（BAL）螯合疗法。铝中毒是罕见的，但在透析痴呆综合征中有记载，由肾透析过程中使用的水被大量的铝污染所导致。这个中毒导致进展性脑病，伴有混乱、非流利性失语、记忆力减退、焦虑，并在之后产生嗜睡和昏迷等症状。语音停滞和肌阵挛是常见的，伴有严重和广泛的脑电图变化。透析时使用去离子水可消除这一状况。

职业拳击手反复头部外伤可能导致痴呆症，有时被称为拳击手酩酊样综合征，或*拳击员痴呆*。症状可能是渐进的，从一个拳击手的职业生涯后期，甚至退休很长时间以后才开始出现。该综合征的严重程度与拳击生涯的长度和击打数量有关。在早期，会出现社交不稳定等人格变化，有时出现偏执和妄想等症状。后来记忆丧失发展成完全性痴呆，常伴有帕金森症状、共济失调或意向性震颤。尸体解剖发现，大脑皮质会出现 tau 免疫阳性 NFT 改变，并且 NFT 通常比淀粉样斑块更突出（通常是弥漫性的而不是神经炎）。NFT 和 tau 蛋白阳性星形胶质细胞通常聚集在脑沟深处，TDP-43 包涵体也有报道，与 FTLD 谱有所重叠。同时，也可能有黑质中的神经元丢失。

慢性硬膜下血肿（第 21 章）也偶尔伴有痴呆，常在 AD 或 HD 潜在的皮质萎缩状况下出现。

短暂性完全遗忘（transient global amnesia，TGA）的特点是突发的严重情节记忆障碍，通常发生在 50 岁以上的人群中。通常情况下，在情绪刺激或体力消耗时会发生遗忘。发病时，患者变得警觉和健谈，一般认知是完整的，没有其他的神经系统症状或体征。患者可能会感到困惑，并一再询问他或她所处的地点和时间。几小时后，新的记忆能力形成，个体恢复正常状态，对发病时的状况一无所知。这一疾病通常没有确定的原因，但与脑血管病、癫痫（一项研究表明占 7%）、偏头痛或心律失常有关。约 1/4 的患者有反复发作史。有报道过罕见的突然发病的永久性记忆丧失病例，通常表现为海马或丘脑背侧中间核双边缺血性梗死。

*ALS/帕金森/关岛痴呆综合症*是一种罕见的退行性疾病，患者是关岛岛上的土著查莫罗人。个体患者可能有帕金森、痴呆和运动神经元病的任何组合症状。虽然最近的分析表明，某些患者也表现出共存 TDP-43 病理，但该病最典型的病理特征是在退化的脑皮质和黑质中存在 NFT，脊髓中的运动神经元缺失。流行病学证据支持其可能存在环境因素，如暴露于某种神经毒素或长潜伏期感染。一个有趣的但未经证实的待定神经毒素，出现在假棕榈树的种子里，关岛人传统上用其来做面粉。ALS 综合征已不再在关岛出现，但痴呆伴强直则不断出现。

少见情况下，成年起病的脑白质病、溶酶体贮积病和其他遗传性疾病在中年或晚年时表现为痴呆。异染性脑白质病变（MLD）会导致一个渐进的精神病或痴呆综合征，伴有广泛的融合性额叶白质异常。MLD 通过测量血液白细胞中芳基硫酸酯酶 A 的酶活性诊断。曾有报道女性携带者成年后患有肾上腺脑白质营养不良，这些患者往往具有脊髓和后部白质受累的特征。通过血浆极长链脂肪酸测定可诊断肾上腺脑白质营养不良。CADASIL 是另一种与白质病变有关的遗传综合征，往往额叶和颞叶明显。诊断是皮肤活检，小动脉出现高渗颗粒，越来越多地通过基因检测 *Notch 3* 基因突变。神经元蜡样脂褐质沉积症是一种遗传异质性障碍，伴有肌阵挛、癫痫和渐进性痴呆。可通过白细胞或神经组织里的嗜酸性曲线包涵体诊断。

对个人重要记忆的*心因性失忆症*也可见到。这一症状到底是源于刻意回避不愉快的记忆、直接装病，还是无意识的压抑仍然是未知的，也可能取决于患者个人。事件特异性遗忘更可能在暴力犯罪后发生，如亲密的亲戚或朋友遇害或性虐待。也可能与严重的药物或乙醇中毒有关，有时与精神分裂症有关。神游状态时发生的持续性心因性失忆症通常也源于严重的情绪压力。神游症患者会突然忘记个人身份，也可能会被发现离家游荡。和神经性失忆相比，神游症的失忆与个人身份和与个人密切相关的事件有关。同时，其他近期事件的记忆和学习及使用新信息的能力依然保留。这一状态通常持续数小时或数天，偶尔几周或数月，此时患者有一个新的身份。恢复后，神游时期残余失忆的缺口仍存在。极少情况下，自传信息选择性损失反映了参与这些功能的脑区有局灶性损伤。

*精神疾病*可以模仿痴呆。严重抑郁或焦虑的人可能出现痴呆的现象，有时被称为*假性痴呆*。经仔细测试，记忆和语言通常是完整的，一个显著的记忆障碍

通常表明有潜在的痴呆症，即使患者只是抑郁。在这种情况下，患者可能会感到困惑和无法完成常规任务。营养症状，如失眠、缺乏能量、食欲不佳和肠功能问题是常见的。发病往往更为突然，心理环境可能是抑郁症的显著原因。此类患者对潜在精神疾病的治疗方法有反应。精神分裂症通常不难和痴呆区分开来，但偶尔在区分的时候会存在问题。和大多数痴呆疾病相比，精神分裂症一般发病年龄更早（20～30 岁），具有完整的记忆。精神分裂症的妄想和幻觉通常比痴呆更为复杂和怪诞。一些慢性精神分裂症患者会在晚年发展成不明原因的渐进性痴呆，但不是 AD。相反，FTD、HD、血管性痴呆、DLB、AD 或脑白质病开始可能有精神分裂症类似的特征，致其被误诊为精神病。发病后期，认知测试有显著缺陷或有异常的神经影像学表现提示退化病变。记忆丧失也可能是转换障碍的一部分。在这种情况下，患者普遍抱怨记忆丧失，但仔细的认知测试要么不能确认有病，要么说明不一致或不寻常的认知问题模式。患者的行为和“错误”的回答往往表明，他或她理解这个问题，并知道正确的答案。

通常由医生处方的慢性药物或药剂使用引起的认知模糊，是导致痴呆的重要原因。用于治疗失眠、疼痛、焦虑或烦乱的镇静剂、安定药、止痛剂，会引起混乱、记忆力减退和嗜睡，尤其是对中老年人。停止用药通常能改善心理状态。

13 帕金森病及其他运动障碍性疾病

Parkinson's Disease and Other Movement Disorders

C. Warren Olanow，Anthony H. V. Schapira，Jose A. Obeso
（房进平　陈慧敏　译　杨雅琴　王展　王雪梅　马凌燕　冯涛　校）

帕金森病和相关疾病

帕金森病（PD）是第二常见的神经系统变性病，仅次于阿尔茨海默病，估计在美国约有 100 万帕金森病患者，而在全球范围内这个数目达到 500 万。PD 可以累及不同性别、职业及不同国籍的人。PD 的平均发病年龄大约是 60 岁，但是也有患者在他们 20 多岁或更年轻的时候就已经发病。PD 的发病率随着年龄的增长而增加，基于广泛的人口统计学调查，据估计在未来几十年中，PD 患者将会大幅度地增加。

临床上，PD 的主要特征是静止性震颤、强直、运动迟缓和步态异常，这也被认为是 PD 的“四主征”。其他的特点还包括冻结步态、姿势不稳、言语困难、自主神经功能紊乱、感觉异常、心境障碍、睡眠障碍、认知功能减退和痴呆（表 13-1）。这些症状因其多巴胺治疗反应不佳，故称为 PD 的非多巴胺能性症状。

从病理上来讲，PD 的主要特征是黑质多巴胺能神经元的退化，纹状体多巴胺减少和神经元内异常蛋白聚集体路易小体的形成（图 13-1）。目前人们主要关注多巴胺系统，由包涵体所致的神经元变性也可以影响 Meynert 基底核的胆碱能神经元、蓝斑的去甲肾上腺素能神经元、脑干中缝核的 5-羟色胺能神经元、嗅觉系统神经元，及大脑半球、脊髓和周围神经系统。这种“非多巴胺能性”的病理改变可能是表 13-1 中所列的 PD 非多巴胺能性临床特征的原因。事实上，有证据指出 PD 的病理改变始于周围自主神经系统、嗅觉系统和低位脑干迷走神经的背侧运动神经核，而后顺次累及脑干上部及大脑半球。这些研究都提示多巴胺能神经元在疾病的中期才受累。当然，也有几项研究认为反映 PD 非多巴胺能性变性的症状，包括便秘、嗅觉丧失、快速动眼睡眠行为障碍（REM）和心脏神经损伤等，出现在疾病典型运动症状之前。

表 13-1　帕金森病临床表现

主要临床特点	其他运动症状	非运动症状
运动迟缓	写字过小症	嗅觉缺失
静止性震颤	面具脸（表情缺乏）	感觉障碍（如：疼痛）
肌强直	眨眼减少	心境异常（如：抑郁）
步态异常/姿势不稳	声音变低（发音过弱）	睡眠障碍
	咽下困难	自主神经功能异常
	冻结步态	直立性低血压
		胃肠道功能紊乱
		泌尿功能异常
		性功能异常
		认知功能障碍/痴呆

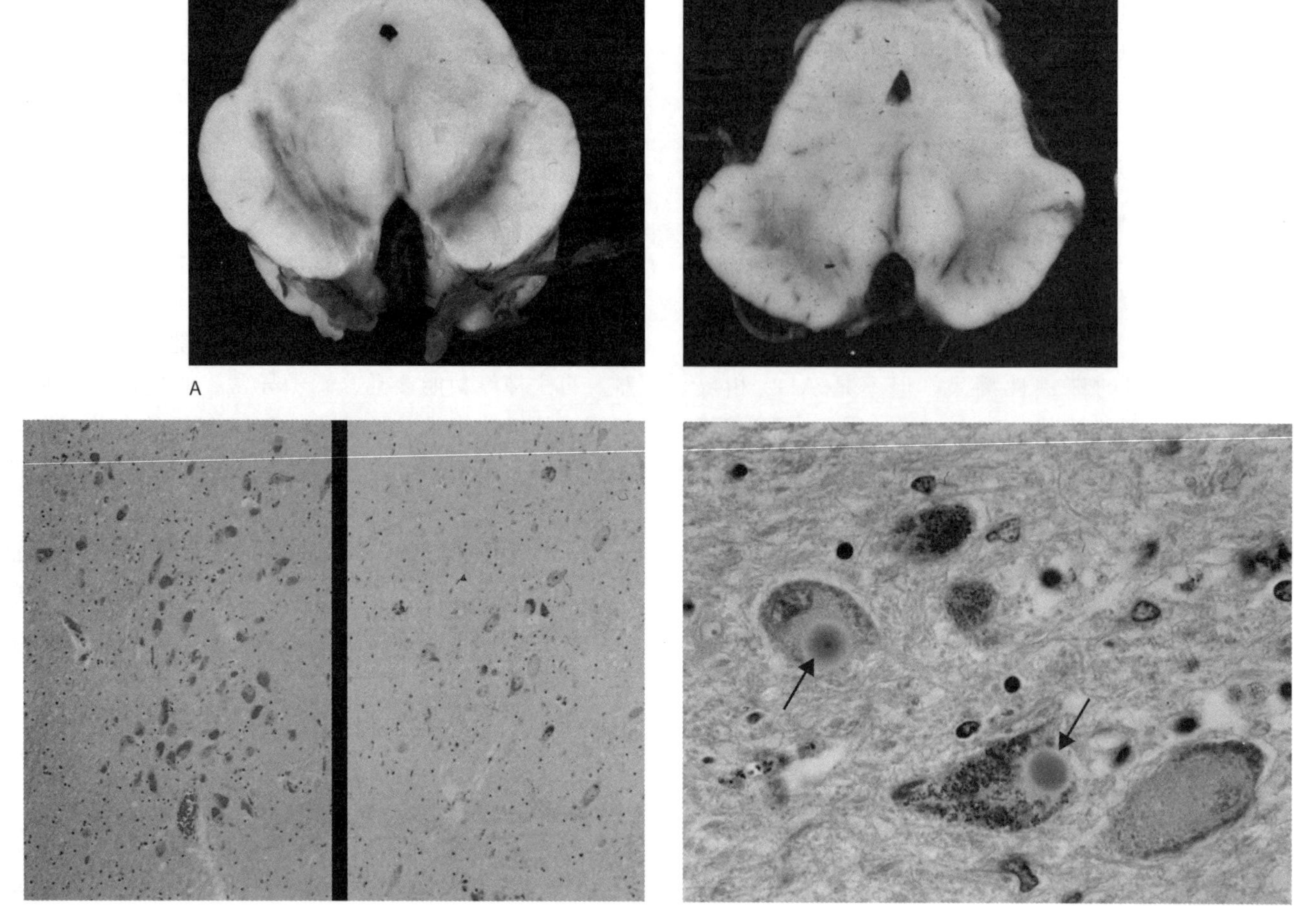

图 13-1（见书后彩图） 将一名 PD 患者的病理标本与正常人对比，结果发现：①PD 患者（右）的黑质致密部颜色较对照（左）浅；②PD 患者（右）黑质致密部的细胞数目较对照（左）减少；③PD 患者的多巴胺神经元内出现路易小体（箭头）

鉴别诊断

帕金森综合征是一组以运动迟缓、强直和（或）震颤为主要表现的症候群的统称，它的鉴别诊断范围宽泛（表 13-2），这也反映了基底节不同部位的受累情况。基底节是由一组皮质下核团构成的，包括纹状体（壳核和尾状核）、丘脑底核（STN）、苍白球外侧部、内侧部和黑质致密部（图 13-2）。基底节在控制运动功能方面具有重要的作用，此外现在也认为其在调节情感和认知方面同样具有重要的意义。在帕金森综合征

表 13-2 帕金森综合征的鉴别诊断

帕金森病	非典型帕金森综合征	继发性帕金森综合征	其他神经退行性疾病
遗传性	多系统萎缩	药物诱导性	肝豆状核变性
散发性	橄榄-桥脑-小脑萎缩型（MSA-C）	肿瘤	亨廷顿病
路易体痴呆	帕金森型（MSA-C）	感染	脑内铁沉积性变性病 SCA3（脊髓小脑性共济失调）
	进行性核上性麻痹	血管性	脆性 X 相关震颤-共济失调帕金森综合征
	皮质基底节变性	正常颅压性脑积水	朊蛋白病
	额颞叶痴呆	外伤	肌张力障碍-帕金森综合征（DYT3）
		肝功能衰竭	伴有帕金森综合征的阿尔茨海默病
		毒物（如：一氧化碳，锰，MPTP，氰化物，己烷，甲醇，二硫化碳）	

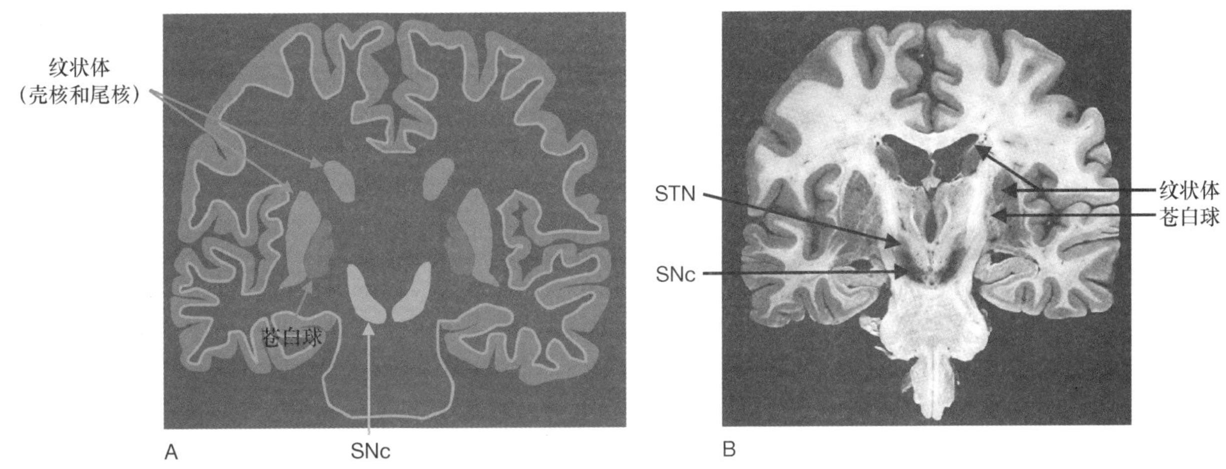

图 13-2（见书后彩图） 基底节神经核。基底节模式图和冠状位解剖图描述了其不同的组成成分。SNc：黑质致密部；STN：丘脑底核

的一系列病因中最常见的是帕金森病（大约占 75%）。既往 PD 的诊断主要是根据出现帕金森综合征“三主征”（震颤、强直、运动迟缓）的其中两个，但是尸检结果发现这种标准下的诊断错误率达到 24%。后来的临床病理研究发现有不对称静止性震颤且对多巴反应良好的帕金森综合征更能预测最终正确的病理诊断。根据修订后的标准（也就是 UK 脑库标准），99%临床诊断的 PD 得到了病理证实。

PD 脑多巴胺系统 PET 或 SPECT 影像提示纹状体多巴胺能标志物的摄取减少，特别是在壳核后部（图 13-3）。影像学检查有助于疑难病例的诊断和进行科研工作，但是在实际临床实践中却不太需要，因为一般仅通过临床诊断标准就可以做出 PD 的诊断。在未来，疾病修饰疗法的出现可能改变目前这种情况，尽可能地在疾病的早期就做出诊断就显得极为重要。基因检测并未常规使用，但是在科研工作中它有助于确定 PD 的高危人群。*LRRK2* 基因突变受到了人们特别的关注，因为它不仅是家族性 PD 最常见的原因，而且约 1%的散发性 PD 也与之有关。在犹太人和北非阿拉伯人中 *LRRK2* 基因的突变尤其常见。根据年龄的不同，其外显率为 28%～74%。发病年龄早于 40 岁的患者要考虑是否存在 *Parkin* 基因突变。

非典型和继发性帕金森综合征 非典型帕金森综合征是一组神经退行性变的疾病，通常比 PD 病变累及的范围更广，包括黑质、纹状体和（或）苍白球。总体来讲，虽然它可以表现为帕金森综合征的表现（强直和运动迟缓），但是临床表现与 PD 还是略有不同，这也反映了其潜在病理基础的不同。帕金森综合征常见的特点是早期出现语言和步态损害，而没有静止性震颤，症状的不对称性，对左旋多巴反应差，临床进展快。在疾病早期可能对左旋多巴有一定反应以

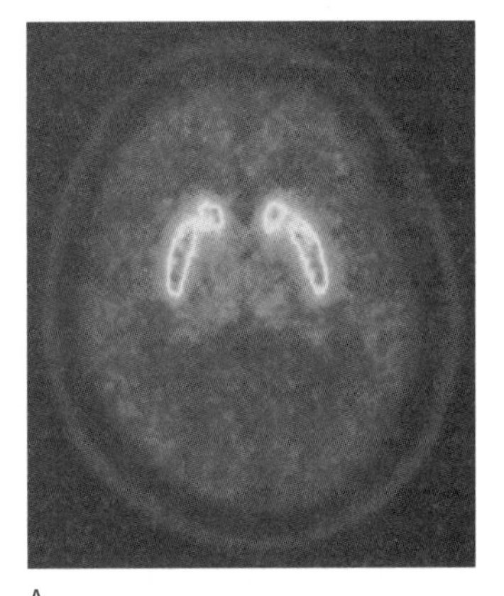

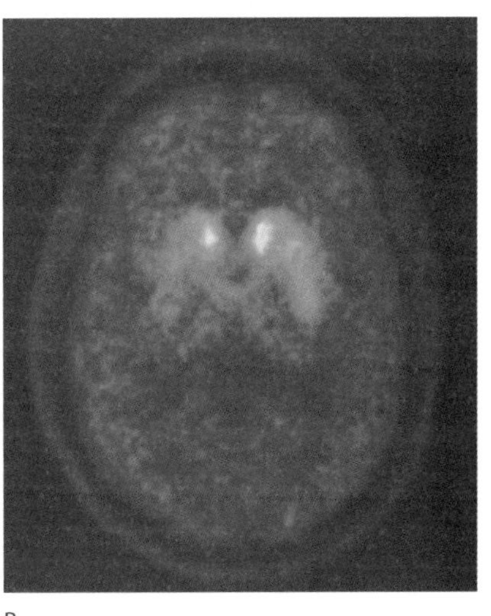

图 13-3（见书后彩图） 正常人（A）和 PD 患者（B）的［^{11}C］DTBZ-PET（VMat2 的一种标志物）影像结果。值得注意的是纹状体的示踪剂摄取减少，最明显的部位在壳核后部且存在双侧不对称的趋势（Courtesy of *Dr. Jon Stoessl*）

至于难以与 PD 区分开来。多巴胺系统的影像学检查通常没有辅助诊断价值，因为有些非典型帕金森综合征也存在多巴胺神经元的变性。从病理角度讲，帕金

森综合征的神经元出现退行性变但是没有路易小体的形成（后面会逐一单独介绍）。基底节/丘脑网络的代谢影像学有助于鉴别诊断，它反映的模式是 GPi 活动性降低、丘脑活性增加，但是 PD 却有相反的表现。

多系统萎缩（MSA）可以有帕金森综合征、小脑及自主神经系统受累的综合表现，从而可以分为帕金森综合征为主型（MSA-p）和小脑为主型（MSA-c）。在临床上，当患者出现非典型帕金森综合征的表现且有小脑的体征和（或）早期典型的自主神经功能障碍（常见的是直立性低血压）时应当疑诊 MSA。MSA 的病理特点是黑质、纹状体、小脑下橄榄核神经元变性伴胞内包涵体形成，后者的主要成分是 α-突触核蛋白。MRI 的 T2 序列可以显示 MSA-p 型的病理性铁沉积，即在其壳核外表面（壳核边缘）出现高信号，或是显示 MSA-c 型的小脑及脑干的萎缩［脑桥的“十字征”（图 18-2）］。

进行性核上性麻痹（PSP）是非典型帕金森综合征的另一种形式，它的主要特点是眼球慢扫视、眼睑失用、眼动受限，可表现为向下凝视。患者常常感觉颈部僵硬感，早期出现步态异常和跌倒。在晚期将会出现明显的语言和吞咽困难以及痴呆。MRI 检查提示特征性表现，即中脑萎缩明显而脑桥相对保留（矢状位可见“蜂鸟征”）。从病理上来讲，PSP 的特点是黑质和苍白球神经元变性伴胞内神经纤维缠结、包涵体形成，后者的主要成分是 tau 蛋白。

皮质基底节变性并不常见，常表现为不对称的肌张力障碍，单手笨拙以及皮质感觉功能异常，包括失用、失认、局灶性肌阵挛或是异己肢体现象（患者难以感知肢体在空间的位置）。痴呆可能出现在疾病进程的任何一个阶段。MRI 通常可以显示皮质的不对称性萎缩。病理发现包括无色神经元变性伴 tau 蛋白聚集，这和 PSP 的表现类似。

继发性帕金森综合征可能与药物、脑卒中、肿瘤、感染或是一氧化碳、锰等毒物暴露有关。精神安定剂等多巴胺拮抗剂的使用是继发性帕金森最常见的原因。虽然这些药物在精神科广泛应用，但是医生应该意识到这些药物也是精神安定药并且能引起继发性帕金森综合征和迟发性运动障碍，例如主要被用来处理胃肠道不适的胃复安、氯丙嗪。其他能够引起继发性帕金森综合征的药物还包括丁苯那嗪、胺碘酮、锂制剂等。

最后，帕金森综合征也是其他很多变性病的特点，比如肝豆状核变性、亨廷顿病（特别是青少年型，也就是 Westphal 变异型）、多巴反应性肌张力障碍，还有脑内铁沉积性变性病，如泛酸激酶（PANK）相关神经变性病（既往称为哈勒沃登-施帕茨病）。

提示非 PD 性帕金森综合征的相关病因见表 13-3。

病因和发病机制

大多数 PD 是散发性的（85%～90%），且病因不明。双胞胎的相关研究显示在年龄超过 50 岁的 PD 患者中环境因素起着更重要的作用，而在年轻患者中遗传因素更重要。流行病学研究显示接触杀虫剂、生活在农村和饮用井水增加 PD 发病的风险，而吸烟和咖啡则降低了 PD 的发病风险。但是，还没有哪种环境因素是 PD 明确的病因。20 世纪 80 年代，MPTP（1-甲基 4-苯基 1,2,3,6-四氢吡啶）的出现促进了“环境论”假设的发展，它是一种海洛因类似物非法制造的副产品，导致美国北加州一些吸毒者出现了类似 PD 的症状。MPTP 被转运到中枢神经系统后代谢为 MPP+，后者具有线粒体毒性，选择性地损伤多巴胺神经元。但 MPTP 或是 MPTP 类似物与散发性 PD 关系不大。然而，MPTP 能诱导产生 PD 的动物模型。

10%～15%的 PD 患者是家族遗传性的，有大量特异性的突变和基因被证实与之有关（表 13-4）。基因突变也被认为与一些散发病例有关，有些典型的 PD 患者携带有 *LRRK2* 基因突变，全基因组关联研究（GWAS）也牵涉到危险因素中的 α-突触核蛋白、tau 蛋白、HLA。有人提出大多数 PD 是由于受到“双重打击”所致，即基因突变所致的易感性与环境毒物接触，两者对 PD 的发生都是必不可少的，而仅存在其中之一是不够的。

在 PD 患者中与细胞死亡发病机制有关的因素包

表 13-3 不支持 PD 诊断的特征

症状	需考虑的其他替代诊断
病史	
早期出现语言和步态异常	非典型帕金森综合征
抗精神病药物使用史	药物诱导性帕金森综合征
40 岁之前发病	遗传性 PD
肝脏病变	肝豆状核变性，非威尔逊病肝豆状核变性
早期出现幻觉	路易体痴呆
复视	PSP
左旋多巴充分试验性治疗反应差或无反应	非典型或继发性帕金森综合征
查体	
首发症状为痴呆	路易体痴呆
突出的直立性低血压	MSA-p
突出的小脑体征	MSA-c
下视障碍	PSP
高频（8～10Hz）对称性姿势性震颤（有明显的意向性震颤的成分）	特发性震颤

缩写：MSA-c：多系统萎缩橄榄-桥脑-小脑萎缩型；MSA-p：多系统萎缩帕金森型；PSP：进行性核上性麻痹

表 13-4 PD 的遗传因素

名称	染色体	位点	基因	遗传方式
Park 1	Chr 4	q21～23	α-Synuclein	AD
Park 2	Chr 6	q25～27	Parkin	AR
Park 3	Chr 2	p13	未知	AD
Park 4	Chr 4	q21～23	α-Synuclein	AD
Park 5	Chr 4	p14	UCHL-1	AD
Park 6	Chr 1	p35～36	PINK-1	AR
Park 7	Chr 1	p36	DJ-1	AR
Park 8	Chr 12	p11～q13	LRRK2	AR/Sp
Park 9	Chr 1	p36	ATP13A2	AR
Park 10	Chr 1	p32	未知	Sp
Park 11	Chr 2	q36～37	GIGYF2	AD
Park 12	Chr X	q21～25	未知	Sp
Park 13	Chr 2	p13	Omi/HtrA2	AD
Park 14	Chr 22	q13	PLA2G6	AR
Park 15	Chr 22	q12～13	FBX07	AR
Park 16	Chr 1	q32	未知	SP

括氧化应激、兴奋性毒性所致的细胞内钙超载、炎症、线粒体功能障碍、蛋白水解应激等。最近的研究表明衰老的多巴胺能神经元通过钙通道影响钙钠离子交换的速度，潜在地使这种高能神经元易受到攻击从而出现钙离子导致的神经毒性。不管发病机制是什么，通过信号介导的细胞凋亡或是“自杀”程序导致出现了细胞死亡，至少是部分死亡。每种机制都为神经保护药物提供了潜在的靶点，但是目前还不清楚哪个因素是最重要的，每个患者的病因是否是一样的，又或者这些因素都只能代表偶然现象而与细胞死亡的真正原因无关，这些都还是未知的（图 13-4）。

基因突变并不是发生于所有的 PD 患者，但这有助于研究神经变性疾病和其他相关疾病的致病途径和发病

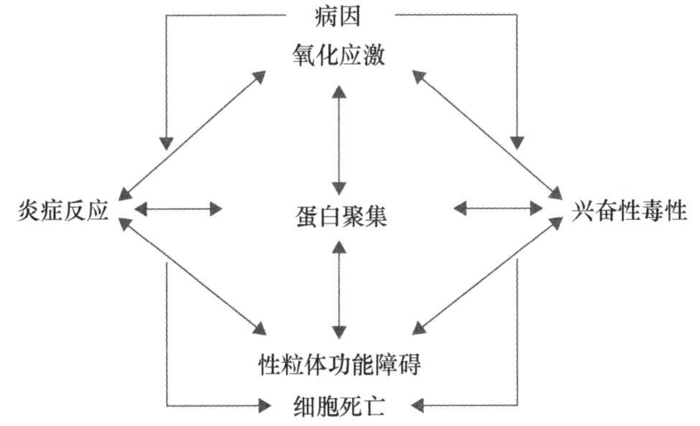

图 13-4 PD 的各致病因素如何通过网络模式相互作用最终导致细胞死亡的图示。此图说明干扰致病因素中的任何一个对于阻止细胞死亡级联反应过程并非是必需的（Adapted from*CW Olanow*：*Movement Disorders* 22：S-335，2007.）

机制。到目前为止，人们比较感兴趣的是形成 α-突触核蛋白、LRRK2 和 *PINK1*/*Parkin* 基因突变的致病途径。

热点当属 α-突触核蛋白的形成机制。α-突触核蛋白的形成导致罕见的 PD 家族遗传，并且 α-突触核蛋白是 PD 患者中路易小体的重要组成部分（见图 13-1）。而且野生型 α-突触核蛋白编码时，双倍或三倍复制时均可以导致 PD 的发生，这也提示即使是正常蛋白的增加也可以产生 PD。最近，在健康的胚胎里发现了在 PD 患者纹状体的多巴胺能神经元中存在的路易小体，这表明这种异常蛋白质会从已经病变的细胞转移至未病变的多巴胺能神经元。基于这些发现，α-突触核蛋白被认为是一种朊病毒，而 PD 就是一种朊病毒疾病。解释一下，就像朊蛋白 PrP^C，α-突触核蛋白可以折叠形成 β-折叠，生成有毒的低聚物和聚合物，聚合形成淀粉样斑块（例如路易小体），引起神经变性并影响未发生突变的神经元。事实上，向纹状体注射富有 α-突触核蛋白的纤维会使宿主神经元逐渐形成路易小体，神经退化，行为异常，并在相应解剖位点形成 α-突触核蛋白传播。来自于小鼠和灵长类动物的研究进一步支持这一假设，这类动物接种源自人类路易小体的 α-突触核蛋白，从而诱发广泛路易小体病理变化。总体来说，这一证据支持基于抑制或加速切除 α-突触核蛋白总量积累的神经保护方法治疗 PD 的可能性。

葡糖脑苷脂酶（GBA）基因与戈谢病有关，也与出现散发性 PD 的高风险相关。同样这一发病机制也不明确，但是值得注意的是它与自噬作用和溶酶体功能相关，也就说明这一基因突变可能也导致蛋白清除异常，并从而出现 PD。

LRRK2 基因有六种不同的突变形式均与 PD 有关，其中最常见的是 Gly2019Ser（2019 位甘氨酸突变为丝氨酸）。虽然这种基因突变导致细胞死亡的机制还未可知，但是人们普遍认为它与酶活性的改变有关。在实验室模型中，激酶抑制剂可以抑制与 LRRK2 基因突变相关的毒性反应，在这个靶点上的药物研究是个热点。然而，激酶抑制剂可能是有毒的，体内基因 LRRK2 的生理作用是未知的，绝大多数的 PD 患者体内不携带 LRRK2 基因突变。

基因突变涉及线粒体功能障碍是患帕金森病的可能原因。最近的研究表明 PINK1/parkin 的一个作用是清除受损的线粒体，PINK1/parkin 的基因突变的转基因动物中线粒体功能障碍，引发帕金森病的表达。这是一个特别有吸引力的研究成果，因为尸检研究发现散发性 PD 患者黑质中线粒体呼吸链复合体Ⅰ存在缺陷。

因此，累积的证据表明基因在 PD 家族遗传和散在发生的两种表现形式中都起着重要作用。值得期待

的是，对于这种基因突变引起的细胞死亡通路的研究将会激发相关的 PD 动物模型和神经保护药物的研究。

PD 的病理生理学

正常人及 PD 患者基底节功能的经典模型显示在图 13-5。一系列连接基底神经核和相应皮质运动区的神经环路协助控制运动功能。纹状体是基底节主要的输入区，而 GPi 和 SNr 则是主要的输出区。输入区和输出区通过直接和间接通路相连，这两条通路在输出通路上存在交互影响。基底节的输出对丘脑和脑干神经元是抑制作用，而后与皮质运动系统和脊髓相关联来控制运动功能。生理上，减少 GPi /SNr 神经元活动使运动易化，反之亦然。SNc 神经元的多巴胺能投射可以调整神经元放电、稳定基底节网络。目前认为基底神经节和类似皮质回路在调节正常的行为、情绪和认知功能中也扮演着重要的角色。

在 PD 中，多巴胺能神经变性导致 STN 和 GPi 神经元放电增加，从而使得丘脑过抑制，皮质运动系统活动减少，进而出现帕金森病（图 13-5）。PD 治疗中外科手术的角色就是基于这个模型而来的，预计通过手术造成 STN 或是 GPi 的损伤或是高频刺激可能减少这种神经元的过度激活从而改善 PD 症状。

治疗　帕金森病

左旋多巴

自从 20 世纪 60 年代末左旋多巴问世以来，左旋多巴是目前治疗 PD 最重要和有效的方法。20 世纪 50 年代末 Carlsson 的实验证实使用利血平阻断兔子多巴胺的摄取可以让兔子产生帕金森样症状，这种情形能够被多巴胺的前体——左旋多巴扭转。随后，Hornykiewicz 证实 PD 患者纹状体多巴胺缺乏，建议多巴胺能替代治疗可以获得治疗效果。由于多巴胺不能透过血脑屏障（BBB），因此临床研究使用左旋多巴，它是多巴胺的一种前体。之后十几年的研究证实了左旋多巴的价值，掀开了 PD 治疗革命性的篇章。

左旋多巴通常与外周的多巴胺脱羧酶抑制剂合用，目的是预防左旋多巴在外周代谢，从而激活不被 BBB 保护的脑干最后区上的多巴胺受体，引起恶性、呕吐等不适症状。在美国，左旋多巴与多巴胺脱羧酶抑制剂卡比多巴联合使用（即息宁），而在很多其他国家，都是与苄丝肼联合使用（即美多芭）。左旋多巴也制成了控释片剂型，与 COMT 抑制剂联合使用（见后文）。左旋多巴是治疗 PD、改善 PD 症状

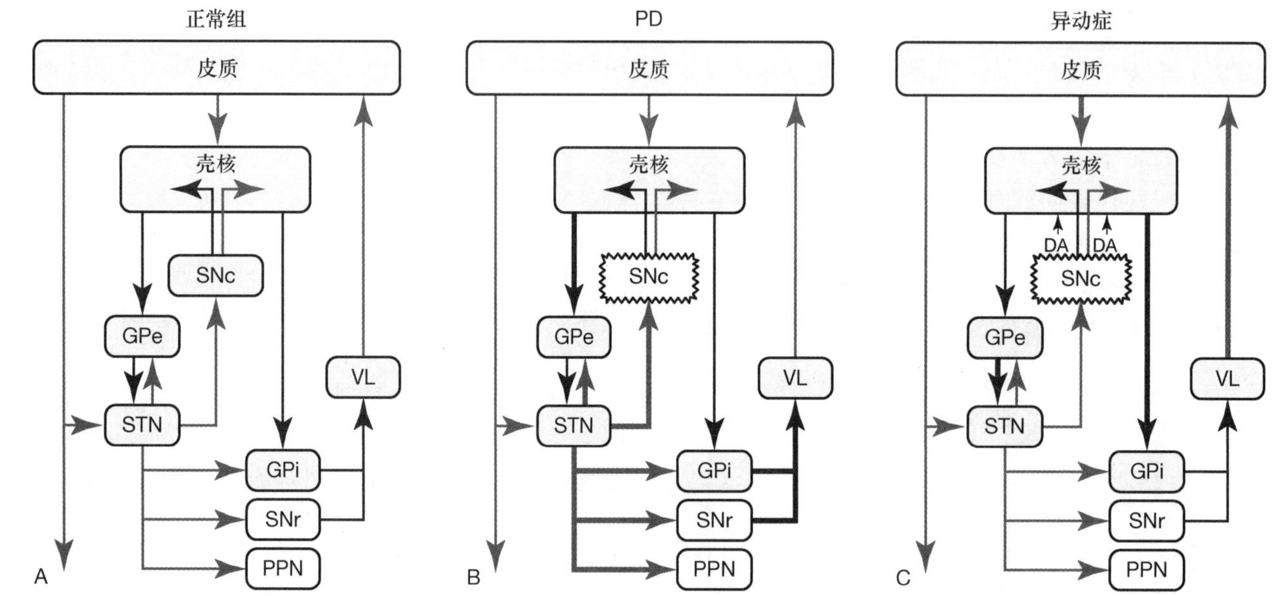

图 13-5（见书后彩图）　基底节神经环路。正常人（**A**）及 PD 患者（**B**）基底节功能的经典模型，药物引起的运动障碍模型（**C**）。蓝色箭头表示抑制性连接，红色箭头表示兴奋性连接。纹状体是基底节主要的输入区，接收来自皮质的信息输入。而 GPi 和 SNr 则是主要的输出区，它们的主要作用是激活丘脑及脑干运动区。纹状体和 GPi/SNr 通过直接和间接通路相连。这种模式显示 STN 和 GPi 神经放电活动增加可引起帕金森病，STN 或是 GPi 的损伤或是高频刺激可能减少这种神经元的过度激活从而改善 PD 症状，为 PD 外科治疗提供理论基础。这种理念也暗示异动症是由于输出区神经神经元活动减少，导致丘脑控制皮质活动兴奋性增加。这种理论模型也不完全正确，因为 GPi 的损伤可以改善 PD 异动症，表明神经元放电活动频率的改变只是导致 PD 异动症的其中一种理论；DBS，脑深部电刺激；GPe，苍白球外侧部；GPi，苍白球内侧部；PPN，脑桥核；SNc，黑质致密部；SNr，黑质受体；STN，丘脑底核；VL，丘脑腹外侧核（Derived from JA Obeso et al：Trends Neurosci 23：S8，2000.）

最有效的药物，也是新的药物疗效对比的金标准。目前没有任何一种药物或者手术治疗方法获益能够超过左旋多巴。左旋多巴能够改善PD典型的运动症状，延长就业时间，改善生活质量，增加寿命。几乎所有的PD患者服用左旋多巴都能获益，如果患者对左旋多巴没有反应，那么其PD的诊断值得商榷。

但是，左旋多巴治疗存在局限性。急性左旋多巴反应的副作用包括恶心、呕吐、直立性低血压。但是通常是一过性的，并且可以通过持续滴定给药而避免。如果副作用持续存在，可以通过加量外周的多巴胺脱羧酶抑制剂（如卡比多巴）或者外周多巴胺拮抗剂，比如多潘立酮（在美国不推荐）。长期应用左旋多巴可出现运动并发症，并且PD患者出现的跌倒、冻结步态、自主神经障碍、睡眠障碍、痴呆等症状不能被左旋多巴改善。而这些非多巴胺能特征的症状是导致晚期PD患者残疾和需要看护的主要原因。

左旋多巴所致的运动并发症有运动波动及异动症。在疾病的早期，患者应用左旋多巴的药效可持续数小时，虽然左旋多巴的半衰期只有60～90min。随着治疗，药物的疗效逐渐缩短直到接近半衰期。这种疗效减退，称为剂末现象。与此同时一部分患者出现异动症。异动症通常出现在临床疗效最大并且血药浓度最高的时候（即剂峰异动），通常表现为舞蹈样动作，但也表现为肌张力障碍、肌阵挛和其他运动障碍。轻度异动症可不影响生活，重度可致残疾并且影响左旋多巴的应用。病情严重的患者，可出现开-关现象，在“关期”常有严重的无动症，突然又转为“开期”，出现明显的异动症，并且“开期”“关期”不能预测地循环出现。一部分患者存在双相异动症，即在药物的剂峰和剂末均可出现。可以增加单次左旋多巴的剂量，但是可导致更加严重的剂峰异动症。

左旋多巴所致的运动并发症的病因并不清楚，更容易出现在年轻患者、疾病严重程度较高以及药物用量较高的患者。经典的基底节模型对于PD患者运动症状的发生可以提供依据，但是并不能很好地解释左旋多巴所致的异动症的机制。该模型推断多巴胺替代可以抑制苍白球的输出系统，使丘脑皮质兴奋，从而增加运动皮质的兴奋性，导致异动症的发生。然而，苍白球损毁术虽然完全损毁了它的传出，但是只能改善异动症，而不能阻止异动症的产生，就如经典模型所提示的那样。现在的研究发现左旋多巴所致的异动症与Gpi神经元放电模式有关（比如暂停、爆发、同步等），而不是单纯的放电频率所致。这种情形导致苍白球到丘脑或皮质的信息传输错误，产生异动症。苍白球切开术可通过阻断异常模式的发电，使错误传输中断，从而改善异动症。

近期研究表明非生理性的左旋多巴的替代治疗可以改变神经元的放电模式和运动并发症。纹状体多巴胺水平在正常情况下保持在一个相对稳定的水平。而在PD患者，多巴胺神经元退行性变，纹状体的多巴胺主要依赖于外周的左旋多巴。这种间断性的脉冲样给药，导致多巴胺受体暴露在高浓度和低浓度的多巴胺中，导致纹状体及苍白球神经元的分子改变，从而发生运动并发症。持续性的滴定给药可以预防运动并发症的发生。事实上，这种给药方式不仅能改善晚期PD患者的“关期”症状，还能改善异动症。但是并没有临床试验能够证明其能避免异动症的发生。

对于应用左旋多巴治疗的患者可出现行为方式的改变。多巴胺调节异常综合征表现为患者渴求左旋多巴，服用次数增多或服用不必要的剂量，类似毒品的成瘾性。PD患者服用大剂量的左旋多巴可出现无意义的收集、处理物品的行为，我们称为“punding”，这个名词最先由瑞典人提出，用于形容长期服用苯丙胺的人群出现的无意义的行为。性欲增强以及冲动控制障碍也常见于服用左旋多巴者，

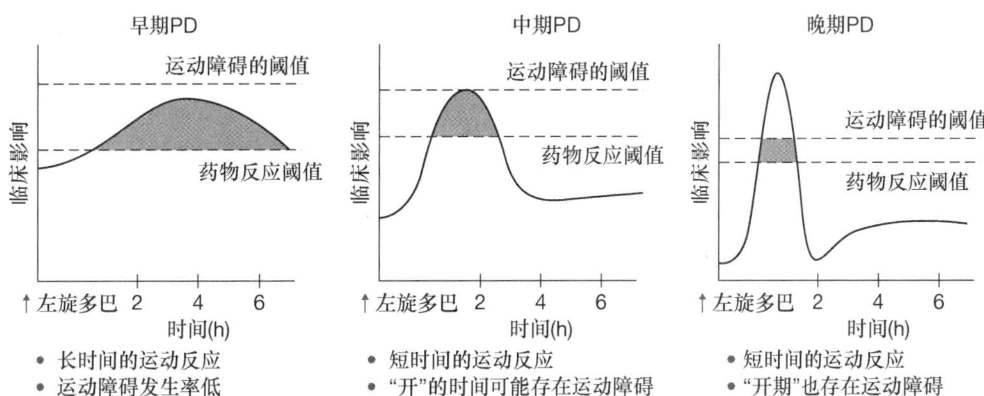

图13-6　长期多巴胺制剂治疗对运动反应的改变。原理图说明左旋多巴对运动障碍的改善时间会逐渐缩短（剂末现象），甚至在“开期”也会存在运动障碍

也多见于服用多巴胺激动剂的患者。

多巴胺受体激动剂

多巴胺受体激动剂是一类直接作用于多巴胺受体的药物。不同于左旋多巴，它不需要代谢为活性产物并且不进行氧化代谢作用。最初的多巴胺受体激动剂为麦角生物碱（包括溴隐亭、培高利特、卡麦角林等），会产生麦角类相关的副作用，包括心血管损害。它们大部分已经被第二代非麦角类多巴胺受体激动剂（例如普拉克索、罗匹尼罗、罗替高汀）取代。通常，多巴胺受体激动剂没有与左旋多巴相当的作用。它们最初都是用于辅助左旋多巴改善运动功能，缩短症状波动患者的“关期”。但是随后的研究发现，多巴胺受体激动剂较左旋多巴不易发生运动障碍，因为它们相对是长效药物。由于这个原因，许多内科医生起始治疗多选择多巴胺受体激动剂，虽然实际上所有患者最终仍需补充左旋多巴。罗匹尼罗和普拉克索都可以做成即时口服制剂（每日 3 次）和缓释剂（每日 1 次）。罗替高汀可以做成一日一次的透皮贴剂。阿扑吗啡也是一种多巴胺受体激动剂，其疗效与左旋多巴相当，但是它必须经肠道外给药，因为它的半衰期和活性持续时间非常短，只有短短的 45min。通常它作为严重“关期”患者的治疗药物。阿扑吗啡也可以持续皮下泵入，并且已被证实能够缩短进展期患者的“关期”和减少运动障碍的发生。然而，这种给药方式并没有在美国被批准。

多巴胺受体激动剂的使用也会产生各种各样的副作用。急性副作用主要是多巴胺能效应，包括恶心、呕吐和直立性低血压。和左旋多巴一样，缓慢逐渐滴定可避免副作用。长期使用所致的副作用包括幻觉和认知损害。有报道当驾驶汽车时会突然发生无意识的睡眠发作。应该告知患者这一潜在的问题，应该避免疲劳驾驶。多巴胺受体激动剂可出现冲动控制障碍，包括病理性嗜赌、性欲亢进、强制性饮食和购物。至于以上问题最准确的原因和为什么使用多巴胺受体激动剂较左旋多巴出现以上问题的频率更高，依然还没有被解决。但是有研究表明可能和与多巴胺相关的奖赏系统以及腹侧纹状体及眶额区域多巴胺的改变有关。通常，长期副作用与药物剂量有关，可通过使用最小剂量来最小化或避免。阿扑吗啡注射和罗替戈汀透皮贴剂的使用会因为注射部位的皮肤损害而变得复杂。

单胺氧化酶 B 抑制剂（MAO-B 抑制剂）

MAO-B 抑制剂阻断中枢性多巴胺的代谢并且增加突触间神经递质的浓度。司来吉兰和雷沙吉兰是常见的 MAO-B 抑制剂。临床上，在帕金森病早期运用单一疗法时 MAO-B 抑制剂具有轻微的抗帕金森病疗效，在伴有症状波动的患者中，MAO-B 抑制剂联合左旋多巴可以缩短“关期”（或加重期）的时间。MAO-B 抑制剂通常是安全的并且耐受性好。在左旋多巴治疗的患者中，左旋多巴也许会加重运动障碍，但通过降低左旋多巴的滴定剂量，这种作用通常可以被控制。MAO-A 亚型的抑制剂可以阻断肠道中酪胺的代谢，导致一种潜在的致死性的高血压反应，被称为“奶酪效应”，因为它可以被富含酪胺的物质如奶酪、熟肉、红酒沉淀下来。在临床实践中所运用剂量的司来吉兰和雷沙吉兰不能功能性抑制 MAO-A 并且与“奶酪效应”无关。在同时使用选择性血清素再吸收抑制剂抗抑郁药物的患者，理论上有一种血清素效应的风险，但是实际上这些情况很少遇到。

对于 MAO-B 抑制剂的兴趣也是人们关注于 MAO-B 抑制剂缓解病情作用的潜力。通过 MAO-B 抑制剂的合用可以阻止 MPTP（1-甲基-4-苯基 1,2,3,6-四氢吡啶）的毒性，MAO-B 抑制剂可以阻止 MPTP 转化为强毒性的 1-甲基-4-苯基－吡啶。MAO-B 也可以阻止多巴胺的氧化代谢和氧化应激。除此之外，司来吉兰和雷沙吉兰在它们的分子结构内都包含有炔丙基环并在实验模拟中具有抗凋亡效应。DATATOP 的研究显示在未经治疗的帕金森病患者中，司来吉兰可以延迟残疾出现的时间，促使左旋多巴的引入。然而，它不能证实是否这是源于可以延缓疾病进展的神经保护效应或仅仅掩盖了正在进行的神经变性的症状效应造成的。最近，ADAGIO 研究证实用 1mg/d 而不是 2mg/d 的雷沙吉兰的早期疗法不能达到与运用同样药物的延迟疗法的效果，这与缓解病情效应是一致的。然而，这些发现所产生的长期重要性是不确定的。

儿茶酚-氧位-甲基转移酶抑制剂（COMT 抑制剂）

当左旋多巴与脱羧酶抑制剂联合使用时，它主要通过儿茶酚-氧位-甲基转移酶抑制剂（COMT）进行代谢。COMT 抑制剂会延长左旋多巴的消除半衰期，并且加强其在大脑中的可用性。在伴有症状波动的患者中左旋多巴与 COMT 抑制剂联合使用会缩短“关期”时间，延长“开期”时间，进而提高运动得分，有两种 COMT 的抑制剂已经得到证实，即托卡朋和恩他卡朋。也有一种左旋多巴、卡比多巴和恩他卡朋的联合制剂，即达灵复。

COMT 抑制剂的副作用主要是多巴胺效应（恶心、呕吐和加重的运动障碍），并且通常将左旋多巴的滴定剂量降至原来的20%～30%，这种效应可以被控制。在5%～10%的个体中严重的腹泻与托卡朋有关，在较小程度上与恩他卡朋有关，并且需要停止药物治疗。已经被报道的致死性肝毒性案例与托卡朋有关，并且要求周期性监测肝功能。这个问题在使用恩他卡朋时还没有遇到。运用 COMT 抑制剂时由于代谢物的堆积会见到尿液变色，但是它不是临床所关注的。

已经被证实启动左旋多巴与 COMT 抑制剂的联合治疗会延长左旋多巴的消除半衰期，将提供更多的持续的左旋多巴的释放并降低了运动并发症的风险。这个结果已经在临床前期的 MPTP 模型中得到证实，并且在进展期患者中持续的输注会缩短“关期”时间，减轻运动障碍，在 STRIDE-PD 研究中，在早期的帕金森病患者中启动左旋多巴与 COMT 抑制剂联合使用相较于单独使用左旋多巴并没有益处，这也许是因为联合使用不能获得足够的时间间隔去提供持续的左旋多巴。在目前，COMT 抑制剂的主要价值持续存在于经历过症状波动的患者中。

其他药物治疗

抗胆碱药物如苯海索和苯托品，用于治疗 PD 历史悠久，但是随着多巴胺能制剂的发展，它们逐渐失去了治疗优势。它们主要的临床作用在于控制震颤，但是这种控制震颤的作用是否优于其他药物比如左旋多巴和多巴胺受体激动剂，还不明确。然而，它们仍旧对某一些患者有效。但是老年人慎用，因为它有一系列的副作用，包括小便障碍、青光眼，特别是认知障碍。

金刚烷胺也是重要的药物之一，它是以抗病毒剂被发现的。目前发现它也具有抗帕金森病的作用，可能与其抗 NMDA-受体相关。一些医生把金刚烷胺用于早期症状较轻的患者，也可用于晚期患者异动症的治疗。事实上，临床对照研究证实金刚烷胺是唯一一种可以在改善帕金森症状同时减轻异动症的口服制剂，虽然这种作用是相对短暂的。它的副作用是网状青斑、体重增加、认知功能障碍。金刚烷胺需要逐渐减量，以防戒断症状。

一些新型药物当前正在被开发，试图去提高抗帕金森病的效果、缩短“关期”时间、治疗和预防运动障碍。这些药物包括腺苷 A2A 拮抗剂、烟碱激动剂、谷氨酸拮抗剂和 5-HT1A 激动剂。表 13-5 列举了常见的主要药物和适用剂量。

神经保护作用

尽管 PD 有多种治疗方法，但是随着病程及疾病的进展，PD 患者仍会出现不能忍受的残疾。可以减慢或者阻止疾病进展的神经保护治疗在帕金森病中依然是重要的尚未实现的疗法。正如上面所阐述的，某些药物（司来吉兰和雷沙吉兰）的临床试验，已经提供了与疾病修饰效应相一致的阳性结果。然而，明确此阳性结果是否是由于可以延缓疾病进展的神经保护作用是不可能的。辅酶 Q10，一种线粒体生物增强剂和抗氧化剂，初步试验得出阳性结果吸引了广泛注意，但是还没有在大型双盲对照试验中得以验证。

手术治疗

外科手术用于治疗 PD 已有一个世纪之久。运动皮质的毁损术可治疗震颤，但是会引起运动缺陷而被停止应用。之后，丘脑 VIM 核的毁损术可改善对侧肢体的震颤而不造成偏瘫。但是对于 PD 的其他症状无改善。在 20 世纪 90 年代，Gpi 核后腹部（运动区域）的毁损术可以改善僵直、运动迟缓还有震颤。更重要的是，苍白球毁损术可以改善对侧异动症。这个术式也使人们对 PD 的病理生理学有了更多认识。但是这个术式对于双侧病变的患者不是最佳的，双侧同时毁损可出现吞咽困难、构音障碍以及认知障碍，目前大多数已经被脑深部电刺激术所取代。单侧 STN 核毁损术能在很大程度上起到抗帕金森病的效果并且可以较少左旋多巴的用量，但是具有产生偏身投掷运动的风险，并且这个术式目前没有经常使用。

今天帕金森病常采用的手术是脑深部电刺激术（DBS）。将电极放置于靶点部位，并与埋置于胸壁皮肤下的刺激器相连接。DBS 会产生刺激效应而不会对脑实质产生损害。DBS 工作的精确机制还没有完全清楚，但是也许它是通过破坏和 PD 以及运动并发症相关的异常信号来起作用的。刺激变量可以通过电极配置、电压、频率和脉冲持续时间来进行调整，可使效应最大化、副作用最小化。如果出现不能忍受的副作用，可以停止刺激，移除电极。DBS 手术步骤对脑实质损害小，适合进行双侧手术，相对安全。

对于帕金森病 DBS 手术主要的靶点是 STN 核和 GPi 核，效果显著，尤其在缩短“关期”时间和缓解运动障碍方面。但它不能改善和阻止某些症状的发展，这些症状左旋多巴治疗无效，例如冻结步态、跌倒和痴呆。因此手术主要适用于由于严重震颤、左旋多巴的药物调整不能满意控制的运动并发

表 13-5 常用治疗 PD 的药物

药物种类	有效剂量	常用剂量
左旋多巴[a]		
卡比多巴/左旋多巴	10/100，25/100，25/250mg	200～1000mg 左旋多巴/天，2～4 次/天
苄丝肼/左旋多巴	25/100，50/200mg	
卡比多巴/左旋多巴 CR	25/100，50/200mg	
苄丝肼/左旋多巴 MDS	25/200，25/250mg	
甲基多巴肼-左旋多巴口腔速溶片	10/100，25/100，25/250	
卡比多巴/左旋多巴/恩他卡朋	12.5/50/200 18.75/75/200 25/100/200 31.25/125/200 37.5/150/200 50/200/200	
多巴胺受体激动剂		
普拉克索	0.125，0.25，0.5，1.0，1.5mg	0.25～1.0mg 3 次/日
普拉克索 ER	0.375，0.75，1.5，3.0 4.5mg	1～3mg/d
罗匹尼罗	0.25，0.5，1.0，3.0mg	6～24mg/d
罗匹尼罗 XL	2，4，6，8mg	6～24mg/d
罗替戈汀透皮贴剂	2，4，6，8mg	4～10mg/d
阿扑吗啡 SC		2～8mg
COMT 抑制剂		
恩他卡朋	200mg	200mg
托卡朋	100，200mg	100～200mg 3 次/日
MAO-B 抑制剂		
司来吉兰	5mg	5mg 2 次/日
雷沙吉兰	0.5，1.0mg	10mg 每早

[a] 药物治疗应该个体化，通常应从小剂量开始滴定至最佳剂量。

注意：不能突然停药，应该逐渐减药或者以一个适当剂量停药

症所引起的残疾患者。在这样的患者中，和药物治疗的最好效果相比，DBS 手术可以改善患者的生活质量。主要副作用有手术过程中相关的（出血、梗死感染），DBS 方面的（感染、导线断裂、导线移位、皮肤溃疡）和刺激本身（视觉及言语障碍、肌肉抽搐、感觉异常、抑郁，以及很少发生的自杀）。近期的比较发现，这两个位点对于 PD 患者均是有效的。最近研究提示，选择 Gpi 抑郁的发生率较低。虽然不是所有的 PD 患者都可以进行手术，但是对于许多人手术还是有益的。对早期 PD 患者的研究提示，DBS 较药物治疗更有优势，但是也需要权衡手术费用和术后副作用的风险。长期研究证实对于 PD 经典的运动症状，DBS 手术具有持久的益处，但是 DBS 不能阻止非多巴胺症状的发展，这些症状持续存在导致患者残疾。研究继续评估了 DBS 手术的最佳方式（低频 *vs.* 高频刺激，封闭系统）。比较 DBS 与针对改善运动症状而不造成运动障碍的其他疗法例如 Duodopa 和阿扑吗啡泵入的效果后，结果显示 DBS 依然可以进行。近期的研究集中在发现新的靶点来改善 PD 患者的步态障碍、抑郁、认知障碍。

对于 PD 进行实验性治疗

目前很多科学家及大众对于治疗 PD 患者可能具有作用的新颖方法很感兴趣。包括细胞水平的治疗（例如胎儿黑质多巴胺细胞移植或干细胞中多巴胺神经元移植）、基因治疗和营养治疗。移植治疗是基于将多巴胺细胞移植到纹状体来替代退化的 SN 核团中的多巴胺能神经元。胎儿中脑的黑质细胞移植已经被证实是有效的，对 PD 患者来说可以重新刺激纹状体发挥器官功能，并改善 PD 患者的运动症状。一些开放性研究报道了治疗有效的结果。但是在双盲实验中胎儿中脑的黑质细胞移植术与空白对照组（假手术治疗）相比没有明显的疗效。

目前发现胎儿黑质细胞移植可产生异动症，即使减小多巴胺药量或是停用后仍存在。目前认为这与来自于 5-羟色胺神经元的多巴胺释放有关。除此之外，

多年随访后有证据显示，将健康的胚胎多巴胺能神经元转移至产生PD病理改变和功能障碍的患者身上，意味着以类似朊病毒的行为方式将PD患者从受α-突触核蛋白影响转移至不受α-突触核蛋白影响的神经元（正如上面所讨论的）。也许最重要的是还不清楚仅仅替换多巴胺能细胞如何改善非多巴胺能症状，例如跌倒和痴呆，这些症状是进展期患者残疾的重要原因。在来自于干细胞的多巴胺能神经元移植中也同样存在这样的关注点，但在PD患者中这些神经元还不能进行检测。因此对于移植技术作为PD的治疗方法，短期预测，至少在当前状态下是没有希望的。

生长因子是可以促进神经生长、储存功能以修复受损的神经元的一系列蛋白质。在实验研究中已经证实有若干个不同的生长因子对于多巴胺能神经元具有有益的效应。神经胶质来源的神经生长因子（GDNF）和神经生长因子抗体对于PD的治疗得到了特别的关注。然而，一项双盲实验，即在PD患者心室内和壳核内注入GDNF和安慰剂相比未能显示优势，可能是由于生长因子分子通过靶区域时的不充分转运。

基因传递提供了治疗性蛋白质通过靶区的广泛传递和长期表达的可能性。基因治疗将治疗性蛋白质的DNA放置于一个病毒载体中，然后该载体可将其转移至特定的靶区域。治疗性蛋白质的DNA整合至宿主细胞的基因组并且持续表达。AAV2病毒经常作为病毒载体，因为它不产生炎症反应，不会整合到宿主基因组上，并可长期转基因表达。在AAV2传递生长因子的一项开放性标记临床实验中显示出有希望的结果，但是在双盲实验中却失败了，可能是因为在PD患者中轴索的损害阻止了蛋白质到中脑黑质致密部蛋白质的逆行运输，进而导致修复基因的不规律。随后进行的一项双盲实验——关于AAV2-神经生长因子抗体在壳核和中脑黑质致密部的传递也失败了。

目前也在研究基因传递是否可作为一种传递手段——关于具有或不具有酪氨酸羟化酶的芳香族氨基酸脱羧酶到纹状体以促进多巴胺的产生，传递谷氨酸脱羧酶到中脑黑质致密部去阻止过度的神经元放电。这些过程还没有在PD患者中被证实有效。除此之外，虽然基因传递技术具有很大的潜力，但这个方法也有无法预料的副作用和风险，并且目前针对黑质纹状体系统的非多巴胺能症状还没有解决办法。

PD非运动症状和非多巴胺能引起的症状的管理

虽然PD的管理主要关注于多巴胺症状，但是非多巴胺能症状也不能忽视。一些非运动症状，虽然认为不是多巴胺病理改变引起的，但是可以从多巴胺能药物中受益，例如焦虑、惊恐发作、抑郁、出汗、感觉问题、冻结和便秘，所有这些症状在“关期”会加重，运用多巴胺能药物后也许可以改善。大约50%的PD患者在病程中遭受抑郁，并且抑郁常常诊断及治疗不足。抗抑郁药物不应该被限制使用，尤其对于严重的抑郁患者。5-羟色胺综合征主要发生于SSRI和MAO-B抑制剂联合应用时，但发生率很低。焦虑可以用短效的苯二氮䓬类药物治疗。

对于一些PD患者精神症状也是一个问题。和阿尔茨海默病相比，幻觉是典型的不具有威胁性的有形的视幻觉。但是，幻觉的出现会限制多巴胺类药物的使用，PD的精神症状经常对低剂量的非典型精神安定剂是有效的，并且可以耐受更高剂量的左旋多巴。氯氮平是最有效的药物，但是它可能造成粒细胞缺乏症，应给予规律监测。由于这个原因，许多内科医生一开始就使用喹硫平，即使在对照试验中和安慰剂组相比它没有被证实有效。在PD患者中幻视经常作为一个发展为痴呆的先兆。

帕金森病痴呆（PDD）是常见的，最终影响高达80%的患者。它的发病频率随着年龄增加。与阿尔茨海默病相比，它主要影响执行功能和注意力，还有语言贫乏、记忆力和计算能力下降。当痴呆症状发生于运动障碍之前或是其发生1年以内的患者时，按照惯例会被认为是路易体痴呆（DLB，第12章）。这些患者容易出现幻觉并且会昼夜波动。在病理上，路易体痴呆的路易小体广泛分布于大脑皮质（尤其是海马和杏仁核）并且与AD的病理也具有相关性。DLB和PDD可能代表了一类PD疾病谱而不是单独的疾病。轻度认知功能障碍（MCI）经常先于痴呆出现。在PD患者中，MCI是即将出现痴呆的一个更可靠的指标。在精神错乱的患者中多巴胺能药物会使认知功能恶化，并且应该停止或减量使用。药物应该按以下顺序停止：抗胆碱能药、金刚烷胺、多巴胺激动剂、COMT抑制剂和MAO-B抑制剂。最终，认知功能障碍的患者应该服用最低剂量的标准左旋多巴，既可以发挥抗帕金森病效应也不会恶化认知功能。抗胆碱能药例如利斯的明和多奈哌齐可以降低认知功能恶化的速度并且提高注意力，但是不能显著改善认知功能。

自主神经功能紊乱是常见的并且经常需要关注。直立性低血压可能是有问题的并且会导致跌倒。最初治疗应该包括增加饮食中盐的摄入和抬高床头以防夜间尿钠排泄。低剂量的氟氢可的松或者米多君可以控制大多数患者的症状。抗利尿激素、促红细胞生成素和去甲肾上腺素前体3-0-甲基DOPS可以用于更严重的或者难治性患者。如果直立性低血压在疾病的早期是突出的，应该考虑MSA。性功能障碍运用西地那非和他达拉非是有益的。针对排尿问题，尤其是男性，应该咨询泌尿外科医师以排除前列腺的问题。抗胆碱能药，例如奥昔布宁，也许是有用的。便秘对于PD患者也是一个重要问题。缓泻剂和灌肠剂是有用的，但是内科医生首先应该确保患者摄入了足量的液体，饮食中摄入充足的绿色蔬菜和五谷杂粮，胃动力药对便秘也是有帮助的。

睡眠障碍在PD患者中很常见，晚上易醒，白天容易瞌睡。不宁腿综合征、睡眠呼吸暂停和其他睡眠障碍应该恰当治疗。快速眼动行为障碍（RBD）是一种在快速眼动期由暴力行为和大喊大叫组成的综合征，也许是由于对快速眼动睡眠常伴随的运动症状的抑制作用失调而在睡眠中表现出来。许多PD患者在经典的运动症状出现之前具有RBD的病史，并且大多数RBD的患者会发展成突触核蛋白病（PD或MSA）。低剂量的氯硝西泮（0.5～1mg睡前给予）通常可以有效控制该症状。咨询睡眠专家和进行多导睡眠监测对于识别和最佳治疗睡眠障碍也是很有必要的。

非药物疗法

步态异常伴发的跌倒是引起PD患者残疾的一个重要原因。多巴胺能药物可以改善患者“关期”状态下的步态，但是目前没有特效疗法。拐杖和助步器对于增加稳定性、减小跌倒风险是很必要的。

冻结步态是指患者突然在原地僵住大约持续数秒到数分钟，就好像他们的脚被粘在了地上，这是引起跌倒的一个主要原因。冻结发生在“开期”或“关期”。“关期”中出现的冻结步态对于多巴胺能药物治疗是有效的，但是对于“开期”中的这种步态没有特异疗法。一些患者通过想象进入一个地方、唱首歌或是迈过一条假想线都可能改善症状。

一系列的主动锻炼和被动锻炼都可以维持甚至改善PD患者的功能，并且一系列主动和被动锻炼可以减小关节炎和关节僵硬的风险。一些实验室研究显示锻炼也许有神经保护作用，但是这在PD患者中还没有得到证实。对于所有的PD患者锻炼经常被推荐。躯体治疗和特异性锻炼例如太极是否必需这一点还不是很清楚。对于患者尽可能保持一定程度的社交和脑力活动是重要的。教育、财政计划资助、社会服务、家庭安全性的关注是整个关怀计划中的重要部分。很多信息都可在PD基金会和互联网上获得，但是为确保准确性还是应该由专业内科医生来评估。护理者的需求不应被忽视。照顾一个PD患者是需要做大量工作的，这将会增加护理者患抑郁症的风险。对患者及其护理者设立支援团队也许是有帮助的。

当前PD患者管理

对PD患者的管理需要个体化，没有任何一种治疗方法是普遍适用的。明确的是，如果一种药物被证实具有改善疾病进展作用，那么就应该在诊断的同时开始使用。确实，便秘、RBD和嗅觉减退也许是PD的运动前期症状，可以在典型的运动症状出现前进行改善疾病进展的治疗。但是，还没有治疗方法被证实能够改变疾病的进展。目前，内科医师需要根据自己经验判断是否在疾病早期处方雷沙吉兰或其他药物来改善症状。

下一个需要解决的问题是什么时候开始症状治疗。目前一些研究建议为了保护代偿机制和功能最好在诊断疾病的同时（或者不久之后）就开始治疗，即使是在疾病的早期阶段。左旋多巴依然是治疗PD症状最有效的药物，一些人认为开始治疗就从小剂量（≤400 mg/d）应用这种药物，但还有很多人更倾向于延迟使用左旋多巴治疗，尤其对年轻患者，主要是为了降低发生运动并发症的风险。另一种可供选择的治疗方法是发病一开始使用MAO-B抑制剂和（或）多巴胺激动剂，直到这些药物在疾病后期达不到满意的控制效果时开始使用左旋多巴制剂。在做这种决策时，患者的年龄、疾病程度和药物的副作用都必须考虑进去。有较重残疾、年龄稍大、有认知损害的或是诊断不明确的，大多数医生会选择左旋多巴开始治疗。不管首选哪种治疗方案，有一点是非常重要的，就是在其他替代药物不能很好控制症状的时候要选择左旋多巴制剂治疗。

如果出现运动并发症，可以首先调整左旋多巴的剂量和服用次数或是服用小剂量的左旋多巴联合多巴胺受体激动剂、COMT抑制剂或MAO-B抑制剂治疗。金刚烷胺被证实是一种可以治疗异动症而不会恶化帕金森症状的唯一药物，但是其疗效持续的时间可能短，并且有严重的与认知相关的副作用。对于进展期并且有手术适应证的患者，考虑外科手术治疗例如DBS手术是必要的，但是如上文所述，这种手术治疗方法也有自己的并发症。持续泵入复方左旋多巴/卡比多巴肠用凝胶（Duodopa）看似可提供与DBS手术相似的好处，但是也会存在手术干预导致的潜在严重并发症。持续皮下泵入阿扑吗啡是另一种可供选择的治疗方法并且不需要手术但是也会出现麻烦的皮肤结节。和这些方法相应的研究正在进行中。目前正在研究一种能反映药物动力学的口服长效的或经皮输注左旋多巴的方法。这种设想也许可以实现服用左旋多巴不会产生运动并发症并且可以避免复方用药和手术治疗的愿望。

针对PD患者管理的各种治疗方法和决策点见树状图，详见图13-7。

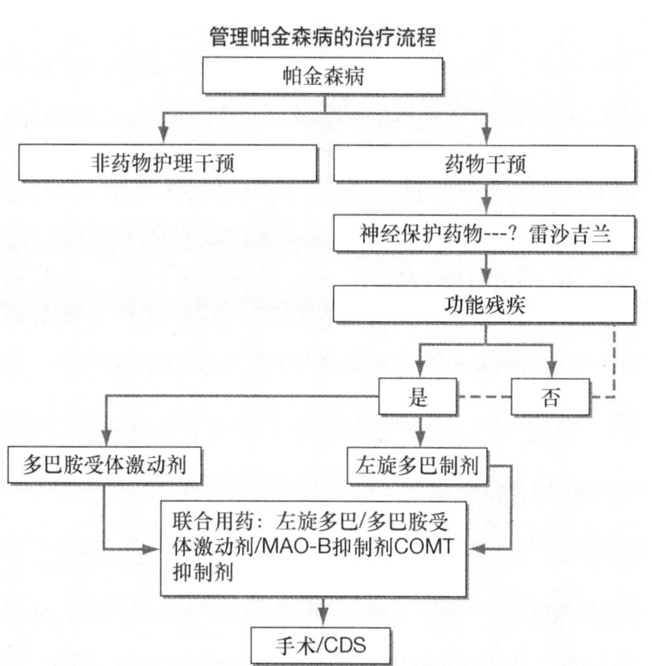

图13-7　PD患者管理的治疗流程。决策点包括：①神经保护治疗的介绍：没有药物已经确定或是目前已经批准用于神经保护或是改变疾病进展的，但是有些药物经过实验室研究和前期临床工作中有潜在的这种作用（如雷沙吉兰1mg/d，辅酶Q10 1200mg/d，多巴胺受体激动剂罗匹尼罗和普拉克索）。②什么时候开始症状性治疗：有一种趋势就是在诊断疾病的同时就开始治疗或者是在疾病的早期，因为患者也许存在一些残疾（即使在疾病的早期阶段），而且早期治疗有可能有利于保护代偿机制；然而，一些专家认为应该等出现功能残疾了再开始治疗。③最初治疗方案：很多专家对轻度受影响的患者最初选用MAO-B抑制剂，因为这类药物具有较好的安全性并且有改善疾病进展的潜在可能性；多巴胺受体激动剂应用于有明显功能障碍的年轻患者可以减少出现运动并发症的风险；左旋多巴用于处于中晚期、年长的、有认知功能损害的患者。最近研究显示早期应用多种药物的低剂量的复方用药可以避免与单独一种高剂量药物相关的副作用。④运动并发症的治疗：运动并发症通常是采用联合治疗的方法以尽可能减少运动障碍的时间和延长"开期"。当药物治疗疗效不佳时，可以考虑外科治疗例如DBS或者持续泵入左旋多巴/卡比多巴常用凝胶。⑤非药物治疗方法：整个病程中应该进行锻炼、宣教、支持治疗。CDS，持续多巴胺能刺激；COMT，儿茶酚-氧位-甲基转移酶抑制剂（Adapted from CW Olanow et al：Neurology 72：S1，2009.）

运动过多障碍性疾病

运动过多障碍性疾病特征性表现为孤立性或组合性的不自主运动。表13-6概括了属于这部分的运动过多障碍性疾病。

表13-6	运动过多障碍性疾病
震颤	由于间歇性的肌肉收缩引起的身体某部分有节律摆动
肌张力障碍	不自主的持续性或重复性的肌肉收缩导致扭转性运动和反常姿势
手足徐动症	通常是远端上肢和手不自主的缓慢、扭转性运动
舞蹈病	躯体近端或远端肌肉群发生一些不自主的快速、无目的、优雅的动作
肌阵挛	快速短暂（<100ms）的无节律的肌肉颤搐
痉挛抽搐	可以被抑制的短暂、重复、固定的肌肉收缩。可以简单地累及一组或多组肌群而影响一系列活动

震颤

临床表现

震颤是指收缩肌和拮抗肌有节律的交替收缩。它可以在安静的时候比较突出（静止性震颤），做出姿势时出现（姿势性震撼），或是接近目标时出现（动作性震颤）。震颤也可以根据分布的范围、发生的频率和相应的神经功能缺损来评估。

PD是以静止性震颤为特征表现，特发性震颤（ET）是以姿势性震颤为主（尽力维持某一姿势），小脑性疾病主要是意向性震颤或动作性震颤（接近目标时出现）。正常人可以有生理性震颤，主要表现为轻微的、高频率（10～12Hz）、姿势性或动作性震颤，通常没有临床意义，通常通过一个加速仪才能被感知到。一种加强的生理性震颤在人群中发生率达10%，与焦虑、疲乏、潜在的代谢紊乱（如甲状腺功能亢进、电解质紊乱）、药物（如丙戊酸钠、锂盐制剂）或是有毒类物质（如酒精）有关。治疗方案主要是以控制病因为主，如果需要，β受体阻滞剂可以改善这种震颤。

特发性震颤

特发性震颤是最常见的运动障碍，在美国大约影响5000万至1亿人。可以在童年时出现，但是在70岁以上的人群中发病率急剧增加。ET特征性表现为高频率震颤（6～10Hz），主要影响上肢远端。通常是姿势性或动作性震颤，严重的患者会影响吃饭和饮水。典型的是双侧对称性，也有很多单侧起病并为持续不对称性。严重的ET患者有意向性震颤伴运动过度和动作迟缓。震颤中累及头部者占30%、累及声音者占20%、累及舌头者占20%、累及脸/下颌者占10%、累及下肢者占10%。喝酒可以改善症状，紧张时震颤加重。患者可能出现轻微的共济失调或是走路不协调。有报道说这类患者可出现听力、认知、性格、情绪和视力障碍，但是神经科查体除了震颤外无明显异常。这不同于肌张力障碍性震颤或是PD震颤。PD通常可以通过运动迟缓、肌强直、写字过小和其他帕金森症状的表现与ET区分。但是，检查者需知道PD患者也可能有姿势性震颤，而且ET患者也可出现静止性震颤。典型的表现总是在延迟几秒后出现震颤，检查者必须注意区分开ET患者检查中出现的震颤与PD患者中出现的齿轮样肌强直。

病因学和病理生理学

目前ET的病因学和病理生理学还不清楚。大约50%的患者有常染色体显性遗传家族史。基因链分析基因位点位于染色体3q13（ETM-1）、2p22-25（ETM-2）和6P23（ETM-3），但是到目前为止没有发现致病基因。最近GWAS研究发现*LINGO1*基因与ET有关联性，涉及少突胶质细胞的变异和髓鞘形成，特别是年轻的ET患者。最近，在来自加拿大的多代同堂家庭，发现*FUS*基因的突变是ET发病的原因；这个发现是很有趣的，因为发生在*FUS*的不同基因突变已经明确的是家族性肌萎缩侧索硬化的原因（第16章）。ET可能还有许多其他未被发现的基因。候选基因包括多巴胺D3受体和构建小脑的蛋白。基于在部分患者中小脑和下橄榄核出现的小脑指征、代谢活动增强和血流速度加快提示这两个部位可能是"震颤的启动者"。最近的病理学研究描述了该病患者小脑的浦肯野细胞的丢失及轴突的破损。但是，这些发现是存在争议的，ET直接相关的病理学机制还未明确。

治疗

许多患者症状较轻，除了安慰不需要治疗。偶尔，震颤加重并且影响吃饭、写字和日常生活活动。这种通常可能随着患者年龄增加而出现，并且震颤频率会减少。β受体阻滞剂或扑米酮可以用于ET的标准药物治疗，有效率达50%。普萘洛尔（每天20～120mg，分3次服用）通常小剂量有效，但是大剂量对某些患者也可能有效。有心动过缓和哮喘的患者禁用这种药物。手震颤通常可以改善，但是头震颤具有难治性。扑米酮对其治疗是有帮助的，但是必须从小剂量开始（12.5mg）逐渐增量（125～250mg每天3次），防止出现镇静作用。加巴喷丁和托吡酯也有治疗效果。肉毒杆菌注射可能有利于控制肢体或声音震颤，但是这种治疗可能会有肌无力的副作用。对于病情严重且药物抵抗的患者进行以丘脑VIM核为靶点的外科治疗是有效的。

肌张力障碍

临床表现

肌张力障碍是一种特征性表现为随意肌持续（>100 ms）和重复收缩导致的扭转或重复动作以及姿势异常。肌张力障碍可以表现为由单一肌肉群轻度收缩到多个肌肉群参与下的严重收缩、运动不能。有报道称在美国大约有300 000人发病，但是真实数目可能会比这更多，因为有些人还没能诊断。肌张力障碍通常是在自主活动时发生（动作性肌张力障碍），可以保持在某种状态或者是发展至身体其他部位。压力和疲惫都可以加重症状，放松和感觉调节如接触患病处（手势调节）可以改善症状。肌张力障碍可以根据起病年龄（儿童vs成人）、分布特点（局灶性、多灶性、偏身性还是全身性）或是根据病因学（原发性还是继发性）来分类。

原发性肌张力障碍

至少16个基因突变与肌张力障碍有关，分类从DYT1-16。先天扭转性肌张力障碍（DYT1）或是奥本海姆式肌张力障碍是一种常染色体显性遗传，主要发生于德系犹太人家庭，通常在儿童时期即可出现肌张力障碍。大部分患者发病年龄小于26岁（平均年龄14岁）。在年轻起病患者中，典型肌张力障碍先起始于脚或是上肢，60%～70%会进展涉及其他肢体包括头与颈。在重症患者中，患者会出现姿势障碍性残疾而限制活动。在一个家庭中，严重程度也是不同的，有些患者可出现严重残疾，有些患者仅有轻微的肌张力障碍甚至没有临床意义。很多儿童期患病与 *DYT1* 基因突变有关，其位于染色体 9q34，可导致编码扭转蛋白 A 的谷氨酸的三核苷酸 GAG 缺失。*DYT1* 基因突变在伴有 *DYT1* 突变的德系犹太人中发生率达 90%，第一个发生突变的人有可能是在 350 年前。外显率是不同的，仅有 30%基因携带者表达出临床表型。为什么有些基因携带者表现出肌张力障碍而有些患者不表达的机制还不清楚。扭转蛋白 A 的功能还不清楚，但是它是 AAA＋（ATP 酶）的成员之一，类似于热休克蛋白，可能与蛋白质的处理和转运有关。DYT1 肌张力障碍的病理学改变还不清楚。

多巴反应性肌张力障碍（DRD）或是 Segawa 变异体（DYT5）主要是在儿童期发病的遗传性疾病，它是由编码 GTP 环化水解酶-Ⅰ（四氢生物喋呤的合成限速酶）的基因发生突变所致。这种基因突变导致酪氨酸羟化酶的生物合成障碍，其是多巴胺合成的限速酶。DRD 通常在儿童早期（1～12 岁）出现，足部出现肌张力障碍影响走路。患者症状有昼夜变化，白天姿势步态比较严重，夜间睡眠会好转。DRD 具有对小剂量左旋多巴持续有效性的特点。一些患者可以有帕金森病的症状，但是通过 PET 检查纹状体是否有氟多巴性吸收降低并且出现左旋多巴不足所致的运动障碍，可以与青年型帕金森病相区别。DRD 偶尔可能会与脑瘫相混淆，因为有些患者可能出现痉挛状态、反射增强、巴宾斯基征阳性（可能是由于肌肉强直收缩而不是上运动神经元损伤），任何被怀疑是童年型肌张力障碍的患者都应该行左旋多巴的一系列试验来排除这种情况。

在孟诺教派家族中已确定位于染色体 8p21q22 *THAP1* 基因（DYT6）的突变，这是非 *DYT1* 基因突变的年轻型患者表现出扭转性肌张力障碍的主要原因（占 25%）。这类患者更可能首先出现臂部及颈部的肌张力障碍，后可能发展为言语障碍。肌阵挛（DYT11）是位于染色体 7q21 的肌聚糖基因发生突变所致，它特征性地表现为同时出现肌张力障碍和肌阵挛，经常伴有精神障碍。

局灶性肌张力障碍

这是肌张力障碍中最普遍存在的形式。这种疾病通常在出现肌张力障碍的第 40～60 年出现，而且女性多于男性。主要有以下几种形式：①眼睑痉挛——眼睑收缩所致的肌张力障碍使得眨眼次数增加，影响读书、看电视和驾驶。严重时可以出现功能上的失明。②口与下颌肌张力障碍（OMD）——下面部、嘴唇、舌头和口角处（张嘴或闭嘴）肌肉障碍性收缩。Meige 综合征是指包含 OMD 和眼睑痉挛的一组症状，主要发生在大于 60 岁的女性患者。③痉挛性发音障碍——主要是发声时声带肌肉痉挛引起的说话困难。很多患者主要影响的是内收肌群，引起说话声音哽咽或是紧张。特殊情况下，外侧肌群受累，导致说话声音带着喘息或耳语音。④颈部肌张力障碍——颈部肌肉肌张力障碍性收缩引起头向一侧偏斜（斜颈）、向前倾斜（垂颈症）、向后倾斜（颈后倾）。这些肌肉收缩会产生痛苦感受，引起继发性的颈神经根病。⑤肢体肌张力障碍——可发生在上肢也可发生在下肢，通常在执行某种任务时出现，如书写（作家的书写痉挛）、弹奏乐器（音乐家的弹奏痉挛）或是投掷（打高尔夫球时紧张状态）。局部肌张力障碍会发展至其他部位的肌肉收缩障碍（大约占 30%），并且在刚开始时经常被误诊为精神疾病和整形外科的疾病。这类疾病发病机制不清，但是一般认为遗传因素、自身免疫及外伤对其有影响。局部肌张力障碍经常表现出类似于 ET 的高频率震颤。肌张力障碍性的震颤是能与 ET 震颤区分开的，因为前者的震颤与肌张力障碍同时出现，当这种障碍缓解时，震颤消失。

继发性肌张力障碍

这类疾病发生于服用药物或者是有其他神经功能紊乱之后。药物引起的肌张力障碍最常见于神经安定类药物或是 PD 患者中长期服用的左旋多巴制剂。继发性的肌张力障碍还可见于下面不同部位的损伤：纹状体、苍白球、丘脑、皮质和脑干，多是由梗死、缺氧、代谢紊乱、外伤、肿瘤、感染或是毒物如锰或一氧化碳中毒引起的损伤。这类患者的肌张力障碍具有节段性分布的特点，但是当病灶是双侧的或者广泛，会出现全身性肌张力障碍。比较少见的是肌张力障碍可以发展为周围神经损伤，引起长期慢性的局部疼痛症状（第 18 章）。精神原因也会造成肌张力障碍，表现为固定的、不能动的肌张力障碍性姿势（见下文）。

肌张力障碍叠加综合征

肌张力障碍可能是神经变性病的一种症状，如亨廷顿病、帕金森病、Wilson 病、皮质基底节变性、进行性核上性麻痹、Lubag 引起的帕金森综合征中的肌张力障碍（DYT3）和线粒体脑病。不同于原发性肌张力障碍性疾病，这种肌张力障碍在以上这些疾病中不是主导的神经特征性症状。

肌张力障碍的病理生理学

肌张力障碍的病理生理学基础还不清楚。这种症状主要以收缩肌群和拮抗肌群同步收缩为特征。肌张力障碍是在行为选择的生理基础上的肌肉错乱，导致为了某一特定动作产生异常的不恰当的肌肉收缩，对于这种异常的运动活动的抑制作用不充分。生理方面，抑制作用的缺失出现在运动系统的多个部位（皮质、脑干、脊髓），伴大脑皮质兴奋性增加和重组。人们开始把关注点放在基底节区，基底节区结构的血流和代谢发生改变是某些类型的肌张力障碍的起源点。深一层来说，苍白球的损害可以导致肌张力障碍，手术切除苍白球或是苍白球的DBS手术可以诱导改善肌张力障碍。多巴胺系统被证实也涉及这种疾病的发生，因为应用多巴胺制剂治疗可以诱导治疗某些肌张力障碍。有趣的是，没有特异性的病理与原发性肌张力障碍是一致的。

治疗 肌张力障碍

肌张力障碍的治疗主要是针对症状治疗，除了仅有的少数患者可以针对潜在病因治疗。对于有肌张力障碍的年轻患者应排除Wilson病。左旋多巴应尽可能在所有儿童型的肌张力障碍患者中应用，以排除DRD的可能。大剂量的抗胆碱药物（例如苯海索20～120mg/d）可能对儿童有治疗效果，但是成人很少能耐受大剂量抗胆碱类药物，因为会引起认知损害、出现幻觉。口服巴氯芬（20～120mg）可能也有效，但是这种效果会因有镇静、疲乏、健忘的副作用而遭到质疑。鞘内注射巴氯芬很可能是有意义的，尤其是腿部和躯干肌张力障碍，但是这种疗效通常是不持续的，而且会带来一些并发症包括感染、癫痫和昏迷。丁苯那嗪（通常起始剂量12.5mg/d，平均治疗剂量为25～75mg/d）对某部分患者是有用的，但是可能因为其镇静作用及可引发帕金森综合征而使用受限。精神安定类药物可诱导改善肌张力障碍，但是这类药物并不提倡用，因为这种药物可引起锥体外系副作用，包括运动迟缓。氯硝西泮和地西泮对肌张力障碍基本无疗效。

肉毒杆菌毒素是治疗局部肌张力障碍的常用方法，尤其是只涉及较小的肌肉群时，如眼睑痉挛、斜颈、痉挛性发音困难。肉毒杆菌毒素主要是通过阻断乙酰胆碱在神经肌肉接头的释放，使得肌肉张力下降，从而达到治疗效果，但是过度的肌肉张力下降，如颈和咽喉肌，就可能会产生比较棘手的问题。肉毒杆菌毒素分两种（A和B）。这两种都是有治疗效果的，目前还不清楚哪一种更有优势。这种治疗方法在安全剂量下没有遇到系统性的副作用，但是疗效比较短，通常要间隔2～5个月后重复注射。一些患者再次治疗时效果不佳，这是因为已形成抗体，但前提是要排除不合理的肌肉选择、注射技术和剂量不足。

对于有严重肌张力障碍并且对其他治疗办法无效的患者可以选择外科治疗，外科手术方法像神经根切断术和肌切开术在过去是治疗斜颈的，但现在已经很少使用。对苍白球行DBS术可以让DYT1型的肌张力障碍出现戏剧性的改善。这代表着治疗方法的巨大发展，因为先前没有治疗方法是持续有效的，尤其是对有严重残疾的患者。低频刺激是有治疗倾向的，相比于PD，这种治疗效果需要经过一个较长时间的潜伏期（数周）。越年轻的患者疗效约好。最近的研究表示DBS可能对局部肌张力障碍和继发性肌张力障碍也是有疗效的，尽管这种结论很少。一些支持性治疗如物理治疗和教育也是很重要的，应该将其作为治疗的一部分。

内科医师应该知道急性肌张力障碍，虽然很少见却是有致命风险的，它可以发生在应激状态下，如本已存在肌张力障碍的患者做手术的情况。它包括一些常见的稳定存在的肌张力障碍急性发作，像声带或喉肌收缩导致气道狭窄。肾衰竭的患者可能出现横纹肌溶解。如果需要的话患者应进入ICU治疗，保护气道通畅。治疗可以是单联用药，也可以是将抗胆碱类、苯海拉明、巴氯芬、苯二氮䓬类和多巴胺受体激动剂联合用药。肌痉挛可能比较难控制，可能需要麻醉使得肌肉瘫痪。

舞蹈病

亨廷顿病（HD）

HD是一种慢性进展性、致命性、常染色体显性遗传的疾病，主要症状为舞蹈样动作和进行性认知行为障碍。这种疾病是以乔治-亨廷顿命名的，他是一位家庭医师，在19世纪描述了在美国长岛的第一位患者。典型症状出现在25～45岁之间（范围，3～70岁）。流行病学统计每100 000人有2～8个这样的患者，去世平均年龄在60岁。在欧洲、美国的南北部和澳大利亚比较流行，但是在非洲和亚洲比较少见。HD特征表现为快速、无画面感、无目的的不随意舞蹈样运动。在疾病早期，舞蹈病通常是局部或是部分性的，随着疾病进展可累及躯体的多个部位。构音障碍、步态异常和眼球运动障碍是该病的共同特征。随着疾病进展，舞蹈病的表现可能减少，开始出现肌张力障碍、肌强直、运动迟缓、肌阵挛和痉挛状态。尽管摄入充足能量，但体重进行性下降并导致功能下降。在年轻患者中（大约占10%），HD可以表现为运动不能-肌强直或帕金森综合征（韦斯特法尔变异）。HD患者最终会出现行为和认知障碍，严重时可出现痴呆。有自杀倾向的抑郁情绪、攻击行为和精神错乱可为突出表现。HD患者可能出现糖尿病和神经内分泌疾病，如下丘脑功能障碍。有明显的阳性家族史时临床上要高度怀疑这种舞蹈病的可能。该病主要病变发生在纹状体。位于侧脑室侧缘的尾状核进行性萎缩，通过MRI可看到（图13-8）。在疾病中晚期可以看到广泛的皮质萎缩。支持这一点的是尾状核和壳核的代谢活动减低。基因检测可以用来诊断在家庭中有这种风险的人是不是这种疾病，但是这必须和训练有素的顾问一起谨慎地完成，因为阳性结果可能恶化抑郁情绪而使患者做出自杀行为。HD的神经病理学包括神经元明显丢失和在尾状核、壳核中胶质细胞增生；在大脑皮质也广泛出现类似病理变化。在受损的神经元细胞内容物中发现有泛素蛋白聚集和突变的亨廷顿蛋白。

在神经保护治疗应用前，临床前期HD的定义在不断探索。在高危且未来可能发病的患者中可发现轻度运动障碍、认知功能改变和影像学异常。研究这些症状的进展速度对研究未来潜在的神经修饰治疗十分重要。

病因学

HD是由位于第4染色体短臂huntingtin基因上多聚谷氨酰胺（即CAG三核苷酸）重复序列（>40）扩增所致。CAG重复序列越多，发病年龄越早。CAG重复序列扩增次数增加常常在男性HD患者中发生，导致其后代有更多的CAG重复序列、发病年龄提前，这种现象称为早现（anticipation）。该基因所编码的huntingtin蛋白是一种高度保守的细胞膜蛋白，广泛分布于中枢神经系统神经元，但其功能尚不清楚。细胞毒性物质（如红藻氨酸、3-硝基丙酸）可诱导出具备类似纹状体病理改变的HD模型，这些毒性物质促进钙离子进入细胞内并产生细胞毒性。在已表现临床症状或尚未表现临床症状的HD患者个体的纹状体、骨骼肌中已证实存在线粒体功能障碍。突变的Huntingtin蛋白片段可能转位至细胞核内、干扰转录调节蛋白的负转录调控，因而也可具有细胞毒性。而在受累部位发现的神经包涵体可能反映了一种隔离及清理毒性蛋白的保护机制。

治疗　亨廷顿病

HD的治疗涉及多学科，包括医学、神经精神病学、社会学、患者及家庭的基因咨询。多巴胺能阻滞剂可控制舞蹈病症状。丁苯那嗪在美国已获得

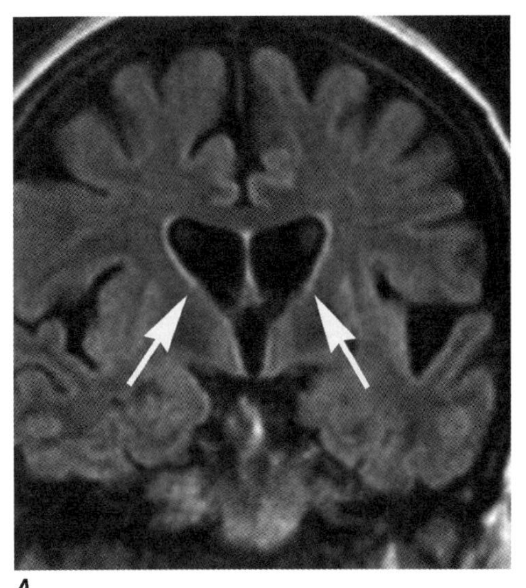

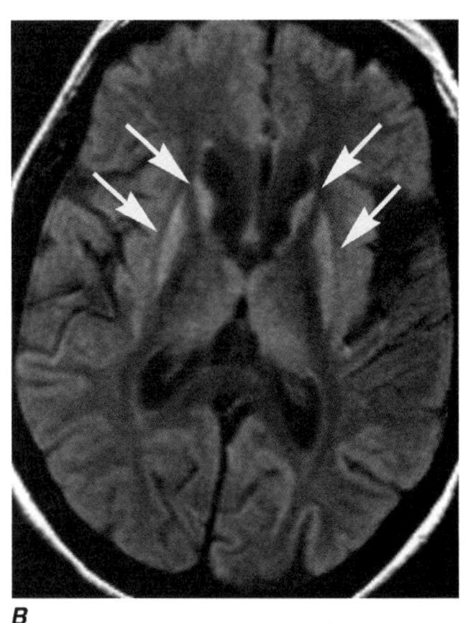

A　B

图13-8　亨廷顿舞蹈病。A. MRI中冠状FLAIR显示侧脑室扩大（反映出典型萎缩）（箭头）。**B.** FLAIR轴向位显示在尾状核和壳核异常高信号（箭头）

批准用于 HD 治疗，但可能导致继发帕金森综合征。抗精神病药可能导致其他更加严重的运动障碍，同时因 HD 舞蹈病状趋于自限性且通常不致残，故通常不推荐使用抗精神病药。抑郁、焦虑障碍可能是更为重要的病情，患者应予以抗抑郁、焦虑药物并监测躁狂状态和自杀倾向。精神症状可由非典型抗精神病药物控制，如氯氮平（50～600mg/d）、喹硫平（50～600mg/d）、利培酮（2～8mg/d）。对于认知和运动障碍尚缺乏有效治疗。HD 急需一种有效的、可减缓或停止疾病进展的神经保护治疗。线粒体前驱剂如泛醌、肌酸可能作为疾病调控治疗手段，目前正在研究中。抗谷氨酸药物、酶联反应抑制剂、蛋白聚集抑制剂、神经营养因子以及纹状体胚胎细胞移植目前正是研究热点，但尚未证明相应的疾病调控作用。

类亨廷顿病

一组被称为类亨廷顿病［HD-like（HDL）］、与 HD 类似的遗传性疾病已被发现。HDL-1、-2 和-4 是常染色体显性遗传病，多在成年期发病。类亨廷顿病 1（HDL1）是由于 PRNP 基因八肽重复扩张所致。PRNP 基因编码朊蛋白，故 HDL-1 也被认为是朊蛋白病。患者常在 30～40 岁表现为人格改变，后出现舞蹈病、肌强直、肌阵挛、共济失调和癫痫。类亨廷顿病 2（HDL2）表现为 30～40 岁发生的多种运动障碍，包括舞蹈病、肌张力障碍、帕金森综合征以及痴呆。多数患者为非洲后裔。部分患者可见棘红细胞，因此该病需与神经棘红细胞增多症鉴别。HDL-2 是由 junctophilin-3（JPH3）基因上 CTG/CAG 三核苷酸序列异常扩张所致。HDL-2 病理表现包括泛素染色阳性的核内包涵体形成以及多聚谷氨酸重复扩张。HDL-4，是 HDL 中最常见的一类疾病，是由 TBP 基因三核苷酸重复扩张所致。TBP 基因编码与转录调节有关的 TATA 框结合蛋白。这种改变与脊髓小脑共济失调-17 相同，而且多数患者表现为共济失调而非舞蹈病。肌萎缩侧索硬化相关的 C9Orf 基因突变也有报道与 HDL 表型相关。

其他舞蹈病

许多疾病可表现为舞蹈病症状。Sydenham 舞蹈病（最初称为圣维特斯舞蹈病，St. Vitus' dance）是一种在女性中更为常见的舞蹈病，一般发生在儿童（5～15 岁），常在感染 A 组溶血性链球菌后发生，其本质被认为是一种自身免疫性疾病。随着风湿热发病率减少，Sydenham 舞蹈病的发病率也下降，但在发展中国家仍可发生。Sydenham 舞蹈病常表现为突发的舞蹈样动作、行为异常及偶尔发生的其他运动障碍。多巴胺能阻滞剂、丙戊酸和卡马西平对舞蹈症状的治疗有效，但舞蹈病症状常具有自限性，药物治疗仅在症状严重的患者中使用。舞蹈病可日后复发，尤其与妊娠（妊娠性舞蹈病）、性激素替代治疗有关。一些研究已经证实舞蹈病与单纯疱疹病毒性脑炎后 NMDA 受体抗体阳性脑炎相关。

舞蹈病-棘红细胞增多症（神经棘红细胞增多症）是一种进展的、常常致死的常染色体隐性遗传疾病，表现为舞蹈病及外周血红细胞涂片异常（棘红细胞）。该舞蹈病症状可较为严重，且可有自残行为、肌张力障碍、抽动、癫痫表现和多神经病改变。位于 9q21 染色体上、编码 chorein 蛋白的 *VPS13A* 基因突变可能与该病发病有关。McLeod 综合征与其具有类似疾病表型，是一种 X 连锁疾病，在较为年长的个体中发生，患者与 kell 血型抗原具有反应性。发生在儿童期的良性遗传性舞蹈病（benign hereditary chorea，BHC1）是由编码甲状腺转录因子-1 的基因突变所致。还存在一种老年人良性舞蹈病（BHC2），其发病较晚。确保这些舞蹈病患者并非 HD 是非常重要的。

舞蹈病也可在血管相关疾病、低血糖、高血糖、感染性以及退行性疾病中发生。系统性红斑狼疮是一种最常见的导致舞蹈病的系统性疾病，其导致的舞蹈病可以持续数日至数年。舞蹈病还可在甲状腺功能亢进、自身免疫性疾病（如干燥综合征）、感染性疾病（如 HIV 感染）、代谢改变、真性红细胞增多症（儿童接受心脏直视手术后）中发生，且与多种药物治疗（尤其是抗惊厥药、可卡因、中枢兴奋剂、雄激素、锂剂）有关。舞蹈病也可发生在具有抗 CRMP-5 或抗 Hu 抗体的副肿瘤综合征中。

偏身投掷症

偏身投掷症是一种强烈的舞蹈样动作，表现为身体一侧的剧烈、甩动样、大振幅运动，往往主要影响肢体近端肌肉。这个动作可能严重到引起疲惫、脱水、局部损伤，并在极端情况下，可能引起死亡。最常见的病因是丘脑底核的局部病变（梗死或出血），但罕见的情况下，也可以发生在壳核病变的患者中。幸运的是，偏侧投掷症通常是自限性的，往往在数周或数月后自发缓解。多巴胺能阻滞剂可以帮助改善运动症状但其本身也可以导致运动障碍。在极端情况下，手术治疗如苍白球切除术可能非常有效。有趣的是，帕金森患者丘脑底核DBS引起的局部损伤并不引起偏身投掷症的发生。

抽动症（Tics）

抽动症是短暂、快速、重复且无目的性的模式化抽动运动。抽动运动可以是简单的，仅累及患者某一组肌群（如眨眼、鼻子抽动、颈部抽动）；或是复杂的，多组肌群协调运动受累（如跳起、闻嗅、打头和模仿运动）。声音（或语言）抽动可以是简单的或是复杂的（如重复他人言语、重复自己言语、言语错乱）。患者还可有感觉抽动，表现为脸、头或颈部局灶性不适感。对患者而言，这些症状可以是轻中度、无明显临床不良后果，也可以是严重、致残的。

Tourette 综合征（Tourette's syndrome，TS）

抽动秽语综合征（TS）是一种神经行为疾病，以法国神经病学家 Georges Gilles de la Tourette 命名。它主要影响男性，其患病率约为 0.03%～1.6%，但病情较轻的患者往往并不就诊。其特点是多种形式运动性抽动并常伴有异常发声（发声性抽搐）。抽动是一种简单、快速、反复、看似没有目的、刻板的动作收缩。运动性抽动可以是简单的运动，只影响一个患者某一部位的肌肉群（例如：眨眼、鼻子抽动、颈部抽动），也可是复杂的、累及多肌肉群的协调抽动（例如：跳跃、嗅、撞头、模仿动作症）。发声性抽动也可以是简单的（例如，哼鸣）或复杂的[例如，模仿言语症（重复别人的话）、语言重复症（重复自己的话），和秽语症（表达秽语秽字）]。患者还可能出现感觉性抽动，表现为脸、头或颈部不愉快的感觉。患者特征性地表现为可以短期抑制抽搐，但是随后会经历急于抽动的欲望。抽搐的频次不同，可数天或数周不出现，偶尔具有不同的模式。抽动秽语综合征往往发生在2～15岁之间（平均7岁），成年期往往发作次数减少甚至消失。相关的行为障碍包括焦虑症、抑郁症、注意力缺陷多动障碍和强迫症。患者可能经历人格障碍、自残行为、就学困难，和人际关系受损。成年发生的抽动症状可在其他多种疾病中发生，包括 PD、HD、创伤、肌张力障碍、药物副作用（例如，左旋多巴、抗精神病药）和中毒。

病因和病理生理 TS是一种遗传性疾病，但特定的基因突变尚未确定。目前的证据支持其可能是一种复杂的遗传模式，与一个或多个主要基因、多个基因位点、低外显率以及环境影响有关。一个有 TS 儿童的家庭其第二胎患病概率约 25%。TS 的病理生理学改变尚不清楚，但可能与多巴胺神经传递、阿片类系统和第二信使系统有关。一些 TS 的病例中发现，TS 可能是一种β溶血性链球菌感染诱发的自身免疫反应的结果（与球菌感染相关的小儿自身免疫性神经精神障碍）；然而，这种说法仍存在争议。

治疗 Tourette 综合征

轻症患者仅需教育和疏导治疗（包括患者自身及其家庭成员）。药物治疗仅在严重抽动障碍及影响生活质量的患者中进行。初始药物常常为α受体激动剂可乐定，以小剂量开始，逐渐增加剂量至症状控制满意。胍法新（0.5～2 mg/d）也是一种α受体激动剂，因其仅需一日一次服用，常常在临床上优先选用。若该类药均无效，可选用抗精神病药，优先选用非典型抗精神病药（利培酮、奥氮平、齐拉西酮），因其锥体外系副作用较小。若非典型抗精神病药无效，可试用低剂量典型抗精神病药，如氟哌啶醇、氟奋乃静或匹莫齐特。肉毒毒素注射可有效控制小肌群的局部抽动。行为异常，尤其是焦虑和冲动行为，可能导致患者严重的功能障碍，需予以治疗。内囊前部的脑深部电刺激治疗可能具有潜在的治疗价值，目前正处于研究阶段。

肌阵挛

肌阵挛是一种简单、快速（小于 100 ms）、电击样的急促肌肉运动，一次或重复的肌肉放电形成。肌阵挛可为局灶性、多灶性、节段性或全面性，且可有自发性，与随意运动（动作性肌阵挛）或外部刺激（反射或惊吓肌阵挛）有关。负性肌阵挛是指由于肌肉活动的简短的丧失引起的抽动（例如，肝衰竭扑翼样震颤）。肌阵挛可能会很严重并且干扰正常运动，或为良性而无任何临床后果，如在正常人中观察到的醒来或入睡时（催眠阵挛）肌阵挛。

肌阵挛性的抽动与抽动症不同，表现在前者干扰正常的动作执行，且不可抑制。肌阵挛的发生与皮质、皮质下、脊髓区域的病理改变、缺氧损伤（特别是心搏骤停）、脑病和神经退行性疾病有关。可逆性肌阵挛（reversible myoclonus）可在代谢障碍（肾衰竭、电解质代谢紊乱、低钙血症）、毒素中毒和许多药物反应中见到。原发性肌阵挛（essential myoclonus）是一种相对良性的家族性疾病，以多灶性的、闪电般的动作为特点。当肌阵挛干扰正常的动作执行时，其可能致残。在正常人醒来或入睡（睡前抽动）时可发生肌阵挛，但这是正常的。

治疗　肌阵挛

治疗时主要是针对潜在原发疾病和去除诱因治疗。药物治疗可以为一种或多种药物联合治疗，其中，GABA 能药物如丙戊酸（800～3000mg/d）、吡拉西坦（8～20g/d）、氯硝西泮（2～15mg/d）、左乙拉西坦（1000～3000mg/d）或扑痫酮（500～1000mg/d）在某些慢性病例（如，缺氧性后肌阵挛、进行性肌阵挛癫痫）中可能具有显著的临床疗效。5-HT 前体 5 羟色胺酸（合并卡马西平）对缺氧后肌阵挛可能有效。

药物相关的运动障碍

这类重要的运动障碍主要与药物阻断多巴胺受体（安定药，抗精神病药）或者阻断中枢性的多巴胺转运有关。此类药物主要用于精神科，但应认识到用于治疗恶心或呕吐（例如甲哌氯丙嗪）或胃食管功能障碍（例如胃复安）时使用的药物也是抗精神病药。继发于抗精神病药物的运动增多性运动障碍目前可以被分为急性、亚急性、药物长期作用（迟发性综合征）。与可逆性帕金森综合征相关的多巴胺的阻断药常常与抗胆碱能药同时使用，但是要关注的是这种联合用药也许会增加迟发性综合征的风险。

急性

肌张力障碍是最常见的急性运动增多性药物反应。在儿童常为广泛性，而成人常为局灶性（例如：眼睑痉挛、斜颈、口-下颌肌张力障碍）。该药物反应可在用药后数分钟内发生，通过注射抗胆碱能药物（苯扎托品或苯海拉明）或地西泮（劳拉西泮或安定）可有效治疗大多数病例。舞蹈症、刻板行为和抽动症也可发生，尤其在中枢神经系统兴奋剂例如哌醋甲酯、可卡因或安非他明的急性用药期间。

亚急性

在这类药物相关运动障碍中，静坐不能是最常见的反应。它主要表现为不停的运动和运动需求，并可通过前者满足后者。治疗包括消除致病因素。当致病因素不能消除时，症状也许可以通过使用苯二氮䓬类、抗胆碱能药、β 受体阻滞剂或者多巴胺受体激动剂得到缓解。

迟发综合征

此类运动障碍在首次应用抗精神病药物治疗后数月至数年发生。迟发性异动症是最常见的症状，典型表现为涉及嘴、唇、舌头的舞蹈样运动。在严重的病例中，躯干、肢体、呼吸肌也会受到影响。在大约 1/3 的患者中，迟发性异动症在停药 3 个月之内减轻，并且大多数患者若干年后症状逐渐改善。然而，停用相关药物也可能导致异常运动的发生。停药后发生的异常运动症状通常较轻，家属比患者更为烦恼，但是在一些情况下也可能是严重并且致残的，尤其是在有潜在的精神障碍的患者中。非典型抗精神病药物（例如：氯氮平、利培酮、奥氮平、喹硫平、齐拉西酮和阿立哌唑）和传统的抗精神病药物相比，发生迟发性异动症的风险较低。年轻患者发生抗精神病药物导致的迟发性异动症的风险比较低，而研究发现老人、女性和那些伴有潜在器质性脑功能紊乱的患者的风险较高。除此之外，长期使用也会增加风险，特别是（美国）食品药物管理局已经警示胃复安使用超过 12 周会增加迟发性异动症的风险。因为迟发性异动症可为永久性且治疗无效，应辩证地使用抗精神病药物，条件允许的情况下，非典型抗精神病药物应该作为首选，并且对于是否有持续使用的需求应规律监测。

治疗主要是消除致病因素。如果患者给予的是传统的抗精神病药物，不可撤药，应该尝试替换为非典型抗精神病药物。因急性撤药可能导致症状恶化，应避免抗精神病药的突然停止。撤药后，迟发性异动症可以持续存在且治疗困难。使用丙戊酸、抗胆碱能药或者输注肉毒毒素也许会获得一定效果。在顽固性（难治性）病例中，儿茶酚胺耗竭剂例如丁苯那嗪也许有帮助。丁苯那嗪可能引起剂量依赖性的镇静作用和直立性低血压。其他治疗包括巴氯芬（40～80mg/d）、氯硝西泮（1～8mg/d）或丙戊酸（750～3000mg/d）。

长期抗精神病药物的使用也与轴向肌肉优先参与的迟发性肌张力障碍和躯干与骨盆的摇摆运动有关。即使停止药物治疗，迟发型肌张力障碍仍持续存在，且药物疗效不佳。丙戊酸、抗胆碱能药和肉毒毒素也许偶尔有效。迟发性静坐不能、迟发性抽动秽语综合征和迟发性震颤这些症状较少见，但在长期抗精神病药物使用后也可发生。

抗精神病药也可与神经阻滞剂恶性综合征有关。

神经阻滞剂恶性综合征主要表现为肌肉强直、体温升高、精神状态改变、高热、心动过速、血压不稳定、肾衰竭和肌酸激酶水平的明显升高。典型症状在开始用药后几天或几周内发生。在帕金森病患者中，抗帕金森病药物的突然撤药也会导致神经阻滞剂恶性综合征发生。治疗方法包括停用相应抗精神病药物并且引入多巴胺制剂（例如：多巴胺受体激动剂或者左旋多巴）、丹曲林或苯二氮䓬类。治疗也许需要在监护病房中进行，治疗包含支持疗法，例如：控制体温（退热剂和冰毯）、补充血容量、补充电解质、控制肾功能和血压。

5-羟色胺活性药物（色氨酸、"摇头丸"、哌替啶）或者 5-羟色胺再摄取抑制剂会导致一种罕见、但具有潜在致命性的 5-羟色胺综合征，这种综合征以混乱、高热、心动过速、昏迷，以及强直、共济失调、震颤为特征。通过与它相类似的神经阻滞剂恶性综合征相比，肌阵挛经常是 5-羟色胺综合征的一个突出特点。患者可以用心得安、安定、苯海拉明、氯丙嗪或赛庚啶等药物以及支持疗法进行治疗。

各种各样的药物也与帕金森病（详见前述）和运动增多性运动障碍有关，包括苯妥英（舞蹈症、肌张力障碍、震颤、肌阵挛）、卡马西平（抽动症和肌张力障碍）、三环类抗抑郁药（异动症、震颤、肌阵挛）、氟西汀（肌阵挛、舞蹈症、肌张力障碍）、口服避孕药（运动障碍）、β 肾上腺素（震颤）、丁螺环酮（静坐不能、异动症、肌阵挛）、地高辛、西咪替丁、二氮嗪、锂、美沙酮和芬太尼（异动症）。

发作性运动障碍

发作性运动障碍是一组以阵发性、短暂的不自主运动为主要特点的少见病，不自主运动可以表现为舞蹈症、肌张力障碍、震颤、肌阵挛等多种形式。可将本病分为：①发作性运动诱发性运动障碍，不自主运动可由突发的运动诱发；②发作性非运动诱发性运动障碍，不由运动诱发，也存在由持久的运动诱发的运动障碍。

发作性运动诱发性运动障碍［paroxysmal kinesigenic dyskinesia（PKD）］表现为由运动启动（如跑步）诱发的短暂、自限的发作，也偶可由意外的声刺激或光刺激诱发。发作可能累及单侧肢体，持续数秒至数分钟，一天可多次发作。PKD 常表现为单肢肌张力障碍姿势，但也可为全面性肌张力障碍。PKD 常为常染色体显性遗传，但也可能继发于多发性硬化或高血糖等疾病。PKD 患者男性多于女性（4∶1），常于 10～20 岁发病。约 70％患者主诉发作前数毫秒内受累肢体有针刺感或麻木感。PKD 相对良性，随时间发展有自发缓解倾向。PKD 病因尚不明确，但发现与参与神经传递素释放的富含脯氨酸结构的跨膜蛋白 2［prolinerich transmembrane protein 2（PRRT2）］基因有关。若发作频繁或影响正常日常生活，建议低剂量抗癫痫药物如卡马西平或苯妥英，对 80％患者有效。PKD 的某些临床特征（突发和短暂的发作伴有"先兆"）以及对抗癫痫药物有效提示该病可能是癫痫性起源，但该理论尚未证实。

发作性非运动诱发性运动障碍［paroxysmal non-kinesigenic dyskinesia（PNKD）］包括由酒精、咖啡、压力、疲劳诱发的全面性运动障碍。与 PKD 相比，PNKD 发病持续时间较长（数分钟至数小时）、频率较低（每天 1～3 次）。PNKD 为常染色体显性遗传，80％患者表现为不完全外显。肌原纤维调节基因［myofibrillogenesis regulator（MR-1）］错义突变在许多家庭中发现。治疗优先考虑发现并去除潜在的诱发因素。四苯喹嗪、抗精神病药、多巴受体耗竭剂、普萘洛尔、巴氯芬可能有效。若症状较轻或且自限，可暂不予以药物治疗。多数 PNKD 患者抗癫痫药物治疗无效，但氯硝西泮或其他苯二氮䓬类药物可能有效。

不安腿综合征

不安腿综合征是一种神经功能障碍性疾病，大约影响 10％的成年人（亚洲罕见），且在某些地区具有较高的发病率。该病由一名英国的内科医生（Thomasw Willis）在 17 世纪首次报道，但最近才被认定为真正的运动障碍。诊断所需的四个核心症状如下：强烈活动双腿的愿望，常伴有腿部不适的感觉症状；症状于静息时出现或加重；活动后部分或完全缓解；傍晚或夜间加重。

通常大部分症状始于下肢，但是可以蔓延或者甚至开始于上肢。不适的感觉症状通常被描述为蠕动感，皮肤异常感觉，烧灼感。在大约 80％的不安腿综合征患者中，睡眠时或偶尔在清醒下可伴有周期性肢体运动。这些不自主运动通常是短暂的，持续数秒，每 5～90s 重复出现。不安腿综合征和周期性肢体运动是引起患者睡眠障碍的一个重要原因，会导致睡眠质量差和白天嗜睡。

不安腿综合征是一种异质性疾病。原发性不安腿综合征是遗传性的，并且发现若干个基因位点与常染色体显性遗传模式有关，虽然外显率不同。具有遗传特点的不安腿综合征平均发作年龄是 27 岁，但儿童病例也有发现。症状的严重程度不同。继发性不安腿综合征也许与妊娠或者一系列诱发疾病有关，包括贫血、铁缺乏、肾衰竭和周围神经病。发病机制也许涉及周围性或中枢性多巴胺功能障碍，与铁代谢异常有关。诊断基于临床表现，多导睡眠图监测周期性肢体运动可以支持和证实诊断。神经系统检查正常。应通过检测铁水平、血糖及肾功能排除继发性不安腿综合征。

大部分不安腿综合征患者症状轻，不需要特殊治疗。应首先改善睡眠卫生和质量。如果症状仍然加重，可以在睡前 1～2h 给予低剂量多巴胺受体激动剂，例如：普拉克索（0.25～0.5mg）和罗匹尼罗（1～2mg）。左旋多巴是有效的，但是可能导致增强现象（不安腿症状的发展与恶化出现于一天的早期）或反弹现象（与药物半衰期后时间相符的不安腿症状再现并伴有恶化）。其他有效的药物包括抗痉挛药、镇痛药甚至是阿片制剂。继发性不安腿综合征的治疗应该直接治疗原发病，例如，贫血患者行补铁治疗。对于严重的原发性不安腿综合征，补铁也许也是有用的，但是要求专业监测。

可合并帕金森综合征和运动增多表现的运动障碍

威尔逊病

威尔逊病（Wilson' s disease）是一种铜代谢障碍的常染色体隐性遗传病，表现为神经症状、精神症状、肝脏疾病，可单独或联合出现。该病是由编码 P 型 ATP 酶的基因突变引起的。它由英国神经病学专家 Kinnear Wilson 在 20 世纪初首次全面阐述。但是大约与此同时德国内科医生 Kayser 和 Fleischer 分别指出了与肝和神经系统相关的角膜色素沉着的典型特征。威尔逊病全世界普遍的发病率大约 1/30000，通常在 90 个人中就有一个基因携带者。大约一半的威尔逊病患者（尤其年轻患者）表现为肝脏异常。其余患者表现为神经系统疾病（有或没有肝脏异常），并且小部分人在发病时同时伴有血液和精神异常。

20～30 岁发病患者常表现为震颤和强直。震颤通常发生在双侧上肢、不对称，可以是意向性，有时为静止性，并且在疾病的晚期，可能发生扑翼样震颤。其他特征包括帕金森综合征的运动迟缓表现，肌张力障碍（扮鬼脸多见），构音障碍和吞咽困难。具有神经症状的患者中，超过一半人有精神障碍的病史，包括抑郁、情绪波动和明显的精神病。存在肝脏症状的患者中，80%可以见到 K-F 环，且基本上都具有神经症状。K-F 环反映铜沉积在角膜附近的角膜后弹力层组织，表现为一个典型的浅灰色边缘或者在角膜缘的一圈。裂隙灯可以最好地发现 K-F 环。神经病理学检查以神经变性和胶质化为特点，尤其是在基底节。

在儿童病例中，威尔逊病应经常被作为运动障碍疾病的鉴别诊断。可有低水平的血清铜和血浆铜蓝蛋白以及高水平的尿铜，但是其正常水平不能排除诊断。在确诊病例中脑 CT 扫描显示脑广泛萎缩，并且在 50%患者中尾状核头、苍白球、黑质和红核呈现低信号。T2 加权像上在壳核、尾状核和苍白球呈现对称性高信号。然而影像学的变化与临床表现的相关性不强。具有神经症状的威尔逊病患者没有 K-F 环的非常少见。虽然如此，肝活检显示铜增高仍然是诊断的金标准。

若不进行治疗，疾病逐渐进展并且会导致严重的神经功能紊乱和早期死亡。治疗直接针对于减少组织铜水平，并行维持治疗预防铜的再积累。关于治疗方案尚未达成清晰的共识，所有的患者都应在具有专业的威尔逊病专家的治疗单元进行治疗。青霉胺经常用于增加铜的排泄，但是在治疗的初始阶段它也许会导致症状的恶化。副作用常见，与维生素 B_6 同时服用可在某些程度上减轻副作用。四巯钼酸胺会阻止铜的吸收，在许多治疗中心经常被用来代替青霉胺。三乙基四胺和锌剂对于维持治疗是有效的药物。在大多数患者中有效的治疗方案可以逆转神经症状，尤其当疾病发病比较早时。一些患者病情稳定，一些也许病情仍然进展，尤其那些伴有肝脑疾病的患者。K-F 环往往在治疗 3～6 个月后缩小，在 2 年内消失。坚持维持治疗在长期护理中是一个重要难题。

伴脑铁质沉积的神经系统退行性变

伴脑铁质沉积的神经系统退行性变［neurodegeneration with brain iron accumulation (NBIA)］代表了一组以基底节铁沉积为主要表现的遗传性疾病。临床上，NBIA 可以帕金森综合征、肌张力障碍、神经精神异常、视网膜变性等进行性神经功能障碍等为主要表现。认知功能障碍和小脑功能障碍也较为常见。常在儿童期起病，但成人病例也有报道。目前已发现多种致病基因。其中，泛酸激酶相关神经退行性变［pantothenatekinase-associated neurodegeneration (PKAN)］也称为 Hallervorden-Spatz 病，是最常见的 NBIA，由 *PANK2* 基因突变所致，占 NBIA 的 40%。常在儿童早期发病，多同时存在肌张力障碍、帕金森综合征和肌痉挛表现。MRI 可见特征性“虎眼征”，表现为铁沉积所致的 T2 相苍白球中央低信号。多种其他基因也与 NBIA 相关，包括：PLA2G6，C19orf12，FA2H，ATP13A2，WDR45，FTL，CP 和 DCAF17。需注意的是并非所有基底节铁沉积都是 NBIA，因为基底节特定区域铁沉积是正常的，而过多铁沉积可能是多种病因所致的神经退行性变，而不一定与铁代谢有关。

其他疾病

与泛酸激酶相关的神经变性性疾病、棘红细胞增多症和亨廷顿病也可以出现与帕金森病相关的不自主运动。

心因性障碍

基本所有的运动障碍，包括震颤、抽动症、肌张力障碍、肌阵挛、舞蹈症、投掷症和帕金森病都可由心理因素产生。影响上肢的震颤是最常见的心因性运动障碍。心因性运动可能由躯体形式障碍或转换障碍，诈病症（例如，想寻求经济获益），或者装病症（例如，寻求心理安慰）引起。心因性运动障碍是常见的（运动障碍的门诊患者中大约有 2%～3%），女性更为常见，可能使患者和家属失去正常功能，对于社会代价也是昂贵的（大约每年 200 亿美元）。临床表现提示心因性运动障碍包括急性发作和与已知的运动障碍不一致的异常运动模式。诊断应基于无实质性运动、无器质性疾病发现、存在阳性特征，特别提示为精神疾病如多样性和可分散性。例如，心因性震颤的幅度会随着注意力集中和增加，当患者被要求执行一个不同任务或者没有意识到他（她）正在被观察时幅度会减小甚至消失。其他提示心因性问题的阳性特征包括震颤频率是可变的，或者与对侧肢体运动的频率联动，和对安慰剂治疗的积极反应。相关特征包括无具体解剖部位的感觉异常，让路无力（give-way weakness），站立-行走异常（一种奇怪的旋转步态）。患者也可能出现共存的精神问题例如焦虑、抑郁、情感创伤，但这对于心因性运动障碍的诊断并不是必需的。心因性运动障碍可以作为一个独立的疾病发生，也可以联合一些器质性疾病出现。诊断可以仅根据临床表现，避免不必要的测试和药物。患者可能存在潜在的精神问题，应该被确认和治疗，但是心因性运动障碍的许多患者并没有明显的精神病理改变。精神疗法和催眠疗法也许对于转换障碍的患者是有价值的，认知行为疗法也许对于躯体形式障碍的患者是有用的。疑病症、装病症、诈病症患者预后差。

14 共济失调性疾病

Ataxic Disorders

Roger N. Rosenberg

（张国华　译　王玉凯　校）

患者处理方法：共济失调性疾病

共济失调的症状和体征包括步态障碍、口齿不清（“断续言语”）、眼球震颤造成的视物模糊、手不协调、运动性震颤。这些症状源于小脑及其传入和传出通路受累，包括脊髓小脑通路、来自前喙额叶的额脑桥小脑通路。真正的小脑性共济失调需与前庭神经或迷路疾病相关的共济失调相区分，因为后者可导致步态障碍伴随严重程度的眩晕、头昏或运动觉异常。真正的小脑性共济失调不存在这些眩晕症状，而是由于失去平衡所造成的步态不稳。感觉障碍偶尔也会造成类似于小脑病变引起的失衡症状；对于感觉性共济失调，当视觉输入被移除后，失衡症状将显著恶化（Romberg 体征）。罕见情况下，可出现近侧腿部肌肉无力，类似于小脑疾病症状。在存在共济失调症状的患者中，小脑症状的发生率和发生模式有助于缩小诊断选择范围（表 14-1）。双侧和对称性症状的进行性增多提示存在某种遗传性、代谢性、免疫性或中毒性病因。相反，局灶性、单侧头痛和意识水平下降伴随身体同侧脑神经麻痹和对侧无力则提示小脑占位性病变。

对称性共济失调

可将进行性和对称性共济失调划分为急性（数小时或数天）、亚急性（数周或数月）或慢性（数月至数年）。急性以及可逆性共济失调包括由乙醇、苯妥英、锂盐、巴比妥类药物或其他药物中毒引起的共济失调。长期暴露于甲苯、汽油、胶水、喷漆及暴露于甲基汞或者铋盐所造成的中毒是引发急性或亚急性共济失调的其他诱因，细胞毒性化疗药物如氟尿嘧啶和紫杉醇亦可成为诱因。感染后综合征（尤其是水痘感染后）的患者可能出现步态共济失调和轻度构音障碍，两者均可逆（第 22 章）。获得性共济失调的罕见感染性诱因包括脊髓灰质炎病毒、柯萨奇病毒、埃可病毒、EB 病毒、弓形虫病、军团菌和莱姆病。

表 14-1 小脑性共济失调的病因

对称性和进行性体征			局灶性和同侧小脑体征		
急性（数小时至数天）	亚急性（数天至数周）	慢性（数月至数年）	急性（数小时至数天）	亚急性（数天至数周）	慢性（数月至数年）
中毒：乙醇、锂盐、苯妥英、巴比妥类药物（阳性历史和毒物学筛查）	中毒：汞、溶剂、汽油、胶水；细胞毒性化疗药物、血液治疗药物	副肿瘤性综合征 抗麦胶蛋白抗体综合征 甲状腺功能减退	血管：小脑梗死、出血或硬膜下血肿 感染：小脑脓肿（MRI/CT 发现肿块病灶、病灶支持历史）	肿瘤：小脑神经胶质瘤或转移性肿瘤（MRI/CT 检查肿瘤阳性）脱髓鞘：多发性硬化（历史、CSF 和 MRI 检查结果相一致）	稳定性神经胶质增生：继发于血管病变或脱髓鞘斑块（MRI/CT 检查发现数月之久的稳定性病变）
急性病毒性小脑炎（CSF 支持急性病毒性感染诊断） 感染后综合征	乙醇营养性（维生素 B_1 和 B_{12} 缺乏症） 莱姆病	遗传性疾病 脊髓痨（三期梅毒） 苯妥英中毒 胺碘酮		AIDS 相关性多灶性白质脑病（HIV 检测阳性，AIDS CD4＋细胞计数）	先天性病灶：Chiari 或 Dandy-Walker 畸形（MRI/CT 发现畸形）

数周至数月期间步态共济失调的亚急性发展（小脑蚓部退化）可能是乙醇中毒和营养不良（尤其是维生素 B_1 和 B_{12} 缺乏）共同影响的结果。低钠血症也与共济失调相关。副肿瘤性小脑性共济失调牵涉多种不同的肿瘤（以及自身抗体），如乳腺癌和卵巢癌（抗-Yo）、小细胞肺癌（抗-PQ 型电压门控钙通道）以及霍奇金淋巴瘤（抗-Tr）。另一种涉及肌阵挛和眼肌阵挛的副肿瘤性综合征可见于乳腺癌（抗-Ri）、肺癌以及神经母细胞瘤等的患者。血清抗-谷氨酸脱羧酶（GAD）抗体升高与一种影响言语和步态的进行性共济失调综合征有关。对于所有这些副肿瘤性共济失调来说，神经系统症状可能是癌症的主要临床表现。另一种免疫介导的进行性共济失调则与抗-麦胶蛋白（以及抗-肌内膜）抗体以及人白细胞抗原（HLA）DQB1＊0201 单体型有关；一些受累患者中，小肠活检发现符合谷蛋白敏感性肠病特征的绒毛萎缩。最后，亚急性进行性共济失调也可能是由朊病毒感染引起的，尤其是当涉及感染性病因如被污染的人生长激素传播时则有可能（第 17 章）。

慢性对称性步态共济失调提示遗传性共济失调（讨论见下文）、代谢性疾病或者某种慢性感染。需将甲状腺功能减退视为一种容易治疗且可逆地引起共济失调步态的疾病。可表现为共济失调的感染性疾病包括脑膜血管性梅毒以及导致后柱和脊髓小脑通路退行性变的脊髓痨。

局灶性共济失调

急性局灶性共济失调通常源于脑血管疾病，通常为缺血性梗死或者小脑出血。这些病灶一般情况下可产生小脑症状，还可伴随脑干压迫和颅内压升高造成的意识水平下降；还可能出现身体同侧脑桥征，包括第六和第七脑神经麻痹。局灶性共济失调和急性共济失调程度加重则提示后颅窝硬膜下血肿、细菌性脓肿以及原发性或者转移性小脑肿瘤。CT 或 MRI 检查可发现这种类型的具有临床意义的改变。许多上述病变提示真正的神经系统急症，如急性脑疝形成，可发生通过小脑幕吻侧的小脑幕裂孔疝或通过枕骨大孔的小脑扁桃体脑疝，通常会带来灾难性后果，并可能需要实施紧急手术减压。发生淋巴瘤或者进行性多灶性白质脑病（PML）的 AIDS 患者，可能同时存在急性或亚急性局灶性小脑综合征。进行性共济失调的慢性病因包括多发性硬化（第 22 章）和先天性疾病如 Chiari 畸形（第 20 章）或后颅窝先天性囊肿（Dandy-Walker 综合征）。

遗传性共济失调

这些可能表现为常染色体显性遗传、常染色体隐性遗传或母体（线粒体）模式遗传。基因组分类（第 15 章）现在已在很大程度上取代了既往单独基于临床表达的分类方法。

虽然这类疾病的临床诊治过程以小脑性疾病的临床表现和神经病理学结果为主导，但是，基底神经节、脑干、脊髓、视神经、视网膜和外周神经也可能存在特征性改变。显性遗传共济失调家族中，从纯粹性小脑性病变到混合性小脑和脑干病变、小脑和基底神经节综合征、脊髓或外周神经病变中均观察到存在很多过渡阶段。罕见情况下，还同时存在痴呆。同一个显性遗传共济失调家族内部的临床表现可能具有均质性，但是，有时病情最严重的家族成员表现出某种特征性综合征，而一个或几个成员具有完全不同的表型。

常染色体显性遗传共济失调

常染色体脊髓小脑性共济失调（spinocerebellar ataxias，SCA）包括 SCA 1～36 型、齿状核红核苍白球丘脑下核萎缩（DRPLA）以及阵发性共济失调（episodic ataxia，EA）1～7 型（第 15 章）。不同的基因中 CAG 三核苷酸重复片段扩增导致了 SCA1、SCA2、SCA3［Machado-Joseph 病（MJD）］、SCA6、SCA7 和 SCA17。SCA8 是由未翻译的 CTG 重复扩增片段所造成的，SCA12 与未翻译的 CAG 重复片段有关，SCA10 是由未翻译的五核苷酸重复片段所导致。这些是 SCA 重叠的临床表型。基因型已成为诊断和分类的黄金标准。CAG 编码谷氨酰胺，这些扩增的 CAG 三核苷酸重复片段扩增导致了多聚谷氨酰胺蛋白的扩增，被称为 ataxins，使得常染色体显性遗传获得毒性功能。虽然任何给定的疾病基因的表型是可变的，但是，产生了一种神经元丧失伴神经胶质增生模式，这种模式在各种共济失调中具有相对独特性。免疫组织化学和生物化学研究表明细胞质（SCA2）、神经元（SCA1、MJD、SCA7）和核仁（SCA7）中积聚含特异性突变型的多聚谷氨酰胺蛋白。含 40 余个谷氨酰胺的扩增多聚谷氨酰胺 ataxins 对神经元具有潜在毒性，具体涉及下列多种原因：受累神经元中的突变型多聚谷氨酰胺 ataxin 的高水平基因表达；聚集蛋白质构型改变为某种 β 皱褶结构；ataxin 异常运输进入核内（SCA1、MJD、SCA7）；结合其他多聚谷氨酰胺蛋白，包括削弱它们功能的 TATA 结合转录蛋白以及 CREB-结合蛋白，改变了蛋白质周转的蛋白泛素-蛋白酶体系统的效率以及诱导神经元细胞凋亡。早期发病（预期）以及后代发病更具有侵袭性的原因在于 CAG 三核苷酸重复序列的进一步扩增并增加了突变型 ataxin 中的多聚谷氨酰胺数量。最常见疾病的讨论见下文。

SCA1

SCA1 以往被称为橄榄脑桥小脑萎缩，但是，基因组数据显示，该类型代表了若干不同的基因型，具有重叠临床特征。

症状和体征　SCA1 的临床特征表现为成人早期或中年期间躯干和肢体出现进行性小脑性共济失调、平衡和步态障碍、随意运动缓慢、断续言语、眼球震颤和头躯干颤动。还可能发生构音障碍、吞咽困难、眼球运动和面部麻痹。椎体外系症状包括僵直、面无表情和帕金森症震颤。反射通常是正常的，但膝和踝关节反射有可能丧失，可能发生足底伸肌反应。此外还可能存在痴呆，但通常为轻度。括约肌功能损伤通常表现为尿失禁，有时出现大便失禁。MRI 检查可发现小脑和脑干萎缩明显（图 14-1）。

尸检结果发现，脑桥腹侧显著缩小，髓质腹部表面橄榄形凸起消失，小脑萎缩明显。组织学检查发现存在程度不同的浦肯野细胞丧失，分子层和颗粒层中的细胞数量减少，小脑中脚和小脑半球脱髓鞘，脑桥核和橄榄核细胞大量丧失。具有锥体外系特征的病例中，可以见到纹状体（尤其是核部）变性改变以及黑质色素细胞丧失。中枢神经系统（CNS）中的变性通常更为广泛，包括后柱和脊髓小脑纤维受累。

遗传因素

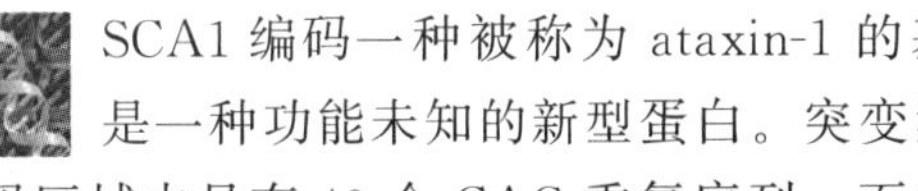

SCA1 编码一种被称为 ataxin-1 的基因产物，它是一种功能未知的新型蛋白。突变型等位基因编码区域内具有 40 个 CAG 重复序列，而未受影响个体

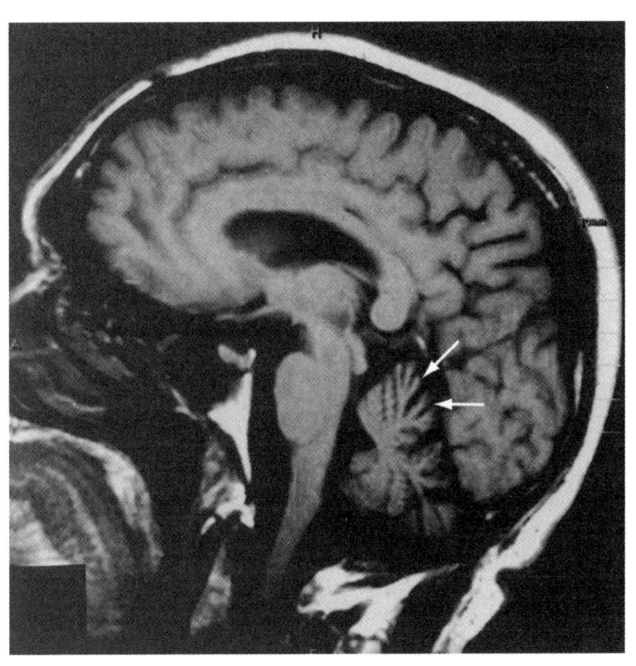

图 14-1　1 名 60 岁男性患者的脑矢状位磁共振成像（MRI），显示小脑性萎缩（箭头）。该患者由于 1 型脊髓小脑性共济失调（SCA1）而有步态共济失调和构音障碍。（Reproduced with permission from RN Rosenberg，P Khemani，in RN Rosenberg，JM Pascual［eds］：Rosenberg's Molecular and Genetic Basis of Neurological and Psychiatric Disease，5th ed. London，Elsevier，2015.）

的重复序列数量≤36。目前所描述的具有38～40个CAG重复序列的患者数目很少。大量重复序列与幼年发作SCA1之间存在直接关联。青少年患者具有较大数量的重复序列，预计他们的后代也存在这些重复序列。携带SCA1的转基因小鼠发生共济失调伴随浦肯野病理改变。ataxin-1的核定位而非聚集，似乎是突变蛋白启动细胞死亡所需要的。

SCA2

症状和体征 另一种临床表型SCA2，在古巴和印度患者中曾经描述过。古巴患者很可能拥有共同祖先，并且，该人群还可能是迄今为止描述过的最大的均一性共济失调患者组。发作年龄介于2～65岁，不同家族之间存在相当大的临床变异性。尽管神经病理学和临床结果符合SCA1诊断，包括缓慢的眼扫视运动、共济失调、构音障碍、帕金森病性僵直、视神经盘苍白、轻度肌肉痉挛以及视网膜变性，但SCA2才是小脑变性疾病的一种独特形式。

遗传因素

SCA2家族中的基因也含有编码含多聚谷氨酰胺蛋白ataxin-2的CAG重复扩增序列。正常等位基因含有15～32个重复序列，突变型等位基因拥有35～77个重复序列。

MACHADO-JOSEPH病/SCA3

首先在葡萄牙人及其在英国和加利福尼亚的后代中描述了MJD。随后，在葡萄牙、澳大利亚、巴西、加拿大、中国、英国、法国、印度、以色列、意大利、日本、西班牙、中国台湾以及美国的家族中发现了MJD。多数人群中，常染色体显性遗传共济失调最常见。

症状和体征 MJD被划分为三个临床类型。Ⅰ型MJD中（肌萎缩性侧索硬化-帕金森病-肌张力障碍型），神经病性缺陷出现在最初20年内，涉及四肢，尤其是腿部无力和肌肉痉挛，经常伴随面部、颈部、躯干和四肢的肌张力障碍。髌骨和踝关节肌阵挛、足底伸肌反应均较常见。步态缓慢、僵硬，双足基底略微增宽，从一侧倾斜至另一侧；这种步态源于肌肉痉挛，而非真正的共济失调。无躯干蹒跚。咽部虚弱和肌肉痉挛引起言语和吞咽困难。值得注意的是水平和垂直眼球震颤，丧失快速眼扫视运动，过度和辨距不足性眼扫视，向上垂直注视障碍。面部肌束震颤、面部肌纤维颤搐、不伴随萎缩的舌肌束震颤、眼肌轻瘫和眼球突出均为常见的早期临床表现。

Ⅱ型MJD中（共济失调型），真正的小脑性构音障碍缺陷和步态以及四肢共济失调开始于10～40岁期间，伴随皮质脊髓和锥体束外缺陷：肌肉痉挛、僵直和肌张力障碍。Ⅱ型是MJD最常见的形式。还同时存在眼肌轻瘫、向上垂直注视缺陷、面部和舌肌束震颤。Ⅱ型MJD可与相似疾病SCA1和SCA2相区分。

Ⅲ型MJD（共济失调-肌萎缩型）出现于40～70岁期间，伴随全小脑疾病，包括构音障碍及步态和四肢共济失调。涉及疼痛、触觉、颤动、位置觉和末梢萎缩的末梢感觉丧失较为显著，提示存在周围神经病。深腱反射被抑制或缺失，同时，无皮质脊髓或者锥体外系症状。

MJD症状发作时的平均年龄为25岁。神经病学缺陷常常发生进展，并导致发作15年内因虚弱而死亡，尤其是在Ⅰ型和Ⅱ型疾病患者中。通常情况下，患者可保持全部智力功能。

主要病理学结果为纹状体中程度不同的神经元丧失和神经胶质替代，黑质致密带中神经元的大量丧失。小脑齿状核和红核中出现中等程度的神经元丧失。小脑皮质中出现浦肯野细胞丧失和粒细胞丧失。细胞丧失还出现在齿状核和脑神经运动核中。下橄榄核的缩小将MJD与其他显性遗传共济失调区分开来。

遗传因素

MJD基因定位于14q24.3～q32。不稳定的CAG重复序列扩增存在于编码一种被称为ataxin-3或MJD-ataxin的含多聚谷氨酰胺蛋白的MJD基因中。早期发作涉及较长的重复序列。正常个体的等位基因拥有12～37个CAG重复序列，而MJD等位基因拥有60～84个CAG重复序列。发生变性的神经元核中有报道描述含多聚谷氨酰胺的ataxin-3（MJD-ataxin）聚集体。MJD-ataxin编码一种泛素蛋白酶，这种酶由于扩增的多聚谷氨酰胺而无活性。蛋白酶体功能受损，导致蛋白清除改变及小脑神经元丧失。

SCA6

针对常染色体显性遗传共济失调以及振动觉和本体感觉丧失的其他家族中CAG重复序列进行基因组筛查发现了另一个基因位点。值得关注的是，编码α_{1A}电压依赖性钙通道亚单位的同一基因（CACNLIA4；也被称为*CACNA1A*基因）在19p13位点的不同突变导致了不同的临床疾病。CAG重复序列扩增（患者中21～27个，正常个体中4～16个三联体）导致晚期发作进行性共济失调伴随小脑退化。该基因的错义突变导致了家族性偏瘫型偏头痛。无义突变导致该基因产物的蛋白合成终止，产生了遗传突发性小脑性共济失调或者 EA。一些家族偏瘫型偏头痛患者出现进行性共济失调伴随小脑性萎缩。

SCA7

这种疾病与所有其他 SCA 疾病的区别点在于前者存在视网膜色素变性。视觉异常首先表现为蓝色-黄色色盲，后继进展为完全的视觉丧失伴随黄斑变性。在几乎所有其他方面，SCA7 类似于多种其他 SCA，其中，共济失调伴随各种各样的非小脑性结果，包括眼肌轻瘫和足底伸肌反应。遗传缺陷为在 3p14～p21.1 处 SCA7 基因出现 CAG 重复序列扩增。SCA7 中的该扩增重复序列量高度易变。与此一致，临床结果的严重程度也多种多样，包括基本无症状、轻度晚期发作症状，到儿童中发生的快速进展性重度、侵袭性疾病。曾经记录到显著提前发作，尤其是父系遗传。该疾病蛋白 ataxin-7，在受累神经元细胞核中形成聚集体，这在 SCA1 和 SCA3/MJD 中已有描述。

SCA8

这种形式的共济失调是由染色体 13q21 上一个基因的未翻译区域中 CTG 重复序列扩增所引起。遗传中存在着显著的母体偏倚，可能反映了精子发生期间重复序列的缩减。这种突变非完全渗透。症状包括缓慢进行性构音障碍以及开始于 40 岁左右的步态共济失调，具体年龄范围介于 20～65 岁之间。其他特征包括眼球震颤、腿部肌肉痉挛和振动感减弱。严重受累个体在 30～60 岁期间将无法行走。MRI 检查显示小脑萎缩。疾病机制可能涉及某种发生于 RNA 水平上的显性遗传“毒性”效果，如强直性肌营养不良中所见到的那样。

齿状核红核苍白球丘脑下核萎缩（DRPLA）

DRPLA 具有多种症状，包括进行性共济失调、舞蹈手足徐动症、肌张力障碍、癫痫、肌阵挛和痴呆。DRPLA 是由于染色体 12p12-ter 上一种被称为 *atrophin* 基因的开放阅读框中存在不稳定 CAG 三联体重复序列造成的。早期发病患者中出现大量扩增。DRPLA 患者中的重复序列数量为 49，正常个体中的重复序列数量≤26。后代的发病时间将提前，早期发病涉及从他们的父亲遗传此病的儿童中 CAG 重复序列数量增加。美国北卡罗来纳州的一个经过详细研究的家族具有一种被称为 Haw River 综合征的表型变异，目前公认为是 DRPLA 突变所致。

阵发性共济失调（EA）

1 型和 2 型 EA 是两种罕见的显性遗传疾病，其中，1 型定位于染色体 12p（一种钾通道基因），2 型定位于染色体 19p。EA-1 患者可发生短暂共济失调伴随肌纤维颤搐和眼球震颤，持续仅数分钟。惊恐、姿势忽然改变和运动可诱发该事件。乙酰唑胺或抗惊厥药物可能具有治疗价值。EA-2 患者可发生共济失调伴随眼球震颤事件，可持续数小时或数天之久。应激、运动或过度疲乏有可能成为诱发因子。乙酰唑胺可能具有治疗价值，可逆转磁共振波谱检出的相对细胞内碱中毒。编码 α_{1A} 电压依赖性钙通道亚单位的 *CACNA1A* 基因中发现了造成 EA-2 的终止密码子和无义突变（见“SCA6”）。

常染色体隐性遗传共济失调

Friedreich 共济失调 这是最常见的遗传性共济失调形式，占全部遗传性共济失调的一半。它包括一种经典形式或一种遗传性维生素 E 缺乏综合征，这两种形式在临床上无法区分。

症状和体征 Friedreich 共济失调发生于 25 岁以前，症状包括进行性蹒跚步态、频繁跌倒和摇摇晃晃。下肢累及情况较上肢严重。构音障碍症状偶尔出现；罕见情况下，进行性脊柱侧凸、脚畸形、眼球震颤或心脏病为初始体征。

神经病学检查可发现眼球震颤、快速扫视眼运动丧失、躯干摇晃、构音障碍、辨距不良及躯干和肢体运动共济失调。通常可观察到足底伸肌反应（躯干和四肢反射正常）、腱反射消失和肌无力（远端比近端严重）。振动觉和本体感觉丧失。死亡时的中位年龄为 35 岁。女性的预后显著优于男性。

90%的患者病情累及心脏，报道有心脏扩大症、对称性肥厚、心脏杂音和传导障碍。少部分患者存在中等程度智力迟钝或精神综合征。糖尿病的发生率较高（20%），伴有胰岛素抵抗和胰腺 β 细胞功能障碍。肌肉骨骼畸形常见，包括弓形足、马蹄内翻足和脊柱侧弯。MRI 检查显示脊髓萎缩（图 14-2）。

病理改变主要部位为脊髓、背根神经节细胞和外周神经。小脑和大脑回可能发生轻微萎缩。硬化和退化主要发生于脊髓小脑束、皮质脊髓侧束和后柱。舌咽神经、迷走神经、舌下神经和深部小脑核退化已有报道。除了中央前回 Betz 细胞丧失以外，脑皮质组织

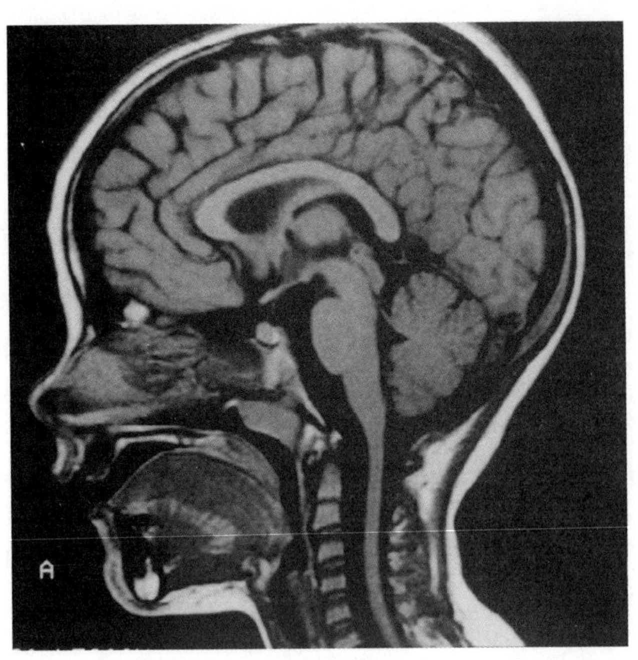

图 14-2 1 名 Friedreich 共济失调患者的脑和脊髓矢状位磁共振成像（MRI），显示脊髓萎缩。（Reproduced with permission from RN Rosenberg，P Khemani，in RN Rosenberg，JM Pascual [eds]：Rosenberg's Molecular and Genetic Basis of Neurological and Psychiatric Disease，5th ed. London，Elsevier，2015.）

学检查基本正常。外周神经广泛受累，大髓鞘纤维丧失。心肌病理学改变包括心肌肥大和纤维化、局灶性血管纤维肌层发育不良伴内膜下层或中层的高碘酸-Schiff（PAS）阳性物质沉积，心肌病变伴异常多形性细胞核，神经和心脏神经节局灶性退化。

遗传因素

Friedreich 共济失调的经典形式定位于 9q13～q21.1，突变型基因 *frataxin* 第一个内含子中含扩增 GAA 三联体重复序列。>95%的患者具有扩增 GAA 重复序列纯合子。正常人具有 7～22 个 GAA 重复序列，患者具有 200～900 个 GAA 重复序列。*frataxin* 基因中拥有一个 GAA 扩增拷贝和一个点突变拷贝的复合杂合子患者中，临床综合征种类更为广泛。当该点突变位于编码 frataxin 氨基末端的基因区域时，表型为轻度，通常包含痉挛性步态，保留反射或者过度反射，无构音障碍，轻度或无共济失调。

与携带者和不相关个体相比，Friedreich 共济失调患者的 *frataxin* mRNA 水平无法检测出来或过低；因此，疾病似乎是由 frataxin 蛋白表达丧失所引起。Frataxin 是一种参与铁代谢平衡的线粒体蛋白。突变型 *frataxin* 基因编码的铁转运蛋白的丧失所致的线粒体铁蓄积，导致氧化型线粒体内铁的形成。反过来，过多的氧化型铁导致了细胞组分氧化和不可逆转的细胞损伤。

涉及维生素 E（α-生育酚）与极低密度脂蛋白（VLDL）相互作用异常的两种形式的遗传性共济失调已有描述，包括无 β 脂蛋白血症（Bassen-Kornzweig 综合征）和共济失调伴维生素 E 缺乏症（AVED）。无 β 脂蛋白血症是由编码微粒体三酰甘油转运蛋白（MTP）大亚单位的基因突变所引起。MTP 缺陷导致了肝中的 VLDL 形成及分泌障碍。这种缺陷导致了维生素 E 组织输送缺乏，包括中枢和外周神经系统，因为 VLDL 是维生素 E 和其他脂溶性替代品的运输分子。AVED 是由编码 α-生育酚转运蛋白（a-TTP）的基因突变所造成。这些患者体内的维生素 E 与肝所产生和分泌的 VLDL 结合能力下降，导致外周组织中的维生素 E 缺乏。因此，VLDL 缺乏（无 β 脂蛋白血症）或维生素 E 结合 VLDL 能力下降（AVED）均可造成共济失调综合征。同样，基因型分类已被证明对于整理各种形式的 Friedreich 疾病综合征至关重要，这些综合征在临床上是无法区分的。

共济失调毛细血管扩张 · 症状和体征 共济失调毛细血管扩张（ataxia telangiectasia，AT）患者在 10 岁以前出现症状，表现为进行性毛细血管扩张病灶伴随小脑功能缺陷和眼球震颤。神经病学表现相当于 Friedreich 疾病的各项表现，应纳入鉴别诊断中。可能发生躯干和肢体共济失调、构音障碍、足底伸肌反应、肌阵挛性抽搐、无反射和末梢感觉缺陷。AT 患者中，复发性肺部感染和淋巴及网状内皮系统肿瘤的发生率较高。胸腺发育不全伴细胞和体液（IgA 和 IgG2）免疫缺陷、提前衰老和内分泌疾病如 1 型糖尿病等疾病已有描述。淋巴瘤、霍奇金病、T 细胞急性白血病和乳腺癌的发生率增高。

最引人关注的神经病理学改变包括小脑皮质中的浦肯野细胞、粒细胞、篮细胞丧失以及深小脑核中的神经元丢失。髓质下橄榄核可能也存在神经元丢失，以及脊髓前角神经元丢失和伴随脊髓后柱脱髓鞘的背根神经节细胞丢失。胸腺发育不良或未发育是最一致的淋巴系统缺陷。

遗传因素

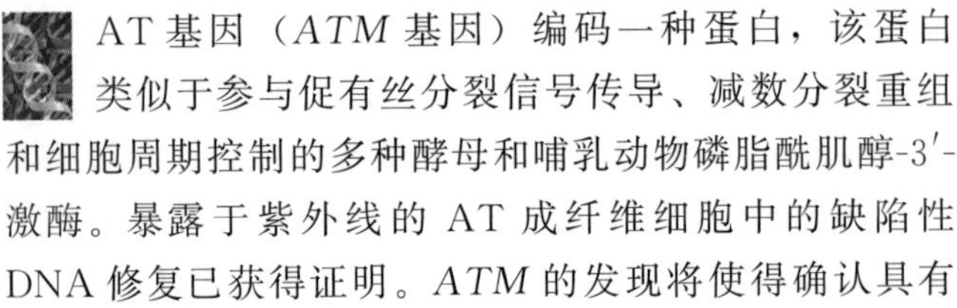

AT 基因（*ATM* 基因）编码一种蛋白，该蛋白类似于参与促有丝分裂信号传导、减数分裂重组和细胞周期控制的多种酵母和哺乳动物磷脂酰肌醇-3′-激酶。暴露于紫外线的 AT 成纤维细胞中的缺陷性 DNA 修复已获得证明。*ATM* 的发现将使得确认具有癌症风险（如乳腺癌）的杂合子患者成为可能，以利于早期诊断。

线粒体共济失调

脊髓小脑综合征中存在线粒体 DNA（mtDNA）突变。目前已知 30 个致病性 mtDNA 点突变和 60 个不同类型的 mtDNA 缺失，其中多种突变涉及共济失调（第 26 章）。

治疗　共济失调性疾病

共济失调患者最重要的管理目标是确认可以治疗的疾病个体。需迅速地确认病变性质，并给予适当治疗。副肿瘤性疾病通常可通过疾病所产生的临床模式、特异性自身抗体测量以及揭示原发性癌症，对其进行确认；这些疾病通常为难治性疾病，但是，一些患者在肿瘤切除或免疫治疗后病情获得改善。伴抗麦胶蛋白抗体和谷蛋白敏感性肠病的共济失调，可利用不含谷蛋白的日常饮食予以改善。导致维生素 E 缺乏的吸收不良综合征可能会导致共济失调。需考虑维生素 E 缺乏症形式的 Friedreich 共济失调，并测量血清维生素 E 水平。维生素 E 治疗适用于这些罕见患者。应测量患者血清中的维生素 B_1 和 B_{12} 水平，水平不足的患者需接受维生素用药。甲状腺功能减退患者容易治疗。应对进行性共济失调和具有其他脊髓痨特征的患者脑脊液中的梅毒感染进行检测。同样，应测量莱姆病和军团菌抗体效价，应在抗体阳性患者中启动适当的抗生素治疗。氨基酸代谢病、脑白质营养不良、尿素循环异常和线粒体脑肌病均可诱发共济失调，对于这些疾病，可给予一些饮食治疗或代谢性治疗。众所周知苯妥英和乙醇对小脑有损害作用，任何病因的共济失调患者均应避免暴露于这些因素。

任何常染色体显性遗传共济失调（SCA1～SCA36）尚无有效治疗。初步证据表明，一种自由基清除剂艾地苯醌可改善典型 Friedreich 共济失调患者的心肌肥大；然而，目前并无证据表明它可改善神经系统功能。在不同遗传性共济失调混合人群中开展了一项小型初步研究，该研究提出谷氨酸盐拮抗剂利鲁唑可使患者在一定程度上获益。铁螯合剂和抗氧化剂药物在 Friedreich 患者中具有潜在危害，因为它们可能会加大心肌损伤。乙酰唑胺可缩短阵发性共济失调症状的持续时间。目前，高风险人群的基因型确认以及适当的家族和遗传咨询，可减少后代中上述小脑综合征的发生率。

遗传诊断实验室

1. Baylor College of Medicine；Houston，Texas，1-713-798-6522
   http://www.bcm.edu/genetics/index.cfm?pmid=21387
2. GeneDx
   http://www.genedx.com
3. Transgenomic，1-877-274-9432
   http://www.transgenomic.com/labs/neurology

全球特征

共济失调在全球存在常染色体显性遗传、常染色体隐性遗传、X-连锁遗传和线粒体遗传多种形式。Machado-Joseph 病（SCA3）（常染色体显性遗传）和 Friedreich 共济失调（常染色体隐性遗传）是大多数人群的最常见形式。商业上可出售遗传标志物，用于精确鉴定基因突变以正确诊断和进行家庭计划。早期发现无症状临床前疾病可以在全球范围内减少或消除共济失调的遗传形式。

15　脊髓小脑性共济失调分类

Classification of the Spinocerebellar Ataxias

Roger N. Rosenberg
（张国华　译　王玉凯　校）

共济失调在全世界范围内有常染色体显性遗传、常染色体隐性遗传、X 连锁遗传或线粒体遗传形式。Machado-Joseph 病（SCA3）（常染色体显性遗传）和 Friedreich 共济失调（常染色体隐性遗传）是多数人群中最常见的类型。突变标志物商业上有售，可以鉴别家族中的危险携带者，这允许精确鉴定遗传突变以便于正确诊断和进行家庭计划。家庭计划中鉴别阳性突变携带者可以早期察觉无症状临床前疾病，以在全世界范围内减少或消除特殊家族的共济失调遗传形式。

表 15-1 脊髓小脑性共济失调（SCA）分类

名称	位点	表型
SCA1（常染色体显性遗传 1 型）	6p22～p23，CAG 重复序列（外显子）；富亮氨酸酸性核蛋白（LANP），区域特异性相互作用蛋白质 Ataxin-1	共济失调伴眼肌轻瘫、锥体束和锥体束外表现；遗传学检测可用；6%全部常染色体显性遗传（AD）小脑性共济失调
SCA2（常染色体显性遗传 2 型）	12q23～q24.1，含 CAG 重复序列（外显子） Ataxin-2	共济失调伴缓慢眼扫视，极少锥体束和锥体束外表现；遗传学检测可用；13%的全部 AD 小脑性共济失调
Machado-Joseph 病/SCA3（常染色体显性遗传 3 型）	14q24.3～q32，含 CAG 重复序列（外显子）；编码泛素蛋白酶（无活性，多聚谷氨酰胺扩增）；细胞蛋白质周转因蛋白酶体功能障碍而发生改变 MJD-ataxin-3	共济失调伴眼肌轻瘫和程度不同的锥体束、锥体束外和肌萎缩体征；痴呆（轻度）；23%的全部 AD 小脑性共济失调；遗传学检测可用
SCA4（常染色体显性遗传 4 型）	16q22.1-ter；含 pleckstrin 同源结构域的蛋白质、G 家族、成员 4（PLEKHG4；puratrophin-1：浦肯野细胞萎缩相关蛋白-1，包括膜收缩蛋白重复序列和鸟嘌呤核苷酸交换因子 GEF，后者调节 Rho GTPases）	共济失调伴正常眼运动，感觉轴突神经病和锥体束体征；遗传学检测可用
SCA5（常染色体显性遗传 5 型）	11p12～q12；β-Ⅲ膜收缩蛋白突变（SPTBN2）；稳定谷氨酸盐转运蛋白 EAAT4；亚伯拉罕·林肯总统的后代	共济失调伴构音障碍；遗传学检测可用
SCA6（常染色体显性遗传 6 型）	19p13.2，α_{1A}-电压依赖性钙通道基因（外显子）中的 CAG 重复序列；CACNA1A 蛋白质，P/Q 型钙通道亚单位	共济失调伴构音障碍、眼球震颤、本体感觉轻度丧失；遗传学检测可用
SCA7（常染色体显性遗传 7 型）	3p14.1～p21.1，CAG 重复序列（外显子）；ataxin-7；GCN5 亚单位，含组蛋白乙酰转移酶复合体；ataxin-7 结合蛋白；Cbl 相关蛋白（CAP；SH3D5）	眼肌轻瘫、视觉丧失、共济失调、构音障碍、足底伸肌反应、视网膜色素变性；遗传学检测可用
SCA8（常染色体显性遗传 8 型）	13q21，CTG 重复序列；非编码；转录 RNA 的 3'-非翻译区域；KLHL1AS	步态共济失调、构音障碍、眼球震颤、腿部肌肉痉挛和振动觉减弱；遗传学检测可用
SCA10（常染色体显性遗传 10 型）	22q13；五核苷酸重复序列 ATTCT；非编码，内含子 9	步态共济失调、构音障碍、眼球震颤；部分复杂性和全身性运动癫痫；多发性神经病；遗传学检测可用
SCA11（常染色体显性遗传 11 型）	15q14～q21.3 连锁	缓慢进展性步态和四肢共济失调、构音障碍、垂直性眼球震颤、反射亢进
SCA12（常染色体显性遗传 12 型）	5q31～q33 连锁；CAG 重复序列；蛋白磷酸酶 2A，调控亚单位 B（PPP2R2B）；蛋白 PP2A，丝氨酸/苏氨酸磷酸酶	震颤、运动下降、反射增强、肌张力障碍、共济失调、自主神经功能异常、痴呆、构音障碍；遗传学检测可用
SCA13（常染色体显性遗传 13 型）	19q13.3～q14.4；钾离子通道电压门控；KCNC3	共济失调，腿＞臂；构音障碍；水平性眼球震颤；运动发育延迟；智力发育延迟；腱反射增强；MRI：小脑和脑桥萎缩；遗传学检测可用
SCA14（常染色体显性遗传 14 型）	19q～13.4；蛋白激酶 Cγ（PRKCG），错义突变包括框内缺失和剪切位点突变等；丝氨酸/苏氨酸激酶	步态共济失调；腿＞臂共济失调；构音障碍；纯共济失调晚期发病；肌阵挛；头和四肢震颤；踝部腱反射增强；偶尔肌张力障碍和感觉神经病；遗传学检测可用
SCA15（常染色体显性遗传 15 型）	3p24.2～3pter；肌醇 1,4,5-三磷酸受体 1 型（ITPRI）	步态和四肢共济失调，构音障碍；眼球震颤；MRI：上蚓部萎缩；脑半球和扁桃体未受累
SCA16（常染色体显性遗传 16 型）	8q22.1～24.1	纯小脑性共济失调伴头部震颤、步态共济失调和构音障碍；水平凝视诱发眼球震颤；MRI：小脑性萎缩；无脑干改变

表 15-1 脊髓小脑性共济失调（SCA）分类（续）

名称	位点	表型
SCA17（常染色体显性遗传 17 型）	6q27；TATA 结合蛋白（TBP）基因中的 CAG 扩增	步态共济失调、痴呆、帕金森病、肌张力障碍、舞蹈病、癫痫；反射亢进；构音障碍和吞咽困难；MRI 显示大脑和小脑萎缩；遗传学检测可用
SCA18（常染色体显性遗传 18 型）	7q22～q32	共济失调；运动/感觉神经病；头部震颤；构音障碍；一些患者出现足底伸肌反应；感觉轴突神经病；EMG 去神经支配；MRI：小脑萎缩
SCA19（常染色体显性遗传 19 型）	1p21～q21；KCND3；错义突变；T352P；M373I；S390N；与 SCA22 等位基因；与 SCA22 位点重叠	共济失调、震颤、认知障碍、肌阵挛；MRI：小脑萎缩
SCA20（常染色体显性遗传）	11p13～q11；260kb 复制子	构音障碍；步态共济失调；凝视诱发眼扫视；腭震颤；CT 显示齿状钙化；MRI：脑萎缩
SCA21（常染色体显性遗传）	7p21.3～p15.1	共济失调、构音障碍、运动不能的锥体束外特征、僵直、震颤、认知缺陷；深腱反射减弱；MRI：小脑萎缩、基底神经节和脑干正常
SCA22（常染色体显性遗传）	1p21～q23；缺失（框内）；V338E；G345V；T377M；与 SCA19 等位基因；KCND3；Kv4.3 通道	纯小脑性共济失调；构音障碍；吞咽困难；眼球震颤；MRI：小脑萎缩
SCA23（常染色体显性遗传）	20p13～12.3；强啡肽原（PDYN 蛋白）；错义 R138S；L211S；R212W；R215C	步态共济失调；构音障碍；四肢共济失调；眼球震颤，辨距不良；腿部振动感丧失；足底伸肌反应；MRI：小脑萎缩
SCA25（常染色体显性遗传）	2p15～p21	共济失调，眼球震颤；脚振动感丧失；一些患者疼痛感丧失；恶心、呕吐可能比较显著；踝关节反射缺失；感觉神经动作电位缺失；MRI：小脑萎缩，正常脑干
SCA26（常染色体显性遗传）	19p13.3	步态共济失调；四肢共济失调；构音障碍；眼球震颤；MRI：小脑萎缩
SCA27（常染色体显性遗传）	13q34；成纤维细胞生长因子 14 蛋白；突变 F145S；蛋白质稳定性减弱	四肢和头部震颤，口面运动障碍；共济失调臂＞腿部，步态共济失调；构音障碍；眼球震颤；精神病症状；认知缺陷；MRI：小脑萎缩；遗传学检测可用
SCA28（常染色体显性遗传）	18p11.22～q11.2；ATPase 家族基因 3 样 2（AFG3L2 蛋白）突变；N432T；S674L；E691K；A694E；R702Q	四肢和步态共济失调；构音障碍；眼球震颤；眼肌轻瘫；腿部反射亢进和足底伸肌反应；MRI：小脑萎缩
SCA30（常染色体显性遗传）	4q34.3～q35.1；候选基因 *ODZ3*	候选基因 *ODZ3*；步态共济失调，构音障碍，眼扫视；眼球震颤，腿部腱反射活跃；MRI：小脑萎缩
SCA31（常染色体显性遗传）	16q22.1；伴有 NEDD4（BEAN）	五核苷酸（TGGAA）$_n$重复序列插入；以往被称为 SCA4；步态共济失调；肢体辨距不良；MRI：小脑萎缩
SCA32（常染色体显性遗传）	7q32～q33	共济失调，无精子症，精神发育迟缓；睾丸活检缺乏生殖细胞
SCA35（常染色体显性遗传）	20p13；TGM6 蛋白；转谷氨酰胺酶 6	共济失调；眼辨距不良；上运动神经元体征；足底伸肌反应；40～50 岁发病
SCA36（常染色体显性遗传）	20p13；大量内含子 GGCCTG 扩增（1500～2500）；也有 phe265leu 突变；RNA 功能获得；miRNA；miR1292 抑制	共济失调；40～60 岁发病；运动神经元病；成簇萎缩性（肌肉活检）肌束震颤；反射增强；跖屈

表 15-1　脊髓小脑性共济失调（SCA）分类（续）

名称	位点	表型
朊病毒病（常染色体显性遗传）	20p13；pro102leu；ala 117 val 突变；脑中蛋白酶 K 抵抗形式 PrP27-30 累积；Gerstmann-Straussler-Scheinker 病 Glu200Lys 突变；八肽重复序列增加；Creutzfeldt-Jakob 病	共济失调；痴呆；僵直
多发错构瘤综合征（常染色体显性遗传）	10q23.31；磷酸酶和张力蛋白同系物（PTEN）；Cowden 病；Lhermitte-Duclos 综合征	皮肤错构瘤；共济失调；精神发育迟滞；颅内压增高；癫痫
小脑性共济失调、耳聋和睡眠发作（常染色体显性遗传）	19p13.2；外显子 21；错义 ala570val；val606phe 突变	共济失调；耳聋；睡眠发作性猝倒；REM 睡眠疾病
小脑性共济失调（非进展性）精神发育迟滞（常染色体显性遗传）	1p36.31～p36.23	共济失调；精神发育迟滞
家族性痴呆伴淀粉样蛋白血管病和痉挛性共济失调（常染色体显性遗传）	13q14.2；嵌膜蛋白质 2B（ITM2B）	共济失调；痴呆；淀粉样蛋白血管病
齿状核红核苍白球丘脑下核萎缩（常染色体显性遗传）	12p13.31，CAG 重复序列（外显子）Atrophin 1	共济失调，舞蹈手足徐动症，肌张力障碍，癫痫，肌阵挛，痴呆；遗传学检测可用
Friedreich 共济失调（常染色体隐性遗传）	9q13～q21.1，内含子 GAA 重复序列，在外显子 1 末端内含子中 Frataxin 缺陷；线粒体铁代谢调控异常；酵母突变株线粒体铁积聚	共济失调，反射消失，足底伸肌反应，位置感缺陷，心肌病，糖尿病，脊柱侧弯，足畸形；视神经萎缩；晚期发病形式，晚至 50 岁，保留深腱反射，缓慢进展，骨骼畸形减少，伴有 frataxin 一个等位基因的中等数量 GAA 重复序列和错义突变；遗传学检测可用
维生素 E 缺乏综合征（常染色体隐性遗传）	8q13.1～q13.3（α-TTP 缺乏）	与定位于 9q 的表型相同，但涉及维生素 E 缺乏；遗传学检测可用
感觉性共济失调神经病和眼肌轻瘫（SANDO）伴构音障碍（常染色体隐性遗传）	15q25；DNA 聚合酶 γ（POLG）基因突变，导致 mtDNA 缺失	年轻成人发作共济失调，感觉性神经病，眼肌轻瘫，听力丧失，胃症状；进行性眼外肌麻痹的一种变异型；MRI：小脑和丘脑异常；乳酸盐和肌酸激酶轻度升高
Von Hippel-Lindau 综合征（常染色体显性遗传）	3p26～p25	小脑血管母细胞瘤；嗜铬细胞瘤
波罗的海肌阵挛（Unverricht-Lundborg）（隐性遗传）	21q22.3；胱抑素 B；12 碱基对额外串联重复序列	肌阵挛癫痫；晚期发作共济失调；丙戊酸、氯硝西泮、苯巴比妥有效
Marinesco-Sjögren 综合征（隐性遗传）	5q31；SIL 1 蛋白，热休克蛋白 70（HSP70）核苷酸交换因子；伴侣蛋白 HSPA5；外显子 6 中的纯合子 4 核苷酸重复序列；也出现复合杂合子	共济失调，构音障碍；眼球震颤；运动发育和智力成熟迟滞；病毒性疾病后发生的横纹肌溶解；虚弱；张力减退；反射消失；儿童白内障；身材矮小；脊柱后侧弯；挛缩；性腺功能减退
Charlevoix-Saguenay 常染色体隐性遗传痉挛性共济失调（ARSACS）	染色体 13q12；SACS 基因；sacsin 肽活性丧失	童年发作共济失调，肌肉痉挛，构音障碍，远端肌肉萎缩，足畸形，视网膜条纹，二尖瓣脱垂
Kearns-Sayre 综合征（散发）	mtDNA 缺失和重复突变	下垂症，眼肌麻痹，视网膜色素变性，心肌病，糖尿病，耳聋，心脏传导阻滞，CSF 蛋白质水平升高，共济失调
肌阵挛性癫痫和破碎红纤维综合征（MERRF）（母体遗传）	8344 处 $tRNA^{lys}$ 的 mtDNA 突变，也见 8356 处突变	肌阵挛性癫痫，破碎红纤维肌病，共济失调
线粒体脑病，乳酸性酸中毒，脑卒中综合征（MELAS）（母体遗传）	3243 处 $tRNA^{leu}$ 突变；也见 3271 和 3252 处	头痛，脑卒中，乳酸性酸中毒，共济失调
神经病；共济失调；色素性视网膜炎（NARP）	ATPase6（复合体 5）；8993 处 mtDNA 点突变	神经病；共济失调；色素性视网膜炎；痴呆；癫痫

表 15-1 脊髓小脑性共济失调（SCA）分类（续）

名称	位点	表型
阵发性共济失调，1 型（EA-1）（常染色体显性遗传）	12p13；钾电压-门控通道基因，*KCNA1*；Phe249Leu 突变；易变综合征	阵发性共济失调持续数分钟；惊恐或运动诱发；面部和手部肌纤维颤搐；非进行性小脑性体征；舞蹈手足徐动症；苯妥英有效；遗传学检测可用
阵发性共济失调，2 型（EA-2）（常染色体显性遗传）	19p-13（CACNA1A）（SCA6 等位基因）（α_{1A}-电压依赖性钙通道亚单位）；点突变或小缺失；SCA6 等位基因和家族性偏瘫型偏头疼	阵发性共济失调持续数天；由应激、疲乏所诱发；向下凝视眼球震颤；眩晕；呕吐；头痛；小脑性萎缩结果；进行性小脑性体征；乙酰唑胺有效；遗传学检测可用
阵发性共济失调，3 型（常染色体显性遗传）	1q42	阵发性共济失调；持续 1min 至 6h 以上；由运动诱导；眩晕和耳鸣；头痛；乙酰唑胺有效
阵发性共济失调，4 型（常染色体显性遗传）	未定位	阵发性共济失调；眩晕；复视；眼球缓慢移动缺陷；乙酰唑胺无效
阵发性共济失调，5 型（常染色体显性遗传）	2q22～q23；CACNB4β4 蛋白	阵发性共济失调；数小时至数周；癫痫
阵发性共济失调，6 型，伴癫痫、偏头痛和交替性偏瘫（常染色体显性遗传）	SLC1A3；5p13；EAAT1 蛋白；错义突变；神经胶质谷氨酸盐转运蛋白（GLAST）；1047C 变为 G；脯氨酸变为精氨酸	共济失调，持续 2～4 天；阵发性肌张力减退；运动发育延迟；癫痫；偏头痛；交替性偏瘫；轻度躯干共济失调；昏迷；发热性疾病可触发；MRI：小脑性萎缩
阵发性共济失调，7 型（常染色体显性遗传）	19q13	阵发性共济失调；眩晕，虚弱；24h 以内
阵发性共济失调伴发作性舞蹈手足徐动症和痉挛状态（张力失调-9）（DYT9；CSE）（常染色体显性遗传）	1p	共济失调；不自主运动；肌张力失调；头痛；痉挛性截瘫；乙酰唑胺有时有效
脆性 X 震颤/共济失调综合征（FXTAS）（X 连锁显性遗传）	Xq27.3；*FMR1* 基因 CGG 前突变扩增；FMR-1 mRNA 5′-UTR 内 55～200 个扩增重复序列；推测为显性遗传毒性 RNA 效应	晚期发病共济失调伴震颤、认知障碍，偶发帕金森病；一般情况下累及男性，尽管女性累及亦有报告；如果受累男性的孙子出现智力迟钝（脆性 X 综合征），则需要高度关注该综合征；MRI 检查显示小脑脚中部 T2 信号增强，小脑性萎缩，偶尔会有广泛脑萎缩；遗传学检测可用
共济失调毛细血管扩张（常染色体隐性遗传）	11q22～23；*ATM* 基因调控细胞周期；促有丝分裂信号传导和减数分裂重组；血清甲胎蛋白水平升高；免疫球蛋白缺陷	毛细血管扩张，共济失调，构音障碍，肺部感染，淋巴系统肿瘤；IgA 和 IgG 缺乏；糖尿病，乳腺癌；遗传学检测可用；舞蹈病；张力失调
早期发病小脑性共济失调伴深腱反射保留（常染色体隐性遗传）	13q11～12	共济失调；神经病；保留深腱反射；认知和视觉空间功能障碍；MRI：小脑性萎缩
共济失调伴动眼运用不能（AOA1）（常染色体隐性遗传）	9p13；蛋白质是三联组胺酸超家族成员，有 DNA 修复作用；血清 LDL 胆固醇升高和低血清白蛋白水平；APTX，aprataxin	共济失调；构音障碍；肢体辨距不良；肌张力障碍；动眼运用不能；视神经萎缩；运动神经病；晚期感觉丧失（振动）；遗传学检测可用
共济失调伴动眼运用不能 2（AOA2）（常染色体隐性遗传）	9q34；senataxin 蛋白，参与 RNA 成熟和终止；解螺旋酶超家族 1；血清甲胎蛋白水平升高；SETX，senataxin	步态共济失调；舞蹈手足徐动症；肌张力障碍；动眼运用不能；神经病；振动感丧失，位置感觉丧失和轻度轻触觉丧失；腿部深腱反射缺失；足底伸肌反应；遗传学检测可用
小脑性共济失调伴肌肉辅酶 Q10 缺乏症（常染色体隐性遗传）	9p13	共济失调；张力减退；癫痫；智力迟钝；深腱反射增强；足底伸肌反应；大约 25%的患者辅酶 Q10 水平下降，电子-复合体 3 转运阻滞；辅酶 Q10 治疗可能有效。

表 15-1 脊髓小脑性共济失调（SCA）分类（续）

名称	位点	表型
Refsum 病（常染色体隐性遗传）	10pter；血清植烷酸水平升高；phytanoyl-COH 羟化酶和 PEX7	色素性视网膜炎；共济失调；感音神经性耳聋；脱髓鞘神经病
脑腱黄瘤病	2p33；胆固醇水平升高；CYP27；固醇 27 羟化酶	痉挛性共济失调；智力低下；痴呆；腱黄瘤；腹泻；白内障
Joubert 综合征（常染色体隐性遗传）	9q34.3	共济失调；下垂；智力迟钝；动眼运用不能；眼球震颤；视网膜病；间歇性舌伸出；阵发性呼吸过度或呼吸暂停；手腕和手肘凹痕；内眦距过宽；小颌畸形
铁粒幼细胞性贫血和脊髓小脑性共济失调（X-连锁隐性遗传）	Xq13；ATP 结合盒 7（ABCB7；ABC7）转运蛋白；线粒体内膜；铁代谢平衡；从基质输出至膜间隙	共济失调；游离红细胞原卟啉水平升高；骨髓中出现环形铁粒幼细胞；杂合子女性可能患有轻度贫血，但无共济失调
婴儿期发作脊髓小脑性共济失调，Nikali 等（常染色体隐性遗传）	10q23.3～q24.1；闪烁蛋白质（基因）；Tyr508Cys 错义突变纯合子	婴儿期共济失调；感觉神经病；手足徐动症；听力缺陷，深腱反射减弱；眼肌麻痹，视神经萎缩；癫痫；女性原发性性腺功能减退
低铜蓝蛋白血症伴共济失调和构音障碍（常染色体隐性遗传）	血浆铜蓝蛋白基因；3q23～q25（trp 858 ter）	步态共济失调和构音障碍；反射亢进；MRI 检查示小脑性萎缩；小脑、基底神经节、丘脑及肝铁沉积；30～40 岁发病
脊髓小脑性共济失调伴神经病（SCAN1）（常染色体隐性遗传）	酪氨酰-DNA 磷酸二酯酶-1（TDP-1）14q31～q32	10～20 岁发病；步态共济失调，构音障碍，癫痫，MRI 检查示小脑蚓部萎缩，辨距不良
小脑性共济失调 1 型（常染色体隐性遗传）	6p25 SCAR8；SYNE1；膜收缩蛋白重复子-核被膜 1	单纯共济失调
小脑性共济失调 2 型（常染色体隐性遗传）	1q42；ADCK3（CABC1）；aarf 域含激酶 3；血清乳酸水平升高，辅酶 Q10 水平降低	共济失调；智力低下；肌阵挛；癫痫；运动不耐；卒中或短暂性脑缺血发作
Niemann-Pick C 型病	18q11；NPC1；NPCH1 和 2；皮肤活检（filipin 染色）	共济失调；垂直性核上性眼肌麻痹；脾大；张力障碍；认知受损

缩写：CSF，脑脊液；EMG，肌电图；LDL，低密度脂蛋白；MRI，磁共振成像；REM，快动眼；UTR，非翻译区

16 肌萎缩侧索硬化症和其他运动神经元病

Amyotrophic Lateral Sclerosis and Other Motor Neuron Diseases

Robert H. Brown，Jr.

（毛成洁　熊康平　译　刘春风　校）

肌萎缩侧索硬化症

肌萎缩侧索硬化症（ALS）是最常见的一种进展性运动神经元病。它是一种典型的神经退行性疾病，可以说是最具破坏性的神经退行性疾病。

病理学

运动神经元退行性疾病的病理学标志是下运动神经元（包括脊髓前角细胞以及支配延髓肌的脑干部位类似细胞）及上运动神经元或者皮质脊髓运动神经元（起源于运动皮质的第五层，通过锥体束下行与下运动神经元直接形成突触或者通过中间神经元间接形成突触）的死亡。虽然在 ALS 发病初期，可能只是选择性损伤上或者下运动神经元，但是最终都会引起两种运动神经元的进行性丢失。事实上，在上下运动神经元均受累之前，ALS 的诊断是有争议的。有一些 ALS 的患者会伴有额颞叶痴呆（第 12 章）；这些病例有额颞叶皮质神经元变性和相应皮质的萎缩。

其他运动神经元疾病涉及的仅是运动神经元的特定亚型（表 16-1 和表 16-2）。因此，在延髓麻痹和脊

表 16-1 运动神经元疾病的病因

诊断分类	辅助检查
结构病变	头颅 MRI（包括枕骨大孔和颈椎）
矢状窦旁或枕骨大孔肿瘤	
颈椎关节强直	
脊髓空洞的 Chiari 畸形	
脊髓动静脉畸形	
感染	脑脊液检查、培养
细菌——破伤风、莱姆病	莱姆病抗体滴定
病毒——脊髓灰质炎、带状疱疹	抗病毒抗体
反转录病毒——脊髓病	HTLV-1 病毒滴定
中毒、物理因素	24h 尿重金属含量
毒素——铅、铝，其他	血铅水平
药物——士的宁、苯妥英	
电流短路，X 线照射	
免疫机制	全血计数[a]
浆细胞恶液病	沉降率[a]
自身免疫性多发性神经根病	总蛋白[a]
运动神经病伴传导阻滞	抗 GM1 抗体[a]
	抗 HU 抗体
副肿瘤	MRI 扫描，骨髓活检
癌旁组织	
代谢	空腹血糖[a]
低血糖	常规化学检查包括钙
甲状旁腺功能亢进	PTH
甲状腺功能亢进症	甲状腺功能[a]
缺乏叶酸、维生素 B_{12}、维生素 E	维生素 B_{12}、维生素 E、叶酸
吸收不良	血清锌、铜[a]
铜、锌缺乏	24h 大便脂肪、胡萝卜素、凝血酶原时间
线粒体功能障碍	空腹乳酸、丙酮酸、氨检测考虑 mtDNA
高脂血症	脂质电泳
高甘氨酸尿症	尿、血清及脑脊液氨基酸
遗传性疾病	用于突变分析的白细胞 DNA
超氧化物歧化酶	
TDP43	
FUS/TLS	
雄激素受体缺陷（Kennedy 病）	
己糖氨酶缺乏症	
婴儿 α-葡糖苷酶缺乏症（Pompe 病）	

[a] 在所有病例中都应获得。

缩写：FUS/TLS，肉瘤中融合/脂肪肉瘤中易位；HTLV-1 病毒，人嗜 T 淋巴细胞病毒；MRI，磁共振成像；PTH，甲状旁腺素

肌萎缩（SMA；也称进行性肌萎缩）中，脑干和脊髓的下运动神经元受累相对来说最严重。而假性延髓麻痹、原发性侧索硬化症（primary lateral sclerosis，PLS）和家族性痉挛性截瘫（familial spastic paraplegia，FSP）只影响脑干和脊髓支配的上运动神经元。

表 16-2 散发性运动神经元病

慢性	疾病
上下运动神经元	肌萎缩侧索硬化症
以上运动神经元为主	原发性侧索硬化症
以下运动神经元为主	多灶性运动神经病伴传导阻滞
	伴副蛋白血症或癌症的运动神经病变
	主要累及运动的周围神经病变
其他	
与其他神经退行性疾病相关	
继发性运动神经元病（见表 16-1）	
急性	
脊髓灰质炎	
带状疱疹	
柯萨奇病毒	
西尼罗病毒	

在每种运动神经元病中，所有受累的运动神经元均会皱缩，然后会出现脂质色素（脂褐素）的沉积，随着年龄的增长，这些物质会在这些细胞中逐渐增多。在 ALS 中，运动神经元的细胞骨架在疾病早期就已经受累，局部病灶的扩大往往发生在轴突的近端。超微结构显示这些“球状体细胞”由聚集的神经纤丝及其他蛋白质组成。在散发性和家族性 ALS 中，受累神经元常显示泛素阳性的聚集物，典型者与蛋白质 TDP43 相关（见下文）。同样能看到星形胶质和小胶质细胞的扩增，这在中枢神经系统的所有神经退行性疾病中都可以看到。

脑干和脊髓外周运动神经元的死亡可以导致相应肌纤维的去神经化和萎缩。免疫组化和电生理证据表明在疾病早期，肌肉的去神经化可通过远端运动神经末梢芽生来恢复神经支配，虽然与其他有运动神经元受损的疾病（如脊髓灰质炎、周围神经病）相比，通过芽生方式恢复神经功能的范围在 ALS 中要小得多。随着去神经的进展，肌肉的萎缩可以通过肌肉组织活检及临床查体得到证实。这就是“肌萎缩”这个词的由来。皮质运动神经元的丢失使通过内囊和脑干到达脊髓外侧和前角白质的皮质脊髓束变细（图 16-1）。外侧纤维的丢失以及原纤维神经胶质增生，使侧索纤维硬度变得尤其高（即侧索硬化）。ALS 一个显著的特征是选择性的神经细胞死亡。通过光学显微镜，可以观察到全部的感觉器官、运动控制及协调的调节系统

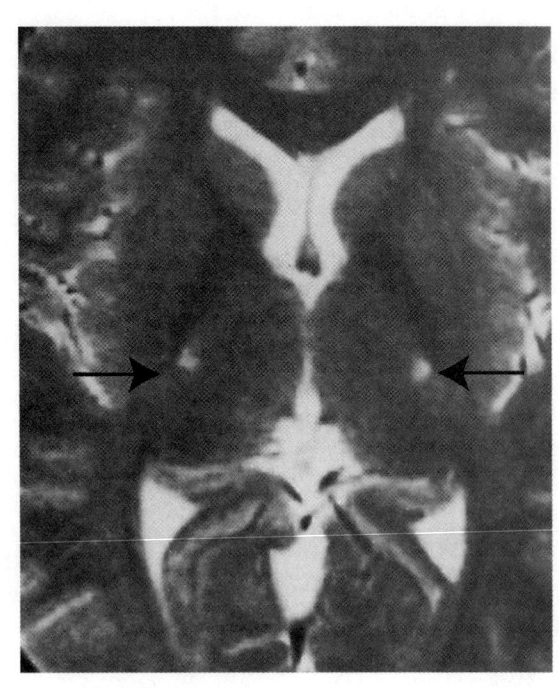

图 16-1　肌萎缩侧索硬化。侧脑室轴位 T2 加权磁共振成像扫描显示皮质脊髓束的异常高信号（箭头）。此 MRI 特征代表髓鞘束内水含量增加，发生 Waller 变性，是继发于皮质运动神经元丢失的。这是 ALS 的普遍特征，但也可见于皮质脊髓神经元对称性丢失的 AIDS 相关脑病、梗死或其他疾病过程中。

保持完整。除了额颞叶痴呆病例外，认知功能所需的脑部结构也未受累。然而，免疫染色显示非运动系统神经元存在泛素化表现，而这种泛素化是神经退行性病变的标志。而且，对疾病的糖代谢研究也发现运动系统之外也有神经元功能障碍。运动系统中神经元是选择性受累的。动眼神经及支配直肠和膀胱括约肌的骶髓副交感神经元（Onufrowicz 或 Onuf 核）未受累。

临床表现

ALS 的临床表现是多种多样的，取决于受累的神经元主要是脑干和脊髓中的皮质脊髓神经元还是下运动神经元。如果是下运动神经元早期出现损伤及去神经化，则典型表现是隐匿起病，逐渐进展的非对称性肌无力，通常一侧肢体远端无力感最早出现。详尽的病史询问可发现患者最近出现了痛性痉挛，尤其是在早上发生（如早上起床时）。去神经引起的无力感与逐渐进展的肌萎缩有关，尤其在疾病早期，会出现运动单位自发颤搐或肌束震颤。ALS 患者手部伸肌无力比屈肌无力更常见。当去神经化最初受累的是延髓肌而不是肢体肌肉时，发病初期的主要表现则是咀嚼、吞咽、脸部和舌肌运动困难。早期呼吸肌的受累可以导致在疾病还未广泛发展时患者就死亡。皮质脊髓束明显受累时，可导致肌牵张反射（腱反射）亢进，而且通常会出现受累肢体肌张力增高。反射活跃的患者主诉肌肉僵硬的比率远大于肌肉无力。支配脑干的皮质延髓束的退行性变造成构音困难以及夸张的情绪动作表达。后者常表现为强哭强笑（假性球麻痹的原因）。

事实上，任何肌肉群都可能是疾病的首发表现，但是随着时间的推移，越来越多的肌肉受累，最终导致疾病在各个区域的对称分布。ALS 的特征即不论最初受累的是上运动神经元还是下运动神经元，最终两种运动神经元均会受累。即使在疾病的晚期，感觉、胃肠、泌尿系统，以及认知功能都仍保留。即使是严重的脑干部位病变，在疾病晚期，眼球运动仍可保留。在一些病例（尤其是家族性病例），ALS 常合并额颞叶痴呆，表现为早期出现行为异常，提示额叶功能障碍。

世界神经病学联合委员会制订了 ALS 的诊断指南。诊断的必备条件是上、下运动神经元同时受累，伴进展性肌无力，并排除其他可能的诊断。同时出现以下 3～4 个部位神经元受累时 ALS 的诊断基本可明确，包括延髓、颈部、胸部、腰骶运动神经元。当其中 2 个部位受累时，诊断是“很可能的”ALS。只有一个部位受累时则诊断为“可能的”ALS。一个例外是仅一个部位出现进行性上、下运动神经元体征，同时有编码超氧化物歧化酶（SOD1）的基因突变（见下文）。

流行病学

ALS 是一种无情进展的疾病，最终因呼吸麻痹而死亡，中位生存期是 3～5 年。极少有报道 ALS 病情平稳甚至好转。大多数国家 ALS 的发病率是（1～3）/100 000，患病率是（3～5）/100 000。令人震惊的是，在北美和西欧（以及可能其他地方）每 1000 例成人死亡中大约有 1 例是由于 ALS；这个发现预测在美国大约有 300 000 存活个体将死于 ALS。有些地方患病率较高，例如西太平洋（如在关岛和巴布亚新几内亚的一些地区）。美国和欧洲男性发病率比女性高。流行病学研究发现 ALS 发病的危险因素包括接触农药和杀虫剂、吸烟，有一例报道称军队服役也是其中一个危险因素。虽然 ALS 大多数是散发病例，但有 5%～10% 的病例是常染色体显性遗传。

家族性 ALS

一些选择性运动神经元病是遗传性的（表 16-3）。家族性 ALS（FALS）涉及皮质脊髓束及下运动神经元。除了是常染色体显性遗传，其在临床表现上与散

表 16-3 遗传性运动神经元病

疾病	定位	基因	遗传	发病年龄	基因功能	异常特征
Ⅰ.上、下运动神经元（家族性 ALS）						
ALS1	21q	超氧化物歧化酶	AD	成人	蛋白质抗氧化剂	
ALS2	2q	Alsin	AR	青少年	GEF 信号	严重的皮质延髓、皮质脊髓损伤
ALS4	9q	Senataxin	AD	青少年晚期	DNA 解螺旋酶	儿童晚期发病
ALS6	16p	FUS/TLS	AD	成人	结合 DNA、RNA	
ALS8	20q	囊泡相关蛋白 B	AD	成人	囊泡运输	
ALS9	14q	血管生成素	AD	成人	RNAse，血管生成	
ALS10	1q	TDP43	AD	成人	结合 DNA，RNA	
ALS12	10p	Optineurin	AD/AR	成人	NF-κB 衰减	
ALS13	12q	Ataxin-2	AD	成人	细胞毒性的扩展 CAG 重复序列	
ALS14	9p	缬酪肽蛋白	AD	成人	ATPase	
ALS18	17p	Profilin-1	AD	成人	肌动蛋白聚合	
ALS19	2q	ErbB4	AD	成人	信号分子	
ALS20	12q	HNRNPA1	AD	成人	异核 RNA 结合蛋白	
ALS21	5q	MTR3	AD	成人	核基质蛋白	早期声音及延髓受累
ALS	2p	动力蛋白激活蛋白	AD	成人	轴突运输	
ALS	17q	对氧磷酶 1～3	AD	成人	解除中毒	
ALS	mtDNA	细胞色素 C 氧化酶		成人	生成 ATP	
ALS	mtDNA	tRNA-异亮氨酸		成人	生成 ATP	
Ⅱ.下运动神经元						
脊髓肌肉萎缩	5q	存活的运动神经元	AR	婴儿期	RNA 代谢	
GM2-神经节苷脂贮积病						
1. Sandhoff 病	5q	己糖胺酶 B	AR	儿童	神经节苷脂的循环	
2. AB 变异	5q	GM2-激活蛋白	AR	儿童	神经节苷脂的循环	
3. 成人 Tay-Sachs 病	15q	己糖胺酶 A	AR	儿童	神经节苷脂的循环	
X-连锁脊髓延髓肌肉萎缩	Xq	雄激素受体	XR	成人	细胞核信号	
Ⅲ.上运动神经元（选择性 FSP）						
SPG3A	14q	Atlastin	AD	儿童	GTPase——囊泡回收	
SPG4	2p	Spastin	AD	成年早期	ATPase 家族——微管蛋白相关	部分感觉丧失
SPG6	15q	NIPA1	AD	成年早期	膜转运蛋白或受体	在 Prader-Willi、Angelman 病中缺失
SPG8	8q	Strumpellin	AD	成年早期	普遍存在，膜收缩蛋白样	
SPG10	12q	驱动蛋白重链 KIF5A	AD	10～30 岁	运动相关蛋白	±外周神经病变，发育迟缓
SPG12	19q	Reticulon 2	AD	儿童	ER 蛋白，与 spastin 相互作用	
SPG13	2q	热休克蛋白 60	AD	成年早期	伴侣蛋白	
SPG17	11q	银（BSCL2）	AD	任何年龄	ER 的细胞膜蛋白	手足肌肉萎缩
SPG31	2p	REEP1	AD	早期	线粒体蛋白	少见、肌萎缩
SPG33	10q	ZFYVE27	AD	成人	与 spastin 相互作用	马蹄样足
SPG42	3q	乙酰辅酶 A 转运蛋白	AD	任何年龄	溶质运载体	

表 16-3 遗传性运动神经元病（续）

疾病	定位	基因	遗传	发病年龄	基因功能	异常特征
SPG72	5q	REEP2	AD	儿童	ER 蛋白	
SPG5	8q	细胞色素 P450	AR	任何年龄	降解内源性物质	感觉丧失
SPG7	16q	Paraplegin	AR	任何年龄	线粒体蛋白	少见，视神经萎缩，共济失调
SPG11	15q	Spatacsin	AR	儿童	细胞溶质，？细胞膜相关	部分感觉缺失，胼胝体萎缩
SPG15	14q	Spastizin	AR	儿童	锌指蛋白	部分萎缩，部分 CNS 功能受累
SPG20	13q	Spartin	AR	儿童	胞内转运蛋白	
SPG21	15q	Maspardin	AR	儿童	胞内转运蛋白	
SPG35	16q	脂肪酸 2 水解酶	AR	儿童	细胞膜蛋白	多发 CNS 功能受累
SPG39	19p	神经病靶标酯酶	AR	儿童早期	酯酶	
SPG44	1q	连接蛋白 47	AR	儿童	间隙连接蛋白	可能轻度 CNS 功能受累
SPG46	9p	β-葡萄糖苷酶 2	AR	儿童	糖苷水解酶	胼胝体萎缩，智力低下
SPG2	Xq	蛋白脂蛋白	XR	儿童早期	髓磷脂蛋白	有时多发 CNS 功能受累
SPG1	Xq	L1-CAM	XR	婴儿期	细胞黏附分子	
SPG22	Xq	SLC16A2	XR	婴儿期	单羧酸转运蛋白	
Xq	XR	肾上腺脑白质营养不良	成年早期	ATP 结合转运蛋白	可能肾上腺功能不足，CNS 炎症	
Ⅳ. ALS-叠加综合征						
ALS 合并额颞叶痴呆、帕金森病	9p	C9orf72				
肌肉萎缩与行为障碍帕金森综合征	17q	Tau 蛋白				

缩写：ALS，肌萎缩侧索硬化症；BSCL2，Bernadelli-Seip 先天性脂质营养不良 2B；AD，常染色体显性遗传；AR，常染色体隐性遗传；CNS，中枢神经系统；FSP，家族性痉挛性截瘫；FUS/TLS，肉瘤中融合/脂肪肉瘤中易位；TDP43，TAR DNA 结合蛋白 43kd；XR，X-连锁隐性遗传。

发性 ALS 很难区分。基因学研究已经确定了多个基因的突变，包括编码蛋白质 C9orf 72（在第 9 对染色体上的开放阅读框 72）、胞质酶 SOD1（超氧化物歧化酶）、RNA 结合蛋白 TDP43（由 TAR DNA 结合蛋白基因编码）和 FUS/TLS（肉瘤中融合/脂肪肉瘤中易位）的基因，都是 FALS 最常见的突变位点。有 45%～50%的 FALS 和 4%～5%的散发性 ALS 病例会发生 C9orf72 突变。另外 20%的 FALS 病例会发生 SOD1 突变，TDP43 和 FUS/TLS 突变约占 FALS 的 5%。最近有报道称，1%～2%的病例是由编码 optineuron 和 profilin-1 蛋白的基因突变引起。

其他罕见的基因突变也出现在 ALS 样疾病中。一些家族性显性遗传的运动神经元病非常类似 ALS 表型，是由编码囊泡结合蛋白的基因突变引起。其下运动神经元显著受累，早期出现喉部功能障碍、声音嘶哑，这些是由于编码细胞动力蛋白的基因突变引起。Senataxin（一种 DNA 解螺旋酶）基因突变，可引起成人早期发病，其引起缓慢进展的 ALS 变异型。肯尼迪（Kennedy）综合征是一种 X 染色体连锁的成人发病的疾病，可与 ALS 临床表现相似（见下文描述）。

基因分析也开始阐释一些儿童期发病的运动神经元病。例如，10 岁以内发病的缓慢进展的主要累及上运动神经元的疾病，是由编码一种新型信号分子（与鸟嘌呤交换因子性质相似的一种分子，称作 *alsin*）的基因突变引起。

鉴别诊断

由于 ALS 目前尚不可治愈，所以那些引起运动神经元功能异常的可控因素急需被清除（表 16-1）。尤其是在一些不典型的病例中：①局限在上或下运动神经元；②除了运动神经元，还累及其他神经元；③电生理试验显示有运动神经元传导阻滞的证据。颈髓压迫或者因颈部、枕骨大孔部髓样癌，或者骨赘长入椎管的颈椎病，同样可引起上肢无力感、肌肉消瘦、上肢肌束震颤、下肢痉挛，与 ALS 的临床表现极其相似。缺乏脑神经受累可能有助于鉴别诊断，尽管一些枕骨大孔处病变可能压迫第 12 对脑神经（舌下神经），引起舌肌瘫痪。无疼痛或者感觉变化、肠和膀胱功能正常、X 线片显示脊柱正常、脑脊液正常都支持 ALS。如诊断上有疑惑，应该行 MRI 扫描和脊髓造影以显示颈髓结构。

ALS 鉴别诊断中另一种重要的疾病是多灶性运动神经病伴传导阻滞（multifocal motor neuropathy with conduction block，MMCB），将在下文讨论。一种类似于 ALS 的弥漫性、下运动神经元轴突性神经病在进展期间有时会伴随造血干细胞异常疾病（如淋巴瘤、多发性骨髓瘤）。此时，血清中存在 M 蛋白应提示进行骨髓组织活检。莱姆病典型者近端肢体疼痛明显、脑脊液细胞数增多，但有时也可引起轴突、下运动神经元病变。

其他一些偶与 ALS 相似但可治愈的疾病是慢性铅中毒及甲状腺毒症。这些疾病可通过询问患者的社会史及职业史或特殊临床特征来确定。当患者有阳性家族史时，必须排除是否存在疾病相关的编码 C9orf72、胞质 SOD1、TDP43、FUS/TLS 以及成人已糖胺酶 A 和 α-葡萄糖苷酶的基因缺陷。可通过适当的实验室检查来识别这些突变。良性肌束震颤也是需要被考虑的一种疾病，因为检查时可发现其类似于运动神经元变性导致的肌束颤搐。电生理检查如果没有无力、萎缩、失神经改变，可以排除 ALS 或者其他严重的神经系统疾病。已痊愈的脊髓灰质炎患者可能会出现迟发性运动神经元恶化，临床上表现为进行性肌无力、肌萎缩以及肌束震颤。具体原因尚不清楚，但是反映了脊髓灰质炎病毒引起的既往非致死性运动神经元损伤。

ALS 发生的同时可伴随一些更广泛的神经退行性病变特征，这种情况比较罕见。因此，我们很少能在典型 ALS 患者中观察到帕金森样运动障碍或者额颞叶痴呆的表现，而有 C9orf72 突变的患者同时具有 ALS 和帕金森样运动障碍或者额颞叶痴呆的表现，这强烈表明这是基因突变的直接结果。显著的肌萎缩是一种显性遗传疾病，患者曾被描述为有类似帕金森样运动的怪异行为；许多这种疾病归因为脑中基因突变导致的 tau 蛋白表达改变（见第 12 章）。在另一些病例中，ALS 发生的同时可出现显著的额颞叶痴呆。在一些慢性外伤性脑病的患者中发现有 ALS 样的表现，这与运动神经元中 TDP43 沉积及神经纤维缠结有关。

发病机制

散发 ALS 的确切病因不详。在大鼠和小鼠实验中可以推测一些损伤运动神经元活性的机制，可能与 ALS 相关的 SOD1 基因突变引起的运动神经元病有关。ALS 的遗传机制可大致分为三类。第一类，主要是突变蛋白的固有不稳定以及随之而来的蛋白质降解的不稳定（SOD1、ubiquilin-1 和 2、p62）。第二类，进展最快的一类，致病突变基因干扰 RNA 的加工、运输、代谢（C9orf73、TDP43、FUS）。在 C9orf72 突变的情况下，分子病理学提示一个内含子核苷酸六聚体重复序列（-GGGGCC-）扩展超过正常上限的 30 个到数百个或更多的重复。在其他内含子重复序列疾病如强直性肌营养不良（见第 26 章）和脊髓小脑萎缩症 8 型（见第 14 章）中，研究表明扩展的内含子重复序列会产生扩展的 RNA 重复序列，通过隔离转录因子或通过对扩展 RNA 的所有可能阅读框进行非经典蛋白质翻译，形成核内病灶和产生毒性蛋白。TDP43 和 FUS 是多功能的蛋白质，可结合 DNA 和 RNA，在细胞核和细胞质中穿梭，起到控制细胞增殖、DNA 修复和转录、基因翻译等多个功能，其在细胞质和局部树突脊中响应生物电活动。尽管 FUS/TLS 基因突变可能表现为细胞核中 FUS/TLS 功能丧失，或者突变蛋白具有胞质毒性作用，但是其基因突变引起运动神经元细胞死亡的具体机制尚不清楚。第三类 ALS 基因缺陷中，主要是轴突细胞骨架和运输（dynactin、profilin-1）缺陷。令人感到吃惊的是，有些基因突变（如 EphA4）影响了 ALS 的生存率而不是 ALS 易感性。除了上述这些缺陷，需要明确的是神经元细胞死亡过程是复杂的，涉及多个加速细胞死亡的细胞过程。这些包括但不居限于兴奋性中毒、轴突运输受损、氧化应激、内质网应激活化、蛋白质展开反应和线粒体功能障碍。

最近多项研究显示非神经元细胞对 ALS 的发生和发展具有重要作用，至少在 ALS 转基因小鼠中可以观察到这一作用。神经退行性疾病研究的另一个重要发现是家族型遗传病中基因缺陷引起的异常蛋白质在散发型疾病中也可以观察到。例如，编码 β-淀粉样蛋白和 α-突触核蛋白的基因突变可引起家族性阿尔茨海默病和帕金森病，而在散发型阿尔茨海默病和帕金森病中也可以发现翻译后非遗传性的上述异常蛋白。同样类似的，近来有报道认为 SOD1 的非遗传性翻译后修饰可能是散发 ALS 的病因。

治疗　肌萎缩侧索硬化

目前没有治疗方法能够阻止 ALS 的病理进展。利鲁唑（100mg/d）被批准用于治疗 ALS，它能在

一定程度上延长生存时间。在一项试验中，利鲁唑的生存率为 18 个月，与安慰剂的 15 个月相似。利鲁唑可能通过减少谷氨酸的释放，减少兴奋性毒性，但此作用机制是不确定的。利鲁唑一般耐受性良好，偶尔会出现恶心、头晕、体重减轻、肝酶升高。SOD1 突变型 ALS 小鼠的病理生理学研究也提示了多样的治疗靶标；因此，有多种针对 ALS 的治疗方法正在进行临床试验，包括小分子实验、间充质干细胞和免疫抑制。其他一些方法如反义寡核苷酸（ASO），它能通过减少突变 SOD1 蛋白的表达，延长转基因 ALS 小鼠和大鼠的生存时间，目前正在进行 SOD1 介导的 ALS 临床试验。

在 ALS 缺乏基本治疗方法的情况下，各种康复手段能够很好地帮助 ALS 患者。足下垂夹板通过减少髋关节过度弯曲及防止无力腿的脚绊倒来协助行走。手指牵引夹板可增强抓握能力。呼吸支持可作为生命维持。对于长期气管切开通气的患者，经口或鼻正压通气可临时（几周）缓解高碳酸血症和低氧血症。一些人工咳嗽的呼吸装置（咳痰机）对患者也是极为有利的，咳痰机装置能有效清理气道，并防止吸入性肺炎。当延髓病变妨碍了正常的咀嚼和吞咽功能时，胃造瘘术通常有助于恢复患者正常的营养和水分。幸运的是，当延髓严重麻痹时，越来越多的语音合成器现在可增强语音，有助于口头交流，并可利于电话的使用。

与 ALS 不同的是，许多与 ALS 相似的疾病是可治愈的（表 16-1 和表 16-3）。因此，需要仔细研究运动神经元病的继发性病因。

其他运动神经元病

选择性下运动神经元疾病

在这些运动神经元病中，只有周围运动神经元的受累而无皮质脊髓运动系统受累（表 16-1、表 16-2 和表 16-3）。

X 连锁脊髓延髓肌萎缩症（Kennedy 病） 这是一种 X 连锁的下运动神经元疾病，通常在中年男性发病，以四肢及延髓的进行性肌无力、肌萎缩为主要表现，可伴有乳房女性化和生殖功能减退等雄激素不敏感的表现。除乳房女性化外，两种细微的差别可用于与 ALS 相鉴别，包括锥体束征的缺失（肌肉痉挛），以及部分患者存在轻微的感觉神经病变。分子缺陷是在 X 染色体上雄激素受体基因的第 1 个外显子中存在 CAG-三核苷酸重复扩增。可经 DNA 检测出来，且 CAG 重复数似乎与发病年龄呈负相关。

成人 Tay-Sachs 病 一些报告描述其为一种成人发病，主要是因 β-己糖胺酶（hex A）缺陷引起的下运动神经病变。此病易与 ALS 鉴别，因为其病情进展非常缓慢；且构音障碍和影像学上小脑萎缩的表现非常明显。通常不存在肌肉痉挛，但在罕见情况下也可能出现。

脊肌萎缩症 脊肌萎缩症（spinal muscular atrophy，SMA）是选择性家族性早发性下运动神经元病。尽管一些表型多变（多为发病年龄），但多数家族性 SMA 都存在第 5 条染色体上编码 SMN 蛋白的基因缺陷（SMN，运动神经元存活蛋白）。SMN 蛋白在 RNA 复合物的构成及跨核膜的转运中起着重要的作用。这些疾病的神经病理学特点是大运动神经元的广泛损失；肌肉组织活检显示失神经萎缩的证据。SMA 有许多临床分型。

婴儿型 SMA（SMA Ⅰ，Werdnig-Hoffmann 病）发病最早且大多迅速致命。在一些病例中，甚至在出生前就已经出现症状，表现在妊娠后期胎动减少。虽然及早警惕，但患儿仍有全身迟缓、肌张力降低及肌腱反射消失的表现。通常在出生后 1 年内死亡。慢性儿童型 SMA（SMA Ⅱ）在儿童后期发病，进展缓慢。少年型 SMA（SMA Ⅲ，Kugelberg-Welander 病）在儿童后期发病且进展缓慢，病情变化不大。不同于多数失神经支配疾病，SMA 的肌无力以近端最重，肌无力的表现可提示原发性肌病如肢带型营养不良症。电生理检查及肌肉组织活检可将 SMA Ⅲ 与其他肌病相鉴别。目前 SMA 尚无有效治疗方法，尽管最近有实验数据显示，在出生后即予静脉注射腺相关病毒（如 AAV9），有可能将缺失的 SMN 基因运送至运动神经元。

多灶性运动神经病伴传导阻滞（MMCB） 此病是下运动神经元的功能因局灶性传导阻滞引起慢性、区域性的损害。许多病例中血清单克隆和多克隆抗神经节苷脂 GM1 抗体滴度升高；推测由于抗体选择性使运动神经元局灶性脱髓鞘。MMCB 通常皮质脊髓的症状不典型。有别于 ALS，MMCB 对静脉注射免疫球蛋白或化疗效果显著；因此当诊断考虑 ALS 时，必须排除 MMCB。

其他形式的下运动神经元病 曾有报道在一些个别家族中，出现类似 SMA 样症状的选择性下运动神经元病，包括罕见的 X-连锁和常染色体显性遗传性 SMA。有一种青少年发病的变异型 ALS，称 Fazio-Londe 综合征，主要累及受脑干支配的肌肉。下运动神经元功能障碍也可见于变性疾病中，如 Machado-Joseph 病和相关的橄榄体脑桥小脑变性（见第 14 章）。

选择性上运动神经元病

原发性侧索硬化症（PLS） 这种极为罕见的疾病偶发于中年或更晚。PLS 的临床特点是四肢进行性痉挛性无力，可在痉挛性构音障碍及吞咽困难之前或之后出现，提示皮质脊髓束和皮质延髓束均受累。无肌束震颤、肌萎缩及感觉变化；肌电图和肌肉活检均无失神经支配的表现。在神经病理检查中可见中央前回的大锥体细胞选择性缺失，以及皮质脊髓束和皮质延髓束的变性。周围运动神经元和其他神经系统不受累。PLS 的进程不一，有长期生存的记录，病程可像 ALS 一样具有侵袭性，从发病到死亡约为 3 年。在 PLS 早期，易与多发性硬化症或其他脱髓鞘疾病如肾上腺脑白质营养不良混淆（见第 22 章）。脊髓病提示 PLS 多见于反转录病毒人嗜 T 淋巴细胞病毒（HTLV-I）感染后（见第 20 章）。临床病程及实验室检查可鉴别这些疾病。

家族性痉挛性截瘫（FSP） 单纯型 FSP 通常是常染色体显性遗传；成年发病的病例大多为显性遗传。症状通常在 20～40 岁时出现，表现为下肢远端开始的进行性痉挛性无力；然而，也有发病很早的变异类型，诊断时需与脑瘫等相鉴别。典型的 FSP 有较长的生存期，可能是由于呼吸功能未受累。在疾病的晚期可有尿急、尿失禁及大便失禁；性功能往往不受影响。

单纯型 FSP 的痉挛性下肢无力常伴有脊髓后角（振动觉和位置觉）异常及肠道和膀胱功能紊乱。一些家庭成员可能有痉挛但无临床症状。

相比而言，当隐性遗传时，PSF 可能出现复杂型，影响皮质脊髓及后索的功能，并伴有神经系统其他区域的明显受累，包括肌萎缩、智力低下、视神经萎缩和感觉神经病。

FSP 有皮质脊髓束的变性，神经病理学显示在脑干处几乎正常，但在脊髓处越靠近尾部萎缩越明显；病理图片则显示 CNS 中长神经纤维的轴突背部或远端萎缩。

显性及隐性遗传的 FSP，存在许多基因位点缺陷（表 16-3）。已有 30 多条 FSP 相关基因被发现。显性遗传的 FSP 中最常见的基因是 *spastin* 基因，它负责编码微管相关蛋白。最常见的儿童期发病的显性遗传类型是由于 *atlastin* 基因突变。在不同发病年龄的家族性显性遗传 FSP 中，已经发现具有微管运动功能的驱动蛋白（kinesin）重链蛋白有缺陷。

一种婴儿期起病的 X 连锁隐性遗传 FSP 类型起源于髓磷脂脂蛋白基因的突变。这是一种令人相当吃惊的等位基因变异的例子，因为同样基因的其他突变大多数引起 Pelizaeus-Merzbacher 病而非 FSP。另一种隐性遗传类型是由 *paraplegin* 基因缺陷引起。Paraplegin 与金属蛋白酶有同源性，而后者对酵母线粒体功能有重要作用。

网站

一些网站提供了有价值的 ALS 信息，包括肌肉萎缩症协会（www.mdausa.org）、肌萎缩侧索硬化症协会（www.alsa.org）和圣路易斯的华盛顿大学世界神经病学和神经肌肉单位联合会（www.neuro.wustl.edu）。

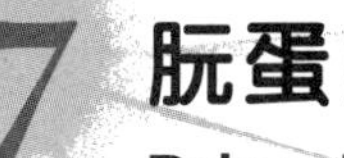

17 朊蛋白病

Prion Diseases

Stanley B. Prusiner，Bruce L. Miller
（成佳星　译　徐俊　校）

朊蛋白是一类采用不同的构象、可自身蔓延的蛋白。一些朊蛋白可导致中枢神经系统退行性变。它可以引起一种罕见的中枢神经系统疾病如克雅病（Creutzfeldt-Jakob disease，CJD），并且越来越多的证据表明，朊蛋白在阿尔茨海默病（Alzheimer's disease，AD）以及帕金森病（Parkinson's disease，PD）也起着至关重要的作用。CJD 由致病型朊蛋白（PrP^{Sc}）累积引起，而 Aβ 朊蛋白在阿尔茨海默病成因、α 突触核蛋白朊蛋白在帕金森病以及 tau 朊蛋白在额颞叶痴呆中的成因仍存在争议。在这一章中，我们将着重讨论 CJD，其以快速进展性痴呆以及运动异常为主要表现。该病会持续进展，一般在发病后 9 个月死亡。大对数 CJD 患者一般发病年龄在 50～75 岁，但也有年轻的 17 岁发病以及年老的 83 岁发病。

CJD 是由朊蛋白（PrP）引起的一组疾病。在哺乳类动物中，朊蛋白病毒通过结合到正常的细胞型朊蛋白（PrP^{c}）进行增殖，并促进 PrP^{C} 转化为致病型的 PrP^{Sc}。PrP^{C} 富含 α 螺旋，几乎无 β-结构，而 PrP^{sc} α 螺旋相对含量较少，β-结构含量很高（图 17-1）。朊蛋白（PrP^{c}）的这种从 α 到 β 结构的转化是朊蛋白病的

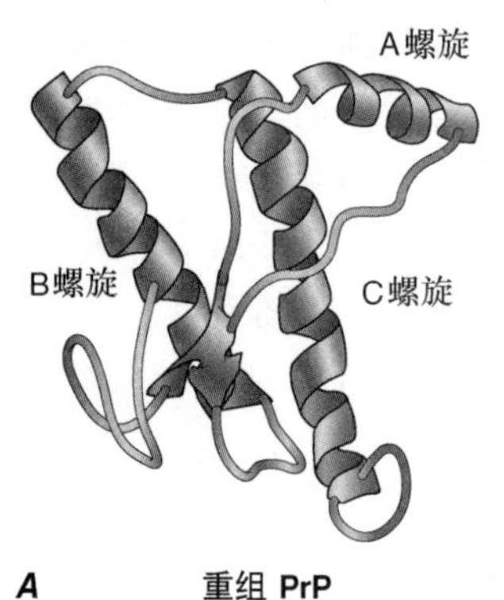

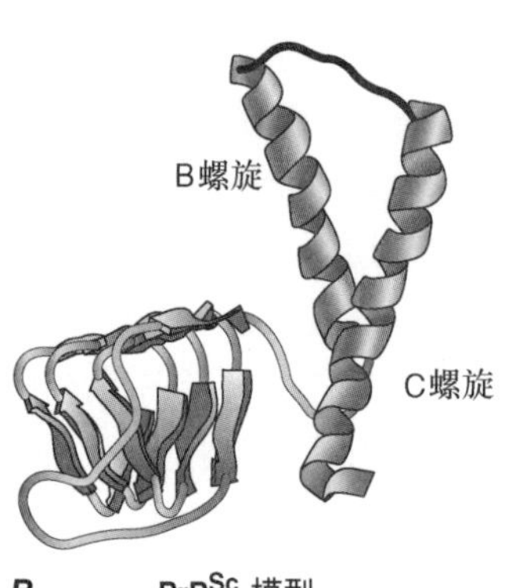

图 17-1 朊蛋白结构。A. 叙利亚仓鼠重组 PrP（90-231）NMR 结构。据推测，该结构的重组 PrP（90-231）α 螺旋类似于 PrP^C 的 α 螺旋。重组 PrP（90-231）在 PrP^{Sc} 捆绑 PrP^C 接口处被观察到。表现为：α 螺旋 A（残留 144-157），B（残留 172-193），以及 C（残留 200-227）。扁带描绘 β 链的 S1（129-131）和 S2（161-163）。**B.** PrP^{Sc} 的结构模型。90-160 区域已经在 β 螺旋上建模，而 COOH 端的 B 和 C 螺旋则保留在 PrP^C 中

发病基础（表 17-1）。

从朊蛋白研究中出现四种新的观点：①朊蛋白是目前唯一已知的缺乏核酸的感染性病原体；所有其他的感染性病原体均具有 RNA 或 DNA 基因组，可直接合成后代。②朊蛋白病可以表现为感染性、遗传性、自发性疾病；没有其他单一病因的疾病组表现出这种广泛的临床表现。③朊蛋白病由 PrP^{Sc} 蓄积所致，其构象与它的前体 PrP^c 不同。④朊蛋白具有多种不同的构象，每种不同的构型可能与特殊的疾病表现有关。

表 17-1 朊蛋白术语词汇表

朊蛋白	缺乏核酸的传染性蛋白颗粒。朊蛋白全部由 PrP^{Sc} 分子组成。可以导致绵羊或山羊患有瘙痒病，并且与人类退行性疾病如克雅病（CJD）有关。
PrP^{Sc}	朊蛋白的致病亚型。这种蛋白是唯一可识别的纯化的羊瘙痒病朊蛋白大分子。
PrP^C	朊蛋白的细胞亚型，是 PrP^{Sc} 的前体。
PrP 27～30	PrP^{Sc} 的一个片段，由蛋白激酶 K 限制性水解 NH2 末端的断端生成。PrP 27～30 保留朊蛋白的传染性及聚合淀粉样蛋白的能力。
PRNP	定位在人类 20 号染色体的 PrP 基因。
朊蛋白棒	主要由 PrP 27～30 分子组成的朊蛋白的集合体。由 PrP^{Sc} 经过洗涤剂萃取及限制性蛋白水解后产生。在形态学和组织化学上不能与很多淀粉样蛋白区分。
PrP 淀粉样蛋白	患有朊蛋白病的动物和人类脑中包含 PrP 的淀粉样蛋白；可以累积成斑块。

对于一个特殊的 PrP^{sc} 分子构象在朊蛋白复制及产生过程中是怎样传递给 PrP^C 的尚不明确。此外，对于何种因素决定 PrP^{Sc} 在中枢神经系统（CNS）的蓄积部位仍不清楚。

朊蛋白病疾病谱

散发性 CJD（sCJD）是最常见的人类朊蛋白病。sCJD 占所有人类朊蛋白病例数的 85%，而遗传性朊蛋白病占 10%～15%（表 17-2）。家族性 CJD（fCJD），Gerstmann-Sträussler-Scheinker 综合征（GSS）、致死性家族性失眠症（FFI）均为主要由 PrP 基因突变所致的遗传性朊蛋白病。

尽管感染性朊蛋白病占所有病例数的比例不足 1%，感染似乎在这些疾病的自然史中不占主导地位，但是朊蛋白的传播是一个重要的生物学特征。新几内亚的库鲁病被认为是在食人仪式上食用已逝亲人大脑所致。随着 1950 年末食人仪式的禁止，除了少部分潜伏期>40 年的新发患者，库鲁病几乎消失。医

表 17-2 朊蛋白病

疾病	宿主	机制
人类		
库鲁病	人类优先	通过食人仪式感染
iCJD	人	通过朊蛋白污染的人生长激素、硬脑膜移植等感染
vCJD	人	通过牛朊蛋白感染
fCJD	人	PRNP 的种系突变
GSS	人	PRNP 的种系突变
FFI	人	PRNP 的种系突变（D178N，M129）
sCJD	人	体细胞突变或 PrP^C 自发转化为 PrP^{Sc}？
sFI	人	体细胞突变或 PrP^C 自发转化为 PrP^{Sc}？
动物		
瘙痒病	绵羊，山羊	遗传易感性的羊
BSE	牛	通过朊蛋白污染的 MBM 感染
TME	貂	通过羊或牛感染朊蛋白
CWD	北美黑鹿，麋鹿	未知
FSE	猫	通过朊蛋白污染的牛肉感染
外源性蹄科脑病	大弯角羚，白斑羚或大羚羊	通过朊蛋白污染的 MBM 感染

缩写：BSE，疯牛病；CJD，克雅病；CWD，慢性消耗性疾病；fCJD，家族性克雅病；FFI，致死性家族性失眠症；FSE，猫海绵状脑病；GSS，Gerstmann-Sträussler-Scheinker 病；iCJD，医源性克雅病；MBM，肉和骨粉；sCJD，散发性克雅病；sFI，散发性致死性失眠症；TME，传染性水貂脑病；vCJD，变异型克雅病

源性 CJD（iCJD）可能由与具有朊蛋白的患者意外接触所致。欧洲青少年及年轻成人的变异性 CJD（iCJD）是暴露于患有牛海绵状脑病（BSE）的污染牛肉所致。尽管医源性 CJD 病例时有发生，其发生率下降主要是因为采取了公共卫生管理措施来预防 PrP 朊蛋白的传播。

朊蛋白可致 6 种动物疾病（表 17-2）。绵羊和山羊的瘙痒症是典型的朊蛋白病。貂海绵状脑病、BSE、猫海绵状脑病以及外来有蹄动物脑病均被认为发生于食用朊蛋白污染的食物后。疯牛病开始出现并流行于 20 世纪 80 年代末的英国，被认为与工业牛肉食品有关。疯牛病最初起源于牛的海绵状脑病还是羊的瘙痒症是未知的。慢性消耗性疾病（CWD）——北美地区地方性的鹿或麋鹿的朊蛋白病的起源，是不确定的。与其他朊蛋白病相比，CWD 具有高度传染性。无症状的、感染性的含有朊蛋白的鹿的排泄物，可能是 CWD 传染的主要原因。

流行病学

CJD 在世界范围内流行。sCJD 的发病率约为百万分之一，因此，占死亡人数的万分之一。由于 sCJD 是一个年龄相关的神经退行性疾病，因此，随着发达国家及发展中国家老年群体的扩大，其发病率预计将稳步增长。虽然已经报了大量的地理位置集中的 CJD 患者，但是每个患者均表现出 PrP 基因突变的差异。散发性和家族性个例均未找到常见的接触病原体。尽管目前仍猜测可能存在这一潜在的途径，但是，摄食患有羊瘙痒病的绵羊或山羊肉作为人类 CJD 的一个病因没有被流行病学研究证实。值得一提的是，猎鹿者大多患有 CJD，高达 90%的杀鹿场被证实有致 CWD 朊蛋白。朊蛋白病是否从鹿或麋鹿传给牛、羊，或直接传给人类仍然不明。对于噬齿类动物的研究表明，朊蛋白可通过口腔感染致病，但是其致病效率远不如颅内注射。

发病机制

人类朊蛋白病是在中枢神经系统病理学改变的基础上，最初被认为是病因不明的神经退行性疾病。随着库鲁病和 CJD 到类人猿的传播，研究者开始把这类疾病作为由慢病毒所致的感染性中枢神经系统疾病。尽管对家族性的小群体 CJD 患者进行了详细的观察，但随着 CJD 到动物的传播，这种观察的意义更加不明朗。最终，这些患者 PRNP 基因突变的发现使得遗传性 CJD 意义得以明确。朊蛋白概念解释了一种疾病怎样表现为遗传性和感染性疾病。此外，朊蛋白病的特征是，无论散发性、显性遗传或后天感染，均与 PrP 异常代谢有关。

朊蛋白区别于病毒的一个主要特征是两个 PrP 亚型均由一个染色体基因编码。在人类，PrP 基因编码 PRNP 并定位在 20 号染色体的断臂。有限 PrP^{Sc} 的蛋白水解产生一个较小的、具有 142 个氨基酸的耐蛋白酶分子，指定为 PrP27～30。相同条件下，PrP^{C} 可完全水解。在洗涤剂存在的情况下，PrP27～30 可聚合成淀粉样蛋白。限制性蛋白水解和洗涤剂提取物形成的朊蛋白棒与中枢神经系统中 PrP 淀粉样蛋白斑聚集的长丝没有区别。脑组织中发现的棒条以及 PrP 淀粉样蛋白长丝均表现为相似的超微结构及刚果红染色绿-金色双折射。

朊蛋白系 不同的朊蛋白系表现出不同的生物属性，为表观遗传。朊病毒系的存在提出了一个遗传生物学信息如何在核酸以外的分子中编译的问题。不同的朊蛋白系通过潜伏期及神经元空泡的分布规律进行定义。随后，发现 PrP^{Sc} 的沉积形式与空泡状态有关，并且这些形式也可以用来描述朊蛋白系特征。

有说服力的依据是，PrP^{Sc} 的三级结构编译的菌株特异性信息源于两种不同的遗传性人类朊蛋白病到鼠的传播并表现出人-鼠 PrP 转基因嵌合体。在 FFI，去糖基化的 PrP^{Sc} 抗蛋白酶碎片具有 19kDa 分子量，而在 fCJD 以及大多散发的朊蛋白病，则为 21kDa（表 17-3）。这种分子量的差异是由于这两种人类 PrP^{Sc} 分子 NH_2 端蛋白水解酶切割位点的差异，表现为不同的三级结构。这些构象的不同是由于 PrP 的氨基酸序列不同所致。

FFI 患者大脑提取物传输给小鼠后表达一种嵌合的人-鼠 PrP 转基因并且诱导 19kDa PrP^{Sc} 的形成，而从 fCJD 及 sCJD 患者脑中的提取物在小鼠中产生 21kDa

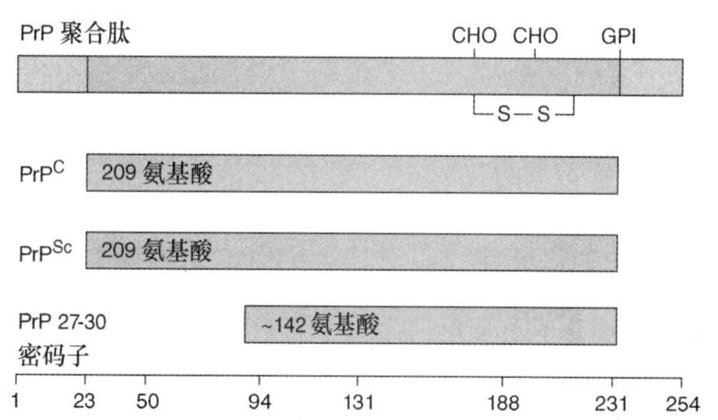

图 17-2 朊蛋白亚型。叙利亚仓鼠的 PrP 柱形图，包含 254 个氨基酸。通过对氨基端（NH_2）和羧基端（COOH）处理后，PrP^{C} 和 PrP^{Sc} 均包括 209 个残基。通过限制性蛋白水解后，PrP^{Sc} 的 NH_2 截断后形成具有约 142 个氨基酸的 PrP 27～30 片段

表 17-3 人类朊蛋白病产生的不同朊蛋白系接种给转基因鼠的结果[a]

接种物	宿主	宿主 PrP 基因型	培养时间（天±SEM）(n/n_0)	PrP^{Sc}（kDa）
无	人	FFI（D178N，M129）		19
FFI	鼠	Tg（MHu2M）	206±7（7/7）	19
FFI→Tg（MHu2M）	鼠	Tg（MHu2M）	136±1（6/6）	19
无	人	fCJD（E200K）		21
fCJD	鼠	Tg（MHu2M）	170±2（10/10）	21
fCJD→Tg（MHu2M）	鼠	Tg（MHu2M）	167±3（15/15）	21

[a] Tg（MHu2M）鼠表达一个嵌合的鼠-人 PrP 基因。

注：临床病理的表现型决定于 PrP^{Sc}的构象，与患有 FFI 的人类朊蛋白病的患者传给转基因鼠的结果相符。

缩写：fCJD，家族性克雅病；FFI，致死性家族性失眠症

PrP^{Sc}，表达相同的转基因。在子代，这些差异仍存在，表明嵌合的 PrP^{Sc}基于抗蛋白酶片段的大小可存在于两种不同的构象，尽管 PrP^{Sc} 的氨基酸序列是不变的。

这一理论持续到自发性致死性失眠症（sFI）被证实。尽管其并没有携带 PRNP 基因突变，这些患者在临床上和病理学上与 FFI 患者没有区别。进而，在这些患者大脑中发现 19kDa 的 PrP^{Sc}，并且将朊蛋白病传给小鼠后表达一个嵌合的人-鼠 PrP 转基因，同时可发现 19kDa 的 PrP^{Sc}。这些发现揭示疾病的表型决定于 PrP^{Sc}的构象而不是其氨基酸序列。PrP^{Sc}的作用是作为 PrP^{C} 转化为新生 PrP^{Sc}的模板。在朊蛋白进入小鼠表达嵌合的人-鼠转基因通路上，PrP^{Sc}构象的改变伴随着新的朊蛋白系的出现。

许多新的朊蛋白系在细菌中通过 PrP 重组生成；重组 PrP 聚合成淀粉样纤维并接种到转基因鼠表达高水平的野生型鼠 PrP^{C}；约 500 天后，小鼠死于朊蛋白病。"合并朊蛋白"的潜伏期决定于淀粉样纤维的聚合条件。高度稳定的淀粉样蛋白产生长潜伏期的稳定朊蛋白；稳定性差的淀粉样蛋白导致潜伏期短的朊蛋白。中度稳定的淀粉样蛋白导致中度稳定及中度潜伏期的朊蛋白。这些发现与早期研究结果相符，即，合成的及自然发生的朊蛋白潜伏期直接与朊蛋白稳定性成正比。

物种屏障 对 PrP 初级和三级结构在朊蛋白病传播作用中的研究使我们对这类疾病的发病机制有了新的认识。PrP 的氨基酸序列编码朊蛋白的种类，并且朊蛋白源于它所在的最后一个哺乳动物的 PrP^{Sc}序列。而 PrP 初级结构有可能是 PrP^{C} 三级结构最重要的或者是唯一的决定因素，PrP^{Sc}由于由 PrP^{C} 构成，可能是作为决定新生 PrP^{Sc}三级结构的模板。朊蛋白多样性似乎决定于 PrP^{Sc}构象，因此，朊蛋白系可能代表不同的 PrP^{Sc}构象。

一般来说，朊蛋白病由一种物种传给另一种物种是低效的，因为，并不是所有的颅内接种动物均发病，且这些发病的动物只有经过一段很长的潜伏期才会接近其自然寿命。这种"物种屏障"的传播与接种宿主的 PrP^{C} 和朊蛋白接种物的 PrP^{Sc}氨基酸序列的相似程度有关。宿主和供体之间 PrP 序列相似性的重要性说明 PrP^{C} 在朊蛋白转化过程中直接与 PrP^{Sc}相互作用。

散发和遗传性朊蛋白病

几种不同的情形可能解释自发性朊蛋白病的发生：①体细胞突变可能是原因，类似于遗传性疾病中种系突变的一个路径，在这种条件下，突变型 PrP^{Sc}可以靶向定位野生型 PrP^{C}，这一过程可能发生于某些突变，但不同于其他类型的突变。②活化能量屏障从 PrP^{Sc}分离出野生型 PrP^{C}，在自然人群条件下罕见发生，多数个体可以幸免，可以看到在老年人群中表现为百万分之一的发病率。③在一些正常细胞中，PrP^{Sc}可能表现出较低的水平，在这些细胞中它执行一些重要的、目前未知的功能。这些细胞的 PrP^{Sc}水平可能足够低，因而通过常规生物检测方法无法检测到。在一些代谢改变的状态下，细胞新陈代谢清除 PrP^{Sc}的能力可能受到抑制，而 PrP^{Sc}的生成率将会超过细胞清除它的速度。第三个可能的机制是引人注意的，因为它提示 PrP^{Sc}不像第一个及第二个假说那样，仅仅是一个错误折叠的蛋白，而是一种具有一定功能的选择性折叠分子。此外，PrP^{Sc}可以采用多种构象状态，正如前文所述，提高了 PrP^{Sc}或其他类朊蛋白的蛋白质在短期记忆过程（没有新蛋白质合成的信息存储）中发挥作用的可能性。

已经发现超过 40 种在人类 PRNP 基因中与不可逆置换有关的突变与遗传性人类朊蛋白病有区别。基因 8 肽重复序列的错义突变和扩增与家族性朊蛋白病

有关。5种不同的PRNP基因突变与遗传性朊蛋白病有关。

尽管家族中可能存在多种不同的表现型，特殊的表现型倾向于在特定的突变中被观察到。在密码子180、183、200、208、210以及232的置换突变通常其临床的表现型很难与典型的sCJD进行鉴别。密码子102、105、117、198、217的置换与朊蛋白病的GSS突变有关。正常的人类PrP序列包含5个重复的8-氨基酸序列。从2～9之间额外8重复序列的频繁插入可以导致不同的临床表型，从不能与sCJD区分状态到多年缓慢进展的痴呆，再到类似于老年痴呆的早发疾病。如果一个甲硫氨酸在多态性129残基相同的等位基因被编码，178密码子突变导致天冬酰胺替换天冬氨酸，产生FFI。如果在相同等位基因的129号位点发生D178N突变，编码缬氨酸，则出现典型的CJD。

人类PRNP基因多态性

多态性影响朊蛋白病散发、遗传以及感染形式的易感性。129号位点蛋氨酸/缬氨酸的多态性不仅可以调节遗传性朊蛋白病的发病年龄，还可以决定临床表型。129号纯合密码子引起sCJD的发现支持朊蛋白的一种产生模式，即PrP在同源蛋白质间的相互作用。

替换小鼠PrP 218号位点的基础赖氨酸残基在转基因小鼠中产生显性位点失活突变，抑制朊蛋白的复制。这种存在于人类PrP的219号位点的相同赖氨酸已经发现存在于12%的日本人群，这些人群可耐受朊蛋白病。朊蛋白复制的显性位点失活突变抑制同样在171号位点基础精氨酸残基的置换中发现；具有精氨酸的羊可耐受羊瘙痒病，但很容易被脑内接种感染疯牛病。

感染性朊蛋白病

医源性CJD

人类CJD的意外传播似乎发生于角膜移植、污染的脑电图电极植入以及外科治疗。隐性CJD捐赠者的角膜已经移植给健康接受者，而其在经过一段长期的潜伏期后发展为CJD。同样的，污染的脑电图电极引起两个年轻的难治性癫痫患者出现CJD，在试验性移植18个月后的黑猩猩身上引发CJD。

外科手术可能导致意外的朊蛋白接种到患者身上，可能是由于朊蛋白患者进行外科治疗时污染了手术室的一些工具和设备。尽管流行病学研究高度提示，目前尚没有明确证据证实这些情况的发生。

硬脑膜移植　目前已经记录了超过160例CJD发生于硬脑膜移植后。所有的这些移植被认为来自于同一个制造商，其对人类朊蛋白失活的前期处理不够充分。一例CJD发生于用心包膜移植修复鼓膜穿孔后。

人类生长激素和垂体促性腺激素治疗　有超过180例年龄在10～40岁之间的患者患有致死性小脑疾患并伴有痴呆，这是由于CJD朊蛋白污染人类垂体产生的生长激素制剂的传播所致。这些患者持续4～12年接受每2～4天的生长激素注射。如果认为这些患者发生CJD是由于注射了被朊蛋白污染的生长激素制剂导致的，那么其可能的潜伏期为4～30年。目前只有重组的生长激素用于治疗从而确保不再有朊蛋白污染。4例女性CJD患者发生于接受人类垂体促性腺激素之后。

变异型CJD

vCJD的有限地理学分布和发生年代提高了疯牛病朊蛋白通过食用污染的牛肉传播给人类的可能性。出现超过190例vCJD患者，超过90%患者发生在英国。vCJD同样被报道出现在居住或出生于法国、爱尔兰、意大利、荷兰、葡萄牙、西班牙、沙特阿拉伯、美国、加拿大以及日本的人群。

vCJD患者数量在过去的10年间稳步下降揭示将不会有朊蛋白病在欧洲流行，就像曾经看到的疯牛病及库鲁病。可以明确的是朊蛋白污染的肉应该禁止进入人类食品供给地。

最吸引人的证据是vCJD可以被来自表达牛的转基因实验小鼠的疯牛病朊蛋白引发。疯牛病和vCJD的朊蛋白均可有效地传给这些转基因鼠，并且具有相似的潜伏期。与sCJD朊蛋白相比，vCJD不能有效地传给表达嵌合的人-鼠PrP转基因的鼠。早期对非转基因鼠的研究提示vCJD和BSE可能具有相同的来源，因为两种接种传播疾病具有相似但很长的潜伏期。

人们依赖于鼠的传代研究来试图确定BSE和vCJD朊蛋白的起源，在早期描述了一些结果，就像对PrP^{Sc}构象和屈糖基化的研究。一种情形提示我们，牛PrP^{Sc}的一种特殊构象被选择用于在传递过程中发挥耐热性，然后多次选择这个过程伴随着因摄入被朊蛋白污染的肉和骨粉（MBM）而感染的牛，其被多次选择屠杀，而后其残渣进入更多的MBM。自欧洲牛肉供应保护后变异型CJD实质上已经消失了。

神经病理学

通常CJD患者的脑组织不能用肉眼检查到异常。

存活几年的患者有不同程度的脑萎缩。

在光镜下，CJD的病理学特征是海绵状变性和星形胶质细胞增生。CJD和其他朊蛋白病炎症应答的缺失是这类退行性变疾病的一个重要病理学特征。海绵状变性的特征是在神经细胞体之间的神经纤维存在大量1～5μm的空泡。海绵状组织变性通常发生在大脑皮质、壳核、尾状核以及小脑的分子层。星形胶质细胞增生是朊蛋白病固有的但非特异的特征。广泛增生的星形胶质细胞遍布CJD患者的大脑灰质。星形胶质细胞在充满神经胶质细胞丝的过程中形成广泛的网络。

淀粉样蛋白斑已经被发现在约10%的CJD患者中。从人类和动物中纯化的CJD朊蛋白在用洗涤剂进行限制性蛋白水解时展现出淀粉样蛋白的超微结构和组化特征。首次从日本的人类CJD患者中提取的淀粉样蛋白斑被发现在老鼠的大脑中存在。这些具有抗体性质的斑块可抵抗PrP。

GSS病的淀粉样斑在形态学上有别于库鲁病或瘙痒病。GSS的淀粉样蛋白斑包含一个由小球形淀粉样蛋白包绕的淀粉样蛋白中心致密核。电镜下，它们包含一个淀粉样纤维的辐射纤维网络，缺乏或没有神经元的退行性变。这个斑块可以分布在整个脑部，但最常出现在小脑；经常邻近血管出现。嗜刚果红血管病已经被注意到在一些GSS患者中出现。

vCJD的典型特征是“多样斑块”的出现。由PrP淀粉样蛋白的核心及周围环绕的滤泡组成，类似花朵上的花瓣样改变。

临床特征

非特异性的前驱症状大约发生在1/3的CJD患者，这些症状包括疲劳、睡眠障碍、体重减轻、头痛、焦虑、眩晕、全身乏力以及不能明确病因的疼痛。多数CJD患者表现出高级皮质功能障碍。这些功能障碍几乎总是进展超过几周或数月至出现深度的痴呆状态，特点是记忆力丧失，判断力受损，并在不知不觉中出现各个方面的智能减退。少部分患者表现为视觉障碍或小脑步态协调障碍。通常小脑功能障碍随痴呆进展迅速加重。视觉障碍通常起初表现为视物模糊和视力下降，后随痴呆迅速加重。

其他的症状和体征包括锥体外系功能障碍，表现为肌强直、面具脸或舞蹈样动作（不常见）；锥体系体征（通常较轻）；癫痫发作（通常是大发作）；和不常见的感觉减退；核上性凝视麻痹；视神经萎缩；以及营养标志的变化，如体重、体温、汗量以及月经周期变化。

肌阵挛 大多数CJD患者（约90%）表现出发生在整个疾病过程中不同时间的肌阵挛。不像其他的不自主运动，肌阵挛可以在睡眠中发生。惊吓性肌阵挛可以通过响声或亮光刺激频繁发生。需要重点强调的是，肌阵挛既不是CJD的特异表现也不仅限于CJD，并且倾向于在CJD病程的晚期发生。痴呆合并肌阵挛也可由阿尔茨海默病（AD）（第12章）、伴路易小体的痴呆（第12章）、皮质基底节变性（第12章）、隐球菌性脑炎或肌阵挛性癫痫Unverricht-Lundborg病（第9章）所致。

临床过程 在记载的意外感染的人类CJD患者中，出现临床病程前有1.5～2年的潜伏期。其他个案，有潜伏期长达40年之久的。大部分CJD患者在出现临床症状和体征后可存活6～12个月，而有的可以存活5年。

诊断

在一个无发热的60岁患者身上同时出现痴呆、肌阵挛以及周期性的电脉冲通常提示CJD。临床症状仅出现在中枢神经系统。发热，红细胞沉降率（血沉）增高，血白细胞增多，脑脊液细胞数增多时则需要提醒医生用其他病因来解释患者中枢神经系统功能障碍。

在疾病遗传及传播过程中会出现典型病程的变化。fCJD的平均发病年龄早于sCJD。在GSS病，共济失调通常是主要特征及表现形式，老年痴呆发生于疾病晚期。GSS一般发病年龄（平均年龄43岁）早于CJD，与CJD相比进展缓慢；通常发病5年内死亡。FFI的特点是失眠和自主神经功能异常；老年痴呆仅在疾病终末期出现。罕见的不定时发作的病例已经被证实存在。vCJD具有特殊的临床表现，有突出的精神前驱症状，可能包括视幻觉和共济失调，而frank痴呆通常是vCJD晚期的一个表现。

鉴别诊断

很多疾病与CJD表现相似。伴有路易小体的痴呆（第12章）最常被误诊为CJD。它可亚急性起病，表现出谵妄、肌阵挛和锥体外系特点。其他神经退行性疾病包括AD、额颞叶痴呆、皮质基底节变性、进行性核上性麻痹、蜡样脂褐质沉积症，以及伴有Lafora结构的肌阵挛性癫痫（第9章）。由于弥散加权成像和液体反转恢复成像表现正常，MRI几乎完全可以区分CJD以及其他类型的痴呆。

桥本（Hashi moto）脑病，表现为伴有肌阵挛及脑电图周期性三相复合体的亚急性进行性脑病，应该在每个疑似CJD的患者中进行排除。它可以通过检测血液中高滴度的抗甲状腺球蛋白抗体或抗甲状腺过氧化物酶抗体以及可用激素治疗改善症状来诊断。不同于CJD，严重的病情波动通常为桥本脑病。

颅内血管炎几乎可以产生与CJD相关的所有症状和体征，有时缺乏系统的异常。肌阵挛是颅内血管炎的异常表现，但局灶性发作可能会与CJD混淆。主要表现为头痛，无肌阵挛，功能障碍逐渐改变，脑脊液异常以及MRI及血管造影术脑白质的局灶性病变均支持血管炎。

副肿瘤条件下，尤其是边缘叶脑炎和皮质脑炎，也可与CJD表现相似。许多患者，在诊断肿瘤之前出现老年痴呆，并且一些患者，从未发现肿瘤。检测副肿瘤性抗体通常是其与CJD鉴别的唯一方法。

其他与CJD相似的疾病包括神经梅毒、艾滋病痴呆、进行性多灶性白质脑病、亚急性硬化性全脑炎、进行性风疹全脑炎、单纯疱疹病毒脑炎、弥漫性颅内肿瘤（脑胶质瘤）、缺氧性脑病、透析性痴呆、尿毒症、肝性脑病、电压门控性钾通道脑病以及锂或铋中毒。

实验室检查

对于CJD和其他人类朊蛋白病，唯一特异性的诊断性检查是检测PrP^{Sc}。最广泛使用的方法是通过限制性蛋白水解生成PrP27-30，可在变性后通过免疫反应进行检测。构象依赖性免疫检测法（CDI）是基于暴露于PrP^{C}而隐藏PrP^{Sc}免疫反应性表面位点。在人类中，CJD的诊断可以通过脑组织活检检测出PrP^{Sc}。如果不想检测PrP^{Sc}，在一次脑活检中频繁发现CJD的病理学改变，则诊断是可靠的（见前面“神经病理学”部分）。MRI FLAIR成像及弥散加权成像上用于诊断CJD的高敏感度和特异度的皮质以及基底节高信号可以在很大程度上降低对可疑CJD患者脑组织活检的需求。由于PrP^{Sc}不是均匀分布在中枢神经系统中，在有限的样本中如一次活检未检测到朊蛋白不能排除朊蛋白病。在尸检时，足够的脑组织样本应采取两种PrP^{Sc}的检测方法，优选CDI以及组织切片的免疫组化。

要确定sCJD或家族性朊蛋白病的诊断，必须进行PRNP基因测序。如果没有外源性朊蛋白感染的病史，则发现野生型PRNP基因序列支持sCJD的诊断。证实一个编码非保守氨基酸的PRNP基因序列的突变可支持家族性朊蛋白病的诊断。

CT可正常或显示皮质萎缩。MRI在可用来与大多数其他疾病进行鉴别。在FLAIR序列和弥散加权序列，约90%的患者表现出基底节和皮质环的信号增强（图17-3）。这种模式在其他神经退行性疾病中没有发现，但是可偶然在病毒性脑炎、副肿瘤综合征或癫痫中看到。当存在典型的MRI表现，在合适的临床基础上，诊断并不困难。但是，某些患者sCJD缺乏典型表现，仍需要其他早期诊断方法。

CSF几乎接近正常但可能出现蛋白质增高，很少出现轻度细胞数增多。尽管有些CJD患者CSF中应激蛋白14-3-3增高，但是14-3-3增高同样见于其他疾病；因此，这种升高不具有特异性。同样，CJD患者脑脊液神经元特异性烯醇化酶和Tau蛋白升高，但缺乏特异性。

EEG常用于CJD的诊断，尽管只有60%的个体出现典型的表现。在CJD疾病的早期，EEG一般正常或只显示散在的θ波活动。在大多数晚期患者，可以见到重复、高电压、三相以及多相尖锐放电，但是在许多情况下，这些存在是短暂的。这些每1～2s出现的、规律周期性暴发的＜200ms的脑电波，使诊断CJD成为可能。这些放电通常不是对称的，幅度上可能一侧优势。随着CJD的进展，正常的节律变得断续和缓慢。

CJD患者的护理

尽管CJD不能被认为是感染性疾病或传染病，但它可以传播。通过喷雾给药意外感染的风险非常小；生产喷雾器的过程应在认证的安全生物柜中操作。进

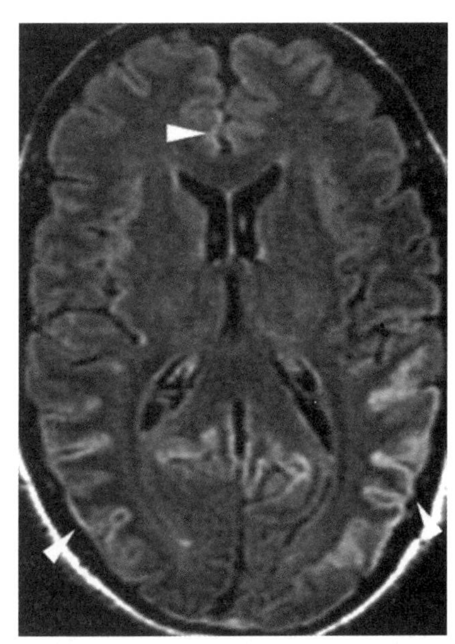

图17-3 T2加权（FLAIR）MRI。在一个散发的CJD患者大脑皮质表现为T2高信号。这种所谓的“皮质带”以及T2或弥散像基底节区高信号可帮助诊断CJD

行生物安全等级 2 级的训练，采用疾病预防控制中心及美国健康协会推荐的防护设施和工具。护理 CJD 患者的主要问题是护理人员疏忽所致的针或刀伤引起的感染。在 CJD 的研究结束后，脑电和肌电针不应重复使用。

对于病理学家或殓房工作人员，没有理由阻止他们对临床诊断的 CJD 患者进行尸检。微生物学实践标准概括为，遵照清洁污染的具体建议，对于护理 CJD 患者及处理污染的标本似乎已经足够了。

CJD 朊蛋白的灭菌

朊蛋白可以抵制常见的失活方式，并且灭菌的最佳条件还存有争议。一些研究者建议在室温下用 1 N NaOH 一次性处理朊蛋白污染的材料，但是我们认为这种方式可能并不能充分灭菌。朊蛋白的推荐灭菌方式是在 134℃ 高压灭菌 5h 或 2N NaOH 处理数小时。灭菌这一术语意味着完全破坏朊蛋白，任何残留的污染可能都会具有致病风险。最近的研究表明不锈钢表现的 sCJD 朊蛋白可以抵抗 2h 134℃ 高压灭菌；在高压灭菌前先对朊蛋白进行酸性洗涤剂的处理，可以使朊蛋白对灭菌敏感。

预防和治疗

目前对 CJD 没有有效的防治方法。吩噻嗪类和吖啶类药物可以在细胞培养中抑制 PrP^{Sc} 的形成，这一发现，引发了阿的平在 CJD 患者中的临床研究。不幸的是，阿的平不能减缓 CJD 患者认知功能下降速度，可能是没有达到脑内治疗浓度。尽管 P-糖蛋白转运系统的抑制导致小鼠脑中阿的平浓度的大幅度提高，朊蛋白潜伏期并没有因药物治疗而延长。这种治疗 CJD 的方法是否可行仍有待研究。

像吖啶类药物一样，抗-PrP 抗体在细胞培养中显示出消除 PrP^{Sc} 的能力。这种抗体在小鼠体内，无论是通过注射接种还是转基因产生，当朊蛋白通过外周途径感染时（如腹腔内接种），可以发挥预防朊蛋白病的作用。但是，这种抗体对鼠颅内接种朊蛋白没有效果。一些药物，包括木聚硫以及卟苯肼衍生物，如果在动物脑内接种朊蛋白后很快给药可以延迟发病。

类朊蛋白所致的其他神经退变疾病

有越来越多的证据表明，除了 PrP，β 淀粉样蛋白（Aβ）、Tau、α-突触核蛋白和亨廷顿蛋白等可以产生朊蛋白（第 8 章）。试验性研究表明转基因小鼠表达突变的淀粉样前体蛋白（APP），在用 AD 患者脑提取物接种后 1 年左右生成包含 β 淀粉样蛋白肽组成的小纤维的淀粉样蛋白斑。聚集在转基因鼠和培养基细胞中的突变 Tau 可以触发野生型 Tau 聚集成原纤维，这类似于 AD、FTD 以及 Pick 病中发现的神经纤维缠结和 Pick 小体，以及一些创伤后颅脑损伤的病例中所见。

在中晚期接受胚胎黑质神经元移植的 PD 患者，在约移植 10 年后移植的细胞中可以证实存在包含 β 折叠-富含 α-突触核蛋白的路易小体。这些发现表明错误折叠的 α-突触核蛋白通过轴突运输传递给了移植的神经元，并启动新生的 α-突触核蛋白聚合成纤维，进而合并成路易小体。这些发现合并多系统萎缩（MSA）的研究提示这些突触核蛋白病由朊蛋白引起。将 MSA 患者的脑组织匀浆注入转基因小鼠体内后 3 个月之内就会出现致死性神经退变；此外，将重组核蛋白注入野生型老鼠将引起核蛋白原纤维的沉积。

总之，大量的数据表明，引起 AD、PD、FTD、ALS 甚至 HD 的蛋白有着不同的构象，并且是自身蔓延的。这些神经退行性疾病的任何一种都是由不同的蛋白质引起的，这些蛋白经历一个构象转变而成为朊蛋白。朊蛋白可以解释许多神经退行性疾病的共同点：①发病率随年龄增长，②稳定进展数年，③从中枢神经系统的一处进展至另外一处，④蛋白质沉积由淀粉样原纤维组成，⑤神经退行性疾病的遗传形式较晚发病。特别要指出的是，包含 PrP^{Sc} 的淀粉样蛋白斑不是人类和动物朊蛋白病的必要特征。此外，AD 患者的淀粉样斑与痴呆的严重程度并不相关；然而，可溶性的 Aβ 与记忆缺失和其他智能障碍有关。

18 自主神经系统功能障碍

Disorders of the Autonomic Nervous System

Phillip A. Low，John W. Engstrom
（孙秀兰　译　孙秀兰　校）

自主神经系统（autonomic nervous system，ANS）

支配整个神经轴，并影响所有的器官系统，具有调节血压（BP）、心率、睡眠、膀胱和肠道的功能。自主神经系统相对独立，当其功能受损时，ANS 的作用才得以充分体现，表现出自主神经功能紊乱。下丘脑功能障碍引起的稳态失调在《哈里森内科学》（第 19 版）的其他部分讨论。

自主神经系统解剖结构

中枢神经元接受不同的传入信号而调节自主神经系统活性。传入信息经中枢整合后，自主神经传出信号进行调整、使主要器官系统的功能适应整体的需要。大脑皮质与脑干自主神经中枢的连接使自主神经传出与更高级的精神活动相协调。

第三、七、九、十对脑神经以及第二和第三骶神经的副交感神经系统的节前神经元起自中枢神经系统（CNS），而交感神经系统的节前神经元起自第一胸椎和第二腰椎节段之间的脊髓（图 18-1）。这些神经纤维都为薄髓鞘的有髓神经纤维。位于 CNS 以外的神经节内的节后神经元发出无髓自主神经，支配整个机体的器官和组织。交感神经和副交感神经兴奋的反应通常是相互拮抗的（表 18-1），反映了 CNS 高度协调的相互作用；相对于单一神经系统的调制，副交感神经系统和交感神经系统活动的相互协调更精确地调控了自主神经系统。

乙酰胆碱（ACh）是交感和副交感神经节前神经元的神经递质，也是副交感神经节后神经元的神经递质。节前递质的受体为烟碱型，节后递质的受体是毒蕈碱型。去甲肾上腺素（NE）是交感神经节后神经元的神经递质，也是除胆碱能神经元外支配汗腺的神经递质。

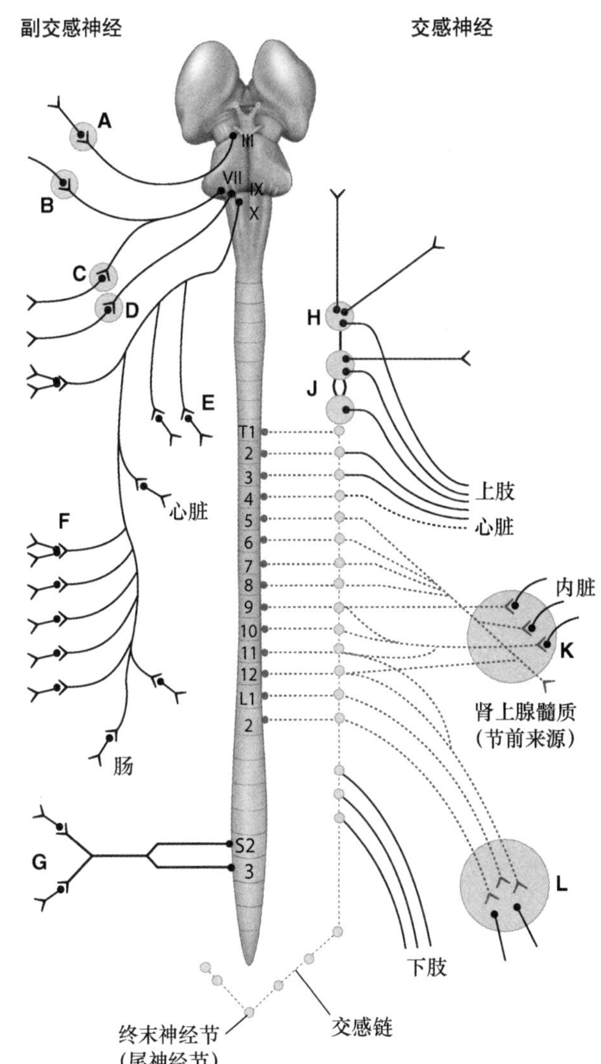

图 18-1（见书后彩图） 自主神经系统图示。（From M Moskowitz：Clin Endocrinol Metab 6：77，1977.）

临床评估

分类

中枢神经系统和外周神经系统（peripheral nervous system，PNS）病变可能引起 ANS 障碍（表 18-2）。其症状和体征可能是由于控制自主神经反应的反射弧中传入神经、神经中枢或传出神经的中断而引起。例如，后颅窝肿瘤造成的髓质损伤可造成血压对体位变化的反应障碍，导致直立性低血压（orthostatic hypotension，OH）。这种症状也可以由于脊髓或外周血管运动神经纤维病变引起（如糖尿病性自主神经病变）。传出神经损伤导致最严重和持续的直立性低血压。临床上，自主神经功能异常通常是导致反射弧中断的原因，需结合自主神经系统测试和神经影像学研究。是否有中枢神经系统症状、相关感觉性或运动性多神经病变、其他疾病、临床用药以及家族史，往往都是重要的考虑因素。有些综合征不能轻易归入任何分类方案。

表 18-1 正常情况下自主神经系统兴奋的影响

	交感神经系统：	副交感神经系统：
心率	增加	降低
血压	升高	轻度降低
膀胱	括约肌紧张	排泄（括约肌舒张）
肠蠕动	减少	增加
肺	支气管扩张	支气管收缩
汗腺	发汗	—
瞳孔	扩张	缩小
肾上腺	释放儿茶酚胺类	—
性功能	射精，性高潮	勃起
泪腺	—	泌泪
腮腺	—	分泌唾液

自主神经功能障碍的症状

自主神经通路的功能丧失、过度兴奋、调节异常均可能造成不同的临床表现。患者出现不明原因的直立性低血压、晕厥、睡眠障碍、出汗异常（多汗或少汗）、便秘、性功能障碍、消化道症状（恶心、腹胀、呕吐、腹泻）或膀胱疾病（尿频、犹豫或尿失禁），都应考虑自主神经功能的紊乱。症状可能表现为全身性或局限性的，包括自主神经支配的全身性功能障碍（血压、心率、睡眠、发热、出汗）和个别器官系统受累（瞳孔、肠、膀胱、性功能）。自主症状概况是一个自我报告的调查问卷，可用于正式评估。年龄的差异

表 18-2 临床自主神经功能障碍的分类

Ⅰ. 脑相关自主神经功能障碍
- A. 与多系统变性有关
  - 1. 多系统变性：临床显著的自主神经功能衰竭
    - a. 多系统萎缩（MSA）
    - b. 伴有自主神经功能衰竭的帕金森病
    - c. 弥漫性 Lewy 体病（某些情况下）
  - 2. 多系统变性：临床上通常不显著的自主神经功能障碍
    - a. 帕金森病
    - b. 其他锥体外系疾病（遗传性脊髓小脑萎缩、进行性核上性麻痹、皮质基底节变性、Machado-Joseph 病、脆性 X 线综合征）
- B. 与多系统变性无关（局灶性中枢神经系统疾病）
  - 1. 主要与大脑皮质相关的病变
    - a. 额叶皮质病变引起尿/大便失禁
    - b. 局灶复杂性发作（颞叶或前扣带回）
    - c. 岛叶的脑梗死
  - 2. 边缘和旁边缘系统病变
    - a. Shapiro 综合征（胼胝体发育不全、多汗、低温）
    - b. 自主癫痫发作
    - c. 边缘性脑炎
  - 3. 下丘脑病变
    - a. 硫胺素缺乏病（Wernicke-Korsakoff 综合征）
    - b. 间脑综合征
    - c. 神经安定剂恶性综合征
    - d. 5-羟色胺综合征
    - e. 致死性家族性失眠症
    - f. 抗利尿激素（ADH）综合征（尿崩症、异常 ADH 分泌）
    - g. 体温调节紊乱（高温、低温）
    - h. 性功能障碍
    - i. 食欲障碍
    - j. 血压/心率和胃功能紊乱
    - k. Horner 综合征
  - 4. 脑干和小脑病变
    - a. 后颅窝肿瘤
    - b. 延髓空洞症和 Arnold-Chiari 畸形
    - c. 血压调节紊乱（高血压、低血压）
    - d. 心律失常
    - e. 中枢型睡眠呼吸暂停综合征
    - f. 压力反射失调
    - g. Horner 综合征
    - h. 椎-基底动脉和延髓背外侧（Wallenberg）综合征
    - i. 脑干脑炎

Ⅱ. 脊髓相关自主神经功能障碍
- A. 外伤性四肢瘫痪
- B. 脊髓空洞症
- C. 亚急性联合变性
- D. 多发性硬化症和视神经脊髓炎
- E. 肌萎缩侧索硬化
- F. 破伤风
- G. 僵人综合征
- H. 脊髓肿瘤

Ⅲ. 自主神经病变
- A. 急性、亚急性自主神经病变
  - 1. 亚急性自身免疫性自主神经功能紊乱
    - a. 亚急性副肿瘤性自主神经病变
    - b. 吉兰-巴雷综合征
    - c. 肉毒杆菌中毒
    - d. 卟啉症
    - e. 药物引起的自主神经病变——神经兴奋剂、停药、血管收缩剂、血管扩张剂、β受体拮抗剂、β-受体激动剂
    - f. 中毒性自主神经病变
    - g. 亚急性胆碱能神经病变
- B. 慢性周围自主神经病变
  - 1. 远端小纤维神经病变
  - 2. 交感神经和副交感神经的混合性病变
    - a. 淀粉样蛋白
    - b. 糖尿病自主神经病变
    - c. 自身免疫性自主神经节病（副肿瘤性和特发性）
    - d. 感觉神经元病伴自主神经衰竭
    - e. 家族性自主神经功能障碍（Riley-Day 综合征）
    - f. 糖尿病、尿毒症或营养缺乏症
    - g. 老年自主神经功能异常
  - 3. 减轻的直立耐受不能：反射性晕厥、体位直立性心动过速综合征（POTS），与长期卧床、太空飞行、慢性疲劳有关

可引起不同的症状。例如，直立性低血压在年轻患者中多表现为头晕，而在老年人较常见的表现是认知障碍。直立位不耐受的具体症状有多样性（表 18-3）。由于自主神经系统对内稳态的动态调节，自主神经障碍引起的症状可突然发作。例如，直立性低血压也许只在清晨、餐后、运动中或环境温度升高时发生，其取决于受自主神经功能障碍影响的局部血管床。

早期自主神经症状可能被忽视。如性功能减退，虽然不是自主神经障碍的典型症状，但其往往预示着男性自主神经功能衰竭，可能先于其他症状数年出现。晨间阴茎自然勃起的频率下降通常发生在夜间阴茎勃起障碍和阳痿发展的数月之前。膀胱功能障碍可能会出现在男性和女性患者的病程早期，特别是那些中枢神经系统受累的患者。脚寒可能提示外周血管过度收缩。脑和腰椎水平以上的脊髓病变首先表现为尿频、膀胱容积减小，最终表现为尿失禁（上运动神经元或痉挛性膀胱）。与之相比，周围神经系统自主神经纤维的病变导致膀胱容量变大、尿频、溢出性尿失禁（下运动神经元弛缓性膀胱）。膀胱容积测量（排泄后残留尿量）是临床区分上、下运动神经元性膀胱功能障碍早期阶段的有效方法。胃肠道自主神经功能紊乱的典型症状为严重的便秘。偶尔，可能由于胃肠道内容物的快速转运、不协调的小肠运动或小肠淤阻引起细菌过度增殖，发生渗透压改变，进而导致腹泻（如糖尿病）。腺体分泌功能受损可能由于唾液分泌减少引起进食困难，或者由于泪液分泌减少引起眼刺激症状。由于汗液对于散热有重要的作用，有时可能由于无汗症引起体温升高和血管扩张。洗热水澡后、锻炼或天气炎热时出汗不足提示支配汗腺的神经功能障碍。

直立性低血压（也称直立性低血压）可能是自主神经功能紊乱最明显的特征，年龄大的糖尿病患者直立性低血压的发病率相当高（表 18-4）。直立性低血压可以引起一系列的临床表现，包括视物模糊、失明、头晕、出汗、听力下降、皮肤苍白和乏力。血压下降使脑灌注不足会导致昏厥。压力感受器受损的其他表现包括仰卧位高血压、不受体位影响的固定心率、餐后低血压和夜间血压过高。许多直立性低血压的患者都有高血压病史或伴有仰卧位高血压，说明压力感受性反射在维持体位性和仰卧位正常血压中发挥重要作用。接受降压治疗的患者出现直立性低血压时提示过度治疗或自主神经功能障碍。引起直立性低血压最常见的原因并非神经源性，这些必须与神经源性的病因相鉴别（表 18-5）。神经心源性和心源性晕厥将在《哈里森内科学》（第 19 版）的其他部分讨论。

表 18-3　直立不耐受的症状

症状	
头晕	88%
疲劳或虚弱	72%
认知困难（思考/集中注意力）	47%
视物模糊	47%
发抖	38%
眩晕	37%
（脸色等）苍白	31%
焦虑	29%
心悸	26%
湿冷的感觉	19%
恶心	18%

来源：PA Low et al：Mayo Clin Proc 70：617，1995.

表 18-4　不同疾病中直立性低血压的发病率

疾病	发病率
老年	14%～20%
糖尿病性神经病	10%
其他自主神经病	(10～50)/100 000
多系统萎缩	(5～15)/100 000
单纯性自主神经衰竭	(10～30)/100 000

患者处理方法：直立性低血压和其他 ANS 障碍

症状性直立性低血压诊断的第一步是排除可治疗的病因。病史回顾包括可能影响自主神经功能的

表 18-5　非神经源性直立性低血压的病因

心脏泵功能衰竭	**静脉池**
心肌梗死	乙醇
心肌炎	内脏血管床的餐后扩张
缩窄性心包炎	剧烈运动时骨骼血管床扩张
主动脉瓣狭窄	热：热环境、热水淋浴或洗浴、发热
快速性心律失常	长时间躺着或站着
缓慢性心律失常	脓毒血症
失盐性肾病	**药物**
肾上腺功能不全	抗高血压药
尿崩症	利尿剂
静脉阻塞	血管扩张剂：硝酸盐、肼屈嗪
血容量减少	α、β受体阻滞剂
过度或过量的排便、排尿	中枢神经系统镇静剂：巴比妥类药、阿片类药
脱水	三环类抗抑郁药
腹泻、呕吐	吩噻嗪类药物
出血	
烧伤	
代谢性	
肾上腺皮质功能不全	
醛固酮减少症	
嗜铬细胞瘤	
严重的失钾	

用药史（表 18-6）。可引起直立性低血压的最典型药物包括利尿剂、降压药、抗抑郁药、乙醇、麻醉剂、胰岛素、多巴胺激动剂、巴比妥类药物和钙通道阻断剂。但是，药物治疗引起的直立性低血压可能也是潜在的自主神经功能障碍的第一个征象。患者的病史可能提示导致症状的原因（如糖尿病、帕金森病）或特定的机制（如心脏泵血功能衰竭、血容量减少）。直立性低血压与饮食（腹腔灌注增加）、晨醒时直立（血管内容量不足）、环境变暖（血管扩张）或运动（肌肉小动脉血管舒张）之间的关系有待进一步探究。患者出现初发症状和昏厥前应该进行处理。

体格检查包括仰卧位和站立位的脉搏和血压，直立性低血压被定义为在站立位 2～3min 后收缩压持续下降（≥20mmHg）或舒张压持续下降（≥10mmHg）。在非神经源性直立性低血压（如低血容量），血压下降伴随着心率代偿性增加（增加>15 次/分）。直立性低血压加重或是自主应激（如进食、洗热水澡、锻炼）时出现症状的患者提示神经源性直立性低血压。神经系统检查应该包括对患者的精神状态（神经退行性疾病）、脑神经功能（进行性核上性麻痹时向下凝视受损，Horner 或 Adie 综合征合并瞳孔异常）、马达音（帕金森病或帕金森综合征）、感觉传导（多发性神经病）等的检查。对最初没有明确诊断的患者进行随访可能揭示潜在病因。

患者出现出汗异常（如多汗或少汗）、胃轻瘫（腹胀，恶心，呕吐）、便秘、性功能减退、膀胱功能障碍（尿频、排尿不畅或尿失禁）时，应考虑自主神经功能障碍。

表 18-6 影响自主神经功能的药物

症状	药物分类	代表药物
性功能下降	阿片类药物	Tylenol #3
	合成代谢类固醇药物	—
	某些抗心律失常药物	哌唑嗪
	某些抗高血压药	可乐定
	某些利尿剂	贝那普利
	某些 SSRI	文拉法辛
尿潴留	阿片类药物	芬太尼
	减充血药	溴苯那敏
		苯海拉明
发汗	某些抗高血压药	氨氯地平
	某些 SSRI	西酞普兰
	阿片类药物	吗啡
低血压	三环类抗抑郁药	阿米替林
	β-受体阻滞剂	普萘洛尔
	利尿剂	氢氯噻嗪
	钙拮抗剂	维拉帕米

缩写：SSRI，选择性 5-HT 再摄取抑制剂

自主神经功能测试

自主神经功能测试在患者病史和检查得不出确定结论时能提供有效的帮助。可以检测亚临床表现，或追踪自主神经功能紊乱的病变过程。

深呼吸心率变化 这是对迷走神经支配的心血管反射的副交感组分的测试。测试结果受到受试者的体位（斜靠、站立、坐）、呼吸速率和深度［每分钟呼吸 6 次和用力肺活量（FVC）>1.5L 是最理想的］、年龄、药物、体重和低碳酸血症程度等多种因素的影响。测试结果的分析需要与同样测试条件下年龄匹配的对照人群的测试数据进行比较。例如，小于 20 岁的人其深呼吸时正常心率变化的下限大于 15～20 次/分，而大于 60 岁的人则是 5～8 次/分。深呼吸心率变化（呼吸性窦性心律失常）可以被 ACh 受体拮抗剂阿托品所抑制，但不会受到交感神经节后纤维阻滞剂（如普萘洛尔）的影响。

瓦氏反应 瓦氏（Valsalva）反应（表 18-7）可以用来评估调控心率（副交感神经）和血压（肾上腺素）的压力感受性反射的完整性。正常情况下，血压上升刺激颈动脉球压力感受器，导致心率下降（迷走神经兴奋），血压下降则会引起心率的上升（迷走神经兴奋性降低）。瓦氏测试时受试者仰卧位，紧闭声门进行持续呼气 15s（呼气压力保持在 40mmHg），同时测量心率和血压的变化。此测试中，血压和心率的反应分 4 个阶段。第Ⅰ阶段和第Ⅲ阶段是与胸内压及腹内压相关的压力反射性变化。第Ⅱ阶段早期，静脉回心血量减少所致的搏出量和血压的下降被反射性心动过速和总外周阻力的增加而抵消。测试开始 5～8s 后，总外周阻力的下降阻止了血压的下降。第Ⅱ阶段后期，血压开始逐步上升至接近或高于基线。第Ⅳ阶段，静脉回流和心输出量恢复到正常。外周小动脉血管的持续收缩和心脏肾上腺素能神经兴奋增加会导致暂时性的血压过高，出现第Ⅳ阶段的心动过缓（通过压力感受器介导的反射）。

瓦氏测试中，自主神经功能可以通过逐拍（beat-to-beat）血压和心率变化的检测来判断。瓦氏比值定义为Ⅱ期心动过速时的最大心率除以Ⅳ期心动过缓时的最小心率（表 18-8）。该比值反映了整个压力感受性反射弧和调控血管的交感传出神经的完整性。

表 18-7 瓦氏试验中正常血压和心率的变化

阶段	操作	血压	心率	注释
Ⅰ	关闭声门，用力呼气	上升，主动脉压力来自升高的胸内压	降低	压力反射
Ⅱ早期	继续呼气	下降，回心血量减少	增加（反射性心动过速）	迷走神经兴奋性降低
Ⅱ后期	继续呼气	上升，外周血管阻力反射性增加	低速增加	需要完整的交感传出神经反射
Ⅲ	停止呼气	下降，肺部血管床容积增加	进一步增加	压力反射
Ⅳ	恢复	上升，持续的血管收缩和心排出量增加	代偿性心动过缓	需要完整的交感传出神经反射

表 18-8 与神经通路相关的部分标准化自主神经功能测试

评估试验	方法	自主神经功能
HRDB	每分钟 6 次深呼吸	心迷走神经功能
瓦氏比值	呼气压力 40mmHg，持续 10～15s	心迷走神经功能
QSART	轴突反射试验，四个肢体位点	节后汗腺调节神经功能
BP_{BB} to VM	BP_{BB}对 VM 的反应	肾上腺素能神经功能：迷走神经和血管舒缩功能的肾上腺素能压力反射性调节
HUT	BP_{BB}和心率对 HUT 的反应	心迷走神经以及肾上腺素能神经对 HUT 的反应

缩写：BP_{BB}：逐拍血压；HRDB：深呼吸心率反应；HUT：直立倾斜试验；QSART：定量催汗轴突反射试验；VM：瓦氏试验。

促汗腺分泌功能 交感神经节后纤维释放的乙酰胆碱控制汗腺的分泌。定量催汗神经轴突反射试验（quantitative sudomotor axon reflex test，QSART）是对乙酰胆碱诱导发汗的局部自主神经功能的定量测试。反应减弱或消失提示催汗轴突的神经节后纤维的病变。例如，末梢的多发性神经病变可能导致脚部出汗减少（如糖尿病）。温控排汗试验（thermoregulatory sweat test，TST）是对可控范围内体温升高诱导局部发汗的定性测量。体温升高而出汗时，身体表面的指示剂可随之发生颜色变化，其颜色变化可指示局部汗腺的分泌功能。如果 QSART 和 TST 均显示没有出汗提示节后纤维病变。QSART 正常但 TST 显示无汗，则提示节前纤维病变。

直立位血压测量 仰卧位、70°倾斜位和背侧位分别记录逐拍血压，有助于评估直立位血压调控障碍。让患者在 20min 的仰卧位休息后进行倾斜位血压变化的测量。结合心率监测的 BP 变化适用于对疑似直立性低血压或不明原因晕厥患者的评估。

晕厥患者的倾斜台试验 绝大多数晕厥患者没有自主神经功能的障碍。倾斜台试验用于诊断血管迷走性晕厥，其敏感性、特异性和重现性好。该试验的标准化要求包括特定的倾斜设备、倾斜角度和持续时间，以及引起血管舒张的措施（如舌下含服或雾化吸入硝酸甘油）。硝酸甘油测试阳性能预测晕厥的复发。目前，对晕厥患者进行倾斜台试验的建议已是得到公认的临床指导原则。

自主神经功能障碍的特异性综合征

多系统萎缩（第 13 章）

多系统萎缩（multiple system atrophy，MSA）包括自主神经功能障碍（直立性低血压或神经性膀胱功能障碍），以及帕金森综合征（MSA-p）或小脑的综合征（MSA-c）。MSA-p 是其中较常见的形式，这种帕金森症的临床表现不典型，通常无严重的震颤或对左旋多巴无反应。帕金森综合征发病 1 年内出现症状性直立性低血压的患者，75%可最终发展为 MSA-p。虽然自主神经功能异常在晚期帕金森症中常见（见第 13 章），但 MSA 中自主神经系统的障碍更严重、更普遍。脑部磁共振成像（MRI）是一种有效的辅助诊断方法。MSA-p 患者的纹状体显示 T2 低信号，提示铁沉积。MSA-c 小脑萎缩患者的脑桥有特征性的 T2 高信号（热十字面包征象）（图 18-2）。正电子发射断层扫描测量荧光标记的多巴胺摄取量可用于检测支配心脏的肾上腺素能神经节后纤维的功能，帕金森症患者表现出明显的自主神经功能异常，而 MSA 患者通常表现正常。MSA 的神经病理学变化是在众多 CNS 区域包括脑干、小脑、纹状体、脊髓胸腰段中间外侧柱等出现神经元损失和神经胶质细胞增多。

MSA 并不常见，患病率为每 10 万人中 2～5 人。通常在 50 多岁起病，男性略多于女性，多数病例为散发。30 岁以上成人出现 OH 或尿失禁，并且帕金森样症状对多巴胺替代治疗反应差或有小脑综合征时，应

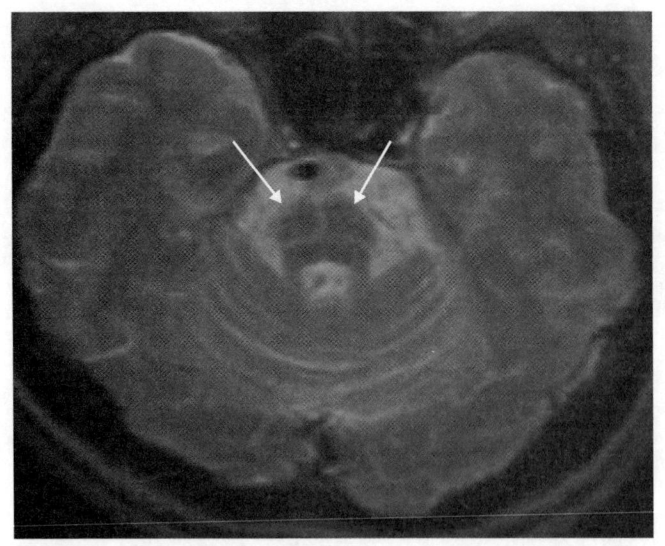

图 18-2　多系统萎缩，小脑型（MSA-c）。脑桥水平的轴位 T2 加权磁共振成像显示特征性的高信号（"热十字面包征"）。这个表现也可以在一些脊髓小脑萎缩和其他影响脑干的神经退行性疾病中见到

考虑诊断该病。MAS 通常在发病后持续性发展 7～10 年直至死亡，但有报道存活超过 15 年。预后不良的预测因素包括进行性运动障碍、膀胱功能障碍、女性、MSA-p 亚型和发病年龄较大。包括锂盐、生长激素、利鲁唑、雷沙吉兰、米诺环素、利福平等很多试图减缓 MSA 进程的临床试验都失败了。

对神经源性直立性低血压、睡眠障碍（包括喉喘鸣）、胃肠道和泌尿功能障碍的治疗都是对症处理。胃肠道功能障碍的治疗包括少量多餐，进软食，使用大便软化剂和发涨剂。胃轻瘫很难治疗；甲氧氯普胺可以刺激胃排空，但是因阻断中枢多巴胺受体而加重帕金森症。外周多巴胺（D_2 和 D_3）受体拮抗剂多潘立酮已被许多国家用于治疗各种胃肠道疾病患者，如今在美国食品和药品监督管理局（FDA）扩大的研究药物项目均得到批准并可以应用。

自主神经功能障碍也是路易体痴呆患者（见第 12 章）的共有特征，但功能障碍的严重程度通常小于 MSA 和帕金森症患者。在多发性硬化症（MS；见第 22 章）患者，自主神经功能障碍并发症反映了中枢神经系统病变的位置，并且会随着疾病的进程和残疾而恶化。

脊髓

许多原因引起的脊髓损伤可能导致自主神经功能受损或自主神经反射亢进（如脊髓横断或脊髓半切术），进而影响肠道、膀胱、性功能、温度调节或心血管功能。四肢瘫痪的患者同时表现出仰卧位的高血压和向上倾斜后的直立性低血压。自主神经反射异常的表现是，刺激 T6 水平以上外伤性脊髓损伤患者的膀胱、皮肤或者肌肉，其血压急剧上升。耻骨上膀胱触诊、膀胱充盈、插入导尿管、导尿管阻塞或尿路感染是常见的诱因。其相关症状表现为面红、头痛、高血压或汗毛竖立。潜在的并发症包括颅内血管痉挛或出血、心律失常和死亡。治疗急性或慢性脊髓损伤的过程中，察觉这些综合征和监测患者血压至关重要。仰卧位的高血压患者可坐直或向上方倾斜头部来降低血压。血管舒张药物可用于治疗血压急性升高。可乐定可预防性降低膀胱刺激引起的高血压。对热或冷感知无能、或不能控制外周血管收缩、或不能调节脊髓损伤水平以下的发汗，均可能造成危险的体温过高或过低。

周围神经和神经-肌肉接头障碍

周围神经病（见第 23 章）是造成自主神经功能障碍的最常见原因。影响交感和副交感细小有髓和无髓纤维的多发性神经病变在糖尿病、淀粉样变、慢性乙醇中毒、卟啉症、吉兰-巴雷综合征中很常见。累及自主神经的神经-肌肉接头障碍包括肉毒杆菌毒素中毒和 Lambert-Eaton 肌无力综合征（见第 25 章）。

糖尿病　糖尿病患者合并自主神经病则死亡率增加 1.5～3 倍，即使调整其他心血管危险因素后。这些患者的 5 年死亡风险为 15%～53%。虽然许多死亡都是由于继发性血管疾病，部分患者特异性死于自主神经病导致的心脏停搏。自主神经受累也可以预测其他并发症的发生，包括肾病、卒中和睡眠呼吸暂停。

淀粉样变性　在散发性和家族性淀粉样变中均存在自主神经病变。AL（免疫球蛋白轻链）类型与原发性淀粉样变性或多发性骨髓瘤的继发性淀粉样变有关。其中 ATTR 类型，以甲状腺素运载蛋白作为主要的蛋白组成，是遗传性淀粉样变性最常见的类型。尽管患者通常表现为伴有感觉丧失的末梢疼痛的多神经病变，但自主神经功能障碍可以先于多神经病变发生或单独发生。可以通过血液和尿液蛋白质电泳、组织活检（腹部脂肪垫、直肠黏膜或腓神经）检测淀粉样蛋白沉积来进行诊断。在家族性病例中，还可以通过对甲状腺素运载蛋白突变基因的检测来诊断。肝移植可治愈家族性病例。美法仑和干细胞移植治疗原发性淀粉样变性的反应褒贬不一。累及心脏或肾通常是造成死亡的原因。尸检结果显

示淀粉样蛋白沉积在许多器官内，包括神经内的血管和自主神经节这两个导致自主神经功能障碍的部位。病理检查显示无髓和有髓神经纤维的缺失。

乙醇性神经病 乙醇性多神经病变患者的副交感迷走神经和交感神经功能异常通常较轻微。直立性低血压通常由于脑干的病变引起，而非周围神经系统损伤所致。性功能障碍是一个主要问题，但同时存在的性激素异常可能也具有重要作用。自主神经功能障碍的临床症状通常出现在严重的多神经病变中，而且通常与 Wernicke 脑病共存。酗酒相关的高死亡率也可能与自主神经功能障碍相关（见第 31 章）。

卟啉症 自主神经功能障碍最广泛报道于急性间歇性卟啉症，但也可发生于多样性卟啉症和遗传性粪卟啉症。自主神经功能障碍的症状包括心动过速、出汗、尿潴留、腹痛、恶心和呕吐、失眠、高血压或低血压（较少）。另一突出症状是焦虑。自主神经功能异常可能在卟啉症急性发作期和缓解期发生。急性发作期儿茶酚胺水平的升高会导致心动过速和高血压。

吉兰-巴雷综合征 吉兰-巴雷综合征（见第 24 章）患者由于自主神经功能不稳而有严重的血压波动和心律失常。据估计，2%～10%的严重吉兰-巴雷综合征患者有致命的心血管病变。该疾病还有胃肠道自主神经功能障碍、括约肌障碍、异常出汗和瞳孔功能障碍。患者的迷走神经、舌咽神经、交感神经干和白交通支等有脱髓鞘现象。有趣的是，自主神经功能障碍的程度似乎与运动和感觉神经病变的严重程度无关。急性自主神经和感觉神经病变是一种变异型，不累及运动系统，表现为神经源性直立性低血压和不同程度的感觉缺失。它的治疗类似于吉兰-巴雷综合征，但预后不太好，许多患者持续有严重的感觉缺失和不同程度的直立性低血压。

自身免疫性自主神经节病（autoimmune autonomic ganglionopathy，AAG） 这种病变出现在伴直立性低血压的自主神经功能障碍、胃肠道自主神经病变（如胃轻瘫、肠梗阻、腹泻/便秘）、膀胱弛缓和胆碱能神经功能障碍（包括失汗、干燥综合征、强直性瞳孔综合征）的亚急性发展期。AAG 的慢性型类似于单纯自主神经衰竭（见下文）。大约一半的患者存在抗神经节 ACh 受体的自身抗体（A_3 AChR），这种自身抗体可考虑用于诊断 AAG。病理学显示小的无髓神经纤维优先受累，而大的有髓纤维未受累及。大约一半的神经病变病例是由于病毒性感染所致。高达 1/3 未经治疗的患者随时间推移会有明显的功能改善。有报道称血浆去除术、静脉注射免疫球蛋白、糖皮质激素、硫唑嘌呤、利妥昔单抗、吗替麦考酚酯等免疫治疗有效。直立性低血压、胃轻瘫和干燥综合征的对症治疗至关重要。

AAG 常有副肿瘤病因，以肺腺癌或小细胞癌、淋巴瘤或胸腺瘤最为常见。在副肿瘤病例中，有一些其他的特征性症状，如可能出现小脑的病变或痴呆。肿瘤可能隐匿性发病，并能被自身抗体抑制。

肉毒杆菌中毒 肉毒杆菌毒素结合在突触前胆碱能神经元末端，被摄取进入神经元内可阻止乙酰胆碱释放。这种急性胆碱能神经病的临床表现包括运动麻痹和视物模糊、口干、恶心、无瞳孔反射或者反射缓慢、便秘、尿潴留等自主神经功能障碍。

单纯自主神经功能衰竭

这个散发综合征表现为直立性低血压、性功能障碍、膀胱功能障碍和出汗障碍。单纯自主神经功能衰竭（pure autonomic failure，PAF）好发于中年，且女性较男性多发。这种疾病可能会致残，但不会缩短寿命。临床和药理特性提示其主要为节后交感神经元病变。交感神经节内神经元密度的严重降低导致仰卧位血浆去甲肾上腺素水平偏低和去甲肾上腺素超敏。一些患者最初诊断为 PAF，但随后发展为 AAG 或者 MSA。皮肤活组织检查显示某些 PAF 患者节后交感神经和胆碱能神经纤维有磷酸化 α-突触核蛋白体，这些明显有别于 AAG 的表现提示 PAF 是一种共核蛋白病变；PD 患者交感神经纤维也有 α-突触核蛋白体。

体位性心动过速综合征

体位性心动过速综合征（postural orthostatic tachycardia syndrome，POTS）的表现为症状性直立不耐受（不是直立位低血压）、心率增加超过 120 次/分，或在站立位时心率增加 30 次/分，但坐位和仰卧位时心率可下降。女性该综合征的发病率约为男性的 5 倍，好发年龄段为 15～50 岁。常见晕厥前症状（头晕、虚弱、视物模糊）和自主神经过度兴奋的症状（心悸、发抖、恶心）。也会有反复发作的不明原因的自主神经功能障碍和疲劳。大多数病例的发病机制不清，但是有越来越多的证据表明腿远端交感神经去神经支配而心血管功能保留。血容量减少、静脉淤积、脑干调节功能受损或交感神经兴奋性增加，可能有一定的作用。最佳治疗方法不明确，但最初给予水、盐扩容和氢氟可的松可能有帮助。如果这些方法没有明显成效，可以试用米多君、溴吡斯的明、苯巴比妥、β 受体阻滞剂或可乐定。调理和持续的锻炼计划也是非常重要的。

遗传疾病

有五种已知的遗传性感觉-自主神经病变（hereditary sensory and autonomic neuropathies，HSAN Ⅰ～Ⅴ）。最重要的自主神经病变是 HSANⅠ和 HSANⅢ。HSANⅠ是显性遗传，常常表现为远端小纤维神经病（灼热足综合征），伴有感觉缺失和足溃疡。最常见的致病基因是 9 号染色体上的 *SPTLC*1。SPTLC1 是神经酰胺的调节中一种重要的酶。HSAN Ⅰ 患者由于 *SPTLC*1 突变导致细胞产生高于正常水平的葡萄糖基神经酰胺而可能引发细胞凋亡。HSANⅢ（Riley-Day 综合征；家族性自主神经异常）是一种常染色体隐性遗传疾病，见于德系犹太人的儿童和成人，患病率远低于 HSAN Ⅰ。HSAN Ⅲ 可能表现为泌泪减少、多汗、对疼痛的敏感性下降、反射消失、舌菌状乳头缺失和血压不稳定。常见突发性腹痛和发热。神经病理学检查显示交感、副交感和感觉神经元缺失。*IKBKAP* 是一种有缺陷的基因，能够阻断神经发育过程中重要分子的正常转录。

原发性多汗症

原发性多汗症表现为手掌和脚底的过度出汗。通常在儿童或成年早期出现症状，随着年龄增长而好转。患病率为 0.6%～1.0%。病因尚不清楚，但可能有遗传因素，因为 25%的患者有阳性家族史。该病可能带来一些社交尴尬（如握手）或功能限制（如书写时弄脏纸张）。局部应用止汗剂偶尔会有效，强效抗胆碱能药物如格隆溴铵（1～2mg 口服，每日 3 次）效果更佳。T2 神经节切除术或交感神经切除术对 90%以上的手掌多汗症患者有效。内镜辅助 T2 交感神经切除术可降低手术并发症的发生率。常见的术后并发症是代偿性多汗，该并发症术后数月可自行缓解。其他可能的并发症包括复发性多汗（16%）、Horner 综合征（<2%）、味觉性出汗、伤口感染、血胸和肋间神经痛。局部注射肉毒杆菌毒素也被用于阻断调节汗腺分泌的胆碱能、节后交感神经纤维，治疗手掌多汗症患者。但这种方法的局限性为需要重复注射（效果通常持续 4 个月）。

急性交感神经过度兴奋综合征

内科医生可能偶见急性交感神经过度兴奋。

自主神经风暴是一种交感神经持续兴奋的急性状态，可导致血压、心率、体温、呼吸和发汗功能的变化。导致自主神经风暴的原因包括大脑和脊髓损伤、毒素和药物、自主神经病变和化学感受器瘤（如嗜铬细胞瘤）。严重的头颅外伤和缺氧缺血性脑损伤的复苏后脑病是导致自主神经风暴的主要原因。自主神经风暴也可能与其他急性颅内病变如出血、脑梗死、迅速生长的肿瘤、蛛网膜下腔出血、脑积水或者急性脊髓损伤（较少见）等一起发生。最常见的情况是足够大的急性颅内病变引起儿茶酚胺的急剧增加，从而导致癫痫发作、神经源性肺水肿和心肌损伤。临床表现包括发热、心动过速、高血压、呼吸急促、多汗、瞳孔散大、脸红。压力感受器反射传入神经的病变可能导致轻度复发性的自主神经风暴，这其中大多继发于颈部辐射。

药物和毒素也可能是致病因素，包括拟交感神经药物如苯丙醇胺、可卡因、苯丙胺、三环类抗抑郁药、破伤风毒素；注射肉毒杆菌偶见引发。可卡因，包括“crack”，可能导致高血压状态和 CNS 过度兴奋。过量的三环类药（如阿米替林）会导致脸红、高血压、心动过速、发热、瞳孔散大、无汗症和中毒性精神病。肾上腺素能神经兴奋的吉兰-巴雷综合征患者可出现中度的自主神经风暴。嗜铬细胞瘤患者表现为阵发性或持续性肾上腺素能亢进、头痛、多汗、心悸、焦虑、战栗和高血压。恶性精神抑制药综合征是指用吩噻嗪类药物治疗的精神病患者表现出的肌肉强直、高热和高血压等症候群（见第 13 章）。自主神经风暴的治疗需排除其他引起自主神经功能不稳定的原因，如恶性高热、卟啉症和癫痫。败血症和脑炎需经过合适的检测才能被排除。脑电图（EEG）用于检测癫痫的发作，经常需要进行脑和脊柱的 MRI 检查。这类患者应在重症监护病房进行治疗。硫酸吗啡（10mg/4h）和拉贝洛尔（100～200mg，每日 2 次）可能有效。支持性治疗可能需要持续几周。普萘洛尔和（或）可乐定对慢性和较轻度的自主神经风暴有效。

其他

其他与自主神经功能障碍相关的情况包括感染、中毒（有机磷）、恶性肿瘤和衰老。下丘脑功能的紊乱可影响自主神经功能，并导致在体温调节、饱腹感、性功能和昼夜节律等方面的异常。

反射性交感神经营养不良和灼痛

因为尚不明确自主神经系统在这些疾病发病机制中的作用，所以命名有所改变。复杂性区域性疼痛综合征（complex regional pain syndrome，CRPS）Ⅰ型和Ⅱ型分别代替反射性交感神经营养不良（reflex sympathetic dystrophy，RSD）和灼痛。

CRPSⅠ型是一种通常在组织创伤后发生的区域性疼痛综合征。相关的组织损伤包括心肌梗死、肩部或肢体的轻微损伤、骨折和卒中等。疼痛包括痛觉超敏（将无痛刺激感知为疼痛）、痛觉过敏（一种对疼痛性刺激产生过度的疼痛反应）和自发性疼痛。这些症状与原发性创伤的严重程度无关，并且不局限于单一周围神经的分布范围。CRPSⅡ型是一种发生在特定外周神经损伤后的区域性疼痛综合征，通常是主要的神经干损伤后发生。最初仅在损伤神经的分布范围内发生自发性疼痛，但是最终会扩展到神经分布以外的区域。

疼痛（通常是灼痛或电刺激痛）是 CRPS 主要的临床特征。血管舒缩功能障碍、发汗异常或者局部水肿可能同时或者单独出现，但必须有这些症状出现才能诊断为 CRPS。不符合这些标准的肢体疼痛综合征最好列为“肢体疼痛——非特定型”。在 CRPS 中，局部出汗（休息时出汗量增加）和血流量的改变可能导致受累肢体和非受累肢体间的体温差异。

CRPSⅠ型（RSD）被分为 3 个经典的临床阶段。第 1 阶段表现为促发事件发生后数周到 3 个月内肢体远端的疼痛和肿胀。疼痛具有弥散性和自发性，疼痛可能是灼烧感、搏动感或者酸痛感。受累肢体局部温度升高、水肿、关节疼痛，多汗多毛。第 2 阶段（发病后 3～6 个月）出现皮肤变薄、有光泽、皮肤温度降低。再过 3～6 个月（第 3 阶段）则表现为皮肤和皮下组织的萎缩，以及关节屈曲挛缩，形成整个临床病程。自主神经功能检测或骨扫描可能有助于诊断。

典型 CRPS 的自然病史可能比既往文献中描述的更为良性、更多变。临床上有多种疗效有争议的外科和内科治疗手段。临床试验表明早期进行物理治疗或者短期的糖皮质激素治疗可能有助于 CRPSⅠ型患者。其他的内科治疗包括肾上腺素能拮抗剂、非甾体类抗炎药、钙通道阻滞剂、苯妥英、阿片类药物及降钙素。星状神经节阻滞是一种常用的有创治疗，通常可以暂时缓解疼痛，但是重复阻滞的疗效尚不明确。

治疗　自主神经功能障碍

自主神经功能障碍的治疗主要是针对病因的特异性治疗和缓解症状。最重要的是某些药物的停用或改善导致/加重自主神经症状的基础病因，尤其是老年人。例如，血管紧张素转化酶抑制剂、钙通道阻滞剂、三环类抗抑郁药、左旋多巴、乙醇或胰岛素可引起或加重直立性低血压。引起直立性低血压药物的种类、公认的机制以及血压下降幅度的总结见表 18-6。

患者教育

只有一小部分直立性低血压患者需要药物治疗。所有患者都应该学习维持体位正常血压的机制（容量状态、血管阻力和血管容量、自身调整）和直立性压力诱发因素的类型（每天发作的时间、饮食、高温、站立以及锻炼的影响）。患者需要学会早期识别直立性低血压的症状（尤其是轻微的认知障碍、虚弱和疲劳），改变或避免能引起发作的活动。坚持记录血压和健康饮食教育（盐/液体）可能也是有益的方法。学习身体压力对抗练习、进行姿势和对抗训练有助于减缓直立性低血压。

对症治疗

表 18-9 总结了非药物治疗的方法。适当摄入盐和水使尿量达 1.5～2.5L/24h（钠离子含量>170mmol/L）。睡觉时将床头抬高能减轻夜间仰卧位高血压的影响。患者尽可能避免长时间平躺。建议患者在早晨起床站立前先在床边沿悬空腿坐几分钟；其他体位变化也应同样地逐步改变。有一种可以减轻直立性低血压的方法是：双腿交叉并维持下肢肌肉收缩 30s，此方法可压缩腿部静脉、增加外周阻力。紧身服装如压力袜和腹带有时有用，但有些患者感觉不舒服。患者需学习自己应对直立性低血压的突然恶化。饮 250ml 装的两杯水可在 20min 后使直立位血压上升 20～30mmHg，并维持 2h 左右。患者可增加水盐的摄入（清汤治疗），增加身体对抗压力练习（仰卧位时抬高腿），短时使用全身性紧身衣（收缩压力为 30～40mmHg）。

促红细胞生成素用于纠正贫血（25～75U/kg，每周 3 次皮下注射）。治疗 2～6 周后血细胞比容增加，需要每周维持量继续治疗。血容量和血细胞比容增加会加重仰卧位高血压。

表 18-9　直立性低血压的初步治疗
患者教育：直立性低血压的发生机制以及应激源
高盐饮食（10～20g/d）
高液体摄入（2L/d）
床头抬高 10cm 以减少仰卧位高血压
保持体位刺激
学习身体对抗训练
紧身衣
纠正贫血

如果这些措施无法控制症状，需要进行必要的药物治疗。米多君（一种不能透过血脑屏障的直接作用于 α_1 受体的激动剂）治疗有效。它作用的持续时间为 2～4h，常规剂量为 5～10mg 口服，每天 3 次。但是，一些患者对递减剂量服药反应更好（例如，觉醒时口服 15mg，中午 10mg，下午 5mg）。米多君不能在下午 6 点之后服用。副作用包括瘙痒、立毛、仰卧位高血压，较高剂量时更容易发生。屈昔多巴（Northera）最近被 FDA 批准用于治疗神经源性直立性低血压伴有 PAF、PD 或 MSA；口服屈昔多巴被转化为去甲肾上腺素，在短期临床试验中对于减轻直立性低血压的症状有效。溴吡斯的明通过促进神经节传导可在不加重仰卧位高血压的情况下改善直立性低血压（直立位作用最大，卧位作用最小）。氟氢可的松可改善直立性低血压，但会加重仰卧位高血压。氟氢可的松在 0.1～0.3mg/d、每日 2 次口服的剂量范围内给药时，能加强肾的储钠能力，提高小动脉对去甲肾上腺素的敏感性。敏感患者可能发生水肿、充血性心力衰竭、卧位高血压或低钾血症，所以对长期使用氟氢可的松治疗的患者常常需要补钾。还应避免出现卧位血压持续升高超过 180/110mmHg。仰卧位高血压（>180/110mmHg）可通过避免仰卧位（侧卧位睡眠）和减少氟氢可的松用量等自我处理。对于每天要喝杯酒的患者，应在临睡前饮用。如果这些简单的措施效果不明显，可考虑服用药物，如口服肼屈嗪（25mg qhs）、硝苯地平（10mg qhs）或 1 片硝酸甘油。

一种理想的联合用药（托莫西汀和育亨宾）已被用于一些严重的或其他药物无效的直立性低血压患者的治疗研究中，因为该联合用药对某些严重的自主神经病变的糖尿病患者有效。托莫西汀阻断 NE 再摄取转运体，而育亨宾则阻断 α_2 受体所介导的托莫西汀反应性降压的反馈环路。联合用药可升高血压和站立耐受性，但这种联合用药用于直立性低血压的治疗尚没有通过 FDA 认证。由于药物的作用时间有限，这种联合用药可用于患者将处于仰卧位时（如睡觉前）的撤药治疗。

以下措施可能对餐后直立性低血压有效。少而多次的低碳水化合物饮食，可能降低餐后腹腔脏器血流量，减缓餐后直立性低血压。前列腺素抑制剂（布洛芬、吲哚美辛）或者米多君（10mg）餐时服用有效。生长抑素类似物奥曲肽（皮下注射剂量范围为 25μg bid 到 200μg tid）可抑制具有扩张血管和降血压作用的胃肠肽释放，因而对餐后晕厥有效。

19 三叉神经痛、贝尔麻痹和其他脑神经疾病

Trigeminal Neuralgia, Bell's Palsy, and Other Cranial Nerve Disorders

M. Flint Beal，Stephen L. Hauser
（范益　译　孙秀兰　校）

脑神经病变所致症状和体征在神经内科很常见。脑神经病变往往会进一步发展成广泛的神经紊乱，在这些情况下，脑神经侵犯可能是疾病的早期表现。而其他疾病，受累的脑神经大多局限于一条或几条；本章主要讨论这些特异性脑神经障碍性疾病。眼球运动障碍、听力障碍、眩晕和前庭功能障碍分别在《哈里森内科学》（第 19 版）的其他部分讨论。

面部疼痛或麻痹

解剖学要点

三叉神经（第五对脑神经）的感觉纤维支配面部、头前半部皮肤的感觉（图 19-1），运动纤维支配咀嚼肌（咬肌和翼状肌）和中耳鼓室张肌（高音调声音）的运动。作为最大的脑神经，它沿中脑桥外侧、经中颅窝到半月（三叉）神经节，在此分为三支［眼支（V1）、上颌支（V2）和下颌支（V3）］。V1 和 V2 经海绵窦，分别在眼窝上下方从眶上裂和圆孔出颅；V3 通过卵圆孔出颅。三叉神经的感觉和运动主要由 V3 支配。虽然下侧弧形斑由 V2 支配，整个角膜主要由 V1 支配。在进入脑桥处，痛觉和温度觉纤维下行，在脊髓核 V 前，与同侧上颈段脊髓混合形成脊髓束 V；这使脊髓 C2 以上的病变可以导致面部麻木。在脑干，脊髓束 V 也毗邻交叉的脊髓丘脑束上行纤维，从而在低侧位脑干病变时产生“交叉性”痛觉和温度觉损失（同侧面部、对侧腿/手臂/躯干）。不同于其他脑和脊髓的神经，CN V 的髓鞘来源于少突胶质细胞，而非 Schwann 细胞，可持续包裹至其出脑干后 7cm；这可能与多发性硬化症的三叉神经痛高频多发有关，多发性硬化症是（见第 22 章）一种少突胶质细胞髓鞘疾病。

三叉神经痛（痛性抽搐）

临床表现　三叉神经痛的特点是难以忍受的发作

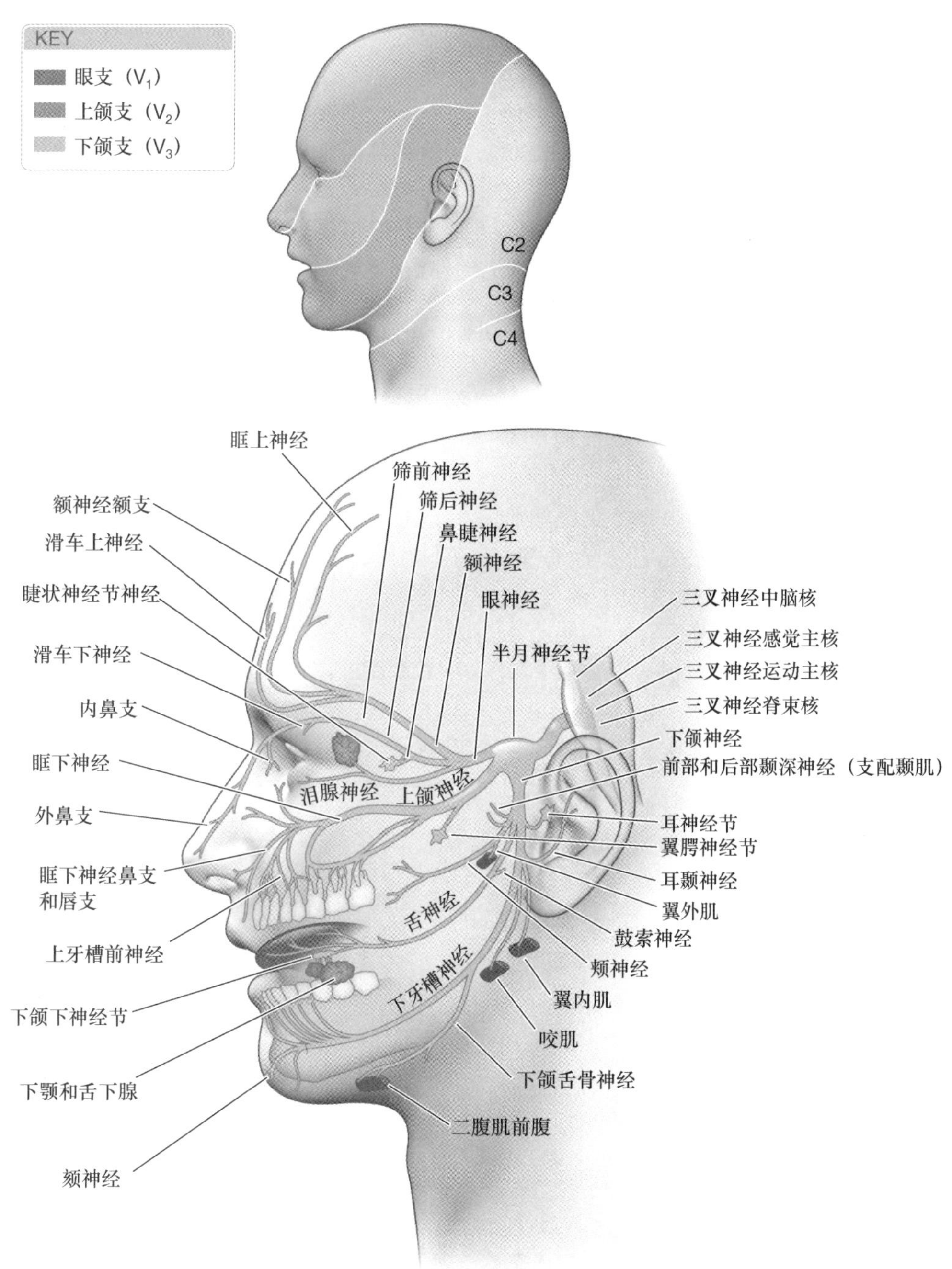

图 19-1（见书后彩图） 三叉神经及其分支在面部的感觉支配。三叉神经由三个主要分支即眼支（V1）、上颌支（V2）和下颌支（V3）汇合而成。（Adapted from Waxman SG：Clinical Neuroanatomy，26th ed. http://www.accessmedicine.com. Copyright . The McGraw-Hill Companies，Inc. All rights reserved.）

性痛苦，主要出现在唇、牙龈、脸颊或下颌，少数会出现在眼支支配的区域。疼痛很少持续超过几秒或1～2min，但是可因疼痛强烈而使患者出现面部抽搐，因而得名 tic（术语“抽动”）。疼痛可单次或成串出现，发作逐渐频繁，一次发作可昼夜不停、持续数个星期。疼痛可自发，也可由说话、咀嚼或微笑等动作诱发。三叉神经痛的另一典型特征是触发区的存在，通常位于脸、嘴唇或舌头，刺激这些区域能诱发疼痛。患者自述在洗脸、刷牙或空气通风时出现剧烈疼痛。查体时无客观的感官丧失是三叉神经痛的基本特征。

三叉神经痛比较常见，年发病率为（4～8)/100 000。好发于中老年人，约 60%的病例为女性。通常突然发病，阵发性，持续几周或几个月，可自行缓解。尽管有可能持续缓解，但多数患者会再次发作。

病理生理学 第五对脑神经的痛觉传入纤维在进入脑桥外侧面时产生异位动作电位，从而导致三叉神经痛的临床症状。粗大的有髓神经纤维本身并不传递痛觉，但在压迫或其他神经病理改变时产生脱髓鞘变性，因而变得高敏，并与邻近小的无髓或少髓纤维产生短路；这就是为何通过大的有髓纤维传导的触觉刺激能够引起疼痛发作的原因。有相当比例患者的三叉神经痛来源于压迫其根部的血管，多为小脑上动脉或偶为扭曲的静脉。在血管压迫的病例中，与年龄相关的脑下垂以及增加的血管厚度和迂曲度，导致中老年人好发三叉神经痛。

鉴别诊断 三叉神经痛需与其他原因造成的头面部疼痛，以及由颌、牙或鼻窦疾病引起的疼痛加以鉴别。偏头痛或丛集性头痛的疼痛在深部稳定存在，不同于三叉神经痛的表浅刺痛；极个别情况下，丛集性头痛与三叉神经痛相关，称之为 *cluster-tic* 综合征。颞动脉炎会引起浅表性面部疼痛，但并不具有阵发性，患者常伴有肌痛和其他全身症状，并出现红细胞沉降率（erythrocyte sedimentation rate，ESR）增加。当年轻人出现三叉神经痛或表现为双侧痛时，需考虑多发性硬化的可能性。第五对脑神经在进入脑桥处出现神经脱髓鞘斑块可引起类似表现，此时应通过仔细的体格检查发现面部感觉的缺失。动脉瘤、神经纤维瘤、听神经鞘瘤或脑膜瘤这些肿块能导致继发性疼痛，通常会在三叉神经痛分布区出现感觉丧失的客观体征（三叉神经病，见下文）。

实验室检查 怀疑颞动脉炎时可检测 ESR。影像学检查在诊断典型的三叉神经痛时并非必需，但可用于 MS 的鉴别诊断或在减压手术前评估血管损伤。

治疗 三叉神经痛

卡马西平对 50%～75%的患者有效。卡马西平起始用量为每天 100mg、与食物同服，逐渐增量（每 1～2 天增加 100mg，分次服用），直至疼痛缓解（大于 50%）。多数患者需要 200mg qid 的维持剂量。剂量高于每天 1200mg 并不能增加治疗效果。头晕、共济失调、镇静和罕见的粒细胞缺乏症是卡马西平最重要的副作用。如果治疗有效，副作用通常持续 1 个月，逐渐耐受后减弱。奥卡西平（300～1200mg bid）是卡马西平的替代物，它具有相同的效果，骨髓毒性更小。如果这些药物不耐受或无效，可选用拉莫三嗪 400mg/d 或苯妥英 300～400mg/d。巴氯芬可单用或与其他抗惊厥药物合用，起始剂量为 5～10mg tid，逐渐增量至 20mg qid。

如果药物治疗无效，应予手术治疗。目前最常用的方法是微血管减压术，减轻血管对三叉神经出脑桥处的压力。此手术需要枕下开颅。基于有限的数据，该手术有效率高于 70%，疼痛的复发率较低；手术对经典的 tic 样症状的效果要好于非刺痛性面部疼痛。在少数情况下，手术会损伤第八对、第七对脑神经或小脑，或出现术后脑脊液渗漏综合征。高分辨磁共振血管造影有助于在术前可视化第五对脑神经根部与邻近血管的解剖关系。

伽马刀也被用来治疗三叉神经痛，超过 2/3 的患者可完全缓解疼痛，降低持久性面部麻木的风险。治疗效果有时可持续较长时间，但一半的患者在 2～3 年后会复发。与手术减压相比，伽玛刀治疗有效率低，但严重并发症少。

另一种方法是用射频神经切断术造成三叉神经（半月）节或神经的热损伤。这种方法现在使用已减少。95%以上的患者可短暂地缓解疼痛，但长期研究发现有多达 1/3 的患者会复发。术后，常见面部局部麻木；可出现咀嚼肌（颌）无力，多见于双侧手术后；三叉神经第一支切断术后还可出现角膜去神经化伴继发性角膜炎。

三叉神经病

很多疾病会影响到三叉神经（表 19-1）。这些疾病常伴有面部的感觉丧失或咀嚼肌无力。张口时，下颌歪斜提示歪斜侧翼状肌收缩力减弱。舍格伦（Sjögren）综合征或胶原血管疾病，如系统性红斑狼疮、硬皮病或混合性结缔组织病，也能引起三叉神经病。在感染性疾病中，应考虑带状疱疹和麻风病。位于颅中窝（脑膜瘤）、三叉神经（神经鞘瘤）或颅底

表 19-1 三叉神经病变

核（脑干）损伤	周围神经病变
多发性硬化	鼻咽癌
卒中	创伤
延髓空洞症	吉兰-巴雷综合征
神经胶质瘤	舍格伦综合征
淋巴瘤	胶原血管疾病
节前病变	结节病
听神经瘤	麻风病
脑膜瘤	药物（二苯乙烯脒，三氯乙烯）
转移瘤	特发性三叉神经病变
慢性脑膜炎	
颈动脉海绵窦动脉瘤	
半月节损伤	
三叉神经瘤	
带状疱疹	
感染（中耳炎或乳突炎扩散）	

（转移性肿瘤）的肿瘤，可引起运动和感觉症状。海绵窦病变可影响三叉神经的第一、二支；眶上裂病变可影响第一支（眼支）；角膜麻醉会增加溃疡（神经角膜炎）的风险。

下颚感觉丧失（精神神经病变）可能是全身恶性肿瘤的唯一表现。特发性三叉神经病罕见。一般表现为单侧或双侧的麻木和感觉异常，伴有三叉神经的感觉丧失，但无咀嚼肌无力。常能逐渐缓解。咀嚼肌强直性痉挛即牙关紧闭，是破伤风的主要症状，或可出现在吩噻嗪药物治疗的患者。

面瘫

解剖学要点

第七对脑神经（面神经）支配所有与面部表情有关的肌肉（图 19-2）。面神经的感觉根非常小（中间神经），它传递舌前 2/3 的味觉和来自于外耳道前壁的皮肤冲动。第七对脑神经的运动核位于展神经核的前侧部。离开脑桥后，第七对脑神经进入外耳道内部，与听神经伴行。神经通过面神经管，经茎乳孔入口到达骨面。然后，面神经穿过腮腺，支配面部肌肉。面神经在茎乳孔的完全阻滞将导致全部表情肌的瘫痪，出现嘴角下垂、面部皮肤皱褶消失、前额皱纹消失、眼睑无法关闭等症状。当尝试闭眼时，麻痹侧眼角向上弯斜（贝尔现象）。下眼睑向结膜凹陷，使眼泪易沿脸颊溢出。进食时，唾液可从嘴角流出。患者可感面部沉重或麻木，但感觉和味觉往往正常。

如果病变位于中耳部分，同侧前 2/3 舌头的味觉将丧失。如果邻近镫骨肌的神经中断，则引起听觉过敏（对声音的敏感性）。外耳道内的病变会影响邻近的听觉和前庭神经，造成耳聋、耳鸣或头晕。脑桥内损伤会影响展神经核及皮质脊髓和感觉束，造成面部麻痹。

如果周围性面神经麻痹持续存在较长时间，运动功能将无法完全恢复，面部肌肉可能出现持续性弥漫性收缩。睑裂缩小，鼻唇沟加深。局部面部肌肉的运动会牵动所有面部肌肉的收缩（关联运动，或联带运动）。面部运动可能发展成面部痉挛（面肌痉挛）。第七对脑神经的异常再生能引起其他异常现象。若最初连接眼轮匝肌的纤维支配了口轮匝肌，闭眼可能导致牵动嘴唇；或连接面部肌肉的纤维支配了泪腺，任何面部肌肉的活动，如进食，都会引起异常流泪（“鳄鱼的眼泪”）。另一个面部联带运动是张口触发面瘫侧眨眼反应（颌动瞬目）。

贝尔麻痹

最常见的面部麻痹是贝尔麻痹，这种特发性疾病的年发病率是每年约 25/100 000，或者在一生中每 60 人有 1 人发病。诱发因素包括怀孕和糖尿病。

临床表现 贝尔麻痹通常急性起病，48h 内达到

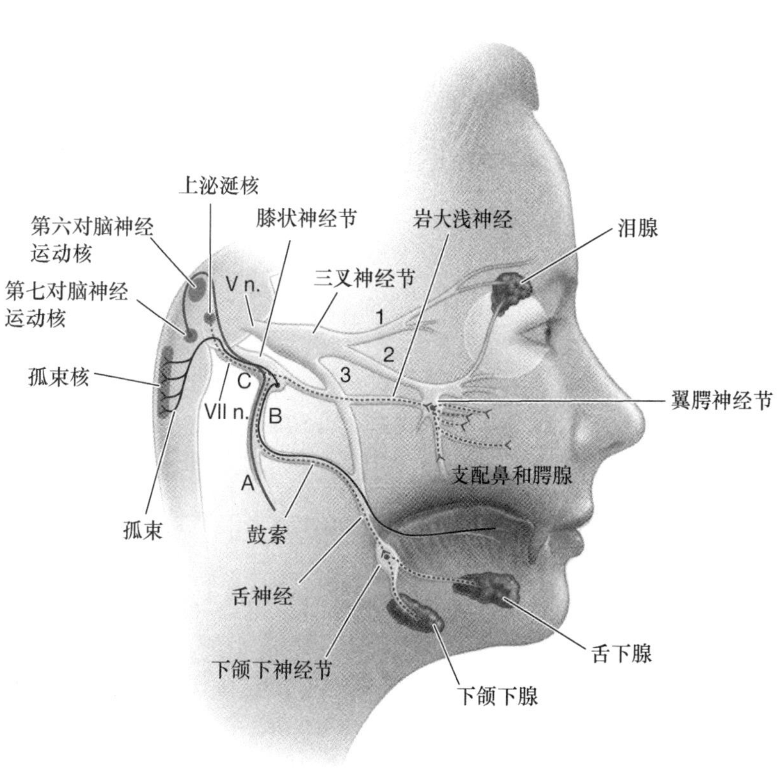

图 19-2（见书后彩图） 面神经。A、B 和 C 分别表示位于茎乳孔、膝状神经节远端和近端的面神经病变。绿线表示副交感神经纤维，红线表示运动纤维，紫线表示内脏传入纤维（味觉）。（Adapted from MB Carpenter：Core Text of Neuroanatomy，2nd ed. Williams & Wilkins，1978.）

高峰。面瘫前1～2天可出现耳后痛。单侧味觉丧失，出现听觉过敏。在某些情况下可有轻度脑脊液淋巴细胞增多。MRI检查可见膝状神经节和面神经水肿和均匀强化，有时可见颞骨部神经水肿卡压。大约80%的患者可在数周或数月内恢复。采用肌电图可评估面瘫的预后；有证据显示失神经支配后10天，面神经会出现轴突变性，再生将会延迟（一般为3个月），可能再生不完全。第1周不完全面瘫是评估预后的重要标志。有约7%的复发病例。

病理生理学 在急性贝尔麻痹中，可发现面神经炎症和单核细胞，提示病因为感染或免疫因素。神经内膜的液体和耳后肌中经常可检出单纯疱疹病毒（HSV）1型的DNA，表明疾病多数与这种病毒在膝状神经节的激活有关。水痘-带状疱疹病毒再激活与1/3的贝尔麻痹相关，这可能是第二种常见的原因。其他病毒少见。也有报道，鼻内接种灭活的流感疫苗，可能因作为佐剂的大肠埃希菌肠毒素或潜伏病毒的再激活而增加贝尔麻痹发病率。

鉴别诊断 贝尔麻痹应和其他引起急性面部麻痹的疾病加以鉴别。莱姆病（Lyme disease）能引起单侧或双侧面部麻痹；在流行地区，10%以上的面部麻痹是由于感染了伯氏疏螺旋体。膝状神经节部位带状疱疹激活引起的拉姆齐·亨特综合征（Ramsay Hunt syndrome）会导致严重的面部麻痹，伴有外耳道、咽部等部位出水疱；可累及第八对脑神经。结节病和吉兰-巴雷综合征（第24章）中面部麻痹往往表现为双侧。累及面神经的疾病还包括麻风病、糖尿病、结缔组织疾病如舍格伦综合征和淀粉样变性。罕见的Melkersson-Rosenthal综合征可见反复的面部麻痹发作，最终形成永久性面部（尤其是唇）水肿；少见结舌。其原因未知。听神经瘤常压迫面部神经。脑梗死、多发性硬化的脱髓鞘病变和肿瘤是常见的、引起脑桥处面神经阻滞的原因；其他脑干损伤同样会导致面神经阻滞。肿瘤侵入颞部（颈动脉体、胆脂瘤、皮样囊肿）也可产生面神经麻痹，但起病隐匿、逐渐加重。

所有这些核或周围性面神经麻痹必须与核上性麻痹加以鉴别。因为面上半部肌肉由双侧运动皮质通过皮质脑干通路支配，而面下半部肌肉仅由对侧大脑半球支配。因此，核上性面部麻痹中，额肌和眼轮匝肌受累程度低于面下半部肌肉。核上性损伤可出现情绪和面部表情的分离，同时伴有一定程度的四肢瘫痪或失语（优势半球病变）。

实验室诊断 患者出现以下临床指征时可诊断为贝尔麻痹：①典型症状；②无其他造成面神经麻痹的风险因素或前驱症状存在；③无外耳道皮损性带状疱疹；④神经系统检查正常，除面神经外无其他异常。由于在脑桥延髓交界处和颞骨处毗邻面神经，需特别注意第八对脑神经有无异常，同样应注意其他脑神经。在不典型或不确定的情况下，ESR、糖尿病检测、莱姆病抗体滴度、血管紧张素转换酶、疑似结节病胸片、疑似吉兰-巴雷综合征腰椎穿刺或MRI等检查可提示病变。在特发性贝尔麻痹中，磁共振成像往往显示面神经肿胀和增强（图19-3）。

治疗 贝尔麻痹

对症治疗措施包括：①使用纸胶带在睡眠时拉低上眼睑，防止角膜干燥；②按摩麻痹肌肉。糖皮质激素治疗（在开始的5天中，每天给予泼尼松60～80mg，随后5天逐渐减量）可适度缩短恢复期，并

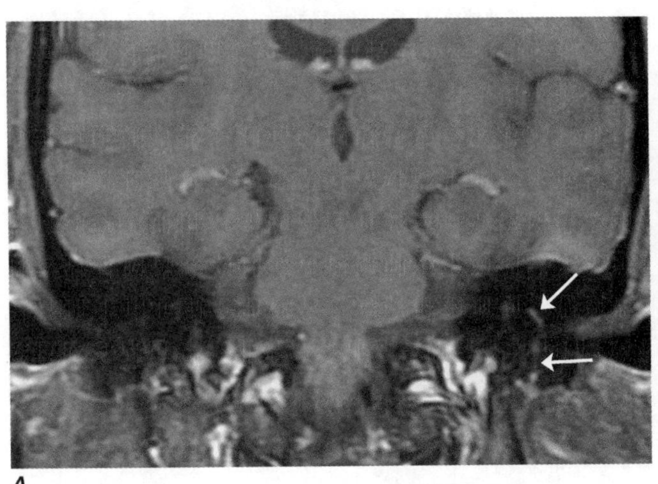

A

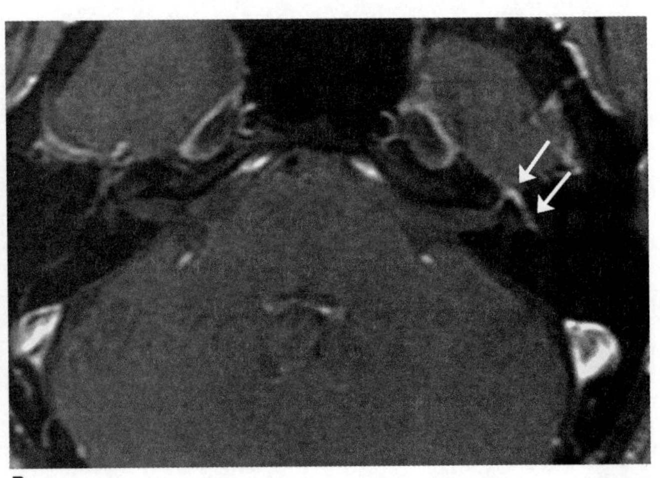

B

图19-3 轴位和冠状位脂肪抑制T1加权增强成像，显示左面神经弥漫性平滑线性增强，累及颞骨膝、鼓膜和乳突段（箭头所示），无肿块性病变。虽然高度提示贝尔麻痹，但注意其他病因如莱姆病、结节病和恶性肿瘤神经周转移也可见类似表现。

改善功能恢复。尽管最近两个大的随机对照试验发现抗病毒药物伐昔洛韦（1000mg/d，5～7天）或阿昔洛韦（400mg，每天5次，持续10天）与单独糖皮质激素治疗相比并没有明显的益处，但大量证据表明，泼尼松联合伐昔洛韦的治疗可能稍优于泼尼松单用，尤其是当患者临床表现严重时。对于有永久性麻痹的贝尔麻痹患者，可用美容外科手术来恢复相对对称的面部外观。

其他面部运动障碍

面肌痉挛表现为一侧面部不规则、无痛性不自主收缩。大多情况下由脑桥部面神经受血管压迫所致。其他因素包括贝尔麻痹后遗症、继发于肿瘤压迫神经和（或）脱髓鞘、感染或多发性硬化等。轻度患者可以用卡马西平、加巴喷丁予以治疗；如这些药物无效，可使用巴氯芬。局部注射肉毒杆菌毒素可缓解肌肉痉挛3～4个月，可重复使用。由血管压迫引起的难治性病例可予以面神经减压术。眼睑痉挛是双眼睑无意识地反复发作性痉挛，常见于老年人，可单独出现，也可与其他面部肌肉的痉挛同时出现。严重持久的眼睑痉挛可经眼轮匝肌局部注射肉毒毒素予以治疗。面部抽搐是指面部肌肉的轻微抽动，一般由多发性硬化或吉兰-巴雷综合征引起（见第24章）。

面单侧萎缩好发于女性，其特点为面部一侧真皮和皮下组织脂肪消失。它通常在青春期或成年早期开始，缓慢进行性萎缩。晚期可出现患侧的面部消瘦、皮肤变薄、起皱和发黑。面部毛发变白、脱落，皮脂腺萎缩。有时可见双侧病变。局限性系统性硬化症（硬皮病）可能是引起上述病症的原因之一。治疗方法是移植皮肤和皮下脂肪的美容手术。

其他脑神经疾病

舌咽神经痛

这种神经痛涉及第九对脑神经（舌咽神经），有时还包括部分第十对脑神经（迷走神经）。它在许多方面类似于三叉神经痛，但不常见。疼痛剧烈，呈发作性；疼痛位于喉部一侧的扁桃体窝。在某些情况下，由于舌咽神经鼓室支受累，疼痛可起源于耳或从喉部放射到耳。痛性痉挛可由吞咽或咳嗽诱发，无明显的运动或感觉障碍；舌咽神经，连同迷走神经，传导舌后1/3的味觉至后咽。心脏症状被报道，包括心动过缓或停搏、低血压和昏厥。舌咽神经痛可由于血管压迫、多发性硬化或肿瘤所致，但许多病例是特发性的。药物治疗与三叉神经痛的治疗相似，一般首选卡马西平。如果药物治疗失败，有明显血管压迫可行血管减压术，或可切断颈静脉球处舌咽和迷走神经纤维予以治疗。

带状疱疹感染或者后颅窝或颈静脉孔区肿瘤或动脉瘤，可引起舌咽神经痛合并迷走和副神经麻痹。颈静脉孔综合征主要表现为声带麻痹导致的声音嘶哑、吞咽困难、软腭向健侧偏斜、咽后壁麻痹、患侧斜方肌和胸锁乳突肌上部无力（表19-2）。

吞咽困难和发音障碍

迷走神经颅内段（第十对脑神经）阻滞导致患侧软腭下垂，无法在发声时上升，从而造成患侧咽反射消失和咽侧壁的“窗帘运动”，即当说“啊”时随上腭升高，咽腭弓向内侧移动。声音沙哑而略带鼻音，声带卡在外展和内收之间。也可出现外耳道和后耳廓的感觉丧失。

白喉可影响迷走神经的咽支；声音带鼻音，出现吞咽时液体反流至鼻腔。

颈动脉夹层或颈动脉内膜剥脱术后可发生颈动脉鞘中的迷走神经损伤。肿瘤和感染可累及脑膜的迷走神经，肿瘤、血管病变（如延髓背外侧综合征）和运动神经元病变可累及髓质的迷走神经。水痘-带状疱疹病毒感染也可引起迷走神经病变。多发性肌炎和皮肌炎直接影响喉和咽肌，引起声音嘶哑和吞咽困难，可能与迷走神经疾病混淆。吞咽困难也是强直性肌营养不良患者的症状之一。非神经性的吞咽困难可见《哈里森内科学》（第19版）其他部分的讨论。

喉返神经，尤其是左侧，常因胸腔疾病而致损伤。与颅内疾病相比，主动脉弓的动脉瘤、左心房扩大以及纵隔和支气管肿瘤是引起声带麻痹的更常见原因。然而，大部分复发性喉麻痹是特发性的。

诊断喉麻痹时，医生必须确定病变部位。如果在髓内，通常有其他症状，如患侧小脑功能障碍、同侧面部和对侧四肢丧失痛觉和温度觉、同侧Horner综合征。如果在髓外，舌咽神经和副神经常受累（颈静脉孔综合征）。如果在颅外髁突后或腮腺后间隙，可能会引起第九、十、十一、十二对脑神经混合性麻痹和Horner综合征（表19-2）。如果无腭咽感觉丧失、腭无力或吞咽困难，则损伤位于咽支起始部以下、迷走神经颈部，病变通常在纵隔部。

表 19-2 脑神经综合征

部位	脑神经	常见原因
眶上裂	第三对、第四对、第五对的第一分支、第六对	蝶骨浸润性肿瘤；动脉瘤
海绵窦外侧壁	第三对、第四对、第五对的第一分支、第六对，常伴有眼球突出	感染、血栓形成、动脉瘤、海绵窦或瘘；来自于窦和蝶鞍的侵袭性肿瘤；对糖皮质激素的良性肉芽肿反应
蝶骨后间隙	第二、三、四、五和六对	颅中窝大肿瘤
岩骨尖	第五、六对	岩锥炎；岩骨肿瘤
内耳道	第七、八对	岩骨肿瘤（皮样囊肿等）；感染过程；听神经瘤
脑桥小脑角	第五、七、八对，有时涉及第九对	听觉神经瘤；脑膜瘤
颈静脉孔	第九、十和十一对	肿瘤与动脉瘤
髁突后间隙	第九、十、十一和十二对	腮腺及颈动脉体肿瘤和转移瘤
腮腺后间隙	第九、十、十一、十二对和 Horner 综合征	腮腺、颈动脉体、淋巴结肿瘤；转移性肿瘤；结核性淋巴结炎

颈无力

副神经（第十一对脑神经）任何部位的损伤均可导致部分或完全的胸锁乳突肌和斜方肌麻痹。最常见的是在颈静脉孔或颅骨出口合并第九和第十对脑神经麻痹（表 19-2）。一种类似于贝尔麻痹的特发性副神经病变，某些病例可复发，但大多数患者而非所有患者可恢复。

舌麻痹

舌下神经（第十二对神经）支配同侧舌肌。该神经核或传出纤维可因髓内病变如肿瘤、脊髓灰质炎或最常见的运动神经元病所累及。基底部脑膜和枕骨（扁后脑、枕髁内陷和 Paget 病）病变可压迫髓外或舌下神经管的舌下神经。也存在不明原因的损伤病灶。神经损伤后数周到数月可出现舌肌萎缩和肌束震颤。

多发性脑神经麻痹

某些病变可累及数个脑神经。在这种情况下，临床的主要问题是确定病变的位置在脑干内还是在脑干外。位于脑干表面的病变涉及毗邻的脑神经（通常序列发生），感觉及运动长通路和脑干内部节段性结构受累晚而轻微。脑干的原发病灶与之恰恰相反。髓外病变更易引起骨侵蚀或脑神经出孔扩大。累及脑神经的髓内病变常发生交叉性感觉或运动麻痹（一侧的脑神经信号引起对侧的症状）。

损伤和局部感染常引起脑干外多条脑神经受累，包括水痘-带状疱疹病毒感染、感染性和非感染性（尤其是癌性）脑膜炎、肉芽肿性疾病如 Wegener 肉芽肿病、Behçet 病、血管病（包括与糖尿病相关的病变）、扩大囊性动脉瘤或局部浸润性肿瘤。肿瘤包括鼻咽癌、淋巴瘤、神经纤维瘤、脑膜瘤、脊索瘤、胆脂瘤、癌和肉瘤等都观察到一系列低位脑神经症状。由于其解剖关系，多条脑神经麻痹形成若干各具特色的症候，见表 19-2。结节病、慢性腺结核、扁颅底、颅底凹陷和 Chiari 畸形均可引起多种脑神经病变。不伴有萎缩的纯运动障碍则提示重症肌无力（见第 25 章）。如前所述，吉兰-巴雷综合征常见双侧面神经麻痹。吉兰-巴雷综合征的 Fisher 变异型可见动眼神经麻痹、共济失调和四肢反射消失（见第 24 章）。Wernicke 脑病可引起严重的眼外肌麻痹合并其他脑干症状。

海绵窦综合征（图 19-4）是一个独特的、常危及生命的疾病。它常表现为眼眶或面部疼痛，眼静脉闭塞引起眼眶肿胀和水肿，发热，动眼神经病变累及第三、四和六对脑神经，三叉神经病变累及三叉神经眼支（V1）和上颌支（V2）。海绵窦血栓形成后往往继发感染，最常见的感染源来自于眼眶蜂窝织炎（常为金黄色葡萄球菌）、面部皮肤感染或鼻窦炎（特别是糖尿病患者的真菌感染）；其他病因包括颈动脉瘤、颈动

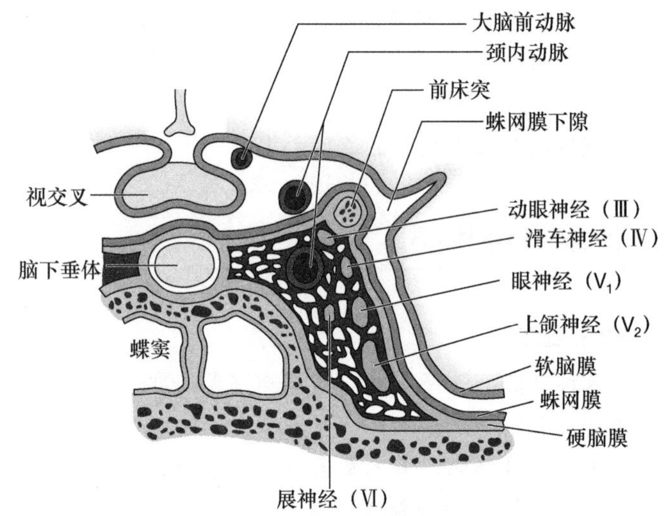

图 19-4（见书后彩图） 海绵窦冠状切面解剖关系，说明脑神经与血管窦、颈内动脉（在切面前方形成环形）以及周围结构的解剖关系。

脉海绵窦瘘（可存在眼眶杂音）、脑膜瘤、鼻咽癌等肿瘤或特发性肉芽肿性疾病（Tolosa-Hunt 综合征）。两侧海绵窦直接相通，一侧发生病变可引起双侧病变。因此，早期诊断非常必要，尤其是在感染时；应根据潜在的病因决定后续治疗。

感染时，给予广谱抗生素、脓腔引流与感染微生物鉴定十分重要。原发性血栓形成可抗凝治疗。瘘或动脉瘤可行颈动脉修补或闭塞。糖皮质激素治疗对 Tolosa-Hunt 综合征一般都有效。通常在几天内可有效地改善疼痛；口服泼尼松（每日 60mg）通常持续 2 周，然后逐渐减量，如果疼痛复发，该过程可持续超过 1 个月或更长。偶可用免疫抑制药物，如硫唑嘌呤或甲氨蝶呤，增加患者对糖皮质激素的反应性。

累及单侧或双侧面部的特发性多发性脑神经病变很少见。该综合征包括亚急性起病的面部疼痛，随之运动脑神经麻痹。临床特征与 Tolosa-Hunt 综合征类似，由硬脑膜的特发性炎症引起，MRI 检查可观察到病变。该综合征常对糖皮质激素治疗敏感。

20 脊髓疾病

Diseases of the Spinal Cord

Stephen L. Hauser，Allan H. Ropper
（张永杰　译　张永杰　校）

脊髓疾病常具有毁灭性，能导致全瘫、截瘫和感觉功能丧失等极严重的后果。因为在很小的脊髓横截面内包含了几乎所有的传导躯干与四肢下行运动与上行感觉的纤维束，所以脊髓疾病所产生的影响远超过损伤局部而累及神经系统其他区域。很多脊髓疾病如能在早期得到及时诊治，其疾病进程是可逆的（表 20-1）。因此，该病属于最危急的一类神经系统急症。按照脊髓疾病的解剖学基础与临床特性，对脊髓疾病进行有效、规范化诊疗，是获得较好预后的基础。

表 20-1　可治疗的脊髓疾病

压迫性
硬膜外、硬膜内或髓内肿瘤
硬膜外脓肿
硬膜外出血
颈椎病
椎间盘突出
由骨折、椎骨移位或出血所致的创伤后压迫
血管性
动静脉畸形及硬脑膜瘘
抗磷脂综合征及其他高凝状态
炎症性
多发性硬化
视神经脊髓炎
横贯性脊髓炎
结节病
Sjögren 相关脊髓病
系统性红斑狼疮
脉管炎
感染性
病毒：VZV、HSV-1 和 HSV-2、CMV、HIV、HTLV-1、其他
细菌和分枝杆菌：疏螺旋体属、利斯特菌属、梅毒、其他
肺炎支原体
寄生虫：血吸虫病、弓形虫病
发育性
脊髓空洞症
脊髓脊膜膨出
脊髓栓系综合征
代谢性
维生素 B_{12} 缺乏（亚急性联合变性）
铜缺乏

缩写：CMV，巨细胞病毒；HSV，单纯疱疹病毒；HTLV，人嗜 T 淋巴细胞病毒；VZV，水痘-带状疱疹病毒。

患者处理方法 脊髓疾病

与临床体征相关的脊髓解剖

脊髓是位于骨性椎管内的中枢神经系统的薄而呈管状的延伸部分。它起自延髓，向尾侧延伸至腰段的脊髓圆锥，末端的纤维组织构成终丝，附于尾骨。成人脊髓长约 46cm（18 英寸），呈前后略扁的圆柱形，有颈与腰两处膨大，这两处神经元发出纤维分别支配上、下肢。白质纤维位于脊髓的周边部，组成感觉上行及运动下行传导通路；而成簇的神经元胞体组成灰质，位于脊髓的内部区域，形如四叶草般围绕中央管（解剖上，此为第四脑室的延伸部分）。脊髓表面覆盖有软膜、蛛网膜及硬膜三层被膜，均与脑内对应结构相延续，而脑脊液位于软膜与蛛网膜之间的蛛网膜下隙内。

脊髓共有 31 个节段，每个节段由传出的腹侧运动神经根与传入的背侧感觉神经根构成。胚胎发育中，脊髓的增长速度落后于脊柱，至成年时，脊髓下端约平第 1 腰椎体水平。低位的脊神经在通过相应椎间孔前，在椎管内下行的距离逐渐增加，由此形成马尾。第1～7对脊神经经同序数颈椎上方的椎间孔出椎管，因为颈椎只有7块而颈髓有8个节段（颈神经有8对），故其他所有的脊神经都从同序数椎体下方的椎间孔出椎管。脊髓节段与相应序数椎体的位置关系请见表20-2。这种位置关系对于脊髓压迫的损伤平面的准确定位具有特别重要的意义。例如，脐平面以下的感觉丧失，对应的是第10胸髓节段损伤，提示邻近的第7或8胸椎体损伤。另外，在每个节段具有板层状分布的主要上下行传导束，在躯体皮层的相应定位可反映传导束的起止部位。

损伤平面的判断 在某一水平面以下的感觉、运动及自主神经功能受损是脊髓疾病的标识。感觉水平的检测可采用针刺或冷刺激，从患者双侧下肢近端及躯干的下部逐渐向颈部上行。低于此平面的感觉丧失是由于脊髓半横断时，比此平面高出1～2个脊髓节段的对侧脊髓丘脑束受损；或在相同平面的双侧脊髓丘脑束损伤所致。单侧损伤时感觉丧失平面与双侧损伤平面不一致的原因是因为起源于脊髓后角的二级感觉神经纤维上升1～2个节段，同时经过中央管前方交叉后，加入对侧的脊髓丘脑束。脊髓损伤横断了下行的皮质脊髓束及其他运动传导通路，导致截瘫或全瘫并伴有深反射亢进、巴宾斯基征，以及最终的痉挛性瘫痪（上运动神经元症候群）。脊髓的横断性损伤也可导致自主神经功能紊乱，包括损伤平面以下的无汗症，以及膀胱、直肠和性功能障碍。

脊髓损伤平面的最高平面也可由对应于单个脊髓节段所支配的节段性运动与感觉功能障碍来判断。在一个或多个损伤节段的支配区可出现感觉紊乱及随后的系列感觉异常（痛觉过敏或痛觉性触觉过敏），以及肌颤或肌萎缩、深部腱反射减弱或消失。但这些症状在局部神经根或周围神经损伤时也可出现。所以，判断脊髓损伤最有效的方法是上述症状同时伴有长上行或下行传导束损伤症状。在严重的急性脊髓横断伤的起始阶段，肢体并不痉挛而是迟缓性瘫痪。这个阶段称为“脊休克”期，可持续数天，极少数可延至数周。注意不能将此误以为是损伤已扩大至多个节段的前角运动神经元，或一种急性多神经病变。

表20-2 脊髓节段与椎体的对应关系

脊髓节段	对应的椎体
上颈髓	相同序数的椎体
下颈髓	高1个节段
上胸髓	高2个节段
下胸髓	高2～3个节段
腰髓	第10～12胸椎
骶髓	第12胸椎、第1腰椎

脊髓各个水平的横断性损伤的主要症状总结如下。

颈髓 上部颈髓损伤可导致四肢瘫痪与膈肌无力。不同节段颈髓损伤出现相应的最显著的肌无力及反射消失症状如下：颈5～6节段（C5～C6）损伤，可致肱二头肌肌无力及反射消失；颈7节段（C7）损伤，可导致伸腕与伸指能力下降及肱三头肌功能减弱；颈8节段（C8）损伤，可致屈腕与屈指的能力下降。颈髓任何节段的损伤都可能出现Horner综合征（瞳孔减小，上睑下垂，及面部少汗）。

胸髓 胸髓损伤可通过躯体感觉丧失平面及可能出现的背部中线的疼痛点来定位。常用的躯体感觉平面定位标志有：乳头对应第4胸髓节段（T4），脐对应第10胸髓节段（T10）。瘫痪时，常出现下肢肌力下降及膀胱、排便功能的紊乱。胸9～10节段（T9～T10）损伤可导致下腹壁肌的瘫痪，而不影响上腹壁肌，从而导致当腹壁肌收缩时，脐上移（Beevor征）。

腰髓 腰2～4节段（L2～L4）损伤可致大腿肌屈曲与内收功能丧失、伸膝功能下降、髌反射消失。腰5～骶1节段（L5～S1）损伤仅导致踝关节及足的运动功能丧失，伸髋、屈膝功能缺失，以及踝反射消失（S1）。

骶髓/脊髓圆锥 脊髓圆锥是脊髓末端逐渐变细的部分，由低位的骶髓及一个尾髓节段组成。脊髓圆锥综合征包括双侧鞍区感觉丧失（S3～S5）、严重的排尿及排便功能障碍（尿潴留、肛门失禁）以及勃起功能障碍。球海绵体肌（S2～S4）及肛门（S4～S5）反射消失（见第1章），而肌力无显著影响。与之不同的是，脊髓马尾（即连于低位脊髓的神经根）损伤后，出现腰部及神经根痛、不对称的下肢无力与感觉丧失、下肢的多种反射消失，以及膀胱与直肠功能相对受限。低位椎管占位性损伤常导致同时出现脊髓圆锥及马尾综合征的临床表现。

典型的脊髓疾病模型 图20-1显示了脊髓中主要的上行及下行传导通路的位置。绝大部分神经纤维传导束，包括后柱、脊髓小脑束及锥体束，均支配同侧躯体。然而，位于脊髓丘脑束中传导温、痛觉的传入纤维则源于对侧的躯体。由这些传导束的

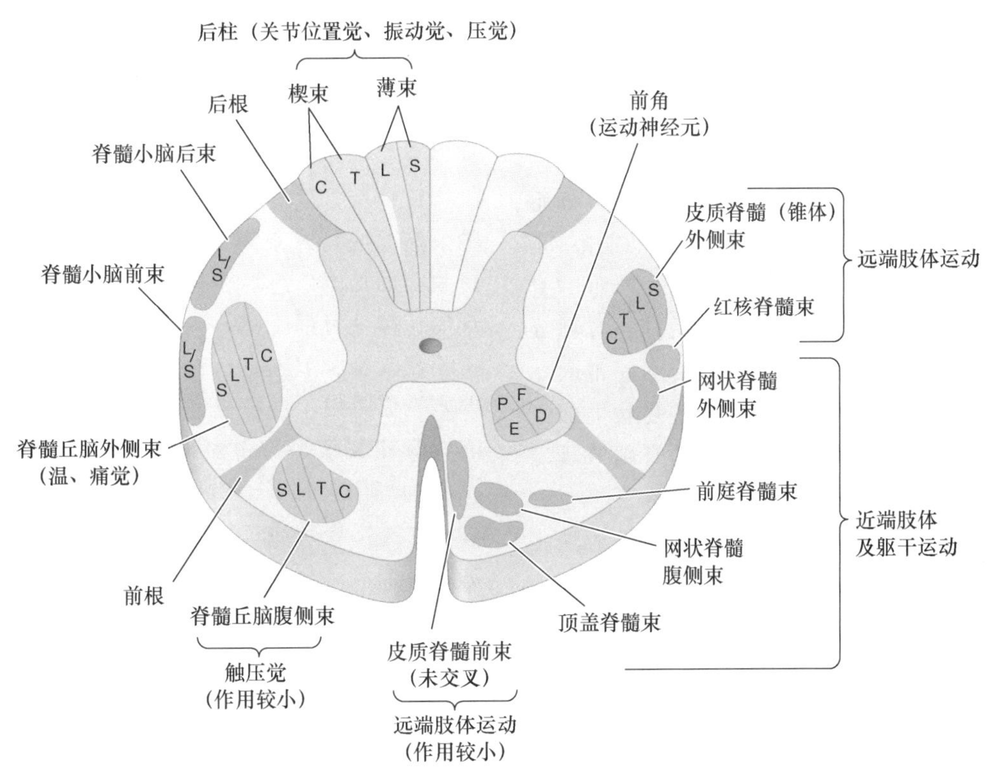

图 20-1（见书后彩图） 脊髓横断面示意图。图示髓节内主要的上行（左侧）和下行（右侧）传导通路。脊髓丘脑外侧束与腹侧束上行交叉到其支配躯体的对侧。C：颈段；D：远端；E：伸肌；F：屈肌；L：腰段；P：近端；S：骶段；T：胸段。

解剖结构受损而产生的相应综合征，有助于理解脊髓疾病的进程。

布朗-塞卡尔（Brown-Sequard）半横断综合征 患者出现损伤同侧肢体瘫痪（皮质脊髓束受损），关节位置觉与震动觉消失（脊髓后柱损伤），对侧损伤平面 1～2 个节段以下的痛觉与温度觉消失（脊髓丘脑束损伤）。另外，还伴有部分节段性损伤体征，如单侧的神经根痛、肌萎缩或深部腱反射消失。多数患者仅出现部分，而非全部上述症状。

脊髓中心压迫综合征 脊髓中心压迫综合征（central cord syndrome）是由于选择性地损伤中央管周围的灰质神经细胞和交叉的脊髓丘脑束纤维。颈段脊髓中心压迫综合征导致上肢出现与下肢不成比例的肌力下降，以及“感觉分离”，即肩部以上、下颈部，及躯干上部（披肩状分布）的温痛觉缺失，而轻触觉、关节位置觉及振动觉存在。脊髓创伤、脊髓空洞症、髓内肿瘤是导致脊髓中心压迫综合征的常见原因。

脊髓前动脉缺血综合征 脊髓前动脉阻塞或血流减少常引起脊髓梗死，可导致双侧脊髓后柱广泛性组织损坏。损伤平面以下的所有脊髓功能丧失，包括运动、感觉和自主功能在内，但是振动觉与位置觉仍可得以保留。

枕骨大孔综合征 枕骨大孔处损伤可中断支配下肢的锥体交叉的神经纤维，损伤位于支配上肢的神经纤维的下方，可导致下肢肌力下降［下肢轻度瘫痪（crural paresis）］。靠近枕骨大孔的压迫性损伤可引起同侧的肩部及臂部肌力下降，随之出现同侧下肢的肌力下降，继而影响对侧下肢，最后影响对侧臂部，这种在四肢不同部分循环出现肌力下降的模式（“around-the-clock”）可起始于四肢任何部分。同时伴有典型的枕骨下方并扩散至颈部及肩部的疼痛。

髓内综合征及髓外综合征 髓内综合征的病因起源于脊髓本身，而髓外综合征源于脊髓或其血供受周围结构压迫而致。二者区分的特征可作为相应的临床诊断指南。髓外损伤，常伴有明显的神经根痛，且由于相应的感觉传导束（脊髓丘脑束）及运动传导束（皮质脊髓束）均接近脊髓表层（图 20-1），所以损伤早期即可出现骶部感觉丧失及下肢的痉挛性瘫痪。而髓内的损伤，可出现定位不明确的烧灼痛，而非神经根痛。由于支配骶部的脊髓丘脑束纤维位于最外层，所以会阴及骶部的感觉可得以保留［骶部回避（sacral sparing）］。皮质脊髓束受损症状出现相对较晚。髓外损伤可进一步分为硬膜外和硬膜内起源，前者多为恶性而后者多为良性（神经纤维瘤为常见原因）。因此，如症状持续时间较长，多提示为髓内起源。

急性与亚急性脊髓疾病

急性与亚急性脊髓疾病的始发症状为持续数天到数周的局部颈及背部疼痛，继发各种综合症状，如感觉异常、感觉丧失、运动能力下降和括约肌功能障碍。有时仅有轻微的感觉症状，但也可能表现为严重的脊髓功能横断。局部损伤灶有时仅局限于后柱、脊髓丘脑前束或单侧脊髓。典型的感觉异常或麻木感常起始于足，再呈对称或不对称性地上升。这些症状类似于一种多发性神经病，但该疾病伴有明确的脊髓节段定位，提示该病程属于脊髓性疾病。

在突发的严重病例，可能出现脊休克的反射消失现象，但并发的反射亢进可持续数天至数周；如果无反射性瘫痪持续存在，并伴有某一感觉障碍，常提示出现了累及数个节段的脊髓坏死。

患者处理方法 压迫性与非压迫性脊髓病

压迫性与非压迫性脊髓病的区别

首先要排除是否存在可治疗的外源性压迫物，常包括肿瘤、硬膜外脓肿或血肿、椎间盘突出、椎骨的病变等。由恶性肿瘤或脓肿引起的硬膜外压迫常导致颈、背部疼痛、排尿功能障碍，以及在瘫痪之前出现感觉异常等预兆症状。而脊椎半脱位、髓内出血，以及如梗死等非压迫性病因所致脊髓病则可能不出现上述预兆症状。磁共振成像（MRI）结合钆显影是区别临床可疑病例的首选检测手段。对于某些临床症状不明显的病例，可适当进行从颈段至骶部的全脊柱扫描。一旦排除压迫性损伤，就必须考虑一些位于脊髓内部的可导致急性脊髓病的非压迫性病因，如原发血管性、炎症、感染等病因。

压迫性脊髓病

肿瘤引起的脊髓压迫症 引起成人脊髓压迫的肿瘤，绝大多数为转移至邻近椎骨的硬膜外肿瘤。实体瘤易转移至脊柱的特性可能与中轴骨具有高比例的骨髓有关。几乎所有的恶性肿瘤都可以转移至脊柱，尤其是乳腺癌、肺癌、前列腺癌、肾癌、淋巴瘤以及骨髓瘤。除了前列腺癌或卵巢癌，其他肿瘤最易转移至胸段脊柱。前列腺癌或卵巢癌可不对称性地转移至骶部和腰部椎骨，可能与肿瘤从巴特森静脉丛（沿硬膜外隙前部分布的静脉丛）转移有关。腹膜后肿瘤（尤其是淋巴瘤或肉瘤）从外侧经椎间孔进入椎管，产生神经根痛及相应节段神经根功能减弱的征象。

疼痛经常是脊柱转移的始发症状。可能是局限性的酸痛，或是急剧的放射性痛，并可随运动、咳嗽或打喷嚏而加剧，患者在夜间可因疼痛而惊醒。新近出现的持续性背部疼痛，尤其是发生在胸椎水平（此处常不出现椎关节强直），应考虑有肿瘤的椎骨转移。但偶尔有椎骨发生肿瘤转移的患者，疼痛会很弱甚至没有。脊柱X线平片和放射性核素骨扫描在诊断上的作用较为局限，15%～20%的肿瘤转移性椎骨损伤易漏诊，且不能发现通过椎间孔抵达硬膜外隙的椎旁占位病灶。而磁共振成像（MRI）可在解剖学水平十分清晰地显示脊柱肿瘤的范围（图20-2），并能鉴别脊髓损伤的性质是肿瘤或其他外形类似的肿块如硬膜外脓肿、硬膜外血肿所引起。在MRI扫描的T1加权像，相对于正常骨髓信号，椎骨的肿瘤转移灶常为低信号；在注射钆后，通过对比增强效应，增加了肿瘤灶的信号强度，使得其与正常骨髓具有相同的正常表象。通过此法可鉴别脊柱感染（骨髓炎及相关疾病），与肿瘤不同，该类疾病常通过椎间盘累及邻近的椎体。

如果脊髓压迫较为可疑，因尽早进行影像学检查。如果有神经根症状而无脊髓病证据，可推迟24～48h再行影像学检查。大约40%的患者存在某一节段的脊髓压迫但无任何硬膜外转移灶的症状；因此，对怀疑有硬膜外恶性肿瘤的患者，应进行整个脊柱的影像学检查。

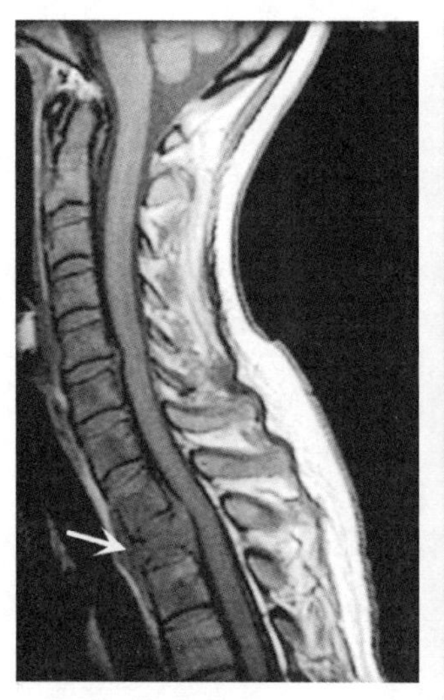
A

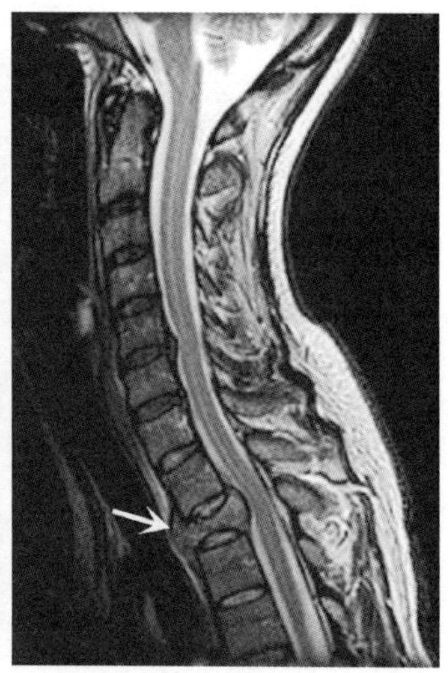
B

图20-2 由乳腺癌转移导致的硬膜外脊髓压迫。经过颈胸联合处的矢状位T1-加权像（**A**）和T2-加权像（**B**）磁共振扫描图像，显示因肿瘤浸润而坍塌的第二胸椎椎体以及受压而向后移位的上胸段脊髓。A图中低密度的骨髓信号显示其为肿瘤所代替。

治疗 肿瘤所致脊髓压迫症的治疗

肿瘤所致脊髓压迫的治疗方法包括使用糖皮质激素减轻脊髓水肿，尽早使用局部放射疗法对症治疗局部损伤，以及针对不同类型的肿瘤采用特殊的治疗方法。如果临床症状强烈提示有脊髓压迫，可以在影像学检查确诊前使用糖皮质激素（地塞米松，最大剂量为40mg/d），并使用小剂量维持治疗直到放射治疗（一般15天为一疗程，照射总剂量为3000cGy）和/或外科减压术结束。最近一项随机对照研究结果显示，对于硬膜外肿瘤压迫某一区域脊髓的病例，手术后再行放疗的疗效明显优于单纯放疗的疗效。但脊髓压迫复发的患者、脑转移、辐射敏感的肿瘤，以及严重运动功能障碍持续48h以上的患者均排除在本研究之外。单纯采用放疗甚至对于绝大部分传统认为放疗耐受的转移灶都是有效的。对于非卧床患者放疗的效果较好。放疗通常可防止出现新的运动功能障碍，最多约有三分之一接受放疗的患者运动功能可得到部分恢复。运动功能障碍（截瘫或四肢瘫痪）一旦超过12h，通常不能得到改善；若超过48h，实质性运动功能恢复的预后很差。虽然绝大部分患者在接受放疗后数月内不会复发，但对于存活超过2年的患者，再次接受放疗的比例在不断增加。近来，如立体定向放射外科疗法（stereotactic radiosurgery）等新技术可进行高精度地局部定点大剂量放疗，并可获得与传统放疗相似的疗效。对于原发肿瘤已明确的患者，不必要再行硬膜外肿块的活检，但对于原发肿瘤不明确的患者是有必要进行的。当患者在局部已接受最大耐受剂量的放疗，但脊髓压迫症状仍继续恶化，或出现椎体压缩性骨折或脊柱不稳定而导致脊髓受压时，可考虑采用椎板切除减压术或椎体切除术等外科手术治疗。

与硬膜外肿瘤不同，大部分硬膜内肿块生长缓慢且为良性，多数为脊膜瘤或神经纤维瘤，偶有脊索瘤、脂肪瘤、皮样瘤或肉瘤。尽管脊膜瘤可以起源于全脊髓各处的脊膜，但主要还是位于胸髓的后部及靠近枕骨大孔处（图20-3）。神经纤维瘤是典型的起自脊神经后根的良性神经鞘瘤；如果是多发性的，可能起源于多发性神经纤维瘤病。该病一般首先出现神经根的感觉异常症状，继而出现不对称、渐进性的脊髓症状，可通过外科切除来治疗。

原发于脊髓的髓内肿瘤较为少见，常位于颈部，可出现脊髓中央压迫综合征或脊髓半横断综合征。患者可出现四肢定位不精确的烧灼痛以及骶部回避。成人的这类肿瘤多为室管膜瘤、血管母细胞瘤和低分化的星形胶质瘤（图20-4）。显微外科手术可基本完整切除髓内的室管膜瘤。髓内星形胶质瘤生长较缓慢，减积手术（debulking）对治疗也有帮助，但辅助性放疗

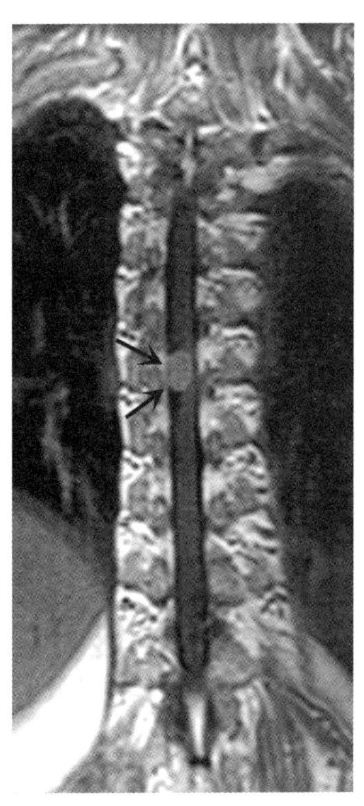

图 20-3 胸段脊膜瘤的 MRI 图像。通过胸段脊髓的冠状位T1加权增强成像显示一个边界清晰、显著且均一增强的髓外肿块（箭头所示），压迫脊髓向左侧移位。

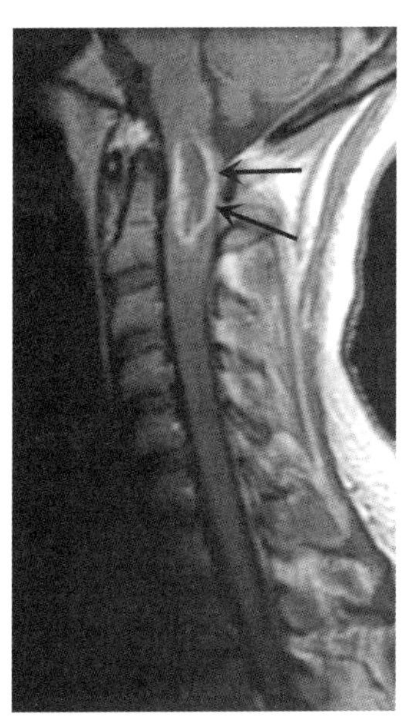

图 20-4 髓内星形胶质瘤的 MRI 图像。通过颈段脊髓的矢状位T1加权增强成像显示，在颈髓-延髓交界处生成于脊髓内的肿块引起上颈髓扩张。肿块周围有不规则的增强影（箭头所示）。

及化疗的价值仍不确定。继发性（转移性）髓内肿瘤也有发生，尤其是在晚期转移性疾病的患者，但发生率没有脑转移高。

硬脊膜外脓肿　硬膜外脓肿患者可出现背部或颈部正中线疼痛、发热以及渐进性肢体无力的症状。对于大多数患者而言，如能尽早识别这一特殊的疾病发展过程可预防永久性后遗症。患者常出现脊柱上方或神经根型的酸痛。患者在出现脊髓炎症状前经常有持续≤2周的疼痛，有时可延至数月或更久。发热为该病较典型的症状（但部分患者可无发热），伴白细胞计数、沉降率与C-反应蛋白水平的增高。如果脓肿扩散，由于静脉充血以及血栓形成，脊髓损伤将加剧。一旦出现肢体无力和其他脊髓病的症状，疾病的进展可能会更迅速。急性硬膜外感染经治疗后，有时也可更多地转归为脓肿所致的慢性无菌性肉芽肿。

硬膜外感染的危险因素包括免疫状态低下（HIV、糖尿病、肾衰竭、乙醇中毒、恶性肿瘤等）、静脉内毒品注射和皮肤或其他组织的感染等。2/3的硬膜外感染起源于皮肤（如疖病）、软组织（如咽或牙的脓肿）或脏器（如细菌性心内膜炎）的细菌性血源传播。其余的来自局部感染直接扩散至硬膜下腔，例如椎骨骨髓炎、褥疮、腰椎穿刺、硬膜外麻醉或脊柱手术等。绝大多数感染为金黄色葡萄球菌；革兰氏阴性杆菌、链球菌、厌氧菌以及真菌感染也可导致硬膜外脓肿。在不发达国家由邻近椎骨的脊柱结核（Pott病）所致的硬膜外脓肿也较多见。

MRI可定位脓肿并排除脊髓病的其他致病因素（图20-5）。超过半数的病例血培养均为阳性，但手术中仍需直接吸取脓肿以进行微生物检测。仅当脑病或其他临床症状提示可能合并有脑脊膜炎的时候（发生率<25%），才需进行腰穿。腰穿节段的选择应尽量减小穿刺针经过感染组织而导致脊膜炎的风险。高位颈部引流往往是最安全的方法。硬膜下脓肿可致脑脊液异常，出现脑脊液细胞增多伴多形核细胞比例增高、蛋白质水平增高、葡萄糖含量下降。除非有相关的脊膜炎，否则无需进行相应的组织培养。

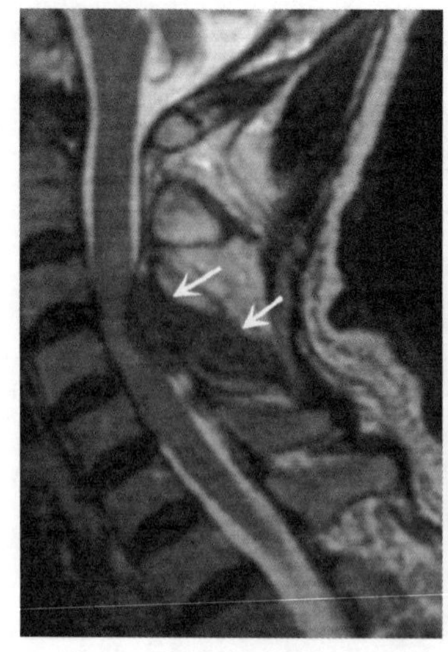

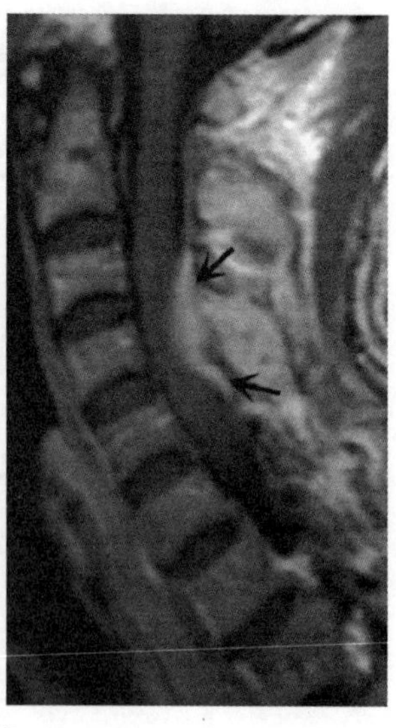

A　　B

图20-5　结核所致硬膜外脓肿的MRI图像。A. 矢状位T2加权快速自旋回波MR图像。一低信号结构替代第三颈椎后部组织，并向硬膜外延伸压迫脊髓（箭头）。**B.** 矢状位T1加权对比增强像显示一弥散增强的硬膜外突起物（箭头）延伸入硬膜外隙。

治疗　硬膜外脓肿的治疗

硬膜外脓肿治疗包括减压性椎板切除术、清创术，以及长期使用抗生素治疗。外科引流减压可防止瘫痪的发生以及改善或逆转瘫痪的发展，但病程已超过数日的患者外科手术基本无法改善其预后。术前应进行广谱抗生素的经验性用药，再结合培养结果进行改良，药物使用至少维持6周。如有手术禁忌证，或手术无法改善已有的截瘫及四肢瘫痪时，可给予全身或口服抗生素的长期治疗。对于这些病例，应基于血培养结果选择使用抗生素。除非脓肿范围极其局限，或几乎没有神经症状，此类疾病还是可选择手术治疗。

硬膜外脓肿如能得到恰当的诊断与治疗，大约2/3的患者预后较好。

硬脊膜外血肿　硬膜外隙或硬膜下隙出血，可导致急性局灶性痛或神经根痛，随后出现脊髓病变或脊髓圆锥病变的多种症状。抗凝治疗、创伤、肿瘤或血液病等为其主因。极少病例由腰穿或硬膜外麻醉所致。MRI或CT扫描可确诊并确定出血范围。治疗包括尽早改善内在的凝血障碍及外科减压术。手术治疗通常选择出血症状已控制，脊髓功能出现实质性恢复，尤其是在术前仍保留有部分运动功能的患者。对于有严重的血小板减少症或其他凝血疾病的患者，因有出血的风险，如可能，应尽量避免腰穿检查。

脊髓出血　创伤、脊髓内血管畸形（见下文）、多发性动脉炎或系统性红斑狼疮（SLE）所致脉管炎、出血障碍或脊髓肿瘤，偶尔会导致脊髓实质内出血。脊髓出血表现为急性疼痛性横贯性脊髓病。如出血量大可扩散至蛛网膜下腔导致蛛网膜下腔出血。可由MRI或CT扫描确诊。治疗以支持治疗为主，外科手术一般无效。但如髓内出血是由脊髓内血管畸形所致，可行脊髓血管造影及栓塞术，或手术清除血肿及处理髓内血管损伤。

非压迫性脊髓病

急性非压迫性横贯性脊髓病的最常见病因有：脊髓梗死、全身炎症性疾病（包括 SLE 和结节病）、脱髓鞘病变［包括多发性硬化（MS）］、视神经脊髓炎（NMO）、感染后或自发性横贯性脊髓炎（普遍认为这是一种与急性播散性脑脊髓炎相关的免疫性疾病，详见第 22 章），以及主要由病毒所致的感染等。排除脊髓压迫后，一般需行腰穿以评估，并检查潜在的系统性疾病（表 20-3）。

脊髓梗死 脊髓由 3 条垂直走行于其表面的动脉供血：一条脊髓前动脉及一对脊髓后动脉。在颅颈连接部，脊髓前动脉起源于椎动脉成对的分支，另外，从第 6 颈髓、上胸髓以及通常从胸 11～腰 2 节段（Adamkiewicz 动脉）发出根动脉的节段性分支加入其中。在每个脊髓节段，脊髓前动脉发出成对的穿支供应脊髓前 2/3 的血供；脊髓后动脉供应脊髓后部血供，但从中胸髓以下该血管已基本不明显。

表 20-3 急性横贯性脊髓病的评估

1. 一般及增强脊髓 MRI 扫描（排除压迫因素）。
2. 脑脊液（CSF）检测：细胞计数、蛋白质、葡萄糖、IgG 指数/合成率、寡克隆带、VDRL；革兰氏染色、抗酸杆菌、印度墨汁染色；针对 VZV、HSV-2、HSV-1、EBV、CMV、HHV-6、肠道病毒群和 HIV 的 PCR 检测；针对 HTLV-1、伯氏疏螺旋体、肺炎支原体及肺炎衣原体的抗体检测；病毒、细菌、分枝杆菌和真菌培养等。
3. 感染的血液学检查：HIV；RPR；肠道病毒的 IgG 和 IgM 抗体；流行性腮腺炎 IgM，针对麻疹、风疹、B 组虫媒病毒、布鲁杆菌、鹦鹉热衣原体、巴尔通体和血吸虫的抗体；B. 布氏杆菌培养。鼻、咽、肛门处肠道病毒群的培养；血吸虫卵的粪便培养。
4. 免疫介导性疾病：ESR；ANA；ENA；dsDNA；类风湿因子；抗-SSA；抗-SSB；补体水平；抗磷脂抗体和抗心磷脂抗体；p-ANCA；抗微粒体和抗甲状腺球蛋白抗体；Sjögren 综合征疑似患者行希尔默（Schirmer）试验、唾液腺核素扫描和唾液腺/泪腺活检。
5. 结节病：血清血管紧张素转化酶；血清钙；24h 尿钙含量；胸部 X 线片；胸部 CT；全身镓扫描；淋巴结活检。
6. 脱髓鞘病：脑 MRI 扫描、诱发电位、脑脊液寡克隆带、视神经脊髓炎抗体［抗水通道蛋白 4（NMO）抗体］。
7. 血管源性病变：MRI、CT 脊髓造影片、脊柱血管造影片。

缩写：ANA，抗核抗体；CMV，巨细胞病毒；EBV，Epstein-Barr 病毒（EB 病毒）；ENA，上皮嗜中性粒细胞激活肽；ESR，红细胞沉降率；HHV，人疱疹病毒；HSV，单纯疱疹病毒；HTLV，人 T 细胞白血病/淋巴瘤病毒；p-ANCA，核周抗中性粒细胞胞质抗体；PCR，聚合酶链反应；RPR，快速血浆反应素试验；VDRL，性病研究实验室；VZV，水痘-带状疱疹病毒。

脊髓梗死可发生在脊髓任何节段；但在上胸髓节段，位于 Adamkiewicz 动脉以下至脊髓前动脉循环之间的区域，可出现一接近正常边缘的血流区。当出现全身低血压或大动脉钳闭时，脊髓梗死通常发生在胸 3～胸 4 节段，及脊髓前、后动脉的交界区。后者可能会在数小时内出现一种快速进展的痉挛性瘫痪而几乎不伴感觉变化的综合征。

脊髓前动脉供血区急性梗死可导致截瘫或四肢瘫痪、感觉分离（痛觉与温度觉消失，而振动觉及位置觉保留），以及括约肌功能丧失（脊髓前索综合征）。与脑血管卒中不同，脊髓梗死可突发且迅猛起病，但最典型的脊髓梗死一般进展可持续数分钟乃至数小时。缺血区沿中线或呈放射状的背部剧烈疼痛较为多见。在起病初期由脊休克导致的反射消失较为多见，随着病程进展，逐渐出现反射亢进及痉挛性瘫痪。脊髓后动脉供血区的梗死形成相对较为少见，一旦发生，可导致一侧或双侧的脊髓后柱功能丧失。

脊髓梗死的病因包括：主动脉粥样硬化、主动脉夹层瘤、颈部椎动脉堵塞或剥离、主动脉手术，或由任何疾病所致的严重低血压。发生在颈髓区域的“瑟费尔脊髓病（surfer's myelopathy）”一般为血管源性的病变。其他病因包括心源性栓子、脉管炎，以及胶原性血管病（尤其是 SLE、Sjögren 综合征和抗磷脂抗体综合征）。偶尔也可由脊柱局部创伤致髓核成分形成的栓子进入脊髓血管所致。大量的脊髓梗死临床病例，并未发现明确的病因，可能是由于滋养动脉栓塞所致。MRI 可能无法发现较小的脊髓栓塞，尤其是在栓塞第 1 天，但在损伤节段经常已有病变的表现。

除了较罕见的短暂性脊髓缺血发作及间断性或进展性不完全性梗死外，脊髓梗死一般不采用急性抗凝治疗。但对于抗磷脂抗体综合征，可采用抗凝治疗。有报道称腰穿行脑脊液引流可成功应用于某些脊髓梗死病例及预防性地应用于某些大血管手术，但这尚缺乏系统性研究。

炎症性及免疫性脊髓病（脊髓炎） 这一大类疾病包括脱髓鞘病变如多发性硬化（MS）、视神经脊髓炎（NMO）、感染后脊髓炎，以及结节病和系统性自身免疫病。大约 1/4 的脊髓炎无法找到病因。有些后续可出现一些其他免疫介导疾病的症状。脊髓炎反复发作通常是由一类免疫介导疾病或 2 型单纯疱疹病毒感染所致（详见下文）。

多发性硬化 MS 可表现为急性脊髓炎症状，尤其多见于亚裔及非洲裔患者。在高加索人种，MS 很少导致横贯性脊髓病（如双侧感觉障碍，单侧或双侧肌力下降，排尿或排便功能障碍），但却是导致脊髓不全综合征（partial cord syndrome）的最常见原因。MS相关脊髓炎行MRI检查在T2加权像可见脊髓呈典型的轻度肿胀，伴弥散或多发性“旧绒毛状（shoddy）”区域的异常信号。对比增强可显示许多急性病例出现炎症所致的血-脑屏障破坏。脑MRI对于判断脊髓炎病例是否原发于MS极有帮助。普通MRI扫描提示MS进展的风险较低，5年以上为10%～15%；但如果T2像在室周有多发的高亮损伤影，则提示更高的风险率，5年以上>50%，14年>90%。MS患者的脑脊液可无异常，但更多病例可见脑脊液中单核细胞数轻度增多、蛋白质水平正常或轻度增高；寡克隆带不一定存在，但一旦出现，则更有助于MS的诊断。

对于MS相关横贯性脊髓炎，至今尚无确切治疗试验。在发病早期，可静脉注射甲泼尼龙（500mg/d，持续3天），继而口服泼尼松（每天1mg/kg，持续数周，再逐渐减量）。对于严重病例，当糖皮质激素治疗无效时，可考虑选择血浆置换术。MS详见第22章叙述。

视神经脊髓炎 NMO是一种免疫介导的脱髓鞘病变，患者脊髓可出现纵向延伸，平均累及3个或更多节段，是一种严重的脊髓病变。NMO同时伴发的视神经炎多为双侧发病，可在数周或数月内早于或继发于脊髓炎，有时可累及脑干或下丘脑。NMO也有不伴有视神经病变而仅出现脊髓炎的复发病例，此类病例多为亚裔，女性居多。脑脊液检查可见单核细胞含量增多，最多每微升中可含数百单核细胞；与MS不同，NMO基本不存在寡克隆带。60%～70%的NMO患者血清中均存在抗水通道蛋白-4的自身抗体。NMO也和系统性红斑狼疮（SLE）、抗磷脂抗体综合征（见下文）及其他系统性自身免疫病相关；类癌起源的NMO极为罕见。治疗可采用糖皮质激素，对于顽固性病例可采用血浆置换术（与前述的MS治疗相似）。已有治疗结果显示硫唑嘌呤、吗替麦考酚酯或抗-CD20（抗-B细胞）单克隆抗体对于后续复发病例具有保护作用；推荐治疗5年或更长时间。NMO详见第22章叙述。

全身性免疫介导疾病 小部分脊髓炎患者伴有系统性红斑狼疮（SLE），其中大部分病例均与抗磷脂抗体和（或）抗水通道蛋白-4抗体相关。抗水通道蛋白-4抗体高表达的患者行MRI检查可能出现纵向延伸的脊髓炎，可伴有NMO样的症状，后续发展出现脊髓炎和（或）视神经炎的风险极高。SLE脊髓炎患者的脑脊液一般正常或有轻度增高的淋巴细胞；寡克隆带多变。至今对于SLE脊髓炎的治疗尚缺乏系统的研究试验，就目前有限的研究结果多推荐采用高剂量的糖皮质激素继以环磷酰胺治疗。对于严重的急性横贯性脊髓炎病例，若在初始阶段糖皮质激素治疗无效，常采用一个疗程的血浆置换治疗。Sjögren综合征患者也可出现NMO样的症状，出现急性横贯性或慢性进展性脊髓病。其他免疫介导的脊髓炎包括抗磷脂抗体综合征、混合性结缔组织病、Behçet综合征、结节性多动脉炎相关血管病、核周抗中性粒细胞胞质抗体（p-ANCA）相关脉管炎，以及原发性中枢神经系统血管炎。

此类疾病中另一类需重点考虑的病例是表现为进展缓慢或复发病例的肉瘤样脊髓病（sarcoid myelopathy）。MRI显示该类患者的脊髓出现一类似肿瘤的水肿样隆起；一些病例经钆增强MRI显示在邻近的脊髓表面通常可出现活化的损伤灶；损伤灶为单发或多发，在轴位像上常呈现增强的脊髓中央部。典型的脑脊液改变包括淋巴细胞轻度增多及蛋白质水平轻度上调；极少数病例可出现葡萄糖含量降低及寡克隆带。如果全身性肉瘤样表现不明显或消失（约50%的病例），或其他典型的神经病变症状（如脑神经病变、下丘脑相关病变、MRI显示脑膜增强影）缺失时，对该病的诊断极为困难。其他如裂隙灯检查眼葡萄膜炎，胸部X线或CT检查以判断肺有无受累，纵隔淋巴结病、血清或脑脊液血管紧张素转化酶（ACE；CSF含量增加仅出现在极少数病例中）、血清钙以及镓扫描等辅助检查可协助诊断该疾病。脑脊液中ACE的作用尚不明确。早期治疗包括口服糖皮质激素；耐受患者可采用免疫抑制剂（如肿瘤坏死因子-α抑制剂英利昔单抗）治疗。

感染后脊髓炎 感染或疫苗接种后继发的脊髓炎，命名为感染或接种后脊髓炎。许多病原体与之有关，如EB病毒、巨细胞病毒、支原体及流感、麻疹、水痘、风疹和腮腺炎病毒等。在相关疾病急性散播性脑脊髓炎（见第22章）中，感染后脊髓炎最初常表现为患者处于急性发热性感染的恢复期，或在发热后数天或数周内，神经系统或脑脊液中不能检出感染源。可能是因为脊髓炎是由感染诱发的自身免疫性疾病而非由感染直接导致。该疾病至今尚无随机对照试验性治疗的报道；通常用糖皮质激素治疗，暴发性病例可采用血浆置换术。

急性感染性脊髓炎 许多病毒实际上不仅与感染后脊髓炎相关，而且可直接导致具有感染性的急性脊髓炎。但是，这两者通常不易区分。其中，最具特征的是带状疱疹脊髓炎，另外，1型与2型单纯疱疹病毒、EB病毒、巨细胞病毒（CMV）以及狂犬病病毒也可导致病毒性脊髓炎。2型单纯疱疹病毒（HSV-2）

（HSV-1 相对少见）引发的脊髓炎可出现一类特征性的伴暴发性生殖器疱疹的复发性骶马尾神经炎综合征（Elsberg's syndrome）。脊髓灰质炎是一类典型的病毒性脊髓炎，但主要局限性地侵犯脊髓灰质的前角运动神经元。小儿麻痹症样综合征（polio-like syndrome）也可由一大群肠道病毒（包括肠道病毒 71 和柯萨奇病毒）、西尼罗病毒和其他虫媒病毒所致。最近，有报道显示肠道病毒 D-68 感染导致儿童与青少年瘫痪的病例，但其机制不详。慢性病毒性脊髓炎的感染源，如 HIV 或人嗜 T 淋巴细胞病毒（HTLV-1）感染，将在后文讨论。

细菌及分枝杆菌性脊髓炎（主要为脓肿）远比病毒性脊髓炎罕见，也比细菌性脑脓肿少发。几乎所有病原体都可导致此病，包括伯氏疏螺旋体（莱姆病）、单核细胞增生利斯特菌、结核分枝杆菌以及苍白密螺旋体（梅毒）。肺炎支原体也可导致脊髓炎，但其分类不很明确，因为大部分病例更多地归类于感染后脊髓炎。

血吸虫病是一类在疫区导致寄生虫性脊髓炎的重要病因。由寄生虫（典型的如曼氏血吸虫）卵产生组织消化酶，引起机体局部出现强烈的炎症反应及肉芽肿。弓形虫病偶尔可导致局灶性脊髓病，一般多见于 AIDS 患者。

一旦怀疑有病毒性脊髓炎，在实验室检查确诊前即可适当采用抗病毒治疗。带状疱疹、单纯疱疹和 EB 病毒脊髓炎的治疗可采用静脉注射阿昔洛韦（10mg/kg，q8h）或口服伐昔洛韦（2g，tid），疗程 10～14 天；巨细胞病毒性脊髓炎可采用更昔洛韦（5mg/kg 静脉注射，bid）加膦甲酸（60mg/kg，静脉注射，tid），或者西多福韦（每周 5mg/kg，共 2 周）。

高压电损伤　因闪电或其他意外电击而触电的脊髓损伤是非常显著的。症状包括急剧而短暂的肌无力（常伴有神志紊乱和局灶性大脑功能障碍），继而出现持续数日甚至数周的脊髓病，且可能继续加重并持续存在。这是一种极其罕见的脊髓损伤，目前有限的资料显示包括脊髓前动脉及其分支在内的血管损伤为其病因。治疗以支持治疗为主。

慢性脊髓病

脊柱炎性脊髓病

脊柱炎性脊髓病（spondylotic myelopathy）是一类导致慢性脊髓压迫和老年人步履艰难的最常见病因。患者早期可出现颈肩部疼痛与僵硬的症状；骨撞击和神经根软组织的过度生长可导致臂部（尤其在颈 5 和颈 6 神经分布区域）神经根痛。不到 1/3 的患者可出现颈髓压迫病变，呈缓慢进展的对称或不对称的痉挛性瘫痪，常伴有手足感觉异常。患者腿部振动觉减弱，闭目难立征（Romberge 征）阳性，偶尔上胸部可出现振动觉或针刺感。部分患者可因咳嗽或用力而诱发腿部无力或肩臂部的放射性疼痛。臂部皮肤感觉丧失、手部固有肌群萎缩、下肢深反射亢进以及巴宾斯基征阳性较为常见。晚期患者可出现尿急与尿失禁，但老年患者有诸多其他病因也可导致此问题出现。上肢腱反射在一定水平可能消失，最多发生在肱二头肌水平（颈 5～6 水平）。个别病例的神经根症状、脊髓病症状或复合症状可能较为突出。可结合进展性颈部脊髓病、手足感觉异常或手部萎缩消瘦等体征进行诊断。

通常可由 MRI 检查确诊，CT 扫描有时无法确诊，X 线平片对诊断帮助极其有限。MRI 轴向图可很好地显示外源性脊髓压迫或变形，T2 加权像显示压迫点附近脊髓内部的高强度信号。佩戴护颈圈对轻症患者有一定的帮助，外科减压术仍是最主要的治疗方法。手术入路有后路椎板切除术或切除突出的椎间盘及骨组织的前入路方式。颈部椎关节强硬及相关椎骨退行性疾病在哈里森内科学（第 19 版）其他部分介绍。

脊髓和硬脊膜的血管畸形

脊髓和硬脊膜的血管畸形所致的进行性脊髓病是可以治疗的。最常见为硬脊膜内或脊髓后表面的瘘。绝大部分硬脊膜内的动静脉瘘位于或低于中胸髓水平，经常为一条在神经根囊内的神经根营养动脉与硬脊膜静脉直接相连。该病典型表现为中年男性出现进行性脊髓病，可缓慢或间歇性加剧，也可能出现阶段性缓解，与 MS 表现相类似。有时也可因出血进入脊髓或蛛网膜下隙而导致病情突然加剧，但比较罕见。因静脉充血导致局部缺血及水肿，进而导致病情跳跃式的进展较为普遍。绝大部分患者有不完全性的感觉、运动及膀胱功能障碍。运动功能障碍较为显著，呈上运动神经元及部分下运动神经元受损表现，与肌萎缩性侧索硬化症（ALS）相类似。患者可出现背侧脊柱区的疼痛、感觉迟钝或神经根痛。其他提示动静脉畸形（AVM）或硬脊膜瘘的相关症状有：间歇性跛行，症状可随姿势、用力、Valsalva 动作或月经而改变，发热。

相对于较为常见的硬脊膜 AVM，髓内 AVM 较为少发。一类罕见疾病表现为进行性胸段脊髓病，伴延续数周或数月的下肢瘫痪，典型的病理改变为髓内血管呈异常增厚与透明化改变（亚急性坏死性脊髓病，或 Foix-Alajouanine 综合征）。

虽然脊髓血管杂音相对少见，但对于可疑病例，在患者休息或运动后可能会产生。皮肤表面的血管痣提示其下方可能存在血管畸形，如 Klippel-Trenaunay-Weber 综合征。高分辨率 MRI 结合增强造影可显示大部分但非所有 AVM（图 20-6）。对于 MRI 检查不能明确的病例，有时可通过 CT 脊髓造影术观察到沿脊髓表面走行的增大的血管。该病确诊需行选择性脊髓血管造影术，以明确营养血管及血管畸形的范围。对绝大部分 AVM 患者的营养性血管行血管内栓塞术可稳定进行性神经缺损，甚至使其逐渐恢复。而一些损伤，尤其是小的硬脊膜瘘，可通过手术切除治疗。

反转录病毒相关脊髓病

HTLV-1 相关脊髓病，过去曾命名为热带痉挛性下肢截瘫，呈缓慢进展的痉挛性瘫痪，可伴有感觉与膀胱功能障碍。约半数患者出现轻度的背部或下肢疼痛。神经体征可为非对称的，感觉变化平面一般不明显；反射亢进常是在患病数年后上肢仅可能出现的症状。该病起病较隐匿，病程进展较缓慢；绝大部分患者在起病 10 年内出现行走障碍。此症状与原发进展性多发性硬化（MS）或胸段 AVM 类似。酶联免疫吸附

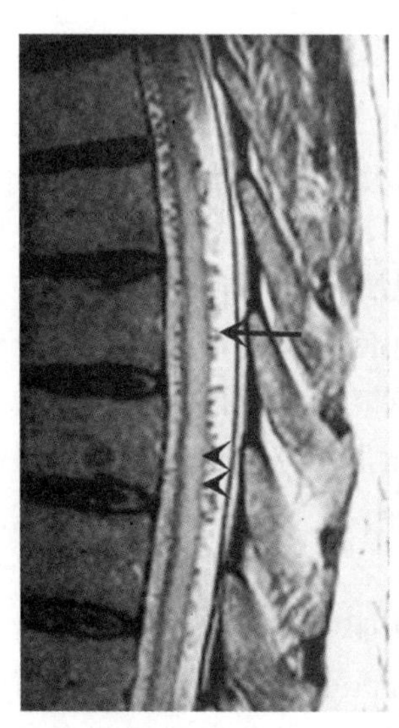

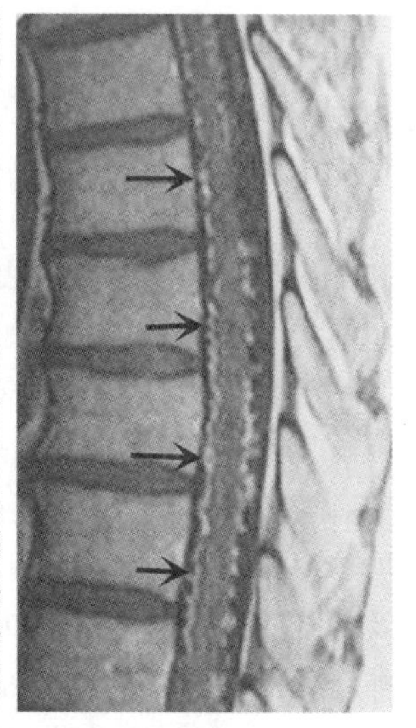

图 20-6　动静脉畸形。胸段脊髓 MRI 矢状位像：T2 快速自旋回波技术（左侧）及 T1 增强后图像（右侧）。在 T2 加权像（左），脊髓的中央面可见异常的高强度信号（无尾箭头）。脊髓背侧和腹侧面出现无数点状无信号结构（箭头）。这些结构代表因硬脊膜动静脉瘘所致的异常扩张的静脉丛。增强显影后（右），在胸段脊髓背侧和腹侧面出现许多扩张迂曲蛇形的增强静脉影（箭头），即可诊断为动静脉畸形。此图像来自一进行性下肢瘫痪 4 年的 54 岁男性患者。

试验（ELISA）在血清中检出 HTLV-Ⅰ特异性抗体可作为该病的诊断指标，可进一步通过放射免疫沉淀反应或 Western-blot 实验以确诊。尤其是在该病的疫区，对于 HTLV-1 血清检查阳性并伴有脊髓病的患者，不需要证实 HTLV-1 是其病因。而对于无明显症状的病毒携带人群，检测鞘内合成的 CSF/血清抗体指数，可对其 HTVL-1 相关脊髓病的诊断有帮助。因为原病毒 DNA 水平在 HTLV-1 脊髓病患者体内可能增高，所以通过 PCR 方法检测患者血清或 CSF 细胞中 HTLV-1 原病毒 DNA 的含量，可作为该病的一项辅助诊断。目前看来，HTLV-1 脊髓病的脊髓病变主要病因是病毒引起的免疫介导性损伤，而非由病毒直接感染脊髓所致。该病暂无有效治疗方法，可针对痉挛性瘫痪及膀胱功能障碍行对症治疗。

HIV 感染也可导致进展性脊髓病。该病特征性改变为脊髓后外侧索出现空泡样退行性变，与亚急性联合变性相类似（详见下文）。

脊髓空洞症

脊髓空洞症（syringomyelia）是一类在发育过程中于颈段脊髓内形成的空洞，并易于扩大而成为进展性脊髓病或保持无症状。一般在青春期或成年早期隐匿起病，病程进展不定，也可能在数年内自发停止。许多年轻患者常伴有颈-胸脊柱侧弯。超过半数的患者伴 1 型 Chiari 畸形，患者小脑扁桃体突入枕骨大孔并进入颈部椎管。空洞扩张产生的病理生理学改变至今仍有争议，但对正常脑脊液循环的影响可能与 Chiari 畸形有关。在脊髓坏死区产生的后天获得性空洞也命名为瘘腔；这类空洞可继发于创伤、脊髓炎、坏死性脊髓肿瘤以及由结核或其他原因所致的慢性蛛网膜炎等疾病。

脊髓中心压迫综合征的表现包括分离性感觉丧失（温、痛觉消失而触觉与振动觉保留）和上肢反射消失。感觉障碍区位于项、肩、上臂（“披肩样”分布）或在手部。绝大部分患者起病不对称，呈单侧手部感觉丧失，故患者不能感知手部的创伤或烫伤。当下颈部、肩、臂及手部出现不对称的肌萎缩或反射消失时，提示空洞已扩展至脊髓灰质。空洞继续扩大继而压迫长上下行传导束时，患者将出现下肢肌痉挛、肌无力，排尿与排便功能障碍，以及霍纳综合征（Horner's syndrome）。当空洞累及三叉神经的降支（C2 或以上水平），患者将出现面部麻木，感觉消失。有报道伴有 Chiari 畸形的患者，咳嗽可诱发头痛、颈、臂及面部疼痛。当空洞延伸至延髓，产生延髓空洞症，可导致

腭及声带麻痹、构音困难、水平或垂直性眼球震颤、发作性头昏或眩晕、舌肌无力及萎缩。

MRI 扫描可精确地判断先天或后天获得性空洞以及伴发的脊髓扩张（图 20-7）。需进行脑及全脊髓 MRI 扫描以显示空洞的纵向全长范围，观察颅后窝结构是否存在 Chiari 畸形，以及明确是否存在脑积水。

治疗　脊髓空洞症

脊髓空洞症至今仍无特效疗法。Chiari 小脑扁桃体疝可进行手术减压治疗，常用术式有枕骨下颅骨切除术、上颈段椎板切除术，以及硬膜移植替代术。第四脑室流出孔堵塞可通过此方法重建。对于较大的空洞，一些医生建议直接减压或引流，但此术式的疗效仍不确切，且易出现并发症。对于 Chiari 畸形，脑积水引流术比任何的空洞修补术更为重要。引流术可稳定、甚至改善部分患者的神经功能缺损。对于无明显症状和体征的空洞症患者，不需进行手术治疗，继续进行临床与影像学的随访。

对于有症状的继发于损伤或感染的脊髓空洞症，可采用减压及引流术进行治疗；若无症状，可直接刺通空腔。由髓内肿瘤导致的脊髓空洞症一般行肿瘤切除术治疗。

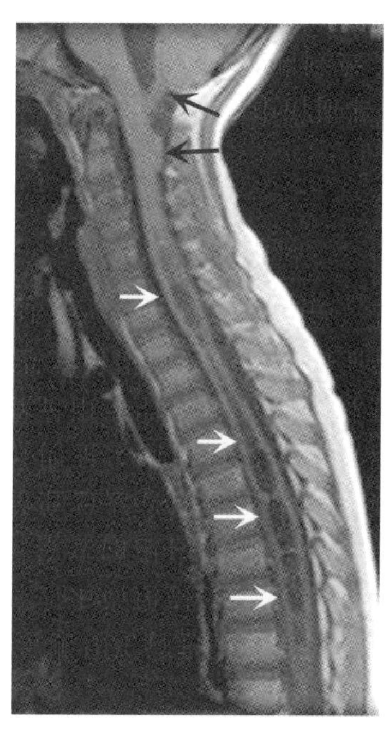

图 20-7　MRI 扫描显示脊髓空洞症合并 Chiari 畸形。经颈椎与上胸椎的矢状位 T1 加权像显示小脑扁桃体下降，低于枕骨大孔平面（黑箭头）。在颈髓与胸髓实质内，CSF 在中央管内积聚并导致其扩张（白箭头）。

多发性硬化所致慢性脊髓病

慢性进展性脊髓病是原发及继发性 MS 患者致残的最常见病因。典型表现为双侧但非对称性运动、感觉、排尿及排便功能障碍。皮质脊髓束轴突的广泛性缺失可导致运动功能障碍。视神经炎等早期症状可协助该病的诊断。确诊可依据 MRI、脑脊液和诱发反应试验等检查。对于同时有 MS 复发的进展性脊髓病可采用姑息性治疗（疾病改善疗法）。而对于一些处于进展期还没出现复发，但 MRI 扫描出现“活跃”改变（如出现新的局灶性脱髓鞘病变）的患者，有时也可采用姑息性治疗，虽然目前尚无确切证据证实这些治疗对于此类患者是否有效。MS 将在第 22 章讨论。

亚急性联合变性（维生素 B_{12} 缺乏症）

此类可治疗性脊髓病患者表现为手足部亚急性感觉异常、振动觉及位置觉丧失，并出现进行性痉挛性瘫痪及共济失调。伴发的周围神经病变可导致反射消失，此类患者同时出现巴宾斯基症阳性，可作为诊断的重要线索。进展期患者偶可出现显著的视神经萎缩以及易激惹或其他精神症状。亚急性联合变性的脊髓病趋向于散发而非局限病灶；一般主要为脊髓后索及外侧索受累而出现相应的双侧对称症状，包括 Romberg 征。当血中出现大红细胞、维生素 B_{12} 含量降低，以及血清中高半胱氨酸与甲基丙二酸含量增高时，可确诊该疾病。对于一些不确定的病例，抗胃壁细胞抗体试验与希林试验（Schilling test）可协助诊断。治疗主要为补充疗法，首先进行 1000μg 维生素 B_{12} 肌内注射，后续可按固定周期反复注射或改口服治疗。

低铜性脊髓病

低铜性脊髓病除了没有神经病变，实质上与亚急性联合变性（见上文）相类似，这也可以解释前述许多维生素 B_{12} 含量正常的病例。此类患者血清中铜含量较低，常伴有血清中血浆铜蓝蛋白水平降低。铜含量降低的病因有：部分患者接受胃肠道手术，尤其是减肥外科术后影响了铜的吸收；部分患者服用保健品摄入了过量的锌；而最近，人们发现一种假牙乳剂也含锌，过量的锌可诱导产生金属硫蛋白，此为一种铜结合蛋白，可影响铜的吸收。大部分低铜性脊髓病为原发病例。治疗上主要采用通过口服补充铜剂，以达到改善，或至少维持身体所需的铜储量。原发性低铜脊髓病的病理生理学及病理学暂不详。

脊髓痨

相较以前，现在脊髓痨和脊膜血管性梅毒的典型综合征均极为少发，但在鉴别诊断时仍应考虑。脊髓痨的特征性症状主要为短暂的阵发性刀刺样痛，好发于腿部，有时可发生在背、胸、腹、臂及脸部。半数患者可因位置觉缺失出现腿及步态的共济失调。15%～30%的患者可出现感觉异常、排尿障碍和伴呕吐的急性腹痛（内脏危象）。脊髓痨的主要体征为腿部反射消失，位置觉和振动觉受损，Romberg 征阳性；绝大部分患者可出现双侧阿・罗瞳孔征（Argyll Robertson pupils），即患者对光反射消失，调节反射存在。糖尿病性多神经根病症状与脊髓痨相类似。

家族性痉挛性截瘫

许多缓慢进展性脊髓病都具有遗传性（见第 16 章）。至今已鉴定出超过 30 种包括常染色体显性、常染色体隐性以及 X 连锁遗传形式的致病位点。尤其是常染色体隐性和 X 连锁遗传形式，脊髓病的家族史可能会缺失。绝大部分患者可出现几乎不能察觉的，有时不一定对称的下肢进行性痉挛及无力；无或仅有轻微改变的感觉异常；但括约肌功能障碍可能会出现。在某些家系，神经系统其他体征较为明显，包括眼球震颤、共济失调或视神经萎缩。该病早的可在生后第 1 年起病，晚的可至中年起病。目前该病只能进行对症治疗。

肾上腺髓质神经病

肾上腺髓质神经病属 X 连锁遗传病，是一类肾上腺脑白质营养不良的相关病变。男性患者常在儿童期开始出现肾上腺功能不全，而后在成年早期或中期开始发展为进行性痉挛性（或共济失调性）截瘫；部分患者可出现轻度的周围神经病。女性携带者可能在成年后出现缓慢、隐匿进展的痉挛性脊髓病，不伴肾上腺功能不全。血浆或培养的成纤维细胞中极长链脂肪酸含量增高通常为该病的诊断依据。该致病基因编码肾上腺脑白质营养障碍蛋白（adrenoleukodystrophy protein，ADLP），这是一种过氧化氢酶膜转运体，功能与转运长链脂肪酸至过氧化物酶进行降解相关。当患者出现肾上腺功能降低时，可采用皮质醇替代治疗，而骨髓移植及营养支持疗法现已作为尝试性治疗，但疗效尚不确切。

其他慢性脊髓病

原发性侧索硬化症（见第 16 章）是一类退行性疾病，特征性病变包括进展性痉挛与肌无力，最后伴构音困难及发声困难；约半数患者出现膀胱功能障碍。感觉功能无变化。病征与 ALS 相类似，被认为是变异的运动神经元退行性病变，但没有特征性的下运动神经元障碍。一些患者可存在家族性痉挛性瘫痪的表现，尤其是常染色体隐性或 X 连锁遗传类型，此类患者有时无家族史。

脊髓栓系综合征（tethered cord syndrome）是一类低位脊髓与神经根发育障碍性疾病，成年少见，表现为下腰部疼痛伴进展性低位脊髓和（或）神经根综合征。部分患者出现小腿与足的畸形，表现为不能长期站立；部分患者在下腰部皮肤出现小凹陷、毛发斑或皮肤窦道，提示为先天性发育缺陷。MRI 是诊断该疾病的首选方法，可清晰显示脊髓圆锥低置及增厚的终丝。MRI 也可显示脊髓纵裂（由此将低位脊髓分为左、右两部分）、脂肪瘤、囊肿，或其他与脊髓栓系并发的低位椎骨先天性发育畸形。治疗主要依靠手术进行松解。

有诸多但罕见的毒物因素可导致痉挛性脊髓病，如主要在发展中国家发生的因摄入含有兴奋性毒素 β-N-草酰氨-L-丙氨酸（BOAA）的鹰嘴豆而导致山黧豆中毒、氧化亚氮吸入麻醉导致与亚急性联合变性相同表现的脊髓病。SLE、Sjören 综合征以及结节病，上述每种疾病均可导致不伴有显著全身症状的脊髓病。除了前述的肿瘤压迫性脊髓病外，肿瘤所致慢性脊髓病的病因包括放射性损伤以及罕发的副癌脊髓病。后者最主要与肺癌、乳腺癌和抗羟基脲抗体（anti-Hu antibodies）相关，或与一类导致脊髓前角细胞损毁综合征的淋巴瘤相关；NMO 也可罕见地为副癌起源（见第 22 章）。在肿瘤患者，肿瘤的脊髓转移应该是导致慢性脊髓病的最常见病因。一般来说，内源性脊髓病的病因只有通过定期反复评定方能明确。

脊髓疾病的康复

急性破坏性脊髓损伤恢复期超过 6 个月后，其前景将不容乐观。当前仍无有效措施促进脊髓损伤组织的恢复；有希望的实验学治疗手段包括采用能恢复皮质脊髓束轴突再支配的因子、神经及神经鞘移植桥接术，以及局部引入神经干细胞等。由不可逆性的脊髓损伤所致的残疾程度主要是根据损伤的水平及对功能的影响程度来判断（表 20-4）。即使是高位颈髓的完全性损伤，也可能不严重影响其生活质量。所以，脊髓损伤后的康复治疗首要目标是根据现实的期望制订一套康复计划，并关注脊髓损伤后所出现的神经病学、普通内科学以及心理学方面的常见并发症。

表 20-4 完全性脊髓损伤后可保留的神经功能

损伤程度	自我护理	移动	最大的活动性
高位四肢瘫痪（C1～C4）	依靠他人，需呼吸机支持	依靠他人帮助	依靠动力轮椅
低位四肢瘫痪（C5～C8）	非完全独立，需适当器械支持	独立或非独立	可使用手动轮椅，驾驶特殊装备的自动档汽车
下肢截瘫（低于 T1）	独立进行	独立进行	在适当帮助下可行短距离行走

来源：Adapted from JF Ditunno，CS Formal：Chronic spinal cord injury. N Engl J Med 330：550，1994；with permission.

许多与疾病相关的普通症状，尤其是躯体及内脏痛，可能因为痛觉传入神经通路受损而消失。而不明发热、痉挛状态加剧或神经功能退化的出现，提示应检查有无感染、血栓性静脉炎或腹腔内病变。虽然绝大部分发热是由尿路、肺、皮肤或骨的感染所致，但如正常温度调节功能及正常体温维持功能缺失，将导致患者出现回归热（四肢瘫痪热）。

膀胱功能障碍一般是由膀胱壁的逼尿肌及括约肌群失去上运动元神经支配所致。逼尿肌痉挛可采用抗胆碱药（奥昔布宁，2.5～5mg，qid）或具有抗胆碱效能的三环抗抑郁药（丙米嗪，25～200mg/d）治疗。膀胱排空时出现的括约肌松弛障碍（泌尿协同障碍），可采用 α-肾上腺素能阻滞剂盐酸特拉唑嗪（1～2mg，tid 或 qid），结合间歇性导管插入术治疗，如患者存在导管插入障碍，可选用阴茎套导尿管（男性）或永久性留置导尿管。手术包括分离一段小肠建立人工膀胱，以间歇性插入导管（肠膀胱成形术）或可持续性将尿液引流至体外容器（尿路改道术）。由脊休克或圆锥损伤所致的膀胱反射消失最适于采用导管插入术治疗。绝大部分患者都要关注规则排便及解除便秘，要保证每周至少 2 次排便，以避免结肠膨胀及堵塞。

急性脊髓损伤患者均有静脉血栓形成及肺栓塞的危险。推荐采用腓肠压迫器及低分子量肝素抗凝治疗。对于永久性瘫痪患者，抗凝治疗可能需要持续 3 个月。

为预防压力性溃疡，患者应经常改变坐姿或卧床的体位，使用特殊床垫，在经常发生压力性溃疡的骶隆凸或足跟处使用局部弹性垫。褥疮的早期治疗包括细心进行局部清洁护理，采用手术或酶类行坏死组织清创术，适当的包扎及引流术，以预防周围软组织或骨组织发生感染。

肢体痉挛可采用牵张训练以维持关节的活动性。药物治疗也是有效的，但可能会降低肢体的运动功能，因为部分患者需依靠痉挛状态以协助站立、移位及行走。巴氯芬（最大单次剂量为 240mg）可通过促进 γ-氨基丁酸（GABA）介导的抑制运动反射弧的作用而起效。地西泮也通过相似机制以缓解下肢痉挛，但该药会影响睡眠，故在睡前服用（2～4mg）。作为另一种选择的替扎尼定（2～8mg，tid）是一种 α_2 肾上腺素能激动药，可通过增加对运动神经元的突触前抑制作用而起效。对于不能行走的患者，可采用直接肌肉抑制剂丹曲林（25～100mg，qid），但其有潜在的肝毒性。对于严重病例，可植入泵行巴氯芬鞘内注射、肉毒杆菌毒素注射或背侧神经根切断术，以控制痉挛。

尽管感觉功能已丧失，但很多脊髓损伤患者都伴有慢性痛而降低了生活质量。随机对照试验显示加巴喷丁或普瑞巴林均可有效缓解此类慢性痛。而硬膜外电刺激和鞘内输注疼痛缓解药物等实验性治疗也已获得部分成功。

对于部分脊髓损伤节段高于主要的内脏交感神经传出节段，即 T6 以上水平的患者，可能发生突发性自主反射亢进征。主要症状包括在损伤节段以上水平出现头痛、潮红、出汗及短暂性严重的高血压，伴心动过缓或心动过速。一些有害刺激为其主要诱因，例如膀胱或直肠膨胀、尿道感染或褥疮溃疡。治疗主要包括去除不愉快刺激、神经节阻滞剂（美卡拉明，2.5～5mg）或其他短效降血压药物。

关注这些细节对于完全性横断性脊髓病患者可延长寿命，并提高生活质量。

21 脑震荡及其他头部损伤

Concussion and other traumatic Brain injuries

Allan H. Ropper

（范益 译 孙秀兰 校）

美国每年约有 1000 万起头部损伤发生，其中约 20％的严重损伤可导致脑损伤。在小于 35 岁的男性中，交通事故（通常是机动车碰撞）是死亡的主要原因，而其中超过 70％涉及头部损伤。此外，轻微的头部损伤非常普遍，几乎所有的医生都治疗过头部损伤的患者，或看过患有各种后遗症的患者。

医护人员照顾头部损伤患者必须注意到：①头部损伤常伴有脊髓损伤，由于脊柱损伤的存在，处理患者时必须避免压迫脊髓；②创伤性脑损伤常常伴有中毒，必要时应进行毒品和乙醇测试；③其他损伤，包括腹部脏器破裂，可能产生血管破裂、休克或呼吸窘迫，应予以重视。

头部损伤类型

脑震荡

这种头部损伤比较轻微，表现为即刻发生短暂的意识丧失，伴有短时的遗忘。多数患者受伤后不会失去意识，而是表现为茫然和困惑，或感到震惊或“头昏”。剧烈震荡可导致短暂的抽搐或自主神经症状，如面色苍白、心动过缓、晕厥伴轻度低血压或瞳孔反应迟钝，但多数患者很快恢复至正常神经状态。

典型脑震荡的力学基础是头部被钝性物体击中时突然减速。这种撞击导致颅骨内的大脑半球由于惯性和旋转在相对固定的上位脑干之上产生前后运动。脑震荡意识丧失被认为是由于旋转部位的中脑上部网状激活系统出现短暂的电生理障碍所引起的，或被认为是动能波在整个大脑的传播被中断所致。

脑震荡通常无大体和光镜下的病理改变，但会出现生化和超微结构的变化，如线粒体 ATP 的耗竭和局部血脑屏障的破坏，但这些变化是暂时性的。CT 和 MRI 检查无明显异常，但少数患者可有颅骨骨折、颅内出血或脑挫伤。

脑震荡的特性是短暂的逆行和顺行性遗忘，而且这种遗忘在清醒患者会很快消失。一般丧失的是受伤前的记忆，可能是几天或几周（很少几个月）。逆行性遗忘的程度大致与损伤的严重程度一致。记忆恢复的顺序由远及近，偶尔有部分记忆无法恢复。遗忘的机制不清。颅脑损伤后引起癔病性创伤后遗忘并不罕见，当出现令人费解的异常行为时提示此症，例如不能复述之前记忆、奇怪行为、忘记姓名或超过损伤程度的持续性遗忘。遗忘症在哈里森内科学（第 19 版）的其他部分讨论。

那些原来没有精神和神经问题的单一、简单的脑震荡患者很少出现永久性的神经行为改变。尽管如此，遗留的记忆和注意力问题可能与微观脑损伤存在解剖上的联系（见下文）。

在军事医学领域的一个主要问题，即爆炸伤导致的脑损伤、脑震荡相关症状及其机制目前并不清楚。冲击波的能量可通过眼眶、耳道和枕骨大孔进入头部。与通常的脑震荡相比，冲击波所导致的脑损伤尽管没有脑成像可见的变化，但可见组织微细损伤的迹象。这很难区分是爆炸直接影响的后果，还是飞行碎片所导致的损伤。

挫伤、脑出血和轴突剪切损伤

这些病理改变都是严重脑损伤的结果。脑表面擦伤，即挫伤，表现为不同程度的点状出血、水肿和组织破坏。着力点处（冲击伤）或在着力的对侧对冲部位（对冲伤），运动的头部碰撞到内部颅骨而突然减速静止，位移和挤压力导致了挫伤和深部出血。导致长期昏迷的外伤一般伴有不同程度的挫伤。钝性减速，如撞击汽车仪表板或掉落到一个坚硬的表面，都会导致额叶、颞叶前部和基底部分的挫伤。横向撞击，如撞击车门框架，将会导致脑半球外侧挫伤。挫伤的临床体征取决于损伤的位置和大小；通常无局灶性神经功能异常，但后期这些受伤部位可因瘢痕形成诱发癫痫。典型的中等程度挫伤表现为偏瘫或注视偏好。大面积双侧挫伤可导致昏迷，并伴有四肢强直性伸展，而局限于颞叶时则导致一种沉默寡语的状态。颞叶挫伤可引起谵妄或攻击性好斗症状。

挫伤在 CT 和 MRI 扫描下清晰可见。CT 可见不均匀高密度影，而 MRI 可见血液的高密度显影；通常伴有局部脑水肿（图 21-1）和蛛网膜下腔出血。因外伤进入脑脊液的血液可引起轻微的炎症反应。几天后，挫伤周围出现的对比度增强和水肿可能被误诊为肿瘤

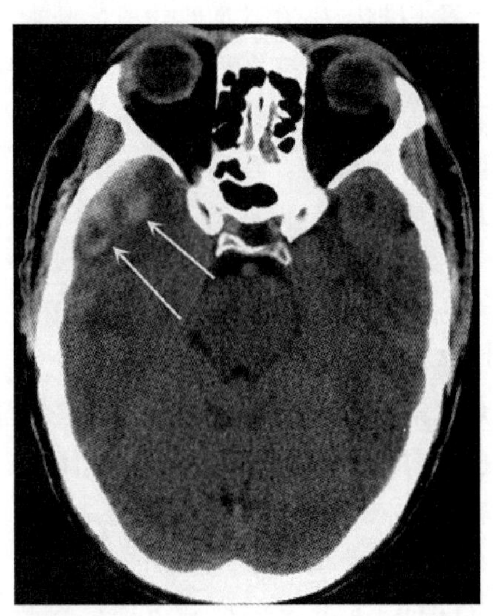

图 21-1　外伤性脑挫伤。非增强 CT 扫描显示前颞叶出现高密度的出血区。

或脓肿。胶质细胞和巨噬细胞反应可在皮质逐渐形成含铁血黄素的瘢痕（陈旧性皮质挫伤），这可能是引起外伤性癫痫的主要原因。

扭转或剪切力可在基底神经节和大脑其他区域深部引起出血。轻微外伤后大出血提示有出血素质或脑血管淀粉样变。一些未知原因可能导致深部脑出血在损伤几天后才出现。如昏迷患者突然出现神经功能恶化或颅内压（intracranial pressure，ICP）增高，提示深部出血可能，应及时调查予 CT 扫描。

一种特殊类型的深部脑白质病变可由轴突在损伤时大范围机械性中断或剪切而引起。最典型的是胼胝体和背外侧脑桥小面积的组织损伤。两个大脑半球的广泛多发轴突损伤被称为弥漫性轴突损伤（diffuse axonal injury，DAI），这可能是植物人闭合性颅脑损伤后持续昏迷的原因之一，但中脑和丘脑的轻微缺血-出血性病变也能引起。只有出血性严重剪切灶 CT 扫描才能看到，通常位于胼胝体和半卵圆中心（图 21-2）；然而，MRI 的选择性成像序列可显示这种病变累及整个白质。

颅骨骨折

当颅骨受到暴力打击，并超过骨的弹性耐受力时就会发生颅骨骨折。约三分之二的颅骨骨折伴有颅内损伤，颅骨骨折大大增加了发生硬膜下血肿或硬膜外血肿的可能。因此，骨折反映了损伤的部位及其严重性。骨折还给细菌提供了进入脑脊液的潜在途径，增加了脑膜炎的风险，并可造成脑脊液外漏。脊髓管压力降低可引起严重的体位性头痛。

大多数骨折是线性的，并向颅底延伸。颅底骨折常沿骨面向邻近颅骨线性扩展，但如果外力作用于中颅窝或枕骨附近骨折可能不扩展。颅底骨折通常平行于颞骨岩部，或沿蝶骨向蝶鞍和筛骨沟延伸。尽管大多数颅底骨折并不复杂，但它们可造成脑脊液漏、颅内积气和海绵窦-颈内动静脉瘘。血鼓室（鼓室积血）、乳突迟发性瘀斑（Battle 标志）或眶周瘀斑（“浣熊征”）都与颅底骨折相关。由于常规的 X 线检查可能无法观察到颅底骨折，所以一旦有以上临床症状应怀疑颅底骨折。

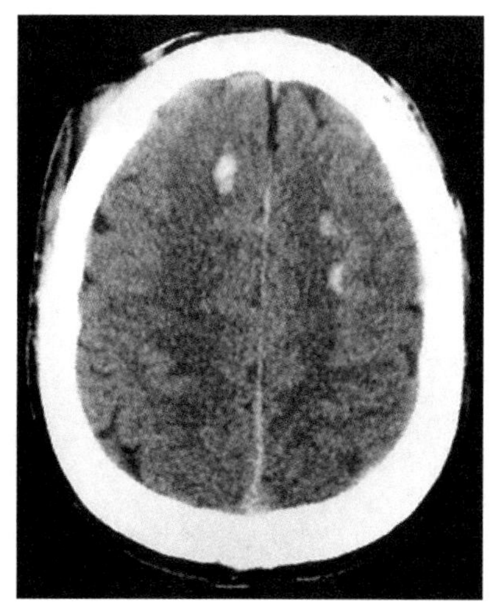

图 21-2 非增强 CT 扫描显示额叶白质处多个小区域出血和组织破坏。这些是闭合性头部损伤时一种极端类型的弥漫性轴突剪切病变的表现。

脑脊液通过筛板或相邻窦泄漏引起脑脊液鼻漏（鼻腔流出水样分泌物）。持续性鼻漏和复发性脑膜炎是硬脑膜下骨折修复手术的适应证。泄漏的部位往往难以确定，有效的诊断方法包括脑脊液灌注水溶性造影剂后行不同位置的 CT 扫描、注射放射性核素化合物或荧光素进入脑脊液和插入可吸收性鼻纱布。间歇性泄漏的位置相当难以确定，但多数可自愈。

蝶鞍骨折，可引起严重的神经内分泌功能紊乱，影像检查中难以观察到或仅见蝶窦内气-液平面。鞍背骨折可造成第六或第七对脑神经麻痹或视神经损伤。

岩骨骨折，特别是那些沿着长轴的骨折，可能与面神经麻痹、听小骨破坏和脑脊液耳漏相关。横向岩骨骨折不常见；它们多数损伤耳蜗或迷宫及面神经。外耳道出血通常来自于外耳道局部损伤，但也可能来自于颞骨岩部骨折。

额骨骨折通常是凹陷性的，涉及额叶、鼻窦和眼眶。凹陷性颅骨骨折是典型的混合性骨折，但由于冲击力因额骨碎裂而消散，往往症状不明显；可伴有潜在的脑挫伤。为避免感染，可行骨折清理和探查；单纯骨折不需要手术。

脑神经损伤

头部创伤中，最常累及的脑神经是嗅神经、视神经、动眼神经、滑车神经、三叉神经的第一和第二分支，以及面神经和听神经。约 10% 的严重头部损伤患者，尤其是累及后脑时，出现嗅觉和部分味觉（芳香觉丧失，保留基本味觉）丧失。这是由于大脑移位、累及通过筛骨的嗅神经的细小纤维所致。嗅觉和味觉功能有望部分恢复，但若双侧嗅觉丧失持续数个月则预后差。闭合性损伤中视神经损伤可致视物模糊，出现中央或旁中心暗点或部分失明。直接的眼眶损伤因可逆性虹膜麻痹导致视近物时出现短暂的视物模糊。滑车神经（第四对神经）损伤可导致头部向受损对侧倾斜，目光向下时出现复视。这种症状常在轻微头部损伤后独立出现，或损伤数天后不明原因地发生。基底骨折引起的面神经损伤有高达3%为严重损伤，一般在受伤后5～7天出现。经岩骨骨折，尤其是不太常见的横向型，容易产生面瘫。延迟性麻痹的作用机制尚不清楚，一般预后良好。颞骨岩部骨折可引起第八对脑神经损伤，迅速引起听力丧失、眩晕和眼球震颤。第八对神经损伤引起的耳聋比较罕见，必须与中耳出血或中耳听小骨骨折相鉴别。耳蜗震荡时常见头晕、耳鸣和听力损失，这在爆炸伤后很典型。

癫痫

头部受伤后罕见立即抽搐，但碰撞瞬间会出现短暂的肢体伸展性强直和少量阵挛性运动。然而，挫伤引起的皮质瘢痕极易引起癫痫样发作，甚至表现为损伤几个月或几年后的癫痫（第9章）。损伤的严重程度大致决定了未来癫痫发作的风险。据估计，脑挫伤、硬膜下血肿或长期意识丧失的患者中有17%发展为癫痫，而且这种风险长期存在，而轻度损伤后癫痫的发生率≤2%。后者多数在5年内出现抽搐，也可推迟至数十年。穿透伤易继发癫痫。

硬膜下和硬膜外血肿

硬脑膜下（硬膜下）或在硬脑膜和颅骨之间（硬膜外）的出血有特征性的临床和影像学表现。它们一般伴有潜在的挫伤和其他损伤，造成临床表现的原因比较复杂。出血引起的占位效应和颅内压增高可危及生命，必须迅速通过CT或MRI扫描确诊，并予以有效处理。

急性硬膜下血肿（图21-3） 急性硬膜下出血可无明显外伤史，尤其是老年人和那些服用抗凝血药物的患者。有时，来自于颈部的加速度本身就足以产生硬膜下出血。多达三分之一的患者在意外昏迷前会出现持续数分钟至数小时的清醒期，但多数是从受伤的那一刻开始昏睡或昏迷。常出现血肿侧头痛和瞳孔轻微扩大。木僵或昏迷、偏瘫和单侧瞳孔放大往往提示患者有较大血肿。急性恶化的患者，需进行钻孔（引流）或紧急开颅手术。小的硬膜下血肿可无症状，如无扩大可不进行引流。

硬膜下血肿发生数天或数周后可出现以嗜睡、头痛、意识混乱或轻度偏瘫为主，亚急性进展的综合症状，常见于酗酒者和中老年人，一般损伤较轻。影像学检查发现硬膜下血肿在一侧或两侧大脑半球呈新月形表现，最常见于额颞区，少数在中下窝和枕部（图21-3）。纵裂、后颅窝或双侧凸面血肿罕见，虽然临床上可从困倦症状和根据各脑区损害可能引起的神经症状加以推断，但还是难以诊断。尽管手术中偶可发现动脉出血点，但导致大面积血肿的出血主要来自于静脉，少数大血肿也可来自于动脉。

硬膜外血肿（图21-4） 这类血肿的进展比硬膜下血肿更迅速，也更危险。高达10%的严重颅脑损伤可出现硬膜外血肿，颅脑损伤与皮质损伤的相关性较硬膜下血肿小。多数患者首先表现为意识丧失。硬膜外出血最大的特点是昏迷前可有几分钟至数小时的“清醒期”，但并不常见，且并非只在硬膜外出血时发生。通常原因是骨折的颅骨刺破脑膜中动脉，需快速开颅引流和结扎或烧灼损伤血管。

慢性硬膜下血肿（图21-5） 硬膜下血肿发生损伤后数天或数周可发生亚急性进行性综合征，出现嗜睡、

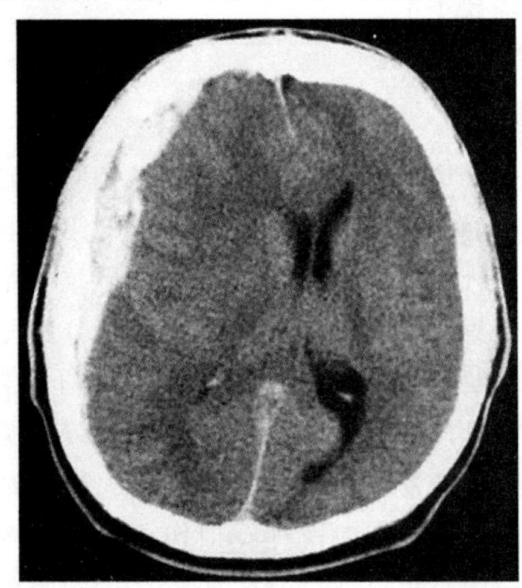

图21-3 急性硬膜下血肿。 非增强CT扫描显示高密度血块，边界不规则，产生比预期厚度更大的水平位移（占位效应）。血肿头-尾范围决定了占位效应的不对称性。与图21-4比较。

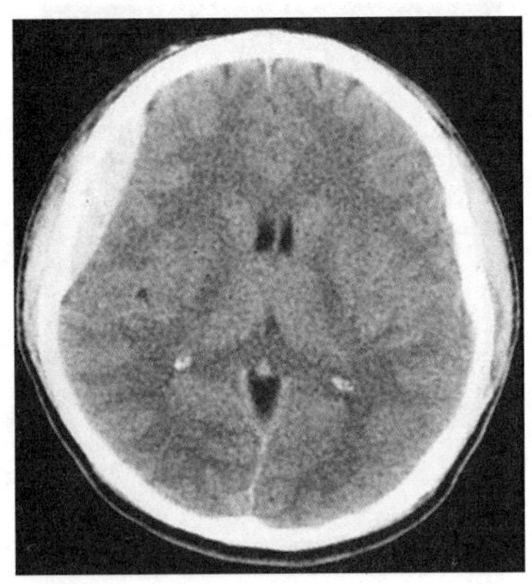

图21-4 急性硬膜外血肿。 紧紧附着的硬膜从颅骨内板剥离，在非增强CT扫描下产生特征性的透镜状出血。硬膜外血肿通常是由于颞骨骨折使脑膜中动脉破裂所致。

头痛、意识混乱或轻度偏瘫，发生在轻微外伤的酗酒者和老年人时易被忽视。脑成像可见慢性硬膜下新月形血肿，最常见的是在额颞区（图 21-3）。慢性硬膜下血肿不一定有外伤史，即使有也可能非常轻微、甚至已经被遗忘，尤其是老年人和凝血障碍患者。常见头痛，但并非唯一症状。其他症状包括思维缓慢、性格改变、癫痫发作或昏迷、轻度偏瘫。头痛的严重程度，有时与头部位置的变化相关。

双侧慢性硬膜下血肿的临床综合征可产生复杂的临床症状，起病可能表现为类似卒中、脑肿瘤、药物中毒、抑郁或痴呆的症状。嗜睡、注意力不集中和思维不连贯等症状比局灶性症状如偏瘫表现得更为显著。与暂时性脑缺血发作相比，慢性血肿很少引起偏瘫或失语的短暂发作。未被检出的双侧硬膜下血肿患者表现出对手术、麻醉和神经抑制药的耐受力低，且术后可出现较长时间的嗜睡或意识模糊。

最初，非增强 CT 可显示患者大脑半球凸面低密度占位（图 21-5）。但出血 2～6 周后，由于出血区密度逐渐转变成与周边脑组织密度相近，可能无法检出。数周后，很多硬膜下血肿中出现一些含有血和混合浆液的区域。由于缺乏横向组织的变化，双侧慢性硬膜下血肿可能无法检出；在这种情况下，老年患者建议进行“超常”CT，扫描整个皮质沟和脑室。灌注造影剂能够更好地显示观测区域的血管周围纤维囊。MRI 可确认亚急性期和慢性期血肿。

临床观察结合影像学检查对一些只有轻微症状的患者（如仅有头痛和少量慢性硬膜下积液）是有效诊断的主要方法。应用糖皮质激素治疗慢性硬膜下血肿是临床上常用的治疗方法，但手术更为有效。清除硬脑膜上的纤维膜和囊结节可防止复发性液体积聚。小血肿可自行吸收，只留下组织膜。影像学检查很难区分慢性硬膜下血肿和淋巴瘤，后者是从蛛网膜产生的结节。

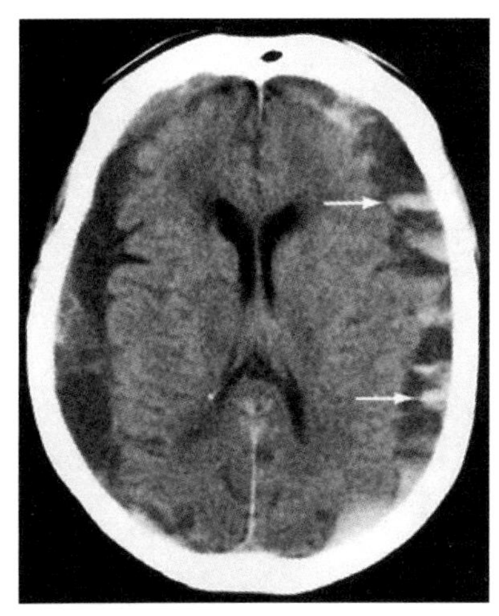

图 21-5　不同年龄慢性双侧硬膜下血肿的计算机断层扫描。积液起初表现为急性血肿，在一段时间后变为与邻近脑组织相比的低密度，而之前的一段时间为等密度，不易识别。在左侧新近形成的积液中可见活动性出血区域（箭头）。

临床症状与治疗

轻微损伤

轻微头部外伤的患者往往短暂意识丧失或昏迷几分钟后变得极度警觉和专注，但出现头痛、头晕、眩晕、恶心、呕吐、注意力不能集中、短暂遗忘或轻微的视物模糊。这种典型的脑震荡综合征预后较好，恶化风险不大。轻微损伤后，儿童易出现嗜睡、呕吐和烦躁不安，有时会延迟数小时后发生。损伤可导致血管迷走性晕厥。随后几天内，常见整个或额叶头痛。可能是偏头痛（搏动及半颅）或双侧疼痛。观察期过后，轻微损伤患者可回家由家庭成员或朋友继续观察，书面医嘱告知若症状恶化应及时就医。

持续性严重头痛和反复呕吐，但意识正常、无局灶性神经系统体征，通常预后良好，但应予以较长时间观察。是否进行影像学检查取决于临床症状的严重程度（如持续时间较长的意识错乱、眶周或乳突血肿、反复呕吐、可触及的颅骨骨折）、身体其他部位损伤的严重性和出院后的监护水平。有两项研究表明：老年人、两次或多次呕吐发作、大于 30min 的逆行或持续顺行性遗忘症、癫痫和同时有药物或乙醇中毒，是颅内出血行 CT 扫描的敏感（但不特异）指征。儿童即使不失去意识，也可有颅内病变，故儿童建议进行 CT 扫描，但这会使儿童遭遇辐射。

运动性脑震荡　尽管目前还没有足够的证据支持，但是，轻度运动性脑震荡至少数天内应避免运动，严重的运动性脑震荡或有长期的神经症状（如头痛、精神难以集中）应更长时间避免运动，这是常规处理方法。经具有脑震荡治疗经验的卫生保健专业机构评估，所有症状均已消失后，才能恢复运动。一旦症状消失，可逐步恢复运动强度。年轻运动员通常会有症状的反复，常需要推迟运动恢复。这些原则既是为了避免永久化症状，也是为了防止罕见的二次撞击综合征（轻微头部外伤后的弥漫性和致命的脑肿胀）。

过去，拳击手在其职业生涯晚期会出现智力下降，即拳击员痴呆症。还有证据表明，这种在其他体育项目中也出现的重复脑震荡，会导渐进性认知功能障碍，其机制主要是与大脑皮质神经元 tau 蛋白的沉积相关。这些患者的大脑皮质浅层，尤其是额叶皮质内沟的深处，可见明显的 tau 蛋白沉积，这与通常的退行性变不同，被称之为慢性创伤性脑病（chronic traumatic encephalopathy，CTE）。CTE 需要进一步的深入研究，有助于晚年痴呆和帕金森综合征的前运动员、士兵或其他有持续反复震荡伤的患者。第 8 章也谈及 CTE。

中等程度损伤

患者若出现不完全清醒或持续昏迷、行为异常、极度头晕和偏瘫等局灶性神经体征，应及时入院行 CT 扫描。可见脑挫伤或血肿。常见的症状包括：①谵妄、不愿被检查或移动、爆粗口和打扰时抗拒（前颞叶挫伤）；②安静、意志缺失、迟钝的心理状态（意志丧志症）和易怒（下额叶和额极挫伤）；③局灶性神经功能障碍，如失语或轻度偏瘫（由于硬膜下血肿或挫伤，或不常见的颈动脉夹层）；④混乱、注意力不集中、简单心理测试表现不佳和定位波动（相关的损伤类型包括前述的各种损伤和内侧额叶挫伤、半球间硬膜下血肿）；⑤反复呕吐、眼球震颤、嗜睡和躯体不稳定（迷路震荡，但有时可能是后颅窝硬膜下血肿或椎动脉夹层所致）；⑥尿崩症（损伤正中隆起或垂体柄）。这种损伤常伴有药物或乙醇中毒，也可能存在隐性颈椎损伤。冲击伤往往伴随着鼓膜破裂。

血肿清除术后，多数患者数周内症状得以改善。在第 1 周，警觉、记忆和其他认知功能症状可有波动，易激惹。与其他脑病相似，行为异常多发生在夜间，可予小剂量抗精神病药物治疗。注意力、智力、自发行为和记忆的轻度异常，在受伤后的数周或数月内可恢复正常，有时可突然恢复。持久的认知功能障碍见后文讨论。

严重损伤

受伤初始即昏迷的患者应予以立即处理和复苏。气管插管后，注意固定颈椎，并对昏迷程度、瞳孔大小和反应性、肢体动作和巴宾斯基反应进行评估。一旦条件允许并进行颈椎 X 线和 CT 扫描后，患者应该被送至重症监护病房。纠正缺氧，生理盐水优先于白蛋白用于复苏抢救。出现硬膜外或硬膜下血肿或大量脑出血，应及时手术和实施颅内减压术挽救患者。应用脑室导管或光纤设备进行 ICP 测量以指导治疗，已经得到了很多单元的支持但尚未改善结局。静脉高渗溶液用于多种控制颅内压的方案。而去除部分颅骨以解除颅内结构压迫的方法已在治疗脑梗死后脑水肿中取得成功，但目前尚未证明在创伤性脑损伤中有效。抢救中推荐预防性使用抗癫痫药物，但此举缺乏支持证据。重型颅脑损伤常见颅内压升高，其处理方法见《哈里森内科学》（第 19 版）的其他部分介绍。

分级与预后

在严重头部损伤中，将睁眼、肢体运动反应和语言表达作为大致判断预后的指标。这三个反应根据 Glasgow 昏迷量表评估，得分在 3～15 之间（表 21-1）。得分小于 5 的患者，超过 85%在 24h 内死亡。然而，其中有一些得分略高（如瞳孔无对光反应）的患者仍能存活下来，这表明早期采取积极措施对大多数患者是合理的。小于 20 岁的患者，特别是儿童，即使早期有严重的神经系统障碍，仍可能很好地恢复。在一项严重头部损伤的大样本研究中发现，55%的儿童在 1 年时有良好的恢复，而成年人仅为 21%。老年人、颅内压增高、早期缺氧、低血压、CT 或 MRI 显示脑干受压和颅内大出血清除延迟则提示预后不良。

表 21-1 头部损伤的 Glasgow 昏迷量表

睁眼反应（E）		语言反应（V）	
可自主	4	定向	5
口头命令	3	意识错乱，失定向	4
疼痛刺激	2	不适当言语	3
无反应	1	含混的发音	2
		无反应	1
最佳运动反应（M）			
服从	6		
对疼痛的局部反应	5		
对疼痛的逃避反应（屈曲）	4		
异常屈曲体态	3		
伸展体态	2		
无反应	1		

注：昏迷评分＝E＋M＋V。得分 3 或 4 的患者有 85%死亡或成为植物人；而得分高于 11 的患者仅有 5%～10%的可能死亡或成为植物人，85%的患者会中度残疾或预后良好。得分与预后相关。

脑震荡后综合征

脑震荡后综合征是指轻微头部损伤出现疲劳、头晕、头痛和注意力难以集中等症状。综合征可引起焦虑性抑郁。实验性研究提示这可能是由于细微的轴突剪切病变或尚未明确的认知障碍相关的生化改变所引起。中度和严重创伤患者会出现包括注意力、记忆和其他认知功能障碍在内的神经精神变化，有时还很严重，但有很多经正规测试鉴定出的问题并不影响日常功能。受伤后的前 6 个月测试得分趋于快速提高，随后数年内得分上升速度较缓慢。

脑震荡后遗症的处理需要识别和治疗抑郁症、失眠、焦虑、头痛和头晕。明确指出可能会出现脑震荡的问题可减少继发性疾病。注意避免长期使用药物产生依赖性。头痛可给予对乙酰氨基酚和小剂量阿米替林治疗。前庭训练和小剂量的前庭抑制剂如异丙嗪（非那根）有助于缓解头痛。轻度或中度损伤后的患者在工作中会面临记忆或复杂认知作业障碍，这些问题通常在 6～12 个月内得以改善。系列量化的神经心理测试有助于调整工作环境，以适应患者的工作能力和逐渐提高记忆力。认知训练是否比休息和减少心理应激更有益尚不确定。以前精力充沛和适应力强的患者通常恢复最好。在症状持久的患者中存在装病或因为诉讼而延长的可能性。

22 多发性硬化和其他脱髓鞘疾病

Multiple Sclerosis and Other Demyelinating Diseases

Stephen L. Hauser，Douglas S. Goodin

（梁嫣然　译　闫振文　校）

脱髓鞘疾病是一类免疫介导的主要累及中枢神经系统髓鞘的疾患。周围神经系统一般不受累，且大部分患者没有系统性疾病的相关证据。多发性硬化是该分类中最常见的疾患，仅次于由创伤引起中青年神经系统残疾的病因。

多发性硬化症

多发性硬化（multiple sclerosis，MS）是一种中枢神经系统的自身免疫性疾病，其特征是慢性炎症性、髓鞘脱失、神经胶质细胞增生（瘢痕形成）以及神经元损失；其病程可以表现为复发-缓解或持续进展。多发性硬化的典型病变进展是在不同时间、不同部位出现的中枢神经系统病变（即 MS 被认为是在时间和空间上的多发性）。在美国约有 350 000 人以及全球约有 250 万人患病。MS 的临床病程极其多变，从良性状态到快速进展的致残疾病，后者需要漫长生活方式的调整适应。

发病机制

病理学　新发的 MS 病变源于主要以 T 细胞和巨噬细胞为主的炎性单核细胞浸润的血管套形成，也会渗入周围的白质。在炎症区域，虽然血脑屏障（blood-brain barrier，BBB）被破坏，但与血管炎不同，其血管壁会被保留下来。体液免疫系统参与也是显而易见的；小量 B 淋巴细胞可浸润神经系统，髓鞘特异的自身抗体可以在退化的髓鞘中存在，以及补体被激活。髓鞘脱失可作为病理学标志，最早发生组织损伤之时可以发现髓鞘变性的证据。MS 斑块的一个显著特征是，少突胶质细胞前体细胞存活——在许多病变部位中比正常组织存活着更多数量——但不能分化为成熟的髓鞘生成细胞。在一些病变中，残存的或那些从前体细胞分化来的少突胶质细胞，可使裸露的轴突部分再髓鞘化，产生所谓的影斑。在病变的进展中，存在显著的星形胶质细胞增生（神经胶质增生）。随着时间的推移，异位淋巴细胞滤泡状结构，由类似于次级淋巴组织的 T 细胞和 B 细胞聚集组成，出现在脑膜尤其是覆盖于深部脑沟的部位，也出现在血管周围间隙。虽然典型的 MS 相对不累及轴突，但部分性的或全轴突破坏也可能发生，特别是在炎症严重的病变。因此，多发性硬化不完全是一种髓鞘的疾病，逐渐增加的认识表明，神经元的病理是导致不可逆性神经功能障碍的主要原因。炎症、脱髓鞘和斑块的形成也存在于大脑皮质，而明显的轴突缺损表明神经元的死亡是弥散分布的，特别是在进展性的病例中（见以下“神经退行性疾病”）。

生理学　在有髓鞘的轴突中，神经冲动是以跳跃式的方式传导。因为有髓鞘的存在，神经冲动从一个郎飞结跳跃至下一个郎飞结之间无需轴突膜的去极化（图 22-1）。由此与需持续传导的无髓鞘神经（约 1m/s）相比，可产生更快的传导速度（约 70m/s）。当神经冲动无法穿过脱髓鞘的节段时，传导阻滞就发生了。因为那些通常埋藏在髓鞘下面的电压依赖性钾通道暴露可引起静息的轴突膜电位超极化，所以引起了传导阻滞。在脱髓鞘事件中，在钠通道（最初集中在结点）沿着裸露的轴突重新分布之前可发生暂时性的传导阻滞（图 22-1）。这种离子通道的再分布，最终可使神经动作电位沿着脱髓鞘节段连续传导。传导阻滞可能并不完全，可影响高频而非低频的发射脉冲。当体温升高或代谢改变时传导阻滞是可变的，这可以解释在不同小时内或在发热或运动时临床症状的波动。当脱髓鞘的轴突膜发生连续（慢）神经冲动传导时，传导速度会减慢。

流行病学 MS 女性比男性更为多见，男女之比为 1∶3。发病年龄一般在 20～40 岁之间（男性比女性稍晚），但这种疾病可能在任何年龄段发病。大约有 10%的病例可在 18 岁以前起病，一小部分病例甚至早于 10 岁以前。

MS 发病率与地理纬度之间有一定关系，已知位于苏格兰北部的 Orkney 群岛 MS 的患病率最高(250/100 000)。在其他温带地区（例如，北美北部、欧洲北部、澳大利亚南部和新西兰南部），MS 的患病率是 0.1%～0.2%。相比之下，在热带地区（例如，亚洲、非洲赤道地区及中东），患病率通常降低 10～20 倍。

在过去的半个世纪中，MS 的患病率在世界各地的多个地区已稳步（并显著）地上升，这可能反映了一些环境变化的影响。此外，MS 患病率的增长主要（或完全）发生在女性身上的事实，也表明了女性更易受这种环境变化的影响。

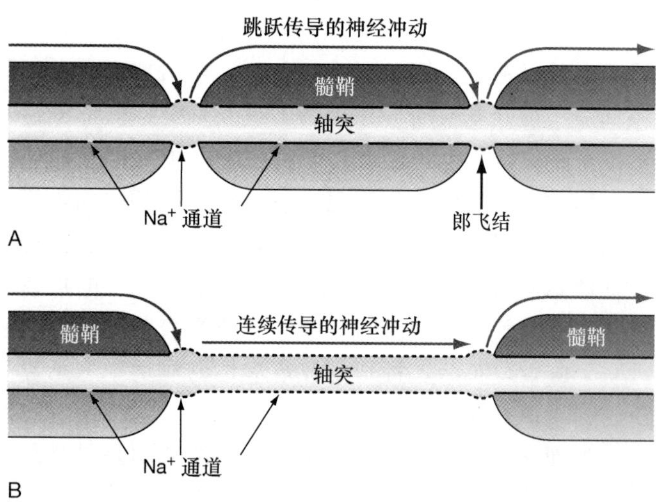

图 22-1 有髓鞘和脱髓鞘轴突的神经传导。A. 神经冲动在有髓鞘的轴突进行跳跃式传导，从一个郎飞结跳跃至下一个。钠通道（以黑色虚线表示）集中分布在结点处，是轴突去极化发生的部位。**B.** 脱髓鞘后，余下的钠通道沿轴突本身重新分布，从而使神经动作电位在髓鞘缺失的情况下可连续传播。

目前已确立的 MS 危险因素包括维生素 D 缺乏、儿童早期后感染 EB 病毒（EBV）和吸烟。

维生素 D 缺乏是与 MS 患病风险增加有关的，数据表明，维生素 D 持续缺乏也可能会增加 MS 起病后的疾病活动性。维生素 D 的免疫调节作用可以解释这些显著的关系。皮肤经太阳紫外线 B（UVB）的照射是合成维生素 D 的关键，这是大多数人产生内源性维生素 D 的最重要来源；富含鱼油的饮食是维生素 D 的另一种来源。在高纬度地区，到达地球表面的紫外线辐射往往是不足的，特别是在冬季，因此，在温带地区血清维生素 D 水平一般较低。而避免阳光直射的普遍行为和防晒品［防晒系数（SPF）15 即可阻隔 94% UVB 辐射］的广泛使用，预计将加剧广泛人群的维生素 D 缺乏。

大量的流行病学和实验室研究支持，远期 EBV 感染在 MS 中发挥了某些作用。更高的传染性单核细胞增多症（与相对晚发的 EBV 感染有关）的患病风险以及更高的与潜伏相关的 EBV 核抗原的抗体滴度，已经被反复证实与 MS 的发病风险相关，尽管与 EBV 的因果关系仍未被确定。

吸烟史也与 MS 发病风险相关。有趣的是，在 MS 动物模型中，肺组织被认为是一个可激活引起自身免疫性脱髓鞘的致病性 T 淋巴细胞的关键部位。

最近从 MS 模型得出的研究数据也显示，膳食中的高钠可激活病原自身反应性 T 淋巴细胞，提示目前西方世界普遍存在的高盐饮食摄入，或许可部分地解释近年来 MS 患病率上升的原因。

遗传因素

在类似的环境中，白人与非洲人或亚洲人相比，天生具有更高的 MS 患病风险。MS 在一些家族中有聚集性，而对收养、半同胞、双胞胎和配偶等人群的研究表明，MS 的家族聚集性是由遗传因素而并非由环境因素引起的（表 22-1）。

MS 的易感性是多基因性的，而每个基因对整体患病风险做出相对少的贡献。最强的易感性信号在主

表 22-1	多发性硬化症的患病风险
1/3	如果一位同卵双胞胎患 MS
1/15	如果一位异卵双胞胎患 MS
1/25	如果一位兄弟姐妹患 MS
1/50	如果一位父母或半同胞患 MS
1/100	如果一位一级堂（表）兄弟姐妹患 MS
1/1000	如果配偶患 MS
1/1000	如果家庭中无人患 MS

要组织相容性复合体（MHC）Ⅱ类区域的 HLA-DRB1 基因的全基因组研究图中，这种相关性约占疾病患病风险的 10%。几十年前首次提出的 HLA 相关性，说明 MS 的核心是一种抗原特异性自身免疫性疾病。全基因组关联研究现在已经确定了约 110 种其他可致 MS 易感性的基因变异体，其中每一个独立地对 MS 患病风险仅产生一定的影响。大多数这些 MS 相关基因在适应性免疫系统中的作用是明确的，例如白细胞介素（IL）7 受体（CD127）、白细胞介素 2 受体（CD25）、T 细胞共刺激分子 LFA-3（CD58）的基因；有些变异也对除 MS 之外的其他自身免疫性疾病易感性产生影响。至今为止已经明确的基因变异尚缺乏对 MS 的特异性和敏感性；因此，目前，它们还不能用于疾病诊断或预测未来病程。

免疫学 直接靶向中枢神经系统髓鞘某个成分和可能其他神经成分的促炎性自身免疫反应，仍然是目前 MS 发病机制的基础。

自身反应性 T 淋巴细胞 髓鞘碱性蛋白（myelin basic protein，MBP），是一种参与髓鞘合成的胞内蛋白，在实验性变态反应性脑脊髓炎（EAE）这种实验室模型中，也可能在人类 MS 中是一个重要的 T 细胞抗原。被激活的 MBP-反应性 T 细胞已经被确定存在于血液、脑脊液（CSF）和 MS 的病灶中。此外，DRB1*15：01 可能影响自身免疫反应，因为它与 MBP 片段（跨越氨基酸 89～96）结合的亲和力高，可刺激 T 细胞对这个自身蛋白产生反应。两种不同的促炎性 T 细胞亚群可能介导了 MS 的自身免疫。产生干扰素-γ（IFN-γ）的辅助性 T 细胞 1 型（T_H1）细胞是一种重要的效应细胞亚群，而最近，高度促炎的 T_H17 T 细胞的作用已经明确。T_H17 细胞可由转化生长因子 β（TGF-β）和 IL-6 诱导产生，并在 IL-21 和 IL-23 作用下扩增。T_H17 细胞和其相应的细胞因子 IL-17 的含量，在 MS 病灶以及在活动性 MS 患者的血液循环中升高。循环中高水平的 IL-17 可能也是 MS 病情加重的一个标志。T_H1 细胞因子，包括 IL-2、肿瘤坏死因子-α（TNF-α）和干扰素-γ，也在激活和维持自身免疫反应中扮演重要角色，TNF-α 和 IFN-γ 可直接损伤少突胶质细胞或髓鞘膜。

体液性自身免疫 B 细胞活化和抗体反应似乎也是脱髓鞘病变发生和充分发展所必需的，无论是在实验模型还是在人类的 MS 中。被抗原刺激激活的记忆性 B 细胞和浆细胞的克隆限制性细胞亚群，存在于 MS 病灶、覆盖在大脑皮质上脑膜的淋巴滤泡样结构，以及在脑脊液中。相似或相同的克隆亚群可在上述每一部位中发现，说明高度集中的 B 细胞反应发生在 MS 的中枢神经系统中。髓鞘特异性自身抗体，某些可直接靶向细胞外髓鞘蛋白——髓鞘少突胶质细胞糖蛋白（MOG），被检测到与 MS 斑块的髓鞘碎片结合。在脑脊液中，局部合成的免疫球蛋白增多以及克隆限制性的 CNS B 细胞和浆细胞源性的寡克隆抗体水平升高，也是 MS 的特点。寡克隆带的模式是个体特异性的，而目前寻找这些抗体靶标的尝试大部分是不成功的。

触发 对早期复发缓解型 MS 的系列磁共振成像（MRI）研究显示，局灶性炎性疾病活动的暴发远比之前预测的复发频率要多。因此，在早期的 MS 中，大多数疾病活动在临床上是无症状的。虽然引起这些疾病活动暴发的触发物是未知的，但环境因素（可能是病原体）与髓鞘抗原激活的致病性 T 细胞之间的分子模拟，可能是原因。

神经退变 轴突的损害可在每一个新形成的病灶中发生，而累积性的轴突损害是 MS 中神经系统不可逆性残疾的一个重要原因。多达 70% 的轴突是从进展性截瘫的 MS 患者的皮质脊髓侧束（如，运动）中丢失的，而纵向的 MRI 研究表明，随着时间推移，在已明确的非活动性病灶中存在进行性的轴突丢失。脱髓鞘化可减少对轴突的营养支持，引起离子通道再分布以及动作电位的膜电位不稳定。轴突最初可以适应这些伤害，但随着时间推移，会经常发生远端和逆行性退变。因此，促进髓鞘再生仍然是一个重要的治疗目标。

在进展性 MS 中，一个尚未解决的关键问题是，原发的神经退行性变过程是否发生在大脑皮质、白质或是这两者的某些联合部位。如上所述，脑膜浸润的 B 细胞和 T 细胞在进展性 MS 病例中显得尤为突出，而这些“淋巴滤泡”与潜在的小胶质细胞活化、灰质斑块和损失的皮质神经元有关。白质病变也可能导致后期进展型 MS；非活动性斑块在中心往往是无炎症的，但在其边缘，发现了小胶质细胞、巨噬细胞和进行性轴突损伤的证据。这提示一种缓慢进展、可能中心性扩张的轴突病变可能是存在的，甚至在大多数慢性病例中。此外，大片的白质可能存在弥漫性低度炎症，这与髓鞘染色减少和轴突损伤（“脏白质”）有关。另一个进展型 MS 的特点是虽常有炎症存在，但不伴有血脑屏障破坏；这个特征可以解释免疫疗法失败的原因，因其不能穿过血脑屏障而使进展型 MS 的患者获益。

有证据表明一种或更可能几种以下机制在进展型 MS 中发挥作用。轴突和神经元死亡可能是由于谷氨酸介导的兴奋性毒性、氧化损伤、铁蓄积，和（或）

源于自由基损伤的结果或线粒体DNA突变蓄积所致的线粒体障碍。

临床表现

MS的起病可以是突然的或是隐匿的。症状可能是严重的或看起来是很轻微的，以致于患者可能在数月或数年内不去求医。的确，在尸检中发现，约0.1%的个体在生活中是无症状的，出乎意料的是，他们有MS的病理学证据。同样，在当今时代，为一个不相关的理由所做的MRI扫描可能显示无症状MS的证据。MS的症状是极其多样的，取决于在中枢神经系统中病变的部位和严重程度（表22-2）。检查常常提示神经功能障碍的证据，往往是在无症状的位置。例如，一个患者可能表现为一条腿的临床症状，但其病灶存在于双侧。

四肢无力可表现为力量、速度和敏捷性的丧失，如疲劳或步态障碍。运动诱发的乏力是MS的一个特征性症状。这种乏力是上运动神经元性的，通常伴随着其他锥体束征如痉挛、反射亢进和巴宾斯基征。如果某个MS病灶破坏了脊髓传入反射纤维，腱反射偶尔可能会消失（模拟下运动神经元病变）。

痉挛常常与自发的和运动引起的肌肉痉挛有关。超过30%的MS患者有中度至重度痉挛，特别是腿部。这往往是伴随着痛性痉挛，影响了步行、工作或自理。有时候痉挛在步行中为身体重量提供支持，在这些情况下，痉挛的治疗可能弊大于利。

视神经炎（optic neuritis，ON）表现为视力减退、视朦，或在视野中央的颜色知觉减弱（去饱和作用）。这些症状可以是轻微的或进展为严重的视力损伤。完全的光感丧失是很罕见的。视觉症状一般为单眼的，但也可为双眼的。眶周疼痛（眼球运动时加重）往往早于或伴随视力丧失出现。传入性瞳孔反应缺陷经常出现。眼底检查可能是正常的或表现为视盘水肿（视盘炎）。视盘苍白（视神经萎缩）常常继发于视神经炎。葡萄膜炎是罕见的，应该考虑诸如结节病或淋巴瘤等的可能性。

视物模糊在MS中可能是视神经炎或复视引起的；如果当眼睛被蒙上后症状解除，那病因就是复视。

复视可能由核间性眼肌麻痹（internuclear ophthalmoplegia，INO）或第六对脑神经麻痹（很少第三或第四对）引起。INO包括由于同侧内侧纵束病变引起的一侧眼球内收障碍。明显的眼球震颤通常可在外展的眼球中观察到，伴随轻度的眼球反侧偏斜。双侧INO尤其支持MS的诊断。在MS中其他协同性凝视障碍包括：①水平凝视麻痹；②“一个半”综合征（水平凝视麻痹＋INO）；③获得性摆动性眼球震颤。

感觉症状是多种多样的，包括感觉异常（如麻痒感、刺痛感、蚁爬感、“针刺”感或痛性烧灼感）和感觉减退（如感觉迟钝、麻木或感觉丧失）。不愉快的感觉（如感到身体部位肿胀、湿、擦掉皮或紧箍感）也很常见。躯干某条水平线以下的躯体和腿部感觉障碍（感觉平面）提示脊髓是感觉障碍的成因。它往往伴随着躯干周围的束带样紧缩感。疼痛是MS的一种常见症状，大于50%的患者都有这种经历。疼痛可发生于身体的任何部位，并可随时间而改变位置。

共济失调通常表现为小脑性震颤（第14章）。共济失调也可累及头部和躯干或声音，产生一种特征性的小脑性构音障碍（断续样语言，即吟诗样语言）。

目前超过90%的MS患者存在膀胱功能障碍，并在1/3的患者中，这种功能障碍可引起每周或更频繁发作的大小便失禁。在正常排尿反射中，膀胱的括约肌松弛（α-肾上腺素能神经支配）与膀胱壁逼尿肌的收缩（毒蕈碱胆碱能神经支配）相互协调。由于上节段抑制障碍所致的逼尿肌反射亢进，引起了尿频、尿急、夜尿和不受控制的膀胱排空。逼尿肌和括约肌的协同失调，是因逼尿肌和括约肌之间的同步性缺失所引起的，可导致尿流启动和（或）停止障碍、排尿犹豫、尿潴留、溢出性尿失禁，以及复发性感染。

超过30%的患者发生便秘。急便感或大便失禁不是很常见的（<15%），但可对社会功能造成不良影响。

认知功能障碍可以包括记忆丧失、注意力不集中、执行功能及记忆和解决问题困难、信息处理速度减慢、在认知任务之间转换有困难。兴奋（情绪高涨）曾一度被认为是MS的特点，但其实是很少见的，仅在小于20%的患者身上发生。足以影响日常生活活动的认知功能障碍是罕见的。

表22-2　MS的初始症状

症状	病例百分比	症状	病例百分比
感觉缺失	37	Lhermitte症	3
视神经炎	36	疼痛	3
无力	35	痴呆	2
感觉异常	24	视力缺损	2
复视	15	面瘫	1
共济失调	11	勃起功能障碍	1
眩晕	6	肌纤维颤搐	1
阵发性发作	4	癫痫	1
膀胱	4	跌倒	1

约一半患者发生过抑郁，这可以是反应性的、内源性的或是疾病本身的一部分，可以导致疲劳。

90%的患者出现了疲劳的症状；这是MS中引起与工作相关残疾的最常见原因。体温升高、抑郁症、花费巨大精力去完成基本的日常生活活动、睡眠障碍（如频繁起夜去排尿）都可加剧疲劳。

性功能障碍可表现为性欲下降、生殖器的感觉障碍、男性阳痿、女性阴道润滑减少或内收肌痉挛。

由于脑桥病变所致的面瘫与特发性Bell麻痹相似（第19章）。与Bell麻痹不同的是，MS的面瘫通常不伴同侧味觉丧失感或耳后疼痛。

眩晕可能因脑干病变而突然出现，表面上与急性迷路炎相似。听力丧失也可能发生在MS中，但是并不常见。

辅助症状 热敏感是指身体核心温度升高所产生的神经系统症状。例如，在热水浴或做运动时可能出现单侧视觉模糊（Uhthoff征）。通常MS症状出现短暂的加重也是很常见的，但有时在发热性疾病中会急剧加重（见下文"急性发作或首次脱髓鞘发作"）。这种热相关症状可能是因一过性的传导阻滞所引起的（见上文）。

Lhermitte征是一种触电样感觉（通常是由颈部屈曲或其他颈部运动引起的），从背部放射到腿部。在极少数的情况下，可放射至手臂。一般这是自限性的，但可能持续数年。Lhermitte征也可在其他脊髓型颈椎病中出现（如颈椎病）。

发作性症状的特征是它们的持续时间短暂（10s～2min），发作频率高（每天发作5～40次），在发作期间没有任何意识或背景脑电图的改变，并且是一个自限性的过程（一般持续数周至数月）。它们可能被过度换气或运动而诱发。这些症状可包括：Lhermitte征，肢体、面部或躯干强直收缩（强直性癫痫发作），发作性构音障碍和共济失调，发作性感觉障碍，以及其他一些特征不显著的症状。发作性症状可能是由自发的放电引起，起源于脱髓鞘斑块的边缘，并蔓延到邻近白质束。

当脱髓鞘病变累及第五、第七和第九对脑神经根的传入（或传出）区域时，可分别引起三叉神经痛、单侧面部痉挛和舌咽神经痛（第19章）。三叉神经痛是一个非常短暂的面部刺痛感，常由面部或牙齿的外周传入触发。大多数情况下三叉神经痛与MS无关；然而，非典型的疾病特征，如在50岁以前发病、双侧症状、客观感觉缺失或非阵发性疼痛等，应增加MS作为病因的可能。

面部抽搐包括面部肌肉持续的快速闪电样收缩（尤其是眼轮匝下部），或是慢慢沿着脸部蔓延的收缩。它是由皮质延髓束或面神经的脑干段病变引起的。

病程

MS的四种临床类型包括（图22-2）：

1. 复发/缓解型MS（relapsing/remitting MS，RRMS）占MS发作病例类型的85%，其特点是在数天至数周（很少为数小时）内出现不连续的发作。初次发病，通常在接下来的数周到数月内可基本或完全地恢复，但发作持续一段时间后恢复可能并不那么明显（图22-2A）。在发作之间，患者的神经系统症状是稳定的。

2. 继发进展型MS（secondary progressive MS，SPMS）都是从RRMS发展而来（图22-2B）。然而，在一些时候，临床病情有所变化，所以患者经历了与急性发作无关的（在进展期可能继续发展或停止的）持续的功能恶化。SPMS可引起比RRMS更严重的固定的神经功能障碍。对于RRMS患者来说，进展为SPMS的风险是每年约2%，这意味着绝大多数RRMS最终会演变成SPMS。SPMS似乎是与RRMS同样的基础疾病的晚期阶段。

3. 原发进展型MS（primary progressive MS，PPMS）占病例的约15%。这些患者没有发作过，但是从发病开始就出现稳定的功能下降（图22-2C）。与RRMS相比，其性别分布更为均匀，疾病从中年以后开始（平均年龄约40岁），而残疾进展快速（至少相

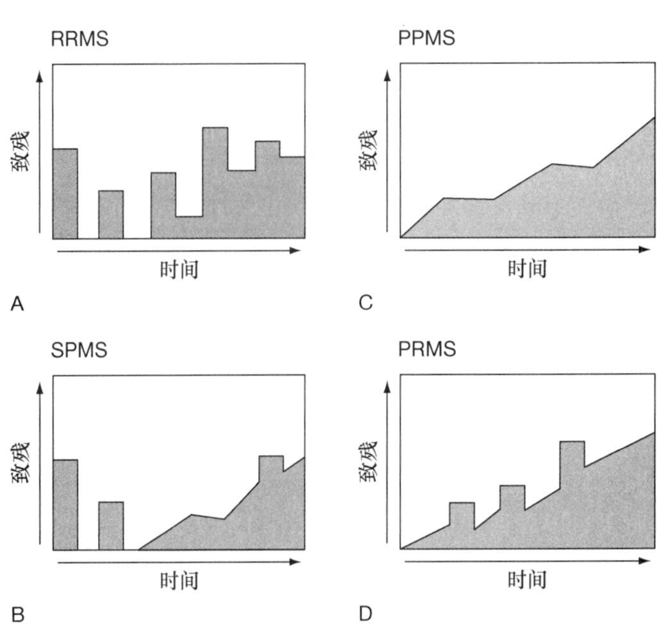

图22-2 多发性硬化（MS）的临床病程。A. 复发/缓解型MS（RRMS）；**B.** 继发进展型MS（SPMS）；**C.** 原发进展型MS（PPMS）；**D.** 进展/复发型MS（PRMS）

对于起病时的临床症状来说）。尽管存在这些差异，PPMS与RRMS的基础疾病是一致的。

4. 进展/复发型MS（progressive/relapsing MS，PRMS）是PPMS和SPMS的叠加，占MS患者的约5%。如PPMS患者一样，这些患者从起病开始就出现了病情恶化。然而，如SPMS患者一样，他们在疾病进展的过程中叠加了偶然出现的急性发作（图22-2D）。

诊断

目前尚无确切的MS诊断试验。临床确诊的MS，需要2次或更多次发作的症状和2个或更多个反映解剖上不连续的CNS白质病变的征象（表22-3）。症状必须持续超过24h，并且不同的发作之间间隔1个月或更长时间。如果患者在两个必需的证据中，仅具有一个神经系统检查的证据，那么第二个证据可以是异常的检查结果，如MRI或诱发电位（EP）。同样，在最新的诊断方案中，第二次临床发作（在时间上）可以完全由MRI结果支持，包括形成新的局灶性脑白质病变或在无症状部位同时出现增强和非增强的病灶。在发病以来病情进展≥6个月而无叠加复发的患者中，鞘内IgG合成的证据可被用来支持PPMS的诊断。

诊断的检测

磁共振成像 MRI使MS的诊断和治疗发生革命性的变化（图22-3）；特征性异常改变可在>95%的患者中发现，虽然从MRI上看到的病变90%以上是无症状的。因BBB破坏所致的血管通透性增加可由通过静脉渗透入脑实质的钆（Gd）而检测出来。这种渗透发生MS病变的早期，并作为炎症的一个有用标志。钆增强通常持续约1个月，而残留的MS斑块仍可随时被观察到，即在自旋回波（T2加权）和质子密度图像上的一个局灶性高信号（一个病灶）。病灶常常垂直于脑室，与之相应的是静脉周围脱髓鞘的病理模式（Dawson手指）。病灶多发于大脑、脑干和脊髓。大于6mm的、位于胼胝体、脑室周围白质、脑干、小脑或脊髓的病灶，对诊断特别有帮助。目前将MRI运用于MS诊断的标准如表22-3所示。

T2加权信号异常的总体积（“疾病负担”）与临床残疾有重要的（虽然弱）相关性，就如脑萎缩的检测一样。大约三分之一的T2加权病变在T1加权成像上表现为低信号病灶（黑洞）。黑洞可能是不可逆的脱髓鞘和轴突损失的一个标志，即使这一检测取决于图像采集的时机（例如，大多数急性Gd增强的T2病灶是T1低信号的）。

表22-3 多发性硬化症（MS）的诊断标准

临床表现	MS诊断所需的附加数据
2次或2次以上的发作；2个或2个以上病灶的客观临床证据或1个病灶加上1次有合理历史证据的发作	无
2次或2次以上的发作；1个有客观临床证据的病灶	空间播散性，表现为： • 在T2 MRI成像上，在4处典型MS的CNS区域（室周、皮质旁、幕下或脊髓）中至少2处有≥1个病灶 • 等待将来可提示不同CNS病变部位的临床发作
1次发作；2个或2个以上有客观临床证据的病灶	时间播散性，表现为 • 任何时间都同时存在的无症状的钆增强和非增强病灶 • 除基线扫描外，其他时间的MRI随访中发现有新的T2和（或）钆增强病变 • 等待第2次临床发作
1次发作；1个有客观临床证据的病灶（临床上独立的症状）	空间和时间的播散性，表现为： 空间播散性方面 • 在T2 MRI成像上，在4处典型MS的CNS区域（脑周、皮质旁、幕下或脊髓）中至少2处有≥1个病灶 • 等待第2次提示不同CNS病变部位的临床发作 时间播散性方面 • 无症状的钆增强和非增强病灶同时存在 • 除基线扫描外，其他时间的MRI随访中发现有新的T2和（或）钆增强病变 • 等待第2次临床发作
隐匿的提示MS的神经病变进展（PPMS）	1年的疾病进展（回顾性或前瞻性确定）再加上以下3个标准中的2个： • 在MS特征性的室周、皮质旁或幕下等区域有≥1个T2+病灶，可作为在脑内空间播散的证据 • ≥2个T2+脊髓病灶作为在脊髓内空间播散的证据 • 阳性的脑脊液结果（寡克隆区带等电点聚焦的证据和/或IgG指数增高）

缩写：CNS，中枢神经系统；MRI，磁共振成像；PPMS，原发进展型MS

来源：From CH Polman et al：Diagnostic Criteria for Multiple Sclerosis：2010 Revisions to the “McDonald Criteria.” Ann Neurol 69：292，2011.

较新的MRI方法，如磁化传递率（MTR）成像和质子磁共振波谱成像（MRSI）等，最终可能作为临床残疾的替代标志。MRSI可以定量分子，如N-乙酰天冬氨酸——这是轴突完整性的一个标志，而MTR则能够鉴别脱髓鞘与水肿。

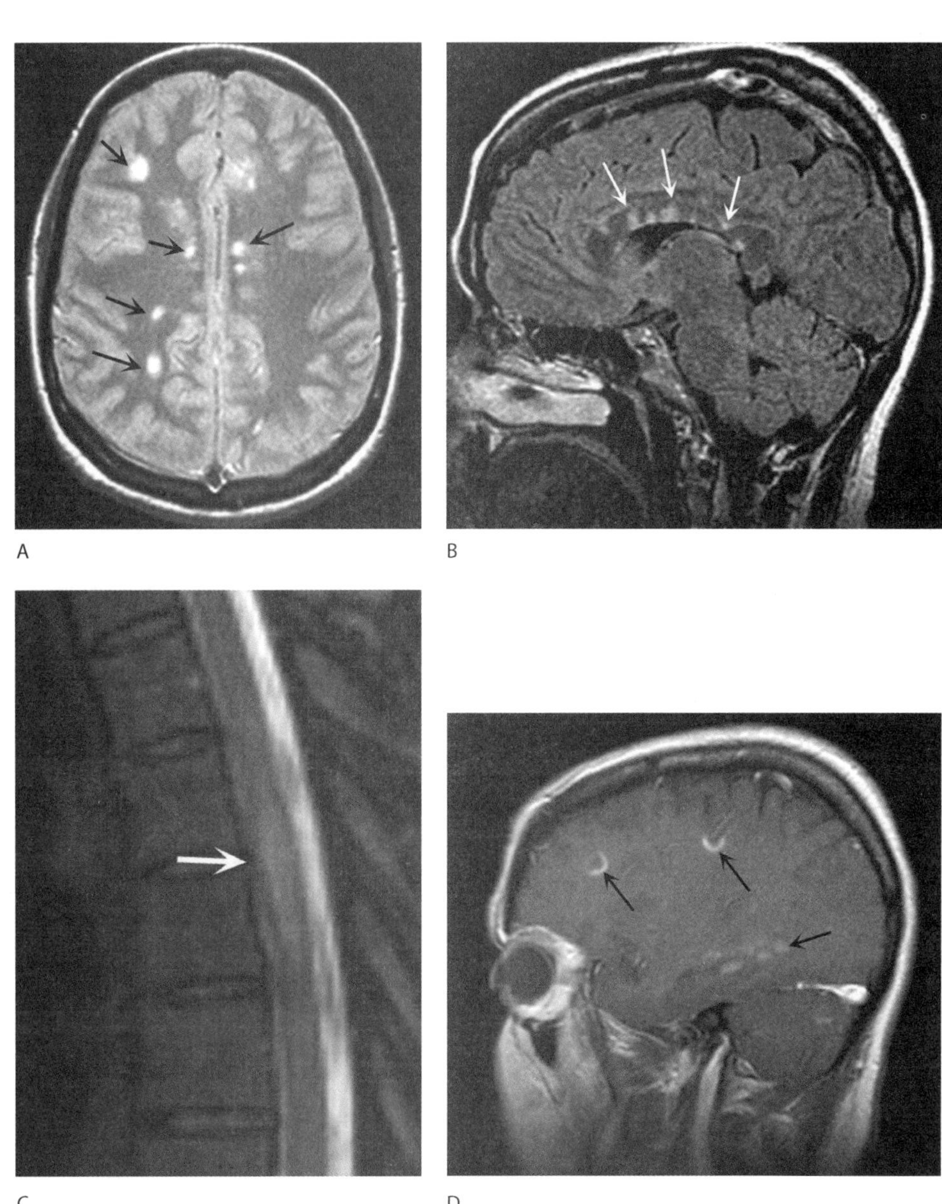

图 22-3　多发性硬化（MS）的磁共振成像检查。A. T2 加权序列轴向第一回波图像显示多个明亮的白质异常信号，这是 MS 的典型表现。**B.** 矢状 T2 加权液体衰减反转恢复序列（FLAIR）图像中脑脊液（CSF）的高信号是被抑制的。脑脊液呈黑色，而脑水肿或脱髓鞘的区域出现高信号，正如胼胝体中所示（箭头）。前胼胝体的病变在 MS 中经常出现，而在血管性疾病很少见。**C.** 胸椎的矢状 T2 加权快速自旋回波图像显示中胸段脊髓的梭形高信号病变。**D.** 静脉注射 Gd-DTPA 后获得的矢状 T1 加权图像提示血脑屏障破坏的局灶区域，就是高信号密度区（箭头）。

诱发电位　诱发电位（evoked potential，EP）测试可评估传入（视觉、听觉和体感）或传出（运动）的 CNS 径路。EP 用计算机平均技术来测量由选定外周神经或大脑的重复刺激诱发的 CNS 电位。当这些被研究的通路在临床上不被累及时，EP 测试可提供最多的信息。例如，一个有复发缓解型脊髓综合征的患者出现腿部感觉障碍，经过刺激胫神经后得到异常的体感诱发电位，几乎不会提供新的信息。相比之下，在这种情况下异常的视觉 EP 则可以临床确诊为 MS（表 22-3）。一种或多种 EP 模式异常可在 80%～90% 的 MS 患者中发生。但 EP 的异常并不特定于 MS，虽然在特定的 EP 成分中潜伏期的显著延迟（不是波幅降低或波形扭曲）提示脱髓鞘化。

脑脊液　MS 中的 CSF 异常包括单核细胞增多和 IgG 鞘内合成增加。脑脊液总蛋白通常是正常的。多个公式可以区分 IgG 是鞘内合成的还是从血清中被动进入 CNS。一个公式是 CSF IgG 抗体指数，可表达为 CSF 中 IgG 与白蛋白的比值/血清中 IgG 与白蛋白的比值。IgG 合成率，可用血清和 CSF 中 IgG 和白蛋白的测量值，去计算 CNS IgG 的合成率。利用琼脂糖凝胶电泳检测 CSF 中的寡克隆带（oligoclonal bands，OCB），也可评估 IgG 的鞘内合成。两个或多个分散的 OCB 不会出现在配对的血清样本中，可在 75%以上的 MS 患者中发现。OCB 可能在 MS 发病时不出现，而在个别患者中，条带的数量可随时间延长而增加。

轻度的脑脊液细胞增多（细胞数>5/μl）存在于约 25%的病例中，通常是年轻的 RRMS 患者。脑脊液中细胞增多>75/μl、存在多形核白细胞，或蛋白质浓度大于 1g/L（>100mg/dl）时，应该更多地考虑患者可能没有 MS。

鉴别诊断

没有单一的临床体征或试验可诊断 MS。在因累及 CNS 白质不同区域而出现复发缓解症状的年轻人中很容易做出 MS 的诊断。此外，还应考虑其他诊断的可能性（表 22-4），特别是在以下情况时：①症状定位于后颅窝、颅颈交界区或脊髓；②患者<15 或>60 岁；③病程从发病起是进展性的；④患者从未出现过视觉、感觉或膀胱症状；⑤实验室检查结果（如 MRI、CSF 或 EP）不典型时。同样，那些在 MS 中少见或罕见的症状（如失语、帕金森病、舞蹈病、孤立的痴呆症、严重的肌肉萎缩、周围神经病变、发作性意识障碍、发热、头痛、癫痫发作或昏迷），应更多地考虑诊断为另一种疾病。对具有快速或暴发性（卒中样）起病或症状轻微及神经系统检查正常等特点的患者，诊断比较困难。罕见情况下，严重的炎症和肿胀可能会产生一个类似原发或转移性肿瘤的大病灶。在当今时代，最有可能被误诊为 MS 的疾病是视神经脊髓炎（见下文）、结节病、血管性疾病（包括抗磷脂综合征、血管炎），及罕见的中枢神经系统淋巴瘤。排除其他诊断所需的特殊测试在每一个临床阶段是多变的；然而，红细胞沉降率、血清维生素 B_{12} 水平、ANA 和梅毒螺旋体抗体，可能在所有疑似 MS 的患者中都需要检测。

表 22-4　可以模拟多发性硬化症（MS）的疾病

急性播散性脑脊髓炎（ADEM）
抗磷脂抗体综合征
Behçet 病
常染色体显性遗传性脑动脉病、皮质下梗死和白质脑病（CADASIL）
先天性脑白质营养不良（如肾上腺脑白质营养不良、异染性脑白质营养不良）
人类免疫缺陷病毒（HIV）感染
缺血性视神经病变（动脉炎性和非动脉炎性）
莱姆病
线粒体脑病伴乳酸酸中毒和卒中（MELAS）
肿瘤（如淋巴瘤、神经胶质瘤、脑膜瘤）
结节病
干燥综合征
脑卒中与缺血性脑血管病
梅毒
系统性红斑狼疮及相关的胶原血管性疾病
热带痉挛性瘫痪（HTLV-1/2 感染）
血管畸形（特别是硬脊膜内瘘）
血管炎（原发性 CNS 或其他）
维生素 B_{12} 缺乏症

缩写：HTLV，人 T 细胞嗜淋巴细胞病毒

预后

临床上有明显 MS 症状的大多数患者，最终都经历了进展性的神经系统功能丧失。在疾病修饰疗法广泛用于 MS 治疗之前的大多数既往研究中，在发病后的 15 年，只有 20%的患者没有功能障碍，而 1/3 到 1/2 的患者进展为 SPMS 并需要协助行走；并且，在发病后 25 年，约 80%的 MS 患者达到这种程度的功能障碍。未经治疗的 MS 的长期预后似乎在最近几年有所改善，至少部分是因为早期复发型疾病的治疗进展。虽然个体的预后很难确定，但某些临床特征提示预后更好。这包括在发病时出现视神经炎（ON）或感觉症状、在发病的第 1 年内复发少于两次、在 5 年后功能障碍轻微。相比之下，有躯干共济失调、动作性震颤、锥体束症状或进展性病程的患者更可能出现残疾。长期病情较轻的患者一般在疾病早期产生更少的 MRI 病灶，反之亦然。更重要的是，一些患良性变异型 MS 的患者从不发生神经系统的功能丧失。患良性 MS 的可能性被认为<20%。患良性 MS 的患者，在起病 15 年后如果神经系统检查仍完全正常，那就很可能维持其良性病程。

首次发生脱髓鞘事件（如一个临床孤立的综合征）的患者，其头颅 MRI 可提供预后信息。3 个或更多典型的 T2 加权病灶，在 20 年后发展为 MS 的风险约为 80%。相反，如果其头颅 MRI 正常，发展为 MS 的可能性<20%。同样，在基线时 2 个或 2 个以上的钆增强病灶高度预测未来是 MS 的可能，而初次发作后≥3 个月出现新的 T2 加权病灶或新的钆增强病灶，也高度预测未来是 MS 的可能。

虽然估计 MS 的 25 年生存率只有预期的 85%，但死亡作为直接后果是少见的。死亡可发生于一次急性发作中，虽然这是极为罕见的。更常见的是，死亡发生于 MS 的并发症中（例如，一个虚弱患者所患的肺炎）。死亡也可能是由自杀引起的。早期的疾病修饰

疗法似乎能降低这种额外的死亡率。

妊娠的作用 怀孕的MS患者在妊娠期经历了比预期要少的发作（尤其在妊娠晚期），但在产后的前3个月经历了比预期要多的发作。当将围产年（即怀孕的9个月加产后的3个月）作为整体考虑时，整体病程是不受影响的。因此，做出哺乳婴儿的决定时应根据：①母亲的身体状态；②她照顾孩子的能力；③社会支持的作用。疾病修饰疗法通常在妊娠期间是停止的，虽然干扰素和醋酸格拉替雷（见下文）的实际风险似乎很低。

治疗 多发性硬化

MS的治疗可以分为几类：①急性发作的治疗；②用疾病修饰剂以降低MS的生物活动性；③对症治疗。促进髓鞘再生和神经修复的治疗目前并不存在，但正在积极研究一些有前途的方案。

扩展残疾状况评分（Expanded Disability Status Score，EDSS）被广泛用于评估MS神经功能缺损（表22-5）。大多数EDSS评分＜3.5的患者有RRMS，可正常行走，一般不会残疾；相比之下，EDSS评分＞5.5的患者有进展型MS（SPMS或PPMS），有步态障碍，而且通常有职业性残疾。

急性发作或首次脱髓鞘发作

当患者出现急性恶化时，考虑这种变化是否反映了新的疾病活动或因环境温度升高、发热或感染所引起的“假性恶化”是很重要的。当临床的变化被认为是反映了假性恶化时，糖皮质激素的治疗是不恰当的。糖皮质激素是用来治疗首次发作或急性加重的。它们通过减轻发作的严重程度和缩短发作持续时间而提供短期的临床获益。治疗是否对病程提供任何长期获益是不太清楚的。因此，轻度的发作往往不被治疗。物理和职业治疗可为行动和手灵巧性提供帮助。

糖皮质激素治疗通常是采用静脉输注甲泼尼龙的给药方式，500～1000mg/d，治疗3～5天，然后直接停药，或者接着口服一个疗程的泼尼松，开始剂量为60～80mg/d，2周后逐渐减量。口服甲泼尼龙或地塞米松（等效剂量）可以替代治疗中静脉给药的部分，虽然这种给药方式的胃肠道并发症更为常见。门诊治疗几乎总是可行的。

短期糖皮质激素治疗的副作用包括液体潴留、钾流失、体重增加、消化紊乱、痤疮和情绪不稳。在低盐富钾饮食的同时，避免排钾利尿剂的使用是明智的。碳酸锂（300mg口服，bid）可辅助治疗糖皮质激素相关的情绪不稳与失眠。有消化性溃疡病史的患者可能需要西咪替丁（400mg，bid）或雷尼替丁（150mg，bid）。质子泵抑制剂如泮托拉唑（40mg口服，bid）可减少胃炎的可能，尤其是在大剂量口服给药的时候。血浆置换（5～7次交换，每次交换40～60ml/kg，在14天内隔日一次）可能有益于出现暴发性脱髓鞘发作且对糖皮质激素反应迟钝的患者。然而，其成本较高且缺乏确凿有效的证据。

对复发型MS（RRMS和SPMS恶化）的疾病修饰治疗

以下10种药物被美国食品和药品监督管理局（FDA）批准：①干扰素-β-1a（Avonex）；②干扰素-β-1a（Rebif）；③干扰素-β-1b（Betaseron或Extavia）；④醋酸格拉替雷（Copaxone）；⑤那他珠单抗（Tysabri）；⑥芬戈莫德（Gilenya）；⑦富马酸二甲酯（Tecfidera）；⑧特立氟胺（Aubagio）；⑨米托蒽醌（Novantrone）；⑩阿仑珠单抗（Lemtrada）。其他几个有前景的药物处于产品开发的不同阶段。这些治疗的每个药物也可以用于持续发作的SPMS患者，因为SPMS和RRMS难以鉴别，以及因为有临床试验提示（虽然不确定）此类患者有时可获得治疗效果。因此，在一些3期临床试验中，与安慰剂组相比，这些药物的受试者经历较少的临床恶化和更少新发的MRI病灶（表22-6）。米托蒽醌由于具有免疫抑制剂的潜在毒性，因此通常留待患者出现进展性残疾而其他治疗方法无效时使用。然而，当考虑到表22-6中的数据时，需要注意的是，对不同药物的相对疗效不能用交叉试验来确定。相对有效性只能用无偏倚的头对头临床试验来评估。

干扰素-β IFN-β是一组最初由其抗病毒特性确定的Ⅰ类干扰素。在MS中的疗效可能是源于其免疫调节特性，包括：①下调抗原呈递细胞MHC分子的表达；②减少炎症和增加调控细胞因子的水平；③抑制T细胞增殖；④限制CNS中炎性细胞的转运。IFN-β减少发作频率，并改善疾病严重程度的评分，如EDSS进展度和MRI所记载的疾病负荷。IFN-β应考虑在RRMS或SPMS叠加复发的患者中使用。对于患SPMS但无复发的患者，其疗效尚未建立。头对头的试验表明更频繁和更高剂量地使用IFN-β可有更佳疗效，但也更容易诱导中和抗体（见下文）。IFN-β-1a（Avonex）30μg，每周1次

表 22-5 多发性硬化症（MS）的评分系统

Kurtzke 扩展残疾状态评分（EDSS）

0.0＝神经检查正常［所有的功能状态（FS）评分都为 0］
1.0＝没有残疾，只有 1 个 FS 的轻度异常体征（1 级）
1.5＝没有残疾，有超过 1 个 FS 的轻度异常体征（>1 级）
2.0＝累及 1 个 FS 的轻度残疾（1 个 FS 为 2 级，其他 0 或 1 级）
2.5＝累及 2 个 FS 的轻度残疾（2 个 FS 为 2 级，其他 0 或 1 级）
3.0＝累及 1 个 FS 的中度残疾（1 个 FS 为 3 级，其他 0 或 1 级），或累及 3～4 个 FS 的轻度残疾（3 或 4 个 FS 为 2 级，其他 0 或 1 级），虽然行走不受限
3.5＝行走不受限，1 个 FS 的中度残疾（1 个 3 级）合并 1 或 2 个 FS 为 2 级；或 2 个 FS 为 3 级；或 5 个 FS 为 2 级（其他 0 或 1 级）
4.0＝无辅助或休息的情况下，能够行走约 500m
4.5＝无辅助或休息的情况下，能够行走约 300m
5.0＝无辅助或休息的情况下，能够行走约 200m
5.5＝无辅助或休息的情况下，能够行走约 100m
6.0＝一侧辅助下行走约 100m，中间休息或不休息
6.5＝双侧辅助下可以行走 20m，中途不休息
7.0＝即使在辅助下行走也不超过 5m，基本活动限于轮椅上，可独立推动轮椅和挪动
7.5＝几乎不能行走，生活限于轮椅上，辅助下才能挪动
8.0＝活动基本限于床、椅、轮椅，每天有大部分时间无需卧床；保留很多自理功能，上肢功能正常
8.5＝每天基本大多数时间卧床；上肢保留部分功能；生活部分自理；
9.0＝卧床不起，可以交流、吃饭
9.5＝完全卧床不起，不能正常交流或吃饭
10.0＝死于多发性硬化

功能状态（FS）评分

A. 锥体功能
0＝正常
1＝仅有异常体征，无残疾
2＝轻度残疾
3＝轻到中度的截瘫或偏瘫，或严重单瘫
4＝明显的截瘫或偏瘫，中度的四肢瘫，或严重单瘫
5＝截瘫，偏瘫，或明显的四肢瘫
6＝四肢瘫

B. 小脑功能
0＝正常
1＝仅有异常体征，无残疾
2＝轻度共济失调
3＝中度躯干或肢体共济失调
4＝严重的四肢共济失调
5＝因共济失调无法完成协调运动

C. 脑干功能
0＝正常
1＝仅有体征
2＝中度眼球震颤或其他轻度损害
3＝重度眼球震颤，明显的眼球运动障碍，或其他中度的脑神经损害
4＝明显的构音障碍或其他重度的脑神经损害
5＝无法吞咽或讲话

D. 感觉功能
0＝正常
1＝仅 1 或 2 个肢体轻度振动觉或图形书写能力减退
2＝1 或 2 个肢体触觉、痛觉或位置觉轻度减退，和（或）振动觉中度减退，或 3 或 4 个肢体仅振动觉减退
3＝1 或 2 个肢体触觉、痛觉或位置觉中度减退，和（或）振动觉消失，或 3 或 4 个肢体触觉、痛觉轻度减退，和（或）各种本体感觉中度减退
4＝1 或 2 个肢体触觉、痛觉显著减退或本体感觉消失，单独或联合出现，或 2 个以上肢体触觉、痛觉中度减退和（或）本体感觉重度减退
5＝1 或 2 个肢体感觉丧失或触觉、痛觉中度减退和（或）头以下身体大部分本体感觉丧失
6＝头以下身体感觉丧失

E. 膀胱/直肠功能
0＝正常
1＝轻度尿迟疑、尿急或尿潴留
2＝中度便或尿迟疑、急迫或潴留，偶尔尿失禁
3＝频繁尿失禁
4＝需要持续导尿
5＝膀胱功能丧失
6＝膀胱和直肠功能丧失

F. 视觉功能
0＝正常
1＝盲点，视敏度（矫正）优于 20/30
2＝较差眼有盲点，最高视敏度（矫正）为 20/59 到 20/30
3＝较差眼有大盲点或视野中度损害，最高视敏度（矫正）为 20/99 至 20/60
4＝较差眼重度视野损害，最高视敏度（矫正）20/200～20/100；3 级＋较好眼的最高视敏度为 20/60 或以下
5＝较差眼的最高视敏度（矫正）为 20/200 以下；4 级＋较好眼的最高视敏度为 20/60 或以下
6＝5 级＋较好眼的最高视敏度为 20/60 或以下

G. 大脑（或精神）功能
0＝正常
1＝仅有情绪改变（不影响 EDSS 评分）
2＝轻度精神迟滞
3＝中度精神迟滞
4＝重度精神迟滞
5＝慢性脑部症状，严重的或不完全的

来源：Adapted from JF Kurtzke：Rating neurologic impairment in multiple sclerosis：An expanded disability status scale（EDSS）. Neurology 33：1444，1983.

表 22-6　ZFDA 批准用于多发性硬化治疗的 2 年结局[a]

剂量，途经，计划	临床结局[b]		MRI 结局[c]	
	发作频率，均值	疾病严重程度变化	新的 T2 病灶[d]	总的疾病负担
IFN-β-1b，250μg SC qod	−34%[e]	−29%（NS）	−83%[f]	−17%[e]
IFN-β-1a，30μg IM qw	−18%[g]	−37%[g]	−36%[f]	−4%（NS）
IFN-β-1a，44 μg SC tiw	−32%[e]	−30%[g]	−78%[e]	−15%[e]
GA，20 mg SC qd	−29%[f]	−12%（NS）	−38%[f]	−8%[f]
MTX，12 mg/m² IV q3mo	−66%[e]	−75%[g]	−79%[g]	NR
NTZ，300 mg IV qmo	−68%[e]	−42%[e]	−83%[e]	−18%[e]
FGM，0．5 mg PO qd	−55%[e]	−34%[f]	−74%[e]	−23%[e]
DMF，240 mg PO bid	−52%[e]	−40%[f]	−71%[e]	NR
TF，14 mg PO qd	−31%[e]	−26%[g]	−70%[e]	−20%[g]

[a] 降低（或增加）的比例可通过将治疗组中被报告的比率除以安慰剂组中相应的比率，除了磁共振成像（MRI）的疾病负担，其可计算为治疗组和安慰剂组之间中位百分比的差异

[b] 严重＝扩展残疾状态评分进展 1 分，持续 3 个月（在 IFN-β-1a 每周 30μg 的试验中，这种变化持续 6 个月；在 IFN-β-1b 的试验中，这种变化持续超过 3 年）

[c] 不同的研究检测这些 MRI 的测量指标不同，所以很难比较（新的 T2 数目代表了每个试验中最好的情况）

[d] 在 T2 加权 MRI 中看到的新病灶。[e]$P=0.001$，[f] $P=0.01$，[g] $P=0.05$

缩写：DMF，富马酸二甲酯；FDA，美国食品和药品监督管理局；FGM，芬戈莫德；GA，醋酸格拉替雷；IFN-β，干扰素 β；IM，肌内注射；IV，静脉注射；MTX，米托蒽醌；NR，未报告；NS，无显著意义；NTZ，那他珠单抗；PO，口服；q3mo，每 3 个月 1 次；qd，每日 1 次；qmo，每月 1 次；qod，隔天 1 次；qw，每周 1 次；qyr，每年 1 次；SC，皮下注射；TF，特立氟胺；tiw，每周 3 次

肌内注射给药。IFN-β-1a（Rebif）44μg，每周 3 次皮下注射给药。IFN-β-1b（Betaseron 或 Extavia）250μg，隔日皮下注射。

IFN-β 治疗常见的副作用包括流感样症状（如发热、寒战、肌痛）和常规实验室检查轻度异常（如肝功能试验升高或淋巴细胞减少）。少见情况下，可出现较为严重的肝毒性。皮下注射 IFN-β 也可在注射部位发生反应（如疼痛、红肿、硬结或很少见的皮肤坏死）。副作用通常可用非甾体抗炎药处理。抑郁、痉挛增加和认知改变已被报道，虽然这些症状也可能是由潜在的疾病引起的。无论如何，由 IFN-β 治疗引起的副作用通常随着时间的推移而消退。

2%～10% IFN-β-1a（Avonex）的受试者，15%～25% IFN-β-1a（Rebif）的受试者，和 30%～40% IFN-β-1b（Betaseron/Extavia）的受试者对 IFN-β 产生了中和抗体，这可能会随着时间消失。两项大型随机试验（每项＞2000 例患者）提供明确的证据表明，中和抗体降低了疗效，正如一些 MRI 结果所示。然而，矛盾的是，这些相同的试验，尽管有丰富的统计能力，却无法显示对残疾的临床结局和复发率有任何伴随影响。这一临床与影像学分离的原因尚未明确。对于一个治疗效果好的患者，抗体的存在不应该影响治疗。相反，对于一个在治疗中表现不佳的患者，应考虑替代治疗，即使没有可检测到的抗体。

醋酸格拉替雷　醋酸格拉替雷是一种人工合成的、由 4 个氨基酸（L-谷氨酸、L-赖氨酸、L-丙氨酸和 L-酪氨酸）组成的随机多肽。其作用机制可能包括：①诱导抗原特异性抑制性 T 细胞；②与 MHC 分子结合，从而替代结合 MBP；③改变促炎细胞因子与调节性细胞因子之间的平衡。醋酸格拉替雷减少 RRMS 中的发作率（无论是从临床还是从 MRI 评估）。醋酸格拉替雷也有利于评估疾病严重程度，虽然对于临床残疾来说，不如 IFN-β 那样明确。然而，两个非常大型的头对头试验表明，醋酸格拉替雷对临床复发率和残疾的效果与高剂量、高频率使用 IFN-β 是相当的。因此，在 RRMS 患者中，醋酸格拉替雷应被视为与 IFN-β 同等有效的一个治疗选择。它在进展性疾病中的作用尚不清楚。醋酸格拉替雷采用皮下注射的给药方法，每天 20mg，或每周 40mg 3 次。醋酸格拉替雷也会引起注射部位的反应。最初，这些反应被认为没有 IFN-β 严重，然而最近两个头对头的研究将大剂量、高频率 IFN-β 给药与每日给予醋酸格拉替雷进行对比没有证实这种迹象。此外，约 15%的患者在注射后经历了一次或多次的潮红、胸闷、呼吸困难、心悸和焦虑发作。这种全身性的反应是不可预测的、短暂的（持续时间＜1h），而且一般是不复发的。最后，一些患者出现皮下脂肪萎缩，有时会毁容并需

要停止治疗。

那他珠单抗 那他珠单抗是抗 $\alpha_4\beta_1$ 整合素 α_4 亚单位的一种人源性单克隆抗体，$\alpha_4\beta_1$ 整合素是表达于淋巴细胞表面的一种细胞黏附分子。它可以防止淋巴细胞与内皮细胞结合，从而防止淋巴细胞穿透血脑屏障进入 CNS。那他珠单抗可高效地降低 MS 发病率，显著改善 MS 中所有疾病严重程度的评估指标（包括临床的和 MRI）。此外，它具有良好的耐受性，每月 1 次静脉输注的剂量安排，对患者来说非常方便。然而，进行性多灶性白质脑病（progressive multifocal leukoencephalopathy，PML），一种由 John Cunningham（JC）病毒感染所致的可危及生命的疾病，可发生于大约 0.3%的接受那他珠单抗治疗的患者。在治疗的第 1 年，PML 的发生率很低，但随后上升，在第 2 年可达到每年 2/1000 的水平。然而，检测血清中 JC 病毒的抗体可用于对风险进行分层。因此，如果患者没有这种抗体，PML 的风险是最小的或不存在（只要他们保持无 JC 抗体）。相反，有这些抗体的患者（特别是那些有高滴度抗体的），风险可能高达 0.6%或更高。在接受免疫抑制剂治疗的患者中，风险也很高。那他珠单抗目前推荐仅用于 JC 抗体阴性的患者，除非他们的替代疗法已经失败，或如果他们有一个特别严重的疾病过程。头对头研究的数据表明，那他珠单抗在 RRMS 中优于低剂量（每周 1 次）IFN-β-1a。然而，相比其他药物，其相对疗效尚未定论。

那他珠单抗，300mg，每月 1 次静脉滴注给药。那他珠单抗治疗一般耐受性良好。小部分（<10%）患者产生过敏反应，约 6%患者对分子产生中和抗体（只有一半患者坚持继续治疗）。

长期治疗的主要问题是 PML 的风险。大约一半的成人是 JC 抗体阳性，表明他们在过去的一段时间经历了一个无症状 JC 病毒感染。然而，因为在那他珠单抗治疗的第 1 年风险极低（不论抗体状态如何），那他珠单抗在为期 12 个月中仍然可以安全地用于 JC 抗体阳性患者。之后，在抗体阳性的患者，应强烈考虑改换成另外一种疾病修饰治疗。相比之下，持续抗体阴性的患者可以继续治疗下去。每年高达 2%血清阴性的接受治疗的 MS 患者发生血清转换；因此建议在所有用本剂治疗的患者中，每 6 个月进行 JC 抗体状况评估。

芬戈莫德 芬戈莫德是一个 1-磷酸鞘氨醇（S1P）抑制剂，可抑制淋巴细胞从次级淋巴器官（如淋巴结和脾）出来。它的作用机制可能部分是由于捕获外围的淋巴细胞和抑制其转运到 CNS。芬戈莫德降低发病率，显著改善所有对 MS 疾病严重程度的评估。它有很好的耐受性，每日口服给药的安排使其对患者来说非常方便。一个大型的头对头 3 期随机研究表明，芬戈莫德优于低剂量（每周 1 次）IFN-β-1a。然而，与其他药物相比，它的相对疗效尚未定论。

芬戈莫德，0.5mg，每天口服给药。芬戈莫德的治疗一般也是耐受性良好。在常规实验室检查中的轻度异常（例如，肝功能试验升高或淋巴细胞减少）比对照组更常见，有时需要停药。一到二度心脏传导阻滞和心动过缓也可在芬戈莫德初始治疗时出现。6h 的观察时间（包括心电图监测）被推荐应用于所有接受首剂药物的患者，而先前存在心脏疾病的个体可能不能够用本剂治疗。其他副作用包括黄斑水肿和罕见的播散性水痘-带状疱疹病毒（VZV）感染；开始用芬戈莫德治疗之前，建议进行眼科检查，并对血清阴性的个体进行 VZV 疫苗接种。

富马酸二甲酯（DMF） 虽然 DMF 的确切作用机制尚不完全清楚，但看起来是通过调节促炎因子和抗炎因子表达而具有抗炎作用。另外，DMF 可抑制核因子 E2 相关因子 2（Nrf2）的泛素化和降解，Nrf2 是一种转录因子，可结合到位于 DNA 的抗氧化反应元件（ARE），从而诱导几种抗氧化蛋白的转录。DMF 可降低发作频率和显著改善 MS 患者疾病严重程度的所有测评结果。然而，其每日 2 次口服的剂量安排，使它与每日 1 次口服疗法相比，对患者来说有点不太方便。此外，每日 2 次给药方案的依从性可能较少——一个应引起关注的因素是（在一个小的临床试验）观察到每日 1 次的 DMF 缺乏疗效。头对头试验提供的证据表明，在一些观察结果中 DMF 优于醋酸格拉替雷。

DMF，240mg，口服给药，每日 2 次。在治疗开始时，胃肠道副作用（腹部不适、恶心、呕吐、面红和腹泻）是常见的，但一般都是在继续给药后消退。其他不良事件包括中性粒细胞和淋巴细胞计数轻度降低和肝酶轻度升高。然而，在一般情况下，经过最初一段时间的调整后 DMF 治疗的耐受性良好。DMF 上市后，4 例患者被报道患上了 PML，因使用含有 DMF 的其他产品（非 Tecfidera）。这些患者每例都有淋巴细胞减少，而且大多数先前接受过免疫抑制剂治疗，因此 DMF 与 PML 的关系（如果有的话）在这些病例中是不确定的。然而，这些报告强调的是前面所提到的事实，即长期的安全不能被短期试验的结果所保证。在将 DMF 用于 MS

治疗的病例中，只有时间和经验会告诉我们是否有任何值得关注的地方。

特立氟胺 特立氟胺抑制线粒体酶二氢乳清酸脱氢酶，这是嘧啶从头合成氨甲酰磷酸和天冬氨酸途径的一个关键部分。它是药物来氟米特（FDA批准用于风湿性关节炎）的活性代谢物，可通过限制快速分裂的B细胞和T细胞增殖而发挥抗炎作用。这种酶不参与所谓的“回收利用通路”——通过这种方式，现有的嘧啶池可回收用于静息细胞和自我平衡增殖细胞中DNA和RNA的合成。因此，特立氟胺被认为是抑制细胞生长的而不是细胞毒性的。特立氟胺降低发作频率，显著改善了MS患者中所有疾病严重程度的测评结果。它有很好的耐受性，其每日1次口服的剂量安排，对患者来说非常方便。头对头试验指出特立氟胺组与大剂量IFN-β-1a组（每周3次）是等效的，而没有优势差异。特立氟胺，7或14mg，可每日口服给药。在重要的临床试验中，轻度脱发、胃肠道症状（恶心、腹泻）比对照组更常见，但在一般情况下，特立氟胺治疗组耐受性良好。与任何新药一样，短期试验的结果不能保证长期的安全。一个主要的限制因素，尤其是在生育年龄的妇女，是其可能的致畸性（妊娠第X类）；特立氟胺可以存留在血液中2年，建议正在用药的想要孩子的男士和女士可接受考来烯胺或活性炭去除残留的药物。

盐酸米托蒽醌 米托蒽醌是一种蒽醌，通过以下机制发挥其抗肿瘤作用：①嵌入DNA，产生链断裂和链间交联；②干扰RNA的合成；③抑制拓扑异构酶Ⅱ（参与DNA修复）。FDA批准米托蒽醌是基于一个单一的（相对小型的）欧洲3期临床试验，除此以外还有一个在之前完成的更小的2期研究。米托蒽醌收到了（来自FDA）任何目前用于MS治疗的最广泛的适应证。因此，米托蒽醌可用于SPMS、PRMS和有病情恶化的RRMS患者（定义为在MS发作之间神经功能状态依然明显异常）。尽管这种广泛的适应证，但是，支持其疗效的数据弱于其他经过批准的治疗。

米托蒽醌可有心脏毒性（如心肌病、左室射血分数降低、不可逆的充血性心力衰竭）。因此，累积剂量<140mg/m^{2}是不推荐的。在目前批准的剂量（每3个月12mg/m^2），治疗的最长时间只有2～3年。此外，>40%的女性会经历闭经，这可能是永久性的。最后，米托蒽醌有引起急性白血病的风险，估计至少有1%的终生危险，而这种并发症已在几个使用米托蒽醌治疗的MS患者中报道。

由于这些风险，以及替代疗法越来越多，米托蒽醌现在很少用于MS。它不应该用作RRMS或复发SPMS的一线药物，但可考虑用于具有进展性病程而其他治疗失败的患者。

阿仑珠单抗 阿仑珠单抗是一种人源性的单克隆抗体，可靶向在单核细胞和淋巴细胞上表达的CD52抗原。它可导致淋巴细胞（B细胞和T细胞）耗竭和淋巴细胞亚群组成改变。这些变化，特别是对淋巴细胞亚群的影响，是长期持久的。在初步试验中，阿仑珠单抗能明显降低发病率，显著改善MS患者中所有疾病严重程度的测评结果。然而，在两个3期临床试验中，其对临床残疾的作用可信性较低。值得注意的是，两个试验使用每周3次的高剂量IFN-β-1a作为活性对照。欧洲和加拿大的药物机构首次批准本药用于RRMS；FDA也批准了阿仑珠单抗，但是在初次反对又经过申诉之后才得到批准。初次反对的原因是基于缺乏明显可信的对残疾的作用以及担心潜在的毒性。需要关注的不良反应（在试验期间或之后发生）包括：①自身免疫性疾病，包括甲状腺炎、Graves病、血小板减少、溶血性贫血、全血细胞减少、抗肾小球基底膜病和膜性肾小球肾炎；②恶性肿瘤，包括甲状腺癌、黑色素瘤、乳腺癌和人乳头瘤病毒（HPV）相关癌症；③严重感染；④输液反应。

启动和改变治疗方案 以前，大多数复发型MS患者将注射药物（IFN-β或醋酸格拉替雷）作为一线治疗。然而，通过引入有效的和可能安全的口服药物，包括DMF、芬戈莫德和特立氟胺，这种情况已经开始改变。此外，每月1次那他珠单抗的输液治疗，是非常高效和耐受性良好的，且在JC抗体阴性的患者中是相对安全的，故在很多病例中提供了一个有吸引力的选择。如上所述，除第一代注射药物以外，长期的安全数据是不可用的，对于大部分药物，缺乏比较性数据。联合治疗的价值在很大程度上也是未知的，但最近的一项临床试验表明将醋酸格拉替雷与低剂量的每周1次的IFN-β-1a合用，并未增加疗效。

尽管存在这些未知数，临床医生需要根据最好的可用证据做出决定，再结合实际考虑。一个合理的方案可基于疾病进展的两个水平对初始决策进行分层（图22-4）。

轻度的初始病程 在最近起病的、检查正常或有最小损害的（EDSS≤2.5或更少），或有低度疾病活动的病例中，注射（IFN-β或醋酸格拉替雷）或口服（DMF、芬戈莫德或特立氟胺）药物是合理

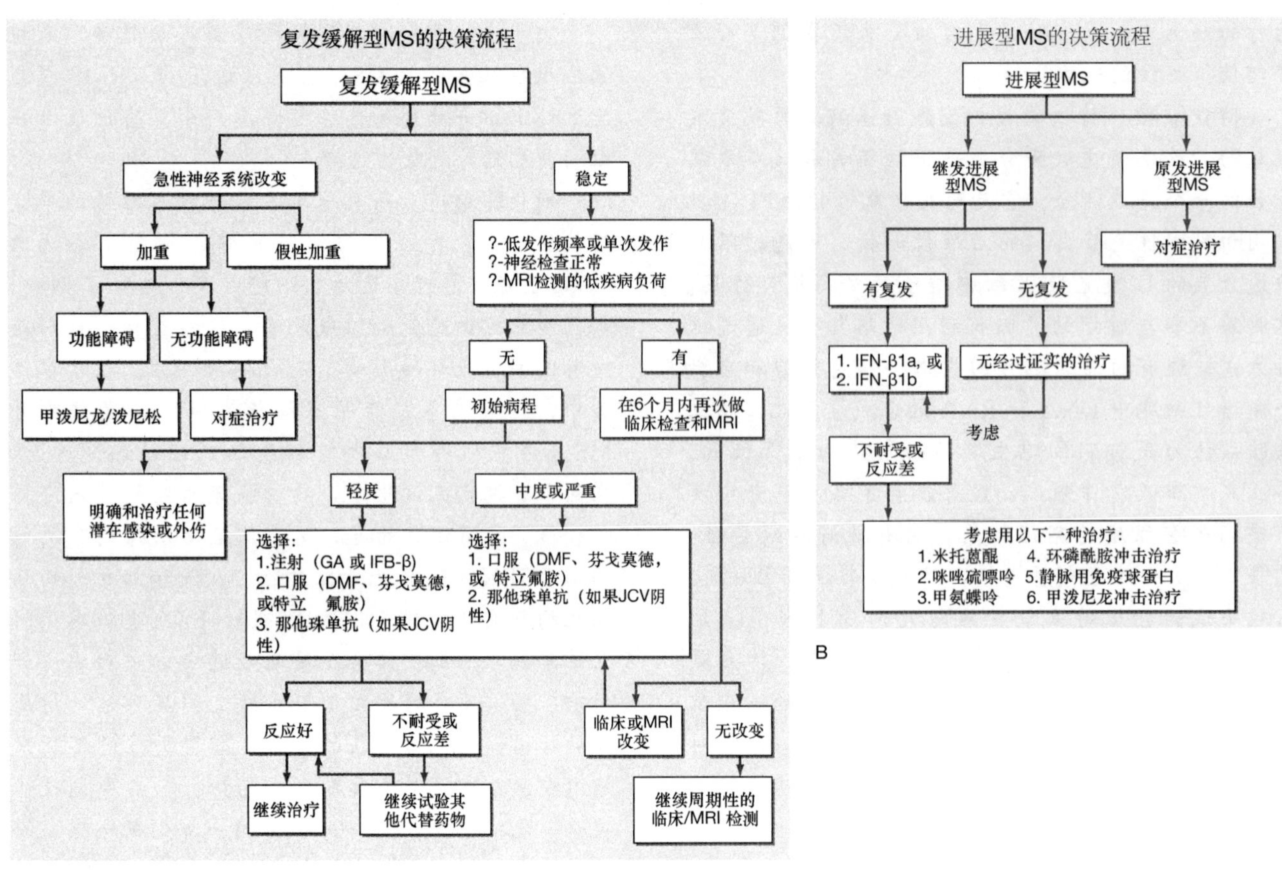

图 22-4 多发性硬化症（MS）的治疗决策。[*] 可包括干扰素-β（IFN-β）不同制剂的试验，特别是从每周一次（Avonex）推进至更频繁给药（如 Rebif、Betaseron/Extavia）的治疗方案。治疗选择还包括在 JC 病毒阳性患者中使用那他珠单抗。MRI，磁共振成像。

的。虽然还没有头对头的比较研究，但那他珠单抗被认为比其他药物更为有效，因此，这种疗法甚至可考虑用于影响最小的、JCV 抗体血清阴性的患者。注射用药物（IFN-β 和醋酸格拉替雷）有一个安全性极好的记录，但也有明显的不良方面——因为频繁注射的需要以及恼人的副作用而造成的依从性差。一些口服药物（DMF 和芬戈莫德）可能比注射剂更有效，但长期风险大多是未知的；DMF 在很多患者中产生令人烦恼的胃肠道症状，至少是在最初阶段出现（可通过以 1/4 强度开始，逐步推进到全剂量的方式减轻症状），而芬戈莫德可以导致心动过缓和其他临床意义不明的心脏功能障碍。特立氟胺可能比其他口服药物效果要差，而且其可能的长期持续的妊娠风险让人产生顾虑。然而，它的长期安全性看来已被确立，因为它作为 FDA 批准的药物——来氟米特的活性代谢产物，已广泛在人群中使用。

中、重度初始病程 在高度活跃的疾病或中度损害（EDSS>2.5）中，高效的口服药（DMF 或芬戈莫德），以及如果患者是 JC 病毒抗体阴性的，那他珠单抗的输液治疗也是被推荐的。

无论哪种药物作为首选，在有复发的、进展性神经功能障碍，或有争议的，有正在进行的亚临床 MRI 活动证据的患者中，可能应改变治疗方案（图 22-4）。

虽然这些治疗对病程的长期作用仍存在争议，但最近一些研究表明，这些药物改善 MS 的长期结局，包括延缓达到一定伤残结局的时间（如 SPMS 和行走时需要辅助）以及降低 MS 相关的死亡率。当在疾病的 RRMS 阶段早期开始治疗时，这些获益似乎最明显。然而，不幸的是，已经确立的进展性症状没有对这些疾病修饰疗法有良好反应。由于渐进的症状可能是由于累积的轴突和神经元损失所致，因此许多专家现在认为，在非常早期的治疗中使用疾病修饰药物对于大多数 MS 患者来说是恰当的。在以下患者中延迟初始治疗也是合理的：①神经系统检查正常；②一次单一的发作或低发作频率；③头颅 MRI 评估为低疾病负荷。然而，未经治疗的患者，应密切随访，定期做头颅 MRI 扫描；如果扫描显示有正在进行的亚临床疾病的证据，治疗需求要被重新评估。最后，在所有 MS 患者应纠正维生素 D 缺乏，而通常这需要口服补充维生素 D_3，每天 4000～5000IU。

对进展型 MS 的疾病修饰治疗

SPMS 高剂量 IFN-β 可能对仍经历急性复发的 SPMS 患者产生有利的影响。IFN-β 可能在没有急性发作的 SPMS 患者是无效的。所有其他药物还没有在这个患者群体中被研究。虽然米托蒽醌已被批准用于进展型 MS 患者，但这不是在重要试验中被研究的群体。因此，没有关于其药物使用的以证据为基础的建议。

PPMS 没有治疗可令人信服地显示它可调控 PPMS 病程。在 PPMS 中，醋酸格拉替雷的 3 期临床试验因为缺乏疗效而被停止。单克隆抗体利妥昔单抗（抗 CD20）的 2/3 期试验在 PPMS 也为阴性，但在预定的二次分析，在入组时有钆增强病变的患者中，治疗似乎可轻度减缓残疾进展；一个完全人源化的单克隆抗 CD20 治疗（ocrelizumab）的随访试验结果也将很快公布。

对 RRMS 和 SPMS 的标示外（off-label）治疗选择

硫唑嘌呤（每天 2～3mg/kg）已经主要用于 SPMS。对已发表试验的 meta 分析表明，硫唑嘌呤在降低复发率方面是轻度有效的，虽然对残疾进展的好处还没有被证实。

甲氨蝶呤（每周 7.5～20mg）在一项研究中显示可延缓 SPMS 中上肢功能障碍的进展。由于发展为不可逆性肝损害的可能性，一些专家建议在 2 年的治疗后进行一次盲肝活检。

环磷酰胺（700mg/m^2，隔月 1 次）可能有助于治疗以下难治性患者：①其他健康状况良好；②能够走动；③＜40 岁。由于环磷酰胺可使用超过 3 年，在这些情况下它可能优于米托蒽醌。

静脉注射免疫球蛋白（IVIg），每月脉冲给药（高达 1g/kg）可长达 2 年，似乎可减少每年的恶化率。然而，它的使用是有限的，因为它的高成本、最佳剂量的问题，以及不确定其对长期残疾有任何作用。

甲泼尼龙，在一项研究中，每月给予大剂量静脉注射脉冲，可减轻残疾的进展（见上文）。

其他治疗声明

许多所谓的 MS 治疗从未受到科学审查。这些包括饮食疗法（如高档的饮食）、大剂量维生素、乳清酸钙、蜂蜇、牛初乳、高压氧、procarin（组胺和咖啡因的混合物）、针灸、按摩、螯合处理、各种中草药以及去除银汞合金补牙等。患者应避免昂贵的或有潜在危险的未经证实的治疗。许多这样的治疗缺乏生物合理性。例如，没有可靠的类似于典型 MS 的汞中毒病例被描述。

虽然 EB 病毒、人类疱疹病毒（HHV）6 或衣原体已被认为对 MS 有潜在的影响，但这些报道未经证实，不推荐用抗病毒药物或抗生素治疗。

最近，慢性脑脊髓功能不足（CCSVI）已被提出作为 MS 的一个病因，推荐用血管外科干预。然而，独立调查无法证实，甚至对诊断程序的近似 100%敏感性和 100%特异性的初始声明，已经对 CCSVI 是否是一个真正的疾病实体产生质疑。当然，任何可能有危险的外科手术都应该被避免，直到有更严格的科学证据。

对症治疗

对于所有患者，鼓励关注健康的生活方式是有用的，包括保持乐观的心态、健康的饮食和可耐受的定期运动（游泳一般有很好的耐受性，因为冷水的冷却效果）。通过口服维生素 D 纠正维生素 D 缺乏，以及推荐在每日饮食中补充长链（omega-3）不饱和脂肪酸（存在于油性鱼类如鲑鱼）是合理的，因为它们对 MS 的发病机制、安全性和一般健康益处有生物合理性。

共济失调/震颤往往是棘手的。氯硝西泮，1.5～20mg/d；扑米酮，50～250mg/d；普萘洛尔，40～200mg/d；或昂丹司琼，8～16mg/d，可以有所帮助。手腕负重偶尔减少手臂或手的震颤。丘脑或脑深部电刺激已试用成功。

痉挛和抽搐可能通过物理治疗、定期运动和伸展而有所改善。避免诱因（如感染、便秘、褥疮）是非常重要的。有效的药物包括巴氯芬（20～120mg/d）、地西泮（2～40mg/d）、替扎尼定（8～32mg/d）、丹曲林（25～400mg/d）和盐酸环苯扎林（10～60mg/d）。对严重的痉挛，巴氯芬泵（直接输送药物进入脑脊液）可以明显缓解。

乏力有时可以通过使用钾离子通道阻断剂如 4-氨基吡啶（10～40mg/d）和 3,4-二氨基吡啶（40～

80mg/d）而有所改善，特别是在下肢无力影响患者行走能力的情况下。FDA已批准了4-氨基吡啶(20mg/d)，而这可以作为氨基吡啶（Ampyra）或者更便宜的复方药而获得。使用这些药物时主要关注的是，在高剂量时其诱导癫痫发作的可能性。

疼痛可用抗惊厥药物（卡马西平，100～1000mg/d；苯妥英钠，300～600mg/d；加巴喷丁，300～3600mg/d；或普瑞巴林，50～300mg/d）、抗抑郁药（阿米替林，25～150mg/d；去甲替林，25～150mg/d；地昔帕明，100～300mg/d；或文拉法辛，75～225mg/d），或抗心律失常药物（美西律，300～900mg/d）治疗。如果这些方法失败，患者应该被纳入一个全面的疼痛管理项目中。

膀胱功能障碍管理最好由尿动力学测试指引。夜间液体限制或经常自愿排尿可能有助于逼尿肌反射亢进。如果这些方法都失败了，溴丙胺太林（10～15mg/d）、奥昔布宁（5～15mg/d）、硫酸莨菪碱(0.5～0.75mg/d)、酒石酸托特罗定（2～4mg/d)，或索利那新（5～10mg/d）可能有帮助。合用伪麻黄碱（30～60mg）有时是有益的。

逼尿肌/括约肌协同失调可能对酚苄明（10～20mg/d）或盐酸特拉唑嗪（1～20mg/d）有效。缺乏反射性膀胱壁收缩可能对氯贝胆碱（30～150mg/d）有反应。然而，这两种情况往往需要导尿。

尿路感染应及时处理。有大量残余尿量的患者易患感染。通过尿液酸化预防（用红莓汁或维生素C）可抑制某些细菌。预防性服用抗生素有时是必要的，但可能会导致耐药菌的定植。间断性导管可有助于预防复发性感染。

便秘的治疗包括高纤维饮食和液体。天然的或其他泻药可能有帮助。大便失禁对减少膳食纤维有效。

抑郁症应被治疗。有用的药物包括选择性5-羟色胺再摄取抑制剂（氟西汀，20～80mg/d；或舍曲林，50～200mg/d）、三环类抗抑郁药（阿米替林，25～150mg/d；去甲替林，25～150mg/d；或地昔帕明，100～300mg/d)，以及非三环类抗抑郁药（文拉法辛，75～225mg/d)。

疲劳可能通过辅助设备、家庭帮助或成功的痉挛管理而有所改善。频繁夜尿的患者可能通过睡前服用抗胆碱能药物而获益。原发性MS疲劳可能对金刚烷胺（200mg/d）、哌甲酯（5～25mg/d）或莫达非尼（100～400mg/d）有反应。

认知问题可能对胆碱酯酶抑制剂盐酸多奈哌齐(10mg/d）有反应。

发作性症状可对低剂量的抗惊厥药（乙酰唑胺，200～600mg/d；卡马西平，50～400mg/d；苯妥英钠，50～300mg/d；或加巴喷丁，600～1800mg/d）有明显的反应。

热敏感可对热回避、空调或冷却衣服有所反应。

性功能障碍可通过润滑油帮助而有助于生殖器刺激和性兴奋。疼痛管理、痉挛、疲劳和膀胱/直肠功能障碍也可有帮助。西地那非（50～100mg)、他达拉非（5～20mg）或伐地那非（5～20mg)，在性生活前1～2h服用，目前是维持勃起的标准治疗。

有希望的实验疗法

许多临床试验目前正在进行中。这些研究包括：①抗CD20单克隆抗体去耗竭B细胞以及靶向IL-2受体；②选择性口服1-磷酸鞘氨醇受体拮抗剂以隔离在次级淋巴器官中的淋巴细胞；③雌三醇诱导妊娠状态；④促进髓鞘再生的分子；④骨髓移植。

MS的临床变异

急性MS（Marburg变异）是一种暴发性脱髓鞘过程，在一些病例中于1～2年内无情地进展至死亡。通常情况下，也并不缓解。当MS急性期表现为一个单发的、通常是空洞的病变时，脑肿瘤是经常被怀疑的。在这种情况下，通常需要进行脑活检以明确诊断。抗体介导的过程似乎是大部分病例的原因。Marburg变异似乎并没有在感染或接种疫苗后出现，而这种综合征是否是MS的一个极端形式或与其他疾病共病还不清楚。没有对照的治疗试验存在；高剂量的糖皮质激素、血浆置换、环磷酰胺已被试验，而获益不确定。

视神经脊髓炎

视神经脊髓炎（NMO；Devic病）是一种侵袭性炎症性疾病，以反复的ON发作和脊髓炎为特点（表22-7）。

表22-7 视神经脊髓炎的诊断标准
必要条件：
1. 视神经炎
2. 急性横贯性脊髓炎
支持条件（3条标准中有2条）：
1. 纵向广泛的脊髓病变延伸超过3个或更多的脊椎节段
2. 脑磁共振成像正常或不符合多发性硬化的标准
3. 水通道蛋白-4血清抗体阳性

来源：Adapted from DM Wingerchuk et al：Neurology 66：1485，2006.

NMO 在女性中比男性发作更频繁（＞3∶1），通常始于儿童期或成年早期，但可在任何年龄出现，与亚洲和非洲裔的个体相比，在白人中更少见。ON 的发作可以是双侧（在 MS 中罕见）或单侧的；脊髓炎可能是严重以及横贯性的（在 MS 中罕见），以及是典型的纵向延伸，涉及三个或更多的相邻椎体节段。也与 MS 相反，进展性症状没有在 NMO 中产生。以往头颅 MRI 被认为在 NMO 中是正常的，但现在认识到，在大约一半的病例中，有引起内分泌紊乱的下丘脑病变；低位脑干表现为顽固性打嗝或呕吐，这是因下段延髓最后区被累及；或大脑半球产生局灶性症状、脑病或癫痫发作。在大脑半球中大的 MRI 病变可以是无症状的，有时有一种"云状"外观，与 MS 病变不一样，它往往是不具破坏性的以及可以完全消退的。脊髓 MRI 病变通常包括肿胀和组织破坏的局灶性增强区域，延伸超过三个或更多的脊髓节段，并在轴向序列上，这些都集中在脊髓灰质。脑脊液检查发现细胞增多，比在 MS 中观察到的还要多，在一些病例中中性粒细胞和嗜酸性粒细胞增多；OCB 是罕见的，在不到 30％的视神经脊髓炎患者中发生。NMO 的病理学是独特的星形胶质细胞病变，伴炎症、星形胶质细胞丢失，以及用免疫组化方法对水通道蛋白-4 染色阴性，加上血管壁增厚、脱髓鞘，以及抗体和补体沉积。

NMO 最好可理解为一种综合征，有多种病因。高达 40％的患者有系统性自身免疫性疾病，通常是系统性红斑狼疮、Sjögren 综合征、核周抗中性粒细胞胞浆抗体（p-ANCA）相关性血管炎、重症肌无力、桥本甲状腺炎或混合性结缔组织病。而其他的病例，发病可能与急性 VZV、EBV、HIV 或肺结核感染相关。罕见的病例似乎是副肿瘤性的，与乳腺、肺或其他癌症有关。NMO 往往是特发性的，但 NMO 一般随时间推移而残疾；在一个系列中，因颈脊髓炎所致的呼吸衰竭在 1/3 患者中出现，而在起病后 8 年，60％的患者失明，一半以上有一个或多个肢体永久性瘫痪。

一个高度特异性针对水通道蛋白-4 的自身抗体在大约 2/3 的临床诊断为 NMO 的患者血清中存在。血清阳性患者在未来复发的风险极高；如果不治疗的话，一半以上患者在 1 年内将会复发。水通道蛋白-4 位于星形胶质细胞足突与内皮细胞表面紧密接触处，以及在郎飞结附近的前朗飞结处。水通道蛋白-4 抗体有致病性的可能，因为被动转移 NMO 患者的抗体至实验动物可重复这种疾病的组织学特征。

当 MS 侵袭非洲裔或亚洲裔的个体时，脱髓鞘病变有一种主要累及视神经和脊髓的倾向，即称为视神经脊髓型 MS 的 MS 亚型。有趣的是，有些患视神经脊髓型 MS 的个体是水通道蛋白-4 抗体血清反应阳性，提示这些病例代表了 NMO 谱系疾病。

治疗　视神经脊髓炎

疾病修饰疗法在 NMO 中还没有经过严格的研究。NMO 急性发作通常可用大剂量糖皮质激素治疗（甲泼尼龙琥珀酸钠 1～2g/d，5～10 天后跟随用泼尼松逐渐减量的疗程）。血浆置换（通常 7 次，隔日一次交换 1.5 血浆体积）也被经验性地用于对糖皮质激素无反应的急性发作。鉴于未经治疗 NMO 的不良自然病程，预防复发在大多数患者中被推荐采用以下方案之一：吗替麦考酚酯（250mg bid，逐渐增加至 1000mg bid）；抗 CD20 单克隆抗体耗竭 B 细胞（利妥昔单抗）；或联合糖皮质激素（每天静脉注射甲泼尼龙 500mg，共 5 天；然后口服泼尼松每天 1mg/kg，共 2 个月，随后缓慢减量）加硫唑嘌呤（每天 2mg/kg，从第 3 周起）。现有证据表明，使用 IFN-β 是无效的，反而可能增加 NMO 复发风险。

急性播散性脑脊髓炎

急性播散性脑脊髓炎（ADEM）具有单相病程，最常见的与前驱感染有关（感染后脑脊髓炎）；大约 5％的 ADEM 病例是在免疫后发生（接种后脑脊髓炎）。ADEM 在儿童中比成人更常见，许多成人病例初步被认为是 ADEM 而随后经历后期复发，被分类为 MS 或其他慢性炎症性疾病如血管炎、结节病或淋巴瘤。ADEM 的特点是存在广泛散在的小静脉周围炎症和脱髓鞘病灶，与 MS 典型的大的融合的脱髓鞘病灶相反。在最具暴发形式的 ADEM 中，急性出血性脑白质炎，其病变是脉管炎和出血，而其临床病程是毁灭性的。

感染后脑脊髓炎最常见地与儿童病毒疹相关。麻疹病毒感染是最常见的前驱因素（在 1000 例中有 1 例）。在世界范围内，麻疹脑炎仍然是常见的，虽然使用麻疹活疫苗已经大幅减少该病在发达国家中的发病率。一种 ADEM 样的疾病很罕见地在麻疹活疫苗接种后出现（在 10^6 免疫中有 1～2 例）。ADEM 现在最经常与水痘感染有关（在 4000～10 000 例中有 1 例）。它也可能在风疹、流行性腮腺炎、流感、副流感病毒、EB 病毒、HHV-6、HIV、其他病毒和肺炎支原体感染后出现。一些患者可能有非特异性的上呼吸道感染或未知的前驱疾病。除了麻疹之外，感染后脊髓炎也可能在注射天花疫苗（每100万人中有5例）、Semple狂犬病疫苗和日本脑炎疫苗后出现。不需要在CNS系统组织作病毒培养的现代疫苗已经减少了ADEM的风险。

所有ADEM的形式假设来源于对病原体或疫苗的交叉免疫反应，然后触发炎症性脱髓鞘反应。靶向MBP和其他髓鞘抗原的自身抗体已在一些ADEM患者的脑脊液中检测得到。尝试显示直接病毒侵入CNS的努力是不成功的。

临床表现

在严重的病例中，起病急而且进展迅速（数小时至数天）。在感染后ADEM，神经系统症状通常开始于病毒性疾病晚期即皮疹消退的时候。发热再现、头痛、脑膜刺激征、嗜睡发展至昏迷可能出现。癫痫发作是常见的。播散性神经疾病的标志是持续存在的（例如，偏瘫或四肢瘫、伸跖反射、腱反射消失或亢进、感觉丧失、脑干受累）。因水痘所致的ADEM中，小脑受累是明显的。脑脊液蛋白轻度升高［0.5～1.5g/L（50～150mg/dl）］。淋巴细胞增多，一般为200/μl或更高，可发生在80%的患者中。在疾病初期偶尔患者有更高的计数或多形核-淋巴细胞的混合模式。一过性的脑脊液寡克隆带已被报道。MRI经常显示脑和脊髓的广泛变化，包括在T2和液体衰减反转恢复序列上白质高信号，以及在T1加权序列Gd增强。

诊断

诊断最可靠的是建立在最近有疫苗接种或病毒性发疹性疾病史上。在主要是大脑受累的严重病例中，因感染单纯疱疹病毒或其他病毒包括HIV的急性脑炎可能难以排除；其他考虑因素包括高凝状态如抗磷脂抗体综合征、血管炎、神经肉瘤、原发性中枢神经系统淋巴瘤或转移癌。暴发性MS的表现可以类似ADEM，尤其是在成人中，可能在起病时无法区别这些疾病。弥漫性症状和体征同时出现在ADEM中是很常见的，而在MS中较罕见。同样，脑膜刺激症、嗜睡、昏迷、惊厥提示是ADEM而不是MS。不像MS，在急性播散性脑脊髓炎中，视神经受累一般是双侧的以及完全横断性脊髓病变。有利于ADEM诊断的MRI包括广泛和相对对称的白质异常、基底节或皮质灰质病变，以及所有异常区的Gd增强。相比之下，在脑脊液中OCB在MS中更常见。在一项对最初认为是ADEM成年患者的研究中，30%在超过3年的随访期间经历了再次的复发，而他们被重新归类为MS。有时“复发性的急性播散性脑脊髓炎”患者也有报道，特别是在儿童；然而，不可能将这个疾病与非典型MS区分。

治疗　急性播散性脑脊髓炎

用高剂量的糖皮质激素作为NMO恶化型的初始治疗（见上文）；根据不同的反应，治疗可能需要持续8周。不能在几天内对治疗有反应的患者可能会受益于血浆置换或静脉注射免疫球蛋白。预后反映了潜在的急性疾病的严重程度。在最近推断是ADEM的成人病例系列中，5%～20%的死亡率被报道，而许多幸存者有永久性的神经系统后遗症。

第三部分 神经和肌肉疾病
SECTION 3 Nerve and Muscle Disorders

23 周围神经病
Peripheral Neuropathy

Anthony A. Amato，Richard J. Barohn
（成佳星 译 徐俊 校）

周围神经包括感觉、运动和自主神经。疾病可累及神经元的胞体或其周围突，即轴突或包裹的髓鞘。大多数周围神经为混合性的，包括感觉、运动及自主神经。神经可细分为三类：大的有髓纤维、小的有髓纤维以及小的无髓纤维。运动轴突通常是大的有髓纤维，可快速传导（约 50m/s）。感觉纤维可以是三种类型的任何一种。大直径的感觉纤维传递本体感觉和震动觉到大脑，而小直径的有髓纤维和无髓纤维负责痛、温觉的传递。自主神经通常是小直径的纤维。因此周围神经病变可以出现感觉、运动、自主神经功能的受累或者三者综合表现。周围神经病变根据受累部位的不同可分为胞体（神经病或神经节病）、髓鞘（髓鞘病）和轴突（轴突病），可以有不同的临床和电生理表现。本章主要讨论如何对临床疑诊周围神经病变的患者进行诊断分析，也包括遗传和获得性神经病这些特殊病变类型。炎症性神经病将在第 24 章讨论。

一般方法

对于周围神经病患者，临床医生有三个拟解决目标：①定位；②寻找病因；③给予正确的治疗。明确的定位有赖于详尽的病史、神经病学检查、必要的神经电生理和实验室检查（图 23-1）。当全面收集信息、提问 7 个关键问题后（表 23-1），问题的答案通常可以明确疾病的病理学类型（表 23-2）。但是仍有大约 50%

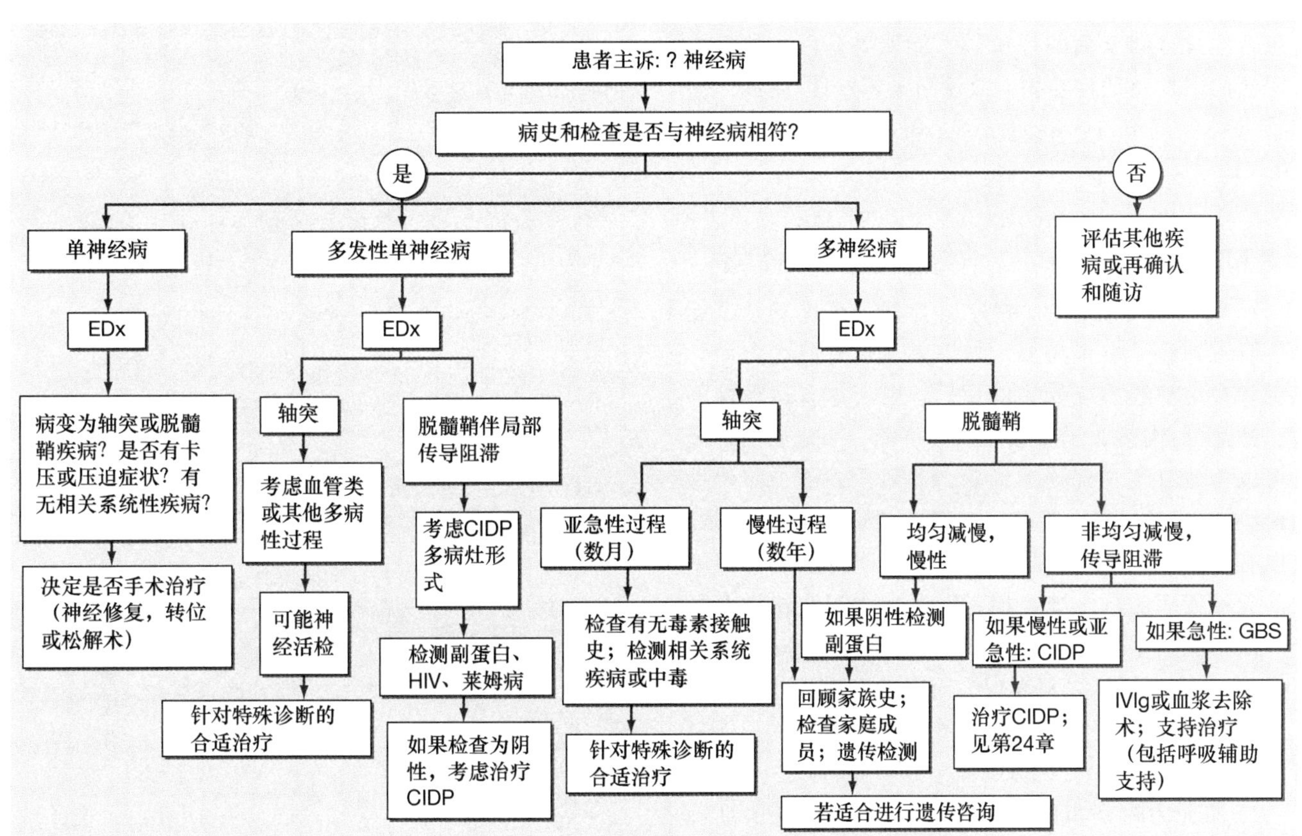

图 23-1 周围神经病的评估方法。CIDP，慢性炎症性脱髓鞘多发性神经根神经病；EDx，电诊断；GBS，吉兰-巴雷综合征；IVIg，静脉注射免疫球蛋白

表 23-1 神经性疾病检查方法：7 个关键问题

1. 哪些系统受累？
-运动、感觉、自主神经或同时受累
2. 肌无力的分布如何？
-只有远端 *vs.* 近端和远端同时受累
-局部/不对称 *vs.* 对称
3. 感觉受累的性质如何？
-温度觉丧失或烧灼感或刺痛（如小的纤维）
-振动觉或本体感觉丧失（如大的纤维）
4. 有无上运动神经元受累的证据？
-无感觉丧失
-有感觉丧失
5. 目前状况评估如何？
-急性（数天至 4 周）
-亚急性（4～8 周）
-慢性（>8 周）
6. 有无遗传性神经病的证据？
-神经病的家族史
-缺乏感觉症状，尽管有感觉体征
7. 有无任何相关医学疾病？
-肿瘤、糖尿病、结缔组织病或其他自身免疫性疾病、感染（如 HIV、莱姆病、麻风病）
-药物，包括可能导致中毒性神经病的非处方药
-先前事件、药物、毒性物质

的患者经过详细全面的评价后不能明确病因，他们常有明显的多发感觉神经病，故诊断为特发性/隐源性多发感觉神经病（cryptogenic sensory polyneuropathy, CSPN）。

病史和查体相关信息：7 个关键问题（表 23-1）

1. 哪些系统受累？ 判定患者是否存在感觉、运动、自主神经受累很重要。如果患者仅有肌无力而无感觉和自主神经系统受累的证据，要考虑有运动神经病、神经-肌肉接头异常或肌病的可能。一些周围神经病可以合并自主神经受累症状，如晕厥发作、体位性头晕、怕热，或者是膀胱、直肠或性功能障碍症状。可以有典型的直立性血压下降，但没有明显的心率增快。无糖尿病的自主神经损害需要考虑到淀粉样多神经病的可能。罕见的全自主神经功能障碍（pandysautonomic）综合征可以只表现为周围神经病的症状，而无其他运动和感觉受累。多数周围神经病以感觉受累常见。

2. 肌无力的分布如何？ 对于肌无力模式的准确描述有助于确立诊断，以下两个问题对进一步明确诊断必不可少：①是否只累及肢体远端，还是近端、远端均受累？②肌无力是局灶性、非对称性，还是对称

表 23-2 神经性疾病的类型

类型 1：对称的近端和远端肌无力伴随感觉缺失
考虑：炎症性脱髓鞘多神经病（GBS 和 CIDP）
类型 2：对称的远端感觉丧失伴或不伴远端肌无力
考虑：特发性/隐源性多发感觉神经病（CSPN）、糖尿病和其他代谢性疾病、药物、毒性物质、家族性（HSAN）、CMT、淀粉样变性及其他
类型 3：非对称的远端肌无力伴感觉丧失
累及多根神经
考虑：多灶性 CIDP、血管炎、冷球蛋白血症、淀粉样变性、结节病、感染（麻风病、莱姆病、HIV、CMV 及 B 型、C 型或 E 型肝炎）、HNPP、肿瘤浸润
累及单一神经/区域
考虑：可能是以上任何一种，但也可能是单神经压迫症、神经丛病或神经根病
类型 4：不对称的远端和近端肌无力伴感觉缺失
考虑：糖尿病引起的多发性神经根病或神经丛病，脑膜癌或淋巴瘤病，遗传性神经丛病（HNPP、HNA），特发性
类型 5：不对称的远端肌无力，不伴有感觉丧失
伴有上运动神经元病变
考虑：运动神经元病
不伴有上运动神经元病变
考虑：进行性肌萎缩、青少年单肢萎缩（Hirayama 病）、多灶性运动神经病、多灶性获得性运动轴突病
类型 6：对称的感觉丧失以及远端反射消失伴随上运动神经元病变
考虑：维生素 B_{12}、维生素 E 以及铜缺乏，伴随多个系统退化，伴周围神经病、遗传性脑白质营养不良（如肾上腺脊髓神经病）
类型 7：对称的肌无力不伴感觉丧失
近端和远端肌无力
考虑：SMA
只有远端无力
考虑：遗传性运动神经病（“远端”SMA）或不典型 CMT
类型 8：不对称的本体感觉丧失，不伴肌无力
考虑感觉神经病的病因（神经节病）
肿瘤（癌旁的）
舍格伦综合征（Sjögren's syndrome）
特发性感觉神经元病（可能是 GBS 变异型）
顺铂和其他化疗药物
维生素 B_6 毒性
HIV 相关感觉神经元病
类型 9：自主神经症状和体征
考虑神经病，与显著的自主神经功能障碍相关
遗传性感觉和自主神经病
淀粉样变性（家族性或获得性）
糖尿病
特发性全自主神经功能障碍（可能是吉兰-巴雷综合征变异型）
卟啉病
HIV 相关自主神经病
长春新碱和其他化疗药物

缩写：CIDP，慢性炎性脱髓鞘多神经病；CMT，Charcot-Marie-Tooth 病；CMV，巨细胞病毒；GBS，吉兰-巴雷综合征；HIV，人类免疫缺陷病毒；HNA，遗传性神经痛性肌萎缩；HNPP，遗传性压力易感性神经病；HSAN，遗传性感觉和自主神经病；SMA，脊髓性肌萎缩

性？对称性近端以及远端肌无力是获得性免疫脱髓鞘多神经病的特征，包括急性型［急性炎性脱髓鞘多神经病（AIDP），又称吉兰-巴雷综合征（GBS）］，及慢性型［慢性炎性脱髓鞘多神经病（CIDP）］。同时有运动和感觉症状的患者呈现出对称的近端和远端肢体无力不容忽视，因为这可能是获得性脱髓鞘神经病的一个重要亚型（如 AIDP 或 CIDP）。

肌无力的不对称或多病灶表现缩窄了鉴别诊断。一些神经源性疾病可能表现出单侧手足无力。不伴有感觉症状和体征的肌无力超过数周或数月，需要怀疑运动神经元疾病［如肌萎缩侧索硬化症（ALS）］，但是重要的是要排除可治疗的多灶性运动神经病（第 16 章）。当患者表现为非对称的亚急性或急性感觉及运动的症状和体征，需要考虑神经根病、神经丛病、单神经压迫病变或是多发性单神经病变。

3. 感觉受累的性质如何？ 患者可能有感觉丧失（麻木）、触觉改变（痛觉过敏或异常性疼痛），或是自发不适感（刺痛、烧灼痛或酸痛）。神经性疼痛可以是烧灼感、迟钝感以及难以定位的疼痛（特发性疼痛），推测由多型 C 痛觉感受纤维传递，或是刺痛的以及撕裂样的（精细觉疼痛），由 A-δ 纤维传递。如果痛觉和温度觉缺失，振动觉和位置觉保留以及肌力、深腱反射以及神经传导正常，可能是一个小纤维神经病。小纤维神经病的最可能病因是糖尿病或葡萄糖耐量异常。在这种情况下也应该考虑淀粉样变性神经病，经过全面评价之后，大多数这些小纤维神经病仍可能是特发性的。

严重的本体感受缺失也可缩窄鉴别诊断。患者会有不稳定感，尤其在黑暗中。神经学的体格检查表现为本体感受的显著丧失、振动觉丧失以及正常肌力，临床医生应该警惕感觉神经元病变或神经节病变（表 23-2，类型 8）。尤其若这种缺失是不对称的或更多累及上肢而不是下肢，这提示非时间长短依赖的病程，如同感觉神经元病变所见。

4. 有无上运动神经元受累的证据？ 如果患者表现为对称的远端感觉受损，提示为远端感觉神经疾病，但是如果有对称的上运动神经元受累证据，医师应考虑诸如神经病联合系统变性之类的疾病。最常见的原因是维生素 B_{12} 缺乏，但其他原因也应该考虑（如铜缺乏、HIV 感染、严重的肝疾病、肾上腺脊髓神经病变）。

5. 目前状况评估如何？ 明确疾病的起病、病程以及症状和体征的评估是很重要的。疾病是否是急性（数天到 4 周）、亚急性（4～8 周）或是慢性（>8 周）病程？病程是单相的、进展性的或是复发的？大多数神经疾病是隐匿而且缓慢进展的。急性或亚急性起病的神经疾病包括 GBS、血管炎、糖尿病相关神经根病或莱姆病。复发病程可出现在 CIDP 或卟啉病中。

6. 有无遗传性神经病的证据？ 慢性进展多年的远端无力患者，体格检查几乎无感觉症状但有明显的感觉缺损，医师应该考虑遗传性神经病［如 Charcot-Marie-Tooth 病（CMT）］。体检中可能出现弓形足以及脚趾异常（高弓形或平弓形，槌状脚趾），可能出现脊柱侧弯。在疑似病例中，有必要做患者以外的家庭成员的神经系统和电生理检查。

7. 患者有无其他医学疾病？ 重要的是，需要询问相关医学疾病（如糖尿病、系统性红斑狼疮），先前或现在有无并发感染（如 GBS 之前有腹泻疾病），手术史（如胃分流以及营养性神经病），服用药物（中毒性神经病），包括非处方药维生素制剂（B_6），是否饮酒，饮食习惯以及是否使用假牙（如可以导致铜缺乏的含锌固定剂）。

神经性疾病类型识别方法

基于七个关键问题的答案，神经性疾病可根据感觉、运动和自主神经系统受累的分布或模式分为一些类型（表 23-2）。每个类型的鉴别诊断差别不大。最终诊断是通过利用其他线索例如当前病程、有无其他疾病、家族史以及实验室检查数据来确立。

电诊断研究

疑似周围神经病的患者电诊断（electrodiagnostic，EDx）评估包括神经传导研究（nerve conduction study，NCS）和针式肌电图（EMG）。另外，自主功能的研究是有价值的。电生理学数据提供了关于神经病分布的额外信息，可支持或反驳既往史和体格检查结果；它们可以证实神经性疾病是否是单神经病变、多发性单神经病变、神经根病、神经丛病或是广泛多神经病。相似地，EDx 评估可以确定这个过程是否仅有感觉纤维、运动纤维、自主神经纤维受累，还是三者都有。最后，电生理数据可帮助区分轴突病和脑白质变性，以及继发于神经节病变的轴突变性和更为常见的长度依赖的轴突病。

NCS 对于鉴别神经病是由轴突变性还是由节段性脱髓鞘引起最有帮助（表 23-3）。一般来讲，低波幅电位以及相对保留的远端延迟、传导速率和迟电位，以及针式 EMG 显示肌纤维震颤，提示轴突性神经病。另一方面，慢传导速率、远端延迟延长以及迟电位，相对保留的波幅以及针式 EMG 没有显示肌纤维震颤，提示主要是脱髓鞘神经病。传导速度的非匀速减慢、

表 23-3 电生理特征：轴突变性与节段性脱髓鞘比较		
	轴突变性	节段性脱髓鞘
运动神经传导研究		
CAMP 波幅	降低	正常（除了 CB 或远端弥散）
远端潜伏期	正常	延长
传导速率	正常	减慢
传导阻滞	无	有
暂时性弥散	无	有
F 波	正常或无	延长或无
H 反射	正常或无	延长或无
感觉神经传导研究		
SNAP 波幅	下降	正常或下降
远端潜伏期	正常	延长
传导速率	正常	减慢
针式 EMG		
自发性活动		
纤颤	有	无
肌束颤动	有	无
运动单位电位		
募集	降低	降低
形态学	持续时间长/多相	正常

缩写：CB，传导阻滞；CMAP，复合运动动作电位；EMG，肌电图；SNAP，感觉神经动作电位

传导阻滞或暂时性弥散的表现，进一步提示是获得性脱髓鞘神经病（如 GBS 或 CIDP），而不是遗传性脱髓鞘神经病（如 CMT 1 型）。

自主神经研究用于评估小的有髓（Aδ）或是无髓（C）神经纤维受累情况。这些试验包括对深呼吸的心率反应、心率、Valsalva 动作和倾斜台试验后血压反应，以及定量的催汗神经轴突反射试验（第 18 章）。这些研究尤其适用于常规 NCS 正常的纯小纤维神经病或自主神经病的患者。

其他重要的实验室检查

全身对称性周围神经病患者，标准的实验室评估应该包括完整的血细胞计数，基本生化检查（包括血清电解质和肝、肾功能检查）、空腹血糖（FBS）、HbA_{1c}、尿常规、甲状腺功能试验、B_{12}、叶酸、红细胞沉降率（ESR）、类风湿因子、抗核抗体（ANA）、血清蛋白电泳（SPEP）和免疫电泳或免疫固定，以及尿本周蛋白检查。如果怀疑是淀粉样变性，应该做血清游离轻链浓度定量和 κ/λ 比值，因为该试验与 SPEP、免疫电泳和免疫固定相比，对于发现单克隆丙种球蛋白病更为敏感。获得性脱髓鞘神经病应做骨骼检查和 M 峰值，来寻找骨硬化或溶解性病损。单克隆丙种球蛋白血症的患者应找血液病专家考虑做骨髓活检。痛性感觉神经病的患者，即使 FBS 和 HbA_{1c} 正常，也应做口服糖耐量试验，因为大约三分之一的这些患者该试验是异常的。除了上面提到的试验，多发性单神经病患者应做血管炎的检查，包括抗中性粒胞胞质抗体（ANCA）、冷球蛋白类、肝炎血清学、莱姆病蛋白质印记、HIV，以及有时需查巨细胞病毒（CMV）滴度。

有很多自身抗体嵌板（各种抗神经节甙抗体）上市，用来筛选常规可治疗的神经病患者。这些自身抗体未证实有临床实用性，也不比完整的体格检查和详细的 EDx 检查有更多益处。重金属筛选也不是很必要，除非病史中可能有接触史或检查中有提示性的特征（例如，严重的疼痛感觉运动神经病、自主神经病和脱发——铊；严重的疼痛感觉运动神经病伴或不伴有胃肠道紊乱和米氏线——砷；手腕或手指伸肌无力以及贫血伴红细胞嗜碱性点彩——铅）。

疑是 GBS 或 CIDP 的患者，腰穿应提示脑脊液蛋白质升高。在 GBS 和 CIDP 特发性病例中，脑脊液不应出现细胞增多。若细胞存在，应考虑 HIV 感染、莱姆病、结节病、淋巴瘤或是神经根白血病浸润。一些 GBS 和 CIDP 的患者肝功能异常。这些病例中，检测 HBV 和 HCV、HIV、CMV 和 EB 病毒感染也很重要。轴突 GBS（通过 EMG/NCS）或是怀疑有合并症（如无法解释的腹痛、精神疾病、明显的自主神经功能障碍）的患者，筛查卟啉症是合理的。

严重感觉性共济失调的患者，应考虑是感觉神经节病变或是神经元病变。感觉神经节病变最常见的病因是舍格伦综合征以及副肿瘤神经病。舍格伦综合征起初可表现为神经病。因此，医师应询问这些患者口干、眼干的情况。此外，一些患者可表现为干燥综合征，而不是完全的舍格伦综合征。因此，感觉性共济失调的患者除了一般的 ANA 之外，还应有老年全身性淀粉样变性（senile systemic amyloidosis，SSA）以及单链结合蛋白（SSB）。检查一个可能的副肿瘤感觉神经节病，应存在抗神经元核抗体（如抗 Hu 抗体）。这些抗体最常见于肺小细胞癌患者，但也可见于乳腺、卵巢、淋巴瘤以及其他肿瘤患者。重要的是，副肿瘤神经病可出现在检测到肿瘤之前，检测到这些自身抗体应该检查恶性肿瘤。

神经活组织检查

神经活组织检查现在很少用来评估神经病。其最

主要的适应证是怀疑有淀粉样神经病或血管炎。大多数病例中，活检的异常表现对于鉴别周围神经病和其他疾病（通过临床检查和 NCS 已经可以很明显地区分）帮助不大。只有 NCS 异常才应做神经活检。腓肠神经最常用于活检因为它是个纯感觉神经，而且活检不会导致运动功能丧失。在疑似血管炎中，表浅腓骨神经（纯感觉）以及从小切口获取的腓骨短肌联合活检可以提高诊断率。组织可通过冰冻切片以及石蜡切片获取结构来寻找炎症、血管炎或淀粉样沉积物的证据。半薄塑料切片、单纤维制备以及电子显微镜检查，用于评估神经纤维形态学以及区分轴突病变和脑白质变性。

皮肤活组织检查

皮肤活组织检查有时用于诊断小纤维神经病。远端下肢的皮肤钻孔活组织检查之后，免疫染色可以用于测量小的无髓纤维的密度。小纤维神经病的患者这些神经纤维的密度减少，而他们的 NCS 以及常规神经活检通常是正常的。这项技术可用于患者主要表现为主观症状的客观测定，但对从临床体检和 EDx 已经得知情况的患者作用很小。

特殊疾病

遗传性神经病

Charcot-Marie-Tooth（CMT）病是遗传性神经病最常见的类型。CMT 不是一个疾病，而是多个不同的遗传性疾病综合征（表 23-4）。CMT 的不同亚型主要依据神经传导速率、主要病理（如脱髓鞘或轴突变性）、遗传类型（常染色体显性、隐性或 X 连锁）以及特定基因突变来分类。CMT 1 型（CMT1）指遗传性脱髓鞘感觉运动神经病，而轴突感觉神经病被分类为 CMT2。根据定义，CMT1 中手臂运动传导速率减慢至小于 38m/s，而在 CMT2 超过 38m/s。但是，大多数 CMT1 实际上运动神经传导速率在 20～25m/s。CMT1 和 CMT2 通常起病于儿童或刚成年；但是，CMT2 成年之后也可发病。这两者都是常染色体显性遗传，个别例外。CMT3 是常染色体显性遗传性神经病，发生于婴儿期，与严重的脱髓鞘或髓鞘形成减少有关。CMT4 是常染色体隐性遗传性神经病，典型地起病于儿童或刚成年。任何类型的 CMT 都没有药物治疗，但是物理和功能治疗以及其他矫形设备有效，因为可以起支撑作用（如脚踝矫形器用于治疗足下垂）。

表 23-4 Charcot-Marie-Tooth 病的分类和相关神经病

名称	遗传	基因定位	基因产品
CMT1			
CMT1A	AD	17p11.2	PMP-22（通常基因复制）
CMT1B	AD	1q21～23	MPZ
CMT1C	AD	16p13.1～p12.3	LITAF
CMT1D	AD	10q21.1～22.1	ERG2
CMT1E（有耳聋）	AD	17p11.2	PMP 22 基因点突变
CMT1F	AD	8p13～21	神经丝轻链
CMT1X	X 连锁显性	Xq13	连接蛋白-32
HNPP	AD	17p11.2 1q21～23	PMP-22 MPZ
CMT 显性中间型（CMTDI）			
CMTDIA	AD	10q24.1～25.1	?
CMTDIB	AD	19p12～13.2	动力蛋白 2
CMTDIC	AD	1p35	YARS
CMTDID	AD	1q22	MPZ
CMT2			
CMT2A2（HMSN Ⅵ的等位基因，伴视神经萎缩）	AD	1p36.2	MFN2
CMT2B	AD	3q13～q22	RAB7
CMT2B1（LGMD 1B 的等位基因）	AR	1q21.2	核纤层蛋白 A/C
CMT2B2	AR 或 AD	19q13	AR 是 MED25 AD 未知
CMT2C（声带及膈肌麻痹）	AD	12q23～24	TRPV4
CMT2D（远端 SMA5 的等位基因）	AD	7p14	甘氨酸 tRNA 合成酶
CMT2E（CMT 1F 的等位基因）	AD	8p21	神经丝轻链

表 23-4 Charcot-Marie-Tooth 病的分类和相关神经病（续）

名称	遗传	基因定位	基因产品
CMT2F	AD	7q11～q21	热休克 27kDa 蛋白-1
CMT2G	AD	12q23	未知
CMT2I（CMT1B 的等位基因）	AD	1q22	MPZ
CMT2J	AD	1q22	MPZ
CMT2H、CMT2K（CMT4A 的等位基因）	AD	8q13～q21	GDAP1
CMT2L（远端遗传运动神经病 2 型的等位基因）	AD	12q24	热休克蛋白 B
CMT2M	AD	16q22	动力蛋白-2
CMT2N	AD	16q22.1	AARS
CMT2O	AD	14q32.31	DYNC1H1
CMT2P	AD	9q34.13	LRSAM1
CMT2P-Okinawa（HSMN2P）	AD	3q13～q14	TFG
CMT2X	X 连锁	Xq22～24	PRPS1
CMT3	AD	17p11.2	PMP-22
（Dejerine-Sottas 病、先天性低髓鞘性神经病）	AD	1q21～23	MPZ
	AR	10q21.1～22.1	ERG2
	AR	19q13	外周轴突
CMT4			
CMT4A	AR	8q13～21.1	GDAP1
CMT4B1	AR	11q13	MTMR2
CMT4B2	AR	11p15	MTMR13
CMT4C	AR	5q23～33	SH3TC2
CMT4D（HMSN-Lom）	AR	8q24	NDRG1
CMT4E（先天性低髓鞘性神经病）	AR	多发	包括 PMP22、MPZ 和 ERG-2
CMT4F	AR	19q13.1～13.3	周围轴突蛋白
CMT4G	AR	10q23.2	HK1
CMT4H	AR	12q12～q13	Frabin
CMT4J	AR	6q21	FIG4
HNA	AD	17q24	SEPT9
HSAN1A	AD	9q22	SPTLC1
HSAN1B	AD	3q21	RAB7
HSAN1C	AD	14q24.3	SPTLC2
HSAN1D	AD	14q21.3	ATL1
HSAN1E	AD	19p13.2	DNMT1
HSAN2A	AR	12p13.33	PRKWNK1
HSAN2B	AR	5p15.1	FAM134B
HSAN2C	AR	12q13.13	KIF1A
HSAN3	AR	9q21	IKAP
HSAN4	AR	3q	trkA/NGF 受体
HSAN5	AD 或 AR	1p11.2～p13.2	NGFb
HSAN6	AR	6p12.1	Dystonin

缩写：AARS，丙氨酰-tRNA 合成酶；AD，常染色体显性遗传；AR，常染色体隐性遗传；CMT，Charcot-Marie-Tooth；DNMT1，DNA 甲基转移酶；DYNC1HI，胞质动力蛋白 1 重链 1；ERG2，早期生长应答-1 蛋白；FIG4，FDG1 相关性 F 肌动蛋白结合蛋白；GDAP1，神经节苷脂诱导分化相关蛋白-1；HK1，己糖激酶 1；HMSN-P，遗传性运动和感觉神经病-近端；HNA，遗传性神经痛性肌萎缩；HNPP，遗传性压力易感性神经病；HSAN，遗传性感觉和自主神经病；IKAP，$_k$B 激酶复合体相关蛋白；LGMD，肢带肌营养不良；LITAF，脂多糖诱导肿瘤坏死因子-α；LRSAM1，E3 泛素蛋白连接酶；MFN2，线粒体融合蛋白 2；MPZ，髓磷脂蛋白零蛋白；MTMR2，肌管素相关蛋白-2；PMP-22，周围髓磷质蛋白 22；PRKWNK1，蛋白激酶，赖氨酸缺陷型 1；PRPS1，磷酸核糖焦磷酸合成酶 1；RAB7，Ras-相关蛋白 7；SMA，脊髓性肌萎缩；SPTLC，丝氨酸棕榈基转移酶长链基；TFG，TRK 融合基因；TrkA/NGF，酪氨酸激酶 A/神经生长因子；WNK1，WNK 赖氨酸缺陷型；RS，酪氨酰-tRNA 合成酶

来源：Modified from AA Amato，J Russell：*Neuromuscular Disease*. New York，McGraw-Hill，2008.

CMT1 CMT1是最常见的遗传性神经病形式，CMT1：CMT2的比率大概是2：1。患者常在10～30岁发病，表现为远端腿无力（如足下垂），也有患者可能在这之后表现为无症状。CMT患者通常不会主诉麻木或是刺痛，这有助于鉴别CMT与主要表现为感觉症状的获得性神经病。尽管通常表现为无症状，但体检发现感觉减退明显。伸肌反射无或减退。膝以下常有肌肉萎缩（尤其是小腿的前腔室），导致所谓的倒香槟酒瓶腿。

运动NCV通常在20～25m/s范围内。怀疑是CMT1的患者通常不做神经活检，因为通常可通过侵袭性更小的试验（如NCS和遗传学研究）进行诊断。但是，若进行神经活检，则活检可提示有髓神经纤维减少，伴随大直径纤维的丧失和薄的或脱髓鞘纤维周围施万细胞增生，形成所谓的洋葱头改变。

CMT1A是CMT1最常见的亚型，占70%的病例，由常染色体17p11.2～12上编码周围髓鞘蛋白质-22（PMP-22）的基因内1.5兆碱基（Mb）复制导致。这导致患者有3个PMP-22基因复制而不是2个。这个蛋白占髓磷脂蛋白的2%～5%，在周围髓鞘的致密部分表达。大约20%的CMT1患者是CMT1B，由髓磷脂蛋白零（myelin protein zero，MPZ）的变异引起。CMT1B大部分在临床、电生理以及组织学上和CMT1A很难区分。MPZ是完整的髓磷脂蛋白，占周围神经髓磷脂蛋白的一半以上。CMT1的其他形式更少见，且临床和电生理上不易区分。

CMT2 CMT2相比CMT1出现得较晚。患者通常在十几岁时出现症状；一些病例在儿童期就出现，而其他病例也许保持无症状直到成年后。临床上，CMT2与CMT1不易区分。NCS在这方面有帮助；相比CMT1，速度正常或轻微减慢。CMT2最常见的病因是编码线粒体融合蛋白2（MFN2）的基因突变，占CMT2全部病例的1/3。MFN2在线粒体外膜，通过线粒体融合调控线粒体网结构。其他与CMT2有关的基因更少见。

CMTDI 在显性中间型CMT（dominant-intermediate CMT，CMTDI）中，NCV相比CMT1快（>38m/s），而比CMT2慢。

CMT3 CMT3最初由Dejerine和Sottas描述，是一种遗传性脱髓鞘感觉运动多发性神经病，婴儿期或儿童早期发病。患儿通常很虚弱。运动NCV显著减慢，典型为5～10m/s或更少。CMT3的大多数病例由PMP-2、MPZ或ERG-2的基因突变引起，这些基因突变也可以引起CMT1。

CMT4 CMT4非常少见，特征为严重的儿童起病的感觉运动多神经病，通常是常染色体隐性遗传。电生理学和组织学评估可显示脱髓鞘或轴突特征。CMT4为异基因遗传（表23-4）。

CMT1X CMT1X是X-连锁显性遗传病，除了男性的神经病表现比女性更严重之外，临床表现与CMT1和CMT2相似。CMT1X占CMT的10%～15%。男性通常在一二十岁的时候发病，表现为远端手臂和腿萎缩和无力、反射消失、高弓足以及锤状指。女性携带者通常无症状，但可出现症状和体征。女性起病通常在二十几岁之后，疾病的严重度较轻。

NCS显示脱髓鞘和轴突变性的病理改变，男性比女性更严重。在男性，手臂和腿的运动NCV减慢（约30m/s）。大约50%的CMT1X男性患者运动NCV为15～35m/s，其中80%在25～35m/s之间（中度减慢）。相比而言，80%的CMT1X女性患者NCV在正常范围内，20%在中间范围。CMT1X由连接蛋白32基因突变引起。连接蛋白是缝隙连接结构蛋白，对于细胞间通讯具有重要作用。

遗传性压力易感性神经病（HNPP） HNPP是常染色体显性疾病，与CMT1A相关。CMT1A通常与常染色体17p11.2上1.5Mb复制有关，导致PMP-22基因额外复制；HNPP是由该节段相应的1.5Mb缺失引起的染色体遗传病，因此患者仅有一个拷贝的PMP-22基因。患者通常在二三十岁的时候出现单周围神经分布区的无痛性麻木和无力，尽管会出现多发性单神经病。有症状的单神经病或多发性单神经病由神经短暂受压引起，发生在背包、依靠肘或是腿交叉一段时间后。这些压力相关单神经病可能花费数周或数月才能复原。另外，一些患者可表现为进展性或复发、全身及对称性感觉运动周围神经病，与CMT相似。

遗传性神经痛性肌萎缩（HNA） HNA是常染色体显性疾病，表现为臂丛分布区反复发作的疼痛、无力以及感觉丧失，常起病于儿童。这些发作近似于特发性臂神经丛炎的表现（见后文）。发作可能发生在产后时期、手术后或在其他受压时。大多数患者要数周或数月后才复原。轻度同质异形特征，包括距离过近、内眦赘皮褶、腭裂、并指（趾）症、小颌畸形以及面部不对称，在一些患者身上较为明显。EDx显示轴突过程。HNA由氯苄乙胺9（*SEPT9*）突变引起。氯苄乙胺可能对神经元细胞骨架的形成很重要，并且在细胞分裂中起重要作用，但是引起HNA的机制不明确。

遗传性感觉和自主神经病（HSAN） HSAN是遗传性神经病中很少见的一种类型，感觉和自主神经功能障碍超过肌无力，不像CMT运动症状是最主要的

（表 23-4）。然而，患者可以发展为运动无力，并与 CMT 重叠。除了残肢皮肤和骨损伤的预防和治疗，没有药物治疗可以用于这些神经病。

这些 HSAN 中，只有 HSAN1 典型地在成人发病。HSAN1 是最常见的类型，而且是常染色体显性遗传。HSAN1 患者通常在二十至四十岁的时候发病。HSAN1 与小的有髓和无髓神经纤维变性有关，导致痛觉和温觉的严重缺失、深部皮肤溃疡、复发的骨髓炎、夏科关节、骨损伤、过肥足以及手变形和截肢。尽管大多数 HSAN1 患者不主诉麻木，他们可能描述为烧灼感、酸痛或是刺痛。自主神经病不是主要的表现，但可能发生膀胱功能障碍和足出汗减少。HSAN1A 最为常见，可能由丝氨酸棕榈酰转移酶长链碱基 1（*SPTLC1*）基因突变导致。

其他遗传性神经病（表 23-5）

法布里病

法布里病（Fabry's disease；弥漫性躯体性血管角化瘤）是一种 X-连锁显性疾病。男性更常见且病情更重，女性也可有严重的疾病体征。血管角化瘤是略带紫红色的斑丘疹，经常分布在脐、阴囊、腹股沟区以及会阴周围。男性儿童晚期或成年早期常出现手或足的烧灼感或锐痛。但是，神经病常被过早的动脉粥样硬化合并症（如高血压、肾衰竭、心血管疾病和卒中）掩盖，常会在五十几岁时致死。一些患者也可主要表现为扩张型心肌病。

表 23-5　罕见遗传性神经病
脂代谢的遗传疾病
异染性脑白质营养不良
Krabbe 疾病（球样细胞脑白质营养不良）
Fabry 病
肾上腺脑白质营养不良/肾上腺髓质神经病
Refsum 病
Tangier 病
脑腱性黄瘤病
遗传性共济失调与神经病
Friedreich 共济失调
维生素 E 缺乏
脊髓小脑共济失调
无 β 脂蛋白血症（Bassen-Kornzweing 病）
DNA 修复缺陷疾病
共济失调性毛细血管扩张症
Cockayne 综合征
大轴突神经病
卟啉症
急性间歇性卟啉症（AIP）
遗传性粪卟啉症（HCP）
杂色卟啉症（VP）
家族性淀粉样多神经病（FAP）
转甲状腺素蛋白相关
凝溶胶蛋白相关
载脂蛋白 A1 相关

法布里病是由 α-半乳糖苷酶基因突变导致神经酰胺三己糖苷在神经和血管沉积而引起。在白细胞和培养的成纤维细胞中 α-半乳糖苷酶活动明显减少。糖脂颗粒可在周围和交感神经系统的神经节细胞中和神经束膜细胞中沉积。如果患者早期在神经纤维损伤不可逆转之前用 α-半乳糖苷酶 B 来进行酶替代治疗可改善神经病症状。

肾上腺脑白质营养不良/肾上腺髓质神经病

肾上腺脑白质营养不良（ALD）以及肾上腺髓质神经病（AMN）是等位基因 X-连锁显性疾病，由过氧化物酶体跨膜三磷酸腺苷结合盒（ABC）转运蛋白基因突变引起。ALD 患者表现为 CNS 异常。但是，30%的患者表现为 AMN 表型，在 20～50 岁时发病，为轻中度周围神经病合并进展性痉挛性截瘫（第 20 章）。很少的患者表现为成人发病的脊髓小脑性共济失调或仅有肾上腺功能不全。

EDx 提示原发轴突病变伴随继发脱髓鞘。神经活检示有髓或无髓神经纤维的丢失以及施万细胞胞质中板层状包涵体。尿液中极长链脂肪酸（VLCFA）水平（C24、C25 和 C26）升高。大约三分之二的患者具有明显的肾上腺功能不全的实验室证据。诊断可由基因检测证实。

替代治疗可用于肾上腺功能不全；但是，没有经证实有效的治疗可用于 ALD/AMN 神经表现。饮食中低水平 VLCFA 和补充 Lorenzo 油（芥酸及油酸），可减少 VLCFA 水平，以及提高血清、成纤维细胞和肝的 C22 水平；但是，一些 Lorenzo 油的大型、公开试验未能证实其疗效。

Refsum 病

Refsum 病可在婴儿期至成年早期发病，其四联症为：①周围神经病；②色素性视网膜炎；③小脑性共济失调；④脑脊液蛋白浓度升高。大多数患者在二十几岁的时候会有进展性远端感觉丧失以及腿无力导致足下垂。随后，近端腿和手臂肌肉可以变得无力。患者也可以有感觉神经听力丧失、心脏传导异常、鱼鳞癣以及嗅觉丧失。

血清植烷酸水平升高。感觉和运动 NCS 示传导速率减慢、潜伏期延长以及振幅降低。神经活检示有髓神经纤维损失，余下的轴突髓鞘变薄，伴有洋葱头样改变。

Refsum 病是遗传异质的，但本质是常染色体隐性遗传。典型的 Refsum 病在儿童或成年早期起病，由编码植烷酸-辅酶 A α-羟化酶（*PAHX*）的基因突变引起。少见的是，编码过氧化物酶体蛋白-7 受体蛋白（*PRX7*）的基因突变也可引起。这些突变导致植烷酸在中枢或周围神经系统积累。Refsum 病治疗是清除饮食中的植烷酸前体物质（植醇：鱼油、奶制品、反刍动物脂肪）。

Tangier 病

Tangier 病是少见的常染色体隐性遗传病，可表现为：①不对称的多发性单神经病；②慢性进展性对称性多神经病，主要在腿；③假脊髓空洞症伴随分离性感觉丧失［例如，手臂异常痛觉/温度觉丧失，但位置觉和振动觉保留（第 20 章）］。扁桃体可出现肿胀及微黄色-橘色的颜色改变，也可能有脾大和淋巴结病。

Tangier 病由 ATP 结合盒转运蛋白 1（ABC1）基因突变引起，导致高密度脂蛋白（HDL）胆固醇水平显著减少，而三酰甘油水平增高。神经活检显示轴突变性伴脱髓鞘和髓鞘再生。电子显微镜检查显示脂质在施万细胞异常堆积，尤其是那些包绕无髓及小的有髓神经的细胞。目前无特异性的治疗。

卟啉症

卟啉症是一组遗传性疾病，由亚铁血红素合成受损引起。三种形式的卟啉症与周围神经病有关：急性间歇性卟啉症（AIP）、遗传性粪卟啉症（HCP）、杂色卟啉症（VP）。除了光敏疹可见于 HCP 和 VP 但不见于 AIP 外，急性神经病的表现相互类似。特定的药物（通常是那些通过 P450 系统代谢的药物）、激素改变（如怀孕、月经周期）以及饮食限制可在短时间内诱发卟啉症的发作。

卟啉症的急性发作可能开始于腹部锐痛。随后，患者可表现为烦躁、幻觉或癫痫发作。数天后出现后背以及手足的疼痛，紧接着是无力，类似于 GBS。无力可累及手臂或腿部，其分布可能是不对称的、近端或远端，并且影响面部和延髓肌肉。自主神经功能异常和交感神经过度活跃的体征很常见（如瞳孔扩大、心动过速以及高血压）。也可见便秘、尿潴留以及尿失禁。

脑脊液蛋白质通常正常或轻度升高。肝功能试验和血液学指标通常正常。一些患者由于不适当分泌抗利尿激素而致血钠过少。尿液颜色因卟啉代谢产物的高度浓缩而呈褐色。尿液中可发现亚铁血红素前体物质的积累（如 δ-氨基酮戊酸、胆色素原、尿胆色素原、粪卟啉原以及卟啉原）。特定酶活动也可在红细胞和白细胞中测定。EDx 主要的异常是复合运动动作电位（CAMP）振幅的显著减少，以及针式 EMG 示活跃的轴突变性。

卟啉症是常染色体显性遗传。AIP 与胆色素原脱氨酶缺乏有关，HCP 由粪卟啉氧化酶缺乏引起，VP 与卟啉原氧化酶缺乏有关。该神经病的发病机制并没有完全弄清。葡萄糖和高铁血红素的治疗可减少亚铁血红素前体的累积。静脉注射葡萄糖起始速度为 10～20g/h。如果在 24h 之内没有改善，可每天静脉注射高铁血红素 2～5mg/kg，持续给予 3～14 天。

家族性淀粉样多神经病

家族性淀粉样多神经病（FAP）具有共同表型及遗传异质性，由编码转甲状腺素蛋白（TTR）、载脂蛋白 A1 或凝溶胶蛋白的基因突变导致。大部分 FAP 患者有 TTR 基因突变。腹部、直肠或神经活检中可能有明显的淀粉样蛋白沉积。临床表现、组织病理学以及 Edx 显示异常结果符合全身性或多病灶，主要是轴突变性，但是也有脱髓鞘感觉运动多神经病。

TTR 相关 FAP 患者通常起病隐匿，在三四十岁的时候出现远端下肢麻木和疼痛感觉异常，但有些患者发病较晚。腕管综合征（CTS）常见。自主神经系统受累可能是严重的，导致直立性低血压、便秘或持续腹泻、勃起障碍以及发汗障碍。淀粉样蛋白沉积也可发生在心脏、肾、肝以及角膜。患者通常在症状出现 10～15 年后死于心力衰竭或营养不良的并发症。因为肝提供大部分 TTR，肝移植可用来治疗 TTR 突变引起的 FAP。移植后血清 TTR 水平下降，且临床症状和 EDx 结果也有所改善。

载脂蛋白 A1 相关 FAP（Van Allen 型）患者通常起病于 30～40 岁，表现为远端肢体麻木和疼痛感觉异常。慢慢地，症状进展，导致近端和远端无力和肌萎缩。尽管自主神经症状不严重，一些患者可有腹泻、便秘或胃轻瘫。大多数患者在神经病起病的 12～15 年之后，死于淀粉样变性的系统并发症（如肾衰竭）。

凝溶胶蛋白相关淀粉样变性（芬兰型）的特征性

表现是同时出现格子状角膜营养不良和多发性脑神经病，通常在20～30岁时发病。随着时间进展，会发生轻度全身性感觉运动多神经病。自主神经功能障碍不会发生。

获得性神经病

原发或AL淀粉样变性

除了FAP，淀粉样变性也可以是后天获得的。在原发或AL淀粉样变性中，异常的蛋白沉积由免疫球蛋白轻链构成。AL淀粉样变性可出现于多发性骨髓瘤、Waldenström巨球蛋白症、淋巴瘤、其他浆细胞瘤或是淋巴组织增生性疾病，或者单独发生。

大约30％的AL原发淀粉样变性患者表现为多神经病，大多数为足部典型的痛觉迟钝和烧灼感。但是，躯干可累及，也有一些患者呈现多发性单神经病变的表现。CTS发生在25％的患者，可能是最初表现。病程进展缓慢，最后出现无力伴随大纤维感觉丧失。大多数患者累及自主神经功能，表现为直立性低血压、晕厥、肠道和膀胱失禁、便秘、阳痿以及发汗受损。患者常死于系统性疾病（肾衰竭、心血管病）。

单克隆蛋白可能由IgG、IgA、IgM或仅由游离轻链构成。在AL淀粉样变性中λ比κ轻链更常见（＞2∶1）。脑脊液蛋白常升高（细胞计数正常），因此易误诊为CIDP（见第24章）。神经活检示球状或弥散型轴突变性和淀粉样沉积，浸润神经束膜、神经外膜以及神经内膜连接组织和血管壁。

原发淀粉样变性患者的中位存活期少于2年，死亡常因为进行性充血性心力衰竭或肾衰竭。美法仑、泼尼松以及秋水仙碱的化学疗法可减少单克隆蛋白的聚集，自体干细胞移植可能延长存活期，但能否改善神经病仍有争议。

糖尿病神经病

糖尿病（DM）在发达国家是周围神经病最常见的病因。DM与多个多神经病类型有关：远端对称感觉或感觉运动多神经病、自主神经病、糖尿病神经病恶病质、多发性神经根神经病、脑神经病以及其他单神经病。神经病的危险因素包括长期存在、控制不良的DM以及视网膜病变和肾病的出现。

糖尿病远端对称感觉和感觉运动多神经病（DSPN）

DSPN是糖尿病神经病最常见的形式，表现为从脚趾开始的感觉丧失，随着时间逐渐进展至腿部及手指和手臂。严重时，患者可能发展为躯体感觉丧失（胸部和腹部），起初在正中线的前面，然后向侧面扩展。刺痛感、烧灼感、深痛感也可明显。NCS常显示振幅降低、传导速度的轻中度减慢。神经活检示轴突变性、内皮增生以及血管周围炎症反应。严格控制血糖可减少进展为神经病的风险或改善潜在的神经症状。大多数药物用于治疗DSPN的疼痛症状，疗效差异大，包括抗癫痫药、抗抑郁药、钠通道阻滞药以及其他镇痛药（表23-6）。

糖尿病自主神经病 糖尿病自主神经病常与DSPN共同发生。自主神经病可表现为发汗异常、体温调节障碍、口干、眼干、瞳孔异常、心律不齐、直立性低血压、胃肠道不适（如胃轻瘫、食后胃胀、慢性腹泻或便秘），以及泌尿生殖器功能障碍（如阳痿、逆行射精、尿失禁）。自主功能试验普遍异常，包括交感皮肤反应以及定量泌汗轴突反射试验。感觉和运动NCS与DSPN类似。

糖尿病多神经根神经病（糖尿病肌萎缩或 Bruns-Garland**综合征）** 大约三分之一的糖尿病多神经根神经病患者表现为DM症状。患者的典型表现为下背部、髋部以及单侧下肢股部严重疼痛。少见情况下，糖尿病多发性神经根神经病同时始于双下肢。几天或几周之内明显出现受累腿的近端和远端肌肉萎缩和无力。该神经病常伴有明显的体重下降。无力常在数周或数月内进展，但病程可以持续18个月甚至更久。随后，患者恢复缓慢，仍会遗留无力、感觉丧失以及疼痛。与更加典型的腰骶神经根病相比，一些患者进展成为胸神经根病，甚至更少见的颈椎多发性神经根病。脑脊液蛋白通常升高，但细胞计数正常。ESR常升高。EDx示受累肢体近端和远端肌肉以及椎旁肌活跃的去神经支配。神经活检可能显示轴突变性以及血管周围炎症。严重疼痛的患者在急性期的治疗有时用糖皮质激素，尽管相关的随机对照试验还没有实施，然而这种神经病的自然病程是缓慢改善的。

糖尿病单神经病或多发性单神经病 最常见的单神经病是在腕侧的正中神经病以及在肘部的尺神经病，但是在腓骨头的腓神经病以及坐骨神经病、侧面的股神经病、皮肤或脑神经病都可发生。除了脑单神经病，严重的神经麻痹也相对常见，但可能有其他非糖尿病病因。在糖尿病患者，第三神经麻痹是最常见的，其次是第六神经以及少见的第四神经麻痹。糖尿病第三神经麻痹特征表现为瞳孔回避。

表 23-6 痛性感觉神经病的治疗

治疗	给药途径	剂量	副作用
一线			
Lidoderm 5%贴剂	用于疼痛区域	每天最多 3 片贴剂	皮肤刺激
三环抗抑郁药（如阿米替林、去甲替林）	口服	10～100mg，睡前服用	认知改变、镇静、眼干和口干、尿潴留、便秘
加巴喷丁	口服	300～1200mg，每日 3 次	认知改变、镇静、外周水肿
普瑞巴林	口服	50～100mg，每日 3 次	认知改变、镇静、外周水肿
度洛西汀	口服	30～60mg，每日 1 次	认知改变、镇静、眼干、发汗、恶心、腹泻、便秘
二线			
卡马西平	口服	200～400mg，每 6～8 小时 1 次	认知改变、眩晕、白细胞减少症、肝功能障碍
苯妥英	口服	200～400mg，睡前服用	认知改变、眩晕、肝功能障碍
文拉法辛	口服	37.5～150mg/d	衰弱、发汗、恶心、便秘、厌食、呕吐、嗜睡、口干、眩晕、紧张、焦虑、震颤、视物模糊、异常射精/性高潮和阳痿
曲马多	口服	50mg，每日 4 次	认知改变，胃肠道不适
三线			
美西律	口服	200～300mg，每日 3 次	心律失常
其他药物			
EMLA 霜剂 2.5%利多卡因 2.5%丙胺卡因	应用于皮肤	每日 4 次	局部红斑
0.025%～0.075%辣椒素霜剂	应用于皮肤	每日 4 次	灼烧感

来源：Modified from AA Amato，J Russell：*Neuromuscular Disease*. New York，McGraw-Hill，2008.

甲状腺功能减退

甲状腺功能减退症更常伴有近端肌病，但是一些患者会发展为神经病，大多数为典型腕管综合征。少见情况下，可发生全身型感觉多发性神经病，表现为疼痛感觉异常以及腿和手的麻木。治疗是纠正甲状腺功能减退。

舍格伦综合征

舍格伦综合征，表现为干燥综合征，即口干症、眼干症以及其他黏膜干燥，可合并神经病。最常见的是时间依赖性轴突感觉运动神经病，主要表现为肢体远端感觉丧失。也可见纯小纤维神经病或脑神经病，尤其是三叉神经受累。舍格伦综合征也与感觉神经元病或神经节病有关。感觉神经节病变的患者有进展性麻木及肢体、躯干和面部的针刺感，以一种非时间依赖的形式，这些症状累及手臂或面部多于腿部。起病可能是急性或是隐匿的。感觉检查显示严重的振动觉和本体感觉损失，导致感觉性共济失调。

舍格伦综合征引起的神经病患者血清中可能有抗核抗体（ANA）、SS-A/Ro 以及 SS-B/La，但是大多数没有。NCS 示受累肢体感觉振幅减少。神经活检示轴突变性。非特异性血管周围炎症可能存在，但坏死性血管炎很少见。舍格伦综合征相关神经病没有特异的治疗。怀疑是血管炎的患者，应用免疫抑制剂药物可能有效。有时，免疫疗法（如 IVIg）可稳定或改善感觉神经元病或神经节病。

风湿性关节炎

至少 50%的风湿性关节炎（RA）患者可出现周围神经病，本质上可能是脉管炎。脉管炎神经病可表现为多发性单神经病、广泛对称的受累形式或这些类型同时出现。治疗 RA 的药物（如肿瘤坏死阻滞药来氟米特）也可导致神经病。神经活检经常显示神经内膜和神经外膜血管壁变厚以及血管周围炎症或血管炎，伴随透壁炎症细胞浸润以及血管壁纤维样坏死。神经病经常对免疫调整治疗有反应。

系统性红斑狼疮（SLE）

2%～27%的 SLE 患者会发展为周围神经病。患者表现为从脚开始的慢性进展性感觉丧失。一些患者有烧灼痛以及感觉异常，反射正常，神经传导研究提示纯小纤维神经病。多发性单神经病不太常见，可能继发于坏死性血管炎。全身型感觉运动多神经病可能会满足GBS或CIDP的临床、实验室、电生理以及组织学标准，但比较少见。免疫抑制治疗对有神经病的SLE患者有效，因其对血管炎有效。免疫抑制剂对没有血管炎证据的全身型感觉或感觉运动多发性神经病很少有效。GBS或CIDP样神经病患者应该相应治疗。

系统性硬化症（硬皮病）

远端对称的感觉为主的多发性神经病使得5%～67%的硬皮病病例更加难以处理。脑单神经病也可发生，最常见的是三叉神经，产生面部麻木和感觉迟钝。多发性单神经病也可发生。EDx及神经活检的组织学特征为轴突感觉丧失比运动性多神经病更加明显。

结节病

大约5%的结节病患者周围或中枢神经系统受累。最常见的脑神经包括第七神经，双侧都可累及。一些患者可发展成神经根病或多发性神经根病。当全根受累时，临床表现可类似于GBS或CIDP。患者也可表现为多发性单神经病或全身性、慢性进展性、感觉重于运动的多神经病。一些患者表现为纯小纤维神经病。EDx示轴突神经病。神经活检示非干酪性肉芽肿浸润神经内膜、神经束膜、神经外膜以及淋巴细胞坏死性脉管炎。神经类肉瘤病可以对糖皮质激素或其他免疫抑制剂治疗有反应。

高嗜酸性粒细胞综合征

高嗜酸性粒细胞综合征表现为嗜酸性粒细胞增多，与各种皮肤、心血管、血液病以及神经系统异常有关。全身型周围神经病或多发性单神经病发生于6%～14%的患者。

腹腔疾病（谷蛋白诱导肠病或非热带性口炎性腹泻）

10%的腹腔疾病患者估计会发生神经系统并发症，尤其是共济失调以及周围神经病。全身型感觉运动多神经病、纯运动神经病、多发性单神经病、自主神经病、小纤维神经病以及神经性肌强直都被报道与腹腔疾病或抗麦醇溶蛋白/抗上皮细胞膜抗体有关。神经活检可以显示大的脱髓鞘纤维的丢失。神经病可能继发于维生素B_{12}和维生素E的吸收障碍。但是，一些患者有未知的维生素缺乏。这些患者神经病的致病基础尚不清楚，可能与自身免疫相关。无谷蛋白饮食不会引起神经病。维生素B_{12}或维生素E缺乏的患者，用替代治疗可改善或稳定神经病。

炎性肠病

溃疡性结肠炎以及克罗恩病可能是GBS、CIDP、全身型轴突感觉或感觉运动多神经病、小纤维神经病或单神经病的并发症。这些神经病可能是自身免疫性、营养性（如维生素B_{12}缺乏）、治疗相关性（如甲硝唑）或是特发性。接受肿瘤坏死因子α阻滞剂治疗的患者可能出现类似于GBS、CIDP或多灶性运动神经病的急性神经病伴脱髓鞘改变。

尿毒症神经病

大约60%的肾衰竭患者有多神经病，表现为时间依赖性麻木、针刺感、异常性疼痛以及轻度远端无力。类似于GBS的快速进展性无力以及感觉丧失比较少见，可通过增加肾透析的强度或是肾移植来改善症状。单神经病也可发生，最常见的是CTS。缺血性单侧肢体神经病（见下文）可使手臂上建立的用于透析的动静脉分流恶化。尿毒症患者EDx示时间依赖性，主要是轴突、感觉运动多神经病。腓肠神经活检示神经纤维损伤（尤其是大的有髓纤维）、活跃的轴突变性，以及节段性脱髓鞘。血液透析可稳定感觉运动多神经病，成功的肾移植可改善症状。

慢性肝病

以麻木、针刺感以及主要为下肢的远端轻微无力为特征的全身型感觉运动性神经病常发生于慢性肝衰竭的患者。EDx结果与感觉重于运动的轴突病变一致。腓肠神经活检示节段性脱髓鞘以及轴突损伤。肝衰竭是否可以单独引起周围神经病未知，因为大多数患者的肝病继发于其他疾病，例如乙醇中毒或病毒性肝炎，这些也可引起神经病。

危重病性多神经病

急性全身型无力导致需要进重症监护室（ICU）的最常见病因是GBS以及重症肌无力（第25章）。但是，当在ICU的重症患者出现了无力进展，通常是由重症多神经病（critical illness polyneuropathy，CIP）或重症肌病（critical illness myopathy，CIM）引起，或者更少见的是，由延长的神经肌肉阻滞引起。从临床和EDx的观点看，区分这些疾病是很困难的。大多数专家认为 CIM 更加常见。CIM 和 CIP 都可以是败血症和多器官功能障碍的并发症。通常表现为患者不能自主呼吸。共存的脑病可使神经检查受限，特别是感觉检查。伸肌反射无或减弱。

血清肌酸激酶（CK）通常正常；血清 CK 升高可能是 CIM 而不是 CIP。NCS 示 CIP 运动和感觉振幅显著减少或缺失。针式 EMG 常示大量的正尖波以及纤颤电位，严重无力的患者通常不能恢复运动单元动作电位。CIP 的病因未知，可能是败血症相关循环毒素和代谢异常以及多器官功能障碍损害轴突运输或线粒体功能，导致轴突变性。

麻风病（汉森病）

麻风病，由抗酸细菌麻风分枝杆菌引起，是东南亚、非洲以及南美周围神经病最常见的病因。临床表现在结核样麻风病以及瘤型麻风病之间改变，这之间还存在中间型麻风病。神经病最常见于中间型麻风病患者。耳朵和远端肢体的表浅皮神经最易累及。单神经病、多发性单神经病或是慢性进展性对称的感觉运动型多神经病可以发生。下肢感觉 NCS 常缺失，手臂 NCS 振幅减小。运动 NCS 可能显示受累神经振幅减少，但有时可示脱髓鞘表现。麻风可通过皮损活检诊断。神经活检可以诊断，尤其对于一些没有明显皮损的患者。结核样麻风病特征为肉芽肿，不见细菌。而在瘤型麻风病，大量的细菌、T_H2 淋巴细胞、泡沫样巨噬细胞浸润以及小肉芽肿渗透常见。最好使用非特染剂使细菌染色，通常可见神经内膜上、巨噬细胞内或是施万细胞内成簇的红染杆菌。

患者通常用多种药物治疗：氨苯砜、利福平以及氯法齐明。其他药物包括沙利度胺、培氟沙星、氧氟沙星、司帕沙星、米诺环素以及克拉霉素。患者通常要治疗 2 年。治疗有时并发所谓的逆转反应，尤其是中间型麻风。逆转反应可在治疗的任何时候发生和发展，因为细胞免疫能力提高，会转变为结核样麻风终点。肿瘤坏死因子 α、干扰素 γ 以及白介素-2 释放增加以及新的肉芽肿形成证明细胞反应上调。这可导致皮疹的恶化和神经病以及新损伤的出现。高剂量的糖皮质激素可逆转不良反应，可以预防性应用于高危患者治疗开始阶段。麻风结节性红斑（ENL）也可用糖皮质激素或沙利度胺治疗。

莱姆病

莱姆病由疏螺旋体感染所致，疏螺旋体通常由鹿蜱 *Ixodes dammini* 传播。神经并发症可在传染的第 2 及第 3 阶段出现。面部神经病变最常见，在大约半数病例中表现为双侧神经病，原发的贝尔麻痹少见。神经受累常是不对称的。一些患者表现为多发性神经根病或是多发单神经病。EDx 提示原发轴突病变。神经活检示轴突变性伴血管周围炎症。治疗使用抗生素。

白喉神经病

白喉由细菌白喉棒状杆菌引起。感染患者表现为流感样症状，包括全身肌痛、头痛、劳累、低热以及 1 周至 10 天内对刺激的应激性。20％～70％的患者发展为外周神经病，由细菌释放毒素引起。感染后的 3～4 周，患者可因调节受损诉咽喉感觉下降，并开始出现吞咽困难、构音障碍、声音嘶哑以及视物模糊。全身型多神经病可在感染 2～3 个月后出现，表现为麻木、感觉异常以及手臂和腿无力，有时候有通气障碍。脑脊液蛋白质可升高，伴或不伴淋巴细胞增多。EDx 提示弥漫性轴突感觉运动多神经病。症状出现后 48h 之内应该给予抗毒素以及抗生素治疗。尽管早期治疗减少一些并发症的发病率以及严重度（如心肌病），但不能改变相关周围神经病的自然病程。神经病通常在数月后恢复。

人类免疫缺陷病毒（HIV）

HIV 感染可导致很多神经系统并发症，包括周围神经病。大约 20％的 HIV 感染患者因为病毒自身直接导致神经病，或是相关病毒感染（如巨细胞病毒）所致，或继发于抗病毒药物的中毒性神经病（见下文）。HIV 感染相关周围神经病的主要表现包括：①远端对称性多神经病；②炎症性脱髓鞘多神经病（包括 GBS 和 CIDP）；③多发性单神经病（如血管炎、CMV 相关）；④多发性神经根病（通常是 CMV 相关）；⑤自主神经病；⑥感觉神经节炎。

HIV 相关远端对称性多神经病（DSP） DSP 是 HIV 感染相关周围神经病最常见的形式，通常可见于 AIDS 患者。表现为远端肢体的麻木以及疼痛感觉异常。DSP 的病原学依据未知，但不是因为周围神经真正感染。神经病可能是免疫介导的，由周围炎症细胞释放的细胞因子引起。维生素 B_{12} 缺乏可以是病因，但不是主要病因。一些抗反转录病毒药物（如双脱氧胞苷、双脱氧肌苷、司他夫定）药物也是毒害神经的，可能导致疼痛感觉神经病。

HIV 相关炎症性脱髓鞘多发性神经根神经病 AIDP 和 CIDP 可以作为 HIV 感染的并发症发生。AIDP 常在血清转换的时候发生，而 CIDP 可发生在感染病程中的任何时候。临床和 EDx 表现不能区分原发性 AIDP 或 CIDP（见第 24 章讨论）。除了蛋白质水平升高，脑脊液淋巴细胞增多也很明显，这有助于区分 HIV 相关多发性神经根神经病和 AIDP/CIDP。

HIV 相关进展性多发性神经根病 急性、进展性腰骶部多发性神经根神经病常继发于巨细胞病毒（CMV）感染，可在 AIDS 患者发生。患者表现为严重的神经根痛、麻木以及腿部不对称的无力。脑脊液异常，示蛋白质升高，伴葡萄糖浓度降低和中性粒细胞显著增多。EDx 示活跃的轴突变性。多发性神经根神经病可以通过抗病毒治疗改善。

HIV 相关多发性单神经病 多发性单神经病也可发生在 HIV 感染的患者。受累神经分布区出现麻木、无力、感觉异常以及疼痛。神经活检可示轴突变性，伴坏死性血管炎或血管周围炎症。糖皮质激素治疗适用于 HIV 感染直接引起的血管炎。

HIV 相关感觉神经元病或神经节病 背根神经节炎是 HIV 感染少见的并发症，神经元病表现可以出现。患者发展为感觉性共济失调，与原发性感觉神经元病或神经节病相似。NCS 示感觉神经动作电位（SNAP）振幅减少或缺失。

水痘-带状疱疹病毒

水痘-带状疱疹（HVZ）病毒感染引起的周围神经病是由于原发感染或潜伏病毒再激活而引起。成人 2/3 的感染表现为表皮带状疱疹，皮区有严重的疼痛和感觉异常，1～2 周内相同部位出现水泡疹。5%～30%的患者根神经支配的肌无力与皮损的皮区分布一致。大约 25%的患者有持续的疼痛［疱疹后神经痛（PHN）］。大型临床试验显示带状疱疹疫苗减少了 51%接种者的 HZ 发病率，减少了 67%的 PHN 发病率。疱疹后神经痛的治疗根据症状而定（表 23-6）。

巨细胞病毒

CMV 可引起 HIV 感染患者以及其他免疫缺陷疾病患者急性腰骶多发性神经根病和多发性单神经病。

Epstein-barr 病毒

Epstein-barr 病毒（EBV）感染与 GBS、脑神经病、多发性单神经病、臂神经丛病、腰骶部神经根神经丛病以及感觉神经元病相关。

肝炎病毒

乙型肝炎病毒（HBV）和丙型肝炎病毒（HCV）可以引起与血管炎、AIDP 或 CIDP 相关的多发性单神经病。

恶性肿瘤相关的神经病

恶性肿瘤患者可发生神经病，因为：①肿瘤通过侵袭或压迫神经直接影响；②远距离或副肿瘤性影响；③治疗毒性作用；④免疫抑制药物引起的免疫损害。最常见的相关恶性肿瘤为肺癌，但神经病也可使乳腺癌、卵巢癌、胃癌、直肠癌以及其他器官包括淋巴组织系统的癌症恶化。

副肿瘤性感觉神经元病/神经节病

副肿瘤性脑脊髓炎/感觉神经元病（paraneoplastic encephalomyelitis/sensory neuronopathy，PEM/SN）常伴小细胞肺癌。患者常表现为不对称的远端肢体的麻木和感觉异常。起病可以是急性或隐袭进展性的。本体感觉的显著丧失导致感觉性共济失调。无力可继发于相关脊髓炎、运动神经元病，或是伴发 Lambert-Eaton 肌无力综合征（LEMS）。很多患者也可出现意识模糊、记忆力丧失、抑郁、幻觉、癫痫或小脑共济失调。多克隆抗神经元抗体（IgG）直接攻击 35～40kDa 蛋白或蛋白复合体，大多数 PEM/SN 患者的血清或脑脊液中存在所谓的 Hu 抗原。脑脊液可能正常，或可能显示轻度淋巴细胞增多和蛋白质增多。PEM/SN 可能是因为肿瘤细胞和神经元细胞表达的蛋白抗原相似，导致免疫反应直接攻击所有细胞类型。潜在肿瘤的治疗一般不改变 PEM/SN 的病程。但是，偶尔有患者在治疗肿瘤后可以改善。不幸的是，血浆清除术、静脉注射免疫球蛋白以及免疫抑制剂没有很好的疗效。

继发于肿瘤浸润的神经病

恶性细胞，尤其是白血病以及淋巴瘤，可以浸润脑神经和周围神经，导致单神经病、多发性单神经病、多发性神经根病，甚至全身对称性远端或近端和远端多神经病。肿瘤浸润相关神经病通常是疼痛的；它可以是肿瘤的现有表现或是复发的前驱症状。治疗潜在的淋巴瘤或白血病或用糖皮质激素治疗后可改善神经病。

神经病作为骨髓移植的并发症

经历骨髓移植（BMT）的患者可发生神经病，因为化学疗法、辐射、感染的毒性作用或是自身免疫反应直接攻击周围神经。BMT 的周围神经病通常与移植物抗宿主病（GVHD）有关。慢性 GVHD 和一些自身免疫疾病有许多共同的特征，可能是免疫反应直接攻击周围神经。慢性 GVHD 患者可出现脑神经病、感觉运动多发性神经病、多发性单神经病以及类似于 AIDP 或 CIDP 的严重的全身型周围神经病。提高免疫抑制剂的强度或免疫调节治疗以及治疗 GVHD 可能改善神经病。

淋巴瘤

淋巴瘤可能通过浸润或直接压迫神经或是通过副肿瘤病程引起神经病。神经病可以是纯感觉或是纯运动的，但最常见的是感觉运动性。累及的形式可能是对称的、不对称的或是多病灶的，病程可能是急性的、慢性进展的或是复发的以及缓解的。EDx 可以兼容轴突或脱髓鞘过程。脑脊液可提示淋巴细胞增多以及蛋白质升高。神经活检可显示浸润性或副肿瘤性病因引起的神经内膜炎症细胞。细胞单克隆种群支持淋巴瘤侵袭。神经病可以对潜在淋巴瘤或免疫调节治疗有反应。

多发性骨髓瘤

多发性骨髓瘤（multiple myeloma，MM）通常发生在 40～70 岁时，表现为疲劳、骨痛、贫血以及高钙血症。多达 40%的患者可出现神经病的临床和 EDx 表现。最常见的类型是远端、轴突或是感觉运动多神经病。慢性脱髓鞘多发性神经根神经病可发生，但比较少见（见第 24 章）。MM 可合并淀粉样多神经病，有疼痛性感觉异常、针刺和温度失辨认、自主神经功能障碍（提示小纤维神经病）以及腕管综合征的患者应该考虑 MM。扩张的浆细胞瘤也可压迫脑神经和脊髓根。单克隆蛋白，通常由 γ 或 μ 重链或 κ 轻链组成，可在血清或尿液中出现。EDx 通常显示振幅下降以及正常或轻度异常的远端延迟和传导速率。合并手腕的正中神经病常见。腹脂、直肠或腓肠神经活检可用来寻找淀粉样沉积。不幸的是，潜在 MM 的治疗通常不改变神经病的病程。

未明确的单克隆丙种球蛋白病相关神经病（见第 24 章）

继发于化疗的中毒性神经病 许多常用化疗药物可以导致中毒性神经病（表 23-7）。这些药物导致中毒

表 23-7 继发于化疗的中毒性神经病

药物	神经中毒性机制	临床特征	神经组织病理学	EMG/NCS
长春花生物碱类（长春新碱、长春碱、长春地辛、长春瑞滨）	干扰轴突微管组装；损害轴突运输	对称的、感觉运动、大/小纤维 PN；自主神经症状常见；罕见脑神经病	有髓以及无髓纤维轴突变性；再生神经丛，最小的节段性脱髓鞘	轴突感觉运动 PN；EMG 显示远端去神经支配；异常 QST，尤其是振动觉
顺铂	首先损害背根神经节 ？与 DNA 结合和交联 ？抑制蛋白质合成 ？损伤轴突运输	主要是大纤维感觉神经病；感觉性共济失调	大的有髓和无髓纤维损失>小的纤维；轴突变性伴随再生纤维小神经丛；继发节段性脱髓鞘	SNAP 低振幅或不稳定，CMAP 和 EMG 正常；QST 异常，尤其是振动觉
紫杉烷类（紫杉醇、多西他赛）	促进轴突微管组装；干扰轴突运输	对称的，主要为感觉 PN，大纤维比小纤维更受影响	大的有髓和无髓纤维损失>小的纤维；轴突变性伴随再生纤维小神经丛；继发节段性脱髓鞘	轴突感觉运动 PN；EMG 显示远端去神经支配；异常 QST，尤其是振动觉
舒拉明 轴突 PN	未知；？抑制神经营养生长因子结合； ？神经元溶酶体储积	对称的、时间依赖、主要是感觉 PN	未描述	与轴突感觉运动 PN 不一致
脱髓鞘 PN	未知；？免疫调节影响	亚急性、感觉运动 PN 伴随弥漫性远端及近端无力；反射消失；脑脊液蛋白质升高	大的和小的有髓纤维损失伴随主要脱髓鞘过程和继发轴突变性；有时神经内膜和外膜炎性细胞浸润	特征提示获得性脱髓鞘感觉运动 PN（如慢 CV、远端潜伏期及 F 波潜伏期延长，传导阻滞，暂时性弥散）
阿糖胞苷（Ara-C）	未知；？选择性施万细胞毒性；？免疫调节效应	GBS 样症状；纯感觉神经病；臂丛神经	有髓神经纤维损失；轴突变性；节段性脱髓鞘；无炎症反应	轴突、脱髓鞘或混合感觉运动 PN；EMG 去神经支配
依托泊苷（VP-16）	未知；？选择性背根神经节毒性	时间依赖、主要为感觉 PN；自主神经病	未描述	与轴突感觉运动 PN 不一致
硼替佐米（万珂）	未知	时间依赖、感觉、主要为小纤维 PN	未报道	与轴突感觉神经病不一致伴随早期小纤维受累（异常自主神经表现）

缩写：CMAP，复合运动动作电位；CV，传导速率；EMG，肌电图；GBS，吉兰-巴雷综合征；NCS，神经传导研究；PN，多神经病；QST，定量感觉试验；SNAP，感觉神经动作电位

来源：From AA Amato，J Russell：*Neuromuscular Disease*. New York，McGraw-Hill，2008.

性神经病的机制随着神经病的特异类型而改变。原先存在神经病的患者（如 Charcot-Marie-Tooth 病、糖尿病神经病）以及服用其他可能致神经毒性的药物（如呋喃妥因、异烟肼、双硫仑、维生素 B_6）发展成为中毒性神经病或更严重的神经病的风险更高。化疗药物通常导致感觉比运动更严重的时间依赖性轴突神经病或神经元病/神经节病。

其他中毒性神经病

神经病可以是一些药物及其他环境刺激因素的毒性反应的并发症（表 23-8）。这里讨论更常见的神经病相关药物。

表 23-8 中毒性神经病

药物	神经毒性机制	临床特征	神经组织病理学	EMG/NCS
米索硝唑	未知	疼痛感觉异常和大、小纤维的感觉丧失，以及有时出现时间依赖型远端无力	大的有髓纤维轴突变性；轴突肿胀；节段性脱髓鞘	SNAP 低振幅或无法获得，或仅有轻微降低的 CAMP 振幅
甲硝唑	未知	疼痛感觉异常和大、小纤维的感觉丧失，以及有时出现时间依赖型远端无力	轴突变性	SNAP 低振幅或无法获得，CAMP 正常
氯喹以及羟氯喹	其两亲性的特性可能导致难以消化的药物-脂质复合物形成，以及自体吞噬泡累积	大、小纤维的感觉丧失，以及时间依赖型远端无力；叠加的肌病可能导致近端无力	轴突变性，神经和肌肉纤维有自体吞噬泡	SNAP 低振幅或无法获得，CAMP 振幅正常或减低；EMG 示远端去神经支配；叠加中毒性肌病的患者出现烦躁不安以及近端肌病表现的 MUAP
胺碘酮	其两亲性的特性可能导致药物-脂质复合物难以消化，以及自体吞噬泡累积	感觉异常和疼痛，伴随大、小纤维的感觉丧失以及时间依赖性远端无力；叠加的肌病可能导致近端无力	轴突变性以及节段性脱髓鞘，神经和肌纤维有髓样包涵体	SNAP 低振幅或无法获得，CAMP 振幅正常或减低；也可以有 CV 的显著减慢；EMG 示远端去神经支配；叠加中毒性肌病的患者出现烦躁不安以及近端肌病表现的 MUAP
秋水仙碱	抑制微管中微管蛋白聚合，损害轴浆流	麻木和感觉异常伴随时间依赖型大纤维形式的丧失；叠加的肌肉病变可能导致近端及远端无力	神经活检显示轴突变性；肌肉活检显示纤维及空泡	SNAP 低振幅或无法获得，CAMP 振幅正常或减少；叠加中毒性肌病的患者出现烦躁不安以及近端肌病表现的 MUAP
鬼臼树脂	结合至微管并损害轴浆流动	感觉丧失、刺痛感、肌无力以及时间依赖型肌肉牵张反射减弱；自主神经病	轴突变性	SNAP 低振幅或无法获得，CAMP 振幅正常或减低
沙利度胺	未知	麻木、针刺感、烧灼痛以及时间依赖型肌无力	轴突变性；尸检研究显示背根神经节变性	SNAP 低振幅或无法获得，CAMP 振幅正常或减低
双硫仑	神经纤维丝积聚和轴浆流动受损	时间依赖型麻木、刺痛和烧灼痛	轴突变性伴随轴突内神经纤维丝积聚	SNAP 低振幅或无法获得，CAMP 振幅正常或减低
氨苯砜	未知	远端无力可进展为近端肌无力；感觉丧失	轴突变性以及节段性脱髓鞘	CAMP 低振幅或无法获得，SNAP 振幅正常或减低
来氟米特	未知	时间依赖型感觉异常和麻木	未知	SNAP 低振幅或无法获得，CAMP 振幅正常或减低
呋喃妥因	未知	麻木、痛性感觉异常，以及类似于 GBS 的严重无力	轴突变性；尸检显示背根神经节和前角细胞变性	SNAP 低振幅或无法获得，CAMP 振幅正常或减低
维生素 B_6（吡多辛）	未知	感觉迟钝和感觉性共济失调；检查发现大纤维感觉形式受损	感觉轴突以及背根神经节胞体明显丧失	SNAP 振幅减低或缺失
异烟肼	抑制吡哆醛磷酸激酶，导致吡哆辛缺陷	感觉迟钝和感觉性共济失调；检查发现大纤维感觉形式受损	感觉轴突以及背根神经节胞体明显丧失，背柱退化	SNAP 振幅减低或缺失，相比之下 CAMP 较小程度改变

表 23-8 中毒性神经病（续）				
药物	神经毒性机制	临床特征	神经组织病理学	EMG/NCS
乙胺丁醇	未知	麻木以及检查发现大纤维形式丧失	轴突变性	SNAP 振幅减低或缺失
抗核苷	未知	感觉迟钝以及感觉性共济失调；检查发现大纤维感觉形式受损	轴突变性	SNAP 振幅减低或缺失
苯妥英	未知	麻木以及检查发现大纤维形式丧失	轴突变性以及节段性脱髓鞘	SNAP 低振幅或无法获得，CAMP 振幅正常或减低
锂	未知	麻木以及检查发现大纤维形式丧失	轴突变性	SNAP 低振幅或无法获得，CAMP 振幅正常或减少
丙烯酰胺	未知；可能由轴突运输受损导致	麻木以及检查发现大纤维形式丧失；感觉性共济失调；轻度远端无力	外周神经感觉轴突变性以及 CNS 中后柱、脊髓小脑束、乳头小体、视束和皮质脊髓束退化	SNAP 低振幅或无法获得，CAMP 振幅正常或减少
二硫化碳	未知	时间依赖型麻木和刺痛，伴随轻微远端无力	轴突肿胀伴随神经纤维丝的积累	SNAP 低振幅或无法获得，CAMP 振幅正常或减少
环氧乙烷	未知；可能作为烷化剂起作用，结合于 DNA	时间依赖型麻木和刺痛，伴随轻微远端无力	轴突变性	SNAP 低振幅或无法获得，CAMP 振幅正常或减低
有机磷酸酯类	结合以及抑制神经病靶酯酶	早期表现为神经肌肉阻滞伴随全身无力；之后出现轴突感觉运动 PN	轴突变性伴随薄束及皮质脊髓束的退化	早期：CAMP 反复激发以及在重复神经刺激下衰减；晚期：轴突感觉运动 PN
六碳化合物	未知；可能导致神经纤维丝之间的共价交联	急性、严重的感觉运动 PN，可与 GBS 相似	轴突变性和巨轴突肿胀伴随神经纤维丝累积	混合轴突特征和（或）脱髓鞘感觉运动轴突 PN——振幅减少、远端潜伏期延长、传导阻滞、CV 减慢
铅	未知；可能干扰线粒体	脑病；运动神经病（经常类似于辐射性神经病，伴随手腕和手指下垂）；自主神经病；牙龈呈青黑色	运动轴突变性	CAMP 振幅减低，EMG 示去神经支配活跃
汞	未知；可能结合巯基	腹痛以及肾病综合征；脑病；共济失调；感觉异常	轴突变性；背根神经节、距状皮质及小脑皮质退化	SNAP 低振幅或无法获得，CAMP 振幅正常或减低
铊	未知	脑病；疼痛感觉症状；振动觉轻微丧失；也可发生远端或全身无力；自主神经病；秃头症	轴突变性	SNAP 低振幅或无法获得，CAMP 振幅正常或减少
砷	未知；可能结合巯基	腹部不适、烧灼感以及感觉异常；全身无力；自主神经功能不全；可类似于 GBS	轴突变性	SNAP 低振幅或无法获得，CAMP 振幅正常或减少；可能有脱髓鞘表现：远端潜伏期延长以及 CV 减慢
金	未知	远端感觉异常以及所有感觉形式减退	轴突变性	SNAP 低振幅或无法获得

缩写：CAMP，复合运动动作电位；CV，传导速率；EMG，脑电图；GBS，吉兰-巴雷综合征；MUAP，肌肉动作电位；NCS，神经传导研究；PN，多神经病；SNAP，感觉神经动作电位

来源：From AA Amato，J Russell：*Neuromuscular Disease*. New York，McGraw-Hill，2008.

氯喹和羟氯喹

氯喹和羟氯喹可导致中毒性肌病，表现为缓慢进展性、无痛性、近端无力和肌萎缩，腿部比手臂更严重。另外，神经病可伴发或不伴发肌病，导致感觉丧失和远端无力。每天服用该药 500mg 长达 1 年或更长时间的患者通常出现神经肌病，但也有报道服用剂量仅 200mg/d 的患者发生。因为合并肌病，血清 CK 水

平通常升高。NCS 表现为运动和神经传导速率轻度减慢，以及振幅轻中度减少，但一些仅是肌病的患者 NCS 可能是正常的。EMG 示肌病肌肉动作电位（MUAP），以正尖波形式插入性活动增加，出现纤颤性电位，近端肌肉有时会有肌紧张电位。更远端的肌肉可以发现神经源性 MUAP 以及减少的募集反应。神经活检示施万细胞内的自体吞噬空泡。肌肉活检也可见明显的空泡。神经病的致病依据未知，但可能与药物的两性亲和力有关。这些药物包含疏水和亲水区，使得它们与细胞膜和细胞器上的阴离子磷脂相互作用。药物脂质复合物可能通过溶酶体酶抵抗消化，导致充满骨髓样碎片的自体吞噬空泡形成，这最终导致神经及肌纤维的变性。神经病和肌病的症状和体征在停药后通常可逆。

胺碘酮

胺碘酮引起的神经肌病类似于氯喹和羟氯喹。患者服用该药 2～3 年后出现典型的神经肌病。神经活检示节段性脱髓鞘以及轴突损失。电子显微镜示施万细胞、周细胞以及内皮细胞存在薄片状或致密包涵体。停药后肌肉以及神经活检中的包涵体持续存在长达 2 年。

秋水仙碱

秋水仙碱也可导致神经病。患者表现为近端无力以及远端肢体的麻木和针刺感。Edx 示轴突多神经病的特征。肌肉活检示空泡肌病，而感觉神经显示轴突变性。秋水仙碱抑制微管蛋白聚合成微管。微管的破坏可能导致神经和肌肉中重要蛋白、营养素以及废物的细胞内转运缺陷。

沙利度胺

沙利度胺是一种免疫调节药物，用于治疗多发性骨髓瘤、GVHD、麻风病以及其他自身免疫疾病。沙利度胺可有严重的致畸效应，以及引起剂量限制性的周围神经病。患者出现手脚麻木、痛性麻刺感以及烧灼感，比较少见的可出现肌无力和萎缩。即使停止药物 4～6 年后，多达 50%的患者仍会有明显的症状。NCS 示感觉神经动作电位（SNAP）振幅降低或完全缺失，传导速率保留。运动 NCS 通常正常。神经活检示大直径有髓纤维损失以及轴突变性。尸检报道背根神经节细胞变性。

维生素 B_6（吡哆辛）毒性

维生素 B_6 是基本的维生素，是转氨作用和脱羧作用的辅酶。但是，高剂量的维生素 B_6（116mg/d），患者可以发生严重的感觉神经病伴感觉迟钝和感觉性共济失调。NCS 示 SNAP 振幅缺失或显著减低，CAMP 相对保留。神经活检示所有直径的纤维轴突损失。有报道动物模型发生背根神经节细胞的丢失以及继发周围神经和中枢感觉束的变性。

异烟肼

异烟肼（INH）最常见的副作用之一是周围神经病。标准剂量的 INH（每日 3～5mg/kg）与 2%的神经病发病率相关，而每日服用超过 6mg/kg 的患者发病率至少为 17%。老年、营养不良以及“慢乙酰化个体”发展为神经病的风险增高。INH 抑制吡哆醇磷酸激酶，导致吡哆辛缺陷和神经病。预防性服用维生素 B_6 100mg/d 可阻止神经病发生。

抗反转录病毒药物

核苷类似物扎西他滨（双脱氧胞苷或 ddC）、去羟肌苷（双脱氧肌苷或 ddI）、司他夫定（d4T）、拉米夫定（3TC）以及抗反转录病毒核苷反转录酶抑制剂（nucleoside reverse transcriptase inhibitor，NRTI）用于治疗 HIV 感染。这些药物的主要剂量限制性副作用之一是感觉、时间依赖性、对称的疼痛性神经病。扎西他滨（ddC）是研究最广泛的核苷类似物，剂量超过每日 0.18mg/kg 会引起手足的亚急性严重烧灼痛和刀刺样疼痛。NCS 示 SNAP 振幅减少，运动研究正常。核苷类似物抑制线粒体 DNA 聚合酶，可能是神经病的病因。因为“惯性效应”，患者可能在停药 2～3 周后继续恶化。剂量减少后，大部分患者数月后可见神经病的改善（平均约 10 周）。

六碳化合物（n-己烷、甲基正丁酮）/Glue Sniffer 神经病

n-己烷、甲基正丁酮是不溶于水的工业有机溶剂，在胶水中也可存在。通过吸入、有意或无意（以鼻吸入胶）暴露或通过皮肤吸收，可导致亚急性感觉和运动多神经病。NCS 示 SNAP 和 CAMP 振幅下降，CV 轻度减慢。神经活检示有髓纤维丢失，以及充满 10nm 神经纤维丝的巨轴突。六碳化合物暴露导致轴突神经纤维丝之间的共价交联，使得神经纤维丝聚集、轴突运输受损、轴突膨胀以及最终轴突变性。

铅

铅神经病不常见，但可见于偶然在老建筑摄入含

铅涂料的儿童以及暴露于含铅产品的工人。铅中毒最常见的表现是脑病；但是，原发运动神经病的症状和体征也可发生。神经病的特征为隐匿、进展性起病，无力开始于手臂，尤其是手腕以及手指伸肌受累，类似于桡神经病。感觉通常保留；但是自主神经系统可以受影响。实验室检查可示低色素小红细胞性贫血以及红细胞嗜碱性点彩，血清铅水平升高，血清粪卟啉升高。24h尿液采集示排泄物铅水平升高。NCS可能示CMAP振幅减少，SNAP正常。致病因素可与异常的卟啉代谢有关。治疗最重要的依据清除暴露源。乙二胺四乙酸二钠钙（EDTA）、英国抗糜烂性毒气（BAL）以及青霉胺的螯合治疗效果各异。

汞

暴露于有机或无机汞制剂可导致汞中毒。汞毒性可表现为手足感觉异常，向近端进展，可能累及面部及舌。运动无力也可产生。CNS症状通常掩盖神经病。Edx显示主要为轴突感觉运动多神经病的特征。神经肌肉病理学的主要区域是背根神经节。主要治疗是清除暴露源。

铊

铊可以单价或三价形式存在，主要用作杀虫剂。毒性神经病通常表现为足部烧灼样感觉异常、腹部疼痛以及呕吐。口渴严重、睡眠障碍以及精神病行为也可出现。第1周，患者发生头发色素沉着、面部颧骨区痤疮样皮损以及反射亢进。到第2周和第3周时，自主神经功能不稳定，可出现心率以及血压的不稳定。暴露后第3周或第4周，反射减弱及脱发也可发生但不是很明显。严重中毒，可出现近端无力以及脑神经受累。一些患者因累及呼吸肌需要机械通气。铊的致死剂量因人而异，在8～15mg/kg范围内。相当大剂量之后不超过48h就可导致死亡。NCS显示主要为轴突感觉运动性多神经病。急性中毒，亚铁氰化钾Ⅱ可以有效阻止铊从肠道吸收。但是，一旦铊被肠道吸收后就没有效果。不幸的是，螯合剂不是很有效。适当的利尿对于铊从机体清除必不可少，但不能提高组织利用率。

砷

砷是另外一种可以导致中毒性感觉运动多神经病的重金属。患者在摄入砷后5～10天出现症状，进展数周，有时类似于GBS。典型症状是急起腹部不适、恶心、呕吐、疼痛以及腹泻，随后数天内出现手足烧灼痛。皮肤检查可有助诊断，因为急性暴露数周后或慢性低水平摄入砷，可出现浅表皮层丢失，导致皮肤出现斑片状色素增加或减低区域。米氏线，即指（趾）甲根部的横线，在暴露后1～2个月才会变得明显。有慢性砷接触史的长指甲的患者可出现多发性米氏线。米氏线不是砷中毒的特异性表现，铊中毒后也可出现。砷可迅速从血液中清除，因此砷的血清浓度不具有诊断意义。但是，患者接触砷后尿液、头发以及指甲的砷水平可升高。贫血伴红细胞点彩常见，偶尔全血细胞减少症以及再生障碍性贫血可发生。脑脊液蛋白质升高不伴有细胞增多，可导致误诊为GBS。NCS常提示轴突感觉运动多神经病；但是脱髓鞘表现可出现。BAL螯合治疗的疗效不一致，因此并不是普遍推荐。

营养性神经病

维生素 B_{12}（钴胺素）缺乏

恶性贫血是维生素 B_{12} 缺乏最常见的病因。其他原因包括饮食回避（素食主义者）、胃切除术、胃旁路手术、炎症性肠病、胰腺功能不全、细菌过度生长以及可能的组胺-2阻滞剂和质子泵抑制剂。维生素 B_{12} 缺乏的一个未被充分认可的原因是食物维生素 B_{12} 吸收障碍。这种情况典型地发生在老年患者，因为不能充分吸收食物蛋白中的维生素 B_{12}。很大数量的维生素 B_{12} 缺乏患者不能明确缺乏的病因。氧化亚氮作为麻醉剂或是作为毒品使用，可发生急性维生素 B_{12} 缺乏性神经病以及亚急性联合变性。

在出现下肢感觉异常之前主要出现手的麻木。优先出现的是影响本体感觉和振动觉的大纤维感觉的丢失，同时小纤维功能保留。不稳定的步态提示感觉性共济失调。这些表现，伴随弥漫性反射亢进以及Achilles反射消失，就应该注意考虑维生素 B_{12} 缺乏的可能性。在一些严重病例中，眼萎缩和轻度易怒、健忘的表现以及严重的痴呆及精神病的行为改变可以出现。亚急性联合变性的全部临床症状很少见。中枢神经系统表现，尤其是锥体束征，可能消失，事实上患者可能只出现周围神经病的表现。

EDx示轴突感觉运动神经病。中枢神经系统受累产生异常的躯体感觉以及视觉诱发电位延迟。通过发现血清维生素 B_{12} 水平下降可证实诊断。多达40%的患者贫血和巨红细胞症缺乏。当维生素 B_{12} 依赖的反应受阻时，血清甲基丙二酸以及同型半胱氨酸、代谢产物可累积增多。大约60%的恶性贫血患者存在抗内因子抗体，90%的恶性贫血患者存在抗壁细胞抗体。

维生素 B_{12} 缺乏可用多种维生素 B_{12} 疗法治疗。一个典型的疗法包括每周肌注 1000μg 维生素 B_{12}，治疗 1 个月，此后每月 1 次。食物维生素 B_{12} 吸收障碍的患者可吸收游离的维生素 B_{12}，因此可以口服维生素 B_{12} 补充剂治疗。每天 1000μg 的口服维生素 B_{12} 剂量是充足的。维生素 B_{12} 缺乏的治疗不会完全逆转临床症状，至少 50%的患者会有永久的神经缺损。

维生素 B_1（硫胺素）缺乏

发达国家由维生素 B_1 缺乏引起的周围神经病不常见。目前认为多由慢性乙醇滥用、反复发作的呕吐、完全肠外营养以及肥胖症手术治疗引起。维生素 B_1 缺乏多神经病可出现于正常、健康的年轻人，他们并不嗜酒，但是不合理地限制饮食。维生素 B_1 可溶于水。它存在于大部分动植物组织，但最大的来源是未精制谷物、小麦胚芽、酵母、黄豆面粉以及猪肉。脚气病锡兰语指"不能、不能"，本地人的语言曾经部分是荷兰东印度群岛语言（斯里兰卡）。干脚气病指的是神经病症状。湿脚气病用于心血管表现占主要地位时（参考水肿）。脚气病直到 19 世纪晚期才相对常见，在以大米为主食的人群中更普遍。其流行性是因为加工大米的新技术清除了稻秆中的胚芽，出现所谓的打磨大米维生素 B_1 以及其他必需营养素缺乏。

长时间缺乏后出现神经病症状。这开始于足和足趾轻度的感觉丧失以及烧灼感觉异常、下肢的疼痛和痉挛。疼痛可能是主要症状。随着疾病进展，患者出现非特异性全身多神经病的表现，伴手足远端感觉丧失。

维生素 B_1 的血尿常规不能用于诊断缺乏。在添加硫胺素焦磷酸（TTP）之后红细胞转酮酶活性以及活性百分比升高（体外）可能更加精确和可靠。EDx 示轴突感觉运动多神经病的非特异表现。当诊断或疑似维生素 B_1 缺乏时，需要进行维生素 B_1 替代治疗直到储存了适当的营养。维生素 B_1 常以 100g/d 的剂量静脉给予或肌内注射。心脏对维生素 B_1 替代治疗有显著的反应，但是神经症状改善差异较大并且不显著。

维生素 E 缺乏

维生素 E 常指生育酚，是维生素 E 四种主要类型中最活跃的一型。因为维生素 E 存在于动物脂肪、植物油以及各种谷物中，其缺乏常常并非摄入不足，而是由于摄入不足以外的因素。维生素 E 缺乏常继发于脂质吸收障碍或不常见的维生素 E 转运疾病。一种遗传疾病是无 β 脂蛋白血症，这是一种稀有的常染色体显性疾病，表现为脂肪泻、色素性视网膜病变、棘红细胞症以及进展性共济失调。囊性纤维化的患者也可出现继发于脂肪泻的维生素 E 缺乏。特发性维生素 E 缺乏的基因型通常与脂质吸收障碍无关。肠内疾病的外科手术导致的胆汁淤积、肝胆管疾病以及短肠综合征，常引起维生素 E 缺乏发生。

临床表现是在出现缺乏的许多年后才会出现。症状的出现趋于隐匿，进展缓慢。主要的临床表现是脊髓小脑共济失调以及多神经病，因此类似于 Friedreich 共济失调或其他脊髓小脑共济失调。患者表现为进展性共济失调以及后柱功能障碍的体征，例如关节位置觉和振动觉受损。因为多神经病，出现反射减弱，但因脊髓受累，跖反射可能增强。其他神经病表现可能包括眼肌麻痹、色素沉着性视网膜病、夜盲、构音障碍、假手足徐动症、张力障碍以及震颤。维生素 E 缺乏可能表现为独立的多神经病，但是很少见。独立的多神经病患者血清维生素 E 水平的测定结果极低，这个测定不应该是常规检查的一部分。

测量血清 α-生育酚的水平可做出诊断。EDx 示轴突神经病的特征。治疗予以口服维生素 E，但不需要高剂量。对于单独维生素 E 缺乏的患者，治疗剂量为 1500～6000IU/d，分次给予。

维生素 B_6 缺乏

维生素 B_6 或是吡多辛，缺乏或中毒时可产生神经系统表现。维生素 B_6 毒性见上文叙述。维生素 B_6 缺乏最常见于用异烟肼或肼屈嗪治疗的患者。维生素 B_6 多神经病是非特异的，表现为全身型轴突感觉运动多神经病。建议接受异烟肼或肼屈嗪治疗的患者补充维生素 B_6 50～100mg/d。同样的剂量也适用于营养不足的患者。

糙皮病（烟酸缺乏）

糙皮病产生于烟酸缺乏。尽管糙皮病也可见于酗酒者，但基本在大多数食用含烟酸浓缩面包的西方国家发病。然而，糙皮病渐渐成为发展中国家的问题，尤其是亚洲和非洲，这些区域主要碳水化合物来源是玉米。神经表现因人而异，脑、脊髓以及周围神经也可受累。当周围神经受累时，神经病通常表现为轻度，类似于脚气病。治疗给予烟酸 40～250mg/d。

铜缺乏

最近才被认识的一个综合征是继发于铜缺乏的脊髓神经病。大多数患者表现为下肢感觉异常、无力、痉挛状态以及步态困难。大的纤维感觉功能受损，反射灵敏，跖反射增强。在一些病例中，轻触感以及针刺感受累，NCS 提示感觉运动轴突多神经病和脊髓病。

血液学异常是铜缺乏的已知并发症，可以包括小红细胞贫血、中性粒细胞减少症以及偶有全血细胞减少症。因为胃和近端空肠吸收铜，许多铜缺乏在胃手术后出现。锌过量是铜缺乏的确认病因。锌上调肠上皮细胞产生金属硫蛋白，导致铜吸收降低。食物中锌补充过量或假牙填充物含锌可产生临床表现。其他潜在病因包括营养不良、早产、完全经肠外营养以及服用铜螯合剂。

口服或静脉滴注铜治疗之后，一些患者显示神经系统症状改善，但可能要花数月，或不会发生改善。治疗包括每天口服硫酸铜或葡萄糖酸铜 2mg 1～3 次。如果口服铜治疗无效，铜可以硫酸铜或氯化铜的形式每日静滴 2mg 治疗 3～5 天，然后改为每周静滴 1 次治疗 1～2 个月，直至铜水平恢复正常。相比于神经表现，铜替代治疗后大多数血液学指标完全恢复正常。

胃手术相关神经病

溃疡、肿瘤或减重的胃手术之后可发生多神经病。通常发生于快速、明显的体重减轻和反复发作、长期的呕吐病程中。临床表现为急性或亚急性感觉丧失和无力。减重手术之后的神经病通常发生于手术后的最初数月之内。减重外科手术包括胃空肠吻合术、胃缝合器缝合术、垂直绑扎胃成形术以及鲁氏吻合术胃切除术。最初的表现通常是足麻木和感觉异常。在很多病例中没有特异性营养缺乏。

治疗包括肠道外维生素补充，尤其是维生素 B_1。补充维生素 B_1、肠道外营养支持、外科旁路治疗后可观察到症状改善，神经病的诊断和治疗之前缺失的持续时间和严重度对最后的结果评估较为重要。

原因不明的（特发性）感觉和感觉运动多神经病

原因不明的（特发性）感觉和感觉运动多神经病［cryptogenic（idiopathic）sensory and sensorimotor polyneuropathy，CSPN］建立在详细的内科病史、家族史和社会史、神经体格检查以及实验室检查之上，并排除其他疾病。尽管经过广泛评估，仍有多达 50% 的患者多神经病的病因是特发性的。CSPN 应考虑是周围神经病的一个不同诊断亚型。CSPN 起病主要在六七十岁的时候。患者多诉足部开始的远端麻木、麻刺感以及烧灼痛，可能最后累及手指和手。患者表现为远端感觉丧失，足和足趾以及偶有手指的针刺感、触觉、颤动。明显的本体感觉缺失不常见，尽管患者可能主诉步态不稳。但是，少数患者可表现为异常的踵趾步态。无论是主观还是客观的无力都不是主要的表现。大多数患者神经检查以及 EDx 示大纤维和小纤维的损失。大约 10% 的患者只有小纤维受累。踝伸肌反射通常缺失，但在主要小纤维损失的病例中可能保留。EDx 检查在单独的感觉神经动作电位（常伴振幅减少）、轴突感觉运动神经病以及完全正常的结果（若主要是小纤维受累）之间变化。治疗主要包括对神经性疼痛的控制（表 23-6）。如果患者仅有麻木和麻刺感而没有疼痛，那么这些药物不能使用。

尽管没有治疗可以用于逆转特发性远端周围神经病，但预后是好的。通常不会出现疾病进展，即便出现也是轻度的，感觉症状和体征向近端进展至膝部和肘部。随着时间进展，疾病不会导致明显的运动残疾。应向患者解释该病病程的相对良性。

单神经病 /神经丛病 /神经根病

正中神经病

CTS 是手腕处腕管正中神经受压引起。正中神经通过腕管在横向的腕韧带下面进入手部。CTS 的症状包括拇指、示指、中指以及半个环指的麻木以及感觉异常。有时，感觉异常可包括全手并延伸至前臂或上臂，或单独一或两个手指。疼痛是另一个常见的症状，可局限于手和前臂，有时是近端手臂。CTS 常见，常被误诊为胸廓出口综合征。CTS 体征是正中神经分布区感觉降低。当叩诊锤敲打手腕时出现麻刺感（Tinel 征）或手腕屈曲 30～60s（Phalen 征）；拇指相对和外展无力。EDx 极其敏感，显示手腕感觉和较小程度的运动正中电位减慢。治疗措施包括：避免重力活动；潜在的系统相关疾病若存在需要治疗；非甾体抗炎药；中立位（掌侧）腕夹板，尤其是夜间使用；腕管内注射糖皮质激素或麻醉药；外科减压术，分离横向的腕韧带。如果内科治疗效果很差、手掌肌萎缩或无力以及 EMG 显示明显的去神经支配电位时，应考虑外科减压。

其他近端正中神经病很罕见，包括旋前圆肌综合征以及前骨间神经病。它们常作为臂神经丛炎的部分形式发生。

肘部尺神经病——“肘管综合征”

尺神经通过内上髁与鹰嘴之间的髁突槽。症状包括手内侧、第四手指的一半及第五手指全部的感觉异常、麻刺感和麻木，肘部或前臂的疼痛，以及无力。体征包括尺神经分布区感觉降低、肘部 Tinel 征、尺神经支配区手部肌肉无力和萎缩。Froment 征示拇指内收肌无力，以及当尝试用拇指去对第二手指外侧缘时拇指在指间关节出现屈曲。EDx 示尺侧运动 NCV 在穿过肘部时减慢，尺侧感觉潜伏期延长。治疗包括避免恶化因素、使用肘垫以及手术使肘管神经减压。尺神经病很少发生在腕部尺管或手部，通常在创伤后发生。

桡神经病

桡神经在螺旋沟绕于肱骨近端，沿着侧臂下降，进入前臂，分为骨间后神经以及表皮神经。症状和体征包括腕下垂、手指伸肌无力、拇指外展无力以及拇指和示指间背侧感觉丧失。肱三头肌和肱桡肌肌力通常正常，肱三头肌反射完整。大多数桡神经病是短暂受压损伤，可在 6～8 周自行恢复。如果受压时间延长和轴突严重损伤，需要几个月的时间来复原。治疗包括手腕和手指夹板固定，避免再受压，以及物理治疗以避免屈曲挛缩。若 2～3 周内没有改善，推荐做 EDx 来证实临床诊断以及判定严重程度。

股外侧皮神经病（感觉异常性股痛）

股外侧皮神经起源于上腰神经丛（脊髓水平 L2/3），穿过腹股沟韧带靠近附着髂骨的位置，支配前外侧大腿的感觉。神经病累及这个神经也被称为感觉异常性股痛。症状和体征包括感觉异常、麻木以及有时外侧大腿疼痛。站立或行走时症状加重，坐位时减轻。肌力正常，膝反射完整。诊断是临床性的，通常不进行进一步检查。EDx 仅用来排除腰神经丛病、神经根病或是股神经病。如果症状和体征明显，不需要做肌电图。症状通常在几周或几个月后自行缓解，但可能遗留永久麻木。治疗包括减重、避免紧腰带。镇痛药以利多卡因贴片、非甾体抗炎药以及有时药物形式来治疗神经痛（表 23-6）。少见的是，用麻醉剂局部注射神经是有效的。手术无效。

股神经病

股神经病可作为腹膜后血肿、截石位、全髋关节置换术或脱臼、髂动脉闭塞、股动脉手术、穿透腹股沟创伤、骨盆手术（包括子宫切除和肾移植）以及糖尿病（腰骶糖尿病神经病的部分形式）的并发症发生；一些病例是特发性的。股神经病的患者伸展膝盖和屈曲臀部有困难。只有 50％的病例报道有感觉症状发生于大腿前侧和（或）腿内侧。显著的疼痛是例外，而不是经常出现的，可能延迟出现，但通常是自限性。股四头肌（髌骨）反射常消失。

坐骨神经病

坐骨神经病常并发于髋关节置换术、骨盆手术的患者，这些患者被置于长时间的截石位、创伤、血肿、肿瘤渗透以及血管炎中。另外，许多坐骨神经病患者是特发的。无力可累及踝和脚趾的所有运动，以及腿在膝关节的屈曲；大腿在髋部的外展和伸展保留。感觉丧失发生在全足和远端腿外侧。足踝反射以及有时内部腘绳肌腱反射减弱，患侧常消失。坐骨神经腓侧分支受累，与胫骨对应的范围不成比例。因此，患者可能只有踝关节背屈和外翻无力，而膝屈曲、踝转位以及跖屈曲保留；这些表现可误诊为常见的腓神经病。

腓神经病

坐骨神经在股骨远端分为胫神经和腓神经。常见的腓神经在腓骨管下面，经过腓骨小头的后面和侧面。它然后分成腓浅神经，支配脚踝外转肌以及腿前外侧远端及脚背部的感觉；腓深神经，支配踝背屈肌和足趾伸肌，以及第 1 和第 2 脚趾背侧小部分区域的感觉。

症状和体征包括足下垂（踝关节背屈、足趾伸展以及踝外翻无力）以及多变的感觉丧失，可能累及腓浅神经和腓深神经。通常无痛。可能在早晨睡醒时起病。腓神经病需要与 L5 神经根病相鉴别。在 L5 神经根病，踝内转肌和外翻肌无力，针式肌电图提示去神经支配。EDx 帮助定位病灶。腓神经运动传导速率在穿过腓骨小头时减慢以及振幅下降。治疗包括迅速减重以及避免腿交叉。足下垂可用踝固定器治疗。侧膝可以带上膝垫来防止进一步受压。大多数病例数周或数月后自行缓解。

神经根病

神经根病常由关节退行性疾病和椎间盘突出压迫神经根所致，但也有不常见的病因（表 23-9）。脊柱退行性疾病影响许多结构，使神经孔或脊柱沟的直径变窄，损害神经根的完整性。

表 23-9　神经根病的病因

- 椎间盘髓核突出
- 退行性关节病
- 风湿性关节炎
- 创伤
- 椎体压缩性骨折
- Pott 病
- 硬膜外团块压迫（如脑膜瘤、转移性肿瘤、血肿、脓肿）
- 原发神经肿瘤（如神经纤维瘤、神经鞘瘤、施万细胞瘤）
- 癌性脑膜炎
- 肿瘤的神经束膜扩散（如前列腺癌）
- 急性炎症性脱髓鞘多发性神经根病
- 慢性炎症性脱髓鞘多发性神经根病
- 结节病
- 淀粉样瘤
- 糖尿病神经根病
- 感染（莱姆病、带状疱疹、巨细胞病毒、梅毒、血吸虫病、类圆线虫病）

神经丛病

臂丛

臂丛由三根主干（上、中、下）构成，每根主干分为两分支（前支和后支）（图 23-2），随后分成三束（内侧束、外侧束和后束），再分成多个终末神经支配手臂。C5 和 C6 的前主支融合形成上干，C7 的前主支形成中干，而 C8 和 T1 的前主支融合形成下干。有很多疾病与臂神经丛病有关。

免疫介导的臂丛神经病　免疫介导的臂丛神经病（immune-mediated brachial plexus neuropathy，IBPN）曾用过各种术语，包括急性臂神经丛炎、神经痛性肌萎缩以及 Parsonage-Turner 综合征。IBPN 常表现为急起的肩膀区域严重疼痛。强烈的疼痛通常持续数天至几周，但可持续钝痛。患者在病程早期不会提及手臂无力，因为疼痛限制运动。但是，随着疼痛消散，无力以及感觉丧失可加重。偶尔可复发。

临床表现基于累及区域的分布（如特异的主干、分支、束或终末神经）。IBPN 最常见的类型累及躯干上部或单发或多发神经病主要累及肩胛上神经、胸长神经或腋窝神经。另外，膈神经和前骨间神经可同时受累。这些神经都可单独受累。EDx 对确认和定位受累位置有用。严重疼痛的经验主义治疗通常在急性期使用糖皮质激素。

肿瘤相关臂神经丛病　累及臂丛的肿瘤可能是原发性神经肿瘤、局部肿瘤扩散至神经丛（如 Pancoast 肺部肿瘤或淋巴瘤），以及转移性肿瘤。原发臂神经丛肿瘤比继发性肿瘤少见，包括施万细胞瘤、神经鞘瘤以及神经纤维瘤。继发肿瘤累及臂丛更常见，多是恶性，可能起源于局部肿瘤，扩散至神经丛。例如，肺上叶 Pancoast 肿瘤可以侵袭或压迫下干，而源于颈部或腋窝淋巴结的原发性淋巴瘤也可浸润神经丛。Pancoast 肿瘤典型表现为隐匿起病的上臂疼痛、前臂和手部的内侧面感觉紊乱，以及手内肌无力和萎缩伴随单侧 Horner 综合征。胸部 CT 平扫或 MRI 可显示肿瘤扩散至神经丛。臂神经丛的癌转移性受累可发生于胸部肿瘤扩散至腋淋巴结，再局部转移至附近神经。

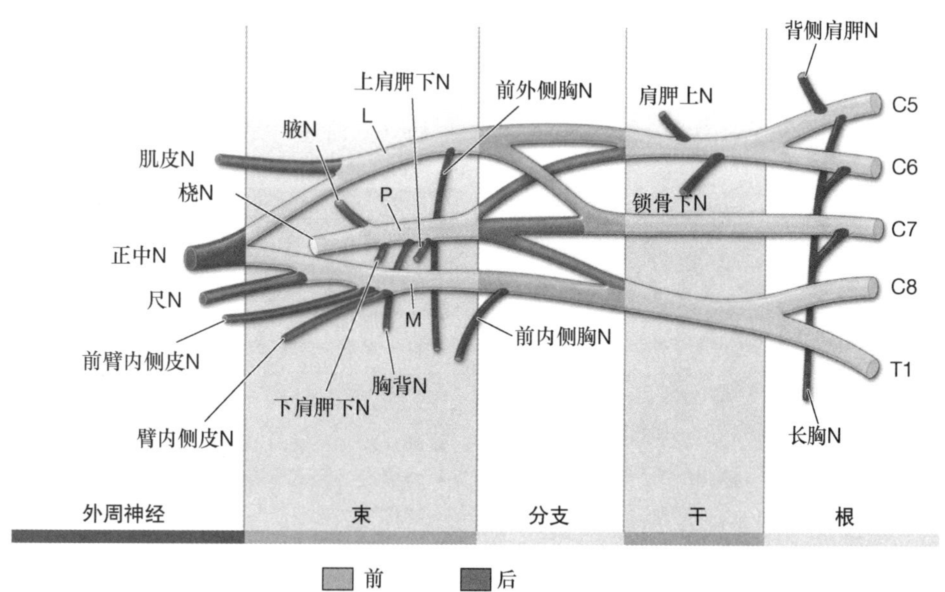

图 23-2（见书后彩图）　臂丛解剖。L，外侧；M，内侧；P，后；N，神经（From J Goodgold: Anatomical Correlates of Clinical Electromyography. Baltimore，Williams and Wilkins，1974，p. 126，with permission.）

围术期神经丛病（正中胸骨切开术） 导致臂丛神经病作为并发症的最常见的相关手术过程是正中胸骨切开术（如心脏切开手术、胸廓切开术）。多达 5% 的患者在正中胸骨切开术后发生臂丛神经病，累及躯干下部。因此，患者表现为感觉紊乱，累及前臂内侧和手，伴随手肌无力。机制与躯干下部伸展有关，所以大部分患者在几个月之内复原。

腰骶神经丛 腰丛起源于第 1 到第 4 腰椎神经的腹部主支（图 23-3）。这些神经向下穿行，从脊柱侧面走行于腰大肌内。股神经源于第 2 到第 4 腰腹侧支的背支。闭孔神经源于相同腰腹侧支的腹支。腰神经丛通过腰骶干与骶神经丛相交通，腰骶干包含一些来自第四和所有第五腰腹侧支的纤维（图 23-4）。

骶丛起源于第 1 到第 4 骶神经的腹侧主支。神经丛位于骨盆的后侧和后外侧壁，其成分汇聚于坐骨切迹。坐骨神经的外侧干（形成腓总神经）起源于腰骶干（L4、L5）的背侧支与 S1 和 S2 脊神经腹侧支的背支。坐骨神经内侧干（形成胫神经）起源于相同腹侧支的腹支。

腰骶神经丛病

当多神经发生感觉、运动以及反射缺损，并且节段性分布限制在一个区域时，应该意识到是神经丛病。若局限在腰骶部神经丛，则可称之为腰神经丛病、骶神经丛病、腰骶干损害或腰骶神经丛病，这是最好的定位方式。尽管腰神经丛病可能是双侧的，通常以一种逐步的及慢性分离的方式发生，骶神经丛病更常以这种方式表现，因为它们解剖学上更靠近近端。神经丛病的鉴别诊断包括脊髓圆锥和马尾疾病（多发性神经根病）。如果缺乏疼痛和感觉受累，运动神经元病也应该被考虑。

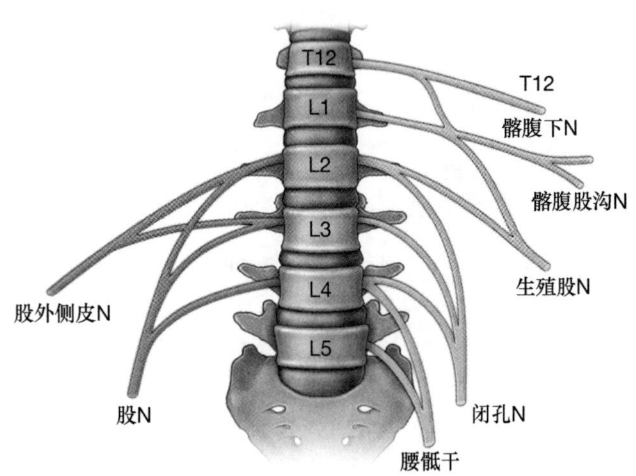

图 23-3（见书后彩图） 腰丛。后面的分支用橘色表示，前面的分支用黄色表示。（From J Goodgold：Anatomical Correlates of Clinical Electromyography. Baltimore，Williams and Wilkins，1974，p. 126，with permission.）

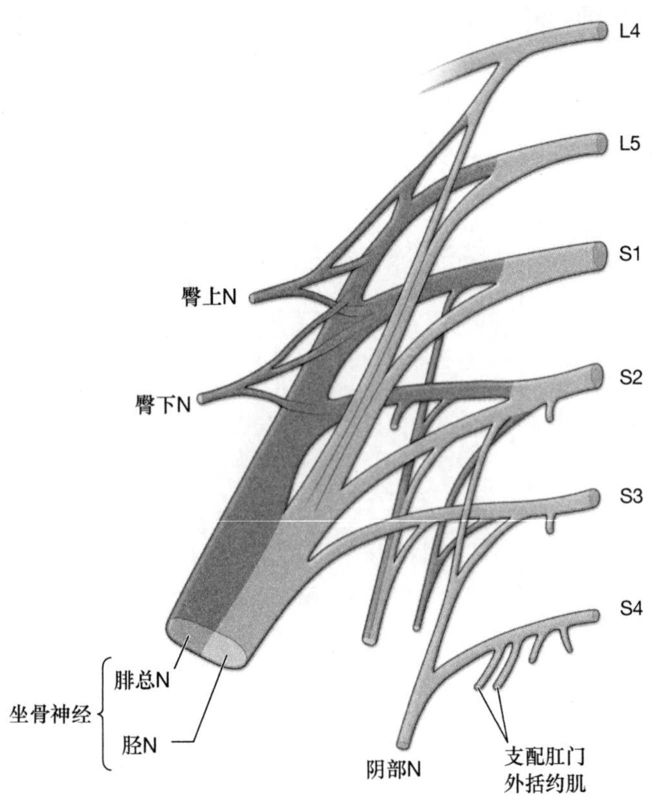

图 23-4（见书后彩图） 腰骶丛。后面的分支用橘色表示，前面的分支用黄色表示。（From J Goodgold：Anatomical Correlates of Clinical Electromyography. Baltimore，Williams and Wilkins 1974，p. 126，with permission.）

腰骶神经丛病的病因列于表 23-10。糖尿病性神经根病（见前述）是痛性腿无力相对常见的病因。腰骶

表 23-10 腰骶神经丛病：病因学

- 腹膜后血肿
- 腰大肌脓肿
- 恶性肿瘤
- 良性肿瘤
- 辐射
- 淀粉样变性
- 糖尿病神经根丛病
- 特发性神经根丛病
- 结节病
- 大动脉闭塞或手术
- 定位膀胱碎石术
- 髋关节置换术
- 骨盆骨折
- 产科损伤

神经丛病是公认的腹膜后出血的并发症。许多原发和转移性恶性肿瘤也可影响腰骶神经丛；这些包括宫颈癌、子宫内膜癌、卵巢癌、骨肉瘤、睾丸癌、多发性骨髓瘤、淋巴瘤、急性髓性白血病、结肠癌、直肠鳞状细胞癌、未知来源的腺癌，以及前列腺癌的神经内扩散。

复发性肿瘤疾病或放射诱导神经丛病

多种恶性肿瘤的治疗通常是放射治疗，放射区域可能包括部分臂神经丛。有时候很难判定一个新发的臂丛神经病或腰骶神经丛病是由肿瘤累及神经丛所致，还是放射导致神经损伤。放射可与微血管异常及周围组织纤维化有关，可损伤轴突和施万细胞。放射诱导神经丛病可在治疗数月或数年后进展，并且是剂量依赖的。

肿瘤侵袭通常是疼痛的，且更常累及躯干下部，而放射损伤常是无痛的，且累及躯干上部。影像学检查，如 MRI 以及 CT 扫描是有帮助的，但易误诊为神经丛的微小侵袭。EMG 示肌纤维颤搐放电，这个结果强烈提示放射诱导损害。

神经丛病的评估及治疗

大多数神经丛病患者会进行 MRI 及 EDx 评估。来自急性特发性腰骶神经丛病的严重疼痛，短疗程的糖皮质激素治疗可能有效。

24 吉兰-巴雷综合征和其他免疫介导的神经系统疾病

Guillain-Barré Syndrome and Other Immune-Mediated Neuropathies

Stephen L. Hauser，Anthony A. Amato

（成佳星 译 徐俊 校）

吉兰-巴雷综合征

吉兰-巴雷综合征（GBS）是一种急性、频繁加重以及暴发的自身免疫性多神经根神经病。它常年发病率为（1～4）/10 万人·年；在美国，每年有约 5000～6000 的新发患者。男性的发病风险略高于女性，在西方国家，成人较儿童易感。

临床表现 GBS 表现为快速进展的肌无力，伴或不伴感觉障碍。通常表现为上行性麻痹，可能最早被注意到的是橡胶腿。肌无力在发展数小时到几天后，通常出现四肢的痛性感觉减退。下肢较上肢更易受影响，面神经麻痹出现在 50％的患者。低位脑神经也常受累，造成气道分泌物排出困难；这类患者可误诊为脑干缺血。颈、肩、背或脊柱的弥散性痛也是早期 GBS 的常见症状，发生在约 50％的患者。大多数患者需要住院治疗，高达 30％的患者在住院期间需要辅助通气。入院时出现更加严重的无力，疾病进展快，以及一周内出现面部或延髓无力，这些症状存在往往需要进行机械通气。疾病开始时没有发热及全身症状，如果有，则应怀疑诊断，疾病发生最初的几天内出现深部腱反射减弱或消失。皮肤感觉障碍（如，痛温觉丧失）通常比较缓和，但大感觉纤维功能（如深部腱反射和本体感觉）受到更大影响。严重病例可出现膀胱功能障碍，一般是暂时的。如果膀胱功能障碍是主要特征且在疾病早期出现，需考虑诊断其他疾病。一旦临床停止恶化并且患者进入一个平台期（几乎总在发病 4 周内），则疾病不会再进一步进展。

自主神经功能障碍是常见的并且可以发生在较轻的 GBS 患者。常见的表现是血管舒缩功能丧失出现血压波动大，直立性低血压，心脏节律紊乱。这些功能需要密切的监测和管理，并且可以是致命的。疼痛是 GBS 的另一常见特征，除了前面所说的急性疼痛，深部的酸痛可以发生在早期运动过度的肌无力患者。其他发生在 GBS 的疼痛，包括四肢的触痛是感觉神经纤维受累的表现。这些疼痛是自限性的，对标准镇痛药反应效果好。

已发现 GBS 的几个亚型，主要通过电生理和病理进行鉴别（表 24-1）。最常见的亚型是急性炎症性脱髓鞘性多发性神经病（AIDP）。此外，还有两个轴索变异型，临床症状严重，包括急性运动轴索性神经病（AMAN）和急性运动感觉轴索性神经病（AMSAN）。此外，还有一系列自限性或局灶性的 GBS 综合征。其中值得注意的是 Miller-Fisher 综合征（MFS），表现为快速进展的共济失调和不伴肌无力的肢体反射消失，以及眼外肌麻痹，常伴有瞳孔麻痹。MFS 约占所有 GBS 患者的 5％，与神经节苷脂 GQ1b 抗体密切相关（见“免疫机制”部分）。其他局灶性的 GBS 变异型包括①单纯感觉型；②严重运动-感觉型 GBS 伴抗 GQ1b

表 24-1 吉兰-巴雷综合征的亚型

亚型	特点	电生理	病理
急性炎症性脱髓鞘性多发性神经病（AIDP）	成人较儿童多见；90%发生在西方国家；恢复快；抗-GM1 抗体（<50%）	脱髓鞘	首次发作在施万细胞表面，广泛髓磷脂损伤，巨噬细胞激活以及淋巴细胞渗入，变异的轴索二次损伤
急性运动性轴索神经病（AMAN）	见于儿童和年轻成人；在中国和墨西哥流行；发病可能与季节有关；恢复快；抗-GD1a 抗体	轴索	首次发作在施万细胞运动节；巨噬细胞激活，有少量淋巴细胞，轴突周围常见巨噬细胞；高度变异性的轴索损伤程度
急性运动感觉性轴索神经病（AMSAN）	多见于成人；少见；恢复慢，不完全；与 AMAN 关系密切	轴索	与 AMAN 相同，但也累及感觉神经和神经根；轴索损伤通常较重
Miller-Fisher 综合征（MFS）	见于成人和儿童；少见；眼肌麻痹，共济失调和反射消失；抗-GQ1b 抗体（90%）	脱髓鞘	极少做；与 AIDP 相似

抗体的眼肌麻痹作为部分症状；③伴重度延髓和面神经麻痹的 GBS，有时与巨细胞病毒（CMV）前驱感染和抗-GM2 抗体有关；④急性全自主神经失调症（第 18 章）。

前驱症状 约 70%的病例发生在急性感染 1～3 周后，通常是呼吸道或肠道感染。细胞培养和血清学技术显示，在北美、欧洲和澳大利亚，20%～30%的患者发病前感染过空肠弯曲菌。类似的比例是人疱疹病毒，通常为 CMV 或 EB 病毒的前驱感染。其他病毒（如 HIV、戊型肝炎）和肺炎支原体在近期进行免疫接种时也被认为参与前期的感染。猪流感疫苗，1976 年美国被广泛使用，是最明显的例子。从 1992—1994 年使用流感疫苗，然而，导致每百万人中新增 1 人患有 GBS，最近的季节性流感疫苗，增加<1/1 000 000 的 GBS 风险。最近研究表明，与早期报道不同，脑膜炎球菌接种似乎并没有增加患 GBS 的风险。目前仍在发展中国家使用的旧型狂犬病疫苗，作用于神经系统，被认为是 GBS 的一个触发因素。其机制推测是针对神经抗原的免疫。与单独机会致病相比，GBS 经常发生在淋巴瘤患者（包括霍奇金病）、阳性血清 HIV 患者以及系统性红斑狼疮（SLE）患者。中国农村接触鸡的儿童和青年在夏天暴发 AMAN 也被认为与空肠弯曲菌有关。

免疫机制 一些证据表明自身免疫是急性炎症性脱髓鞘性多发性神经病（AIDP）的发病基础，是 GBS 最常见及最深入研究的亚型；这种观点延伸到所有的 GBS 亚型（表 24-1）。

很可能是细胞及体液免疫机制共同导致 AIDP 患者的组织损伤。血清中细胞因子和细胞因子受体（白介素-2、可溶性白介素受体-2）以及脑脊液中（白介素-6、肿瘤坏死因子-α、γ 干扰素）的发现支持 T 细胞活化。AIDP 与实验性 T 细胞介导的免疫性疾病实验性变态反应性神经炎（EAN）非常相似。在实验动物，EAN 被来自外周神经蛋白的抗蛋白碎片，尤其是抗 P2 蛋白的超敏免疫反应诱导。类比 EAN，AIDP 最初被认为是很可能主要由 T 细胞介导的疾病；然而，大量的数据提示，直接针对非蛋白的自身抗体可能是许多患者的决定性因素。

间接证据表明，所有的 GBS 患者是由对非自身抗原（感染性物质、疫苗）的免疫应答所致，即通过相似的表位（分子模拟）机制错误识别自身免疫组织（图 24-1）。神经靶标很可能是糖复合物，尤其是神经节苷脂（表 24-2，图 24-2）。神经节苷脂是包含一个或多个唾液酸残基的复杂糖脂；各种不同的神经节苷脂参与细胞-细胞间相互作用（包括轴突和神经胶质细胞之间）、受体以及生长规律的调节。它们通常暴露于细胞的质膜，使得它们易受抗体介导的攻击。神经节苷脂和其他糖复合物大量存在于人类神经组织和关键位点，如朗飞结。抗神经节苷脂抗体，最常见的是抗 GM1，常见于 GBS（见于 20%～50%的患者），尤其是在急性运动性轴索性神经病以及急性运动感觉性轴索性神经病以及受到空肠弯曲菌前驱感染的患者。此外，从 GBS 患者粪便培养提取的空肠弯曲菌具有与神经节苷脂发生抗原交叉反应的表面糖脂结构，包括 GM1，集中在人的神经。致病性空肠弯曲菌株分泌的唾液酸残基同样可以通过 Toll-样受体信号（TLR-4）触发树突样细胞的激活，促进 B 细胞分化并进一步放大自身体液免疫。另一项证据来源于欧洲肠外应用纯化的牛脑神经节苷脂经验性治疗各种神经性疾病。注射 5～15 天后，一些接受者出现了急性运动性轴索性 GBS，并伴有朗飞结及运动终板可识别表位高滴度的抗 GM1 抗体。实验上，抗 GM1 抗体可以在神经胶质结节触发补体介导的损伤，干扰钠离子通道并可能导致传导阻滞（见“病理生理学”部分）。

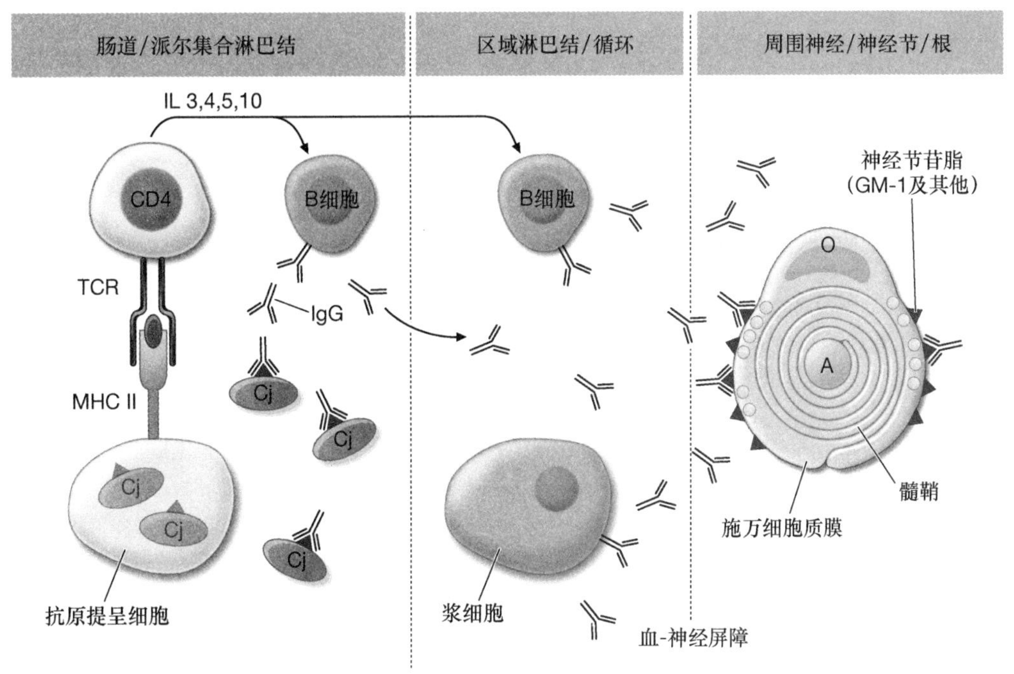

图 24-1（见书后彩图） 空肠弯曲菌感染相关的 GBS 可能免疫机制。 B 细胞识别空肠弯曲菌上与施万细胞表面和底层周边神经鞘磷脂表达的神经节苷脂发生交叉反应的糖复合物。一些 B 细胞，通过非依赖性 T 细胞机制激活，主要分泌 IgM（没有展现）。其他 B 细胞（左上角）通过部分依赖性 Y 细胞路径激活并主要分泌 IgG；被抗原提呈细胞（APCs）表面的 Cj 蛋白片段部分激活的 CD4 细胞可帮助 T 细胞。GBS 发展过程中的一个关键事件是活化 B 细胞从派尔（Peyer）集合淋巴结至区域淋巴结的逃逸。活化的 T 细胞很可能也帮助打开血-神经屏障，促进致病性自身抗体的渗透。髓鞘（右）最早的变化包括最外层髓鞘的髓鞘层间水肿和囊泡破裂（显示为圆泡）。这些效应与 C5b-C9 膜攻击复合物的激活以及很可能由钙进入的介导有关；可能的情况是巨噬细胞因子肿瘤坏死因子（TNF）也参与髓鞘损伤。MHC Ⅱ，Ⅱ型主要组织相容性复合物分子；TCR，T 细胞受体；A，轴突；O，少突胶质细胞

表 24-2 与免疫神经病有关的主要抗糖脂抗体

临床表现	抗体靶标	常见同位型
急性免疫性神经病		
急性炎症性脱髓鞘性多发性神经病（AIDP）	无明确的分型	Ig G（多克隆）
急性运动性轴索神经病（AMAN）	GM1 最常见	Ig G（多克隆）
Miller-Fisher 综合征（MFS）	GD1a，GM1，GM1b，GaINAc-GD1a（任一个＜50％）	Ig G（多克隆）
急性咽颈臂丛神经病（APCBN）	GQ1b（＞90％）	Ig G（多克隆）
慢性免疫性神经病		
慢性炎症性脱髓鞘性多发性神经病（CIDP）（75％）	P0，髓鞘 P2 蛋白，PMP22，神经束	无明确分型
CIDPa（MGUS 相关）（25％）	神经结合位点	Ig G，Ig A（单克隆）
慢性感觉性＞运动性神经病	SPGP，SGLP（MAG 上）（50％） 不明（50％）	Ig M（单克隆） Ig M（单克隆）
多灶性运动神经病（MMN）	GM1，GaINAc-GD1a，其他（25％～50％）	Ig M（多克隆，单克隆）
慢性感觉性共济失调神经病	GD1b，GQ1b，以及其他 b 系列神经节苷脂	Ig M（单克隆）

缩写：MAG，髓鞘相关糖蛋白；MGUS，意义不明的单克隆丙种球蛋白病。
来源：Modified from HJ Willison，N Yuki：Brain 125：2591，2002.

抗 GQ1b Ig G 抗体可在＞90％的 MFS 患者中发现（表 24-2，图 24-2），并且在疾病早期 IgG 滴度最高。抗 GQ1b 抗体没有在其他形式的 GBS 中发现，除非有眼外肌受累。这种关联的一种可能解释是眼外运动神经与肢体运动神经相比富含 GQ1b 神经节苷脂。此外，一种针对从 MFS 患者提取的空肠弯曲菌的单克隆抗 GQ1b 抗体可在实验条件下阻断神经肌肉传导。

总体来看，这些观察结果提供了强有力的但仍不

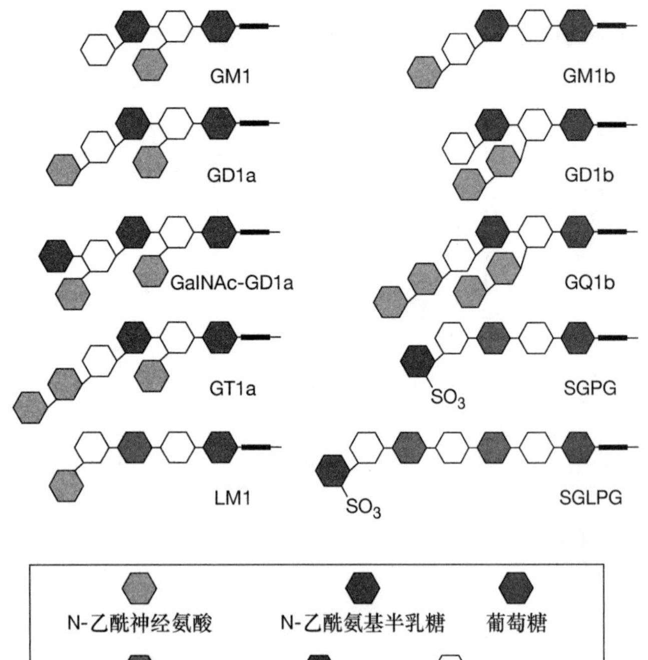

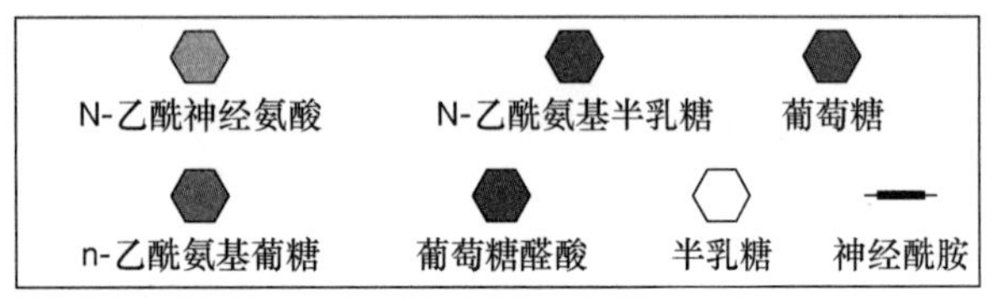

图 24-2（见书后彩图） 抗原相关性糖脂在免疫介导的神经病中的作用（Modified from HJ Willison，N Yuki：Brain 125：2591，2002.）

能定论的证据，自身抗体在 GBS 发病中起重要作用。尽管对抗神经节苷脂抗体进行了深入的研究，其他的抗原靶标可能同样重要。一项报道证实了一些 GBS 患者存有针对施万细胞和神经元（神经生长区）的 IgG 抗体。若要证明这些抗体是致病性的要求它们能够随直接被动转移至幼稚宿主介导疾病发生；这还没有被证实，尽管有一个疑似母胎胎盘转移 GBS 的病例被报道。

在 AIDP，诱导组织损伤的早期步骤是补体沿施万细胞的外表面沉积。补体激活后启动特征性的髓鞘水泡样崩解，并导致活化巨噬细胞的聚集，其参与髓鞘和轴突的损伤。在 AMAN，其不同之处在于补体沿大运动神经轴突郎飞结的 Ig G 沉积。有趣的是，在抗 GD1a AMAN 抗体患者中，出现特异性精准地结合到运动神经根而不是感觉神经根，尽管这种神经节苷脂在两种类型的神经纤维中均表达。

病理生理学 在脱髓鞘型 GBS 中，弛缓性瘫痪和感觉障碍的基础是传导阻滞。这一发现表明，电生理角度来看，轴突连接保存完好。因此，脱髓鞘再生症状可以迅速恢复。在严重的脱髓鞘 GBS 患者中，通常发生轴突的二次变性；其严重程度可通过电生理检查进行评估。较多的二次轴索变性可致病情恢复较慢及遗留更严重的功能障碍。当电生理检查发现一个严重的原发性轴索模型，则意味着轴索已经变性并且与目标失去连接，尤其是神经肌肉接头处，因此，必须通过再生来恢复。在运动型轴索病例中患者恢复较快，病变被认为定位于终端前的运动神经分支，允许神经再生及神经支配的迅速发生。在轻型患者，神经肌肉接头处附近幸存的运动神经轴突发生侧支出芽和神经再支配，开始建立与肌细胞的生理学连续性，这一过程可能需历时几个月。

实验室特点 脑脊液检查可用于鉴别，表现为脑脊液蛋白含量增加（1～10g/L）不伴细胞数增多。当症状持续≤48h，脑脊液往往是正常的；到第一周末，脑脊液蛋白增高。脑脊液白细胞一过性增高发生在部分典型的 GBS 患者；而持续的脑脊液细胞数增高提示其他诊断（病毒性脊髓炎）或合并其他诊断如 HIV 感染、白血病、神经浸润性淋巴瘤或神经系统结节病。神经电生理检查在 GBS 疾病早期表现轻微或正常并且落后于临床进展。在 AIDP，最早的表现是 F-波潜伏期延长，远端潜伏期延长和复合肌肉动作电位振幅降低（CMAP），可能是疾病早期易累及神经根和远端运动神经末梢。随后，可能出现传导速度减慢，传导阻滞和时间离散（表 24-1）。有时，当上肢出现异常时，脚（如腓肠神经）的感觉神经动作电位（SNAP）可能是正常的。这也是患者不具有其中一个典型“长度依赖性”神经病的标志。在原发性轴索病变的患者，主要的电生理改变是 CMAP 振幅降低（AMSAN 的 SNAP 同样出现）传导减慢或远端潜伏期延长。

诊断 GBS 是一个可描述的实体。AIDP 的诊断主要通过识别其发病形式，快速进展的肌无力伴反射消失，无发热或其他全身症状以及特征性的前驱症状。2011 年，Brighton 实验室发表了一组新的 GBS 定义，来满足疫苗流行病学研究以及评估 GBS 风险的需要（表 24-3）。这些标准需要后续鉴定。其他需进行鉴别诊断的疾病包括急性脊髓炎（尤其伴有长期背痛和大小便失禁）；白喉（早期口咽功能障碍）；莱姆多发性神经根炎和其他蜱传播性瘫痪；卟啉症（腹痛、癫痫、精神异常）；脉管炎神经病变（检查红细胞沉降率，后文叙述）；脊髓灰质炎（常见表现为发热和脑膜刺激征）；西尼罗河病毒感染；CMV 多发性神经根炎（见于免疫功能低下者）；危重神经病变或肌病；神经肌肉接头障碍如重症肌无力和肉毒杆菌感染（早期出现瞳孔反射消失）；有机磷、铊或砷中毒；麻痹性贝类中毒；或者严重低磷血症（罕见）。实验室检查有助于排除与 GBS 表现相似的疾病。发病一周末，神经电生理特征可能帮助较小，脑脊液蛋白水平可能还未升高。如果强烈怀疑该诊断，应立即开始治疗，无需等待神经电生理及脑脊液结果进展的特征性表现。在一些 GBS

表 24-3 诊断吉兰-巴雷综合征（GBS）和 MILLER-FISHER 综合征的 Brighton 标准

诊断 GBS 的临床定义

水平 1 诊断确定性

肢体双侧松软无力

和

虚弱肢体深部腱反射减弱或消失

和

发病 12h 至 28 天及随后的临床期表现为虚弱出现与消退的单相疾病模式及间隔

和

电生理表现符合

和

细胞蛋白分离（如 CSF 蛋白水平高于正常值而总白细胞<50/μl）

和

虚弱无其他明确的诊断

水平 2 诊断确定性

肢体双侧松软无力

和

虚弱肢体深部腱反射减弱或消失

和

发病 12h 至 28 天及随后的临床期表现为虚弱出现与消退的单相疾病模式及间隔

和

CSF 总白细胞<50/μl（伴/不伴 CSF 蛋白高于正常值）

和

若未收集 CSF 或结果无效，电生理检查符合 GBS

和

虚弱无其他明确的诊断

水平 3 诊断确定性

肢体双侧松软无力

和

虚弱肢体深部腱反射减弱或消失

和

发病 12h 至 28 天及随后的临床期表现为虚弱出现与消退的单相疾病模式及间隔

和

虚弱无其他明确的诊断

诊断 Miller Fisher 综合征的临床定义

水平 1 诊断确定性

双侧眼肌瘫痪及双侧腱反射减退或缺失及共济失调

和

无肢体无力

和

发病 12h 至 28 天及随后的临床期表现为虚弱出现与消退的单相疾病模式及间隔

和

细胞蛋白分离（如 CSF 蛋白水平高于正常值而总白细胞<50/μl）

和

神经传导研究正常或只累及感觉神经

和

意识或皮质脊髓束征无改变

和

无其他明确诊断

水平 2 诊断确定性

双侧眼肌瘫痪及双侧腱反射减退或缺失及共济失调

和

无肢体无力

和

发病 12h 至 28 天及随后的临床期表现为虚弱出现与消退的单相疾病模式及间隔

和

CSF 总白细胞<50/μl（伴/不伴 CSF 蛋白高于正常值）

或

神经传导研究正常或只累及感觉神经

和

意识或皮质脊髓束征无改变

和

无其他明确诊断

水平 3 诊断确定性

双侧眼肌瘫痪及双侧腱反射减退或缺失及共济失调

和

无肢体无力

和

发病 12h 至 28 天及随后的临床期表现为虚弱出现与消退的单相疾病模式及间隔

和

意识或皮质脊髓束征无改变

和

无其他明确诊断

缩写：CSF，脑脊液

来源：From JJ Sejvar et al：Guillain-Barré syndrome and Fisher syndrome：case definitions and guidelines for collection，analysis，and presentation of immunization safety data. Vaccine 29：599，2011. Validation study published by C Fokke et al：Diagnosis of Guillain-Barré syndrome and validation of Brighton criteria. Brain 137：33，2014.

患者中，有报道 Tau 和 14-3-3 蛋白水平在疾病早期（症状出现的前几天内）均出现升高。脑脊液中 Tau 蛋白的增加可能反映轴索损伤及预测剩余功能障碍。有 HIV 危险因素或脑脊液细胞数增多的 GBS 患者应进行 HIV 血清学检查。

治疗 吉兰-巴雷综合征

对于绝大多数的 GBS 患者，一经诊断则应尽早开始治疗。每一天均很重要；首次运动症状出现约 2 周后，就不能得知免疫疗法是否有效。如果患者已经进入了平台期，治疗可能不再有效，除非患者存在严重的肌无力并且不能排除免疫攻击仍持续的可能性。静脉输入免疫球蛋白或血浆置换均可，因为两者对典型 GBS 疗效相当。两者结合的疗效并不明显优于单用一种疗法。静脉输入免疫球蛋白通常是最初首选的治疗方法，因其易于管理并且具有较好的安全性。一些数据同样提示静脉输入免疫球蛋白对 AMAN 和 MFS 变异型的 GBS 疗效优于 PE。免疫球蛋白需注射 5 天，总剂量为 2g/kg 体重。一些证据表明，GBS 自身抗体可以被免疫球蛋白中的特异性抗体所中和，这可能就是疗效所在。一次血浆置换的过程约置换 40～50ml/kg 的血浆，每周置换 4 次或 5 次。随机对照研究的 meta 分析显示，治疗降低了近一半机械通气需求（PE 治疗从 27%降到 14%）并且增加了 1 年完全恢复的可能性（从 55%到 68%）。功能显著改善可以发生在治疗一周末，或者延迟几周。一个疗程的免疫球蛋白或血浆置换并没有显著的疗效并不能表明需要更换其他治疗。不过，偶尔有患者在 GBS 病程早期接受治疗并好转，然后一个月内又复发。这种情况下，采取原来的治疗方法再重新进行简单的治疗一般是有效的。糖皮质激素在 GBS 中没有发现有效。偶尔有些 GBS 症状轻微，尤其是一经发现即达到平台期的患者，可保守治疗，不需要进行静脉注射免疫球蛋白或血浆置换。

对于处在恶化期的 GBS 患者，大多数需要在重症监护治疗病房中进行监测，特别是需要监测肺活量、心律、血压、营养、预防深静脉血栓形成、尽早考虑（气管插管 2 周后）气管切开以及胸部理疗。如前所述，约 30%的 GBS 患者需要辅助通气，有时需延长通气周期（数周或更长时间）。频繁转身和皮肤护理很重要，同样每天进行运动训练预防关节挛缩以及每天树立康复的信心，也很重要。

预后　约 85%的 GBS 患者在几个月到 1 年可以达到功能的全面恢复，虽然可能会持续存在检查结果的轻度异常（如反射消失）以及患者总是抱怨的一些持续症状，如疲劳。良好治疗条件下，死亡率<5%，导致患者死亡的常见因素是继发肺部感染。患者最差的结局是伴有近端运动及感觉神经轴索损伤。这种轴索损伤可能是原发性的或继发性的（见前文“病理生理学”部分），但是不论哪种情况均不能成功再生。其他影响患者恢复的一些因素是高龄、暴发或严重的免疫攻击以及发病后延迟治疗。有 5%～10%的典型 GBS 患者会出现一次或多次的复发，这种情况可被分类为慢性炎症性脱髓鞘性多发性神经病（CIDP）。

慢性炎症性脱髓鞘性多发性神经病

CIDP 通过其慢性病程与 GBS 进行鉴别。这种神经疾病与 GBS 有许多共同的脱髓鞘形式特点，包括脑脊液蛋白水平升高及神经电生理检查示获得性脱髓鞘。多数病例发生在成人，男性较女性稍易受影响。CIDP 的发病率低于 GBS，但由于病程长，患病率高于 GBS。

临床表现　发病通常缓慢进展，持续几个月或更长时间，但是一些患者初始的发作形式与 GBS 没有区别。当 GBS 发病后病情恶化持续>9 周或者至少复发三次应考虑 CIDP 的一次急性发作。多数患者出现运动和感觉障碍。四肢肌无力通常是对称的，但是在累及离散外周神经的多灶性获得性脱髓鞘性感觉和运动（MADSAM）变异型神经病（Lewis-Summer 综合征）时是显著不对称的。患者之间疾病表现存在较大差异。部分患者表现为慢性进展病程，另一些，通常为年轻患者，表现为复发和缓解病程。一些患者仅累及运动神经，小部分患者表现为单纯感觉性共济失调综合征。约 10%的患者出现震颤，并且可能成为病情亚急性恶化及改善期的主要症状。一小部分患者可能累及脑神经，包括眼外肌麻痹。CIDP 可以随治疗趋于缓解；结果是约 75%的患者在发病多年后有一个较稳定的功能状态，CIDP 较少导致死亡。

诊断　诊断依赖于特征性的临床表现、脑脊液和神经电生理检查结果。脑脊液通常细胞数正常而蛋白含量增高，有时是正常值的几倍。与 GBS 同样，脑脊液细胞数增多需考虑 HIV 感染、白血病或淋巴瘤，以及神经系统结节病。神经电生理主要特征是不同程度的神经传导速度减慢，末梢潜伏期延长，CMAP 远端和时间离散以及传导阻滞。尤其是，传导阻滞的存在是获得性脱髓鞘过程的一个标志。轴索缺失的证据，可能发生于继发性脱髓鞘，见于超过 50%的患者。免疫固定法血浆蛋白电泳适用于寻找有无单克隆丙种球蛋白病和相关状态（见下文“意义不明的单克隆丙种球蛋白病”）。所有的疑似 CIDP 患者需排除血管炎、胶原血管病（尤其是 SLE）、慢性肝炎、HIV 感染、淀粉样变和糖尿病。其他相关的疾病包括炎症性肠病和淋巴瘤。

发病机制　虽然 CIDP 有免疫激活的证据，但是确切的发病机制仍不明确。活检典型表现为轻微炎症和洋葱皮样改变（轴突周围施万细胞叠层衰减的过程），由反复发生的脱髓鞘和髓鞘再生所致（图 24-1）。对治疗的结果表明，CIDP 是免疫介导的；与 GBS 不同，CIDP 对糖皮质激素治疗有效。从一些 CIDP 患者血清中提取的 IgG 已经完成了脱髓鞘被动转移至实验动物，支持自身体液免疫的发病机制。一小部分患者有血清抗 P0、髓鞘 P2 蛋白或是神经束蛋白抗体。同样有趣的是，当免疫共刺激分子 B7-2（CD86）基因被删除时，非肥胖型糖尿病（NOD）小鼠自发发展为 CIDP 样疾病；这就表明抗原提呈细胞对 T 细胞触发的改变可导致 CIDP 的发生。

约 25%具有临床特征的 CIDP 患者同样具有一个意义不明的单克隆丙种球蛋白病（MGUS）。与单克隆 IgA 或 IgG Kappa 有关的患者与没有单克隆免疫球蛋白病的患者一样，对治疗有效。IgM 单克隆免疫球蛋白病以及有抗髓鞘相关糖蛋白（MAG）抗体的患者有独特的多神经病表现，更容易出现感觉障碍和较长的病程，并且通常对治疗反应效果较差。

治疗　慢性炎症性脱髓鞘性多发性神经病

大多数权威的对 CIDP 的治疗开始于疾病快速进展或行走困难时。如果疾病较轻，可保守治疗，等待自发缓解。对照研究表明，高剂量的免疫球蛋白、血浆置换以及糖皮质激素疗效均优于安慰剂。初始治疗通常是采用静脉注射免疫球蛋白，2.0g/kg 的剂量在 2～5 天分次使用。在给患者下治疗失败结论前需进行 3 个月的正规疗程。如果患者对治疗反应效果好，可逐渐增加输液间隔时间或减少剂量（如 1g/kg 每月）。血浆置换和静脉注射免疫球蛋白效果一样，每周 2～3 次，持续 6 周；周期性的再治疗可能需要。糖皮质激素治疗是另一种选择（每天口服 60～80mg 泼尼龙，持续 1～2 个月，按照每月 10mg 逐步减少剂量直至耐受），问题是存在长期不良反应包括骨矿物质丢失、消化道出血以及库欣样改变。多达 1/3 的 CIDP 患者对初始治疗不敏感；需尝试其他治疗。静脉注射免疫球蛋白、血浆置换和糖皮质激素治疗失败的患者可能受益于免疫抑制剂治疗如硫唑嘌呤、氨甲蝶呤、环孢素、环磷酰胺，单独或作为辅助治疗。早期采用抗-CD20（利妥昔单抗）的经验性治疗也显示有效。使用这些疗法均需要定期评估其风险和受益。在一些对各种治疗均无效的 CIDP 样患者中，考虑 POEMS 综合征（多发神经病，脏器肿大，内分泌疾病，单克隆丙种球蛋白病，皮肤改变；下文描述）是关键性的。

多灶性运动神经病

多灶性运动神经病（MMN）是一种独特但少见的神经疾病，表现为持续数年缓慢进展的运动神经无力和萎缩，病灶沿受累神经干分布，与同一神经干的持续性局灶性运动神经传导阻滞位点有关。感觉纤维相对不受累。上肢较下肢更易受累，超过 75%的患者为男性。有些病例与下运动神经元类型的肌萎缩侧索硬化相混淆（第 16 章）。不到 50%的患者体内存在高滴度的抗神经节苷脂 GM1 的多克隆 Ig M 抗体。目前仍不确定这一发现如何涉及持续运动传导阻滞的离散灶，但是高浓度的 GM1 神经节苷脂是外周神经纤维朗飞结的正常组成部分。病理显示在传导阻滞部位出现脱髓鞘和轻度炎症改变。

大多数的 MMN 患者对高剂量（剂量同 CIDP，前文叙述）的免疫球蛋白敏感；需要周期性的再治疗（通常至少每月一次）来维持疗效。一些难治性患者对利妥昔单抗或环磷酰胺治疗有效。糖皮质激素和血浆置换无效。

单克隆丙种球蛋白神经病

多发性骨髓瘤

临床明显的多发神经病发生在约 5%的常见类型的多发性骨髓瘤患者，表现为骨质溶解或弥漫性骨质疏松。这种神经病通常累及感觉运动系统，症状较轻并且进展缓慢，有可能症状严重，一般不能成功逆转骨髓瘤的抑制。在大多数情况下，神经电生理和病理特征与轴突变性过程一致。

与之相反，伴有骨硬化特点的骨髓瘤，虽然仅占所有骨髓瘤的 3%，但其一半的患者与多发性神经病有关。这些神经病，同样可以出现在孤立性浆细胞瘤，但它是不同的，因为①通常具有脱髓鞘的性质，类似于 CIDP；②通常对放射治疗和手术切除有效；③与不同单克隆蛋白和轻链有关［在溶骨型多发性骨髓瘤中，几乎总是 λ（相对于主要的 Kappa)］；④典型的 CIDP 很难治愈；⑤可能与其他全身症状相关联，包括皮肤色素沉着、多毛症、脏器肿大、内分泌失调、水肿和杵状指。这些是 POEM 综合征（多发神经病、脏器肿大、内分泌疾病、单克隆丙种球蛋白病、皮肤改变）的特征。血清中血管内皮生长因子（VEGF）水平增加，这种因素被认为以某种方式在该综合征中发挥致病作用。神经病的治疗最好直接采用手术、放疗、化疗或自体外周干细胞移植以治疗骨硬化性骨髓瘤。

神经病同样符合丙种球蛋白病的其他全身条件，包括 Waldenström 巨球蛋白血症、原发性系统性淀粉样变，以及冷球蛋白状态（混合的原发冷球蛋白血症，一些丙型肝炎病例）。

意义不明的单克隆丙种球蛋白病（MGUS）

MGUS 相关的慢性多发性神经病发生通常与免疫球蛋白 Ig G、Ig A 以及 Ig M 同型抗原有关。大多数患者肢体远端出现孤立的感觉症状以及具有一个轴突感觉或感觉运动性多发性神经病的神经电生理特征。这些患者，也可能类似特发性感觉神经病，与 MGUS 同时发生。它们通常对特定的减少单克隆蛋白浓度的免疫疗法不敏感。然而一些患者表现为广泛的无力和感觉缺失，并且神经电生理检查难以与没有单克隆丙种球蛋白病的 CIDP 相鉴别（见前文“慢性炎症性脱髓鞘性多发性神经病”），并且它们对免疫抑制剂的应答也相似。其中一个例外是，表现为无痛的、长期存在的、有时消失的感觉神经病变，常伴有震颤和感觉性共济失调有关的 Ig M Kappa 单克隆丙种球蛋白综合征。大部分患者为男性且年龄大于 50 岁。在多数情况下，单克隆的 Ig M 免疫球蛋白结合到一个正常的外周神经髓鞘成分，髓鞘相关糖蛋白（MAG），被发现于施万细胞的结区。结合作用发生在一个特定的多糖抗原表位，这个部位也被发现存在于其他正常的外周神经髓鞘糖蛋白、P0 和 PMP22，以及其他正常的神经鞘糖脂（图 24-1）。在 MAG 阳性病例，Ig M 病变蛋白掺入已感染患者的髓鞘并且拓宽了髓鞘片状结晶的间距，从而产生独特的超微结构。脱髓鞘和髓鞘再生是标志性病变，但轴突损伤需要时间。慢性脱髓鞘性神经病主要是导致髓鞘代谢的不稳定而不是激活免疫应答。这些抗 MAG 多发神经病对免疫治疗不敏感。在一小部分的患者（10 年有 30%），MGUS 会第一时间进展为恶性状态，如多发性骨髓瘤或淋巴瘤。

血管炎性神经病

周围神经受累是结节性多动脉炎（PAN）的常见表现，出现在约一半的临床病例及 100%的尸检病例。最常见的表现是由神经干和根的缺血性病变导致的多灶性（非对称）运动感觉性神经病（多为单神经病变），但是，某些血管炎性神经病患者表现为肢体远端对称性的感觉运动性多发神经病。神经病症状在 PAN 中是相同的主诉。神经电生理发现是轴索病变。小到中型的神经滋养血管，尤其是神经外膜血管，受 PAN 影响，导致广泛的缺血性神经病变。神经病变频繁发生在过敏性血管炎和肉芽肿［Churg-Strauss 综合征（CSS)］病例。

当亚急性或慢性进展的多发单神经病与全身症状（发热、厌食、体重下降、疲劳、不适以及非特异性疼痛）同时出现时应考虑全身性血管炎。疑似脉管炎性神经病的诊断应基于具备连续切片或跳过串行技术的神经和肌肉的联合活检。

约 1/3 的通过活检证实血管炎性神经病的患者是“非全身性的”，血管炎仅累及周围神经。无全身症状，与 PAN 相比病程进展更加缓慢。红细胞沉降率可能会升高，但其他全身性疾病的检查结果是阴性的。其他器官有可能出现亚临床症状，在神经活检的同时进行肌肉活检也常发现脉管炎。

脉管炎性神经病也可以被看作是发生于其他结缔组织病病程中血管炎综合征的一部分。最常见的是类风湿关节炎，但是与神经滋养血管相关的缺血性神经病也可出现在混合性冷球蛋白血症、干燥综合征、肉芽肿性血管炎（Wegener's)、变应性血管炎、系统性红斑狼疮和进行性系统性硬化症。

一些血管炎与抗中性粒细胞胞质抗体（ANCA）相关，其被分为细胞质的（cANCA）以及核周的（pANCA)。cANCA 直接攻击蛋白酶 3（PR3)，而 pANCA 攻击髓过氧化物酶（MPO)。PR3/cANCA 与 Wegener 肉芽肿相关，而 MPO/pANCA 与多血管炎、CSS 相关，PAN 较少见。值得注意的是，MPO/pANCA 也可见于米诺环素引起的血管炎。

对于这些神经病的处理，包括“非系统的”脉管炎性神经病，治疗包括一般状况处理及糖皮质激素和其他免疫抑制剂的充分使用。这些方案的使用已产生显著的改善结果，5 年存活率已超过 80%。最近的临床试验发现利妥昔单抗以及糖皮质激素联用并不优越于环磷酰胺及激素联用。因此，推荐联用利妥昔单抗及糖皮质激素为标准起始治疗方案，特别是对于 ANCA 相关血管炎。

抗-Hu 副肿瘤性神经病

这种少见的免疫介导的疾病表现为一种感觉性神经病变（即，选择性损伤背根神经的感觉神经）。起病通常为四肢不对称的感觉减退和感觉缺失，很快进展累及全部肢体、躯干和面部。显著的感觉性共济失调，假性手足徐动症，不能行走、站立，甚至不能坐立是其常见的特征，并继发广泛的传入神经阻滞。亚急性的感觉性神经病变可能是特发性的，但是超过一半的患者是副肿瘤性的，主要与肺癌有关，大多数为小细胞肺癌（SCLC)。基于 SCLC 的诊断需要明确其关联，检测副肿瘤性抗体，并且经常通过 PET 扫描肿瘤。靶抗原是正常组织的家族性 RNA-结合蛋白（HuD，

HuC，以及 Hel-N1），只在神经元中表达。SCLC 通常表达相同的蛋白质，触发一些患者的免疫应答，特点为抗体和细胞毒性 T 细胞与背根神经节的神经元上的 Hu 蛋白发生交叉反应，导致免疫介导的神经损伤。脑脊髓炎也可伴有感觉性神经病，可能具有相同的发病机制。神经系统症状可能出现在 SCLC 确诊的前 6 个月。感觉性神经病病程持续几周或数月并稳定，遗留患者功能障碍。大多数患者对糖皮质激素、免疫球蛋白、血浆置换或免疫抑制剂治疗无反应。

25 重症肌无力及其他神经肌肉连接疾病

Myasthenia Gravis and Other Diseases of the Neuromuscular Junction

Daniel B. Drachman，Anthony A. Amato
（成佳星 译 徐俊 校）

重症肌无力（myasthenia gravis，MG）是一种描述为骨骼肌无力及易疲劳性的神经肌肉疾病。其根本的损伤是抗体介导的免疫攻击所致的神经肌肉接头处可利用的乙酰胆碱受体（AChRs）数量的减少。目前可用于 MG 的治疗非常有效，尽管特效治疗还未确定。

病理生理学

在神经肌肉接头（图 25-1，视频 25-1），乙酰胆碱（ACh）在运动神经终末合成，存储在囊泡内（量子）。当动作电位沿着运动神经传播到达神经终末时，乙酰胆碱从 150～200 个囊泡中释放并与密集分布在突触后折叠处的乙酰胆碱受体结合。乙酰胆碱受体结构已经得到完整的阐明，它由围绕中心孔排列的 5 个亚单位（2α，1β，1δ 和 1γ 或 ε）构成。当乙酰胆碱与乙酰胆碱受体的 α 亚单位的结合区结合时，乙酰胆碱受体通道打开，使得离子，主要是钠离子快速进入，从而产生肌肉纤维的终板区去极化。如果这去极化足够大，可以激发动作电位沿着肌肉纤维传播，触发肌肉收缩。这个过程可由乙酰胆碱酯酶（AChE）的水解乙酰胆碱快速终止，乙酰胆碱酯酶源于突触折叠，在乙酰胆碱扩散离开受体时出现。

重症肌无力中，最重要的缺损是肌肉突触后膜可利用乙酰胆碱受体数量的减少。而且突触后折叠是平整的或是简化的。这些改变导致神经肌肉传递效率的下降。因此，尽管乙酰胆碱正常释放，它产生小的终板电位，可是不能触发动作电位。许多神经肌肉连接传递失败导致肌肉收缩的无力。

每次脉冲释放的乙酰胆碱的数量在重复活动之后正常下降（称为突触前削减）。在肌无力患者中，神经肌肉传递效率的下降加上正常的削减导致由连续神经冲动激活的肌肉纤维少之又少，之后加重无力，或是肌无力疲劳。这个机制也可以解释电诊断检查中对重复神经刺激的递减反应。

重症肌无力的神经肌肉异常也可由特异性抗乙酰胆碱受体抗体介导的免疫反应产生。抗乙酰胆碱受体

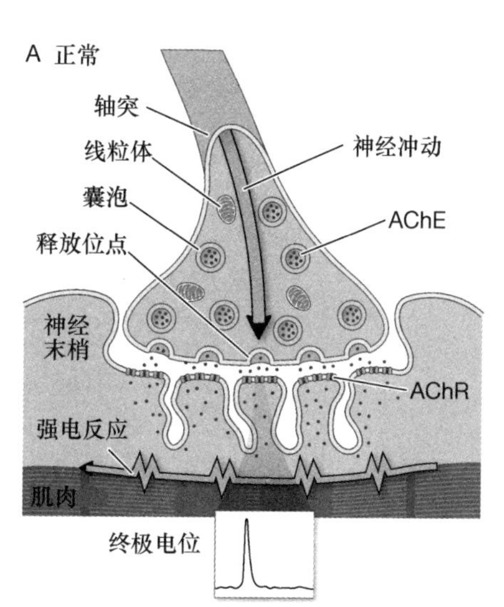

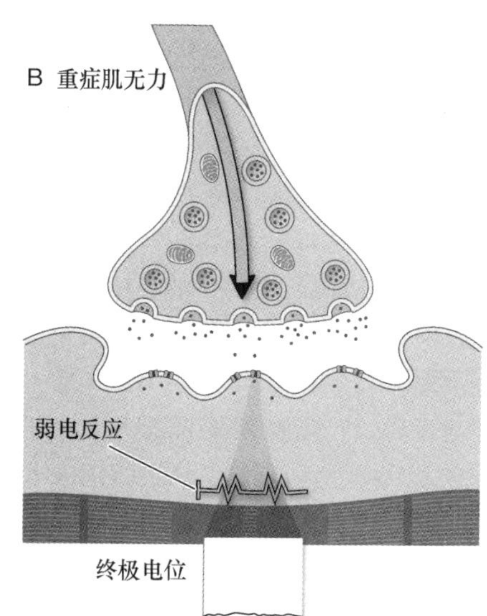

图 25-1（见书后彩图） 图 A 示正常神经肌肉接头，图 B 示肌无力神经肌肉接头。 AChE，乙酰胆碱酯酶。正常的神经肌肉传递描述见正文。MG 接头表示正常的神经末端，AChRs 数量减少（点彩样），突触后折叠平坦、简化，突触间隙增宽。另见视频 25-1（修改自 DB Drachman：N Engl J Med 330：1797，1994.）

抗体通过三种不同的机制减少可利用的乙酰胆碱受体数量：（1）通过交联或受体的快速胞吞的机制快速周转乙酰胆碱受体；（2）通过抗体与补体共同作用的机制损伤突触后膜；（3）阻塞乙酰胆碱受体的活性区，这个区通常结合乙酰胆碱。肌肉特异性激酶（MuSK），一种在神经肌肉连接的参与胆碱受体簇集的蛋白，其免疫应答反应，也可以导致重症肌无力，伴随理论上乙酰胆碱受体的减少。抗 MuSK 抗体出现在大约 40％ AChR 阴性的患者。一小部分血清 AChR 及 MuSK 阴性的患者在神经肌肉接头有其他蛋白的抗体——低密度脂蛋白受体相关抗体 4（lrp4）——对 AChR 聚集很重要。其致病抗体是 IgG，且为 T 细胞依赖的。因此，免疫治疗方法直接攻击抗体效应 B 细胞或是辅助 T 细胞，这些方法在抗体介导疾病中是有效的。

免疫反应是如何激活且维持仍未完全理解，但是胸腺似乎在这个进程中起了重要作用。约 75％的重症肌无力患者胸腺是正常的；约 65％的重症肌无力患者胸腺是增生的，伴随组织结构上检测到活跃的生发中心的存在，尽管增生的胸腺并没有扩大。另外的 10％有胸腺肿瘤。在胸腺内的肌样细胞，表面有乙酰胆碱受体，可能作为自身抗原的来源，并且触发自身免疫反应。

临床表现

重症肌无力不是少见疾病，发病率高达每 10 000 人中就有 2～7 例。所有年龄组的个体都可以发生，但发病峰值在 20～30 岁的女性以及 50～60 岁的男性。总体来说，女性比男性更易受影响，比例约 3∶2。主要的症状为肌肉的无力和易疲劳性。无力在反复的使用（易疲劳性）或是晚间加重，可在休息或睡眠后改善。重症肌无力的病程通常是多变的。恶化和缓解都可以发生，尤其是在疾病起病的开始几年。无关的感染或是系统疾病可以加重肌无力以及形成危象。

肌无力的传播通常有独特的模式。颅肌，尤其是眼睑肌和眼球外肌，典型的是病程早期受累的；复视和上睑下垂是常见的主诉。当面部无力的患者试图笑时产生混乱面容。咀嚼无力在长时间咀嚼例如嚼肉时可以发现。因为上颚无力说话可能带有鼻音，或是因为舌无力导致构音障碍。上颚、舌或是咽无力可导致吞咽障碍，产生鼻反流或是水或食物的误吸。延髓无力在 MuSK 抗体阳性的 MG 为主要表现。在～85％的患者中，无力发展成全面型，也可以影响肢体肌肉。如果无力仅仅局限于眼外肌且持续 3 年，那么不太可能变为全面型，这些患者可以说是眼肌型 MG。MG 的肢体无力通常是在近端而且是不对称的。尽管肌无力，深反射是保留的。如果呼吸无力严重到需要呼吸支持，可以说患者处于危象状态。

诊断和评估

（表 25-1）早期有无力和易疲劳性，并有典型分布形式，不伴有反射的消失或感觉的缺失或是其他神经系统功能的损伤时应怀疑该诊断。在采取治疗之前，疑似诊断应在定义上证实。这是必不可少的，因为：（1）其他可治疗的疾病也与 MG 十分相似；（2）MG 的治疗也许包括手术和长期使用有潜在不良反应的药物。

抗 AChR、MuSK 或 lpr4 抗体 正如之前指出的，抗 AChR 抗体在 85％的所有肌无力患者的血清中可检测到，但只有大概 50％的眼肌型患者可检测到。抗 AChR 抗体的出现事实上可以诊断 MG，但阴性不能排除诊断。抗 AChR 抗体的测量水平与不同患者 MG 严重程度不一致。但是，在单个患者中，治疗引起的抗体水平的下降通常与临床改善相关，水平上升时通常发生病情恶化。MuSK 抗体被发现存在于 40％的 AChR 抗体阴性的全面型 MG 患者中，对于这些患者来说它们的出现是有用的诊断试验。MuSK 抗体很少出现在 AChR 抗体阳性的患者或是眼肌型患者中。这些抗体可能干扰 AChR 抗体在神经肌肉接头处的聚集，正如早期疾病进展所知的 MuSK 的作用。一小部分

表 25-1 MG 诊断

病史
- 复视、上睑下垂、无力
- 无力的特征性分布：近端肢体、颈伸肌、全身性
- 波动以及疲劳：重复活动后恶化，休息后改善
- 先前治疗的疗效

体格检查
- 上睑下垂、复视
- 运动力测试：肌肉的定量测试
- 前臂外展时间（5min）
- 肺活量
- 神经系统体征缺失

实验室检查
- 抗 AChR 放射免疫测定法：全面型 MG～85％阳性，眼肌型 MG 50％阳性，阳性可明确诊断，阴性结果不能排除 MG，～40％的 AChR 抗体阴性的全面型患者有抗 MuSK 抗体
- 重复神经刺激：3Hz 时衰减率＞15％，高度可能
- 单纤维肌电图：阻滞以及振动，伴随正常纤维密度，可确定但不特异
- 氯化滕喜龙 2mg＋8mg IV，若明确阳性则高度怀疑该诊断
- 对于眼或颅 MG：通过 CT 或 MRI 排除颅内缺损

AChR 或 MuSK 阴性的 MG 患者可能存在抗 lrp4 抗体，尽管其检测还没有商业化。人聚集蛋白抗体也在一些 MG 患者中被发现。人聚集蛋白是一种来源于运动神经的蛋白，正常与 lpr4 结合，但也可以干扰 AChR 抗体在神经肌肉接头处的聚集。也可能还有其他未定义的抗体可以损害神经肌肉接头传递。

电诊断试验 重复神经刺激可能提供有用的诊断性的证据。抗 AChE 药物需在试验前 6～24 小时停用。最好测试下近端肌肉群或是无力肌肉。电刺激以每秒 2～3 次的频率传播至恰当的神经，并且需要记录来自肌肉的动作电位。在正常个体中，诱发的动作电位的振幅不会随刺激的频率改变。但是，在肌无力患者诱发反应的振幅迅速减少＞10％～15％。

抗胆碱酯酶测试 抑制 AChE 使得 ACh 与有限数量的 AChR 不断相互作用的药物，使得肌力改善。氯化滕喜龙是最常用于诊断性试验的药物，其快速起效（30s）、作用维持时间短（5min）。必须选择一个客观的终点来评估氯化滕喜龙的疗效，例如眼外肌无力、言语损伤或是上臂外展持续时间。给予起始剂量 2mg。如果有确定改善，试验阳性并且终止。如果没有改变，需要增加剂量至 8mg。剂量应分两部分给予，因为一些患者对滕喜龙有副作用，包括恶心、腹泻、流涎、肌束震颤以及少见的严重症状例如晕厥和心动过缓。需要准备阿托品（0.6mg）抽吸在注射器内，做好症状变得复杂的四级管理准备。滕喜龙试验适用于临床表现疑似 MG 但是抗体阴性、电试验阴性的患者。假阳性结果可发生在其他疾病的患者，例如肌萎缩侧索硬化症。假阴性或模棱两可的结果也可发生。在一些案例中，使用长期反应药物例如新斯的明（15mg 口服）是有帮助的，因为这可有更多时间进行肌力的详细评估。

遗传的肌无力症状 先天的肌无力症状（congenital myasthenic syndromes，CMS）构成神经肌肉接头疾病的不同的组，这些疾病不是自身免疫的而是由基因变异导致，事实上任何神经肌肉接头都可能受影响。突触前神经终末的功能改变或 AChR、AChE 的不同亚单位的改变在不同类型的 CMS 得到确认。这些疾病具有很多与自身免疫性 MG 相似的临床症状，包括骨骼肌的无力和易疲劳性，在一些案例还包括眼外肌（EOMs）、眼睑和近端肌肉，与自身免疫性 MG 的分布相似。当肌无力的症状开始于婴儿期或是儿童期抗体实验一直阴性的时候应该怀疑是 CMS。至今发生在 AChR 或是其他突触后分子的最常见的基因缺损（67％见于梅奥诊所的 350 例 CMS 患者中），AChE 存在等频率的异常（13％）以及各种保守分子型（DOK7、GEPT 等，约 14％）。在累及 AChR 的疾病中，各种亚单位可发生不同的变异，但是 ε 亚单位在 75％的病例中受累。在大多数 CMS 隐性遗传类型中，变异是异等位基因的；也就是说，出现不同的变异影响两个等位基因其中之一。4 个最常见的 CMS 形式特征总结于表 25-2。尽管临床特征、电反应诊断以及药理学实验可以提示正确的诊断，分子分析可以用来精确地阐释缺陷；这可能引导有效的治疗以及基因咨询。

鉴别诊断 其他可以导致颅以及躯体肌肉组织无力的疾病包括非自身免疫性 CMS、药物引起的肌无力、Lambert-Eaton 肌无力综合征（LEMS）、神经衰弱症、甲状腺功能亢进、肉毒中毒、颅内肿块、眼咽型肌营养不良症以及线粒体肌病（Kearns-Sayre 综合征、进展性外眼肌麻痹）。青霉胺的治疗（用于硬皮病或类风湿关节炎）可能导致真正的自身免疫性 MG，但是无力通常是轻微的，中断药物使用会在几周或几个月内复原。氨基糖苷类抗生素普鲁卡因胺可能引起肌无力患者无力的恶化。非常大剂量可使正常个体神经肌肉无力。

表 25-2　遗传性肌无力症状

类型	临床特征	电生理	遗传学	终板影响	治疗
慢通道	最常见；前臂伸肌无力；2～3 年起病；严重度差异大	神经刺激下重复肌肉反应；延长通道开放以及 MEPP 持续时间	常染色体显性；α、β、ε；AChR 突变	兴奋性毒性终板肌病；AChR 降低；突触后膜损伤	奎尼丁：降低终板损害；抗 AChE 加重病情
低亲和力快通道	起病早；中度严重；累及 EOM；无力及疲劳	短暂、间断通道开放；慢通道症状相反	常染色体隐性；可能是异等位基因	正常的终板结构	3,4-DAP；抗 AChE
AChR 严重缺乏	起病早；严重度差异大；疲劳；典型 MG 特征	重复神经刺激下反应减少；MEPP 幅度增加	常染色体隐性；最常见 ε 变异；很多不同种突变	终板长度增加；突触折叠畸变	抗 AChE；3,4-DAP
AChE 缺乏	起病早；严重度差异大；脊柱侧弯；EOM 可能正常，瞳孔反射消失	重复神经刺激下反应减少	AChE 的胶原蛋白锚定基因变异	小神经终末；接头折叠退化	抗 AChE 药物加重病情；可用沙丁胺醇、麻黄素、3,4-DAP

LEMS是神经肌肉接头的突触前疾病，可以导致近似MG的无力症状。下肢近端肌是最易受累的，其他肌肉也可累及。脑神经支配的，包括眼皮的上睑下垂以及复视，发生在超过70%的患者并且与MG特征相似。但是，这两者是容易区分的，因为LEMS患者反射减弱或缺失，并且有自主改变例如口干和阳痿。神经刺激产生起始低振幅回应，在低频率的反复刺激（2～3Hz）下，产生像MG的递减反应；但是，在高频（50Hz）或后继练习之后，递增反应发生。LEMS由自身抗体直接攻击运动神经终末P/Q型钙通道引起，可通过放射性免疫测定在85%的LEMS患者中检测到。这些自身抗体使得ACh从神经末端释放受损。大多数LEMS患者有相关的恶性病，最常是肺小细胞癌，可以表达刺激免疫反应的钙通道。LEMS的诊断可以是在肿瘤用其他方式检测到之前其出现的信号，使得可以早期切除。LEMS的治疗包括血浆去除术和免疫抑制剂，例如用于MG的3,4-二氨基比（3,4-DAP）以及溴吡斯的明也可用于改善临床症状。3,4-DAP通过阻塞钾通道起作用，导致运动神经终末长时间去极化，增加ACh释放。吡啶新斯的明延长ACh的作用，使与AChR反复相互作用。

肉毒中毒是因为肉毒菌毒素梭菌属八株的任何一株产生的强有力的细菌类毒素。该毒素酶性分解特异蛋白，这种蛋白对于运动神经末梢的乙酰胆碱释放非常重要，从而干扰神经肌肉传递。最重要的是，肉毒中毒由摄入含有毒性物质的不干净的速食引起。比较少见的是，几乎所有的肉毒菌毒素的孢子可在伤口发芽。在新生儿孢子可能在胃肠道发芽，并且释放毒性，导致肌肉无力。患者无力呈现类似延髓无力（例如：复视、构音困难、吞咽困难）以及缺乏感觉症状和体征。无力可能发展至肢体并且导致呼吸障碍。早期反射存在，随着疾病进展可能消失。心理状态正常。自主功能表现包括麻痹性肠梗阻、便秘、尿潴留、瞳孔扩张以及瞳孔对光反射差以及口干。生物测定有血清毒素的存在是决定性的依据，但是结果需要很长时间完成且有可能阴性。神经刺激研究揭示了突触前神经肌肉阻塞以及降低的复合肌肉动作电位（CAMPs）的发现，在高频重复刺激下提高振幅。治疗包括通气支持以及严格的住院病人支持护理（例如：营养、预防深静脉血栓）。预防性的疫苗可以用于实验室工作者或其他高发病率人群。

神经衰弱症是有肌无力样疲乏症状而无器质性损伤的疾病。患者可能呈现为无力和疲劳的主观症状，但肌肉测试通常为非器质性疾病的“非无力”特征；这些患者在重复动作后抱怨疲劳意味着疲倦或是淡漠而不是肌力下降。甲状腺功能亢进症通过甲状腺功能测试可以轻易诊断或是排除，怀疑是MG的患者应常规检查。甲状腺功能异常（甲亢或是甲减）可以导致肌无力。类似于MG的复视偶尔可以因为颅内肿瘤压迫神经至EOMs（如，蝶骨脊脑膜瘤），头颅和眼眶MRI常可揭示病灶。

进行性外眼肌麻痹是很少见的疾病，导致EOMs的无力，可以伴随肢体近端肌肉的无力及其他系统症状。大多数患者有线粒体疾病，可由肌肉活检检测到（第26章）。

寻找相关疾病（表25-3） 肌无力患者有更高的概率患一些相关疾病。胸腺异常发生在75%的患者。肿瘤改变可产生胸腺增大，前纵隔CT扫描可以检测到。正常年轻成人CT扫描可出现胸腺影，然而超过40岁的患者胸腺扩大应高度怀疑胸腺瘤。甲状腺功能亢进症发生在3%～8%的患者，可加重无力。怀疑有MG的任何患者都应做甲状腺功能试验。因为MG与其他免疫疾病的关联，也应检测抗核抗体和风湿因子。任何类型的慢性感染可以加重MG，应该仔细查找病因。最后，鉴于肌无力患者呼吸功能损伤的频率和严重度，通气功能的测定是有价值的。

治疗　重症肌无力

由于在治疗方面的进步，使得重症肌无力的预后得到显著地提高。几乎所有的肌无力患者在恰当的治疗下能够恢复正常生活。重症肌无力最有效的治疗方法包括使用抗胆碱酯酶药物、免疫抑制因子、胸腺摘除术和血浆去除术或者静脉注射免疫球蛋白（IV Ig）（图25-2）。

表25-3　重症肌无力相关疾病以及实验室检查推荐

相关疾病
- 胸腺疾病：胸腺瘤、胸腺增生
- 其他自身免疫疾病：桥本氏甲状腺炎、Graves病、类风湿关节炎、系统性红斑狼疮、有自身免疫性疾病家族史
- 可能加重重症肌无力的疾病或情况：甲状腺功能亢进或减低、隐秘感染、其他疾病的药物治疗（见表25-4）
- 可能干预治疗的疾病：结核病、糖尿病、消化道溃疡、胃肠道出血、肾脏疾病、高血压、哮喘、骨质疏松症、肥胖症

实验室检查或过程推荐
- 纵隔CT或MRI
- 系统性红斑狼疮检测、抗核抗体、风湿因子、抗甲状腺抗体
- 甲状腺功能测试
- PPD皮肤测试
- X线胸片
- 快速血糖测量，生化蛋白A1c
- 肺功能试验
- 老年患者的骨密度测定

PPD，提纯蛋白衍生物

第三部分　神经和肌肉疾病

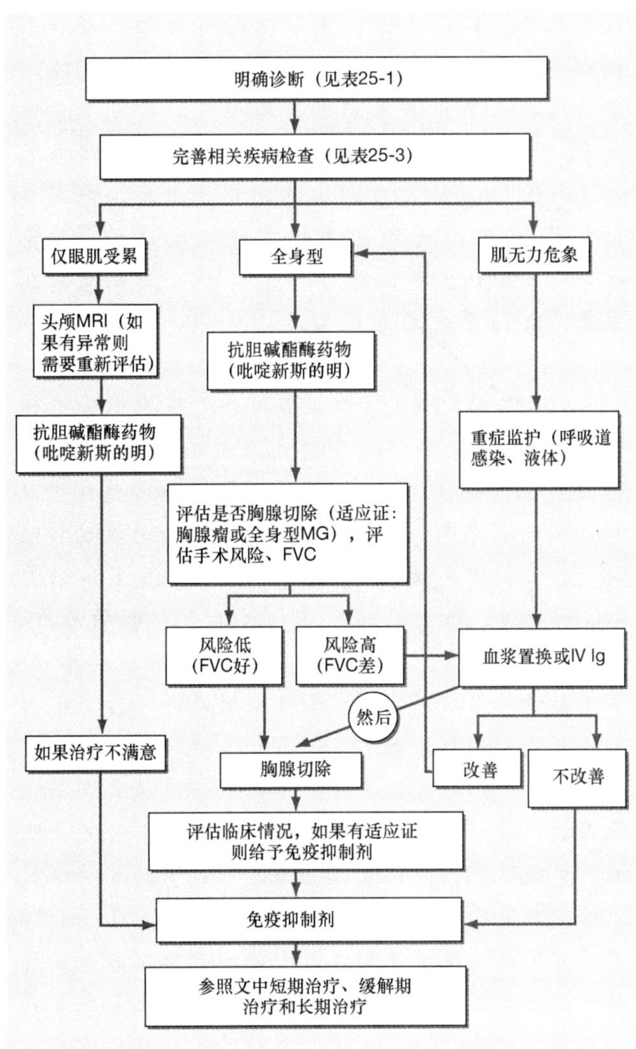

图 25-2　MG 管理程序。FVC，用力肺活量

抗胆碱酯酶药物

抗胆碱酯酶药物使大多数肌无力患者得到部分改善，尽管这种改善确实很微弱。溴吡斯的明是应用最广泛的抗胆碱酯酶药物。口服溴吡斯的明药效在15～30分钟后开始，并且持续3～4个小时，但是个体差异很大。治疗开始为中等剂量，例如：30～60mg，每天3～4次。频率和总剂量应该根据患者的每日需要量量身定制。例如，咀嚼和吞咽功能比较差的患者应该在饭前服药，这样才能使得药效高峰期和进餐时间一致。由于不同的吸收作用，长效的溴吡斯的明也许偶尔对患者度过夜间有帮助但日间给药无效。溴吡斯的明的最大有效剂量一天很少超过每4～6小时120mg。超剂量的溴吡斯的明可能会增加虚弱和其他副作用。在一些患者中，溴吡斯的明毒蕈碱样的副作用（腹泻、腹部痉挛、流涎、恶心）会限制药物的耐受剂量。阿托品/苯乙哌啶或者洛哌丁胺用于治疗胃肠道症状。

胸腺切除术

应该区分两个单独的概念：(1) 胸腺瘤的手术切除，(2) 胸腺切除术作为MG的治疗方式。因为局部肿瘤扩散，胸腺的手术切除是必要的，尽管大多数胸腺瘤组织结构上是良性的。除去肿瘤，有证据显示85%的患者在胸腺切除术后好转。这之中，有35%达到无药物好转。但是，这种改善一般要延迟数月或数年。胸腺切除术的优点是它有长期受益的可能性，在一些情况下可减少或停止继续药物治疗。根据已发表的研究表明，胸腺切除术后，MG患者得到缓解的可能性是不做手术患者的1.7倍。有鉴于这些潜在的益处以及可忽略的风险，胸腺切除术得到了广泛应用。一致认为胸腺切除术适用于青春期至至少55岁的全面型MG患者。胸腺切除术是否推荐于儿童、>55岁的成人以及局限于眼肌无力的患者仍有待争议。也有证据表明MuSK抗体阳性的MG患者可能对胸腺切除术反应不够好。这个手术必须在常规实施，医务人员在准备、技术管理、麻醉和手术等有经验的医院实施。胸腺瘤不应行紧急手术，只有在患者做好充分准备后才可着手手术。如果有必要，在手术前应静脉注射免疫球蛋白或行血浆置换，但是考虑到感染的风险，避免使用免疫抑制剂也是有帮助的。

免疫抑制剂

几乎所有的MG患者都使用一种或几种免疫抑制剂。药物的选择或其他免疫调节治疗应依据个体疗效和风险的权衡以及治疗的紧迫性。这对于发展基于短期、中期、长期目标的治疗计划是很有帮助的。例如，如果因为无力的严重度或患者需要尽可能快活动而要立即改善，那么就需要静脉注射治疗或是血浆去除术。如果是中期，糖皮质激素和环孢霉素或是他罗利姆一般在1～3个月之间就会出现临床改善。硫唑嘌呤和麦考酚酯的作用通常在数月之后开始（甚至长达1年），但是这些药物对于长期治疗的MG患者有益。越来越多的证据表明利妥昔单抗在许多MG患者是有效的，特别是那些MuSK抗体阳性的患者。

糖皮质激素治疗　糖皮质激素应用适当时，会改善大多数患者的肌无力症状。为了减少副作用，泼尼松每天应给予单一剂量而不是个体剂量。起始剂量应相对低（15～25mg/d）以避免早期弱化，大约三分之一的患者起始服用高剂量会发生这种情况。

剂量逐步增加，患者可以耐受（通常隔2～3天的间歇期给药，5mg/d），直到有显著的临床改善或达到50～60mg/d的剂量。该剂量应持续1～3个月，在之后的1～3个月之内逐渐减少服用量。目标是在撤药时减少剂量至零或至最小量。大体上，患者在达到最大剂量后几周内症状开始改善，并且改善继续进展数月或数年。泼尼松剂量可逐渐减少，但是需要通常是数月或数年的时间来决定最小有效剂量，并且需要密切监测。很少患者能够完全不用免疫抑制剂。长期糖皮质激素治疗的患者应仔细随访，以防治副作用。糖皮质激素治疗中最常见的错误包括：(1) 不能坚持——改善会缓慢或延后；(2) 太早、太快或过分减少剂量；(3) 缺乏防治副作用的意识。

其他免疫抑制药物 单独或联合应用麦考酚酯、硫唑嘌呤、环孢素、他罗利姆以及环磷酰胺对很多患者有效。

麦考酚酯因其疗效有效和副作用相对缺少已经成为治疗MG最广泛使用的药物之一。推荐剂量1～1.5g。其机制包括通过新路径阻止嘌呤合成。因为淋巴细胞缺少选择补救通路而其他细胞有此通路，麦考酚酯阻止淋巴细胞增生而不影响其他细胞。它不杀死或停止预成自体反应的淋巴细胞，故临床症状改善可能延迟至数月到一年，直到已经存在的自体反应淋巴细胞自然死亡。麦考酚酯的优点在于其副作用相对较少，仅仅偶尔有胃肠道症状，很少出现白细胞减少，在所有免疫抑制治疗中恶性肿瘤或先天性PML（进行性多灶性白质脑病）也很少见。尽管两个已发表的研究并没有确定的结果，大多数专家把阴性结果归因于实验设计上的瑕疵，麦考酚酯仍广泛应用于肌无力患者的长期治疗。

直到最近，硫唑嘌呤才成为治疗MG最常应用的免疫抑制剂，因其在大多数患者中应用以及长时间跟踪记录中相对安全。它可以增加糖皮质激素的治疗效果从而使其减量。但是，10%的患者因其特殊反应包括发热、全身乏力的流感样症状、骨髓抑制或是肝功能异常不能耐受硫唑嘌呤。起始剂量为50mg/d，应服用数天并观察其副作用。若剂量能耐受，逐渐增量至2～3mg/kg，或者直到白细胞计数降至3000～4000/μl。硫唑嘌呤的疗效要3～6个月才开始，更长时间达到巅峰。在服用硫唑嘌呤的患者中，别嘌呤醇禁止用于治疗高尿酸血症。因为这两种药有共同的降解通路，硫唑嘌呤的效应增加会导致严重的骨髓抑制。

钙神经素抑制剂环孢素和他罗利姆（FK506）与硫唑嘌呤疗效相似，在MG的治疗中也使用得越来越多。其疗效出现比硫唑嘌呤更快。每种药物都可以单独应用，但是它们通常用作糖皮质激素的附属来减少激素用量。环孢素的常见用量为每天4～5mg/kg，他罗利姆的平均剂量为每天0.07～0.1mg/kg，分两次相同剂量服用（来减少副作用）。这些药物的副作用包括高血压、肾毒性，需要密切监测。晚上剂量后12小时测量血压水平。环孢素的治疗范围是150～200ng/L，他罗利姆是5～15ng/L。

利妥昔单抗（美罗华）是一种结合在B淋巴细胞上CD20分子的单克隆抗体。它被广泛应用于治疗B淋巴细胞瘤，还成功治疗了一些自身免疫性疾病包括风湿关节炎、天疱疮以及一些Ig相关的神经病变。目前有一篇扩展性文献报道了美罗华治疗MG的疗效，特别是对于MuSK抗体阳性的患者，然而一些AChR抗体的MG患者也可有一定疗效。常用剂量为375mg/m^2，每周4次静脉推注，或者每周两次分开静脉推注1g。

对于一部分MG患者对传统的免疫抑制剂治疗无疗效，一个疗程的大剂量环磷酰胺可能诱发“重启”免疫系统，使得长期受益。高剂量的环磷酰胺消除成熟淋巴细胞而不是造血前体细胞（干细胞），因为它们表达醛脱氢酶，这种酶水解环磷酰胺。目前这种方法预留给难治性患者，但只能在熟悉这种治疗方法的医疗中心实施。重启治疗后维持免疫治疗通常需要保持疗效。

血浆去除术以及静脉注射免疫球蛋白

血浆去除术用于治疗MG血浆，这种血浆中含有病原抗体，将之机械地与血细胞分离，再将血浆返回病人体内。一个疗程有5次交换（每次3～4L），大体上10～14天的时间。血浆去除术使得抗AChR抗体短期内减少，从而使患者症状改善。这只是暂时的权宜之计，适用于严重受影响的患者以提高患者的状况，优于手术（如：胸腺切除）。

静脉注射免疫球蛋白的适应证与血浆置换相似：比手术更快改善患者的状况，度过肌无力的困难时期。这项治疗的优点是不需要特殊器械以及大的静脉通道口。常用剂量是2g/kg，使用超过5天（400mg/kg）。如果可以耐受，静脉注射的总剂量可3～4天给一次。70%的患者可以改善，疗效开始于治疗期间，或在一周之内，或者持续数周至数月。静脉内注射免疫球蛋白的作用机制是未知的；这个治疗对于一定数量的循环AChR抗体没有始终如一的疗效。副反应一般不严重，除了头痛、液体过剩以及相对少见的无菌性脑膜炎或肾衰竭。静脉注射免疫球蛋白很少用于长期治疗以代替免疫抑制治疗。不幸的是，医师越来越不熟悉免疫抑制剂治疗而依赖重复的静脉注射免疫球蛋白，这通常产生间歇的疗效，不产生潜在的自身免疫反应，而且费用昂贵。肌无力患者中期和长期治疗需要之前叙述的其他治疗方法。

肌无力危象的管理

肌无力危象定义为无力恶化威胁生命；它通常包括由膈肌和肋间肌无力引起的呼吸障碍。危象很少发生在正规管理的患者。治疗应在加强护理中心实施，配备在管理 MG、呼吸功能不全、感染性疾病以及液体和电解质治疗有经验的团队。暂时停止抗胆碱酯酶药物的使用排除了恶化可能是因为过度的抗胆碱酯酶药物（胆碱能危象）的使用。危象最常见的原因是因为合并感染。应立即治疗，因为假定患者的机械和免疫防卫缺乏。肌无力患者伴有高热和早期感染应像其他免疫缺陷患者一样治疗。早期有效的抗生素治疗、辅助呼吸（优选非侵袭性的，使用 BiPap）、肺部物理治疗是治疗过程中必需的。正如之前讨论的，血浆去除术和静脉注射免疫球蛋白在快速康复中常有效。

肌无力患者避免使用的药物

很多药物加速 MG 患者的无力（表 25-4），但不是所有患者对所有这些药物都有不良反应。相反，也不是所有安全的药物可以无所顾忌地用于 MG 患者。因此，下列是尽可能应避免的药物，当任何新药引进的时候肌对无力患者应密切随访。

患者评估

为了评估治疗的有效性以及药物引起的副作用，在基线系统地评估患者的临床状态以及重复的间歇期检查是很重要的。因为 MG 症状的多样性，间歇期和体检资料必须给予考虑。最有用的临床试验包括前臂外展时间（达到总共 5 分钟）、被动关节阻力、眼球转动范围以及上睑下垂向上凝视的时间进展。人工肌肉测试，相对更好的是肢体肌肉尤其是极端肌肉的定量的肌力测定法，也是很重要的。间歇期形式可以提供患者状态以及治疗结果导向的简明的总结。简化形式的表格见图 25-3。患者 AChR 抗体水平的进行性减少也可是临床上有价值的治疗效果的确认。相反，免疫

表 25-4　MG 中药物相互作用

可能加重 MG 的药物

抗生素
氨基糖苷类：如链霉素、妥布霉素、卡那霉素
喹诺酮类：如环丙沙星、左氧氟沙星、氧氟沙星、加替沙星
大环内酯类：如红霉素、阿奇霉素
手术用非去极化肌松药
D-筒箭毒碱、泮库溴胺、维库溴胺、阿曲库胺
β-阻滞剂药物
普萘洛尔、阿替洛尔、美托洛尔
局部麻醉药和相关药物
大剂量的普鲁卡因和利多卡因
普鲁卡因胺（用于心律失常）
肉毒杆菌中毒
肉毒杆菌加重无力
奎宁衍生物
奎宁、奎尼丁、氯喹、甲氟喹
镁
降低 ACh 释放
青霉胺
可能导致 MG

有重要相互作用关系的药物

环孢霉素
药物相互作用广泛，可能提高或降低环孢霉素的水平
硫唑嘌呤
避免和别嘌呤醇联用——两者联用可导致骨髓抑制

病史	重症肌无力工作手册			
项目	正常	尚可	较差	差
复视	无	少	经常	持续
睑下垂	无	少	经常	持续
上肢	正常	轻度受限	部分ADL受限	明显受限
下肢	正常	步行/跑步疲劳	能走有限距离	行走距离严重受限
言语	正常	构音障碍	严重构音障碍	言语不能
发声	正常	低弱	受损	严重受损
咀嚼	正常	正常食物后疲劳	软食物后疲劳	胃管
吞咽	正常	正常食物	仅软食物	胃管
呼吸	正常	体力劳动时呼吸困难	任何活动均呼吸困难	休息时呼吸困难

检查

血压______ 脉率______ 体重______
水肿______
肺活量______
白内障？右______ 左______
眼外肌______
睑下垂时间______
面肌______

上肢外展时间 右______ 左______
三角肌 右______ 左______
肱二头肌 右______ 左______
肱三头肌 右______ 左______
握力 右______ 左______
髂腰肌 右______ 左______
股四头肌 右______ 左______
腘绳肌 右______ 左______
其他 右______ 左______

图 25-3　重症肌无力评估治疗使用的间隔评估缩略版

抑制剂减药时该抗体升高预示临床恶化。为了 AChR 抗体水平可靠的数量的测量，最好对比先前冰冻血浆等分以及目前的血清样本同时连续分析。

26 肌营养不良症与其他肌肉疾病

Muscular Dystrophies and Other Muscle Diseases

Anthony A. Amato，Robert H. Brown，Jr.

（顾小花　译　徐俊　校）

骨骼肌疾病，或称肌病，是肌肉的结构改变或功能障碍。此类疾病可以根据特征性临床和实验室检查结果与其他运动功能相关疾病（如下运动神经元或神经肌肉接头疾病）鉴别。

重症肌无力及相关疾病已在第 25 章讨论；皮肌炎、多发性肌炎和包涵体肌炎在《哈里森内科学（第 19 版）》其他部分讨论。

临床特征

大多数肌病表现为近端对称性肢体无力（上肢或下肢），腱反射及感觉仍保留。然而，部分肌病可表现为以远端为主的不对称性肌无力。相关的感觉丧失提示周围神经或中枢神经系统（CNS）损伤而不是肌病。偶尔，影响脊髓运动神经元胞体（前角细胞疾病）、神经肌肉接头处或周围神经的疾病可与肌病的表现相似。

肌无力　肌无力的症状可以为间歇性或持续性。造成间歇性肌无力的疾病如图 26-1 所示，包括重症肌无力、周期性麻痹（低血钾、高血钾与先天性副肌强直）和代谢性能量缺乏，如糖酵解障碍（尤其是肌磷酸化酶缺乏）、脂肪酸的利用障碍（肉碱棕榈酰转移酶缺乏症），以及一些线粒体肌病。能量缺乏状态导致活动相关的肌肉分解，伴有肌红蛋白尿，表现为淡褐色到暗褐色尿。

大多数肌肉疾病引起持续性肌无力（图 26-2）。其中的大多数，包括肌营养不良的大多数类型、多发性肌炎和皮肌炎，近端肌肉较远端肌肉无力症状更重，常对称起病，面部肌肉功能保留，此种类型称为肢带型。鉴别诊断主要为其他类型肌无力。面部肌肉无力（眼睛闭合困难和微笑障碍）和翼状肩胛（图 26-3）是面肩肱型营养不良症（facioscapulohumeral dystrophy，FSHD）的特征。面部和肢体远端无力与手握肌强直几乎是诊断 1 型强直性肌营养不良的要点。其他脑神经支配的肌肉无力，导致上睑下垂、眼外肌无力，考虑的最重要的疾病包括神经肌肉接头疾病、眼咽型肌营养不良、线粒体肌病或一些先天性肌病（表 26-1）。包涵体肌炎的特征是不对称的前臂屈肌和股四头

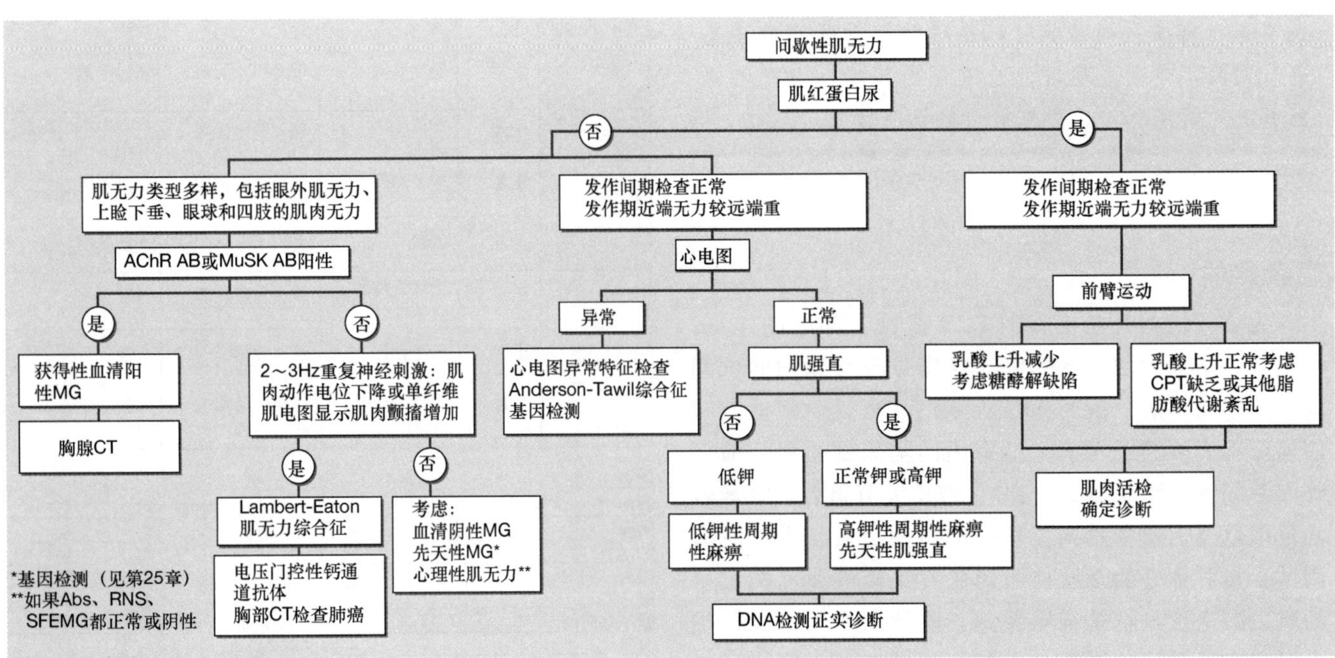

图 26-1　间歇性肌无力的诊断评估。 AChR AB，胆碱酯酶受体抗体；MuSK AB，肌肉特异肌酶抗体；MG，重症肌无力；CPT，肉碱棕榈酰转移酶

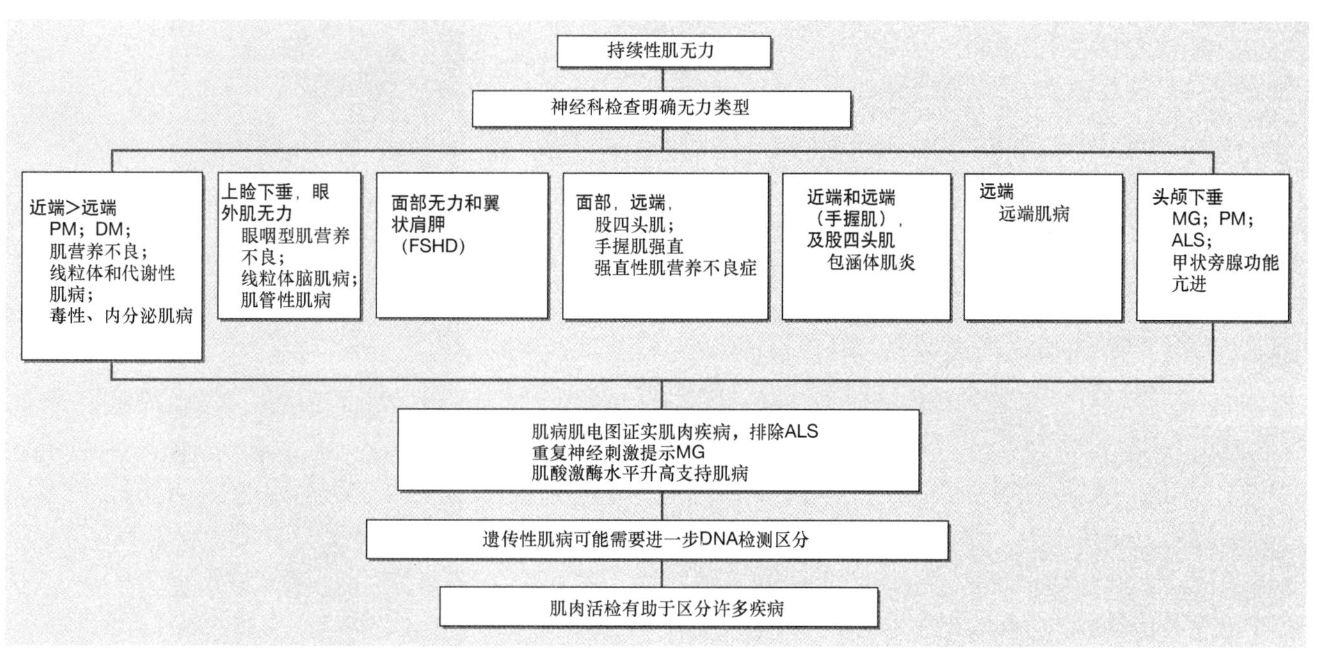

图 26-2 持续性肌无力的诊断评估。 DM，皮肌炎；PM，多发性肌炎；MG，重症肌无力；ALS，肌萎缩侧索硬化

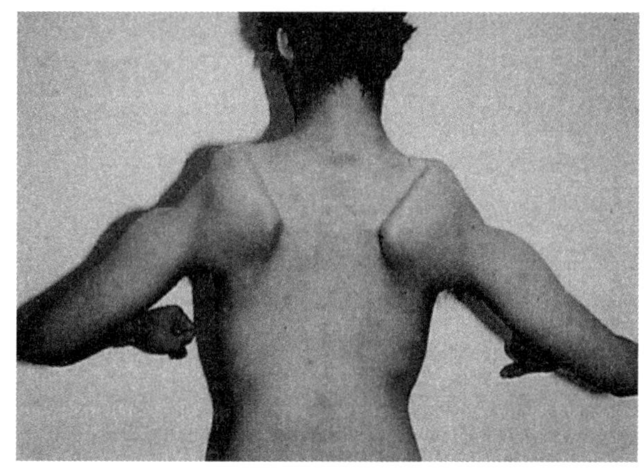

图 26-3 面肩肱型营养不良。 表现为肩胛翼状突出

肌的萎缩和无力（如前臂、手腕和手指屈肌）。头颅下垂综合征相对不常见，但是是重要的诊断性体征，提示选择性颈伸肌无力的存在。与此体征相关的最重要的神经肌肉疾病包括重症肌无力、肌萎缩侧索硬化症、迟发性线状体肌病、甲状旁腺功能亢进、局限性肌炎和包涵体肌病部分亚型。最后一种类型为远端肢体无力，是肌营养不良症特殊亚型（远端肌病）的典型体征。

通过功能检查来帮助发现肌无力的类型比较重要（表 26-2），这对 Gower 征（图 26-4）尤其有用。观察患者步态可发现因躯干和髋关节无力，患者呈前凸姿势，往往夸张地利用脚尖走路（图 26-5）。摇摆步态是因臀部肌肉无力而导致髋关节或髋关节倾斜。膝关节过伸（膝过伸或翻膝）是股四头肌无力的特征；跨阈步态，是由足下垂伴远端肌无力导致。

表 26-1 上睑下垂或眼肌麻痹的神经肌肉病因

周围性神经病变
Guillain-Barré 综合征
Miller-Fisher 综合征
神经肌肉接头病变
肉毒杆菌中毒
Lambert-Eaton 综合征
重症肌无力
先天性肌无力
肌病
线粒体肌病
Kearns-Sayre 综合征
渐进性眼外肌麻痹
眼咽型肌营养不良症和眼咽型远端肌营养不良症
强直性肌营养不良症（仅有上睑下垂）
先天性肌病
肌管性肌病
线状体（仅有上睑下垂）
甲状腺功能亢进症/Graves 病（眼肌麻痹无下垂）
遗传性包涵体肌病 3 型

任何引起肌无力的疾病都可伴有疲劳，即无法维持或保持力量（病理性易疲劳）。这种情况必须与虚弱鉴别，虚弱指过度劳累或精力不足而导致的一种疲劳。相关症状有助于鉴别虚弱与病理性易疲劳。虚弱常伴有避免体力活动倾向，白天嗜睡的主诉，需要频繁小憩，难以集中于某项活动，如阅读。可伴有巨大的压力和抑郁的感觉。因此，虚弱不是肌病。相反，病理

表 26-2 发现肌肉无力的检查	
功能损伤	肌无力
无法强行闭眼	上部面肌
皮肤皱起无力	下部面肌
卧位无法抬头	颈伸肌
仰卧位无法抬头	颈部屈肌
手臂无法举过头	近端手臂肌肉（可能只有肩胛稳定肌）
不在膝关节过伸位（膝过伸或翻膝）无法行走	膝伸肌
无法用脚跟行走（脚尖行走）	跟腱短缩
走路时不能抬起脚（跨阈步态或足下垂）	大腿前部
不摇摆走路无法	臀部肌肉
不攀附肢体无法从地上起来（Gowers 征）	臀部、大腿和躯干肌肉
不依靠手臂无法从椅子上坐起	臀部肌肉

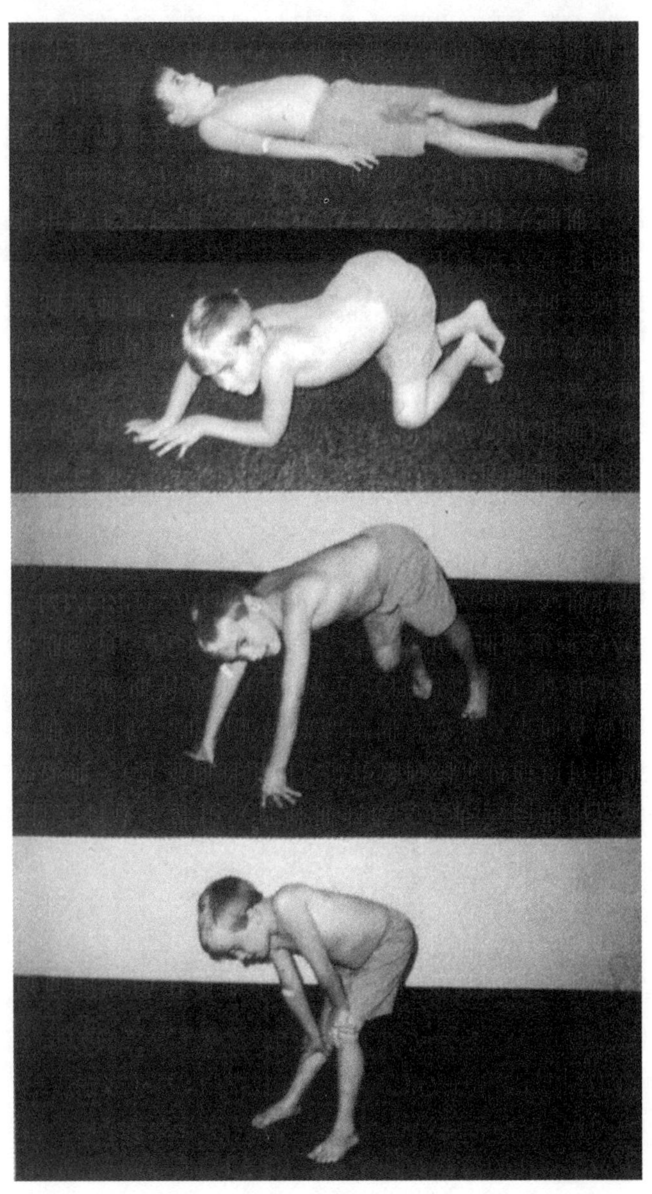

图 26-4 Gower 征：患者试图借助手臂攀附下肢从地上起来

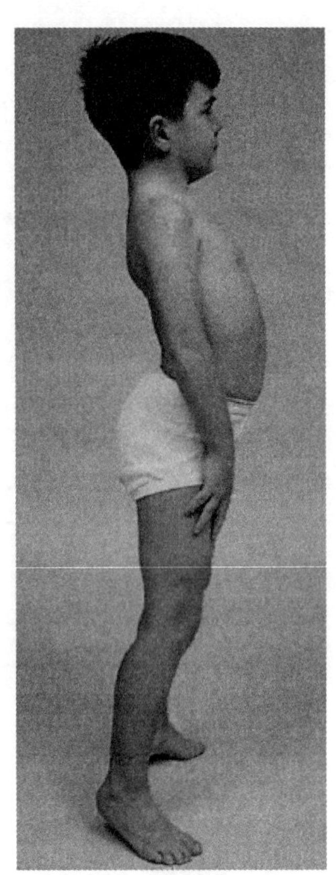

图 26-5 脊柱前凸体位：夸张地依靠脚尖站立，与躯干和髋关节无力有关

性易疲劳见于神经肌肉接头传递障碍疾病和能量产生障碍疾病，包括糖酵解、脂肪代谢或线粒体能量产生障碍。病理性疲劳也发生在慢性肌病，因为少量肌肉难以完成一个任务。病理性疲劳伴有异常的临床或实验室检查。无以上支持特征的疲劳几乎不考虑原发性肌肉疾病。

肌肉疼痛（肌痛）、痉挛与强直 肌肉疼痛可与痉挛、抽搐、挛缩、僵硬或肌肉强直相关。不同的是，真正的肌痛（肌肉疼痛）可位于局部或全身，可伴有无力、触痛或肿胀。某些药物会造成真性肌痛，见表 26-3。

表 26-3 可导致真性肌痛的药物
西咪替丁
可卡因
环孢素
达那唑
依米丁
金
海洛因
拉贝洛尔
美沙酮
青霉胺
他汀类及其他降胆固醇药物
L-色氨酸
齐多夫定

有两种肌痛类型特别重要，但都与肌无力无关。纤维肌痛是一种常见的、但知之甚少的肌筋膜疼痛综合征。患者诉有严重的肌肉疼痛和压痛，并有特定的疼痛触发点，睡眠障碍，伴易疲劳。血清肌酸激酶(CK)、红细胞沉降率（ESR)、肌电图（EMG）和肌肉活检均正常。风湿性多肌痛主要发生在大于50岁的患者，特点是肩、下背部、臀部、大腿僵硬和疼痛，伴有ESR升高，而血清CK、肌电图和肌活检均正常。颞动脉炎是累及大中型动脉的炎性疾病，通常累及颈动脉的一个或多个分支，可伴风湿性多肌痛。缺血性视神经炎可影响视力。糖皮质激素可减轻疼痛和防止视力丧失。

局限性肌肉疼痛最常为创伤性。突发性疼痛常见的病因是肌腱断裂，与正常的一面相比，患侧肌腹呈圆形，且外观较短。肱二头肌和跟腱尤其容易破裂。肌肉的感染或肿瘤浸润是引起局部肌肉疼痛的罕见原因。

肌肉痉挛或抽搐是痛苦的、不自主的、局部的，伴有可见或明显硬化的肌肉挛缩。痉挛突然发作，持续时间短，可能会造成关节的异常姿势。肌电图显示运动单位放电，可发现自发神经放电的起源。肌肉痉挛常由神经源性疾病引起，尤其是运动神经元病（见第16章）、神经根病和多发性神经病（见第23章），但肌肉痉挛不是大多数肌肉疾病的特征。Duchenne型肌营养不良是一个特例，因为小腿肌肉痉挛是该病的常见主诉。肌肉痉挛在怀孕期间也很常见。

肌肉挛缩不同于肌肉痉挛。这两种情况下，肌肉都会变硬，但挛缩与糖酵解能量衰竭有关。肌肉挛缩后无法放松。肌电图显示电静息。两者混淆是因为挛缩还指肌肉由于纤维化导致不能被动地伸展到适当长度（固定挛缩)。一些肌肉疾病，特别是Emery-Dreifuss肌营养不良与Bethlem肌病，固定挛缩发生早，是该病的特征性表现。

肌肉僵硬可以指不同的表现。部分关节及周围表面炎症患者会感觉肌肉僵硬。这种情况不同于过度兴奋运动神经元所导致的僵硬或强直的肌肉疾病。在僵人综合征，脊髓运动神经元自发放电引起肌肉不自主的收缩，主要累及轴向（躯干）和近端下肢肌肉。随着腰椎过度前凸，步态变得僵硬和费力。突然的动作、声音和情绪低落可引起阵发性肌肉痉挛症状。睡眠时肌肉放松。约2/3的患者抗谷氨酸脱羧酶抗体阳性。神经性肌强直（艾萨克综合征）表现为周围神经持续性肌纤维活动过度兴奋。肌颤搐（与持续肌肉收缩相关的肌束震颤）和肌肉松弛受损是最终结果。腿部肌肉僵硬，肌肉持续收缩引起四肢出汗增加。周围神经过度兴奋是由靶电压门控钾通道介导的。自发性神经放电的起源部位主要是在运动神经的远端。

肌强直是肌肉持续收缩后慢肌松弛状态。肌强直通常由肌肉运动（运动性肌强直）引起，为自主性，但也可以通过机械刺激引起（叩击性肌强直）。典型的肌强直通常会导致紧握物品后松弛困难。强直性肌营养不良症1型（DM1）远端无力通常伴肌强直，而DM2型近端肌肉更易受累，因此相关术语“近端肌强直性肌病（proximal myotonic myopathy，PROMM)”是用来形容这种情况。肌强直也见于先天性肌强直(氯离子通道障碍疾病)，但在这种疾病肌肉无力不突出。肌强直也可见于钠通道基因突变个体（高钾型周期性麻痹或钾敏感性肌强直）。另一种钠离子通道疾病——先天性副肌强直症，也与肌强直有关。在其他类型肌强直相关疾病，肌强直随着肌肉重复活动缓解，而先天性副肌强直病则与之不同，肌强直随着肌肉重复活动恶化。

肌肥大和萎缩　在大多数肌病，肌肉组织是由脂肪和结缔组织替代，但肌肉的大小通常不受影响。然而，在许多肢带型肌营养不良症（尤其是抗肌萎缩蛋白缺失肌病），小腿肌肉肥大是典型特征。肥大代表真性肌肉肥大，因此在描述此类患者时，应避免使用“假肥大”术语。即使这些疾病的晚期，小腿肌肉仍然非常有力。肌肥大可造成结节病肉芽肿浸润，淀粉样蛋白沉积，细菌和寄生虫感染，以及局灶性肌炎。相反，肌肉萎缩是其他肌病特征。远端型肌病/肌营养不良（肢带型肌营养不良症2B型）早期常见腓肠肌萎缩，尤其是内侧。肱骨的肌肉萎缩是面肩肱型营养不良症（FSHD）的特征。

实验室评估

有限的一系列测试可用于评估可疑的肌病。几乎所有的患者都需要测定血清酶水平，通过电学研究筛查肌肉疾病，排除其他运动疾病。其他诊断疾病具体类型的测试包括DNA研究、前臂运动试验和肌肉活检。

血清酶测定　肌酸激酶（CK）是肌病评估测定中的首选肌酶。肌肉损伤导致CK从肌纤维漏入血清。MM同工酶在骨骼肌中占主导地位，而肌酸激酶同工酶（CK-MB）是心肌标志物。血清CK升高可见于正常个体，可能是因为存在遗传基础或剧烈活动后、轻微的外伤（包括肌电图针）、长期肌肉痉挛或癫痫全身性发作。天门冬氨酸氨基转移酶（AST)、丙氨酸氨基转移酶（ALT）、醛缩酶和乳酸脱氢酶（LDH）在肌肉和肝具有共同的起源。当常规检查发现这些酶升高，可能会错误地推断为肝脏疾病，而事实上可能肌病才是病因。因γ-谷氨酰转移酶（GGT）在肌肉中不存在，所以其升高有助于诊断肝脏疾病。

电学研究 肌电图、重复神经刺激、神经传导研究（见第6章）是评估疑似肌病患者的必备方法。这些检查组合提供了鉴别肌病与神经病、神经肌肉接头疾病的必要信息。肌病的常规神经传导研究通常正常，但萎缩肌肉可出现复合肌肉动作电位波幅降低。针极EMG在针的位置检测到兴奋性，提示坏死性肌病（炎性肌病、肌营养不良、毒性肌病、肌强直性肌病），而缺乏兴奋性是长期肌病障碍（肌营养不良、内分泌肌病、失用性萎缩、许多代谢性肌病）的特征。此外，肌电图若发现强直性放电，可缩小鉴别诊断范围（表26-4）。另一种重要的肌电图结果是持续时间短、波幅小的多相运动单位动作电位（motor unit action potentials，MUAPs）。这样的电位在肌源性和神经源性疾病中均可出现；然而，该电位募集或放电模式并不相同。肌病的MUAPs放电早，但以正常速度来弥补单个肌纤维的损失，而神经源性疾病的MUAPs放电较快。类固醇或失用性肌病都是2型肌纤维萎缩相关肌病，其肌电图通常正常，因为肌电图主要评估的是1型肌纤维的生理功能。肌电图也有助于选择合适的受累肌肉活检样本。

DNA分析 这是为许多肌病提供明确诊断的重要工具。然而，目前的分子诊断学水平限制了其部分应用。例如，在Duchenne型和Becker型肌营养不良症，2/3的患者容易检测到缺失或重复突变，但其余的点突变较难发现。对于没有可识别的基因缺陷患者，肌肉活检仍然是主要的诊断工具。

表26-4 肌强直性疾病
1型强直性肌营养不良
2型强直性肌营养不良/近端肌强直性肌病
先天性肌强直
先天性副肌强直
高血钾性周期性麻痹
软骨营养障碍性肌强直（Schwartz-Jampel综合征）
中央核肌病/肌管性肌病[a]
药物诱导 降胆固醇药物（他汀类药物、贝特类药物） 环孢素 氯喹
糖原贮积障碍[a]（Pompe病、脱支酶缺乏、分支酶缺乏）
肌原纤维肌病[a]

[a] 肌电图有强直性放电，但无临床肌强直

前臂运动试验 间歇性发作的肌病，尤其是伴有肌红蛋白尿的患者，可能是患有糖酵解缺陷。前臂运动试验的变异性较大。安全起见，为避免不必要的肌肉损伤导致横纹肌溶解症，测试不应在缺血情况下进行。该试验是将一个小导管置入肘静脉进行。需获取基线血液样本测乳酸及氨水平。前臂肌肉锻炼要求患者用力伸和握手1分钟后，在间隔1、2、4、6和10分钟时分别采血，并与基线比较。典型表现是乳酸3～4倍升高。因为氨水平随着运动升高，所以同时测量氨水平作为对照。在肌磷酸化酶缺乏或其他糖酵解缺陷患者，可能乳酸不上升或低于正常，而氨升高将达到控制值。如果不运动，乳酸或氨水平均不会上升。选择性氨升高障碍患者可能有肌腺苷酸脱氨酶缺乏症，据报道这种情况是肌红蛋白尿的原因之一，但该酶缺乏也见于无症状个体，因此，该结论尚有争议。

肌肉活检 肌肉活检是确定可疑肌病诊断的一个重要步骤。活检通常取自股四头肌或肱二头肌，较少取自三角肌。活检评估包括如下技术的组合：光学显微镜、组织化学、运用一系列抗体的免疫细胞化学和电子显微镜。并非每例标本都需要用到所有技术。许多疾病有特异的表现：肌内膜炎性细胞包绕、侵入肌纤维见于多发性肌炎；类似的肌内膜浸润相关的带空泡的肌纤维及含有SMI-31、P62、TDP-43阳性包涵体的淀粉样蛋白沉积物的肌纤维是包涵体肌炎的特征；而血管周围、肌束膜炎症相关的肌肉纤维束周围萎缩是皮肌炎的特点。此外，先天性肌病具有独特的光学和电子显微镜下诊断特征。线粒体和代谢性肌病（例如，糖原贮积病和脂质贮积病）也有独特的组织化学和电镜下表现。肌肉活检组织可以送检代谢酶或线粒体DNA分析。一系列抗体可用于鉴定异常蛋白，从而有助于判断肌营养不良的特殊类型。肌肉标本的免疫印迹分析，可用来确定特异的肌肉蛋白是否有数量减少或大小异常。

遗传性肌病

肌营养不良症是指一组遗传性进展性疾病，每种都具有独特的表型和遗传特征，见表26-5、26-6、26-7。

Duchenne型肌营养不良

该病为X-连锁隐性遗传疾病，有时也被称为假肥

表 26-5 进行性肌营养不良					
类型	遗传类型	缺陷基因/蛋白	起病年龄	临床特征	累及的其他系统
Duchenne 型	XR	肌萎缩蛋白	5 岁前	进行性肩带肌肉无力 12 岁以后不能走路 渐进性脊柱侧后凸畸形 在 20～30 岁出现呼吸衰竭	心肌病 精神障碍
Becker 型	XR	肌萎缩蛋白	儿童早期至成年	进行性肩带肌肉无力 15 岁后能走路 40 岁前呼吸衰竭可进展	心肌病
肢带型	AD/AR	几种（见表 26-6、26-7）	儿童早期至成年早期	缓慢进展的肩和髋带肌肉无力	有/无心肌病
Emery-Dreifuss	XR/AD	Emerin， Lamins A/C， Nesprin-1， Nesprin 2， TMEM43	儿童至成年	肘关节挛缩， 肱骨和腓骨肌无力	心肌病
先天性	AR	几种	出生时或出生几个月内	肌张力低下，挛缩，特征性症状推迟出现 部分患者进展至呼吸衰竭；其他患者无进展	中枢神经系统异常（髓鞘形成不良、畸形） 眼部异常
肌强直[a]（DM1，DM2）	AD	DM1：CTG 重复扩增 DM2：CCTG 重复扩增	儿童至成年 如果母亲患病，可能婴儿期即起病（仅 DM1 型）	缓慢进展的面肌、肩带肌无力，足背屈 DM2 型近端肌无力更易受累	心脏传导缺陷 精神障碍 白内障 额秃 性腺萎缩
面肩胛肱型 1 型	AD	DUX4 4q	儿童至成年	缓慢进展的面肌、肩带肌无力，足背屈	耳聋
面肩胛肱型 2 型	AD	SMCHD1			外层渗出性视网膜病变（Coats 病）
眼咽型	AD	多聚-A RNA 结合蛋白扩增	50～60 岁	缓慢进展的眼外肌、咽部、肢体肌肉无力	—

[a] 强直性肌营养不良症分为两型：DM1 及 DM2，两型有许多重叠症状（见正文）

AD，常染色体显性遗传；AR，常染色体隐性遗传；CNS，中枢神经系统；XR，X 染色体连锁隐性遗传

大型肌营养不良症，发病率约为 1/5200 存活男性。

临床特征 Duchenne 型肌营养不良常出生即起病，但在 3～5 岁症状明显。患病男孩经常摔倒，玩要时难以跟上其他朋友。跑步、跳跃均有异常。至 5 岁时，肌肉测试可发现明显肌无力。从地上起来时，患者需要借助手臂攀附下肢（Gower 征，图 26-4）。至 6 岁时，足跟肌束和髂胫肌束明显挛缩，脚尖走路与前凸姿势有关。肌肉力量的损失是渐进的，肢体近端肌肉和颈屈肌更易受累；腿比手臂症状更严重。8～10 岁时，步行可能需要使用背带；久坐加重了关节挛缩及髋关节屈曲，膝、肘和手腕的伸展障碍。至 12 岁时，未进行激素治疗的大多数患者都需要借助轮椅。挛缩呈固定位，脊柱侧凸进行性加重，可能伴有疼痛。肌无力导致肺功能减弱，脊柱侧弯进一步损害肺功能。至 16～18 岁，患者并发严重的，有时是致命的肺部感染。其他的死亡原因包括食物误吸和急性胃扩张。

尽管几乎所有患者都有心肌病的存在，但心因性死亡并不常见。充血性心力衰竭很少发生，除了严重的循环压力外，如肺炎。心因性心律失常罕见。典型的心电图（ECG）V1 导联显示 RS 波增宽；胸导联出现深而窄的 Q 波；右胸 V1 导联出现高 R 波。Duchenne 型肌营养不良患者智力障碍常见；平均智商（IQ）低于平均值约 1 个标准差。智力损伤是非进展性的，对语言能力影响更大。

实验室检查特征 血清肌酸激酶水平升高至正常水平 20～100 倍。出生时 CK 水平即不正常，但在疾病的晚期，由于缺乏运动和肌肉容积损失，CK 水平

表 26-6 常染色体显性遗传的肢带型肌营养不良症（LGMDs）

疾病	临床特征	实验室检查特征	异常蛋白
LGMD1A	30～40 岁起病 肌肉无力影响远端肢体肌肉、声带和咽肌	血清 CK 是正常值的 2 倍 EMG 示混合源性或神经源性肌病 肌活检：MFM 的特征	肌节蛋白
LGMD1B	10 岁或 20 岁前起病 近端下肢无力及伴传导障碍的心肌病 某些病例需要与伴有关节挛缩的 Emery-Dreifuss 肌营养不良鉴别	血清 CK 是正常值的 3～5 倍 EMG 示肌源性肌病	核纤层蛋白 A/C
LGMD1C	儿童早期起病 近端肌无力 Gower 征，小腿肥大 运动相关肌肉痉挛	血清 CK 是正常值的 4～25 倍 EMG 示肌源性肌病	小凹蛋白-3
LGMD1D	20～60 岁起病 近端及远端肌无力	血清 CK 是正常值的 2～3 倍 EMG 示肌源性肌病 肌活检：MFM 的特征	DNAJB6
LGMD1E	10～60 岁起病 近端或远端肌无力 心肌病和心律失常	血清 CK 是正常值的 2～4 倍 EMG 示肌源性肌病，可有假性肌强直电位 肌活检：MFM 的特征	Desmin
LGMD1F	出生～60 岁起病 近端或远端肌无力 早期即可出现肌肉挛缩，类似于 Emery-Dreifuss 综合征	血清 CK 介于正常至 20 倍之间 EMG 示肌源性肌病 肌活检提示细胞核增大，中央部分苍白，带边空泡，丝状包裹体	TNPO3

缩写：CK，肌酸激酶；EMG，肌电图；NCS，神经传导研究；MFM，肌原纤维肌病

会下降。肌电图显示典型肌病特征。肌肉活检显示不同大小的肌纤维以及坏死和再生纤维群。结缔组织和脂肪取代了丧失的肌纤维。Duchenne 型肌营养不良的诊断建立在肌肉组织活检确定抗肌萎缩蛋白不足或外周血白细胞突变分析的基础上，详见后文。

Duchenne 型肌营养不良是由编码抗肌萎缩蛋白的基因突变造成的，抗肌萎缩蛋白是定位于肌纤维肌膜的内表面，大小为 427kDa 的蛋白。抗肌萎缩蛋白基因＞2000kB，因此是已发现的最大的人类基因之一，定位于 X 染色体的短臂，Xp21。最常见的突变类型是缺失突变。缺失片段大小不一，但与疾病严重程度无关。缺失呈不均匀分布，但最常见的是位于基因起点附近（5′端）和中部缺失。Duchenne 型肌营养不良由重复扩增突变或点突变引起者不常见。鉴定特定的突变可以明确诊断，使精确测试出潜在的携带者成为可能，有助于产前诊断。

Duchenne 型肌营养不良的诊断，也可以通过肌肉活检标本的免疫印迹分析，可发现抗肌萎缩蛋白数量和分子量异常。此外，肌肉抗肌萎缩蛋白抗体免疫细胞化学染色可以用来发现定位于细胞膜的抗肌萎缩蛋白缺失或缺陷。对疾病携带者肌肉活检行抗肌萎缩蛋白分析可能显示马赛克图案，但用于检测携带者并不可靠。

发病机制 抗肌萎缩蛋白是膜蛋白和糖蛋白大复合物的一部分（图 26-6）。抗肌萎缩蛋白氨基端结合肌动蛋白，羧基端结合 β-肌营养不良蛋白聚糖。β-肌营养不良蛋白聚糖与 α-肌营养不良蛋白聚糖形成复合体，与细胞外基质（ECM）的层粘连蛋白结合。层黏连蛋白具有异三聚体分子结构，一条重链和两条轻链（β_1 和 γ_1）呈十字形排列。骨骼肌层黏连蛋白重链命名为层黏连蛋白 α_2。细胞外基质还发现有胶原蛋白Ⅳ和Ⅵ。与 β-肌营养不良蛋白聚糖一样，跨膜肌聚糖蛋白也与抗肌萎缩蛋白结合；这五种蛋白（命名为 α～ε-肌聚糖）相互紧密结合为复合体。最近发现，与肌营养不良相关的其他膜蛋白与抗肌萎缩蛋白复合体组分松散地结合。这些膜蛋白包括小凹蛋白-3、α_7 整合素和Ⅵ型胶原蛋白。

抗肌萎缩蛋白定位于肌细胞膜的胞质面，它与两个跨膜蛋白复合物（肌营养不良糖蛋白、肌聚糖蛋白）结合。肌营养不良糖蛋白与细胞外基质蛋白层黏连蛋白、β1 和 α7 整合素结合（表 26-5、26-6、26-7）。Dysferlin 蛋白与小凹蛋白-3 形成复合体，而不是与抗肌萎缩蛋白相关蛋白或整合素结合，其中小凹蛋白-3 与神经元型一氧化氮合酶（nNOS）结合。某些先天

表 26-7 常染色体隐性遗传的肢带型肌营养不良症（LGMDs）

疾病	临床特征	实验室检查特征	异常蛋白
LGMD2A	10～20 岁内起病 翼状肩胛；无腓肠肌肥大；无心脏或呼吸肌衰竭 肢体近端和远端无力，可有肘、手腕和手指挛缩	血清 CK 是正常值的 3～15 倍 EMG 示肌源性肌病 肌活检提示分叶状肌纤维	钙激活中性蛋白酶-3
LGMD2B	20 岁或 30 岁前起病 起病时近端肌肉无力，之后影响远端（小腿）肌肉 Miyoshi 肌病是以小腿肌肉起病的 LGMD2B 的亚型	血清 CK 是正常值的 3～100 倍 EMG 示肌源性肌病 肌肉活检示炎症，与多发性肌炎相似	Dysferlin
LGMD2C-F	儿童至青少年起病 临床症状类似于 Duchenne 和 Becker 型肌营养不良症 认知功能正常	血清 CK 是正常值的 5～100 倍 EMG 示肌源性肌病	γ，α，β，δ 肌聚糖
LGMD2G	10～15 岁起病 近端和远端肌无力	血清 CK 是正常值的 3～17 倍 EMG 示肌源性肌病 肌肉活检示边缘空泡	Telethonin
LGMD2H	10～30 岁起病 近端肌无力	血清 CK 是正常值的 2～25 倍 EMG 示肌源性肌病	TRIM32 基因
LGMD2I	10～30 岁起病 临床症状类似于 Duchenne 和 Becker 型肌营养不良症 在显著肌无力症状出现前可出现心肌病及呼吸衰竭	血清 CK 是正常值的 10～30 倍 EMG 示肌源性肌病	福蛋白相关蛋白
LGMD2J[a]	10～30 岁内起病 下肢近端无力 轻度远端无力 进行性无力导致行走能力丧失	血清 CK 是正常值的 1.5～2 倍 EMG 示肌源性肌病 肌肉活检示边缘空泡	肌联蛋白
LGMD2K	在婴儿期通常表现为 Walker-Warburg 综合征，在成年早期表现为近端肌无力，仅有轻微的中枢神经系统异常	血清 CK 是正常值的 10～20 倍 EMG 示肌源性肌病	蛋白甘露糖基转移酶 1
LGMD2L	儿童至成年起病 可表现为股四头肌萎缩和肌痛 部分患者在 10～20 岁时累及小腿肌肉，与 Miyoshi 肌病类似（Dysferlin 病理）	血清 CK 是正常值的 8～20 倍 EMG 示肌源性肌病	Anoctamin 5
LGMD2M	在婴儿时期通常表现为福山型先天性肌营养不良，在成年早期表现为近端肌无力，仅有轻微的中枢神经系统异常	血清 CK 是正常值的 10～50 倍 EMG 示肌源性肌病	福蛋白
LGMD2N	在婴儿期通常表现为肌肉-眼-脑疾病，但在成年早期表现为近端无力，只有轻微的中枢神经系统异常	血清 CK 是正常值的 5～20 倍 EMG 示肌源性肌病	POMGnT1
LGMD2O	在婴儿期通常表现为 Walker-Warburg 综合征，在成年早期表现为近端肌无力，仅有轻微的中枢神经系统异常	血清 CK 是正常值的 5～20 倍 EMG 示肌源性肌病	蛋白甘露糖基转移酶 2
LGMD2P	1 例病例报道提示儿童早期发病	血清 CK 是正常值的 10 倍以上	肌营养不良蛋白聚糖-α
LGMD2Q	婴儿期至 60 岁起病；近端肌无力；可能有眼睑下垂、眼外肌无力；大疱性表皮松解症（也被认为是一种先天性肌无力综合征）	血清 CK 变化较大，通常仅轻度升高 EMG 示肌源性肌病 重复神经电刺激可见动作电位下降	Plectin1
LGMD2R	见 LGMD1E（表 26-6）	见 LGMD1E	Desmin
LGMD2S	婴儿期～60 岁起病 近端肌无力 眼部异常常见；躯体共济失调及舞蹈症状 轻中度智力障碍 哈特血统	血清 CK 是正常值的 1.5～20 倍	TRAPC11

[a] 胫骨肌营养不良是肌联蛋白缺乏的一种类型，只有远端肌肉无力，见表 26-9。

CK，肌酸激酶；EMG，肌电图；NCS，神经传导研究；TRAPC11，转运蛋白颗粒复合物 11 亚基

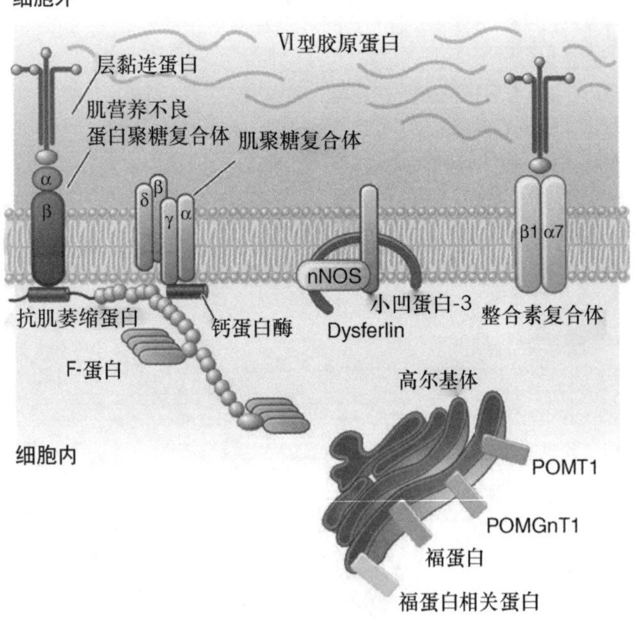

图 26-6 细胞膜和高尔基复合体内部分肌营养不良症相关蛋白。

性营养不良和肢带型肌营养不良症（limb-girdle muscular dystrophies，LGMDs）因损失各种具有糖基化α-肌营养不良蛋白聚糖功能的酶（POMT1、POMT2、POMGnT1、福蛋白、福蛋白相关蛋白、LARGE），从而抑制了其与分层蛋白正确结合。

抗肌萎缩蛋白-糖蛋白复合体的出现赋予肌纤维膜稳定性，虽然复合体各个组分的功能尚未完全明确。复合体一个组分缺乏可能会导致其他组件的异常。例如，抗肌萎缩蛋白原发性缺乏（Duchenne 型肌营养不良）导致肌聚糖蛋白与肌营养不良糖蛋白继发性缺乏。单一的肌聚糖原发性缺乏（见“肢带型肌营养不良症”，在本章后部分）未影响抗肌萎缩蛋白，但导致其他肌聚糖继发性缺乏。任一情况下，抗肌萎缩蛋白-糖蛋白复合体的破坏，削弱了肌纤维膜，导致膜撕裂与肌纤维坏死的级联反应。在肌肉营养不良患者的病程中，这一系列事件反复发生。

治疗　Duchenne 型肌营养不良症

以每天 0.75mg/kg 剂量服用糖皮质激素波尼松可显著延缓 Duchenne 型肌营养不良症进展长达 3 年。有些患者对糖皮质激素治疗不耐受，对一些男孩来说体重增加和骨折风险增加是主要的威胁。隐性遗传型肌营养不良被认为是关键的肌肉基因功能缺失所引起，乐观的是，Duchenne 型肌营养不良症可能从新疗法中受益，包括取代有缺陷的基因或缺失蛋白或实施下游修正（例如，跳过突变的外显子或阅读编码终止密码子的突变）。

Becker 型肌营养不良症

X-连锁隐性遗传型肌营养不良症次严重的亚型是因编码 Duchenne 型肌营养不良症相同的等位基因缺陷所引起。Becker 型肌营养不良症发病率约为 Duchenne 型肌营养不良症的 1/10。

临床特征　肌肉萎缩的模式与 Duchenne 型肌营养不良症非常相似。主要累及近端肌肉，特别是下肢。随着疾病的进展，无力症状更加广泛。显著的面部肌肉无力不是该病的特征。早期突出症状是肌肉肥大，尤其在小腿。

大多数 Becker 型肌营养不良症患者在 5～15 岁起病，也有 30～40 岁起病的患者。根据定义，Becker 型肌营养不良症患者 15 岁后仍可行走，而典型的 Duchenne 型肌营养不良症患者在 12 岁时即需要借助轮椅。Becker 型肌营养不良症患者寿命缩短，但大多数可生存到 40～50 岁。

精神发育迟滞可见于 Becker 型肌营养不良症患者，但在 Duchenne 型肌营养不良症患者相对更常见。Becker 型肌营养不良症患者可出现心脏受累，可能导致心力衰竭；部分患者仅有心力衰竭表现。其他较不常见的临床表现包括无症状的高 CK 血症、肌痛不伴无力和肌红蛋白尿。

实验室检查特征　血清 CK 水平、肌电图结果和肌肉活检结果与 Duchenne 型肌营养不良症类似。Becker 型肌营养不良症的诊断需要肌肉活检样本免疫印迹分析发现抗肌萎缩蛋白的大小异常，或外周血白细胞 DNA 分析发现突变。遗传测试显示 65% Becker 型肌营养不良症患者抗肌萎缩蛋白基因缺失或重复，该比例与 Duchenne 型肌营养不良症大致相同。DNA 缺失的大小不能预测 Becker 型肌营养不良症或 Duchenne 型肌营养不良症临床严重程度。然而，在 95% Becker 型肌营养不良症患者其 DNA 缺失并没有改变 mRNA 的翻译阅读框。这些“框架内”突变允许一些抗肌萎缩蛋白的产生，免疫印迹分析可发现抗肌萎缩蛋白改变，而不是缺失。

治疗　Becker 型肌营养不良症

糖皮质激素治疗 Becker 型肌营养不良症尚未进行充分的研究。

肢带型肌营养不良

LGMD 综合征（LGMDs）代表一种以上的障碍。男性和女性均会患病，起病年龄从 10 岁内（10 岁内后期）至 40 岁。LGMDs 典型表现为骨盆和肩胛带肌肉进行性无力。可能伴有因膈肌无力导致的呼吸功能不全，心肌病也可能发生。

LGMD 系统性分类是基于常染色体显性遗传（LGMD1）和常染色体隐性遗传（LGMD2）。分类以 LGMD1 和 LGMD2 为主干，采用了带顺序的字母系统（LGMD1A，LGMD2A，等）。根据发现的染色体连锁顺序，使用字母依次命名。目前该分类系统在不断扩大，如表 26-6 和 26-7 所示。且所有亚型均不如抗肌萎缩蛋白缺失蛋白病常见。然而，尚无系统性收集到 LGMDs 在异质性大人群中的患病率数据。在临床转诊人群中，福蛋白相关蛋白（FKRP）缺乏症（LGMD2I）、钙激活中性蛋白酶蛋白病（LGMD2A）、dysferlin 蛋白缺乏肌病（LGMD2B，相对比例较小）已成为最常见的类型。

Emery-Dreifuss 型肌营养不良症

Emery-Dreifuss 型肌营养不良症（EDMD）至少与 5 个基因相关。Emerin 基因突变是 X 染色体连锁 EDMD 最常见的原因，*FHL*1 突变也可能与类似的表型相关，同样也是 X 染色体连锁。编码核纤层蛋白 A/C 的基因突变是常染色体显性遗传型 EDMD（LGMD1B）与遗传性心肌病最常见的基因突变。常染色体显性遗传型 EDMD 不常见的突变基因包括 *nesprin*-1、*nesprin*-2 和 *TMEM*43。

临床特点 EDMD 在童年早期和青少年时期会出现显著的挛缩，且在肌无力前出现。挛缩持续整个病程，累及到肘部、脚踝、颈部。肌无力首先累及肱骨和腓骨，随后沿着肢带肌肉分布而蔓延。心肌病是潜在的生命威胁，可能会导致猝死。心律及传导缺陷疾病谱包括心房颤动和房室传导阻滞。部分患者有扩张型心肌病。X 染色体突变的女性携带者可能有心脏临床表现，具有一定临床意义。

实验室检查特征 血清 CK 可能升高至正常的 2～10 倍。肌电图提示肌源性改变。尽管 *FHL1* 突变相关的病例有肌原纤维肌病特征，肌肉活检常显示非特异性肌萎缩特征。由 emerin 突变所致 X 染色体连锁 EDMD 的免疫组化提示 emerin 细胞核染色缺失。心电图显示心房和房室传导节奏紊乱。

X 染色体连锁 EDMD 通常由编码核膜蛋白 emerin 基因缺陷所致。*FHL*1 基因突变是 X 染色体连锁肩胛腓骨肌营养不良的原因，但也可以导致 EDMDX 染色体连锁型。常染色体显性遗传型 EDMD 可以由编码核纤层蛋白 A/C 的 *LMNA* 基因突变，编码 nesprin-1、nesprin-2 的突触核包膜蛋白 1（*SYNE*1）或 2（*SYNE*2）基因突变，最近发现的编码 LUMA 的 *TMEM*43 基因突变引起。这些蛋白质都是组成内在核膜的丝状网络的重要组成部分。核包膜上 emerin、核纤层蛋白 A/C、nesprin-1、nesprin-2 和 LUMA 的缺失导致其结构完整性的损失，进而导致 EDMD 重叠的表型（图 26-7）。

治疗 Emery-Dreifuss 肌营养不良症

如有需要，应对神经肌肉功能不全予以辅助治疗，包括助步器。伸展挛缩比较困难。心肌病、心律失常的处理（例如，早期应用除颤器和心脏起搏器）可以拯救生命。

先天性肌营养不良

先天性肌营养不良（congenital muscular dystrophy，CMD）不是单个疾病，而是包括不同程度的肌

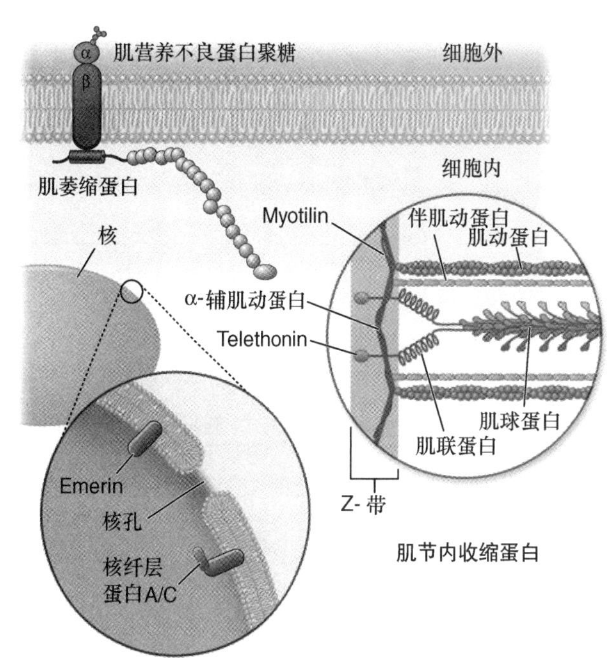

图 26-7 核细胞膜和肌小节内部分肌营养不良相关蛋白 如放大图所示，Emerin 蛋白和核纤层蛋白 A/C 是内核膜组分。肌节内几个营养不良相关蛋白包括肌联蛋白、伴肌动蛋白、钙激活中性蛋白酶、肌动蛋白和 Myotilin。图中还阐述了抗肌萎缩蛋白——糖蛋白复合体的位置

无力、中枢神经系统损伤和眼部异常在内的一组疾病。

临床特征 在出生时或出生后最初几个月，CMDs作为一个症状群，表现有肌张力减退和近端或全身肌无力。部分患者出现小腿肌肉肥大。面部肌肉无力可能出现，但其他脑神经支配的肌肉功能仍保留（如，眼外肌正常）。多数患者有不同程度的肘、髋、膝、踝关节挛缩。关节在出生时挛缩称为关节挛缩症。部分患者可能会出现呼吸衰竭。

CMD的部分亚型可有中枢神经系统受累。在因分层蛋白和FKRP缺乏所致的肌病，MRI可能发现大脑髓鞘形成不良，虽然只有一小部分患者有智力障碍和癫痫。先天性肌营养不良症的三种亚型均有严重的脑损伤，包括福山型先天性肌营养不良（FCMD）、肌-眼-脑（MEB）综合征和Walker-Warburg综合征（WWS）。所有类型患者均有严重残疾。除FCMD，MEB和WWS病均有眼部异常损害视力的表现。WWS是最严重的先天性肌营养不良，导致患儿在1岁前死亡。

实验室检查特点 CMD所有类型均出现血清CK显著升高。肌电图提示肌源性损害，肌肉活检显示非特异性肌营养不良的特征。在分层蛋白缺乏所致肌病，肌活检可见肌纤维周围分层蛋白、层黏连蛋白 α_2 链（基底膜蛋白）缺乏。皮肤活检还可发现层黏连蛋白 α_2 链的缺陷。在CMD其他类型（FKRP缺乏、FCMD、MEB、WWS），肌肉可见α-肌营养不良蛋白聚糖染色异常。脑神经髓鞘形成不良常见于分层蛋白缺乏所致肌病，各种脑畸形见于FCMD、MEB和WWS。

CMD的所有亚型均呈常染色体隐性遗传。染色体连锁与特定的基因缺陷如表26-8所示。除分层蛋白外，其他基因缺陷均可影响α-肌营养不良蛋白聚糖翻译后糖基化，从而影响其与分层蛋白结合，导致抗肌

表26-8 先天性肌营养不良[a]

疾病	临床特征	实验室检查特征	异常蛋白
分层蛋白缺乏	出生时起病，表现为肌张力低下，关节挛缩，发育延迟，全身肌肉无力 大脑髓鞘形成不良，皮质发育不良少见 通常智力正常，部分伴有精神发育迟滞（～6%）和癫痫（～8%） 部分缺乏导致温和型（LGMD）	血清CK是正常值的5～35倍 EMG示肌源性肌病 部分病例NCS异常	层黏连蛋白 α_2 链
福蛋白相关蛋白缺乏[b]	在出生时或出生后不久后起病 肌张力低下，喂养障碍 近端肌肉无力，尤其是肩带肌 腿部肌肉肥大 关节挛缩 认知功能正常	血清CK是正常值的10～50倍 EMG示肌源性肌病 NCS正常	福蛋白相关蛋白
福山型先天性肌营养不良	出生时起病 肌张力减退，关节挛缩 全身肌肉无力 小腿肌肉肥大 癫痫，精神发育迟滞 心肌病	血清CK是正常值的10～50倍 EMG示肌源性肌病 NCS正常 MRI显示脑积水和脑室周围及额叶髓鞘形成不良	福蛋白
肌肉-眼-脑疾病	出生时发病，肌张力低下 眼部异常包括：进展性近视，白内障以及视神经、青光眼、视网膜色素变化 进行性肌无力 关节挛缩 癫痫，精神发育迟滞	血清CK是正常值的5～20倍 MRI显示脑积水，鹅卵石样无脑回，胼胝体、小脑发育不全，脑髓鞘形成不良	N-acetyl-glucosaminyl transferase（POMGnT1）
Walker-Warburg综合征[b]	出生时起病，肌张力低下 全身肌肉无力 关节挛缩 小眼球，视网膜发育不良，牛眼，青光眼，白内障 癫痫发作，精神发育迟滞	血清CK是正常值的5～20倍 MRI显示鹅卵石样无脑回，脑积水，脑膨出，无胼胝体	蛋白O-甘露糖基转移酶（POMT1）

[a] 所有均为隐性遗传。
[b] 糖基化缺陷相关疾病之间有表型重叠。肌肉组织表现是肌营养不良蛋白聚糖糖基化改变的结果；在脑/眼，其他糖基化蛋白也有参与。临床上，Walker-Warburg综合征更为严重，1年内死亡。
CK，肌酸激酶；EMG，肌电图；NCS，神经传导研究。

萎缩蛋白-糖蛋白复合体功能减弱，肌肉膜不稳定，和(或)肌肉收缩异常。CMDs伴有脑和眼表型可能与其他蛋白质糖基化缺陷有关，可能出现更广泛的表型。

治疗 先天性肌营养不良

尚无CMD特异的治疗方案。选择合适的轮椅很重要。对部分患者处理癫痫和心脏表现是必要的。

强直性肌营养不良症

强直性肌营养不良症也称为肌营养不良性强直(dystrophia myotonica，DM)。DM是由至少两个表型相互重叠的临床疾病组成，具有几种不同分子遗传缺陷：由Steinert最早进行描述的经典型：强直性肌营养不良1型(DM1)；强直性肌营养不良2型(DM2)，又称近端强直性肌病(proximal myotonic myopathy，PROMM)。

临床特征 DM1的临床症状谱较广，涉及肌肉外许多其他系统。由于颞肌、咬肌、面部肌肉萎缩和无力，患者有典型的“瘦长脸”。前额脱发也是该病特征。颈部的肌肉早期即受累，包括屈肌、胸锁乳突肌和肢体远端肌肉。腕伸肌、指伸肌和手内在肌无力致其功能障碍。踝关节背屈无力可能导致足下垂。虽然许多患者首先受累的是股四头肌萎缩和无力，但整个病程中近端肌肉力量仍保留。腭、咽、舌受累导致语言构音障碍、鼻音、吞咽问题。有些患者膈肌和肋间肌肉无力，导致呼吸功能不全。

肌强直通常在5岁之前出现，可通过叩诊大鱼际、舌和伸腕肌发现。强直可以导致握拳后难以放松，严重的肌肉萎缩使肌强直较难发现。

心脏紊乱通常见于DM1患者。心电图异常包括一度房室传导阻滞和更广泛的传导系统障碍。可发生完全性传导阻滞与猝死。充血性心力衰竭很少发生但可能导致呼吸衰竭继发肺心病。二尖瓣脱垂也常发生。其他相关的特征包括智力障碍、嗜睡、后囊下白内障、性腺萎缩、胰岛素抵抗与食管和结肠动力下降。

先天性肌营养不良是DM1更严重的类型，25%患病母亲的婴儿会患病。该病特点是严重面部和延髓无力，新生儿短暂性呼吸功能不全，精神发育迟滞。

DM2，或称为PROMM，独特的肌无力类型为以近端肌肉为主的肌无力。其他特征与DM1重叠，包括白内障、睾丸萎缩、胰岛素抵抗、便秘、嗜睡和认知缺陷。可有心脏传导障碍，但不常见，瘦削脸形和前额脱发较少见。另外突出一点就是尚未在DM2中发现先天性的亚型。

实验室检查特点 诊断强直性肌营养不良症通常根据临床表现。血清肌酸激酶水平正常或轻度升高。大多数DM1病例其肌电图有肌强直表现，但DM2的肌电图则不确定。肌肉活检显示肌萎缩，50%的病例为1型肌纤维损伤，环状纤维受累主要见于DM1，而不是DM2。DM1与DM2典型的肌活检表现为在肌纤维及含核固缩团块的萎缩肌纤维内可见大量内化细胞核。肌纤维坏死和结缔组织增生，常见于其他肌营养不良症，而在强直性肌营养不良症中不明显。

DM1和DM2均是常染色体显性遗传疾病，患者不会出现新的基因突变。DM1是因染色体19q13.3丝氨酸苏氨酸蛋白激酶基因(*DMPK*)上由CTG三核苷酸不稳定的重复扩增所形成的内含子突变导致。随着三核苷酸重复序列次数增加，连续几代患者的疾病表型严重程度随之增加(遗传预测)。一种类似的突变在脆性X染色体综合征中被确定。不稳定三核苷酸重复序列可用于强直性肌营养不良症产前诊断。先天性疾病几乎全部发生在患病母亲所生婴儿，可能由于携带有大量三核苷酸重复序列的精子功能出现障碍。

DM2是由位于染色体3q13.3-q24上*ZNF9*基因内含子1的CCTG重复扩增突变引起。该基因被认为编码一种核糖核酸结合蛋白，在许多组织有表达，包括骨骼肌和心肌。

DM1及DM2的DNA扩增毫无疑问会通过具有毒性功能的突变RNA损害肌肉功能。在DM1与DM2，突变的RNA形成由异常RNA组成的核内包涵体。这些RNA包涵体隔离了对一系列其他mRNA剪接至关重要的RNA结合蛋白。这导致各种组织/器官系统中多种蛋白异常转录，进而导致DM1及DM2的全身表现。

治疗 强直性肌营养不良症

DM1的肌强直很少有治疗的必要，尽管一些DM2患者因肌强直相关的不适严重地困扰。苯妥英钠、美西律是偶尔需要抗肌强直药物的患者的首选药物；其他药物尤其是奎宁、普鲁卡因胺，可能加重心脏传导异常。若患者有不明原因晕厥，有心脏二度传导阻滞依据的严重传导系统异常，或伴有PR间期显著延长的三分支传导障碍，应考虑植入心脏起搏器。成形足踝矫形器有助于足下垂患者稳定步态。白天过度嗜睡伴或不伴睡眠呼吸暂停的情况不少见。睡眠分析、无创呼吸支持(双相气道正压通气治疗)、莫达非尼治疗可能获益。

面肩肱型肌营养不良症

面肩肱型（facioscapulohumeral，FSH）肌营养不良症患病率为 1/20 000。FSHD 有两种类型，其发病机制相似，将在本文讨论。大多数患者为 FSHD1 型（95%），而约 5%的患者为 FSHD2 型。FSHD1 型和 FSHD2 型临床及组织病理表现相同。FSHD 型不要与基因型不同的肩胛腓肌营养不良混淆。

临床特征 该病通常发生在儿童或成年早期。大部分病例首发症状为面肌无力，表现为无法微笑、吹口哨或完全闭合眼睛。肩带肌无力，而不是面肌无力，是患者前来就诊的原因。肩胛稳定肌的无力使手臂抬高困难。翼状肩胛（图 26-3）在手臂尝试向前运动和外展时较明显。肱二头肌和肱三头肌可严重受累，三角肌功能相对保留。腕伸肌无力症状总是比腕屈肌更严重，腿的胫前肌无力可导致足下垂。

大多数患者肌无力症状仅限于面部、上肢和下肢远端肌肉。20%的患者无力进展至骨盆肌，可导致严重的功能障碍，可能需要借助轮椅。

典型的 FSHD 不会累及其他器官系统，尽管不稳定的高血压很常见、神经性耳聋的发生率增加。具有毛细血管扩张、分泌紊乱、视网膜脱离症状的外层渗出性视网膜病变（Coats 病）也会发生。

实验室检查特征 血清肌酸激酶水平可能正常或轻度升高。EMG 通常表现出肌源性损害。肌肉活检示非特异性肌病特征。部分活检样本可发现多灶性分布的显著炎症浸润，其原因与意义尚不明确。

目前已明确该病呈常染色体显性遗传模式，几乎完全外显，但每个家庭成员都应检查是否患病，因为约 30%患者意识不到患病。FSHD1 与定位于 4q35 的 3.3kb 大小的串联重复片段缺失相关。在大多数患者，该缺失减少重复次数，形成了<35kb 的片段。*DUX4* 基因内重复通常不表达。在特异的多态性的背景下，FSHD1 患者的重复片段缺失导致区域甲基化，*DUX*4 基因的毒性表达。FSHD2 与 *SMCHD*1 突变有关。有趣的是，在同样多态性背景下，可见区域甲基化和 *DUX*4 基因允许表达。FSHD1 及 FSHD2 均有 *DUX*4 转录的过度表达。

治疗 面肩肱型肌营养不良症

无有效的特殊治疗；足踝矫形器有助于纠正足下垂。肩胛骨稳定程序可改善翼状肩胛，但不能改善其功能。

眼咽型肌营养不良症

这种类型是进行性眼外肌麻痹为特征的几种疾病之一，包括缓慢进展的上睑下垂、眼球运动受限、瞳孔对光反应和调节功能保留。与相对急性起病的眼肌无力患者（如重症肌无力）相比，该病患者通常不会有复视主诉。

临床特征 眼咽型肌营养不良起病较晚，通常在 40～60 岁起病，表现为上睑下垂和（或）吞咽困难。眼外肌损伤在病程早期阶段不突出，但之后会变严重。吞咽无力导致分泌物聚集和反复吸入。颈部和四肢无力也会出现。

实验室检查特征 血清肌酸激酶水平可能是正常水平的 2～3 倍。典型的肌电图表现是肌源性改变。肌活检发现肌纤维空泡，电子显微镜发现其螺旋状膜、糖原沉积和其他溶酶体相关的非特异性碎片。眼咽型营养不良症肌活检明显的特征是在肌细胞的细胞核内可发现直径 8.5nm 管状细丝的存在。

眼咽型营养不良呈常染色体显性遗传，完全外显。在法国的加拿大人和美国西南部的西班牙美国家庭发病率较高。有意大利和东欧犹太血统大家系的报道。眼咽型肌营养不良的分子缺陷是肌肉多聚 RNA 结合蛋白（PABP2）内适度聚丙氨酸重复道的扩张。

治疗 眼咽型肌营养不良症

吞咽困难可导致严重营养不良和虚乏，使眼咽型肌营养不良成为一个潜在的威胁生命的疾病。环咽肌切开术尽管不能防止误吸，但可改善吞咽。若眼睑下垂阻碍视力，可以使用眼睑支架改善；须认真选择可以行上睑下垂手术的患者，严重面肌无力的患者不适合行该手术。

远端肌病

远端肌病与大部分以近端肌无力为表现的疾病不同，肌无力症状首先出现在远端。主要远端肌病总结见表 26-9。

临床特征 Welander、Udd 及 Markesbery-Griggs 远端肌病主要表现为远端肌无力，都晚发起病，呈显性遗传模式，常在 40 岁以后起病。Welander 远端肌病好发于手腕和手指的伸肌，胫前肌肉无力导致进行性足下垂。Laing 远端肌病也呈显性遗传，主要表现为胫骨肌无力；然而，儿童期或成年早期起病是该病

表 26-9 远端肌病

疾病	临床特征	实验室检查特征	遗传类型/基因定位
Welander 远端肌病	40～50 岁起病 无力症状从手开始 缓慢进展至远端下肢 寿命正常	血清 CK 是正常值的 2～3 倍 EMG 示肌源性肌病 NCS 正常 肌活检示萎缩性特征及边缘空泡	AD 染色体 2p13 TIA1
胫骨肌营养不良症（Udd 肌病）	40～80 岁起病 远端下肢无力（沿胫骨分布） 上肢通常正常 寿命正常	血清 CK 是正常值的 2～4 倍 EMG 示肌源性肌病 NCS 正常 肌活检示萎缩性特征 M 带 Titin 蛋白缺失	AD Titin AD（与更近端肌无力相关-LGMD2J）
Markesbery-Griggs 远端肌病	40～80 岁起病 远端下肢无力（沿胫骨分布）进展到远端手臂和近端肌肉	血清 CK 常轻度升高 EMG 示兴奋性肌病 肌活检示边缘空泡及肌原纤维肌病的特征	AD Z-band alternatively spliced PDX motif-containing protein（ZASP）
Laing 远端肌病	多在儿童到 30 岁前起病 下肢远端肌无力（胫骨分布）和早期颈部屈肌受累 可能有心肌病	CK 多正常，或者轻度升高 肌活检无边缘空泡，但可出现肌球蛋白聚集的透明体 可见 1 型肌纤维内肌球蛋白重链沉积	AD 肌球蛋白重链 7
Nonaka 远端肌病（常染色体隐性遗传性包涵体肌病）	20～30 岁起病，下肢远端肌无力 上肢远端也可以早期有轻度受累 后向其他肌肉扩展但股四头肌通常例外 发病 10～15 年后可能丧失行走能力	CK 升高 3～10 倍 EMG 示肌源性肌病 NCS 正常 肌活检可见肌萎缩特征及边缘空泡、空泡内 15～19nm 的纤维丝	AR *GNE* 基因：UDP-Nacetylglucosamine 2-epimerase/Nacetylmannosamine kinase 遗传性包涵体肌病的等位基因
Miyoshi 肌病[a]	20～30 岁起病 累及下肢后间隔肌群 然后向其他肌群扩展 1/3 患者在起病 10～15 年后丧失行走能力	CK 升高至正常的 20～100 倍 EMG 示肌源性肌病 NCS 正常 肌活检显示非特异性肌萎缩表现，常伴有明显的炎性细胞的浸润，无边缘空泡	AR LGMD2B 等位基因（见表 26-7） Dysferlin
William 肌病	下肢远端肌无力 （胫前分布）	肌活检提示边缘空泡及肌原纤维肌病的特征	X 连锁 Filamin-C
肌原纤维肌病	童年至成年晚期起病 肌无力可以是远端、近端或者广泛性的 心肌病或者呼吸系统累及并不少见	CK 可正常或者轻到中度升高 EMG 示肌源性肌病，常有强直性放电 肌活检可以发现 Desmin 和其他蛋白，边缘空泡异常聚集，以及肌原纤维变性	遗传异质性 AD Myotilin（也称为 LGMD 1A） ZASP（见 Markesbery-Griggs 远端肌病） Filamin-C Desmin Alpha B crystallin Bag3 Titin DNAJB6 TNPO3 AR Desmin X 连锁 FHL1

[a] Miyoshi 肌病基因型也可见于突变 ANO-5 编码的 anoctamin 5（等位 LGMD2L）

Abbreviations：AD，常染色体显性；AR，常染色体隐性；CK，肌酸激酶；EMG，肌电图；MFM，肌原纤维肌病；NCS，神经传导研究特征。Nonaka 肌病和 Miyoshi 肌病以常染色体隐性遗传模式为特征，常在青少年晚期或 20 多岁起病。Nonaka 肌病主要表现为胫前肌无力，而 Miyoshi 肌病的独特点在于其优先累及腓肠肌。最后，肌原纤维肌病（myofibrillar myopathies，MFMs）是一种临床和遗传学均具有异质性的疾病，与突出的远端肌无力有关；呈常染色体显性或隐性遗传。值得注意的是，Markesbery-Griggs 肌病（由 *ZASP* 基因突变引起）和 LGMD1B（由 *myotilin* 基因突变引起）本质上属于肌原纤维肌病的亚型。

实验室检查特征 血清 CK 水平尤其有助于诊断 Miyoshi 肌病，通常表现为显著升高。在其他疾病，血清 CK 水平仅略有上升。肌电图提示肌源性损伤。强直性或假性强直性放电在 MFMs 中比较常见。肌肉活检提示非特异性肌萎缩特征，与 Laing 肌病和 Miyoshi 肌病不同之处在于，该病肌活检常出现边缘空泡。MFM 还与致密的包涵体聚集、无定型物质（Gomori 染色观察最好）和肌原纤维断裂（电镜下观察）有关。免疫组化染色有时在 MFM 可见联接蛋白和其他蛋白质聚集，在 Laing 肌病可见 1 型肌纤维肌膜下区域有大的肌球蛋白重链沉积物，在 Miyoshi 肌病可见 dysferlin 减少或缺失。

受累基因和基因产物如表 26-9 所示。

治疗　远端型肌病

专业治疗主要用于手功能丧失的患者；足踝矫形器可以支持远端下肢肌肉。MFMs 相关的心肌病（充血性心力衰竭或心律失常）和呼吸衰竭可能需要处理。Laing 远端肌病也可与心肌病有关。

先天性肌病

这种罕见的疾病与肌营养不良症的区别点在于特异的肌肉组织化学和结构异常。虽然主要见于婴儿和儿童，但可能存在于成年人的 3 种类型描述如下：中央轴空病、杆状体肌病和中央核肌病（肌管肌病）。肌质管肌病与 *LGMD2H* 突变基因相同，均是由 *TRIM-32* 基因突变引起。其他类型，如微轴空病（多轴空病）、指印体肌病、帽肌病，本文不讨论。

中央轴空病

中央轴空病患儿在妊娠期间可能有胎动减少，臀位分娩。肌张力减退和运动发育延迟常见，尤其是行走能力。童年后期，患者开始出现爬楼梯、跑步、从地板爬起困难。查体可发现轻微的面部、颈屈肌和近端肌肉无力。腿比手臂受累更严重。骨骼异常包括先天性髋关节脱位、脊柱侧弯、高足弓足，棒状足也可出现。大多数症状都是非进行性的，但例外的症状都有记载。对恶性高热易感是中央轴空病的一个潜在的危险因素。最近的一系列研究发现，以脊柱弯曲（驼背）或颈伸肌无力（颈伸肌肌病）为表现的迟发性轴性肌病是由 Ryanodine 受体基因（*RYR*1）突变引起，因此 *RYR*1 基因突变谱系疾病引人注目。

血清肌酸激酶水平通常正常。肌电图提示肌源性疾病。肌肉活检显示肌纤维内有单个或多个中央型或偏心离散分布的无氧化酶活性区域。伴有轴空的肌纤维均为Ⅰ型纤维，轴空部位为 Z 盘流空相关的不对齐肌节。

该病特点是常染色体显性遗传，也有散发病例。如上所述，该病是由 *RYR*1 基因点突变引起，此基因编码骨骼肌肌质网钙释放通道。该基因突变还会导致部分遗传性恶性高热病例。恶性高热与中央轴空病的突变基因属于等位基因；*RYR*1 基因的 C 氨基端突变诱发该并发症。

该病不需要特殊治疗，但明确中央轴空病诊断极其重要，因为此病患者在麻醉过程中有出现恶性高热的倾向。

杆状体肌病

“杆状体”指的是肌纤维中存在独特的杆或线状结构。杆状体肌病临床表现具有异质性。严重的新生儿型表现为肌张力低下，进食和呼吸困难，导致早期死亡。杆状体肌病通常出现在婴儿期或儿童期，表现为运动发育迟缓。本病病程无进展或缓慢进展。患者体型较引人注目，表现为长而窄的脸，硬腭高拱，由于下颌突出导致张口状。其他骨骼异常包括先天性漏斗胸，脊柱侧后凸畸形，弓形足，马蹄内翻足畸形。面部和全身肌无力常见，包括呼吸肌无力。还有以渐进性近端肌无力为表现的成年起病型。偶尔心肌受累见于儿童和成年发病型。血清 CK 正常或稍高。肌电图提示肌源性改变。肌肉活检显示：杆状体聚集，好发于 1 型肌纤维的肌浆内，但也不除外其他部位。偶尔可在细胞核内见到棒状体。此肌肉通常表现为 1 型肌纤维占优势。棒状体来源于肌纤维的 Z 盘。

有六种基因与杆状体肌病相关，其中的五个编码细丝相关蛋白，表明这些结构的组装或相互作用障碍是该病一个关键机制。Nebulin（*NEB*）基因突变可以解释大部分病例，包括呈常染色体隐性遗传的严重新生儿型和儿童早发型。呈常染色体显性遗传的新生儿和儿童病例是由骨骼肌 α-肌动蛋白（*ACTA*1）基因突变引起。<3%病例呈相对温和的常染色体显性遗传型，是由慢 α 原肌球蛋白（*TPM*3）和 β 原肌球蛋白（*TPM*2）基因突变引起。心肌肌钙蛋白 T（*TNNT*1）基因仅出现在北美的亚米希人中。最近报道显示，杆状体肌病基因突变中存在 *NEM*6 突变，该基因编码假定存在的 BTB/Kelch 蛋白。该病尚无特殊治疗方法。

中央核肌病（肌管肌病）

中央核肌病有三种亚型。新生儿型，也称为肌管性肌病，表现为出生时严重的肌张力低下、肌无力。婴儿晚期-儿童早期型表现为运动发育延迟，之后，跑步和爬楼梯困难逐渐凸显，典型特征包括马方综合征、修长的体型、窄而长的脸和高硬腭。脊柱侧弯和棒状脚可能存在。大多数患者表现出进行性肌无力，有些需要轮椅。进行性眼外肌麻痹伴上睑下垂和不同程度的眼外肌功能障碍是新生儿和婴儿晚发型的共同特征。第三种类型是儿童后期-成年型，常在 20～30 岁起病。此型患者眼外肌运动功能正常，罕见上睑下垂，主要表现为轻度的、缓慢进行性的四肢无力，可能以远端为主［部分患者被归为进行性神经性腓骨肌萎缩症 2 型（CMT2；见第 23 章）］。

每型均表现为 CK 水平正常或轻度升高。神经传导研究可以发现远端复合肌肉动作电位波幅降低，尤其是在具有进行性神经性腓骨肌萎缩症样表现的成年起病型。肌电图表现较特别，表现为正向的尖波和纤颤电位、复杂而重复的放电，强直性放电罕见。纵剖面的肌肉活检标本显示中央核呈链状排列，常有核周空晕。在横截面上，25%～80%的肌纤维可见有中央核。

中央核肌病新生儿型的突变基因定位于 Xq28；该基因编码肌管内一种蛋白质酪氨酸磷酸酶。出现错义、框移和剪接位点突变的患者预计有肌管功能丧失。携带者鉴定和产前诊断是可能的。常染色体隐性遗传型是由编码 amphyphysin-2 蛋白的 *BIB*1 基因突变造成的，一些常染色体显性遗传病例，是由编码动力蛋白-2 的 CMT2 的等位基因突变造成。该病目前尚无有效的特殊治疗。

肌肉能量代谢障碍

骨骼肌脂肪酸和葡萄糖有两个主要来源。无论是葡萄糖或脂的利用异常，却可以导致不同的临床症状，症状谱从伴有横纹肌溶解症和肌红蛋白尿的急性疼痛综合征至与肌营养不良症相似的慢性进行性肌无力。

糖原储存和糖酵解缺陷

导致进行性肌无力的糖原储存障碍 · α-葡萄糖苷酶，或酸性麦芽糖酶缺乏症（Pompe 病） α-葡萄糖苷酶，或酸性麦芽糖酶缺乏症（Ⅱ型糖原累积病）可区分为三种临床亚型。婴儿型是最常见的亚型，出生后 3 个月内起病。患病婴儿进展为严重的肌无力，心脏扩大，肝肿大，呼吸功能不全。糖原累积在运动神经元的脊髓和脑干，导致肌无力。患儿通常 1 岁内死亡。儿童型患者的症状类似于肌营养不良症。运动功能延迟是由近端肢体肌无力及呼吸肌受累而导致。可能累及心脏，但肝脏和大脑不受累。成年型通常在 30～40 岁起病，也有晚至 70 岁起病的病例。呼吸衰竭和膈肌无力往往是首发症状，预示近端肌肉无力的出现。心脏和肝脏不会受累。

婴儿型或儿童型 Pompe 病的血清 CK 水平是正常人的 2～10 倍，但成年期型 CK 水平可以正常。肌电图提示肌源性肌病，但具有其他独特的特征，包括强直性放电、一系列纤颤和正向波，以及复杂重复放电。椎旁肌肌电图放电非常突出。婴儿肌肉活检典型表现为显示含有糖原和溶酶体酸性磷酸酶的空泡。电子显微镜可发现膜结合和游离组织糖原。然而，晚发型 Pompe 病肌肉活检仅有非特异性改变。滤纸干血滴酶分析是筛查 Pompe 病的敏感技术。明确诊断需要进行肌肉或培养的成纤维细胞酶分析或基因检测。

Pompe 病是由 α-葡萄糖苷酶基因突变引起的常染色体隐性遗传疾病。静脉注射重组人 α-葡萄糖苷酶制剂的酶替代疗法（enzyme replacement therapy，ERT）已被证明有益于婴儿起病的 Pompe 病，其临床获益包括减小心脏大小，改善肌肉功能，减轻通气支持需要，延长寿命。迟发性病例，ERT 没有类似用于婴儿起病的 Pompe 病的戏剧性效果，但可以稳定疾病进展。

其他有进行性肌无力症状的糖原累积病 脱支酶缺乏症（Ⅲ型糖原累积病）表现为缓慢进行性肌无力，可在青春期后进展。肌红蛋白尿罕见。患者通常由于在婴儿期出现肌张力低下、运动功能发育延迟、肝肿大、发育迟缓和低血糖症状而诊断为该病。分支酶缺乏症（Ⅳ型糖原贮积病）是一种罕见的致命性糖原贮积病，该病特征是生长停滞和肝肿大。肌无力和肌肉萎缩可能存在，但骨骼肌表现与肝衰竭相比不值一提。

糖酵解障碍所致运动不耐受症 几种糖酵解缺陷与复发性肌红蛋白尿相关，包括：肌磷酸化酶缺乏（Ⅴ型糖原贮积病）、磷酸果糖激酶缺乏症（Ⅶ型糖原贮积病）、磷酸甘油酸激酶缺乏症（Ⅸ型糖原贮积病）、磷酸甘油酸变位酶缺乏症（Ⅹ型糖原贮积病）、乳酸脱氢酶缺乏症（Ⅺ型糖原累积病）和β烯醇化酶缺乏症。肌肉磷酸化酶缺乏又名 McArdle 病，是迄今为止最常见的运动不耐受相关代谢缺陷病。这些糖酵解的缺陷导致在锻炼开始时出现能量产生支持障碍，尽管能量衰竭的确切部位仍有争议。

这些疾病的临床表现通常从青春期开始。症状由短暂爆发式高强度的运动所引发，如跑步或举重物。肌肉疼痛和肌肉僵硬病史通常出现在剧烈的肌肉痛性挛缩之前，随后出现肌红蛋白尿，急性肾衰竭伴明显的带颜色的尿。

一些特征有助于区分何种酶缺陷。如 McArdle 病，运动耐量可以通过缓慢的诱导期（热身）或短暂的休息增强，因为该过程使得精力恢复（切换为利用脂肪酸）。不同程度的溶血性贫血见于磷酸果糖激酶缺陷（轻度）和磷酸甘油酸激酶缺陷（严重）。在磷酸甘油酸激酶缺乏症，常见的临床表现为伴有精神发育迟滞的癫痫；运动不耐受是不常见的临床表现。

在所有这些疾病中，血清肌酸激酶水平波动范围较大，即使在无症状期也可能升高。CK 水平可能超过正常值 100 倍，伴肌红蛋白尿。所有疑似糖酵解缺陷的患者因可能导致运动不耐受，应进行前臂运动试验。静脉血乳酸水平上升障碍提示糖酵解缺陷。在乳酸脱氢酶缺乏症，乳酸水平不增加，但丙酮酸上升至正常水平。糖酵解缺陷病确诊须通过肌肉活检、酶分析或基因检测。

肌磷酸化酶缺乏症、磷酸果糖激酶缺乏症、磷酸甘油酸变位酶缺乏症均呈常染色体隐性遗传。磷酸甘油酸激酶缺乏症呈 X 连锁隐性遗传。每种疾病分别由编码异常蛋白的各基因突变所致。

训练可能通过增加肌肉灌注提高运动耐量。在活动前摄入游离葡萄糖或果糖可能会改善功能，但必须注意避免摄入过多的热量导致肥胖。

作为能量来源的脂质及脂质相关缺陷病

在休息和延长的、亚极量运动中，脂类是一种重要的肌肉能量源。脂肪酸来源于血液中循环的极低密度脂蛋白（VLDL）或来源于存储在肌肉纤维中的甘油三酯。脂肪酸氧化部位在线粒体。脂肪酸必须先转化为“活性脂肪酸”（酰基辅酶 A），才能进入线粒体。酰基辅酶 A 必须由肉碱脂酰转移酶（CPT）Ⅰ连接肉碱，才能运输到线粒体。CPT Ⅰ位于线粒体外膜的内侧。肉碱由连接在线粒体内膜内部的 CPT Ⅱ去除，使得运输的酰基 CoA 进入线粒体基质进行β氧化。

肉碱棕榈酰转移酶缺乏症 CPT Ⅱ缺乏症是最常见的引起复发性肌红蛋白尿的疾病，比糖酵解缺陷更常见。通常在青少年期或 20 岁出头起病。肌肉疼痛和肌红蛋白尿通常由长时间的锻炼，或禁食、感染促发；但是高达 20%的患者不出现肌红蛋白尿。在发作间期肌力正常。与糖酵解缺陷相关疾病由短暂爆发式运动促发肌痉挛相比，在 CPT Ⅱ缺乏症，肌肉疼痛直到 CPT Ⅱ全部耗竭、肌无力已经出现后才出现。发生横纹肌溶解可能产生严重的肌无力。在幼童和新生儿，CPT Ⅱ缺乏可以出现非常严重的临床表现，包括低酮酸性低血糖、心肌病、肝衰竭、猝死。

血清肌酸激酶水平和肌电图检查通常正常。前臂运动测试中静脉乳酸正常上升的特征可以将其与糖酵解缺陷鉴别，尤其是肌磷酸化酶缺乏症。肌肉活检不会提示脂质累积，在发作间期通常为正常。该病诊断需要直接测量肌肉 CPT 或基因检测。

CPT Ⅱ缺乏在男性更常见，患病男性与女性之比为 5∶1；然而，所有的证据都表明该病呈常染色体隐性遗传。部分患者发病是由编码 CPT Ⅱ的基因（定位于染色体 1p36）突变引起。目前尚未证明通过尝试频繁进食和低脂肪、高碳水化合物饮食，或替代为中链甘油三酯饮食来提高运动耐量能获益。

肌腺苷酸脱氨酶缺乏 肌腺苷酸脱氨酶将腺苷-5′-单磷酸（5′-AMP）转换为肌苷酸（IMP），同时释放氨。肌腺苷酸脱氨酶在调节肌肉三磷酸腺苷（ATP）水平中发挥了作用。大多数肌腺苷酸脱氨酶缺乏症患者无症状。已有一些报道提示，这种疾病的患者有运动加剧性肌痛和肌红蛋白尿临床表现。关于肌腺苷酸脱氨酶缺乏症的临床效应尚存在许多问题，具体来说，该病与劳力性肌痛和疲劳的关系尚未达成共识。

线粒体肌病

1972 年 Olson 等发现，具有大量异常线粒体的肌纤维可以通过改良的三色染色法显示；因此创造了

“破碎红纤维”术语。在电子显微镜下，破碎红纤维中的线粒体增大，形态异常，含有结晶状包涵体。自这种开创性的观察之后，对这类肌肉和其他组织疾病的认识得到了扩大。

线粒体在能量产生中发挥着关键的作用。来自碳水化合物、脂肪和蛋白质的主要营养成分氧化生成还原当量。后者通过呼吸链转运的过程称为氧化磷酸化。通过呼吸链氧化还原反应产生的能量储存在与 ATP 合成偶联的电化学梯度内。

线粒体的一种新特征是它们的基因组成。每个线粒体有与核 DNA 不同的 DNA 基因组。人类线粒体 DNA（mtDNA）由双链环状分子组成，含有 16 569 个碱基对，编码 22 种转移 RNA、2 种核糖体 RNA 和 13 种呼吸链酶中的多肽。线粒体疾病遗传学不同于染色体肌病的遗传学。线粒体 DNA 是直接遗传于配子的细胞质，主要来自于卵母细胞。精子在受精时其线粒体对后代的贡献很小。因此，线粒体基因几乎完全来自于母亲，这解释了一些线粒体疾病母系遗传的特征。线粒体肌病的临床表现通常分成三组：慢性进行性眼外肌麻痹（chronic progressive external ophthalmoplegia，CPEO）、骨骼肌-中枢神经系统综合征和类似于肌肉萎缩症或代谢性肌病的单纯性肌病。

伴破碎红纤维的进行外眼肌麻痹综合征

唯一最常见的线粒体脑肌病的标志是 CPEO，超过 50%的线粒体肌病均可出现。表现为不同程度的上睑下垂、眼外肌无力，通常无复视，不伴有复视的特征是与波动性眼肌无力（例如，重症肌无力）的鉴别点。

Kearns-Sayre 综合征（KSS）

KSS 是广泛的多器官系统疾病，定义包括三联征：20 岁之前发病、CPEO、色素性视网膜病变，加上一个或多个如下特征：完全性心脏传导阻滞、脑脊液（CSF）蛋白>1g/L（100ml/dl），或小脑性共济失调。部分伴有 CPEO 和破碎红纤维的患者可能不满足 KSS 的所有标准。心脏疾病包括晕厥发作和心脏传导系统异常相关的心脏骤停：包括室内传导时间延长、束支传导阻滞、房室传导阻滞。20%的患者死亡原因是心脏传导阻滞。不同程度的下肢进行性肌无力和易疲劳性影响日常生活活动。内分泌异常常见，包括两性性腺功能不全、青春期推迟、身材矮小、不孕不育。糖尿病是线粒体疾病的一个重要特征，估计有 13%的 KSS 患者可发生。其他不常见的内分泌疾病包括甲状腺疾病、醛固酮增多症、Addison 病和甲状旁腺功能减退症。精神发育迟滞和痴呆是常见的伴发疾病。血清肌酸激酶水平正常或轻度升高。血清乳酸和丙酮酸水平可能升高。肌电图提示肌源性肌病。神经传导研究可能是相关神经病变导致的异常。肌肉活检显示破碎红纤维，其通过氧化酶染色可被突出显示，许多病例发现有细胞色素氧化酶缺陷。电子显微镜可发现线粒体数量增多，通常形态增大，包含有类结晶状包涵体。

KSS 是散发疾病。该病是由卵子或受精卵中自发的单个 mtDNA 缺失造成的。大约三分之一的患者为最常见的缺失类型，缺失了 4977bp 大小的连续的 mtDNA。心脏传导缺陷的监测是至关重要的。若心电图显示双束支阻滞，意味着需要预防性植入起搏器。补给疗法对 KSS 无益，包括多种维生素、辅酶 Q10。在所有推荐治疗中，运动可能是最合适的，但由于心脏传导系统中的缺陷，所以必须小心地运动。

进行性眼外肌麻痹

进行性眼外肌麻痹（progressive external ophthalmoplegia，PEO）是由核 DNA 突变导致线粒体 DNA 拷贝数和完整性改变造成的，因此以孟德尔方式继承。该病通常在青春期后起病。典型的表现为疲劳、运动不耐受、肌无力的主诉。部分患者存在吞咽问题。神经系统查体证实有对称分布的眼睑下垂和眼肌麻痹。可有感音神经性听力损失。轻度面部肌、颈屈肌、近端肌无力是典型特征。罕见情况下，呼吸肌可能会逐渐受累，可能是死亡的直接原因。血清肌酸激酶正常或轻度升高。静息乳酸水平正常或稍高，但运动后可能会极度增加。脑脊液蛋白正常。肌电图提示肌源性改变，神经传导研究通常正常。肌肉活检可突出显示破碎红纤维。肌肉 Southern 印迹杂交显示正常 16.6kb 的 mtDNA 带和一些其他的 0.5～10kb 大小不等的 mtDNA 缺失带。

CPEO 的常染色体显性遗传型突变基因位点在三条染色体上：4q35、10q24 和 15q22～26。在该病 $4q^-$ 相关的亚型，可发现编码心脏和骨骼肌的腺嘌呤核苷酸转运体 1（ANT1）基因的特定亚型的突变。这种高度充足的线粒体蛋白形成同源内线粒体通道，通过该通道，二磷酸腺苷（ADP）进入线粒体基质，而 ATP 离开。染色体 $10q^-$ 相关亚型是由 *C10orf2* 基因突变所致。该基因产物与 mtDNA 定位一致，称为 twinkle，因其具有点状、星形的染色特点而命名。twinkle 被认为在终身保持线粒体完整性中发挥着至关重要的功能。定位于染色体 15q 的突变影响了编码线粒体 DNA 聚合酶（POLG）的基因，此酶在线粒体 DNA 复制中发挥重要作用。常染色体隐性遗传的 PEO 也有 *POLG* 基因突变的描述。在母系遗传的 PEO 家系，已确定在各种线粒体 tRNA（Leu，Ile，Asn，TRP）基因中存在点突变。

运动可以改善功能，但取决于患者的参与能力。

骨骼肌-中枢神经系统线粒体 DNA 综合征

肌阵挛性癫痫伴破碎红纤维（myoclonic epilepsy with ragged red fibers，MERRF） MERRF 患者起病年龄变异较大，从儿童晚期至成年中期。该病特点包括肌阵挛性癫痫、共济失调和进行性肌无力。癫痫发作可能是首发症状，也是该病必须存在的症状。小脑共济失调早于癫痫出现或者同时发生，是缓慢进行性的全身症状。该病的第三大特征是肢带型分布的肌无力。其他可有的症状包括痴呆、周围神经病变、视神经萎缩、听力损失、糖尿病。

血清肌酸激酶水平正常或略增加。血清乳酸水平可能升高。肌电图提示肌源性改变，部分患者的神经传导研究可发现神经源性病变。脑电图异常，证实了癫痫的存在。肌肉活检可见典型的红色纤维。MERRF 是由线粒体 tRNA 基因母系遗传的点突变引起。80％的 MERRF 患者最常见的突变是在 tRNA 的赖氨酸处（核苷酸 8344），一个鸟嘌呤替代了腺嘌呤（A8344G $tRNA^{Lys}$）。其他 $tRNA^{Lys}$ 基因突变包括碱基替换 T8356C 和 G8363A。该病仅有支持治疗是可能的，尤其要特别注意癫痫。

线粒体脑肌病、乳酸中毒以及卒中样发作（Mitochondrial Myopathy，Encephalopathy，Lactic Acidosis，and Strokelike Episodes，MELAS） MELAS 是最常见的线粒体脑肌病。术语“卒中样发作”用词恰当是因为脑部病变不符合严格的血管分布。大多数患者的发病年龄在 20 岁之前。癫痫发作常见，通常是部分运动或全身性发作，可能是第一个能被清楚识别的症状。类似卒中样导致偏瘫、偏盲、皮质盲。40 岁之前的卒中鉴别诊断时需要高度重视线粒体脑肌病。相关的症状包括听力损失、糖尿病、下丘脑-垂体功能障碍引起的生长激素缺乏症、甲状腺功能低下症和第二性征的缺乏。在突变基因充分表达的情况下，MELAS 导致痴呆、卧床和致命的结局。典型的 MELAS 血清乳酸通常升高。脑脊液蛋白也升高，但通常是≤1g/L（100ml/dl）。肌肉活检显示破碎红纤维。比较高的比例的患者神经影像学表现为基底节钙化。类梗死灶的病变主要出现在枕叶和顶叶。但并不严格遵循血管分布，脑血管造影未发现病灶主要供血血管的病变。

MELAS 是由线粒体 tRNA 基因母系遗传的点突变引起。大部分的 tRNA 基因突变是致命的，导致患病家族中多代人口不足。$tRNA^{Leu(UUR)}$ 基因 A3243G 点突变是最常见的，约占 80％的 MELAS 病例。约 10％ MELAS 患者有 $tRNA^{Leu(UUR)}$ 基因的其他突变，包括 3252G、3256T、3271C、3291C。MELAS 其他 tRNA 基因的突变也有报道，包括 G583A $tRNA^{Phe}$、G1642A $tRNA^{Val}$、G4332A$tRNA^{Glu}$、T8316C $tRNA^{Lys}$。也有线粒体多肽编码基因突变的报道。呼吸链复合体Ⅰ的 ND5 亚基发现有两种突变。已有 mtDNA 9957 位的编码细胞色素 c 氧化酶Ⅲ亚基的基因发生错义突变的报道。该病尚无可行而有效的治疗方法。支持治疗对于卒中样发作、癫痫和内分泌疾病是必不可少的。

单纯性肌病综合征

肌无力和疲劳可以是 mtDNA 突变的主要表现。当只有肌肉受累时（单纯性肌病），此种情况难以诊断。偶尔，线粒体肌病可以表现为无确定肌无力的复发性肌红蛋白尿，因此类似于糖原贮积障碍症或 CPT 缺乏症。

线粒体 DNA 缺失综合征 线粒体 DNA 缺失综合征（mitochondrial DNA depletion syndrome，MDS）是一组异质性疾病，呈常染色体隐性遗传，可见于婴儿或成人。MDS 由基因突变（*TK2*，*DGUOK*，*RRM2B*，*TYMP*，*SUCLA1*、*SUCLA2*）引起，导致 mtDNA 复制必不可少的线粒体脱氧核糖核苷酸（dNTP）储存池耗竭。MDS 其他主要病因是一系列对 mtDNA 复制所必需的基因突变（例如，*POLG1* 和 *C10orf2*）。MDS 相关临床表型变异较大。患者可发展为严重的脑病（例如，Leigh 综合征）、PEO、孤立性肌病、肌肉-神经-胃肠-脑病（MNGIE）和伴共济失调的感觉神经病。

肌膜兴奋性障碍

在一组称为“离子通道病”的疾病中，肌细胞膜的兴奋性受到影响。心脏也可累及，导致危及生命的并发症（表 26-10）。

表 26-10 周期性麻痹和非肌营养不良性肌强直的临床表现

特征	钙通道	钠通道		钾通道
	低钾型 PP	高钾型 PP	先天性肌强直	Andersen-Tawil 综合征[a]
遗传模式	AD	AD	AD	AD
起病年龄	青春期	儿童早期	儿童早期	儿童早期
肌强直[b]	否	是	是	否
发作性肌无力	是	是	是	是
无力发作的频率	每天至每年	2～3 次/天	寒冷时发作，通常罕见	每天至每年
肌无力发作持续时间	2～12 小时	从 1～2 小时到超过 1 天	2～24 小时	2～24 小时
肌无力发作时血清 K^+ 水平	降低	升高或正常	通常正常	变异大
K^+ 负荷效果	无改变	肌强直加重，然后无力	肌强直加重	无改变
冷水诱发试验效果	无改变	肌强直加重	肌强直加重，然后无力	无改变
固定的肌无力	是	是	是	是

[a] 畸形和心律失常是该病区别于其他疾病的特征（见正文）。
[b] 可能与先天性肌强直有矛盾。
AD，常染色体显性遗传；PP，周期性麻痹。

肌肉钙通道紊乱

低钾型周期性麻痹（hypokalemic periodic paralysis，HypoKPP） 该病在青春期起病。男性往往受累更严重，因为该病在女性外显率下降。25 岁以后发病的发作性肌无力除甲状腺功能亢进性周期性麻痹（稍后讨论）外，几乎全无因周期性麻痹所致。发作通常是由膳食中的高碳水化合物或高钠引起的，并可能伴随长期运动后休息时出现。无力症状通常对近端肌肉的影响远大于远端肌肉。眼部及延髓肌肉不太可能受累。呼吸肌力量通常保留，但一旦累及，可能致命。无力症状可能需要 24 小时解决。危及生命的低钾血症相关的心律失常可以在发作期出现。患者普遍会进展至严重的、致残的晚期并发症——近端下肢无力。

甲状腺功能亢进性周期性瘫痪的发作类似于原发性 HypoKPP。尽管女性甲状腺毒症发病率较高，男性更可能表现出这种并发症，尤其是亚洲血统的男性。随着甲状腺基础病变的治疗，发作会减轻。

根据发作时血清较低的钾水平，排除继发性原因，可确定诊断。发作时肌肉活检显示单个或多个位于中央的空泡或管状聚集物的存在。因葡萄糖和胰岛素兴奋性测试有潜在危险，通常没有必要为了确定诊断而进行。

在肌无力发作的中期，严重无力的肌肉运动传导研究可能会表现出幅度降低，而肌电图可能会显示电静息。在发作间期，肌电图和神经传导研究正常，除了在明确的肌无力患者，可能看到肌源性 MUAPs。

HypoKPP 可由两个基因中任何一个的突变引起。HypoKPP 1 型是最常见的亚型，呈不完全外显的常染色体显性遗传。这些患者带有电压敏感性、骨骼肌钙通道基因（*CALCL1A3*）突变（图 26-8）。约 10% 的

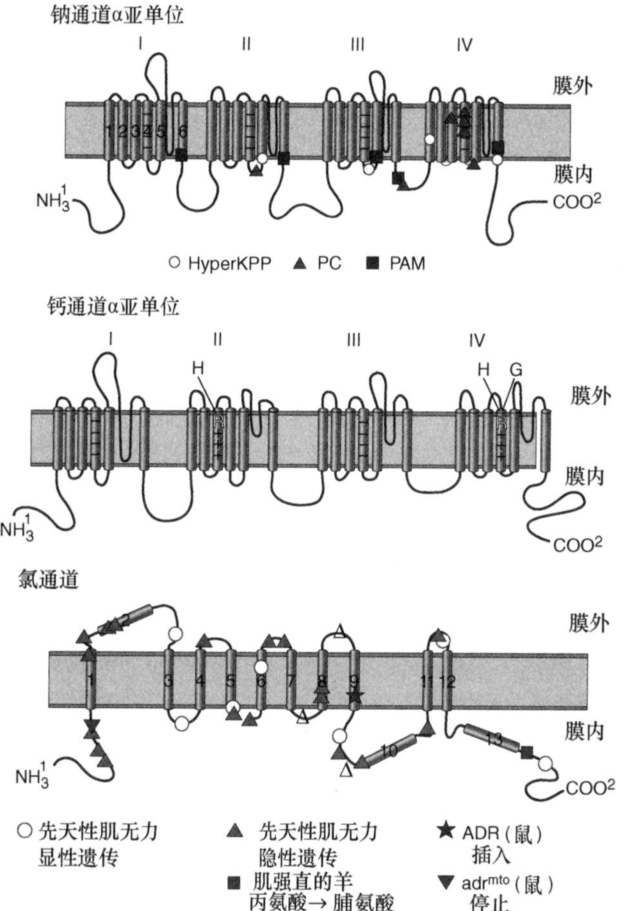

图 26-8（见书后彩图） 图中所描述的钠和钙通道包含四个同源结构域，每个都有六个跨膜片段。每一个域的第四段具有正电荷，是作为通道的“电压感受器”。四个域形成一个孔，离子从该孔中通过。钠通道突变及导致的表型已在图中展示。HyperKPP，高钾型周期性麻痹；PC，先天性肌强直；PAM，钾加重型肌强直。详见正文。

第 26 章 肌营养不良症与其他肌肉疾病

病例是 HypoKPP 2 型，系电压敏感的钠通道基因（*SCN4A*）突变而导致。在任一种情况下，当钾水平低时，突变导致诱发肌细胞去极化的异常门孔电流。现在还发现，部分甲状腺功能亢进性 HypoKPP 病例是由钾通道（Kir 2.6）遗传变异引起，其表达受甲状腺激素的调节。

目前的设想认为氯通道有 10 个跨膜域。引起显性和隐性遗传性先天性肌强直的突变位置及导致小鼠和山羊疾病的突变位置已标示。

治疗　低钾型周期性麻痹

急性发作后给予钾治疗有效。应监测肌力和心电图。应每 30 分钟口服一次氯化钾（0.2～0.4mmol/kg）。仅在罕见情况下静脉治疗是必要的（例如，当吞咽困难或呕吐出现时）。因葡萄糖溶液可能进一步降低血清钾水平，应避免用其作为钾的溶质。甘露醇是静脉补钾的首选载体。治疗的长期目标是避免发作，这样可能会减轻晚发型、固定性肌无力症状。应让患者意识到低碳水化合物、低钠饮食和剧烈运动的后果。预防性予以乙酰唑胺（125～1000mg/d，分次应用）可减少 HypoKPP 1 型发作次数或可能使其不发作。矛盾的是，钾被降低的同时，也抵消了代谢性酸中毒的益处。如果乙酰唑胺不能控制发作，应加用口服氯化钾。一些患者需要使用氨苯喋啶治疗（25～100mg/d）或螺内酯（25～100mg/d）。然而，在 HypoKPP 2 型患者，乙酰唑胺可能加重肌无力发作。

肌肉钠通道紊乱

高钾型周期性麻痹（hyperkalemic periodic paralysis，HyperKPP）“高血钾”是个误导性的术语，因为患者发作时血钾通常是正常的。事实上，该病最好的定义是：钾的应用可以诱发该病。该病 10 岁内起病，男性和女性同等受累。发作短暂和轻微，通常持续 30 分钟至 4 小时。表现为近端肌肉无力，延髓肌肉力量保留。发作可由运动后休息和空腹诱发。该病的变异型的主要症状是不伴有肌无力的肌强直（钾加重性肌强直）。寒冷可加重症状，肌强直使肌肉僵硬而疼痛。本病可与先天性副肌强直、先天性肌强直和近端肌强直性肌病（DM2）混淆。

发作时钾可轻微升高，但也可能正常。与 HypoKPP 一样，HyperKPP 的肌肉神经传导研究可能发现运动幅度降低，肌电图可表现为电静息。在发作间期，神经传导研究正常。肌电图往往会发现发作时及发作间期强直性放电。

与 HypoKPP 或管状聚集体相比，HyperKPP 肌肉活检表现为空泡较小，数量较少，更多为周围型。钾兴奋试验可诱发无力，通常没有必要为了确定诊断而进行。HyperKPP 钾加重型肌强直是遗传性常染色体显性遗传病。电压门控钠通道基因（*SCN4A*）突变（图 26-8 所致）可导致该病。乙酰唑胺（125～1000mg/d）有助于频繁发作的患者。我们发现美西律有助于显著肌强直的患者。

先天性副肌强直　先天性副肌强直（paramyotonia congenita，PC）无力症状的发作常是由寒冷诱发或自发，症状较轻。肌强直是一个突出的特点，但随着肌肉活动而加重（矛盾性肌强直）。这与经典的肌强直相反，经典的肌强直可经运动而缓解。肌无力发作很少严重到需要急诊治疗。随着时间的推移，患者发展成与其他类型周期性麻痹类似的发作性肌无力。PC 常与血钾正常或高钾血症相关。

血清肌酸激酶通常轻度升高。常规感觉和运动神经传导的研究正常。肌肉的冷水诱发试验往往会极大地降低复合肌肉动作电位的幅度。PC 肌电图显示弥漫性肌强直电位。在肌肉局部冷却时，因患者无法激活 MUAPs，肌强直放电消失。

PC 呈常染色体显性遗传；因系电压门控钠通道基因突变导致（图 26-8），因此该病致病基因与 HyperKPP 及钾加重型肌强直是等位基因。在发作时，PC 患者很少会寻求治疗。口服葡萄糖或其他碳水化合物可加速恢复。因反复发作后发作性无力可能进展，表明需要进行预防性治疗。据报道噻嗪类利尿药（例如，氯噻嗪，250～1000mg/d）和美西律（从 450mg/d 起缓慢加量）是有帮助的。建议患者在饮食中增加碳水化合物。

钾通道紊乱

Andersen-Tawil 综合征　本罕见病以发作性无力、心律失常和畸形（身材矮小，脊柱侧弯，先天性趾侧弯，眼距过宽，小的或突出的低位耳，小颌畸形，宽阔的前额）为特征。心律失常是潜在的严重和危及生命的并发症，包括 QT 间期延长、室性心律失常、双向室性心律失常和室性心动过速。多年来，这种疾病的分类是不确定的，因为发作性无力与发作时钾水平升高、正常或减少有关。此外，钾水平在同家族中不同，但在同一个家庭中却相同。该病呈常染色体显性遗传，具有不完全外显和表达程度可变的特点。该病是由提高肌肉细胞兴奋性的内向整流钾通道（*Kir* 2.1）基因突变引起。治疗类似于其他形式的周期性麻痹，但是必须包括心脏监测。由于钾的变异性，不同患者的无力症状可能会有所不同。乙酰唑胺可减少发作的频率和严重程度。

氯离子通道紊乱

该病的两种亚型，常染色体显性遗传型（Thomsen 病）和常染色体隐性遗传型（Becker 病）与相同的基因异常有关。婴儿期和儿童早期的症状比较突出。在患者 30～40 岁时，严重程度会减轻。肌强直可因寒冷而恶化，因活动而改善。步态可能缓慢而吃力，但可通过行走而改善。Thomsen 病肌力正常，但 Becher 病常较严重，可有肌无力。通常伴有肌肉肥大。肌电图记录可突出显示肌强直性放电。

血清肌酸激酶正常或轻度升高。肌肉活检显示肌纤维肥大。该病由增加肌细胞的兴奋性的氯离子通道基因突变引起，呈显性或隐性遗传（图 26-8）。许多患者不需要治疗，症状随着活动而改善。药物可以用于减轻肌强直，包括奎宁、苯妥英和美西律。

内分泌和代谢性肌病

许多内分泌疾病可导致肌无力。肌肉易疲劳比真正的无力更常见。这些疾病导致无力的原因尚不明确。目前还不是特别明确，肌无力是由肌肉疾病引起，而不是运动单位的其他部分。因为血清 CK 水平经常是正常的（除了甲状腺功能低下外），以及肌肉病理的特征是肌萎缩而不是肌纤维的破坏。

甲状腺疾病

甲状腺功能异常可引起广泛的肌肉疾病。这些疾病与甲状腺激素在调节碳水化合物和脂类代谢以及蛋白质合成和酶的生成中发挥着重要作用有关。甲状腺激素也刺激肌肉产热，增加肌肉对维生素的需求，增强肌肉对循环中儿茶酚胺的敏感性。

甲状腺功能减退症　甲状腺功能减退症患者常见有肌肉症状主诉，近 1/3 的患者表现有近端肌无力。肌肉痉挛、疼痛和僵硬常见。部分患者有肌肉增大。25%的患者有慢肌收缩和松弛的特征；肌肉牵张反射松弛延长是特征性表现，最好在脚踝或肱二头肌反射时观察。血清肌酸激酶水平通常升高（高达 10 倍），即使只有最小的肌肉疾病的临床证据。肌电图通常正常。肌肉增大的原因尚不明确，肌肉活检显示无特征性的形态异常。

甲状腺功能亢进症　甲亢患者在查体时通常有近端肌无力和肌萎缩，但他们很少有肌病症状的主诉。深肌腱反射可能增强。延髓、呼吸甚至食管肌肉可能偶尔会受累，造成吞咽困难、发音困难、误吸。当累及延髓时，通常伴有慢性近端肢体无力，但在没有全身性甲亢性肌病时也会偶尔出现。肌束震颤明显，当伴有肌肉牵张反射增强时，可能会导致误诊为 ALS。甲亢患者也可出现低钾型周期性麻痹。最近发现不超过三分之一的患者可出现编码内向整流钾通道 Kir 2.6 的 *KCNJ18* 基因的突变。其他与甲状腺功能亢进症相关的神经肌肉疾病包括获得性低钾性周期性麻痹、重症肌无力、突眼相关的进行性眼肌病（Graves 眼病）。甲状腺功能亢进性肌病的血清 CK 水平不升高，肌电图正常，肌肉组织学通常只显示肌纤维萎缩。

甲状旁腺疾病

另见第哈里森内科学（第 19 版）其他章节。

甲状旁腺功能亢进症　肌无力是原发性和继发性甲状旁腺功能亢进症的一部分。近端肌肉无力、肌肉萎缩、肌肉牵张反射活跃是这种内分泌性疾病的主要特征。部分患者出现颈伸肌无力（头下垂综合征的一部分）。血清肌酸激酶水平通常正常或轻度升高。血清甲状旁腺激素水平升高。血清钙磷水平与临床神经肌肉表现无相关性。肌肉活检显示无肌纤维变性的不同程度的萎缩。

甲状旁腺功能减退症　由于低钙血症导致的明显的肌病很少发生。神经肌肉症状通常与局部或全身性手足搐搦症相关。血清 CK 水平增加可能系继发于持续性手足搐搦症所致肌肉损伤。与甲状旁腺功能亢进症出现反射亢进相反，甲状旁腺功能减退症常出现反射减弱或消失。

肾上腺疾病

糖皮质激素过多会引起肌病；事实上，类固醇肌病是最常见的内分泌肌病的诊断。糖皮质激素过多，无论是内源性或外源性（见“药物引起的肌病”），导致不同程度的四肢近端无力。肌肉萎缩可能是惊人的。库欣样外观常伴有肌病的临床体征。病理切片显示肌纤维萎缩，2b型纤维优先受累，而不是肌纤维变性或坏死。肾上腺皮质功能不全引起肌肉易疲劳。无力的程度可能难以评估，但通常是轻度的。原发性醛固酮增多症（Conn综合征）的神经肌肉并发症是由于钾缺乏。临床表现为持续性肌无力。长期的醛固酮增多症可导致肢体近端肌无力、萎缩。血清CK水平可能升高，肌肉活检显示肌纤维变性，有的伴有空泡。这些变化与低钾血症相关，并不是醛固酮对骨骼肌的直接影响。

垂体功能障碍

肢端肥大症患者通常表现为轻度近端肌无力，不伴有肌肉萎缩。肌肉经常增大，但力量产生下降。肢端肥大症的持续时间与肌病程度密切相关，而不是与血清生长激素水平相关。

糖尿病

糖尿病神经肌肉并发症最常与神经病变相关，表现为脑神经和外周神经麻痹或远端感觉运动性多发神经病。糖尿病性肌萎缩是一个不贴切的术语，因为此疾病表现为累及近端主要神经干和腰骶丛的神经病变。对此疾病更贴切的术语应包括糖尿病性神经病变和腰骶神经根神经病。

糖尿病唯一突出的肌病表现是腿部肌肉缺血性梗死，通常累及大腿的某块肌肉，偶尔累及小腿远端。这种情况见于控制不佳的糖尿病患者，表现为大腿疼痛突然发作、压痛以及水肿。肌肉梗死部位质硬，伴有硬结。最常受累肌肉包括股外侧肌、大腿内收肌、股二头肌。受累肌肉的CT或MRI检查可见局灶性异常。通过影像学诊断是可取的。影像学检查优于肌肉活检，因为活检可能导致局部出血。

维生素缺乏

由于维生素D摄入、吸收减少，或代谢受损（如肾脏疾病可发生）可导致慢性肌无力。疼痛反映了潜在的骨骼病变（骨软化症）。维生素E缺乏可因吸收不良引起。临床表现包括由本体感觉丧失和近端肌无力肌病导致的共济失调性神经病变。进行性眼外肌麻痹是一个特征性表现。目前尚未证明其他维生素缺乏可引起肌病。

全身性疾病肌病

全身性疾病（如慢性呼吸衰竭、心力衰竭或肝衰竭）常伴有严重肌萎缩和无力的主诉。疲劳通常比无力严重，无力症状通常较轻。

肌病可能是慢性肾衰竭（CRF）的表现之一，肌病可与更常见的尿毒症性多发性神经病独立存在。CRF患者由于1,25-二羟维生素D的减少导致钙磷平衡失调和骨代谢异常，导致肠钙吸收减少。低钙血症因由肾脏磷清除障碍所致的高磷血症进一步加剧，导致继发性甲状旁腺功能亢进症。肾性骨病是由代偿性甲状旁腺功能亢进所致，其还导致因可用钙减少所引起的骨软化症和因甲状旁腺激素过剩所引起的纤维性骨炎。慢性肾衰竭肌病的临床表现与原发性甲状旁腺功能亢进症和骨软化症相同。患者还有近端肢体无力伴骨痛。

坏疽性钙化是慢性肾衰竭独立而罕见的、有时甚至是致命的并发症。该病表现为广泛的动脉钙化，并导致缺血。大面积皮肤坏死伴有痛性肌病和肌红蛋白尿可能出现。

药物引起的肌病

药物引起的肌病在临床实践中相对少见，由降胆固醇药物和糖皮质激素引起的除外。其他药物影响程度较小，但在特定情况下需要重点考虑。表26-11全面介绍了药物性肌病特征性表现。

降血脂药物所致肌病

所有类别的降血脂药物均有肌肉毒性表现，包括贝特类药物（氯贝丁酯，吉非罗齐）、HMG-CoA还原酶抑制剂（简称他汀类药物）、烟酸与依折麦布。肌肉疼痛、乏力、肌肉触痛是最常见的表现。肌肉疼痛可能与运动有关。患者可表现为近端肌无力，可见不同程度的肌肉坏死，横纹肌溶解症和肌红蛋白尿见于严重的药物反应。他汀类药物联合贝特类及环孢霉素使用较单独用药时更容易引起副反应。血清肌酸激酶升高是重要的毒性指标。肌肉无力时肌电图提示肌源性损害，肌肉活检发现肌肉坏死。严重的肌肉疼痛、肌肉无力、血清CK水平显著升高（超过基线3倍）和肌红蛋白尿是停药指征。患者肌病症状通常在几周内随着停药而改善。罕见病例在停用致病药物后，症状仍不断进展。这种情况可能是由于他汀类药物诱发了免疫介导的坏死性肌病，因为这些患者需要免疫治疗（例如，泼尼松，有时为其他药物）改善症状，即使停药后，常见复发。有趣的是，这类患者中许多病例明确有抗肌纤维100kD的HMG-CoA还原酶受体抗体。

表 26-11 药物引起的肌病

药物	主要的毒性反应
降血脂药物 纤维酸衍生物 HMG-CoA 还原酶抑制剂 烟酸（烟酸）	属于三大类降脂药的药物可引起一系列毒性反应：无症状血清肌酸激酶升高，肌肉疼痛，运动性疼痛，横纹肌溶解，肌红蛋白尿
糖皮质激素	急性、大剂量糖皮质激素治疗可引起急性四肢瘫痪性肌病。高剂量类固醇常需要与非去极化神经肌肉阻断剂联合使用，但在未联用情况下，无力可能发生。慢性类固醇治疗主要导致近端肌无力
非去极化神经肌肉阻滞剂	急性四肢瘫痪性肌病在联用或未联用糖皮质激素情况下均可发生
齐多夫定	伴破碎红纤维的线粒体肌病
药物滥用 酒精 安非他明 可卡因 海洛因 苯环己哌啶 哌替啶	该组中的所有药物都可导致广泛的肌肉无力，横纹肌溶解，肌红蛋白尿 局部注射造成肌肉坏死、皮肤硬结和肢体挛缩
自身免疫性肌病 D-青霉胺	这种药物可能会引起多发性肌炎与重症肌无力
双亲阳离子药物 胺碘酮 氯喹 羟氯喹	所有两性药物都可能导致无痛性近端肌无力，肌肉活检可发现自噬空泡
抗微管药物 秋水仙碱	这种药物会导致无痛性近端肌无力，尤其是伴有肾衰竭患者。肌肉活检可发现自噬空泡

糖皮质激素相关肌病

糖皮质激素性肌病在长期糖皮质激素治疗时出现或表现为继发于大剂量静脉使用糖皮质激素的“急性四肢瘫痪”型肌病。长期给药导致近端肌无力，伴相当轻微的库欣样综合征表现；长期每日≥30mg/d 使用泼尼松使用最常与毒性相关。使用氟化糖皮质激素（曲安奈德、倍他米松、地塞米松）的患者出现肌病的风险更高。慢性类固醇肌病患者的血清 CK 水平通常正常。血清钾可能降低。慢性患者肌活检发现以 2 型肌纤维为主的萎缩，肌电图检测通常正常。

哮喘持续状态、慢性阻塞性肺疾病、器官移植或其他适应证患者接受大剂量静脉糖皮质激素后，可能出现严重的全身乏力（危重性肌病）。这种肌病也称为急性四肢瘫型肌病，也见于脓毒症。膈肌和肋间肌的累及导致呼吸衰竭，需要机械通气支持。这种情况下，糖皮质激素联合非去极化神经肌肉阻断剂使用可能加重该并发症。危重病肌病的肌肉活检异常，电镜下表现为特征性粗肌丝丧失（肌球蛋白）。光镜下表现为肌纤维中央或旁中央区域 ATP 酶染色局部损失。钙蛋白酶染色显示弥漫性反应性萎缩纤维。糖皮质激素撤药可改善慢性肌病。急性四肢瘫痪型肌病恢复缓慢。患者需要支持治疗和康复。

药物诱导的线粒体肌病

齐多夫定是一种用于治疗 HIV 感染的胸苷类似物，通过阻断逆转录酶抑制病毒复制。肌病是本药已明确的不良反应。患者表现出大腿和小腿肌肉疼痛、肌无力和萎缩。17%使用齐多夫定（剂量为 1200mg/d，持续 6 个月）的患者会出现并发症。加予蛋白酶抑制剂治疗 HIV 感染，可减小齐多夫定剂量，降低肌病发生率。患者血清 CK 水平升高。肌电图提示肌源性损害。肌肉活检示伴轻微炎症的破碎红纤维；缺乏炎症的特征可鉴别齐多夫定毒性与 HIV 相关肌病。如果认为是药物相关肌病，应停药或减量。

药物滥用及相关肌病

肌肉毒性是酒精和非法药物成瘾的可能后果。乙醇是一种最常见滥用物质，可能损伤肌肉。其他潜在的药物包括可卡因，海洛因和安非他明。最大毒性反应为因用药过量导致的昏迷和癫痫发作后横纹肌溶解，肌红蛋白尿，肾衰竭。可卡因、海洛因、安非他明的直接毒性引起肌肉分解和不同程度的肌无力。酒精的作用更具争议性，因为毒性反应通常发生在营养不良和伴有低钾血症、低磷血症等可能病因的背景下，所以酒精的直接肌肉损伤是不一定的。酗酒者容易出现神经病变（见第 56 章）。

自我注射哌替啶、海洛因和喷他佐辛所致的局灶性肌病可以导致疼痛、肿胀、肌肉坏死、出血。病因包括多种因素；针刺伤、药物或辅料的直接毒性、感染都可能发挥作用。严重时，可出现上层皮肤硬结和肌肉挛缩，肌肉被结缔组织替代。血清 CK 升高和肌电图肌源性损害是这些反应的特征。肌肉活检显示广泛或局部坏死。导致横纹肌溶解症的患者需要充足的水分以降低血清肌红蛋白，保护肾功能。在所有这类疾病中，心理咨询对限制药物滥用至关重要。

药物诱发的自身免疫性肌病

如前所述，他汀类药物很少引起 HMG-CoA 抗体相关自身免疫性坏死性肌病。D-青霉胺可引起炎症性肌病。这种药物用于治疗 Wilson 病、硬皮病、类风湿关节炎与原发性胆汁性肝硬化。该药引起炎症性肌肉疾病的发病率约为 1%。重症肌无力也可由 D-青霉胺诱发，发病率更高，估计为 7%。这些疾病撤药后均会缓解，但严重的病例需要免疫抑制治疗。

其他药物引起炎性肌病的散在报道罕见，包括一组异质性的药物：西咪替丁、普鲁卡因胺、苯妥英和丙硫氧嘧啶。在大多数情况下，因果关系并不明确。与利益有关的并发症见于 L-色氨酸。1989 年，美国嗜酸性粒细胞增多-肌痛综合征（EMS）的流行是由某个制造商的药品中的有毒物质造成的。该产品被撤回，EMS 的发病率随着撤药后急剧减少。

其他药物引起的肌病

某些药物产生无痛性、近端为主的肌无力。这些药物包括两性阳离子药物（胺碘酮、氯喹、羟氯喹）和抗微管药物（秋水仙碱）（表 26-11）。由于这些毒素具有突出的病理特征——自噬空泡，因此肌肉活检有助于鉴定毒性。

27 住院患者神经科会诊的特殊问题

Special Issues in Inpatient Neurologic Consultation

S. Andrew Josephson，Martin A. Samuels

（徐广润　译　徐广润　校）

住院患者神经科会诊通常会涉及到某些疾病在各种脑损伤后病程和预后的问题。神经科会诊的常见原因包括卒中、癫痫发作、精神状态改变、头痛、昏迷以及其他神经重症监护状态。

中枢神经系统功能障碍的会诊

高灌注状态所致后部可逆性脑病综合征

高灌注是一组神经系统疾病的共同特征，在其发病机制中起关键作用。这些看似不同的综合征包括高血压脑病、惊厥、颈动脉内膜剥脱术后综合征和钙调磷酸酶抑制剂药物毒性作用。现代影像学技术和实验模型表明，血管源性水肿通常是导致神经功能障碍的主要机制，因此，在没有发生继发出血或梗死之前，应及时加以识别和处理，临床才能获得恢复。

成人全身平均动脉压（MAP）变动的范围是从 50～150mmHg，这种自身调节能力有效地保持了大脑相对稳定的脑血流量（第 38 章）。在慢性高血压患者中，脑自动调节曲线偏移，使其在非常高的压力范围内（如 70～175mmHg）进行自身调节。高血压患者的脑血流量若保持稳定则需要较高的 MAP，但其血压的迅速降低，可以使自动调节曲线下移，则容易导致缺血的发生。这种自动调节现象是通过肌源性及神经源性两种方式引起小动脉收缩和扩张来实现的。当全身血压超过此限制，突破自动调节界限时，机体通过增加脑血流量产生高灌注，液体从毛细血管渗漏到间质，从而产生水肿。高灌注好发于大脑后部而不是前部，其原因在于后循环自动调节可能更容易突破一个较低的阈值，或者说后循环更常见以上血管病变。

其中许多疾病常伴有血压升高或相对的血压升高，而有些高灌注状态，如钙调磷酸酶抑制剂毒性作用，并不伴有明显的血压升高。在这些情况下，血管源性水肿很可能主要由于毛细血管内皮细胞本身的功能障碍，导致血-脑屏障破坏。高灌注机制分成两种情况更有意义，一种主要是由于压力增高，另一种主要是由于中毒或自身免疫因素导致内皮细胞功能障碍（表 27-1）。在临床同一疾病中，这两种病理生理过程很可能同时起作用。

这些高灌注综合征的临床表现都是相似的，有明显的头痛、癫痫发作，或局灶的功能缺损。头痛没有

表 27-1　高灌注综合征的一些常见病因

病理生理机制中毛细血管的压力增高占主导地位的疾病：
高血压脑病，包括继发性原因，如肾血管性高血压、嗜铬细胞瘤、可卡因等
颈动脉内膜剥脱综合征
先兆子痫/子痫
高原脑水肿
病理生理机制中血管内皮细胞功能障碍占主导地位的疾病：
钙调磷酸酶抑制剂毒性
化疗剂的毒性（如阿糖胞苷、硫唑嘌呤、5-氟尿嘧啶、顺铂、甲氨蝶呤）
糖皮质激素
促红细胞生成素
HELLP 综合征（溶血、肝酶水平升高、血小板计数减少）
血栓性血小板减少性紫癜（TTP）
溶血尿毒综合征（HUS）
系统性红斑狼疮（SLE）
肉芽肿性多血管炎（韦格纳肉芽肿）

特异性，程度从轻微到严重，并可能伴有意识改变，从意识模糊到昏迷。可伴有多种类型的癫痫发作，其取决于水肿的严重程度和位置。在高灌注状态下可以出现非惊厥发作；因此，应采用较低的检查阈值才能发现这些患者脑电图（EEG）的异常改变。高灌注状态更容易累及枕叶，典型的局灶性功能缺损是皮层视觉损失。然而，任何局灶性功能缺损都取决于病变部位，因此，患者在颈动脉内膜切除术后，可以在同侧重新再灌注的大脑半球出现神经功能障碍。此时，血流量的增加起着关键作用，观察患者住院生命体征记录通常会发现全身血压高于基线。以上说明高灌注综合征最重要的危险因素是较快速度的血压增高，而不是血压的绝对值。

所有这些诊断都是依靠临床的。这些疾病的症状是常见的和非特异性，因此应当进行全面的鉴别诊断，包括导致意识模糊、局灶性功能缺损、头痛和癫痫发作的其他原因。MRI 检查有助于提高临床医生诊断高灌注综合征的能力，虽然某些病例的 MRI 检查未见异常。典型的表现为长 T2 信号的水肿，主要位于后枕叶，不符合任何单一的血管分布区（图 27-1）。弥散加权图像通常是正常的，这符合血管性水肿而不是细胞毒性水肿的性质特点。CT 成像缺乏敏感性，在受累区域可出现斑片状低密度病灶。以前这种经典的放射学表现也被称为可逆性后部白质脑病（RPLE）。然而，这个词已经过于陈旧，因为其名称没有完全准确表达含义。影像学和临床改变并不总是可逆的；所累及的区域并非唯一在后部；而且灰质也可被累及而非白质单纯受累，所以“白质脑病”命名有其局限性。目前通常使用的影像学名称“后部可逆性脑病综合征”，仍有其相同的局限性。血管成像可以显示脑血管狭窄，尤其在后循环；这种非炎症性血管病变是水肿的原发因素还是继发表现，尚未明确。其他辅助检查如脑脊液（CSF）分析往往会出现非特异性的结果。应当指出的是，应用许多如前所述的药物，如环孢素，即使是较低剂量或经过数年后仍会出现此综合征。因此，这些药物血清浓度即使正常也不排除它们作为致病因素。

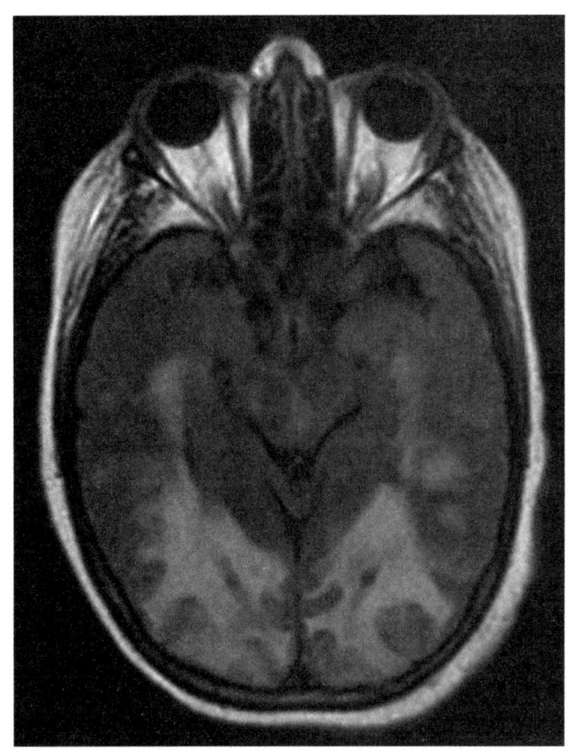

图 27-1　肝移植术后应用环孢素患者脑磁共振轴位衰减反转恢复序列（FLAIR）成像。该患者临床上表现癫痫发作、头痛和皮质盲。显示双侧枕叶信号增强，主要累及白质，与应用钙调磷酸酶抑制剂继发的高灌注状态相一致。

一旦诊断高灌注综合征，应尽快开始治疗。高血压通常起关键作用，因此建议在心电血压监测下应用静脉制剂如拉贝洛尔或尼卡地平，持续通过动脉通路审慎地降低血压。降低原来的平均动脉压 20％是合理的，若再进一步降低血压，超过了患者自主调节的下限范围，则可能会导致二次缺血，血压下降超过患者自主调节能力则可能出现脑梗死。存在明确病因时，应及时进行病因治疗，包括停止使用具有毒性的钙调磷酸酶抑制剂，治疗免疫介导性疾病如血栓性血小板减少性紫癜（TTP）以及及时终止子痫患者的妊娠。必须明确和控制癫痫发作，往往需要连续脑电图监测，当确定为癫痫发作，应用抗惊厥药物是有效的，但在子痫这种特殊情况下，有证据支持使用硫酸镁可以控制癫痫发作。

心脏旁路术后脑损伤

开放的心脏或冠状动脉搭桥（coronary artery bypass grafting，CABG）手术治疗后常常出现中枢神经系统（CNS）损伤，包括急性脑病、中风和一种慢性认知功能障碍综合征，这种现象目前得到越来越多的认可。低灌注和栓塞性疾病常常参与了这些综合征的发病机制，尽管这些危重患者可能涉及多种机制，更易出现各种代谢和多重药物并发症。

应用现代手术和麻醉技术，已经大幅降低了由于术中血流量不足而继发缺氧损伤的发生率。尽管取得了这些进步，一些患者仍然会出现神经系统并发症，包括脑低灌注，以及局部低灌注状态下颈动脉痉挛或颅内血管局部狭窄所致的局灶性脑缺血。这种术后发生在血管供血区域之间的边缘部位脑梗死通常被归咎于全身性低血压，尽管有研究认为这些梗死也可以由于栓塞性疾病所致（图 27-2）。

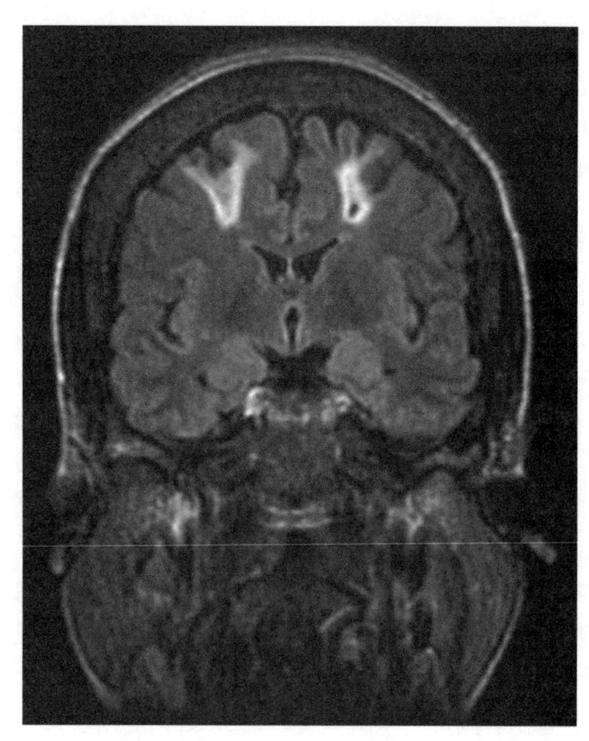

图 27-2 冠状动脉旁路搭桥术（CABG）后患者脑冠状液体衰减反转恢复（FLAIR）MRI 序列检查。该患者临床上出现低血压、精神异常。在双侧大脑中动脉、大脑前动脉供血区域之间的边缘部位显示信号增强。相应部位弥散加权 MRI 序列中出现受限扩散，提示急性脑梗死

心脏手术后脑损伤主要的机制是栓塞性疾病，可由弥散加权成像及术中经颅多普勒超声检查来证实。应当指出的是，在这些患者中的某些栓子太小，仅能从病理组织学上发现，而通过常规成像序列检测不到；因此，术后 MRI 检查阴性结果并不能排除栓子相关并发症的诊断。心脏本身的血栓以及心脏手术时主动脉弓粥样斑块的脱落，释放阵雨样颗粒物质进入脑循环。主动脉横断钳闭术、心脏操作、体外循环技术（“旁路”）、心律失常如心房纤颤，以及通过抽吸吸入的空气都是潜在的栓子来源。组织学研究表明即使应用现代手术技术，仍可以产生数以百万计的微小栓子。

这种阵雨样微栓子会造成许多临床综合征。有时，单一的大栓子导致一个孤立的大血管卒中，出现严重的临床表现。而释放的栓子常常是多发的，微小的。当这些小栓子大量出现时，术后可发生急性脑病，既可以表现为亢奋状态也可以表现为行动迟钝的意识模糊状态，而后者更常见，常被误诊成抑郁症。心脏手术被看作是“大脑的应激测试”。存在脑血管基础疾病或者早期神经变性疾病患者，大脑处于低储备状态，会形成一种慢性认知障碍，而其他处于脑高储备状态患者则不出现症状，即使二者出现了相同数量的微栓子。从这种意义上讲，心脏手术可有助于发现血管性痴呆和阿尔茨海默氏病的早期表现。

由于现代技术已经大大减少了手术低灌注并发症的发生，目前的注意力则集中在如何减少这种不可避免的阵雨样微栓子。非体外循环冠状动脉搭桥术具有缩短住院时间和减少围术期并发症的优点；然而，最近的某些数据表明，非体外循环冠状动脉搭桥术与体外循环冠状动脉搭桥术相比，并不能更好地维护认知功能。放置在主动脉弓过滤器的可捕获这些栓子，但目前缺乏有力的证据。开展成熟的血管内手术方式，可提供替代传统 CABG 更理想的选择，特别是对那些术后出现认知功能障碍的高危人群，如高龄、既往卒中史，或严重的颈动脉或主动脉弓动脉粥样硬化患者。

实体器官移植术后脑损伤

患者实体器官移植术后存在神经损伤的风险，甚至在几个月到几年以后。神经科会诊应该把这些患者作为特殊的危险人群，既可能出现特殊的神经系统并发症，也可能是任何危重病患者常见的并发症。

实体器官移植后患者要接受大剂量的免疫抑制药物，而其中某些药物被报道可并发神经系统损害。如前所述，在患者应用钙调磷酸酶抑制剂后出现头痛、癫痫发作或局灶神经功能缺失，应考虑高灌注综合征的诊断。引起这种神经毒性作用的主要药物是环孢素和他克莫司，即使在其正常的血清药物浓度下也可以出现。治疗方法主要包括降低这些药物的剂量或停药。一种新型替代药物，西罗莫司，几乎不会出现神经毒性作用，可能对某些患者来说是一个合理的选择。其他免疫抑制药物及其神经系统并发症如：OKT3 相关的无动性缄默症，甲氨蝶呤相关的白质脑病，特别是经鞘内注射或同步放化疗时。任何实体器官移植患者出现神经系统症状时，需要仔细阅读药物说明书，来明确这些可能的药物副作用。

实体器官移植术后通常早期出现的是脑血管并发症，发生分水岭区域的脑梗死，尤其是在心脏移植手术时全身性低血压情况下。心脏移植往往并发栓塞性脑梗死，而所有实体器官移植都存在全身栓塞的危险。当肾或肝移植手术出现脑栓塞时，应通过评估注射生理盐水超声心动图，来仔细寻找右至左分流以及肺内分流。肾和部分心脏移植的患者往往合并明显的动脉粥样硬化，亦是中风的另一种机制。怀疑出现脑血管并发症时，建议行 CT 成像或弥散 MRI 成像，以明确

诊断并排除脑出血，而脑出血最常发生于肝衰竭或心脏旁路手术后继发的凝血障碍。

鉴于实体器官移植的患者长期处于免疫抑制状态，感染是一个常见的问题。任何移植患者出现了新的CNS症状或体征，如癫痫发作、精神错乱或局灶性功能缺损，应进行颅脑成像（一般是MRI）检查和可能的腰穿检查，从而做出中枢神经系统感染的诊断。这些患者中枢神经系统感染最常见的致病菌，因移植的时间不同而各异。在移植后第一个月开始，常见的病原菌是与外科手术和留置导尿管有关的常见细菌。在移植后第二个月开始，CNS的机会性感染变得越来越普遍，包括诺卡氏菌和弓形体以及真菌感染如曲霉病。病毒也可以感染处于免疫抑制患者的大脑，如单纯疱疹病毒、巨细胞病毒、人类疱疹病毒6型（HHV-6）以及发生水痘，在移植后第一个月也变得更加普遍。移植后6个月，处于免疫抑制的患者仍然有可能感染这些机会性细菌、真菌和病毒，但也可能出现晚期的CNS感染并发症如JC病毒相关的进行性多灶性白质脑病（PML）、EB病毒驱动的B细胞克隆扩增而导致中枢神经系统淋巴瘤。

电解质紊乱常见的神经系统并发症

血清电解质的异常可以造成各种各样的神经系统问题，因此电解质紊乱应是住院患者神经会诊内容的其中一部分。有关体液和电解质失衡与平衡的更详细的讨论见《哈里森内科学（第19版）》相关内容。

高钠血症和高渗状态

血清渗透压的正常范围是275～295mOsm/kg，但通常只有在>325mOsm/kg时才出现神经系统症状。高渗状态通常是由于高钠血症、高血糖、氮质血症或应用外源性高渗性药物，如神经系统危重症患者常用的甘露醇。高渗状态本身可以导致非特异性广泛的脑病，没有局灶性表现，但是，一个基础病变如占位在高渗状态的代谢应激下，产生症状和局部体征。某些严重高血糖患者出现高渗状态，可表现全面性癫痫发作或单侧运动障碍，而往往这是低血糖的反应，其原因不明。所有高渗状态的治疗包括计算显性失水量和缓慢补充水分，使血清钠下降速度不超过每小时2mmol/L。

高钠血症会导致细胞内水分流失，细胞皱缩。此时脑细胞会生成谷氨酰胺和尿素等溶质，以减少这种皱缩。尽管存在这种纠正机制，但出现严重高钠血症（血清钠>160mmol/L）或者迅速发生时，仍将导致细胞代谢障碍和脑病的发生。高钠血症最常见的病因是水的肾性和肾外性丢失。神经源性病因包括中枢性尿崩症，其高渗状态伴有次极量的尿钠浓度，通常是在手术、出血、浸润过程，或脑疝损伤到垂体，使垂体后叶精氨酸血管加压素（AVP）释放不足所致。

低钠血症

血清钠浓度<135mmol/L时，通常称为低钠血症。不同低钠浓度时，神经系统症状而不同，其不仅取决于绝对值，而且还取决于下降的速度。某些患者低钠血症发生数小时后血清钠浓度降为125mmol/L时，可能会出现致命的癫痫发作和脑水肿。而有些患者慢性低钠血症是在数月到数年内逐渐形成的，则可能没有任何症状，即使血清钠浓度降到<110mmol/L。纠正低钠血症，尤其是慢性者，必须缓慢进行，以避免出现其他神经系统并发症。在低渗低钠状态下脑细胞出现肿胀，但可通过分泌溶质进入细胞外液随时间推移而代偿，水分随溶质离开细胞，细胞体积恢复。如果在纠正低钠血症时，血清钠浓度快速上升，脑细胞则迅速皱缩，从而导致渗透性脱髓鞘，以前被认为是仅限于脑干（脑桥中央髓鞘溶解症；见图38-6），目前有报道也可累及CNS其他部位。

低钠血症的治疗取决于病因。高渗性低钠血症的治疗主要针对基础疾病状态，如高血糖症。等容量性低钠血症（抗利尿激素分泌综合征，SIADH）处理包括限制水的摄入，应用AVP拮抗剂。高容量低张性低钠血症患者的处理包括限制自由水的摄入以及治疗水肿性基础疾病，如肾病综合征、充血性心力衰竭。最后，低血容量性低渗性低钠血症，则应用等渗盐水补充血容量，同时需要处理肾、肾上腺和胃肠道基础疾病。

低容量低渗性低钠血症神经系统病因之一是脑耗盐综合征，其常继发于蛛网膜下腔出血，其次是其他脑部病变如脑膜炎或脑卒中。在这些情况下，肾性钠排泄的程度非常显著，此时明智的做法是给予大量的生理盐水、高渗盐水或口服钠盐，以避免脑水肿并发症。

低血钾症

血清钾水平<3.5mmol/L称为低血钾症，原因在于钾的过多丢失（从肾和肠道）或者钾在细胞内外的异常分布。在非常低的水平（<1.5mmol/L），低钾血症会危及生命，造成心律失常，神经系统出现严重肌

无力和瘫痪。低钾性周期性麻痹是钙通道和钾通道突变所导致细胞内钾摄入过多的一种少见疾病。低钾血症的病因治疗包括口服或静脉给予钾制剂，以及纠正钾离子平衡紊乱的原因（例如，停止使用β_2受体激动剂或者严重腹泻的病因治疗）。

高血钾症

血清钾水平＞5.5mmol/L称为高血钾症，神经系统表现为肌肉无力，伴有或不伴有感觉异常。高血钾症导致心电图异常例如T波倒置、QRS复合波增宽，通常会危及生命。在这种情况下，需要紧急处理，包括抗心律失常治疗（应用葡萄糖酸钙）；促进钾离子进入细胞内（给予葡萄糖、胰岛素和β_2受体拮抗剂），增加钾离子的排泄（通过聚磺苯乙烯、袢利尿剂或血液透析）。

钙离子紊乱

在甲状旁腺功能亢进或全身性恶性肿瘤时，通常出现高钙血症，神经系统表现为脑病以及神经肌肉兴奋性降低导致的肌肉无力。可出现癫痫发作，但在低血钙时更常见。成人的低钙血症通常发生在甲状腺或甲状旁腺手术后。癫痫发作和精神异常是其主要的临床表现，并且通常随着钙剂的足量补充而得到缓解。手足抽搐是由于末梢神经自发的重复动作电位所致，是低钙血症的典型症状和体征。

镁离子紊乱

镁离子紊乱与血清水平无关，因为只有非常少量的总体镁离子位于细胞外液。低镁血症时神经系统表现为抽搐、震颤、肌阵挛。低镁血症时发生顽固性癫痫，只有注射镁剂才能缓解。

与此相反，高浓度的镁则抑制中枢神经系统。高镁血症通常只发生在肾衰竭或应用镁剂时，严重时出现意识模糊和肌肉瘫痪。

周围神经系统功能障碍的会诊

卡压性神经病变

多发性神经病变是门诊神经科会诊的常见原因（见第23章）。然而在住院患者，单神经病较为常见，尤其在许多外科手术和医疗操作时出现的卡压性神经病变。腕部的正中神经病变（腕管综合征）是目前最常见的卡压性神经病变，但很少是住院患者会诊的原因。围术期单神经病变的病因包括牵引、压迫以及神经缺血。神经MR成像可以区分并明确病因。通过临床检查即可诊断所有的单神经病变，必要时在亚急性期进行电生理诊断技术检查予以支持诊断。治疗主要包括避免重复性损伤，也可手术方法减轻神经的压迫。

桡神经病变

桡神经损伤的典型表现为手腕和手指背伸无力（“垂腕”），根据受伤部位，可伴或不伴上肢近端伸肌无力。桡神经分布区出现感觉丧失，其中包括手背（图27-3A）。腋下部位的压迫病变，例如使用拐杖，出现肱三头肌、肱桡肌、旋后肌无力以及垂腕。肱骨骨折或睡眠时手臂搭在凳子或椅子上（“星期六晚上麻痹”）时，其常见的压迫部位是上臂的桡神经沟。桡神经在该位置损伤，原则上肱三头肌不受累。由于桡神经损伤首先累及上肢伸肌，这些病变有可能被误诊为脑或脊髓的上运动神经元病变，锥体束所支配的肌肉无力。

尺神经病变

尺神经受压是继腕管综合征后第二大常见的卡压性神经病变，其最常见的卡压部位是在肘部的尺神经沟，尺神经由此表浅经过。通常开始的症状为尺神经分布区域麻木，包括第四和第五手指（图27-3B）。肘部屈曲能增加对尺神经的压迫，而加重感觉症状，因此由于睡眠时上肢常处于屈曲状态，患者常主诉感觉异常在夜间加重。运动障碍可致残，其累及手部大多数固有肌肉，从而限制抓和捏等动作的灵活性和力度。尺神经卡压病变的病因包括尺神经外伤（击中“笑骨”）、手术麻醉时摆放体位不当和慢性肘关节炎。当围术期考虑尺神经损伤诊断时，因为同样可以出现和尺神经病变相似的症状，所以也不能排除臂丛下干被牵拉或直接损伤的可能。如果临床检查是模棱两可的，在损伤几周后，应用电生理诊断技术可明确区分神经丛和尺神经病变。治疗上往往开始先采用保守方法，但多种手术方法也是有效的，包括前部尺神经转位和尺侧腕屈肌腱膜松解术。

腓总神经病变

腓总神经围绕在膝盖以下腿外侧面的腓骨头周围，由于其位置表浅，容易受到外伤。患者出现足背伸无力（“足下垂”）以及踝关节外翻，而不是内翻。踝关节内翻是由胫神经支配肌肉的功能，这将有助于区分腓总神经与L5神经根病变。小腿外侧及足背出现感觉缺失（图 27-3C）。腓骨头骨折可导致腓总神经病变，其次在围术期应用支架不当，患者处于无意识状态时则易造成对腓总神经的压迫。大腿穿着紧身袜或固定石膏亦可造成腓总神经病变，偏瘦和最近体重降低都会增加其风险。

近端股神经病变

近端股神经病变是比较少见的，可出现明显的髋关节屈曲无力，股四头肌萎缩，伸膝无力（通常表现腿部弯曲性下垂），以及膝反射消失。而大腿内收则不受影响，因为这些肌肉是由闭孔神经支配，从而与更近端的腰骶丛病变相鉴别。在大腿的前部，股神经感觉分支分布区域出现感觉缺失（图 27-3D）。腹膜后常见血肿或肿块等占位性病变，需要通过骨盆 CT 检查，排除这些情况所致的股神经病变。创伤，或者诸如肾移植的盆腔内手术后，血液进入骨盆后可形成自发性血肿。在中毒或昏迷患者，由于髋关节持续过度屈曲或伸直，可见股神经牵拉伤。少数情况下，股静脉或动脉穿刺也可并发股神经的损伤。

股外侧皮神经

股外侧皮神经卡压症状，俗称“感觉异常性股痛症”，包括其分布区域内的感觉减退、疼痛和感觉迟钝（图 27-3E）。该神经没有运动成分，因此，该综合征不会出现肌肉无力。症状常因站立或行走而加重。通常在穿着紧身腰带、紧身裤、紧身胸衣的情况下，或最近体重增加，包括妊娠，股外侧皮神经在腹股沟韧带附近穿出大腿处，可出现卡压症状。应与髋关节病变如滑囊炎进行鉴别诊断。

产科神经病变

女性怀孕和分娩时具有发生各种神经损伤的特殊风险。孕期腰椎间盘突出症所致的神经根病变并不常

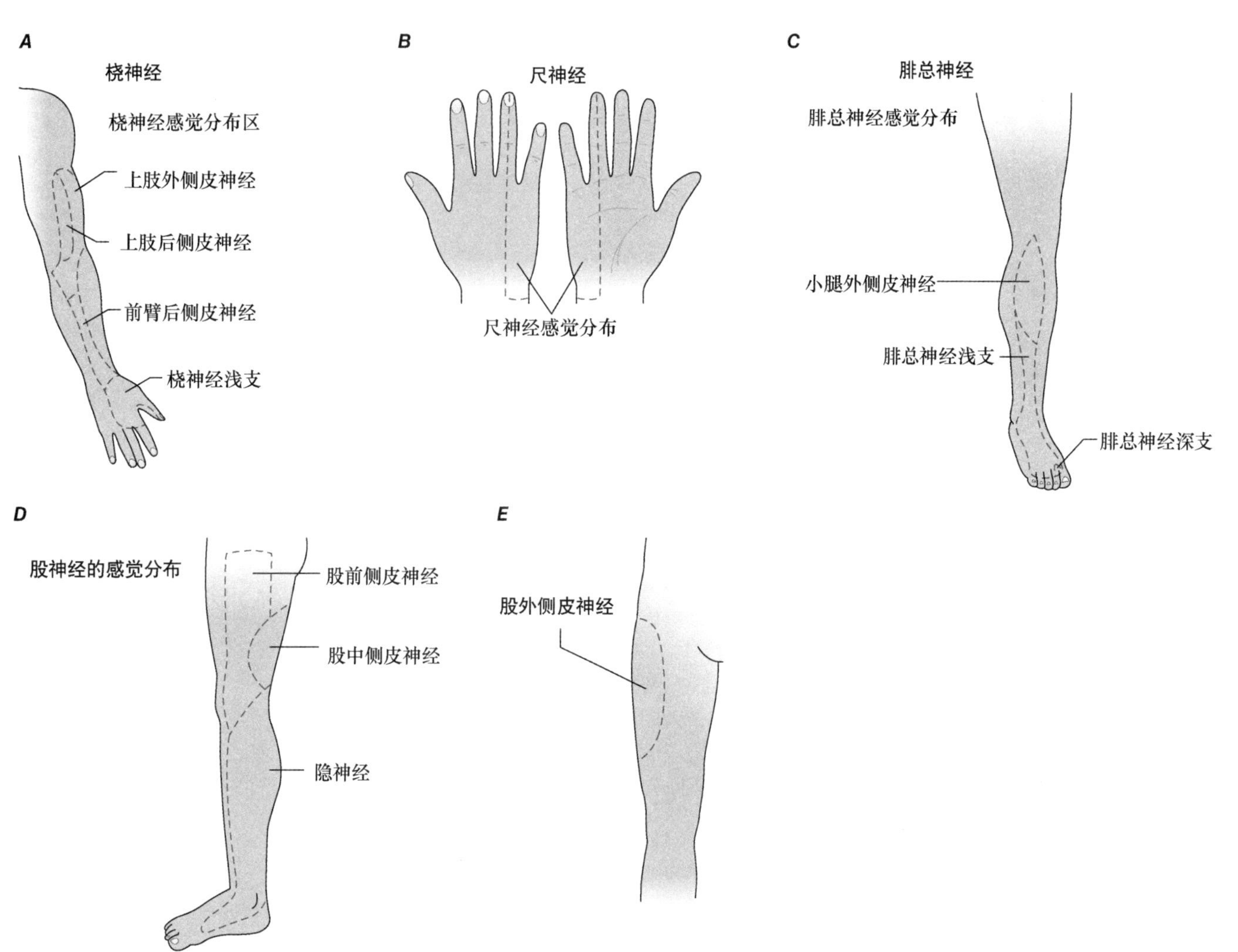

图 27-3　周围神经卡压通常影响的感觉分布。A. 桡神经，B. 尺神经，C. 腓总神经，D. 股神经，E. 股外侧皮神经

见，但分娩时胎头通过骨盆或使用产钳则会造成腰骶丛压迫性损伤。头盆不称时更容易导致这些神经丛损伤，通常表现为无痛性单侧足下垂，需要与截石位分娩时出现的腓神经压迫性病变鉴别。妊娠造成的其他压迫性单神经病包括感觉异常性股痛、腕管综合征、股神经病变（胎儿大腿严重扭曲以便肩部通过产道）以及截石位分娩所致的闭孔神经病变。后者表现为大腿内侧的疼痛，可伴有大腿内收无力。而且还发现妊娠和增加的特发性面神经麻痹（Bell 麻痹）之间存在明显的联系。

第四部分 慢性疲劳综合征
SECTION 4 Chronic Fatigue Syndrome

28 慢性疲劳综合征
Chronic Fatigue Syndrome

Gijs Bleijenberg, Jos W. M. van der Meer
(张宁 侯晶晶 郑婷 译
黄晶 周福春 王春雪 校)

定义

慢性疲劳综合征（chronic fatigue syndrome，CFS）是一种可致日常功能严重受损的疾病，其特征表现为不明原因的持续性疲劳症状。除严重疲劳表现外，多数慢性疲劳综合征患者还报告了疼痛、认知功能障碍及醒后仍觉疲倦等合并症状。其他症状还包括头痛、咽喉痛、淋巴结肿大、肌肉及关节疼痛、发热、入睡困难、精神问题、过敏及腹部绞痛。美国疾病控制与预防中心已制定了慢性疲劳综合征的诊断标准（表 28-1）。

流行病学

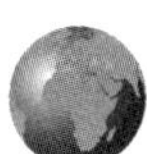

慢性疲劳综合征在世界各地都有发病，成人的患病率在 0.2%～0.4%。在美国，女性（75%）、少数族裔（非洲裔美国人和美国人原住民）以及受教育程度及就业层次较低人群的患病率较高。平均发病年龄在 29～35 岁。许多患者很可能尚未确诊和（或）仍未就医。

表 28-1 慢性疲劳综合征诊断标准

特征性表现为不明原因的慢性疲劳，持续不缓解或复发
疲劳持续至少 6 个月
疲劳属于新发或明确发病
疲劳并非由器质性疾病或持续劳累所引起
疲劳在休息后无法缓解
疲劳导致了此前的职业、教育、社会及个人活动大为减少
以下四项或更多症状，合并持续 6 个月：
记忆力或注意力受损，咽喉疼痛，颈部或腋窝淋巴结肿大，肌痛，多处关节疼痛，新发头痛，醒后仍觉疲倦或者劳累后全身乏力
排除标准
疲劳可通过当前病症得到解释
重性抑郁障碍（精神病特征）或双相障碍
精神分裂症、痴呆症或妄想性障碍
神经性厌食症，神经性贪食症
酒精或药物滥用
重度肥胖（BMI>40）

病因学

目前在慢性疲劳综合征的病因学方面已提出了许多假说；但仍没有已经确立的明确病因。区分慢性疲劳综合征的诱发因素、促发因素及慢性化因素能够帮助建立对这种复杂性疾病认识的框架（表 28-2）。

易感因素 童年期缺乏锻炼或心理创伤可增加成人罹患慢性疲劳综合征的风险。神经内分泌功能失调也可能与童年期心理创伤之间存在关联，反映了易患性的生物学相关性。成人期的精神疾病及身体活动过度也可增加今后慢性疲劳综合征的发病风险。双生子研究结果表明慢性疲劳综合征存在家族易感性因素，但是并未发现相关的致病基因。

促发因素 生理或心理压力可诱导慢性疲劳综合征发病。大多数患者将感染（通常表现为流感样病症或感染性单核细胞增多症）作为其促发疲劳的原因。患 Q 热与莱姆病后，慢性疲劳综合征相对高发。但是

表 28-2 慢性疲劳综合征的易感因素、促发因素及慢性化因素

易感因素
童年期创伤（在性、生理及情感方面的虐待和忽视）
孩童期缺乏锻炼
发病前患精神疾病或存在精神病理学因素
发病前活动过度
↓
促发因素
躯体事件（单核细胞增多、Q 热、莱姆病），手术，妊娠
社会心理压力，生活事件
↓
慢性化因素
未获医生确诊
负面自我效能
强烈的躯体化归因
过于注重躯体症状
疲劳恐惧
缺乏社会支持
低体力活动模式

在慢性疲劳综合征表现的患者个体与未发此类疾病患者个体在EB病毒载量及免疫反应性方面并无差异。虽然早前感染与慢性疲劳综合征之间存在关联性，但在直接微生物学上的因果关系并未得到证实，实际的可能性也很小。近期一项研究发现鼠白血病病毒相关性逆转录病毒（XMRV）可能与此有关；但是该结果并未在此后多项研究中得到证实。患者通常还会报告严重伤害、手术、妊娠或分娩等其他具促发性作用的躯体事件。亲人亡故或失业、军事战斗及其他应激状况等严重生活事件可能也会促使慢性疲劳综合征发病。所有患者中，无法回想起任何一种促发因素的比例占三分之一。

慢性化因素　一旦患者的慢性疲劳综合征发病，其痊愈过程会受到许多因素的阻碍。医生如果没有认识到慢性疲劳综合征诊断、安排不必要的诊断程序并不断提出心理上的诱因，这都会造成病情的慢性化。

如果患者过于关注疾病症状且活动过少，可影响症状迁延不愈。对躯体病因的认定、对身体感觉的关注及对控制症状认识的不足，都可延长或加重疲劳及功能损害。许多患者活动过少与负性疾病认知有关，但是与身体不适无关。他人所表现出的关注行为会强化患者的与病情相关的认知与行为。缺乏社会支持则是另一个已知的疾病慢性化因素。

病理生理学

慢性疲劳综合征的病理生理学尚不明确。据神经影像学研究报道，慢性疲劳综合征伴有灰质量减少及身体活动减少；认知行为疗法（cognitive behavioral therapy，CBT）治疗可以部分逆转这些改变。此外，功能性MRI检查数据显示，激活的异常模式与信息处理的自我报告过程之间存在相关性。神经生理学研究显示，中枢神经系统（CNS）激活模式在肌肉收缩时出现了改变。

在免疫功能异常方面的证据并不一致。已有描述报道的证据包括：抗核抗体滴度出现适度升高，免疫球蛋白亚型减少，有丝分裂原主导的淋巴细胞增殖的缺失，自然杀伤细胞活性下降，细胞因子生成紊乱及淋巴细胞亚群的变化。所有这些免疫学结果既没有在大多数患者中出现，也与慢性疲劳综合征的严重程度无关。在理论上，某种细胞因子（如白介素-1，可引起乏力及其他流感样症状）过量生成可导致慢性疲劳综合征症状；但是该假说缺乏令人信服的数据支持。有某些证据表明，慢性疲劳综合征患者存在轻度的肾上腺皮质功能减退现象，其减退的程度与认知行为疗法治疗效果不良之间存在关联性。在主观认知与实际认知功能的差异是慢性疲劳综合征患者中的一致发现。

诊断

除全面了解患者病史外，还需要进行全身体格检查以便排除引起疲劳的其他疾病（如内分泌紊乱、肿瘤、心力衰竭等）。慢性疲劳综合征患者的心率通常略高于正常值。实验室检验结果主要用于排除其他诊断；目前尚无可用于慢性疲劳综合征诊断的检验方法。下列实验室检验筛查通常足以满足要求：全血细胞计数；红细胞沉降率（ESR），C-反应蛋白（CRP）；血清肌酐水平、电解质、钙及铁；血糖；肌酸激酶水平；肝功能检查；促甲状腺激素（TSH）；抗麦胶蛋白抗体；尿液分析。病毒或细菌感染的血清学检验通常不会有帮助。通过MRI或CT扫描未发现异常。慢性疲劳综合征是一种缺少任何特异病征性特点的症候群，因此须通过排除法进行诊断。

如果存在双相障碍、精神分裂症、药物滥用及饮食失调，则可排除慢性疲劳综合征的诊断，但在症状发病前5年或更长时间段内这些疾病已经恢复的情况除外。此外，如果在抑郁症发病后即出现慢性疲劳，则也可排除慢性疲劳综合征的诊断。但如在疲劳病程中出现抑郁症，则并不能将慢性疲劳综合征排除在外。在所有病例中，有30%～60%可合并有精神类疾病，尤其是焦虑及心境障碍。

初期管理

在疑似慢性疲劳综合征的情况下，医生应确认患者症状对其日常功能的影响。怀疑或否认的态度可加重真正的症状，进而增加医生的怀疑，从而进入了令人遗憾的信息错误传达循环之中。患者如符合所有标准（表28-1）且已排除其他诊断的情况下，应考虑慢性疲劳综合征的可能性。

应询问患者，请其就症状（疲劳及伴随症状）、持续时间及结果（日常活动减少）进行表述。为了对症状严重程度及日常生活损伤程度进行评估，患者应对某一天从起床到就寝的典型生活进行陈述，并与症状发病前的每日正常生活进行比较。其次，寻找潜在的疲劳促发因素。疲劳的严重程度难以进行定量评估；但是通过简明问卷调查方法通常会有所帮助（图28-1）。

应将目前对易感因素、促发因素及慢性化因素的理解及有效治疗方法告知患者，并且就关于疾病管理方面提供常规指导。如果无法将认知行为疗法作为慢性疲劳综合征的初期治疗选择（见下文），并且患者还存在抑郁和焦虑，这些症状应予以治疗。对于出现头在过去的2周感觉如何？
请评定下列所有四条表述，选择并勾选最能反映你情况的框格。

1. 我感到很累	是的，确实如此								不，并非如此
2. 我容易感到很累	是的，确实如此								不，并非如此
3. 我感觉还可以	是的，确实如此								不，并非如此
4. 身体感到被掏空	是的，确实如此								不，并非如此

评分：

1分、2分及4分	是的，确实如此	7	6	5	4	3	2	1	不，并非如此	3分：情况相反

总分>18分，表示为重度疲劳

图 28-1 简明疲劳问卷（Shortened Fatigue Questionnaire，SFQ）

痛、弥漫性疼痛及发热的患者，使用非甾体类抗炎药可能会有帮助。即便症状上适度的改善都会使患者自我满足的程度及体会生活乐趣的能力出现重大改变。

根据对照治疗性临床试验结果，已证实慢性疲劳综合征不能从阿昔洛韦、氟氢可的松、加兰他敏、莫达非尼及静脉给药免疫球蛋白及其他药物的治疗中显著获益。目前已有许多其他传统疗法及非传统疗法流传于世。但重要的是，需要指导患者避免接受这些可产生毒性、费用高昂或者不合理的治疗方法。

应鼓励患者保持规律睡眠，尽可能保持正常活动，并逐步恢复到此前的锻炼及活动（工作）水平。

治疗 慢性疲劳综合征

认知行为疗法（CBT）与分级运动疗法（graded exercise therapy，GET）是目前唯一可使慢性疲劳综合征获益的干预疗法。一些患者群体反对这些疗法，因为（这些疗法）暗示该综合征属于纯粹精神障碍。认知行为疗法是一种定位于改善条件相关认知与行为的心理治疗方法。将认知行为疗法应用于慢性疲劳综合征治疗的目标是通过各种技术及要素改变患者的慢性化因素。该疗法包括，就有关病因学模型、设定目标方面教育患者，恢复固定入睡时间与晨起时间，质疑并改变疲劳及活动有关的认知，减少对症状的关注，将活动均匀分散到一天之中，逐步增加体育活动，计划返回工作，并重新开始其他活动。这种干预措施通常要持续 6 个月，由 12～14 次访谈组成，能够帮助慢性疲劳综合征患者控制其症状。

分级运动疗法则以去条件化模型及锻炼不耐受为基础，通常包括一个为期 3～5 个月的居家健身项目。在设定目标心率的情况下，系统性增加步行或骑车的运动量。虽然缺少去条件化是慢性疲劳综合征基础的证据，但在认知行为疗法与分级运动疗法中，用于减轻疲劳的关键要点为改变患者对于疲劳及症状关注的认知。

认知行为疗法通常是一种复杂性程度更高的疗法，这可解释认知行为疗法研究相比于分级运动疗法为何表现出了更高的缓解率。

并非所有患者都能从认知行为疗法或分级运动疗法的治疗中获益。对不良预后的预测因素包括躯体共病、目前为伤残索赔状态及剧烈疼痛。疾病早期进行 CBT 干预能够减轻 CFS 患者和社会的负担，即减少治疗和残疾相关成本。

预后

慢性疲劳综合征在未经治疗情况下完全康复的病例较为罕见：每年的中位痊愈率为 5%（范围：0～31%），改善率为 39%（范围：8%～63%）。对于潜在精神类疾病患者以及继续将其症状归咎于未获诊断躯体疾病患者，其临床转归较差。

第五部分　精神疾病和成瘾性疾病

SECTION 5　Sychiatri and Addiction Disorders

29　精神疾病的生物学

Biology of Psychiatric Disorders

Robert O. Messing，Eric J. Nestler
（黄慧芬　张玮艺　译
张潇潇　张宁　王春雪　校）

精神疾病是一组以情绪、认知、动机、社交紊乱为特征的中枢神经系统疾病。精神病症状是高度遗传的，遗传的风险包括20%～90%的疾病易感性。精神疾病因其发病率高、发病早以及病情持续，给全世界造成了重大的疾病负担。所有精神疾病均为具有广泛异质性的综合征，目前缺乏良好定义的神经病理学和明确的生物标志物。因此，诊断继续使用临床观察和美国精神病学协会的《精神疾病诊断统计手册（第5版）》(DSM-IV)，2013 年出版。

越来越多的共识认为精神疾病的 DSM 分类并没有准确地反映这些疾病的生物学本质。诊断的不确定性使研究精神疾病的神经生物学与遗传基础显得非常困难。这导致了另一种被称为研究领域的标准（Research Domain Criteria，RDoCs）的诊断方法的发展，它将核心异常作为精神疾病分类的基础。如精神病（现实的丧失）或快感缺乏（体验快乐的能力下降），是许多疾病的共同症状，这样的分类将有助于确定主要症状的生物学基础。阻碍理解精神疾病进展的其他因素包括缺乏对脑组织病理的评估，除了在死亡患者和疾病的固有局限性动物模型中界定的主要行为异常疾病（如幻觉、妄想、自责、自杀），但这在动物中往往不可行。

尽管存在这些限制，在过去的 10 年中我们已经看到了显著的进步。神经影像学方法开始为脑病理学提供依据，全基因组关联研究和高通量测序最终揭示严重精神疾病的风险基因，使用更好的经过验证的动物模型为疾病的分子、细胞和回路机制的发病机制研究提供了新的视角。令人欣慰的是从患者的外周组织中获取的神经元样细胞（如成纤维细胞）在体外诱导实验中具有潜在效用，为研究疾病的病理生理和治疗提供了新的方法。因此大家乐观地预测精神病学领域将从行为定义的综合征过渡到疾病的生物实体，这样的进步将推动治疗方法、最终的治愈和预防措施的发展。本章介绍最近发现的一些神经科学的基础研究的例子，使我们了解目前精神病的发病机制。

神经遗传学

因为人类的大脑只能在生命的过程中被间接地研究，所以基因组分析对于获取精神疾病发病机制的分子线索是非常重要的。最新的技术发展与应用，使大规模的全基因组关联研究和精细测序成为可能。例如，重大的进步已经在自闭症谱系障碍（autism spectrum disorders，ASD）的遗传学方面获得应用，ASD 是一组具有异质性的神经发育疾病，临床表现为社会沟通和互动的障碍以及限制、重复的行为模式。ASD 是高度遗传的，在同卵双胞胎的一致率（60%～90%）约高于异卵双胞胎和兄弟姐妹 10 倍，一级亲属与一般人群比较，约有 50 倍患病风险。ASD 也具遗传异质性，虽然没有单独地占有 1%以上（表 29-1），但在 20%的案例中，有超过 100 个已知的突变基因。它呈现出大多数情况下疾病具有复杂的遗传机制，包括遗传的多基因的突变风险和表观遗传修饰。例如，多达 10%的自闭症患者有较大的（>500 kB）从头拷贝数变异，它们遍布整个基因组，这表明数百个不同的基因可以影响自闭症风险。

尽管 ASD 具遗传异质性，但有一些共同点可以解释发病机制。例如，许多确定突变基因编码的蛋白质参与突触功能和早期转录调控（见表 29-1）。许多突变与活动相关的神经反应有明确的关系，可以影响神经系统的发展，并成为认知和社会行为的基础。这些基因的突变可能是有害的，它们通过改变兴奋性与抑制性突触信号在局部和扩展通路的平衡，以及改变机制来控制大脑生长。一些突变影响基因（例如 *PTEN*、*TSC1*、*TSC2*）负向调节来自几种胞外刺激的信号，包括那些通过受体酪氨酸激酶转导的信号。它们的失调可以改变神经元的生长和突触的发育及功能。

随着发病机制以及具体 ASD 的定义的进一步认识，我们有理由相信，有效的疗法将被确定，如苯丙酮尿症的饮食治疗。对小鼠模型的研究表明，通过改变潜在病理机制，一些自闭症样行为异常可以逆转，即使是在疾病充分进展的成年动物中；这些结论给许多受影响的个体带来希望。激发抑制失衡或改变 mRNA 的翻译的靶向治疗似乎前景可观。例如，基因 *TSC*1、*TSC*2、*PTEN* 是负调节因子，它们以雷帕霉素复合物 1（TORC1）为靶标调节蛋白质的合成。雷帕霉素，一种选择性 TORC1 抑制剂，可以逆转小鼠的许多行为和突触缺陷，使其成为无义突变。另一个例子是脆性 X 综合征，是遗传性自闭症和智力残疾的主要原因，该综合征是由 *FMR*1 基因突变导致，因其所编码的脆性 X 智力低下蛋白（FMRP）缺失。FMRP 是一种多聚核糖体相关的 mRNA 结合蛋白，它抑制所有 mRNA 的子集（约 5%）的翻译，其中一些编码蛋白质，包括突触后密度、代谢型谷氨酸受体 5 亚型（mGluR5）。用 mGluR5 拮抗剂治疗 *FMR*1 基因敲除的小鼠减少了这些小鼠的一些行为和形态异常；这些有前景的临床前的结论已经使人类脆性 X 综合征的 mGluR5 拮抗剂的临床试验得到发展。

将常见遗传变异编为目录、用基于阵列平台分析它们、以及更新近地实现全外显基因组测序的能力，已经使调查人员收集的样本大小足以检测精神分裂症的遗传风险位点的全基因组。几个确定的基因是分子复合物的组成部分，例如电压门控钙通道（尤其是 *CACNA1C* 和 *CACNB2*）和兴奋性突触的突触后密度。和自闭症谱系病一样，拷贝数变异、单核苷酸多态性和小的插入和缺失在精神分裂症也是常见的。促进药物成瘾风险的基因也开始从大家庭和人口研究中浮现。确定无疑的是基因易感性位点在含 $GABA_A$ 受体基因簇的染色体 4 区和 5 区与酗酒有关，15 号染色体上 *CHRNA5-A3-B4* 烟碱乙酰胆碱受体基因簇与尼古丁和酒精成瘾相关。

一个在精神疾病遗传学研究中反复出现的主题是基因多效性，即许多基因与多种精神疾病相关。例如，*MECP*2、*FMR*1、*TSC*1 和 *TSC*2（见表 29-1）基因突变，可导致除外 ASD 患者的精神发育迟滞，其他 *MECP*2 基因突变得人可导致强迫症和注意缺陷多动障碍，*NRXN1* 的某些等位基因与 ASD 和精神分裂症症状相关，*CACNA1C* 的常见多态性与精神分裂症和双相情感障碍密切相关。同样，16p 染色体复制与精神分裂症和自闭症相关，而 DiGeorge 综合征（腭心面综合征）区的缺失以及在 22 号染色体上的 *DISC1*（破坏精神分裂症 1）位点与精神分裂症、自闭症和双相情感障碍有关。基因与多种综合征的相关性证明精神疾病的复杂性和额外因素的影响，二者结合共同影响最终表型，包括确定细胞表型的特异性和基因表达的时机的调节变异、保护性变异和表观遗传效应。

表 29-1　自闭症基因库

基因符号	基因名称	功能
PTEN	磷酸酶和张力蛋白同源物	信号转导 突触功能
TSC1	结节性硬化 1	信号转导 突触功能 翻译与蛋白质稳定性
TSC2	结节性硬化 2	信号转导 突触功能 翻译与蛋白质稳定性
DYRK1A	双重特异性酪氨酸-Y 磷酸化调节激酶	信号转导
FMR1	脆性 X 智力迟钝 1	翻译与蛋白质稳定性 突触功能
UBE3A	泛素蛋白连接酶 E3A	翻译与蛋白质稳定性 突触功能
CNTN3	接触蛋白 3	突触功能
CNTN4	接触蛋白 4	突触功能
CNYNAP2	接触蛋白相关蛋白质类 2	突触功能
NLGN3	神经连接蛋白 3	突触功能
NLGN4	神经连接蛋白 4	突触功能
NRXN1	神经细胞表面蛋白 1	突触功能
PCDH10	原钙黏附蛋白 10	突触功能
SHANK3	SHANK3	突触功能
SLC6A4	5-羟色胺转运体	神经递质信号
AVPR1	精氨酸加压素受体 1	神经递质信号
OXTR	oxytosin 受体	神经递质信号
CACNA1C	电压门控钙通道-α1c 亚基	离子通道
CACNA1H	电压门控钙通道-α1H 亚基	离子通道
SCN1A	电压门控钠通道，Ⅰ型，α 亚基	离子通道
SCN2A	电压门控钠通道，Ⅱ型，α 亚基	离子通道
SLC9A9	钠/氢交换器	离子通道
DHCR7	7-脱氢胆固醇还原酶	代谢作用
PAH	苯丙氨酸羟化酶	代谢作用
ARX	ARX 的转录因子	基因表达
EN2	齿状 2 转录因子	基因表达
MeCP2	甲基 CpG 结合蛋白 2（雷特综合征）	基因表达
RNF8	环指蛋白 8	基因表达
CHD8	染色质解旋酶 DNA 结合蛋白	基因表达
TBR1	T-BOX，大脑 1	基因表达

信号转导

信号转导的研究已经揭示了许多造成精神疾病的细胞内信号转导通路，这类研究对新的治疗性药物发展提供了视角。例如，锂盐是治疗双相情感障碍的一个非常有效的药物，它与镁竞争来抑制镁依赖性酶，包括与蛋白激酶C的活化有关的GSK3β酶和参与磷酸肌醇信号转导的几种酶。这些发现使得研究重点放在GSK3β和PKC抑制剂对情绪障碍的潜在的新治疗方法上。

观察发现，三环类抗抑郁药（例如，丙咪嗪）抑制5-羟色胺/去甲肾上腺素再摄取，同单胺氧化酶抑制剂（例如，反苯环丙胺）是最初有效的抗抑郁药，从而得出抑郁症是由于缺乏这些单胺类神经递质引起的。然而，这个假设没有被很好地证实。所有抗抑郁药物的一个主要特点是需长期服用来发挥其抗抑郁作用。这意味着它们的短期效应，即提升5-羟色胺和去甲肾上腺素的功能，不是抗抑郁药本身，而是其引起大脑一连串的级联反应而达到临床效果。这些治疗药物引起的药源性适应证还没有被确定。一种理论认为，在一些显示下丘脑-垂体-肾上腺（HPA）轴上调的抑郁症患者中，以所分泌促肾上腺皮质激素释放因子（CRF）和糖皮质激素增加为表现，过量的糖皮质激素引起的海马神经元萎缩，这与临床上所见海马体积减小相关。慢性抗抑郁药物治疗可能通过增加海马中的脑源性神经营养因子（BDNF）从而逆转这种萎缩。应激诱导在新生代海马颗粒细胞神经元的产生中起作用，其逆转作用被认为是通过抗抑郁药物促进脑源性神经营养因子和其他生长因子的产生所致。

最近几年的一个主要进展是一些快速作用非单胺作用机制的抗抑郁药的证实。最好的被认为有效的是氯胺酮，一种非竞争性N-甲基-D-天冬氨酸（NMDA）谷氨酸受体拮抗剂，对严重的未经其他治疗的抑郁症患者具有快速（以小时计）和强有力的抗抑郁效应。氯胺酮，在较高的剂量是致幻和麻醉剂，在低剂量时以最小的副作用发挥抗抑郁作用。然而，氯胺酮的反应是短暂的，因而产生了几种方法以维持治疗反应，如重复交替使用氯胺酮。氯胺酮抗抑郁作用机制不清楚，但其临床疗效显著激发了对谷氨酸能神经传递的作用和重要边缘脑区突触可塑性的动物实验研究。最近的证据支持TORC1的激活作用，因为在动物模型中发现摄入雷帕霉素能阻断氯胺酮抗抑郁样作用。氯胺酮激活TORC1的机制是目前研究的一个热点。

在药物滥用领域的一个主要目标是识别适应性机制，导致从消遣变为成瘾。一些研究已经确定，滥用药物的重复摄入诱导细胞信号转导的特定改变，导致突触强度的变化（长时程增强或抑制）和大脑的奖赏回路中神经元结构的改变（树突分支或胞体大小改变）。这些修饰部分是通过基因表达的变化调解的，通过对转录因子的药物调控［例如，CREB（cAMP反应元件结合蛋白）和ΔFosB（一种Fos家族蛋白）］及其靶基因。这种基因表达的改变与表观遗传修饰的持久改变有关，包括组蛋白乙酰化和甲基化以及DNA的甲基化。这些适应为针对药物成瘾的个体化治疗提供了发展的空间。事实上，这些适应性的不同范围部分取决于为治疗创造机会使用的特定的成瘾物质，这是不同类别的特殊的成瘾药物，因此不太可能扰乱基本的管理动机和奖赏机制。

越来越多的特征的上瘾状态的个人的分子和细胞的适应以及特定的行为异常之间的因果关系被确立。例如，通过吗啡或其他阿片类药物激活 $G_{i/o}$ 蛋白使 μ-阿片受体急性激活，将抑制腺苷酸环化酶，导致cAMP的产生减少，激活蛋白激酶A（PKA），而激活CREB转录因子。这些药物的重复给药（图29-1），产生内环境稳态反应，致腺苷酸环化酶上调，cAMP产生增加，PKA和CREB活性增加。这种cAMP-CREB信号的上调已在蓝斑核、中脑导水管周围灰质、腹侧被盖区、伏隔核和其他一些CNS区域被确认存在，且与阿片类药物的渴求和戒断症状有关。事实上内源性阿片肽不产生耐受性和依赖性，而吗啡和海洛因则产生，不同于内源性阿片肽，它们诱导 μ-阿片受体脱敏和内吞能力较弱。因此，这些药物引起腺苷酸环化酶受体的长期激活和抑制作用从而为cAMP信号上调提供有力的刺激，这就是阿片依赖状态的特征。

系统神经科学

通过较新的脑影像方法研究大脑回路的相互关联已大有进步，大脑影像已经记录了异常的神经功能和在精神疾病中的连接作用。在过去的十年中也见证了革命性的新技术——光遗传学和配体与受体的设计的发展，这些对神经回路提供了前所未有的空间和时间控制，并且可以在清醒的行为动物中进行实时的神经活动研究。

正电子发射断层扫描（PET）、弥散张量成像（DTI）和功能性磁共振成像（fMRI）已经确认了导致精神障碍的神经回路，例如，在大脑的边缘系统内定义的情绪神经回路（图29-2）。这一系统的完整组成部分包括伏隔核（重要的大脑奖赏区域，见下文）、杏

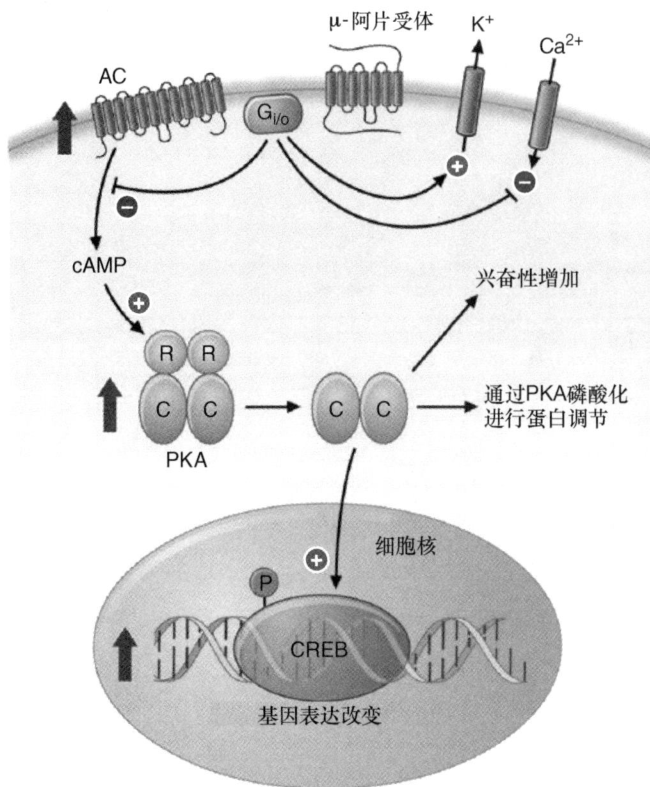

图 29-1 蓝斑（LC）上阿片类药物的作用。阿片受体激动剂结合 μ-阿片受体后催化核苷酸 G_i 和 G_o 蛋白交换，使腺苷酸环化酶受抑制，通过激活 K^+ 通道使神经元超极化，通过抑制钙通道而抑制神经递质的释放。$G_{i/o}$ 激活也抑制腺苷酸环化酶（AC），降低蛋白激酶 A（PKA）活性和许多 PKA 底物蛋白磷酸化，从而改变其功能。例如，阿片类药物降低的 cAMP 反应元件结合蛋白（CREB），这将引起神经元功能的长期变化。阿片类药物的慢性给药增加 AC 亚型水平、PKA 催化（C）和调节亚基（R）和几种蛋白质的磷酸化，包括 CREB。这些变化有助于药物成瘾状态的表型改变。例如，通过 cAMP 信号增强，使蓝斑上神经元兴奋性增高，虽然这种影响的离子基础仍然未知。CREB 激活使 AC 同工酶和酪氨酸羟化酶上调，这些是儿茶酚胺生物合成的限速酶

仁核、海马和前额叶皮质区。最近在动物遗传学研究方面发现某些特殊类型的神经元在确定的通路中的活动可以被光控制，证实了这种边缘回路控制抑郁相关行为异常的重要性。假定了抑郁症的许多症状（所谓的自主神经症状）与生理功能有关，还推测下丘脑也具有关键的作用。如前文提到的，一些抑郁症患者可见海马体积的少量缩小。此外，脑影像学研究揭示负性刺激增加杏仁核的活性，正性刺激减少伏隔核的活性。也有证据表明，前额叶皮层的活动存在变化，例如前扣带皮层 25 亚区极度活跃。这些发现促使脑深部电刺激（DBS）伏隔核或 25 亚区的实验研究，对一些严重抑郁个体有治疗作用。

在精神分裂症中，结构和功能成像研究已经确定了 3% 的脑容量的损失，其中大部分是灰质。这种损失是渐进的，并且随着时间的流逝大脑皮质灰质似乎特别受影响。颞叶，特别是左侧颞上回、颞横回和颞平面，往往是受影响最严重的。在这些区域的损失率同在额叶和顶叶一样是在疾病的过程中最早发生的。功能成像的研究为在进行执行包括工作记忆的功能心理测试时，前额叶背外侧代谢减低或神经元活动减少（大概是神经）提供了证据。也有证据表明受损的结构和任务相关的功能连接，主要是在额叶和颞叶。

精神分裂症患者的这些神经影像学表现在病理研究中已被证实，表现为脑室系统的扩大，额叶和颞叶皮层和皮层下灰质以及边缘系统的减少。精神分裂症患者的皮质厚度的减少与增加的细胞堆积密度和减少的神经纤维相关（定义为轴突、树突和神经胶质细胞过程），神经细胞数无明显变化。特定类别的前额叶皮层中间神经元表明编码谷氨酸脱羧酶 1（GAD1）的基因表达降低，而 GAD1 合成脑内主要的抑制性神经递质 γ-氨基丁酸酸（GABA）。神经调节蛋白 1（NRG1）（是 EGF 生长因子家族的一个成员）及其受体 ERBB4 也与精神分裂症相关。NRG1 与 ErbB4 在大脑皮质 GABA 能中间神经元的成熟中起着重要的作用，小鼠 NRG1-ERBB4 损失会导致神经纤维减少，从而成为精神分裂症病理学发现的表型。这些发现与一个假设——精神分裂症是由于部分在额叶和颞叶皮质神经元的损失而发展的神经退行性疾病相一致。

对啮齿类动物和灵长类动物的成瘾模型的研究确立了大脑的奖赏区域为滥用药物急性作用和成瘾的重复给药的神经基础（图 29-2）。中脑腹侧被盖区（VTA）中脑多巴胺能神经元的正常功能作为奖赏的变阻器：它们的激活通过自然的奖励（如食物、性、社会互动），甚至这样的反馈是预期的，而且很多都是由一个预期回报的缺失或令人厌恶的刺激所抑制的。这些神经元通过传递重要的生存信号给边缘系统，以激发奖赏相关的行为，包括寻求和获得奖励（伏隔核）的运动反应，与奖赏线索相关的记忆（杏仁核、海马）及获得奖赏的行为控制（前额叶皮层）。

滥用药物会通过不同类型的离子通道的初始反应、神经递质受体或神经递质转运体来改变神经传递（表 29-2）。动物模型的研究证明虽然最初的目标是不同的，这些药物通过促进在伏隔核和腹侧被盖区的其他边缘区多巴胺神经传递而作用于大脑的奖赏回路。此外，一些药物促使鸦片和大麻素受体的激活，从而调节这种奖赏回路。通过这些机制，滥用药物产生强大的奖励信号，这样重复用药后，通过破坏大脑的奖赏

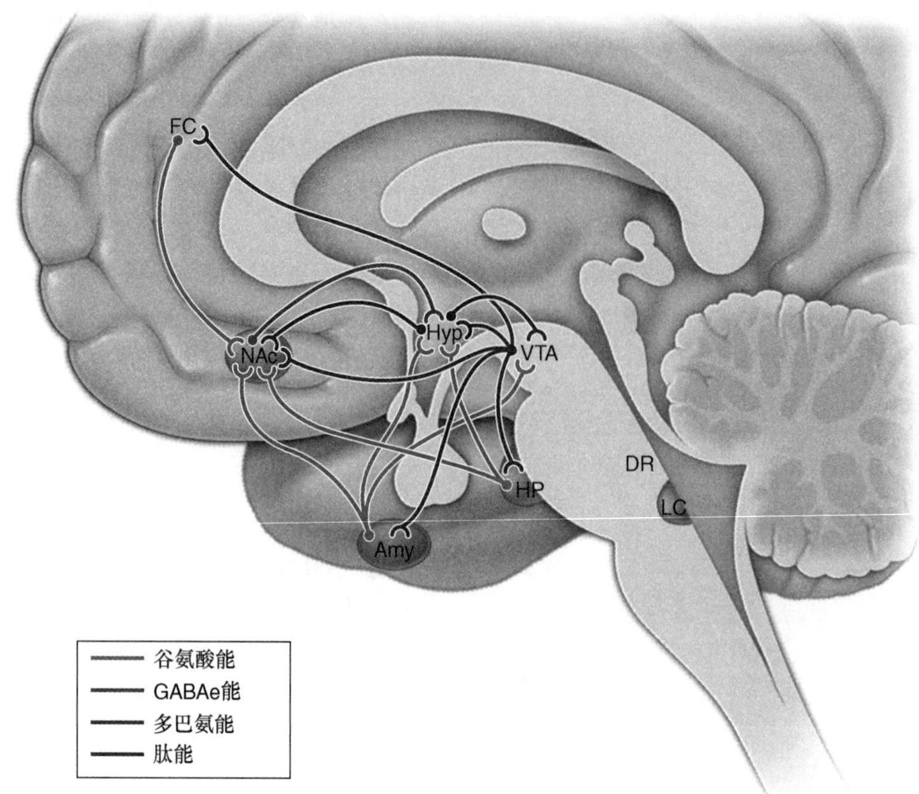

图 29-2（见书后彩图） 抑郁和成瘾的神经回路。图中显示了大脑中调节情绪和动机、并与抑郁症和成瘾相关的一系列简化的边缘回路总结。图中所示的是海马（HP）和杏仁核（Amy）、前额叶皮质区、伏隔核（NAc）和下丘脑（Hyp）。只显示了部分已知的大脑区域之间的相互联系，也显示了单胺能神经元支配的脑区。腹侧被盖区（VTA）将多巴胺能提供给每个边缘结构。去甲肾上腺素（从蓝斑或 LC）和 5-羟色胺（从中缝背核和中缝核）支配的所有区域。此外，下丘脑和 VTA-NAC 通路之间存在很强的连接。重要的肽能物质，包括那些从下丘脑弓状核释放的β-内啡肽和黑皮质素，以及从下丘脑外侧区释放食欲素

回路的方式来促进成瘾。这包括三个主要的病理改变。首先，药物在奖赏回路产生耐受性和依赖性，使药物的摄入量不断增加，并在药物戒断过程中产生负性情绪状态从而促进复发。第二，药物的奖励效果的敏感性与相关的暗示可以见于长期禁欲阶段，也是引起复发的因素。第三，执行功能受损，从而增加冲动和强迫，这都促进了复发。

人类的影像学研究表明，成瘾药物，以及对它们的渴求，可激活大脑的奖赏回路。此外，滥用酒精或兴奋剂的患者显示前额叶皮层的灰质减少和前扣带回及眶额皮层在注意力和抑制控制任务中活动减少是一样的。这些皮质区损伤可能通过影响决策和增加冲动导致成瘾。

神经炎症

越来越多的证据表明，炎症机制参与抑郁症患者的发病。这些个体血液中的白细胞介素 6（IL-6）、肿瘤坏死因子（TNF-α）和其他细胞因子显示有所增高。此外，啮齿类动物暴露于慢性应激表现出类似的外周

表 29-2 滥用药物的初始反应

药物	受影响的神经递质	药物靶点（作用）
阿片类	内啡肽，脑啡肽	μ和δ-阿片受体（激动剂）
兴奋剂（可卡因，安非他明，甲基安非他明）	多巴胺	多巴胺转运体（拮抗剂—可卡因，逆转运—安非他明、甲基安非他明）
尼古丁	乙酰胆碱	烟碱型胆碱能受体（激动剂）
乙醇	GABA	$GABA_A$ 受体（阳性变构调节剂）
	谷氨酸	NMDA 谷氨酸受体（拮抗剂）
	乙酰胆碱	烟碱型胆碱能受体（变构调节剂）
	5-羟色胺	5-HT-3 受体（阳性变构调节剂）
	—	钙激活钾通道（激活剂）
大麻	内源性大麻素（内源性大麻素，2-花生四烯酸甘油酯）	CB1 受体（激动剂）
苯环己哌啶	谷氨酸	NMDA 谷氨酸受体（拮抗剂）

细胞因子的增加。给正常的啮齿类动物外周或中枢输注这些细胞，将增加它们对慢性应激的敏感性。这些发现将引领使用外周细胞因子作为抑郁症的一个亚型的生物标志物的新理念，并且对抗细胞因子的新型抗抑郁药的发展具有潜在效用。

最近的证据还表明脑中的促炎性信号通路与成瘾有关，特别是酒精。人类酗酒与受损的固有免疫、循环中促炎性细胞因子的增加，以及脑内细胞因子单核细胞趋化蛋白-1（MCP-1，也被称为 CCL2）的增加相关。这些细胞因子大多由星形胶质细胞、小胶质细胞和某些病理条件下神经元产生，它们在改变神经元的功能和可塑性方面发挥重要的作用。例如 MCP-1 调节某些神经递质的释放，将其注射到腹侧被盖区，可增加神经元的兴奋性，促进多巴胺的释放，增加自主活动。最近关于饮酒的基因表达阵列研究在小鼠中已经确定了大脑中调节细胞因子的网络，这些细胞因子中的某些和酒精消耗的调控作用已被验证，其中包括白细胞介素-6。目前研究的主要焦点是确定炎症细胞因子损害脑功能的部位和机制，以及如何引起抑郁发作或促进药物滥用。

结论

本章阐述了在了解精神疾病的遗传和神经生物学基础方面取得的实质性进展。可以预测，生物学方法将越来越多地用于精神疾病的诊断和分型，并且靶向治疗精神疾病将成为可能。

30 精神障碍 Mental Disorders

Victor I. Reus

（张楠　杨洋　齐东　周娟
朱梅芳　译　程焱　校）

在临床工作中精神障碍很常见，可以表现为原发性精神障碍或与其他疾病共病。在美国精神障碍和物质使用障碍的患病率接近 30%，而仅有 1/3 的患者正在接受治疗。全球疾病负担统计提示 10 个最重要的疾病病因和伴随的医疗花费中有 4 个起源于精神系统。

医疗服务分布的变化需要基层医生承担大多数常见精神障碍的初始诊断和治疗。及时诊断才能确保患者获得恰当的医疗服务和最大临床疗效。经验证的基于患者的问卷可以系统探寻大多数常见精神疾病诊断所需的症状和体征，并指导医生进入靶向评估。精神疾病初级医疗评估（Primary Care Evaluation of Mental Disorders，PRIME-MD）和一个自我报告表格，即患者健康问卷（Patient Health Questionnaire）以及基层医疗的症状源性诊断系统（Symptom-Driven Diagnostic System for Primary Care，SDDS-PC）是仅需 10 分钟就可完成，并可连接焦虑、心境障碍、躯体化障碍、进食障碍和酒精滥用和依赖等疾病正式的诊断标准。

医生若将患者转至精神科不仅要知道何时是合适的时机，还要知道如何给出建议，因为对精神疾病的社会误解和耻辱感会妨碍这一过程。基层医生向精神科转诊应基于存在一种精神障碍症状和体征，而不是简单地因为对患者的主诉缺乏合理的解释。医生应该与患者讨论需要转诊或会诊的原因，并且向患者保证将与精神卫生专家合作继续为他提供医疗服务。当医生遇到有精神病性症状、躁狂、严重抑郁和焦虑的证据，以及创伤后应激障碍（PTSD）、自杀或杀人观念或第一次治疗失败时，恰当的处理是请精神病学专家会诊或转诊治疗。本章基于在美国作为精神疾病分类框架的《精神障碍诊断与统计手册（第 5 版）》（DSM-5），综述了一些在基层医疗中最常见的精神障碍的临床评估和治疗。进食障碍在本章的后面进行讨论，精神障碍和成瘾障碍的生物学在第 29 章讨论。

全球关注

DSM-5 和全球范围应用更为广泛的《国际疾病分类（第 10 版）》（ICD-10）对精神疾病的诊断采用了少许不同的方法，但是已经付出相当大的努力以提供一个在这两个疾病分类学之间可操作的转化。这两个系统本质上都是完全描述性的，而且强调临床实用主义，不同于美国国家心理卫生研究所提出的研究领域标准（Research Domain Criteria，RDOC），该标准力图提供一个行为紊乱分类的因果架构。这几个诊断系统中，没有一个已经获得充分的验证。利用可获得的流行病学数据，2010 全球疾病负担研究加强了这样的结论，即不管采用何种疾病分类方法，在所有疾病中精神障碍和物质使用障碍是导致生命年中致残的最主要原因。有一个总体共识，高收入国家需要在中低收入国家建立职业培训的能力，以便提供一个合适的平衡医疗模式，传送精神障碍的循证治疗理念。近期的调查提示在快速发展的国家，如中国，精神障碍的患病率显著增加，可能反映了对疾病认识的增加，也是社会焦虑、耻感和过去资源不足的结果。对预防策略改善的需求和对更多明确而有效干预措施的需求仍是一个全球性问题。

焦虑障碍

焦虑障碍是一般人群中最常见的精神疾病，门诊患者中患病率15%～20%。焦虑被定义为一种不安、害怕或不祥预感的主观感觉。可以是一种原发的精神疾病或是另一原发疾病的表现或对该疾病的反应。原发性焦虑可根据病程、诱发因素是否存在及其性质进行分类。

评估焦虑症患者时，医生必须首先确定焦虑症状是否在另一个疾病之前或之后发生，或是由于一种药物的不良反应引起。大约1/3焦虑症患者的精神症状都有一个医学病因，但在没有能诊断的病因的状况下，焦虑症也可表现为躯体症状。

惊恐障碍

临床特征 惊恐障碍定义为复发和不可预测的惊恐发作，具有强烈的恐惧和不适的不同发作形式，伴有多种躯体症状，包括心悸、大汗、震颤、气短、胸痛、头晕和濒死感或末日降临感。皮肤感觉异常、胃肠道不适和不真实感也很常见。诊断标准需要至少一个月担心发作或与此相关的行为改变。焦虑障碍的终身患病率是2%～3%。惊恐发作具有突然发作的特点，10分钟发展至高峰，通常1小时后缓解，并且以非预期的形式发生。一些发作可能发生于刚从睡眠中醒来。惊恐发作的频率和严重程度不一样，范围可从一周一次，到间隔数月正常的成簇发作。首次发作通常是在家以外的地方，典型地发生在青春期后期或成年早期。在一些患者，预期的焦虑逐渐发展，并导致广泛性恐惧和进展性回避可能致惊恐发作的场所和情景。广场恐惧症是一种获得性的对一些场所不合逻辑的恐惧，感觉深陷其中或不能逃脱，在惊恐障碍的患者中很常见。然而，即使不存在惊恐障碍，也可以被诊断。一般来说它可以导致患者在生活方式上、文字上和地理位置上进行性受限。患者通常会因其不能出门而窘迫，依赖同伴带其走入外界而并不情愿。所以若医生不直接追问则难以识别此综合征。

鉴别诊断 在排除其他医学病因所致的惊恐发作后，才能做出惊恐障碍的诊断。多种心血管疾病、呼吸系统疾病、内分泌疾病和神经系统疾病都可以主诉为焦虑。真正惊恐障碍的患者经常集中在一个特定的特征，而排除其他的表现。例如，20%以晕厥为主要症状，被初步诊断为心境障碍、焦虑障碍或者物质滥用障碍的患者，最常见的就是惊恐障碍。高比例的其他精神障碍合并症使惊恐障碍的鉴别诊断变得复杂，特别是酒精和苯二氮䓬类药物滥用，患者起初是用来试图自我医疗。75%惊恐障碍的患者在病程的某些时段，也满足重症抑郁的诊断标准。

当病史无特异性时，体格检查和有针对性的实验室检查必须用来排除由其他疾病导致的焦虑状态，例如嗜铬细胞瘤、甲状腺功能亢进或低血糖。心电图和超声心动图则可能检测出与惊恐相关的心血管疾病，如阵发性房性心动过速和二尖瓣脱垂。在两项研究中，43%有胸痛而冠脉造影正常的患者被初步诊断为惊恐障碍，所有门诊患者中9%表现为惊恐障碍而被进行心脏评估。很多进行肺功能检测或有肠易激惹综合征症状的患者也被诊断为惊恐障碍。

病因和病理生理 惊恐障碍的病因不清，但看似与遗传易感性、自主神经反应性改变和社会学习有关。惊恐障碍表现出家族聚集；同卵双生子患病一致性达30%～45%，全基因组筛查确定了很可能的风险位点。急性惊恐发作似与蓝斑的去甲肾上腺素能释放增加有关。静脉注射乳酸钠可引发2/3惊恐障碍患者的一次发作，α_2-肾上腺素能拮抗剂育亨宾、缩胆囊素四肽（CCK-4）和二氧化碳吸入亦可引发。推测每种刺激都是激活了蓝斑去甲肾上腺素能神经元或中缝背核5-羟色胺能神经元的通路。阻断5-羟色胺再摄取的物质可以预防发作。惊恐障碍患者对躯体症状的敏感性增高，可以触发觉醒增加、导致惊恐发作；因此，治疗干预包括改变患者对产生焦虑经历认知的理解和预防发作本身。

治疗 惊恐障碍

治疗可实现的目标是降低惊恐发作的频率和强度。药物治疗的基础是抗抑郁药物（表30-1～表30-3）。选择性的5-羟色胺再摄取抑制剂（SSRIs）对大多数的惊恐障碍患者有疗效，且没有三环类抗抑郁药（TCAs）的副作用。美国FDA已批准氟西汀、帕罗西汀、舍曲林和选择性5-羟色胺-去甲肾上腺素再摄取抑制剂（SNRIs）文拉法辛对该障碍的适应证。这些药物应以它们通常抗抑郁剂量的1/3～1/2起始（例如氟西汀5～10mg，舍曲林25～50mg，帕罗西汀10mg，文拉法辛37.5mg）。单胺氧化酶抑制剂（MAOIs）也有效，尤其可能使共病不典型抑郁特征（例如睡眠增多和体重增加）的患者受益。然而，失眠、直立性低血压和需要保持低酪胺饮食（避免食用奶酪和酒）限制了这些药物的使用。抗抑郁药通常要用2～6周才起效，且剂量需要根据患者的临床反应进行调整。

表 30-1 抗抑郁药

名称	通常每日用量（mg）	副作用	注释
SSRIs			
氟西汀	10～80	头痛；恶心和其他胃肠道反应；神经过敏；失眠；性功能障碍；影响其他药物的血浆水平（除舍曲林）；罕见静坐不能	每日一次服药，通常在早上；氟西汀半衰期很长；不能与 MAOIs 联合应用
舍曲林	50～200		
帕罗西汀	20～60		
氟伏沙明	100～300		
西酞普兰	20～60		
艾司西酞普兰	10～30		
TCAs			
阿米替林	150～300	抗胆碱能（口干，心动过速，便秘，尿潴留，视物模糊）；出汗；震颤；直立性低血压；心脏传导阻滞；镇静；体重增加	每天一次服药，通常在睡前；大多数 TCAs 的需要浓度可以监测；过量可致命（致命剂量是 2g）；去甲替林耐受性最好，特别是老年人
去甲替林	50～200		
丙咪嗪	150～300		
地昔帕明	150～300		
多塞平	150～300		
氯丙咪嗪	150～300		FDA 批准用于治疗强迫障碍
混合去甲肾上腺素/五羟色胺再摄取抑制剂和受体阻断剂			
文拉法辛	75～375	恶心；头晕；口干；头痛；血压升高；焦虑和失眠	bid～tid 服药（有缓释剂型）；比 SSRIs 药物相互作用可能性低；禁忌与 MAOIs 联合应用
去甲文拉法辛	50～400	恶心；头晕；失眠	文拉法辛的一级代谢产物；高剂量不增加疗效
度洛西汀	40～60	恶心；目眩；头痛；失眠，便秘	可能对神经病理性疼痛和张力性尿失禁有效
米氮平	15～45	嗜睡；体重增加；罕见中性粒细胞减少	每天一次服药
维拉唑酮	40	恶心，腹泻，头痛；给予 CYP3A4 抑制剂或刺激物时需调整剂量	同时是 5-HT_{1a}受体部分激动剂
沃替西汀	5～20	恶心，腹泻，出汗，头痛；少见镇静和体重增加	无明确的 p450 作用；5-HT_{3a} 和 5-HT_{7} 受体拮抗剂，5-HT_{1b} 部分激动剂，5-HT_{1a} 激动剂
左旋米那普仑	40～120	恶心，便秘，出汗；罕见血压升高、脉搏增快	大部分作用于去甲肾上腺素能的 SNRIs
复合作用药物			
安非他酮	250～450	神经过敏；脸潮红；高危患者可出现痫性发作；厌食症；心动过速；精神病性症状	tid 服药，但也有缓释剂型；与 SSRIs 或 TCAs 相比具有更少的性功能副作用；对成年的 ADD 可能有用
曲唑酮	200～600	镇静；口干；心室激惹状态；直立性低血压；罕见阴茎异常勃起	由于镇静作用且无抗胆碱能不良反应，低剂量对睡眠有用
曲唑酮缓释剂	150～375	日间嗜睡，头晕，恶心	
阿莫沙平	200～600	性功能障碍	过量可致死；可能引起 EPS
MAOIs			
苯乙肼	45～90	失眠；低血压；水肿；性快感缺失；体重增加；神经病变；高血压危象；与 SSRIs 类联用有毒性反应；麻醉作用	可能对不典型症状的或难治性抑郁的患者更有效
反苯环丙胺	20～50		
异卡波肼	20～60		比苯乙肼较少发生体重增加和低血压
透皮贴剂司来吉兰	6～12	局部皮肤反应，高血压	6mg 剂量无饮食限制

ADD，注意力缺陷障碍；EPS，锥体外系症状；FDA，美国食品药品管理局；MAOIs，单胺氧化酶抑制剂；SSRIs，选择性 5-羟色胺再摄取抑制剂；TCAs，三环类抗抑郁药

表 30-2 抗抑郁药不良反应的管理

症状	注释和管理策略
胃肠道症状	
恶心，食欲不振	通常是短暂的且与剂量相关；考虑短期减量或与食物和抑酸剂同时服用
腹泻	法莫替丁，20～40mg/d
便秘	等待耐受；尝试改变饮食，使用大便软化剂，运动；避免使用泻药
性功能障碍	考虑降低剂量；药物假期
性快感缺失/阳痿；射精障碍	性生活 2h 前使用氯贝胆碱 10～20mg 或赛庚啶 4～8mg，或安非他酮 100mg bid 或金刚烷胺 100mg bid/tid
直立性低血压	不太可能耐受；增加水的摄入量，使用小腿锻炼/弹力长袜；氟氢可的松 0.025mg/d
抗胆碱症状	等待耐受
口干、眼干	保持良好的口腔卫生；使用人工泪液、无糖口香糖
震颤/神经过敏	抗帕金森药无效；降低剂量/缓慢加量；劳拉西泮 0.5mg bid，或普萘洛尔 10～20mg bid
失眠	早上顿服；曲唑酮 50～100mg 睡前服
镇静	咖啡因；睡前顿服；下午服安非他酮 75～100mg
头痛	评估饮食、应激和其他药物；试着降低剂量；阿米替林 50mg/d
体重增加	减少碳水化合物摄入；运动；考虑氟西汀
长期服用疗效丧失	与耐受相关？增加剂量或药物假期；添加金刚烷胺 100mg bid，丁螺环酮 10mg tid，或吲哚洛尔 2.5mg bid

表 30-3 选择性 5-羟色胺再摄取抑制剂可能的药物相互作用

药物	作用
单胺氧化酶抑制剂	5-羟色胺综合征——绝对禁忌证
5-羟色胺能激动剂，如色氨酸、芬氟拉明、tryptans	潜在的 5-羟色胺综合征
经 P450 同工酶代谢的药物：三环类抗抑郁药，其他 SSRIs，抗精神病药，β 受体阻滞剂，可待因，三唑仑苯二氮䓬类药物，钙通道阻滞剂	延缓代谢，导致血药浓度增加和潜在的毒性
与血浆蛋白紧密结合的药物，如华法林	继发于置换的出血风险增加
抑制 SSRIs 被 P450 同工酶代谢的药物，如奎尼丁	增加 SSRI 的不良反应

SSRIs，选择性 5-羟色胺再摄取抑制剂

由于预期性焦虑和需要紧急处理的惊恐症状，苯二氮䓬类药物在早期有治疗作用，此后偶尔也有用（表 30-4）。例如，阿普唑仑 0.5mg qid 起始，增加到 4mg/d，分次服用，是有效的，但是必须对患者密切监控，因为有些会发展为药物依赖并开始增加药物剂量。氯硝西泮亦有效，最终维持剂量是 2～4mg/d；它的半衰期更长，允许一天两次给药，且患者不太容易发展成对此药依赖。

早期心理治疗干预和旨在控制症状的教育提高了药物治疗的疗效。在跨越 12～15 个阶段的治疗方案中，患者可以学习呼吸技术、惊恐时的生理变化，并学习自愿将自己置于诱发事件中。布置家庭作业和监督依从性是成功治疗的重要组成部分。一旦患者获得了令人满意的反应，药物治疗需要维持 1～2 年以预防复发。对照试验提示成功率为 75%～85%，尽管完全缓解的可能性不是太大。

广泛性焦虑障碍

临床特征 广泛性焦虑障碍（generalized anxiety disorder，GAD）患者表现为持续的、过分的和（或）不现实的担忧，伴有肌肉紧张、注意力不集中、自主性警觉、感到紧张或不安、失眠（表 30-5）。通常在 20 岁之前发病，可能有儿童期恐惧和社交抑制的病史。GAD 的终身患病率为 5%～6%，一级亲属患此病的风险增加。有意思的是，家族研究提示 GAD 和惊恐障碍是完全独立的。80%以上的 GAD 患者也患有重症抑郁、恶劣心境或社交恐惧症。这些患者同时有物质滥用也很常见，特别是酒精和（或）镇静催眠药物的滥用。GAD 患者在小事上过分担忧，看做是毁灭性事件；与惊恐发作不同，气短、心悸和心动过速相对少见。

病因和病理生理 所有抗焦虑药物都作用于 γ-氨基丁酸 $(GABA)_A$ 受体/氯离子通道复合物，这个神经递质系统与焦虑和惊恐发作的发病机制有关。目前认为苯二氮䓬类药物与两个不同的 $GABA_A$ 位点结合：Ⅰ类具有广泛的神经解剖分布，Ⅱ类集中分布于海马、纹状体和新皮层。多种苯二氮䓬类药物的抗焦虑作用与它们同 $GABA_A$ 受体的 α2 和 α3 亚单位的相对结合力有关，而镇静和记忆力损害的作用与 α1 亚单位有关，5-羟色胺（5-HT）和 3α-还原神经活性类固醇（$GABA_A$ 的变构调质）也可能对焦虑有作用，丁螺环酮（部分 $5\text{-}HT_{1A}$ 受体的激动剂）和某些 $5\text{-}HT_{2A}$ 和 $5\text{-}HT_{2C}$ 受体拮抗剂（如奈法唑酮）可能具有益的作用。

表 30-4 抗焦虑药

药物名称	等效口服剂量（mg）	起效时间	半衰期（小时）	注释
苯二氮䓬类药物				
地西泮（安定）	5	快	20～70	活性代谢产物；镇静作用强
氟西泮	15	快	30～100	氟西泮是一个前体药；代谢产物具有活性；镇静作用强
三唑仑	0.25	中等	1.5～5	无活性代谢产物；可以引起精神错乱和谵妄，特别是老年人
劳拉西泮	1	中等	10～20	无活性代谢产物；直接与肝葡萄糖醛酸苷结合；镇静作用强；FDA 批准用于治疗伴有抑郁的焦虑
阿普唑仑	0.5	中等	12～15	活性代谢产物；镇定作用不太强；FDA 批准用于治疗惊恐障碍和伴有抑郁的焦虑；容易引起耐受和依赖；撤药困难
氯氮䓬	10	中等	5～30	活性代谢产物；镇静作用中等
奥沙西泮	15	慢	5～15	无活性代谢产物；直接与葡萄糖醛酸苷结合；镇定作用不太强
替马西泮	15	慢	9—～2	无活性代谢产物；镇静作用中等
氯硝西泮	0.5	慢	18～50	无活性代谢产物；镇静作用中等；FDA 批准用于惊恐障碍的治疗
氯拉䓬酸	15	快	40～200	镇静作用弱；吸收不可靠
非苯二氮䓬类药物				
丁螺环酮	7.5	2 周	2～3	活性代谢产物；tid 服药，通常日剂量 10～20mg tid；无镇静作用；与酒精无叠加效应；对痴呆或脑损伤患者的激越控制有用

FDA，美国食品药品管理局

表 30-5 广泛性焦虑的诊断标准

A. 在至少 6 个月的大多数日子对许多事件或活动（如工作或学校活动）过度焦虑和担忧（预期忧虑）

B. 患者感到难以控制这种担忧

C. 焦虑和担忧与下列六个症状中的三个（或更多）有关（至少一些症状存在于过去 6 个月的大多数日子）：(1) 坐立不安或感觉紧张；(2) 易疲劳；(3) 难以集中注意力或大脑一片空白；(4) 易怒；(5) 肌肉紧张；(6) 睡眠障碍（入睡困难、睡眠浅或睡眠质量不满意）

D. 焦虑、担忧或躯体症状引起有临床意义的痛苦或社会、职业或其他重要领域功能的受损

E. 这种障碍不能归因于某种物质的生理作用（例如滥用药物、治疗药物），或另一种医学状况（如甲状腺功能亢进）

F. 这种障碍不能被另一种精神障碍更好地解释［如对以下情况的焦虑或担忧：惊恐障碍中的惊恐发作、社交焦虑障碍（社交恐惧症）中的负性评价、强迫障碍中的污染物或其他强迫观念、分离型焦虑障碍中与依附人物分离、创伤后应激障碍中创伤事件的提示、神经性厌食中的体重增加、躯体症状障碍中的躯体不适、身体畸形恐惧症中察觉到外形的瑕疵、疾病焦虑障碍中患有一种严重疾病，或在精神分裂症或妄想症中妄想信念的内容］

引自：精神疾病诊断与统计手册（第 5 版）. 华盛顿：美国精神病学会，2013.

治疗 广泛性焦虑障碍

药物和心理干预联合是最有效的 GAD 治疗方法，但是症状完全缓解很少见。短期使用苯二氮䓬类药物通常是可以的，最好选择劳拉西泮、奥沙西泮或阿普唑仑（前两种药物经结合代谢而非氧化，因而即使肝功能受损也不会在体内蓄积，后一种也只有有限的活性代谢产物）。治疗尽可能从最低剂量开始，且以症状为依据按需要处方。苯二氮䓬类药物有着不同的每公斤体重毫克数的效价、半衰期、脂溶性、代谢途径和活性代谢产物。脂溶性并吸收快的药物（如地西泮）可快速起效，同时滥用的可能性也较高。因为会产生耐受和存在滥用和依赖的风险，苯二氮䓬类药物一般不应处方超过 4～6 周。撤药必须严密监测，因为可能复发。有必要告诫患者与酒精或其他镇静药物合用可能加剧副作用并影响其发挥作用的能力。以乐观方式鼓励患者弄清外界环境诱发因素并设计有效的应对策略是治疗的必要组成部分。

苯二氮䓬类药物的不良反应通常与它们的半衰期有关。长效药物，比如地西泮、氯氮卓、氟西泮和氯硝西泮的代谢产物容易蓄积，导致镇静、认知功能损害和精神运动能力不佳。短效药物如阿普唑仑、劳拉西泮和奥沙西泮，可引起日间焦虑、早醒和停药后焦虑和失眠反弹。虽然患者对苯二氮䓬类药物的镇静作用会耐受，但是不太可能习惯于对精神运动的不良反应。较长半衰期的苯二氮䓬类药物撤药时，可以在 6～12 周内逐渐地、分步地减量

（每1～2周减10%）。使患者逐渐停用短效的苯二氮䓬类药物通常更为困难。在试图停药前，医生可能需要给患者换用一长效的苯二氮䓬类药物或者加用β受体阻滞剂或卡马西平这样的辅助药物。停药反应的严重程度和持续时间有所不同，可包括抑郁、焦虑、冷漠、大汗、自主神经警醒状态和罕见的痫性发作。

丁螺环酮是一种非苯二氮䓬类抗焦虑药物，无镇静作用，不产生耐受和依赖，不与苯二氮䓬受体或酒精相互作用，也无滥用或脱抑制的可能性。然而它需要几周才能起效，而且要一日三次服药。以往对苯二氮䓬类药物敏感的患者不太可能对丁螺环酮有同等反应，但是有焦虑和（或）激越症状的颅脑损伤和痴呆患者可能对丁螺环酮反应较好。艾司西酞普兰、帕罗西汀和文拉法辛已被美国FDA批准用于GAD的治疗，通常使用对重症抑郁有效的相当剂量，而且在慢性焦虑的治疗中可能优于苯二氮䓬类药物。苯二氮䓬类药物禁忌在孕期和哺乳期使用。

有GABA能性质的抗惊厥药可能也对焦虑有效。在超适应证的使用中，加巴喷丁、奥卡西平、噻加宾、普瑞巴林和双丙戊酸钠都对各种焦虑相关的综合征显示出一定的疗效。选择性作用于$GABA_A$受体亚型的药物目前正在研发阶段，希望这些药物没有苯二氮䓬类药物的镇静、记忆力损伤和成瘾等性质。

恐惧障碍

临床特征 恐惧障碍的主要特征是对物体或情境有显著而持续的恐惧，暴露于此可使之立即出现焦虑反应。患者回避恐惧的刺激，这种回避通常影响职业或社会功能。惊恐发作可由恐惧刺激触发或自发出现。不像其他焦虑障碍患者，恐惧症患者通常是在特定情境下才出现焦虑。常见的恐惧症包括对封闭空间的恐惧（幽闭恐惧症）、对血或飞行的恐惧。社交恐惧症是以对社交或公开场合的恐惧为特征，在这些场合会与不熟悉的人接触或可能被他人审视或评价。例如必须在聚会中交谈、使用公共卫生间和会见陌生人等。在每个案例中，受累个体都能意识到所经历之恐惧的过度和不合理。恐惧症的特定内容可能随着性别、民族和文化的不同而改变。

恐惧障碍较常见，人群患病率在7%～9%。女性患病率是男性的2倍。通常在成年早期首次完全满足诊断标准，但常见有追溯到儿童期早期对不熟悉的人、情境和物体的行为回避。

对女性双生子的一项研究发现，广场恐惧症、社交恐惧症和动物恐惧症的两人共同患病率，同卵双生子为23%，异卵双生子为15%。条件恐惧的一项双生子研究（获得性恐惧症的一个模型）证实其遗传性为35%～45%。条件恐惧的动物模型提示恐惧刺激的加工过程发生在杏仁核的外侧核，延伸至中间核，并投射到导水管周围的灰质区、外侧下丘脑和脑室旁下丘脑。

治疗 恐惧障碍

β受体阻滞剂例如普萘洛尔20～40mg事件触发前2小时口服，尤其对治疗“表演焦虑”（不是一般的社交恐惧）有效，且似乎是作用于阻断焦虑的外周表现，如出汗、心动过速、心悸和震颤。单胺氧化酶抑制剂可缓解社交恐惧症而独立于其抗抑郁作用。帕罗西汀、舍曲林和文拉法辛也获FDA批准用于治疗社交焦虑。苯二氮䓬类药物在减轻恐惧性回避上有帮助，但是恐惧障碍的慢性病程限制了它们的使用。

行为关注心理疗法是治疗的一个重要组成部分，因为只使用药物治疗时复发率很高。认知-行为策略是基于这一发现，即扭曲的感知和产生恐惧的刺激在恐惧症持久性上起主要作用。个体和小组治疗阶段要教患者确认与产生焦虑的情形相关的具体负面想法，并帮助患者减少失控的恐惧。脱敏疗法中应构建恐惧情景，鼓励患者追求和逐渐掌控暴露于产生焦虑的刺激。

特别是社交恐惧症患者，与酒精滥用和其他精神疾病（如进食障碍）共病的比例较高，如果要成功减轻焦虑，必须同时管理每种疾病。

应激障碍

临床特征 患者在经历极端痛苦的事件后，如对个人死亡或伤害的威胁或所爱的人死亡，可能发展为焦虑。这个反应可能在创伤后即刻发生（急性应激障碍）或迟发和复发（PTSD）（表30-6）。这两种综合征的患者都经历分离和情感反应缺失的相应症状。虽然一般会通过思想侵扰再次体验、梦境或闪回中重现，特别是在原始事件线索存在的情况下，患者仍可感到失去自我和不能回忆起创伤的具体情况。患者经常会积极回避使其陷入创伤的回忆和能导致警觉、刺激和惊吓反应增加的刺激。应激障碍患者有发展为其他与

表 30-6 创伤后应激障碍（PTSD）的诊断标准

A. 以以下一种（或多种）方式，暴露于死亡现实或死亡威胁、严重创伤的事件或性暴力：
  1. 直接经历创伤事件
  2. 现场目睹发生在他人身上的事件
  3. 获知创伤事件发生于一个亲近的家庭成员或一个亲近的朋友。在家庭成员或朋友处于死亡现实或死亡威胁的情况下，事件必须是暴力的或意外的
  4. 经历重复或极端地暴露于创伤事件令人厌恶的细节（例如第一反应者收集遗体、警察重复接触虐待儿童的细节）

B. 存在以下一种（或多种）与创伤事件相关的侵入症状，自创伤事件发生后开始：
  1. 反复、不自觉的、侵入性的关于创伤事件的痛苦回忆
  2. 反复的痛苦梦境，梦境的内容和（或）情感与创伤事件有关
  3. 令个体感受或行动好像创伤事件正在重现的分离反应（例如闪回）（这种反应可能发生于一个连续体，具有对周围事物完全失去认知的最极端的表现）
  4. 接触象征或类似创伤事件的内部或外部线索的一个方面即产生强烈的或持久的心理压力
  5. 接触象征或类似创伤事件的内部或外部线索的一个方面即出现显著的生理反应

C. 持续回避与创伤有关的刺激，自创伤事件发生后开始，有以下一个或两个证据支持：
  1. 回避或尽力避免关于创伤事件或与创伤事件紧密相关的痛苦回忆、想法或感受
  2. 回避或尽力避免能唤起关于创伤事件或与创伤事件紧密相关的痛苦回忆、想法或感受的外部提示（人物、地点、交谈、活动、物品和情境）。

D. 与创伤事件相关的认知和情绪的负性改变，创伤事件发生后开始或恶化，有以下一个（或多个）证据支持：
  1. 不能回忆起创伤事件的一个重要内容（通常由于分离型遗忘，而非其他因素，如颅脑损伤、酒精或药物）
  2. 持续而夸张的对自身、他人或世界的消极信念和期望（如，"我很糟糕""无人可信任""这世界非常危险""我的整个神经系统彻底坏了"）
  3. 对创伤事件的原因或后果的持续而扭曲的认知，导致对自身或他人的责备
  4. 持续的负性情绪状态（例如，害怕、恐惧、愤怒、内疚或羞愧）
  5. 明显的兴趣减退或参加重要活动的次数明显减少
  6. 与他人脱离或与他人疏远的感受
  7. 持续不能体验正性的情绪（例如，不能体验快乐、满足或爱的感觉）

E. 与创伤事件相关的觉醒或反应力的显著改变，创伤事件发生后开始或恶化，有以下两个（或更多）的证据支持：
  1. 易激惹的行为和易发怒（较少或没有刺激），通常表现为对人或物体的语言或身体攻击。难以入睡或睡眠浅
  2. 不计后果的行为或自我破坏行为
  3. 过度警觉
  4. 夸大的惊吓反应
  5. 难以集中注意力
  6. 睡眠障碍（例如，入睡困难或维持睡眠困难或睡眠不安）

F. 困扰（B、C、D 和 E 的标准）的时程超过 1 个月

G. 此障碍导致临床显著的痛苦或社交、职业或其他重要领域的功能受损

H. 此障碍不能归因于一种物质的生理反应（如药物、酒精）或另一种医学状况

引自：精神疾病诊断与统计手册（第 5 版）. 华盛顿：美国精神病学会，2013.

焦虑障碍、心境障碍和物质滥用障碍（特别是酒精）相关疾病的风险。5％～10％的美国人在一生中的某个时段符合 PTSD 的诊断标准，女性患病似乎高于男性。

发展为 PTSD 的危险因素包括精神疾病的既往史和高度神经质及外向型人格特点等。双生子研究发现，与 PTSD 有关的所有症状都有大量的遗传影响，而环境因素影响的证据较少。

病因和病理生理 据推测 PTSD 患者蓝斑的去甲肾上腺素过度释放作为对应激的反应，海马和杏仁核投射位点的去甲肾上腺素能活性增加。这些变化从理论上会促使恐惧记忆的编码。尽管垂体-肾上腺反应迟钝，PTSD 与创伤事件相关线索也会产生更大的共鸣反应。

治疗 应激障碍

急性应激反应通常是自限性的，治疗通常包括短期应用苯二氮䓬类药物和支持式/表达式心理治疗。然而，PTSD 慢性和复发的性质需要一个包括药物和行为治疗的更复杂的方法。PTSD 与围创伤期的解离症状和创伤时急性应激障碍的发展密切相关。SSRI 类药物（帕罗西汀和舍曲林已被 FDA 批准用于 PTSD 的治疗）、文拉法辛和托吡酯都可减轻

焦虑、侵扰症状和回避行为，α_1 受体拮抗剂哌唑嗪也可达到此效果。在急性应激期给予普萘洛尔和阿片类如吗啡，可能对预防发展为 PTSD 有益，且当共病酒精中毒时辅助纳曲酮治疗有效。曲唑酮是一种镇静的抗抑郁药，晚上服经常用来改善失眠（睡前 50～150mg）。卡马西平、丙戊酸和阿普唑仑单独使用在非对照试验中也有改善的疗效。PTSD 的心理治疗方案帮助患者克服回避行为和低落，并控制对创伤再现的恐惧；通过逐步聚焦创伤事件的经历，鼓励患者解除回避行为是最有效的治疗方式，例如聚焦于创伤的认知-行为治疗、暴露治疗和眼动脱敏与再加工。

强迫症

临床特征 强迫症（obsessive-compulsive disorder，OCD）表现为影响日常生活功能的强迫性观念和强迫性行为。常见于对污染物和病菌的恐惧，以及洗手、计数行为和反复检查如门是否锁上的这些动作。疾病对患者造成紊乱的程度是不同的，但所有患者强迫活动每天占 1 小时以上，从而缓解由核心恐惧触发的焦虑。患者经常会因为对他们想法的内容或行为的特点感到尴尬而隐瞒症状。医生必须询问关于重复观念和行为的具体问题，特别是当躯体线索存在时，如磨损和红肿的手或凌乱的脱发（反复抓头发或拔毛症）。共病较为多见，最常见的是抑郁，其他有焦虑障碍、进食障碍和抽动症等。世界范围内 OCD 的终生患病率为 2%～3%。通常成年早期逐渐起病，但儿童期起病的也不少见。通常此病时好时坏，但有些患者可能表现为心理社会功能的持续恶化。

病因和病理生理 双生子研究证实 OCD 具有遗传因素，但至今还没有被确定的 OCD 易感基因。家族研究发现 OCD 和抽动秽语综合征（Tourette's disorder）的聚集性，两种疾病都在男性和第一个孩子中更常见。强迫行为的解剖结构被认为包括眶额皮质、尾状核和苍白球。尾状核似乎与习惯和技能学习的获得与维持有关，成功减少强迫行为的干预措施也使尾状核的代谢活性降低。

治疗 强迫症

氯丙咪嗪、氟西汀、氟伏沙明和舍曲林被批准用于成人强迫症的治疗（氟伏沙明也被批准用于儿童）。氯丙咪嗪是一种三环类抗抑郁药，由于治疗剂量（25～250mg/d）下的抗胆碱能和镇静副作用，经常不易耐受；对 OCD 的功效与其抗抑郁作用无关。氟西汀（5～60mg/d）、氟伏沙明（25～300mg/d）和舍曲林（50～150mg/d）与氯丙咪嗪疗效相当，且副作用更加温和。只有 50%～60%的 OCD 患者显示单纯药物治疗能获得充分改善。对难治性病例，增加其他 5-羟色胺能药物如丁螺环酮、神经阻滞剂或苯二氮䓬类药物可能是有益的；深部脑刺激对严重病例有效。获得治疗反应后，一般要建议长期维持治疗。

对许多患者，特别是有耗时强迫的患者，行为治疗可获得与药物治疗同等的改善。有效的方法包括逐渐增加应激情景的暴露、保持弄清应激源的日记和布置家庭作业以新的活动替代强迫行为。

心境障碍

心境障碍表现为一种情绪、行为和情感的调节障碍。心境障碍被再分为：（1）抑郁障碍，（2）双相障碍，（3）与躯体疾病或酒精和物质滥用相关的抑郁（见第 31～35 章）。重症抑郁（major depressive disorder，MDD）因缺乏躁狂或轻躁狂发作而与双相障碍区别。单纯的抑郁综合征和双相障碍的关系还不十分清楚。MDD 在有双向障碍的家庭成员中更常见，反之则不然。WHO 的疾病全球负担研究中，单相的重症抑郁根据伤残调整寿命（disability-adjusted life-years）在所有疾病中排第四位，并预测到 2020 年将排在第二位。在美国，与心境障碍相关的生产力损失估计每年在 551 亿美元。

躯体疾病相关的抑郁

躯体疾病的病程中发生的抑郁评估较困难。抑郁的症状学可能反映在处理疾病时的心理应激，可能由疾病病程本身造成，或由治疗疾病的药物导致，或可能就是简单地与躯体疾病的诊断共存。

几乎每类药物都有几种能诱发抑郁。降压药、调脂药和抗心律失常药是触发抑郁症状的常见药物。接受糖皮质激素、抗菌药、全身性镇痛药、抗帕金森病药和抗惊厥药的患者也应考虑到医源性抑郁的可能。为确定治疗药物和患者情绪的改变是否存在因果关系，有时可能需要进行更换药物的试验治疗。

20%～30%的心脏病患者有抑郁症表现；当应用自我报告量表时，抑郁症状的经历有更高的比例。不稳定心绞痛、心肌梗死、心脏搭桥手术或心脏移植所伴随的抑郁症状影响康复，且与高死亡率和医疗发病率有关。抑郁患者经常表现出心率变异性降低（副交感神经系统活性降低的指标），使患者易于发生室性心律失常和增加发病率。抑郁也似乎增加发生冠状动脉性心脏病的风险，可能是因为增加了血小板聚集率。三环类抗抑郁药（TCA）对束支传导阻滞的患者是禁忌的，而且TCA诱导的心动过速对充血性心力衰竭患者也要引起更多关注。SSRI似乎不引起心电图改变或不良心血管事件，因此作为TCA相关并发症发病风险患者的一线用药是合理的。SSRI可能影响抗凝剂的肝代谢，从而增加抗凝作用。

癌症患者抑郁的平均患病率是25%，但是胰腺癌和口咽癌患者抑郁发生率达40%～50%。这种关系不仅与恶病质有关，因为与晚期胃癌相比，胰腺癌患者抑郁的高患病率持续存在。对癌症患者启用抗抑郁药物治疗可使生活质量和情绪获得改善。心理治疗方法，特别是小组治疗，可能对短期的抑郁、焦虑和疼痛症状有些作用。

神经系统疾病患者抑郁发生率高，特别是脑血管病、帕金森病、痴呆、多发性硬化和创伤性脑损伤。五分之一左侧半球（背外侧额叶皮层受累）卒中的患者伴有重症抑郁。在认知功能正常人群，晚发性抑郁可增加之后诊断为阿尔茨海默病的风险。在某些情况下作为兴奋性化合物，所有类型的抗抑郁药对这些抑郁症状都是有效的。

据报道糖尿病患者抑郁的患病率为8%～27%，情绪状态的严重程度与高血糖的水平和糖尿病并发症的存在有关。抑郁的治疗可能因抗抑郁药对血糖控制的影响而变得复杂。MAOI可以诱导低血糖和体重增加，而TCA可以导致高血糖和嗜糖。与MAOI相似，SSRI和SNRI类药物可降低空腹血糖，但应用简单而且还能改善饮食和药物的依从性。

甲状腺功能减退与抑郁的特征非常相关，最常见抑郁情绪和记忆力减退。甲亢状态可能也表现出类似的情况，通常出现在老年人群。甲状腺功能正常后通常情绪有所改善，但是辅助的抗抑郁药物有时仍需要。亚临床甲状腺功能减退也可表现出抑郁和认知功能障碍的症状，对甲状腺激素替代治疗有反应。

HIV阳性人群抑郁的终生患病率估计为22%～45%。抑郁和疾病进展的关系是多因素的，可能包含心理和社会因素、免疫功能的变化和中枢神经系统疾病。慢性丙型肝炎感染也与抑郁有关，干扰素α治疗可能使抑郁恶化。

一些不确定病因的慢性疾病，例如慢性疲劳综合征（第29章）和纤维肌痛与抑郁和焦虑显著相关；患者可能从抗抑郁治疗或抗惊厥药物（如普瑞巴林）中受益。

抑郁症

临床特征 重症抑郁定义为每日都存在的抑郁情绪持续至少2周（表30-7）。一次发作的特征可能有悲伤、冷淡、淡漠或易激惹，通常伴有睡眠形式、食欲和体重的变化，运动激越或运动迟滞，乏力，注意力不集中和决策能力损害，羞耻感和内疚感，死亡或濒死的想法。抑郁患者对所有令人愉快的活动都显著丧失乐趣，早醒，觉得烦躁不安的情绪状态与悲伤有实质上的不同，经常注意到情绪的日间变化（早上更糟）。患者经历丧亲之痛或悲痛之事时可能表现出许多与重症抑郁相同的体征和症状，不过通常强调的是空虚感或失落感，而不是快感缺失和丧失自信，且时程通常有限。然而在某些情况下，即使处于显著失落的情形下，重症抑郁的诊断可能也是合理的。

表30-7 重症抑郁发作的诊断标准

A. 在2周内表现出5种（或更多）以下症状，且与之前的功能相比有所变化；至少有一个症状是（1）情绪低落，或（2）兴趣或乐趣丧失。注：不包括明显由另一种医学状况引起的症状
1. 几乎每天大部分时间都情绪低落，由患者主观报告或被他人观察到（如感到悲伤、空虚、无望）或被别人观察出（出现哭泣）
2. 几乎每天大部分时间都对所有或几乎所有活动的兴趣或乐趣明显减退（由主观叙述或被观察到所提示）
3. 在没有节食的情况下显著的体重减轻或体重增加（1个月体重变化>5%），或几乎每天食欲减低或增强
4. 几乎每天失眠或睡眠过多
5. 几乎每天精神运动激越或迟滞（不仅仅是主观感觉坐立不安或迟缓，也可被他人观察到）
6. 几乎每天感到疲乏或没有精力
7. 几乎每天感到无价值或过分的或不适当的内疚（可能是妄想的）（不仅仅是对疾病感到自责或内疚）
8. 几乎每天思考或集中注意的能力减退或犹豫不决（或者主观叙述，或者被他人观察到）
9. 反复出现死亡的想法（不只是对死亡的恐惧），反复出现无具体计划的自杀观念，或自伤企图，或实施自杀的具体计划

B. 症状造成有临床意义的痛苦或社会、职业或其他重要领域功能的损害

C. 发作不能归因于某种物质的生理作用或另一种医学状况

D. 重症抑郁发作的出现不能被季节性情感障碍、精神分裂症、精神分裂性障碍、妄想症或其他明确的或不明确的精神分裂症疾病谱和其他精神病性障碍更好地解释

E. 从无躁狂或轻躁狂发作

引自：精神疾病诊断与统计手册（第5版）．华盛顿：美国精神病学会，2013.

人群中接近15%在生命中的某个时间点有过一次重症抑郁的发作，基层医疗机构的门诊患者中6%～8%满足抑郁症的诊断标准。抑郁经常漏诊，而且更常见的是，给予不适当的治疗。如果一个医生怀疑一次重症抑郁发作的存在，首要任务就是确定单相还是双相抑郁，或者是否继发于全身疾病或物质滥用（占患者的10%～15%）。医生还要通过直接询问来评估自杀的风险，因为患者在没有被问及时通常不情愿表达这样的想法。如果具体的计划暴露了或者如果显著的危险因素存在（例如，试图自杀的既往史、显著的绝望、并发其他疾病、物质滥用或社会孤立），患者必须被转诊至精神卫生专家做紧急处理。医生应以一种移情和有希望的方式具体地探寻每个领域，对否认和可能最小化的痛苦都保持敏感。焦虑、惊恐或激越的存在显著增加近期自杀的风险。4%～5%的抑郁患者有自杀行为；大多数都在死前一个月内向医生寻求过帮助。

一些抑郁患者的心境障碍似乎并不是发作性的，而且与社会心理障碍或个体生活通常经历的变化都无明显的关系。持续性抑郁障碍（恶劣心境障碍）包括一种慢性、进行性抑郁症状的形式，通常比重症抑郁程度要轻和（或）数量要少，但是功能结局可能相同甚至更差；这两种疾病有时很难区分，而且可以共存（“双重抑郁”）。许多表现为一种悲观、无趣和低自我评价形式的患者对抗抑郁治疗有反应。持续性和慢性抑郁障碍在一般人群中发生率大约为2%。

女性抑郁患病率大约是男性的2倍，而且不论男女，发病率都随着年龄的增长而升高。双生子研究提示早发性重症抑郁（25岁前）主要由遗传因素影响。负性生活事件可以促使抑郁发生，但遗传因素影响着个体对这些应激事件的敏感性。在大多数病例中，生物学因素和社会心理因素共同促使和开启了抑郁发作。最强的应激来源似乎包括亲属的死亡、被袭击或严重的婚姻或夫妻关系问题。

单相抑郁障碍通常在成年早期起病，一生中间断复发。未来风险的最佳预测因子是既往发作次数；50%～60%有第一次发作的患者，至少经历1～2次复发。一些患者经历多次复发，久而久之变得更加严重和频繁。一次未经治疗的发作的时程变化很大，从数月到1年以上。复发的形式和一次发作的临床进程也有不同。对于同一个体，每次发作的性质（例如具体症状、频率和时程）可能都相似。小部分患者一次严重的抑郁发作可能进展为精神病状态；老年患者的抑郁症状可能与认知损害相关，类似痴呆（假性痴呆）。一种季节性抑郁的形式，被称为季节性情感障碍，可能表现为发作和缓解在一年中可预知的时间段。这种疾病更常见于女性，症状表现为愤怒、乏力、体重增加、睡眠过度和发作性嗜糖。距离赤道越远发病率越高，改变光照可能使症状改善。

病因和病理生理 尽管单相抑郁的基因遗传证据不如双相障碍更强，同卵双生子（46%）的共病率比异卵兄弟姐妹（20%）要高，没有证据支持是共同的家庭环境的影响。

神经内分泌的异常反映出抑郁症的自主神经系统体征和症状，包括：（1）皮质醇和促肾上腺皮质激素释放激素（CRH）分泌增加，（2）肾上腺体积增加，（3）糖皮质激素对地塞米松的抑制反应降低，（4）促甲状腺激素（TSH）水平对输注促甲状腺激素释放激素（TRH）的反应减弱。抗抑郁治疗能使这些异常变为正常。重症抑郁还与前炎性细胞因子和神经营养因子的水平变化有关。

症状严重程度的昼夜变化和昼夜节律性变更与许多神经化学和神经激素因子昼夜节律性改变提示，生物学差异可能继发于一个原始的生物节律调节的缺陷。重症抑郁患者表现出快动眼（REM）睡眠起始的减少（REM潜伏）和REM密度增加，一些患者Ⅳ期delta慢波睡眠减少。

尽管抗抑郁药物可在几个小时内抑制神经递质的再摄取，它们的治疗作用通常要在数周后才出现，提示第二信使系统和转录因子的适应性改变也是可能的作用机制。

抑郁的发病机制在第29章有详细讨论。

治疗　抑郁障碍

治疗计划要求诱导缓解的短期策略与预防复发的长期维持方案相结合。药物是获得缓解和预防复发最有效的干预措施，但配合心理疗法以帮助患者应对自我评价降低和低落的联合治疗可改善预后（图30-1）。大约40%基层医院的抑郁患者，除非提供辅助支持，否则如果症状在1个月内改善不明显，就会退出治疗和停药。（1）在治疗的最初4～6周，增加访视强度和频率，（2）补充教育材料，（3）必要时请精神科会诊都会改善结局。尽管SSRIs类和其他第二代抗抑郁药广泛使用，但没有确凿的证据表明这些抗抑郁药比三环类抗抑郁药疗效更好。只要足量使用6～8周，所有抑郁患者中有60%～70%会对任何一种药物敏感。

一个合理的选择抗抑郁药的方法是把患者的偏好、病史和药物的代谢和副作用特点（表30-4和表30-5）相结合。以往对某种抗抑郁药的反应或正性

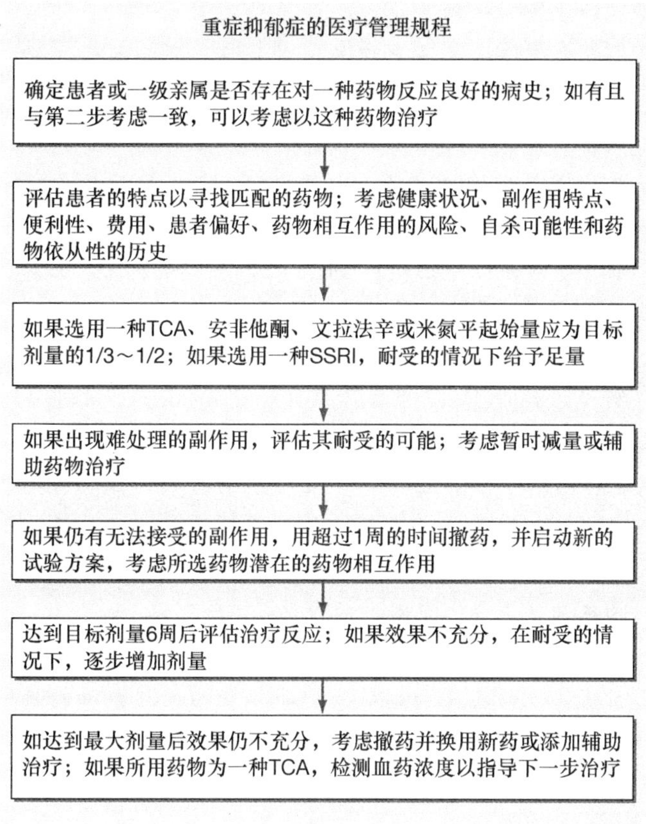

重症抑郁症的医疗管理规程

确定患者或一级亲属是否存在对一种药物反应良好的病史；如有且与第二步考虑一致，可以考虑以这种药物治疗

↓

评估患者的特点以寻找匹配的药物；考虑健康状况、副作用特点、便利性、费用、患者偏好、药物相互作用的风险、自杀可能性和药物依从性的历史

↓

如果选用一种TCA、安非他酮、文拉法辛或米氮平起始量应为目标剂量的1/3～1/2；如果选用一种SSRI，耐受的情况下给予足量

↓

如果出现难处理的副作用，评估其耐受的可能；考虑暂时减量或辅助药物治疗

↓

如果仍有无法接受的副作用，用超过1周的时间撤药，并启动新的试验方案，考虑所选药物潜在的药物相互作用

↓

达到目标剂量6周后评估治疗反应；如果效果不充分，在耐受的情况下，逐步增加剂量

↓

如达到最大剂量后效果仍不充分，考虑撤药并换用新药或添加辅助治疗；如果所用药物为一种TCA，检测血药浓度以指导下一步治疗

图 30-1　重症抑郁症医疗管理指南。SSRI，选择性 5-羟色胺再摄取抑制剂；TCA，三环类抗抑郁药

反应的家族史，通常提示首先尝试这种药物。在启动抗抑郁治疗之前，医生要评估可能存在共病的影响，并考虑它们的具体治疗。有自杀观念的患者，应予特殊关注，因有过量服用的可能，要选择低毒性的药物。新型抗抑郁药明显在这方面更安全；然而三环类抗抑郁药的优势还不能被完全取代。多种相同药物的存在使三环类抗抑郁药相对便宜，且二代三环类抗抑郁药，特别是去甲阿米替林和地昔帕明，在剂量、血药浓度和疗效反应之间存在明确的相关性。一个药物剂量所达到的稳定血药浓度在不同个体和血药浓度之间可以超过 10 倍的变化，这可能解释了对治疗的明显抵抗和非预期的药物毒性。三环类抗抑郁药的主要副作用是抗组胺（镇静）和抗胆碱能（便秘、口干、排尿延迟、视物模糊）反应。三环类抗抑郁药禁用于有严重心血管危险因素的患者，且三环类制剂用药过量是可以致命的，地昔帕明的风险最大。当有自杀风险时，只处方 10 天的药量是明智的。大多数患者需要每天 150～200mg 的丙米嗪或阿米替林或其等效药达到治疗的 150～300ng/ml 血药浓度水平并获满意的缓解；一些患者在较低剂量也有部分疗效。老年人可能需要低剂量起始并缓慢加量。药物代谢的种族差异是显著的，西班牙人、亚洲人和黑人患者与白人相比，达到一个相当的血药浓度时通常需要更低的剂量。用基因芯片技术检测 P450 可能在预测个体敏感性上有其临床用途。

第二代抗抑郁药在对神经递质再摄取的作用上与三环类抗抑郁药物相似，尽管有一些对儿茶酚胺和吲哚胺受体也同样具有特殊作用。阿莫沙平是一种阻断去甲肾上腺素和 5-羟色胺再摄取的二苯氧氮平类衍生物，且有一种代谢产物显示出一定程度的多巴胺阻断作用。长期服用此药有发生迟发性运动障碍的风险。马普替林是一种强效的去甲肾上腺素能再摄取抑制剂，几乎无抗胆碱能作用，但可能致痫。安非他酮是一种新型抗抑郁药，作用机制被认为是增强去甲肾上腺素的功能；无抗胆碱能、镇静或直立性低血压等副作用，性功能不良反应发生率低。然而，它可能与兴奋剂样的副作用有关，可能降低痫性发作阈值，而且半衰期非常短，需要频繁服药。目前已有一种缓释剂型。

SSRIs 类如氟西汀、舍曲林、帕罗西汀、西酞普兰和艾司西酞普兰与三环类抗抑郁药相比，引起抗胆碱能、镇静和心血管副作用的风险要低，但胃肠道不适、睡眠损害和性功能障碍的发生率可能更高。除增加的运动活动外，静坐不能还包括坐立不安和焦虑的内在感觉可能更常见，尤其在治疗的第一周。应关注由于脑干的 5-HT_{1A} 受体过度刺激引起的“5-羟色胺综合征”的风险，以肌阵挛、激越、腹部绞痛、高热、高血压和死亡的可能为特点。由于这个原因，联合应用 5-羟色胺激动剂时应被密切监测。考虑药物半衰期、依从性、毒性和药物之间相互作用等因素对选择特定的 SSRI 药物有指导作用。例如氟西汀和它主要代谢产物诺氟西汀，联合半衰期几乎达 7 天，导致延迟 5 周才能达到稳态浓度，且一旦停止用药，完全排泄也有类似的延迟。所有 SSRIs 都可能损害性功能，导致性欲减退、阳痿或难以达到性高潮。性功能障碍通常导致不依从，且应该被特别问及。降低药物剂量、周末药物假期（2～3 次/月）或以金刚烷胺（100mg tid）、乌拉胆碱（25mg tid）、丁螺环酮（10mg tid）或安非他酮（100～150mg/d）治疗有时可使性功能障碍改善。帕罗西汀似乎比氟西汀或舍曲林的抗胆碱能作用更强，且舍曲林比其他两种药产生不利的药物相互作用的风险要低。SSRIs 罕见的副作用包括由于血管痉挛引起的心绞痛和凝血酶原时间延长。艾司西酞普兰是目前的 SSRIs 类中最特殊的一个，且似乎对

P450 酶系统无抑制作用。

文法拉辛、去甲文法拉辛、度洛西汀、维拉唑酮、沃替西汀和左旋米那普仑阻断去甲肾上腺素和5-羟色胺的再摄取，但产生相对少的传统三环类抗抑郁药的副作用。不像 SSRIs 类，文法拉辛和沃替西汀有相对的线性剂量-反应曲线。服用速释文拉法辛的患者应监测可能的舒张压升高，而且由于药物半衰期短，所以需要每日多次服用。也可用缓释剂型，且其一定程度上胃肠道反应发生率低。米氮平是一种具有独特作用谱的三环类抗抑郁药。它通过阻断中枢 α_2-肾上腺素能受体和突触后 5-HT_2 和 5-HT_3 受体，而增加去甲肾上腺素能和 5-羟色胺能的神经传递。它也有很强的抗组胺作用，因此可能造成镇静。左旋米那普仑是 SNRI 类药物中去甲肾上腺素能作用最强的，且理论上可能适用于疲乏和无力更严重的患者。

除了西酞普兰和艾司西酞普兰，其余每种 SSRIs 可能抑制一个或多个细胞色素 P450 酶。根据具体的同工酶，大量伴随用药的代谢可被显著影响。例如氟西汀和帕罗西汀通过抑制 2D6，能引起 1C 类抗心律失常药血药浓度的显著增加；而舍曲林通过作用于 3A4，可能改变卡马西平或地高辛的血药浓度。依药物被某种特定的 CYP 酶代谢的特异性，合并用药或饮食因素，例如西柚汁，可能反过来影响 SSRI 类药物的效果或毒性反应。

单胺氧化酶抑制剂效果很好，特别是对不典型抑郁，但是在摄入富含酪胺的食物或拟交感神经药物后有发生高血压危象的风险，使其不适合作为一线用药。低剂量经皮给药的司来吉兰可能避免这个风险。常见副作用包括直立性低血压、体重增加、失眠和性功能障碍。由于 5-羟色胺综合征的风险，单胺氧化酶抑制剂不能与 SSRIs 类联合使用；也不能与三环类合用，因为可能出现肾上腺素能亢进的作用。

电休克治疗至少与药物治疗同等有效，但它的应用只限于难治性病例和妄想性抑郁患者。经颅磁刺激（transcranial magnetic stimulation，TMS）获批用于难治性抑郁患者，且在一些对照试验中显示有效。迷走神经刺激（vagus nerve stimulation，VNS）近期也被批准用于难治性抑郁，但是它的疗效程度存在争议。深部脑刺激和氯胺酮（一种谷氨酸能拮抗剂）是治疗难治性抑郁的实验性方法。

不管采用何种治疗，都需要在 2 个月后评估效果，四分之三的患者这个时候显示出改善，但是如果缓解不充分，就应考虑患者的依从性，并且如果副作用问题不大，就应该考虑增加药物剂量。如果这种方式不成功，推荐转诊至精神卫生专科。然后治疗方案包括选择更换另一种药物、联合其他抗抑郁药和（或）其他类药物的辅助治疗，包括锂、甲状腺激素、非典型抗精神病药和多巴胺激动剂。虽然一项大型随机试验（STAR-D）未能显示出优效性，但是添加某些非典型抗精神病药（喹硫平缓释剂、阿立哌唑）已获得 FDA 的批准，如同应用一种复合制剂——奥氮平和氟西汀（Symbyax）。对 SSRI 类药物疗效随时间减退的患者可能从添加丁螺环酮（10mg tid）或吲哚洛尔（2～5mg tid）或小剂量三环类药物如地昔帕明（25mg bid 或 tid）中获益。大多数患者都会显示出一定程度的疗效，但积极治疗应继续直至达到缓解，并且药物治疗应继续至少 6～9 个月以预防复发。有过两次或更多次抑郁发作的患者，应考虑无限期的维持治疗。

有必要向患者宣教抑郁症相关知识和他们正在服用药物的获益和副作用。减轻压力的建议和对酒精可能加重抑郁症状和损害药物疗效的告诫是有帮助的。应给予患者时间来描述他们的经历、观点以及抑郁症对他们自身和家庭的影响。对于联合治疗，偶尔的移情沉默可能与言语安慰同样有帮助。对照试验显示，认知-行为疗法和人际关系疗法在改善心理和社会适应上是有效的。对很多患者来说，联合治疗比单纯药物治疗更为成功。

双相障碍

临床特征 双相障碍表现为不可预知的情绪摇摆于躁狂（或轻躁狂）和抑郁。一些患者仅表现为躁狂的复发发作，这种单纯的形式伴有精神运动性活动的增加；过度的社交外向；睡眠需求降低；冲动和判断力障碍；豪爽的、浮夸的、有时暴躁的情绪（表 30-8）。重度躁狂患者可能出现妄想和偏执的想法，与精神分裂症无法鉴别。一半的双相障碍患者表现为精神运动性激越和活动，伴有烦躁不安、焦虑和易激惹。鉴别混合性躁狂与激越性抑郁可能较困难。一些双相障碍患者（Ⅱ型双相障碍），缺乏对其躁狂的完整诊断标准，而且必需的复发性抑郁被轻度活跃的时期和精力增加（轻躁狂）所分隔。循环性情感疾病有众多的轻躁狂期，持续时间相对短，转变为一组抑郁症状，而在严重程度和病程上都不符合重症抑郁的诊断标准。情绪的波动是长期的，且至少存在 2 年才能做出诊断。

表 30-8	躁狂发作的诊断标准
A. 异常并持续的情绪高涨、情感过盛或易怒情绪，和异常而持续地有目的性的行为或精力增加，持续至少 1 周，且几乎每天，一天中的大部分时间都存在（或如需住院，任何时程）	
B. 情感障碍和精力或活动增加的时期，存在以下 3 个（或更多）症状（如情绪只是易怒，需要 4 个）已达到一定的显著程度，且与通常的行为相比表现出显著的改变 1. 自我评价膨胀或浮夸 2. 睡眠需求减少（例如仅 3 小时睡眠后就感到精力充沛） 3. 比平常话多或有继续讲话的压力 4. 思维奔逸或思维在奔跑的主观体验 5. 叙述或被观察到的注意力涣散（例如注意力很容易被吸引到不重要或不相关的外界刺激上） 6. 有目的的活动增多（社交、工作、学习或性行为）或精神运动激越（如无目的、无目标的活动） 7. 过度参与具有高度可能痛苦后果的活动（如无节制的购物、性行为轻率或愚蠢的商业投资）	
C. 情绪障碍足够严重到造成社会或职业功能的显著障碍，或必须住院治疗以防止对自身或他人的伤害，或具有精神病性特征	
D. 发作不能归因于某种物质的生理作用（如滥用药物、治疗药物或其他治疗）或另一种医学状况	

引自：精神疾病诊断与统计手册（第 5 版）. 华盛顿：美国精神病学会，2013.

躁狂发作的时间常常在数天到数周，但数小时的发作也有可能，通常是在早上的几个小时。未经治疗的抑郁或躁狂发作可以短至数周或长至 8～12 个月，很少有患者表现为不缓解的慢性病程。“快速循环”这个名词用于某一年内有 4 次或更多抑郁或躁狂发作的患者。所有患者中出现这种形式的占 15%，几乎都是女性。一些患者的快速循环与潜在的甲状腺功能异常和医源性延长抗抑郁治疗有关。大约一半的患者存在工作能力和社会心理功能的障碍，抑郁相较躁狂对其损害更大。

双相障碍较常见，美国人群患病率约 1.5%。通常在 20～30 岁之间起病，但很多患者报告儿童期后期或青春期早期存在病前症状。男女患病率相似；一生中女性可能抑郁发作更多，而男性躁狂发作更多。

鉴别诊断 躁狂的鉴别诊断包括由刺激或拟交感神经药物诱发的继发性躁狂、甲状腺功能亢进、AIDS、神经系统疾病（如亨廷顿病或肝豆状核变性）和脑血管意外。合并酒精和物质滥用较常见，原因是判断力变差和冲动增加，或由于对潜在情绪症状和睡眠障碍的自我治疗的一种尝试。

病因和病理生理 家族研究证实了双相障碍的遗传易感性；同卵双生子的共病率接近 80%。双相障碍患者似乎也存在昼夜节律的改变，而且锂可能是通过使由光/暗循环控制的内在节律再同步而实现治疗作用的。

治疗 双相障碍

（表 30-9）碳酸锂是双向障碍治疗的主要手段，尽管丙戊酸钠和卡马西平，以及很多第二代抗精神病药物（阿立哌唑、阿塞那平、奥氮平、喹硫平、利培酮和齐拉西酮）也被 FDA 批准用于急性躁狂的治疗。奥卡西平虽然未被 FDA 批准，但是似乎享有卡马西平的疗效谱。碳酸锂治疗急性躁狂可在 1～2 周看出效果，有效率为 70%～80%。锂盐还有预防躁狂复发的作用，较小程度上也能预防抑郁复发。作为单个阳离子，锂很快被胃肠道吸收并且不与血浆和组织蛋白结合。约 95% 的给药量在 24 小时内通过肾以原形排泄。

锂盐的严重不良反应少见，但轻度不适如胃肠

表 30-9 心境稳定剂的临床药理学

药物及剂量	不良反应及其他作用
锂盐	**常见不良反应**
起始剂量：300mg bid 或 tid 达到治疗作用的血药浓度：0.8～1.2meq/L	恶心/食欲减退/腹泻，细微震颤，烦渴，多尿，乏力，体重增加，痤疮，毛囊炎，中性粒细胞增多，甲状腺功能减退 噻嗪类利尿剂、四环素类和 NSAIDs 使血药浓度增加 支气管扩张剂、维拉帕米和碳酸酐酶抑制剂使血药浓度降低 少见不良反应：神经毒性、肾毒性、高钙血症、ECG 改变
丙戊酸盐	**常见不良反应**
起始剂量：250mg tid 达到治疗作用的血药浓度：50～125μg/ml	恶心/食欲减退，体重增加，镇静，震颤，皮疹，脱发 抑制其他药物的肝代谢 少见不良反应：胰腺炎，肝毒性，Stevens-Johnson 综合征
卡马西平/奥卡西平	**常见不良反应**
起始剂量：卡马西平 200mg bid，奥卡西平 150mg bid 达到治疗作用的血药浓度：卡马西平 4～12μg/ml	恶心/食欲减退，镇静，皮疹，头晕/共济失调 卡马西平诱导其他药物肝代谢（奥卡西平无此作用） 少见不良反应：低钠血症，粒细胞缺乏症，Stevens-Johnson 综合征
拉莫三嗪	**常见不良反应**
起始剂量：25mg/d	皮疹，头晕，头痛，震颤，镇静，恶心 少见不良反应：Stevens-Johnson 综合征

ECG，心电图；NSAIDs，非甾体抗炎药

道不适、恶心、腹泻、多尿、体重增加、皮疹、脱发和水肿等比较常见。长时间服用可能会出现尿液浓缩功能下降，但明显的肾毒性不常发生。锂盐通过干扰甲状腺激素的合成和释放而具有抗甲状腺作用。更严重的不良反应包括震颤、注意力不集中和记忆力减退、共济失调、构音障碍和动作不协调。有尚无确定的证据提示锂可能会致畸，在妊娠的前3个月引起心脏畸形。

在治疗急性躁狂时，锂盐起始剂量为300mg bid或tid，然后每2～3天增加300mg，直到血药浓度达到0.8～1.2meq/L。由于锂盐治疗效果在用药7～10天后才能出现，辅助以劳拉西泮（1～2mg/4h）或氯硝西泮（0.5～1mg/4h）可能对控制激越有益。抗精神病药物仅用于对苯二氮䓬类药物只有部分反应的严重激越患者。服用锂盐的患者应密切监控，因为达到治疗效果的血药浓度与中毒的血药浓度接近。

对于快速循环发作（一年4次以上）或混合性躁狂或焦虑性躁狂的患者，丙戊酸盐可能比锂盐更好。震颤和体重增加是最常见的不良反应，肝毒性和胰腺炎是少见的毒性作用。

由于双向情感障碍复发的特性，有必要维持治疗。锂的血药浓度至少维持在0.8meq/L对于最佳预防方案是很重要的，并且已证实可以减少自杀风险，其他心境稳定剂尚未发现明显作用。为维持情绪稳定有时需要联合使用几种心境稳定剂或与非典型抗精神病药物合用。喹硫平缓释剂、奥氮平、利培酮和拉莫三嗪被批准用于单药维持治疗，以及作为辅助药物与锂盐或阿立哌唑、齐拉西酮联合维持治疗。鲁拉西酮、奥氮平/氟西汀和喹硫平也被批准用于双相障碍中的急性抑郁发作。患者的依从性通常是个问题，常需召集相关家庭成员给予宣教。明确并改变可能引起发作的社会心理因素是很重要的，加强生活规律同样重要。抗抑郁药物有时对于严重的突发抑郁治疗是需要的，但由于其诱发躁狂或加快循环频率的风险，一般情况下在维持治疗期间应避免使用。任何心境稳定剂长时间服用都可能出现失效。这种情况下更换药物或联合治疗通常有帮助。

躯体症状障碍

在普通门诊看病的患者中，5%～7%有一个或多个非常痛苦并无法解脱的躯体症状，达到控制他们的思想、感受和信念的程度，并且不同程度地影响日常功能。尽管过去强调对这些症状缺乏一个医学解释作为一个诊断的要素，而现在已经认识到患者对这个体验的解释和阐述是至关重要的决定性因素，且确认具有医学因果关系的患者符合诊断。典型的是有多种不适的主诉，但严重的单一症状也可以发生。常见与抑郁和焦虑障碍共病，且可能影响这种体验的严重程度和它的功能结局。人格因素，同低教育水平或低社会经济状态水平或近期应激性生活事件史一样可能是重要的危险因素。文化因素也有一定关系，并且应该整合入评估中。持续专注于患有或获得一种严重疾病但不具有特异性躯体不适的患者可能符合一个相关疾病的诊断——疾病焦虑障碍。转换障碍（功能性神经症状障碍）的诊断用于明确特定的患者，其躯体不适包括一个或多个随意运动或感觉功能发生变化的症状，不能被医学解释，并导致显著的痛苦或障碍，或需要医学评估。

人为疾病的患者，自觉自愿地产生疾病的躯体症状。孟乔森综合征（Munchausen's syndrome）这个名词指特别戏剧性的、慢性的或严重的人为疾病的患者。真正的人为疾病，患者满意于患病角色本身。多种体征、症状和疾病被伪装或由人为行为引起，最常见的包括慢性腹泻、原因不明的发热、肠道出血或血尿、痫性发作和低血糖。人为疾病直到发病后5～10年才能被诊断，它可以造成显著的社会和医疗花费。装病的伪造是源于渴望一些外界奖励，如麻醉药或残疾补偿。

治疗　躯体症状障碍和相关疾病

躯体症状障碍患者经常要进行多种诊断性检查和探索性手术以试图找到他们的“真正”疾患。这种做法注定失败并且不能解决根本问题。成功治疗的最好办法是通过行为矫正，由医生严格地监管和调整，以提供一个持续又可预测水平的支持，而不那么明显取决于患者所呈现痛苦的水平。访视患者可以简短，且不要与诊断或治疗行为的需要有关。尽管文献有限，一些患者可能从抗抑郁治疗中获益。

任何要面对患者的尝试通常会使其产生一种屈辱的感觉，并使其放弃治疗。较好的策略是在讨论鉴别诊断时介绍心理上的因果关系作为众多可能解释中的一种。不直接把心理治疗干预与诊断相关联，给患者一个可保全面子的方法，通过该法以检查与健康保健系统的病理关系，开发替代生活压力源的方法。特异性的治疗也可能适用于转换障碍的一些功能结局，并且有效。

喂食与进食障碍

临床表现

喂食与进食障碍由一组疾病组成，这些持续的进食障碍或相关行为显著损害了患者躯体健康或心理社会功能。在 DSM-5 中描述的分类，基于尽管它们的表型在一些方面相似，但病程、预后和有效的治疗干预都不同，被定义为在一段特定的情节中互不相交（异食症例外）。与 DSM-Ⅳ-TR 相比，三个之前被分类在婴幼儿或儿童期的疾病（回避/限制食物摄入量障碍、反刍障碍和异食症）目前与厌食症和暴食症被分在一组。暴饮暴食障碍目前也被列为正式的诊断；每一个修改的意图都是促进医生对进食和喂食病理学的编码更加明确。

异食症

异食症的诊断需要患者在 2 岁以上，进食一种或多种无营养的、非食物的物质一个月或以上，而且造成需要医疗照顾的结果。患者通常对一般食物没有特别的厌恶，但优先选择摄入例如黏土、浆糊、肥皂、纸张或灰烬。诊断需要排除特殊文化下被认可的行为，以及没有常规发现由一种特殊的营养缺乏所引起。最常见于儿童期发病，但在成人异食症的发生可以与其他主要的精神疾病相关。目前发现发病与妊娠相关，但仅当此行为增加医学风险时才做出诊断。

反刍障碍

反刍障碍的患者无可证实的相关的胃肠道疾病或其他医学状况，在进食后重复反刍他们的食物，然后重新咀嚼或吞下或将其吐出。此行为通常每天都发生，并且必须持续至少一个月。体重减轻和营养不良是常见的后遗症，且患者可能在进食时通过捂住嘴或者社交回避尝试掩盖他们的行为。婴幼儿的发病通常是在 3～12 个月，而且此行为可能自行缓解，不过一些患者似乎会复发。

回避/限制食物摄入量障碍

此障碍最重要的特征是回避或限制食物的摄入量，通常源自对食物缺乏兴趣或厌恶，且与体重减轻、营养缺乏、依赖营养补充或心理社会功能的显著障碍相关（单独或联合存在）。其他可能的原因，例如在文化上认可的行为，如斋戒，或者食物短缺需要除外。此障碍与神经性厌食症的鉴别可通过后者有情感因素的存在，如害怕体重增加或体象变形。通常在婴幼儿或儿童期早期发病，但回避行为可能到成人期还持续存在。男女患病率均等，通常与焦虑、认知和注意缺陷障碍共病，也常在家庭压力的情形下发生。如果此障碍长期存在且未被认识，可能导致严重的发育迟滞和功能缺陷。

神经性厌食症

患者如果把能量摄入限制在一个显著偏离他们的年龄、性别、健康和发育常模的程度，并且如果他们也表现出对体重增加的担心和一种相关的自我体象障碍，可以诊断为神经性厌食症。此疾病被进一步分类以区分那些通过限制摄入量或过度运动达到体重减轻的患者（限制型），和那些反复出现暴饮暴食和（或）随后进行的清除、自行诱发呕吐和应用灌肠、缓泻剂或利尿剂的患者（暴食/清除型）。这样的亚型分类比具体特点更正式，因为随时间变化，患者可能从一个表象转变为另一个。决定一个患者是否满足显著体重减轻这个主要诊断标准是复杂的，而且必须个体化，利用所有可获得的历史资料并将体型与国际体重常模和指南进行比较。

神经性厌食患者通常对自身的疾病缺乏认识，并否认可能的医学结果；他们经常不满足于获得的体重减轻，并持续他们的行为，即使已经达到自己之前定下的体重目标。近期研究发现了神经性厌食症和相关障碍患者的额叶皮层和岛叶前部饱腹感和饥饿感的内感受知觉调节有关的奖赏环路的敏感性和执行功能的变化。神经化学的发现，包括饥饿激素的作用仍然是有争议的。

神经性厌食症最常见于青少年期发病，不过之后也可以发病。女性患病比男性更多，女性的终生患病率高达 4%。此障碍在后工业化和都市化的国家更常见，并经常与先前存在的焦虑障碍共病。长期神经性厌食的医学后果累及多个系统，严重情况下可危及生命。血生化的改变包括伴淋巴细胞增多的白细胞减少、血尿素氮升高，以及应用泻药时出现的代谢性碱中毒和低钾血症。病史和体格检查可能发现女性的闭经、皮肤异常（瘀斑、毳毛和干燥）和低代谢功能的体征（包括低血压、低体温和窦性心动过缓）。对内分泌的影响包括性腺功能减退、生长激素抵抗和高皮质醇血症。骨质疏松是一个更长期的问题。

此障碍的病程不一，有些患者在一次发作之后即痊愈，而其他患者表现为反复发作或慢性病程。未治疗的神经性厌食死亡率为 5.1/1000，在精神疾病中是最高的。在年轻的患者中 Maudsley 家庭疗法被证实是一种有效的治疗，当体重减少变得很显著时，应用严格的行为防备。没有药物干预的措施被证实有明确的益处，但是应该治疗共病的抑郁和焦虑。体重增加应该以每周 0.5～1 磅的目标循序渐进，以免出现再喂养综合征。大多数患者在首诊后 5 年能够获得缓解。

暴食症

暴食症描述的是反复和频繁出现暴饮暴食时期（至少三个月内每周一次），然后采用如自我诱发的呕吐、灌肠和应用缓泻剂或过度运动等代偿行为以避免体重增加的患者。暴饮暴食本身被定义为在一段特定的时间（通常 2 小时之内）过度的食物摄入。与神经性厌食症一样，自我体象的障碍产生或促进此行为，但与厌食症不同，患者体重正常甚至有些超重。患者通常描述为失控或者对他们的行为表示羞愧，并且经常叙述发作是由负性自尊或社会压力的感受所触发。女性的终生患病率大约为 2%，女性和男性的患病比例为 10∶1。此障碍通常在青少年期开始发病，且可能持续存在数年以上。仅 10%～15%的病例转化为神经性厌食。许多与暴食症相关的医学风险与神经性厌食症相同，而且是吐泻的直接后果，包括水、电解质紊乱和传导异常。体格检查通常无特异性发现，但是可能存在牙齿腐蚀和腮腺肿大。有效的治疗方法是应用 SSRI 类抗抑郁药，通常联合使用认知-行为疗法、情绪调节或基于人际的心理治疗。

暴饮暴食障碍

暴饮暴食障碍与暴食症的区别在于一次发作后缺乏代偿行为以防止体重增加，以及在发作间期缺乏限制体重增加的努力。其他特征非常相似，包括在此行为和失控的体验过后感到痛苦，比预期吃得更快或更多或在不饿的时候进食。女性的年患病率是 1.6%，女性和男性患病比例较暴食症要低很多。鉴于是最新的分类，此障碍的病程尚不清楚，但是无论从它的自然病程还是对治疗的反应看，它的预后都明显好于其他进食障碍。向其他进食障碍的转化很罕见。

人格障碍

临床表现

人格障碍表现为思维、感受和人际行为相对僵化的形式，可造成显著的功能障碍或主观上为自己而悲伤。观察到的行为不是继发于另一种精神疾病，也不是由物质滥用或全身性疾病所促成。在临床实践中鉴别起来常比较困难，因为人格改变可能是严重神经系统疾病、内分泌疾病或其他疾病的首发表现。例如额叶肿瘤的患者可以在神经系统检查结果在正常范围内即表现出动机和人格改变。在临床实践中人格障碍患者经常被视为“棘手的患者”，因为他们被视作要求过分和（或）不愿遵从推荐的治疗计划。尽管 DSM-5 把人格障碍描述为性质上不同的类别，也有其他观点认为，人格特征的变化从功能正常到正式的精神障碍是一个连续体。

人格障碍分为三组重叠的症状群。A 组症状群包括偏执狂、类精神分裂症和分裂型人格障碍。它包括怪异的和反常的个体，与他人维持一定的情感距离。患者情感范围受限，并保持与社会隔绝。分裂型人格障碍的患者频繁出现不寻常的知觉体验，并对外部世界表达不切实际的幻想。偏执型人格障碍的核心特征是普遍地不信任和怀疑他人，而不能被现有的证据证实。B 组症状群的障碍包括反社会型、边缘型、表演型和自恋型，以及行为冲动、过分情绪化和反复无常的患者。C 组症状群包括回避型、依赖型和强迫型人格；人格特质为焦虑和恐惧。各组症状群之间的分界在某种程度上是人为的，很多符合一种人格障碍诊断标准的患者也符合另一种类型的诊断标准。符合人格障碍诊断的患者，共病一个重要的精神障碍的风险增加。

治疗　人格障碍

辩证行为疗法（dialectical behavior therapy，DBT）是一种着重于行为改变的认知-行为方法，同时提供患者接受、同情和认同。一些随机试验证实了 DBT 对人格障碍的疗效。抗抑郁药物和小剂量抗精神病药物在治疗 A 组人格障碍有一些疗效，而抗惊厥药类的心境稳定剂和单胺氧化酶抑制剂可考虑用于具有显著情绪反应、行为失控和（或）排斥超敏的 B 组人格障碍诊断的患者。焦虑或恐惧的 C 组患者经常对用于轴 I 焦虑障碍的药物（见前文）有反应。医生和患者对任何所用药物的受益及其不良反应都有合理的预期是非常重要的。改善可能是不明显的，而且只有长期用药才可能观察到。

精神分裂症

临床表现

精神分裂症是一种异质性综合征，表现为语言、知觉、思维、社会活动、情感和意志力的混乱，没有特异性的疾病特征。通常在青春期后期起病，隐袭起病（少有急性起病），通常预后不良，从社会退缩和知觉扭曲发展至反复出现的妄想和幻觉。患者可能表现为阳性症状（如概念紊乱、妄想或幻觉）或阴性症状（功能丧失、快感缺乏、情绪表达减少、注意力不集中和社会交往减少），一个月内至少有两种上述症状，且连续的表现至少持续 6 个月才符合正式的诊断标准。也可能存在思维或语言混乱和极其紊乱的运动行为，包括紧张症。随着年龄增长，患者的阳性精神病性症状趋于减弱，一些社会和职业功能某种程度上可能恢复。三分之一的精神分裂症人群是以阴性症状为主，且伴有长期预后不良和对药物治疗反应差。然而，通常病程和个体的症状特征具有显著的变异性。

"精神分裂症样障碍"这个名词描述的是符合精神分裂症的症状要求，而不符合病程要求的患者。"情感分裂性精神障碍"用于具有精神分裂症症状表现和情绪障碍的患者。"分裂性人格障碍"和"类精神分裂症"指特殊的人格障碍，在相应部分进行讨论。妄想症的诊断用于各种内容的妄想持续至少 1 个月而不符合精神分裂症诊断标准的患者。突发思维过程短暂改变（<1 个月）的患者，表现为妄想、幻觉、言语紊乱或粗鲁的运动行为，最恰当地应考虑为患有短暂的精神病性障碍。紧张症被认为是可以作为其他严重精神/躯体疾患后果而发生的一种非特异性症状，具有三个或更多的一组运动和行为症状的证据可以诊断，包括木僵、猝倒、缄默、蜡样屈曲和刻版症等。预后不取决于症状的严重程度，而取决于对抗精神病药物的反应。没有复发的持久缓解有时也存在。大约 10%的精神分裂症患者有自杀行为。

在世界范围内精神分裂症存在于 0.85%的人群，终生患病率为 1%～1.5%。在美国每年大约有 30 万次精神分裂症急性发作，造成直接和间接花费 627 亿美元。

鉴别诊断

诊断主要是排除诊断，要求不存在显著的情绪相关症状、任何相关疾病和物质滥用。引起幻觉、偏执、错乱或怪异行为等的药物反应可能是剂量相关或特质性的；帕金森病药物、可乐定、奎纳克林和普鲁卡因衍生物是最常见与上述症状相关的处方药物。任何新近发生的精神病都应除外药物原因。精神分裂症患者的神经系统检查通常正常，但运动僵直、震颤和异动症出现于四分之一未治疗的患者。

流行病学和病理生理

流行病学调查证实了几个精神分裂症的危险因素，包括遗传易感性、发育早期的凌辱、冬季出生和高龄父母。发展为精神分裂症的个体中至少有一个子集与遗传因素有关。一级亲属患精神分裂症的人群中约 6.6%患病。如果父母均患病，后代的发病风险为 40%。同卵双生子的共病率是 50%，异卵双生子为 10%。有精神分裂症发病倾向的家庭成员也有患其他精神障碍的风险，包括情感分裂性精神障碍和分裂性人格障碍（schizotypal and schizoid personality disorders），后者是指表现为一种终生的社会与人际交往缺陷的患者，特征是不能形成亲密的人际关系、古怪行为和轻度知觉扭曲。

治疗　精神分裂症

不管什么病因，抗精神病药物（表 30-10）是精神分裂症急性期和维持治疗的基础，并且对幻觉、妄想和思维障碍有效。作用机制至少部分是跟其与纹状体腹侧的多巴胺 D_2/D_3 受体结合有关；传统抗精神病药物的临床效力对应于其对 D_2 受体的亲和性，甚至新的"非传统"药物在一定程度上呈现了对 D_2 受体的阻断作用。所有的神经阻滞剂都会诱导伏隔核（一个连接前额叶和边缘叶皮层的多巴胺能位点）的即刻早期基因 *c-fos* 表达。新型非经典的神经阻滞剂临床疗效可能涉及 N-甲基-D-天门冬氨酸（NMDA）受体阻断、α_1 和 α_2 去甲肾上腺素能活性、5-HT_2 和 D_2 受体活性之间关系的改变，以及与 D_2 结合更快速的解离和神经可塑性作用等。

传统的神经阻滞剂效力和副作用特点不同。旧的药物如氯丙嗪和甲硫哒嗪的镇静作用和抗胆碱能作用更强，且更容易引起直立性低血压；而更高效力的抗精神病药物如氟哌啶醇、奋乃静、替沃噻吨更容易引起锥体外系副作用。"非传统"抗精神病药物的代表是氯氮平，是一种对 5-HT_2 受体阻断作用强于 D_2 受体、且对 D_4 受体的亲和力明显高于 D_2 受体的二苯并二氮䓬类药物。其主要缺点是有发生恶病质的风险。帕利哌酮是一种最近批准的药物，它是利培酮的代谢产物并且有很多相似的特点。不像其他抗精神病药物，氯氮平不引起催乳素水平升高。约 30%不能从传统抗精神病药物受益的患者对氯氮平有更好的反应，它还被证实在预防自杀方面优于其他抗精神病药物；但是其副作用特点使其最适合用于对抗治疗的患者。利培酮为一种苯异噁唑

表 30-10 抗精神病药物

名称	常规日剂量，mg	不良反应	镇静作用	注释
第一代抗精神病药物				
低效力				
氯丙嗪	100～1000	抗胆碱能作用；直立性低血压；光过敏；胆汁淤积；QT 间期延长	+++	锥体外系不良反应通常不明显；老年患者可引起抗胆碱能性谵妄
甲硫哒嗪	100～600			
中等效力				
三氟拉嗪	2～50	很少的抗胆碱能作用	++	大部分患者可耐受
奋乃静	4～64	EPSEs 比高效价药物少	++	
洛沙平	30～100	常引起 EPSEs	++	
吗茚酮	30～100	常引起 EPSEs	0	轻微的体重增加
高效力				
氟哌啶醇	5～20	无抗胆碱能副作用；EPSEs 通常明显	0/+	经常有过高剂量处方；有氟哌啶醇和氟奋乃静的长效注射剂型
氟奋乃静	1～20	常引起 EPSEs	0/+	
替沃噻吨	2～50	常引起 EPSEs	0/+	
第二代抗精神病药物				
氯氮平	150～600	粒细胞缺乏症（1%）；体重增加；痫性发作；流涎；高热	++	最初 6 个月需每周检查白细胞计数，稳定后 2 周检查一次
利培酮	2～8	直立性低血压	+	需缓慢滴定；剂量＞6mg qd 时可出现 EPSEs
奥氮平	10～30	体重增加	++	轻度催乳素升高
奎硫平	350～800	镇静；体重增加；焦虑	+++	Bid 给药
齐拉西酮	120～200	直立性低血压	+/++	极少的体重增加；QT 间期增加
阿立哌唑	10～30	恶心；焦虑；失眠	0/+	混合激动剂/拮抗剂
帕利哌酮	3～12	不安，EPSEs，催乳素升高，头痛	+	利培酮的活性代谢产物
伊潘立酮	12～24	头晕，低血压	0/+	需剂量滴定，有长效注射剂型
阿塞那平	10～20	头晕，EPSEs，极少的体重增加	++	舌下片剂；Bid 给药
鲁拉西酮	40～80	恶心，EPSEs	++	利用 CYP3A4

EPSEs，锥体外系不良反应

衍生物，和氯氮平一样，对 5-HT_2 受体的作用比 D_2 受体更强，但其还有显著的 α_2 拮抗作用，这可能与其改善情绪和增加运动活性的感知能力有关。利培酮不像氯氮平那样对抵抗治疗的病例那么有效，但不具有恶病质的风险。奥氮平在神经化学方面与氯氮平相似，但有导致体重增加的明显风险。奎硫平的作用不同，具有弱的 D_2 作用和强的 α_1 和组胺阻断作用。齐拉西酮引起体重增加的作用极小且不太可能引起催乳素增加，但可能导致 QT 间期延长。阿立哌唑引起体重增加或催乳素升高的风险也极小，但其部分激动剂的性质可能增加焦虑、恶心和失眠。阿塞那平与极小的体重增加和抗胆碱能作用有关，但可能产生高于预期风险的锥体外系症状。

抗精神病药物对 70%的首次发病患者有效。改善作用可能在数小时或数天后观察到，但完全缓解通常需要 6～8 周。药物的选择主要取决于不良反应特点和治疗花费或考虑患者或家族对一些药物有良好反应的既往史。非传统药物似乎对于治疗阴性症状和改善认知功能更有效。选用任何相对低剂量的药物（如氟哌啶醇 4～6mg/d、奥氮平 10～15mg 或利培酮 4～6mg/d）通常可以达到相同的治疗效果。该范围的剂量可阻断 80%以上的 D_2 受体，且没有更高剂量增加反应速度或程度的证据。维持治疗需仔细关注复发的可能性，并监测运动障碍的发生。间断用药治疗比规律剂量服药疗效差，但很多高剂量维持治疗的精神分裂症患者逐渐减少药物剂量可能使其社会功能改善。如果完全停药，6个月内的复发率为60%。对不依从口服药物治疗而导致复发时，可考虑给予长效注射剂（利培酮、帕利哌酮、奥氮平、阿立哌唑），但不应考虑为是可互换的，因为这些药物在适应证、注射间隔、注射部位/量和可能的不良反应等其他因素方面是不同的。对于治疗抵抗的患者，换用氯氮平通常会获得快速改善，但对某些反应长时间延迟的患者必须试用6～9个月以获最大收益。

抗精神病药物可引起较广范围的副作用，包括嗜睡、体重增加、直立性低血压、便秘和口干。锥体外系症状如肌张力障碍、静坐不能和运动迟缓也常见于第一代抗精神病药，如不予特殊处理可能会导致依从性不好。苯海索2mg bid或甲磺酸苯扎托品1～2mg bid有较好的抗胆碱能及抗帕金森症状的反应。β受体阻滞剂可能对静坐不能有效。在一些罕见病例，可能会出现更严重的和有时威胁生命的不良反应，包括高泌乳素血症、室性心律失常、胃肠道梗阻、视网膜色素沉着、梗阻性黄疸和神经阻滞剂恶性综合征（以高热、自主神经功能障碍、肌强直和肌酸激酶水平升高为特点）。氯氮平最严重的不良反应是粒细胞缺乏症，发生率为1%，以及诱发痫性发作，发生率为10%。使用氯氮平治疗的患者，特别是最初3个月内，应每周检查血白细胞计数。

精神分裂症患者患2型糖尿病的风险似乎增加，第二代抗精神病药物在血糖调节方面的副作用比传统药物更大，并且独立于肥胖的作用。氯氮平、奥氮平和奎硫平似乎比其他非经典抗精神病药更可能引起高血糖、体重增加和高甘油三酯血症。服用这些药物的患者需要密切监测血糖和血脂水平。

长期服用第一代抗精神病药物的一个严重不良反应是迟发性运动障碍，特点是舌和唇（颊-舌-咀嚼三位一体）重复的、不自主的和潜在不能逆转的动作，约半数患者出现手足徐动症。迟发性运动障碍的年发病率为2%～4%，长期治疗患者的患病率为20%。患病率随年龄、服药总量和服药时程的增加而增加。第二代抗精神病药物有关的风险似乎要低得多，原因可能与自由基形成和可能的线粒体能量衰竭有关。如果在此综合征早期给予维生素E可能会减少异常不自主运动。

CATIE研究是一个“真实世界”患者使用抗精神病药物效果的大规模调查，显示超过18个月后停止治疗的比率很高。奥氮平比奎硫平、利培酮、奋乃静或齐拉西酮疗效更好，但由于体重增加和代谢影响，也具有更高的停药率。令人惊奇的是，奋乃静作为第一代抗精神病药物，没有证据显示其劣于新型药物。

精神分裂症单独药物治疗是不充分的。已证实为维持稳定和获得最佳结果，对患者家庭成员和相关社会资源进行宣教是必要的。已证实一种在社区中寻找并密切随访患者的多学科个案管理团队的治疗模式特别有效。

暴力的评估

基层医疗的医生可能遇到发现或怀疑存在家庭或社会暴力的情况。这种意识可带有法律和道德的义务；许多州的法律强制要求报告对儿童、配偶和老人的虐待。医生经常第一线接触到受害者和施虐者。每年大约200万美国老年人和150万美国儿童经历过某种形式的躯体虐待。配偶虐待被认为更为常见。一项对十个国家的24 000名女性的调查研究发现身体或性暴力的终生发生率为15%～71%；这些受害者更容易患有抑郁、焦虑和物质滥用，并试图自杀。另外，受虐待的个体经常表露出自信心不足、含糊的躯体症状、社会隔离和一种失控的被动感受。尽管必须对受害者的这些问题进行治疗，但首要的义务是确保行凶者承担防止继续发生任何暴力的责任。施虐者的物质滥用和（或）依赖，以及严重的精神疾病可能是导致伤害的危险，需要直接干预。根据具体情况，执法部门、社会资源（如支持小组和庇护所），以及个人和家庭咨询可以作为治疗计划的适当组成部分。除提供关于虐待、再发生的可能性和严重程度、频率增加的倾向性等信息外，还应为受害者制订一个安全计划。抗焦虑和抗抑郁药物在治疗急性症状时有时可能有用，但前提是有一个独立而适当的精神病诊断存在的证据。

无家可归者的精神卫生问题

无家可归者和贫困者的精神障碍和物质滥用患病率很高。依据不同的定义，估计美国无家可归者的总数在80万～200万，其中三分之一患有一种严重的精神障碍。较差的卫生条件和营养状况、物质滥用、精神疾患、躯体创伤和长时间处于外界环境，都给医疗服务的提供带来了挑战。这些人中仅少部分接受正式的精神卫生服务；主要的接触地点是在门诊诊所和急诊。有病房的基层医疗机构为更有效地实施物质依赖的治疗和精神疾病的评估和治疗提供了重要场所。成功的治疗取决于打破传统卫生保健的行政壁垒，并认识到无家可归者身体上的约束和情感上的成本。简化医疗保健指导和随访、允许频繁的访视并且限制药物发放的数量，使其需要持续就诊，都是可建立一个成功治疗关系的技术操作。

31 酒精和酒精中毒 Alcohol and Alcoholism

Marc A. Schuckit
（秦兵　译　秦兵　校）

酒精（乙醇）可遍布全身，影响全身几乎所有的系统，能改变脑内每一神经生化物质的加工。酒精可加速多数药物在肝的代谢，酒精中毒类似许多内科疾病（如糖尿病）和精神疾病（如忧郁症）。不论教育程度和收入，约20%的男性和10%的女性在他们一生中反复患有严重的酒精相关问题。低度酒精对健康有益，但每天摄入多于3倍标准量的酒精可增加患癌症和心血管疾病的风险。酒精滥饮相关的疾病会减少寿命约10年。不幸的是，多数内科医生缺乏酒精相关疾病知识的培训。本章将简要回顾有关酒精饮用及其相关疾病的临床知识。

乙醇的药物和营养价值

乙醇的血浓度可以表达为每分升多少毫克乙醇（如100mg/dl=0.10g/dl），0.02g/dl的乙醇血浓度值相当于摄入一杯酒。换算成整数，相对于啤酒340ml（12盎司）、未加酒精的葡萄酒115ml（4盎司）、43ml（1.5盎司）80酒精度的饮料如威士忌；0.5L（1品脱）80酒精度的饮料含160g（约16标准杯）乙醇，750ml葡萄酒含60g乙醇。上述饮料中还含有可影响其口味的其他成分，可能对身体有副作用。上述物质包括甲醇、丁醇、乙醛、组胺、丹宁、铁、铅。酒精可快速降低神经元活性，与镇静剂如苯二氮䓬类药物和巴比妥有类似的行为影响效应和交叉耐受。

口腔和食管黏膜可少量吸收酒精，胃和大肠中等量吸收酒精，近段小肠是吸收酒精的主要部位。胃快速排空（可被含二氧化碳的饮料加速排空），缺乏蛋白、脂肪或碳水化合物（干扰吸收），稀释乙醇至中度（最高20%的浓度）均可加速酒精的吸收。

乙醇血浓度在2%（低血浓度）～10%（高血浓度）可直接排泄入肺、尿、汗液中，但大部分在肝中代谢为乙醛。最重要的代谢通路发生在胞液中，胞液中的乙醇脱氢酶使乙醇脱氢成为乙醛，随后快速在线粒体和胞液中被乙醛脱氢酶降解（图31-1）。第二条代谢通路发生在滑面内质网的微粒体中（微粒体乙醇氧化系统，MEOS），在乙醇血浓度高时，负责10%以上的乙醇氧化。

酒精可提供卡路里（一杯酒含300kJ或70～100kcal），但酒精中缺乏营养物质如矿物质、蛋白质和维生素。另外，酒精可干扰维生素在小肠的吸收，减少叶酸、维生素B_6、维生素B_1、维生素B_3、维生素A在肝的储存。

对健康个体而言，在6～36小时内酒精负荷过多可产生一过性低血糖，继发于乙醇对糖异生的急性作用，可致短暂的糖耐量试验异常（容易误诊为糖尿病），并直到酒精戒断2～4周后。酒精性酮症酸中毒可反映出脂肪酸氧化降低，如同时伴纳差或反复呕吐，容易误诊为糖尿病酮症酸中毒。对酒精性酮症酸中毒而言，患者表现为血酮升高、血糖轻度增高、阴离子间隙增高、血乳酸轻度至中度升高、β-羟丁酸/乳酸的比值介于2∶1至9∶1（正常为1∶1）。

在大脑中，酒精对所有神经递质均有影响，在酗酒后的一段时间内，其急性效应常表现为上述神经递质的相反效应。最突出的效应就是γ-氨基丁酸（GABA）活性的增强，尤其是$GABA_A$受体。氯离子通道的增强有抗癫痫、助睡眠、抗焦虑和肌松作用。酒精有助于GABA的释放，继续使用可增加$GABA_A$受体的密度。在酒精戒断期间则表现为GABA活性的降低。急性酒精中毒可抑制突触后兴奋性谷氨酸受体N-

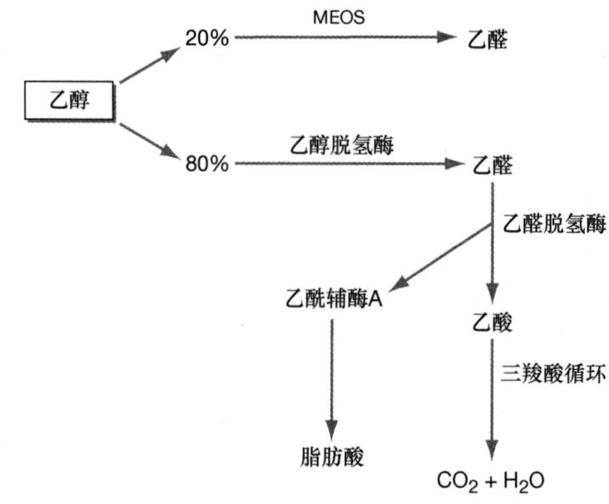

图31-1　酒精的代谢过程。MEOS，微粒体乙醇氧化系统

第五部分　精神疾病和成瘾性疾病

甲基-D-天冬氨酸（NMDA），而慢性酒精中毒与兴奋性受体的亚单位下调相关。酒精急性中毒期，GABA增多、NMDA受体减少；酒精戒断期，GABA减少和NMDA增多可解释中毒和戒断现象。

饮酒可使脑内的多巴胺浓度增高，从而产生愉悦感，尤其是在脑桥被盖和相关的脑区，这一效应在嗜酒者、戒酒复发者中扮演重要的角色。多巴胺通路上的变化也与“应激激素”的增多有关，包括酒精中毒期和戒断期皮质醇和促肾上腺皮质激素（ACTH）的下降。上述激素水平的改变归因于酒精中毒期的奖赏机制和血乙醇浓度下降期的抑郁。隔核多巴胺的改变与酒精诱导的阿片样受体改变密切相关。急性酒精中毒也可释放β-内啡肽。

在急性酒精中毒期，另外重要的神经生化改变包括5-羟色胺突触水平增高，随后5-羟色胺受体下调。乙醇对脑桥被盖区的作用导致烟碱乙酰胆碱升高，与多巴胺活性增强协调一致。在脑桥被盖区，乙醇也作用于大麻受体，促进多巴胺、GABA和谷氨酸的释放，随后作用于大脑的奖赏环路。

行为效应、耐受性和依赖性

药物的急性反应取决于其剂量、血药浓度、药物之间的互相作用和既往过敏史。“法律酒精中毒”在美国许多州系指酒精血浓度达到0.08g/dl，而其他国家的标准则为0.04g/dl或更低。然而，酒精血浓度在0.02～0.03g/dl（饮用1～2杯酒后）时即可见行为、精神运动和认知改变（表31-1）。睡眠紊乱见于2倍“法律酒精中毒”血浓度，死亡见于0.3～0.4g/dl酒精血浓度。过量酒精所致的死亡多于药物。

反复饮酒可致获得性耐受，这是一种较为复杂的临床现象，涉及至少三种补偿机制：（1）每日饮酒1～2周后，可见代谢或药代动力学耐受，乙醇肝代谢率增加30%。上述改变随后很快消失。（2）细胞或药效学耐受，在酒精存在的情况下，通过神经生化的改变维持相对正常的生理功能。血浓度的下降导致随后戒断症状的出现。（3）学习或行为耐受，在药物的影响下，个体调整其行为，以便能比预期更好运转其正常的功能。

表31-1　无耐受的情况下，血酒精水平的影响

血浓度，g/dl	常规效应
0.02	抑制下降，轻微的醉酒感觉
0.08	复杂认知功能和运动成绩下降
0.20	说话明显含混不清、运动不协调、易怒、判断力变差
0.30	轻度昏迷，重要生命体征下降
0.40	死亡

慢性乙醇暴露所致的细胞改变在戒酒后数周或更长的时间内改变不明显。血酒精浓度的快速下降会造成戒断综合征，在戒断后前5天内最明显，但某些症状（如睡眠紊乱和焦虑）需要4～6周的时间方能调整。

乙醇对器官、系统的影响

少量饮酒（每天1杯或2杯酒）对健康有益，可增加高密度脂蛋白、降低血小板聚集，降低冠状动脉闭塞性疾病和栓塞性卒中的风险。由于红酒中含有核黄素及相关物质，少量饮用红酒对健康有益，可抑制血小板活化。中等量饮酒可降低血管性痴呆和老年性痴呆发生的风险。然而，每天规律饮用3杯或更多杯酒，其潜在的健康效应就会消失，有关酒精有害的知识有助于内科大夫明确酒精滥用和酒精依赖的诊断，给患者提供这些知识有助于他们在行为上做出改变。

神经系统

约35%的饮酒者（酗酒者比例更高）经历过短暂知觉丧失，系一种短暂的顺行性遗忘发作，他们对当晚饮酒的过程部分或全面性遗忘。另外一个常见的问题是患者在就寝前饮用1～2杯酒后出现的睡眠障碍。尽管酒可能有助于入睡，但酒会导致睡眠结构的紊乱。睡眠结构发生改变，如快速眼动睡眠和慢波睡眠的减少。酒精可使咽喉部的肌肉放松，导致打呼噜和睡眠呼吸暂停综合征的恶化，后者见于60岁以上的男性酗酒者，约占75%。患者可有突出的噩梦。所有酗酒者的睡眠障碍都很显著，且容易复发。

饮酒者另外一个常见的问题就是判断力和协调性受损，其意外受伤的风险增加。在美国，约40%的饮酒者在醉酒时驾驶。酗酒者第二天常伴头痛、口渴、恶心、呕吐和疲劳症状，宿醉综合征表现为在学习和工作中时间的遗忘和短暂的认知障碍。

对酒精依赖者而言，酒精对神经系统的影响更为突出。慢性酗酒可致周围神经病，见于10%的酗酒者，类似于糖尿病，患者表现为肢体的麻木、刺痛感、感觉异常，肢体末端为著。约1%的酗酒者可发展为小脑变性或萎缩，表现为站立和步态不稳伴轻微震颤；神经影像学提示小脑蚓部萎缩。幸运的是，仅有很少的酗酒者（少于1/500）发展为Wernicke综合征（眼肌麻痹、共济失调和脑病）和Korsakoff综合征（逆行性和顺行性遗忘），上述综合征较高比例出现一个或更多个神经病理学发现。上述综合征与硫胺素水平较低相关，尤见于易感性个体，如转酮醇酶缺乏症的患者。酗酒者在酗酒数天或数周后，可出现认知和短暂的记忆损害。MRI 和 CT 上显示脑室扩大和脑沟增宽等脑萎缩征象见于 50%的慢性酗酒者。上述改变在戒酒后通常可逆。目前尚无酗酒性痴呆综合征的单一诊断，酗酒性痴呆综合征可用于描述慢性酗酒者明显的不可逆的认知功能改变（可能系不同病因所致）。

精神并发症 约 2/3 的酒精依赖者符合美国精神病学会 DSM-Ⅴ精神综合征的诊断标准（见第 30 章）。其中约半数患者先前存在反社会型人格障碍，由于酒精和药物的依赖而表现为冲动和失控。男性终生风险为 3%，80%以上个体表现为酒精和（或）药物依赖。另外一个常见的并发症系对违禁物质的依赖。伴精神综合征的酗酒者先前即有精神分裂症或躁狂抑郁症和焦虑症（如惊恐障碍）。酗酒并发症和独立的精神障碍在遗传易感性上可能互相重叠。酒精所致判断力的损害也见于独立的精神疾病，饮酒可缓解某些精神疾病的症状或某些药物的副作用。

精神综合征可见于酗酒和随后的戒断期。酒精诱发的综合征包括持续数天到数周的强烈的悲伤（酒精诱发的情感障碍），见于 40%的重度酗酒者，上述综合征在戒断数周后消失；10%～30%的酗酒者可出现短暂的严重焦虑症（酒精诱发的焦虑障碍），起始于酒精戒断时，戒酒后持续数月或更长时间；听幻觉和（或）偏执妄想表现为警觉和定向力障碍，见于 3%～5%的酗酒者（酒精诱发的精神障碍）。

酒精诱发的精神疾病的治疗包括帮助患者戒酒、提供心理支持、心理治疗如认知行为疗法。除使用短效的抗精神病药物用于治疗物质诱发的精神症状外，物质诱发的精神疾病几乎不需要药物治疗。戒断症状通常在数天到 4 周内恢复。相反，由于酒精诱发的精神症状短暂，无需长期药物治疗，饮酒史是伴精神症状患者的重要问诊内容。

胃肠道系统

食管和胃 摄入酒精可导致食管和胃的炎症、上腹不适和胃肠道出血，酒精是出血性胃炎最常见的病因。食管贲门黏膜撕裂系胃食管连接处黏膜的纵向撕裂，强烈的呕吐可致严重的消化道出血。

胰腺和肝脏 饮酒者急性胰腺炎的发生率（每年 25/1000）是普通人群的 3 倍，约占急性胰腺炎全部病例的 10%。酒精损害肝的糖异生，导致糖原的葡萄糖转化异常、乳酸增多和脂肪酸氧化降低，结果造成肝细胞内脂肪的堆积。在健康个体中，上述改变是可逆的。然而，反复的酒精暴露，尤其是每日酗酒的患者，肝会发生严重的改变，包括酒精诱导的肝炎、中央静脉周围硬化和肝硬化，肝硬化见于 15%的酗酒者。由于较高的易感性，酗酒者患丙型肝炎的概率较高。在饮酒的情况下，丙型肝炎与严重的肝衰竭密切相关。

癌症

女性每天摄入 1.5 杯酒，患乳腺癌的风险增加 1.4 倍。对男性和女性而言，每天摄入 4 杯酒患口腔和食管癌的风险增加约 3 倍，直肠癌的风险增加约 1.5 倍；每天摄入 7～8 杯酒或更多，患癌症的风险增加约 5 倍。上述后果来源于乙醇和乙醛的直接癌诱导效应或间接干预了体内的免疫平衡。

造血系统

乙醇可引起红细胞体积的增加（平均红细胞体积，MCV），反映了其对干细胞的影响。如大量酗酒伴叶酸缺乏，也可出现嗜中性粒细胞增多、网织红细胞减少、骨髓增生；倘若营养不良，可见铁粒幼细胞性贫血。慢性酗酒可使白细胞数量减少，减少粒细胞的迁移和黏附，从而削弱对新抗原的迟发性超敏反应（如结核菌素皮肤试验假阴性）。相关的免疫缺陷可致易感性，包括肝炎和 HIV 感染，干扰对它们的治疗。饮酒可致血小板减少，戒酒 1 周后血小板通常能够恢复正常，除非有肝硬化或充血性脾肿大。

心血管系统

乙醇可降低心肌收缩力，导致周围血管扩张，从而引起血压下降和心输出量代偿性增加。酒精摄入后运动引起的心耗氧量增加较为明显。上述急性改变对普通健康饮酒者并无多大影响，但对有心血管疾病的患者有较大影响。

每天饮用 3 杯酒或更多会出现剂量依赖性高血压，戒酒数周后血压恢复正常。因此，酗酒是轻度和中度高血压的危险因素。慢性酗酒者患冠心病的风险是正常人的 6 倍，部分与低密度脂蛋白的增高相关。酒精作用于心肌的直接效应是导致心肌病发生的风险增高。心肌病的临床症状包括左心室损害时无法解释的心律失常、心力衰竭、心肌收缩力降低、心室的扩大伴附壁血栓和二尖瓣反流。酗酒后可短暂出现房性或室性心律失常，尤其是阵发性心动过速，而无心脏疾病的证据，称之为“假日心脏”综合征。

生殖泌尿系统的改变、性功能和胚胎发育

青少年饮酒影响正常的性功能和生育。任何年龄，中等量的乙醇（乙醇血浓度 0.06g/dl）能促进性欲，但也会降低男性的勃起功能。在没有肝损害的情况下，少数慢性酒精中毒的患者可出现不可逆的睾丸萎缩伴精曲小管的收缩、射精量的减少和精子数量的下降[见第哈里森内科学（第 19 版）相关章节]。

女性频繁大量的饮酒会造成停经、卵巢缩小、黄体缺失相关的不孕和自发性流产风险增高。孕期酗酒者会使乙醇和乙醛快速转移至胎盘，对胚胎的发育产生严重的不良影响。胚胎酒精综合征就是最为严重的后果，见于酗酒母亲所生育的 5%的孩子中，临床上可出现以下症状和体征：伴内眦赘皮的面容改变、耳郭形成不良、牙釉质缺陷伴细齿、房间隔和室间隔缺损、掌纹异常和关节活动受限、小头畸形伴智能减退。少见的严重病例为胎儿酒精谱系障碍，临床上包括低体重儿、低智商儿、多动行为和中度认知障碍。在孕期间，酒精的摄入量和摄入时间并无明确的说法，建议怀孕妇女完全戒酒。

其他方面的影响

1/2～2/3 的酗酒者会出现骨骼肌无力，系急性酗酒性肌病所致。戒酒可以改善症状但不能完全缓解。反复酗酒对骨骼系统造成的损害包括钙代谢异常、骨密度减低、骨骺生长减慢，结果导致股骨头骨折和坏死的风险增高。激素的改变包括皮质醇水平的增高，在酗酒者中会持续增高；在乙醇血浓度升高时抑制抗利尿激素的分泌，在乙醇血浓度降低时促进抗利尿激素的分泌（导致酗酒者轻度水肿）；血清甲状腺素可逆性中度降低；血清三碘甲状腺原氨酸显著降低。戒酒 1 个月后激素水平应该重新评估。

酗酒者（酒精滥用者或酒精依赖者）

由于多数饮酒者偶尔饮酒过量，短暂的乙醇相关的病理改变在非酗酒者中很常见，尤其是在 19～29 岁的年轻人多见。若要在人生的多个阶段讨论这一问题，应该在 DSM-Ⅴ中明确酒精滥用或酒精依赖的标准。

定义和流行病学

DSM-Ⅴ将酒精使用障碍定义为 11 年内至少有 2 年出现反复的酒精相关性障碍，并在 12 个月相同的时间

表 31-2　精神障碍诊断与统计手册第 5 版，酒精使用障碍分类（AUD）

标准
在 12 个月内至少满足以下 2 条标准的支持酒精使用障碍的诊断：
饮酒导致重复性的不能履行角色义务
重复性在危险环境下饮酒
尽管出现饮酒相关的社会或人际障碍仍继续饮酒
耐受性
戒断反应，或者为缓解症状/避免戒断反应使用药物
饮用量较大、时间过长
持续的努力/尝试戒酒或减少饮酒量不成功
大量的时间用在获取、饮用酒或从饮酒中恢复
因饮酒而放弃或减少重要活动
虽然知道酒对身体或心理的伤害仍继续饮用酒
对酒渴望

轻度 AUD：2～3 项支持；中度 AUD：4～5 项支持；严重 AUD：6 项及以上支持

段丛集出现（表 31-2）。11 项中 10 项直接来源于 DSM-Ⅳ中的 7 个酒精依赖标准和 4 项酒精滥用标准，在删去合法性问题和增加渴望以后。酒精使用障碍的严重性基于符合表中选项的数量，符合 2 项或 3 项为轻度；符合 4 项或 5 项为中毒；符合 6 项或更多项为重度。新诊断方法与 DSM-Ⅳ类似，描述应该更为准确。

在多数西方国家，酒精依赖终生的风险男性为 10%～15%，女性为 5%～8%。美国、加拿大、德国、澳大利亚和英国的情况类似；而多数地中海国家如意大利、希腊和以色列等国偏低；爱尔兰、法国、斯堪的纳维亚则偏高。对多数土著居民而言，如美国印第安人、爱斯基摩人、毛利人和澳大利亚的土著部落更高。正如后面描述的，上述风险的不同反映出文化和遗传的差异。在西方国家，典型的酗酒者更多的是蓝领或白领工人或家庭主妇。在医生群体中，酗酒者的终生风险与普通人群类似。

遗传

约 60%的酒精相关性疾病的风险归因于基因，对儿童酗酒者（即使这些儿童早期被非酗酒者收养和抚养），其酒精滥用和酒精依赖的风险是正常儿童的 4 倍，同卵双生比异卵双生子的风险高。遗传变异通过中间性状得以体现，中间性状与环境相关，可改变酗酒和致酒精相关问题的风险。这些基因包括与应用精神作用物质所致精神障碍（冲动性、精神分裂症和双相情感障碍）高风险相关的基因。另外一些性状如喝酒时强烈的脸红反应，通过酒精代谢酶的变异降低酒精相关疾病的风

险，尤其是乙醛脱氢酶（仅见于亚洲人群）的变异。

另外一个受遗传影响的性状，对酒精的敏感性较低，通过钾通道、GABA、烟碱、5-羟色胺系统的基因变异部分影响酗酒者的风险。在发展成为酒精使用障碍前，对早期职业饮酒者进行酒精低敏感性的观察。所有的随访研究证实大量酒精摄入可达到预期的效应，预测将来发展成为酗酒和酒精使用障碍风险。低酒精敏感性至少部分可以通过环境因素的影响如酗酒者朋友的选择、大量酒精摄入的阳性预期结果和次优处理应激的方法予以调节。

自然史

尽管首次饮酒的年龄（约 15 岁）在酗酒者和非酗酒者之间并无差异，规律饮酒者和酗酒者首次饮酒的年龄稍微早些，尤其是对后期出现的、与酒精使用障碍相关行为问题的患者而言，首次饮酒的年龄更早些。在二十五六岁时，多数非酗酒者会节制饮酒，而酗酒者饮酒量可能逐步增多。酒精对健康的影响主要见于十几岁到二十岁出头，酒精障碍见于二十五六岁。一旦明确诊断，酒精中毒可能加重或缓解，随着问题的发展，暂时停止或控制饮酒精没有困难。但是，如果没有帮助，酒精的摄入量会增多，随后出现各种问题。给予治疗，1/2～2/3 的酗酒者可戒酒数年，即使没有正规的治疗自助小组的帮助，至少也有 20%的机会达到自发缓解和长期戒断。但是，继续饮酒会使寿命平均缩短 10 年，这也是导致死亡、心脏病、癌症、意外事故和自杀的主要原因。

治疗

酒精相关问题的治疗相对较为明确：（1）认识到至少 20%的人群存在酒精使用障碍；（2）掌握急性酒精中毒相关问题的诊断和治疗；（3）掌握如何帮助患者陈述问题的方法；（4）给酗酒者提供恰当的帮助。

酗酒的定义

即使在富裕地区，也约有 20%的患者存在酒精使用障碍。上述地区的男性和女性每天规律饮用 6～8 杯或更多杯酒的情况下，可通过酒精问卷调查明确诊断和实验室检查结果测试。γ-谷氨酰转移酶（GGT）（>35U）和缺糖转铁蛋白（CDT）（>20U/L 或>2.6%）这两项血液学检测对酗酒者的特异性和敏感性均≥60%。联合使用两项检测比单独一项更为准确。上述指标可能在戒酒后 7 周内恢复到正常水平。其他血液学检测指标如 MCVs（≥91μm^3）和血尿酸（>416mol/L，或>7mg/dl）也很有用。

酒精滥用障碍的诊断最终依靠反复出现的、与饮酒相关障碍的病史（表 31-2）。因此，婚姻或工作问题、法律困境、意外事故史、疾病和耐受性的调查就显得非常重要，还要联系患者饮酒或其他药物史。一些标准化的问卷有助于诊断，如包含 10 个问题的酒精使用障碍筛查量表（Alcohol Use Disorders Identification Test，AUDIT）（表 31-3），但它们仅仅是筛查工具，面对面的会谈仍然是重要的诊断手段。

治疗 酒精相关的问题

急性酒精中毒

急性酒精中毒最优先采取的措施就是评估患者的生命体征和处理呼吸抑制、心律失常和血压。如伴其他药物的急性中毒事件，应考虑如阿片类和中枢神经系统镇静剂（如苯二氮䓬类药物）中毒。应该提供安全的积极处理方式和干预团队。如果继续采

表 31-3 酒精使用障碍筛查量表（AUDIT）[a]

项目	5 分（从最低到最高）
1. 您饮酒次数是多少？	从不（0）到每周 4 次以上（4）
2. 在一般情况下，您一天的饮酒量是多少标准杯？（注：1 标准杯＝10g 纯酒精）	1 或 2 杯（0）到 10 杯以上（4）
3. 您每次喝 6 杯以上的次数是多少？	从不（0）到每天或几乎每天 1 次（4）
4. 最近一年来，是否一旦您开始饮酒，就无法立即中断，这种情况在最近一年中有几次？	从不（0）到每天或几乎每天 1 次（4）
5. 您有没有因为喝酒而耽误要做的事情？这种情况在最近一年中有几次？	从不（0）到每天或几乎每天 1 次（4）
6. 在一次大量饮酒后，您是否需要在次日早上喝一杯酒才能正常生活？这种情况在最近一年中有几次？	从不（0）到每天或几乎每天 1 次（4）
7. 您会不会在饮酒后感到内疚或后悔？这种情况在最近一年中有	从不（0）到每天或几乎每天 1 次（4）
8. 您会不会因为喝酒而回忆不起来前夜所发生的情况？这种情况在最近一年中有几次？	从不（0）到每天或几乎每天 1 次（4）
9. 您有无因为喝酒而使本人或他人受到伤害的情况？这种情况在最近一年中有几次？	没有（0）；有，是在过去的 1 年（4）
10. 您的亲戚、朋友、医生或其他健康教育工作者关注过您的饮酒问题或建议您戒酒吗？	没有（0）；有，是在过去的 1 年（4）

[a] AUDIT 总分 10 分，评分大于 8 分提示系有危害健康的酒精滥用。

用积极的处理方法，可使用低剂量的短效苯二氮䓬类药物，如劳拉西泮（1～2mg 口服或静脉注射），必要时重复使用，但必须仔细观察重要的生命体征和意识的改变。另外可替代的治疗方法是使用抗精神病药物（如氟哌啶醇 0.5～5mg 口服或必要时每4～8 小时肌内注射，或必要时奥氮平 2.5～10mg 每2～6 小时肌内注射）。

干预

对酗酒者有两个重要的干预要素：动机会谈和简短干预。就动机会谈而言，临床大夫可帮助患者在饮酒时思考资产（如社会生活中的舒适度）和负债（如健康和人际关系问题）。患者的反应非常关键，临床大夫应该投入感情、仔细倾听，帮助患者衡量权重，鼓励他们对应该做出的改变负起责任。应提醒患者避免不改变饮酒方式所带来的不良后果。动机会谈的过程可以总结为 FRAMES：对患者的回馈（Feedback）；患者的责任（Responsibility）；对需要采取的行动的建议（Advice），而不是命令；可以考虑的选择（Menus）；与患者共情（Empathy）；自我效能（Self-efficacy），如给患者提供成功改变自我的支持。

一旦患者开始考虑改变，应将重点转移到简短干预的设计，以帮助他们更好地理解潜在的作用。和他们讨论酗酒的后果，提出戒酒的可行性方法，帮助他们认识和避免酗酒。动机会谈和简短干预可在 15 分钟内完成，因为患者不会立刻改变自己的行为，随后需要多次会谈以讨论最佳治疗方案，解释戒酒的好处。

酒精戒断

如果患者同意戒酒，酒精突然戒断会产生戒断综合征，戒断综合征与醉酒的症状相反。主症状包括手的震颤，激越或焦虑，自主神经系统过度兴奋包括心率增快、呼吸增快、体温升高，失眠。上述症状常见于酒精戒断 5～10 小时内，2～3 天达到高峰，4～5 天可明显改善，戒断综合征可持续 4～6 个月。

约 2%的酗酒者在戒酒期间会经历一次癫痫发作，伴发的疾病、药物的误用和酒精摄入量增多均可导致发作的风险增加。上述危险因素也可导致震颤性谵妄的发生，戒断症状包括谵妄（精神错乱、激越、意识水平的波动）伴震颤和自主神经过度兴奋（如心率显著增快、血压增高、呼吸加快）。在酒精戒断的早期，对发作和震颤性谵妄的识别和及时干预可降低其风险。

酒精戒断治疗的第一步，需要全面对酗酒者进行体格检查，包括寻找肝衰竭、胃肠道出血、心律失常、感染、血糖和电解质紊乱的证据。提供足够的营养和口服 B 族维生素、每天 50～100mg 的维生素 B_1 持续服用一周或更长时间。由于多数酗酒者酒精戒断期间水摄入正常或稍微过量，除非患者出现出血、呕吐或腹泻，应避免静脉输液。

酒精戒断治疗的第二步就是要认识到戒断综合征是由于中枢神经系统镇静剂、酒精快速撤退所致，可以通过调整镇静剂的剂量予以控制，然后在 3～5 天的时间内逐渐减少剂量。大部分中枢神经系统镇静剂有效，苯二氮䓬类（见第 30 章）有很高的安全范围和最低的价格，因此是首选的经典药物。短半衰期的苯二氮䓬类药物适合有严重肝损害或脑损害的患者，但必须每 4 个小时给药以避免血药浓度的大幅度波动，从而增加发作的风险。因此，多数内科医生使用长半衰期的药物（如甲氨二氮䓬），如果戒断的症状越来越明显，可调整上述药物的剂量；如果患者处于睡眠状态或伴有直立性低血压，应尽量不要使用这类药物。患者第一天每 4～6 小时服用甲氨二氮䓬 25～50mg，或安定 10mg，在随后 5 天内将剂量逐渐减为零。酒精戒断症状可住院处理，身体条件较好的患者其戒断的症状较轻微，尽管此时酒精血浓度较低，患者既往无震颤性谵妄病史，戒断性发作多见于戒瘾诊所。如果戒断症状和体征较为明显，这些患者应该住院评估。

震颤性谵妄患者的治疗是一个挑战，即便治疗，可能需要 3～5 天的观察期。关注的重点在于明确诊断、控制症状、预防继发性损伤。多数内科大夫推荐使用高剂量的苯二氮䓬类药物（如甲氨二氮䓬 800mg/d），积极治疗将降低激越、提高发作的阈值，但对意识障碍的作用不大。另外一些内科大夫推荐使用抗精神病的药物，如前文曾经讨论过的氟哌啶醇或奥氮平，尽管这些药物对震颤性谵妄没有直接的疗效。抗精神病药物不会恶化精神错乱，但可增加发作的风险；抗精神病药物对轻度的戒断症状无多少价值。

戒断所致的全面性发作无需给予足剂量的苯二氮䓬类的药物，也无证据表明抗癫痫药物如苯妥英或加巴喷丁对戒断性发作有效，随着有效药物的血药浓度达标，发作的风险逐渐降低。罕见的癫痫持续状态患者必须积极治疗（见第 9 章）。

酗酒患者的康复治疗

概要 在完成对酗酒患者的康复治疗后，60%

以上的酗酒者，尤其是中产阶级，维持戒酒至少1年，许多患者可终生戒酒。认知-行为治疗的核心方法就是帮助患者意识到改变的重要性，和他们一起工作以改变其行为模式，提高依从性。关键步骤就是通过教育优化戒酒的动机，教育患者的家庭成员，培育良好的环境，让患者免于酒精的干扰。多年酗酒者需要向专业康复和自助小组咨询，如匿名戒酒会，帮助患者在戒酒的过程中学习如何处理生活压力。酗酒复发的预防有助于患者认识到酗酒复发的风险，如果处理方法不当，会增加戒断复发的机会。

多数患者在门诊接受治疗，干预措施越强效果越佳，有些酗酒者对匿名戒酒会或门诊处理的疗效不佳。不论如何，都应与门诊参与治疗的工作人员至少保持6个月的联系，酒精戒断后应再随诊整一年。咨询工作应关注于在没有接触酒精的情况下如何改善患者的功能（如继续戒酒的理念），帮助患者在没有接触酒精的情况下如何打发闲暇时光，发展戒酒互助小组，处理工作上的压力。

内科大夫在酗酒相关的内科或精神综合征的诊断和治疗中扮演非常重要的角色，监督戒酒诊所，给患者提供康复治疗和咨询，选择适合的药物治疗。当患者在酒精戒断后出现令人苦恼的睡眠障碍时，应该使患者消除疑虑，说明这是酒精戒断后的正常现象，随后数周会自行改善。内科医生应该教会患者有关睡眠卫生的基本知识，包括就寝和觉醒的时间表。安眠药物有误用的风险，停用安眠药会出现失眠反弹现象。不应使用具有镇静效果的抗抑郁药（如曲唑酮），因为该药影响患者第二天的认知功能，导致正常的睡眠结构紊乱，可偶尔服用非处方的安眠药（具有镇静作用的抗组胺药）。帮助患者了解临床症状的本质特征，使用认知疗法和放松技术有助于缓解焦虑。

药物康复治疗　在康复期前6个月，以下药物治疗有益。第一种药物，阿片类拮抗剂——环丙甲羟二羟吗啡酮每天50～150mg口服，能显著缩短复发，无论是使用口服制剂还是每月一次380mg的静脉注射制剂，对μ阿片类受体G等位基因AII8G多态性的个体尤为有效。通过阻断阿片类受体，环丙甲羟二羟吗啡酮可降低富含多巴胺的中脑腹侧被盖奖励系统的活动，从而降低酒精摄入所致的快乐感和奖励感。第二种药物，阿坎酸（GABA受体激动药，戒酒药）每天约2g，分3次口服，有类似的较强的戒酒效应；阿坎酸抑制NMDA受体，减少迁延性酒精戒断所致的轻微临床症状。早先提到的几个联合服用常规剂量的环丙甲羟二羟吗啡酮和阿坎酸临床试验表明联合用药优于单药治疗，尽管并非所有的研究都支持这一观点。

第三种药物，戒酒硫（ALDH抑制剂）的疗效评价更为困难，每天服用剂量为250mg。该药有呕吐和自主神经系统副作用，副作用系乙醇、乙醛的首个代谢物血浓度快速升高的结果所致。对心脏病、中风、糖尿病和高血压患者而言，该副作用很危险。该药还有导致抑郁症、精神症状、外周神经痛和肝功能损害的潜在风险。戒酒硫最好在配偶的监护下服用，尤其是在诸如圣诞节这样的高风险饮酒节日。其他相关药物尚在研究中，包括烟碱受体拮抗剂伐尼克兰、5-羟色胺受体拮抗剂昂丹司琼、α-肾上腺素能激动剂哌唑嗪、$GABA_B$受体激动剂巴氯芬、抗癫痫药托吡酯和大麻受体拮抗剂。目前尚无足够的资料评估上述药物对酒精中毒的疗效，因此也无强力的证据支持临床上使用。

全球性思考

正如以上所讨论的，酒精使用障碍的发生率因性别、年龄、种族和国家的不同而异。有关标准杯的定义在不同的国家也不一样（如美国一标准杯为10～12g纯酒精，英国为8g纯酒精），合法饮酒的定义各国也不一样。在不同的国家和同一国家不同地区，最受欢迎的酒精饮料也有所不同。换句话说，不论性别、种族、国家，不同酒精饮品中的主要成分仍然是纯乙醇，就酒精使用障碍的风险及其治疗而言，全球都面临同样的挑战。

32 阿片类物质相关的功能障碍

Opioid-Related Disorders

Thomas R. Kosten，Colin N. Haile
（刘君鹏　译　程琼　校）

阿片类止痛药的滥用至少从公元前300年忘忧草（希腊语“从哀伤中解脱”）帮助英雄奥德赛开始算起了，但它在中国和近东地区的普遍吸食已造成了几个世纪的损害。自200年前，鸦片和可待因的第一次化学分离，大量合成的阿片类药物被开发出来，并且阿片受体在20世纪90年代被克隆出来。所有这些试剂中的至关重要的两个不利影响是阿片类药物的混乱使用及其滥用的发展。在美国每年0.1%海洛因依赖率大约仅是处方类阿片用药的三分之一，相比东南亚和西亚的2%吗啡使用者这是相当低的。处方类阿片主要用于疼痛管理，但因其容易获得，青少年采购和使用这些药物带来了可怕的后果。例如2011年，美国1.1亿人使用非医疗处方类止痛药，这与超过420 000急诊病例及近17 000例阿片类过量死亡事件相关。虽然这些比例与其他被滥用的物质来说是相对低的，但是它们所带来的疾病负担是巨大的，增加了发病率和死亡率；增加了疾病传播；增加了医疗费用、犯罪和执法成本；以及带给家人无形的痛苦和生产力的损失。

“依赖”和“上瘾”不再用于描述物质的使用障碍。阿片类物质相关的障碍包括阿片类药物使用障碍、阿片类中毒和阿片类戒断。阿片类使用障碍的诊断在第5版《精神障碍诊断与统计手册》（DSM-5）中的定义是一年内在两个或多个地区阿片类药物的重复使用出现问题。这些方面包括药物耐受、停药、使用超过预期量的阿片、无视不良后果依然渴求使用等。阿片类药物使用障碍的这种新定义，诊断标准从三个方面减少到两个方面，这并不被认为会改变病症的发生，因为使用这类物质的大多数人满足不止三个标准。

最近在美国，阿片类药物非法使用的一个突出方面是其作为非法药物使用的门户而显著增长。自2007年以来，处方类阿片药物已超过大麻成为青少年初始使用最常见的非法药品，虽然阿片类药物依赖的总发生率远远低于大麻。最常用的阿片类药物是羟考酮和氢的改道处方，随后是海洛因和吗啡，在卫生专职人员中，哌替啶和芬太尼最常被用到。海洛因是从吗啡衍生而来，并且作为前药能更迅速地穿透大脑，随后在体内迅速转变为吗啡。两种阿片维持治疗药物——美沙酮和丁丙诺啡，也被滥用，但它们的比率相对较低，部分阿片受体激动剂如布托啡诺、曲马朵和喷他佐辛等则更少被误用。因为这些药物的理化性质一般在主要的药理学课本当中都会有涵盖，而本章节的重点是神经生物学和药理学相关的依赖及其治疗。虽然神经生物学方面的滥用涉及已知的四个阿片受体：μ受体、κ受体、δ受体及痛敏肽/孤啡肽，本次讨论的重点在于μ受体，其在临床大多数阿片类药物使用中都是被激活的。

神经生物学

阿片类药物及其作用的神经生物学方面不仅包括阿片受体，而且包括受体调节的下游细胞内信使系统和离子通道。阿片受体的不同功能活性总结在表32-1。阿片类药物滥用主要与μ受体相关。所有阿片受体是G-蛋白连接的并与环磷酸腺苷（cAMP）耦合的第二信使系统及G蛋白，内向纠正钾离子通道（GIRKs）。阿片类药物激活G蛋白调控的钾离子通道，增加钾离子的通透性以引起超极化，抑制动作电位的生产。因此，阿片类制剂抑制了多种多样、广泛分布的神经元的活性。阿片类制剂的主要作用，如镇痛、镇静和药物增强作用，是通过对特定大脑通路的神经元的抑制作用而产生的。

许多阿片类的作用都与μ受体的特定神经解剖位置相关。阿片类药物的增强作用和欣快效应发生在从腹侧被盖区（VTA）到伏隔核（NAC）的中脑边缘多巴胺能通路上，在这个过程中，阿片类药物增加了多巴胺的突触水平。这种增加是由于氨基丁酸能神经元抑制了腹侧被盖区到伏隔核之间的神经元的活性。阿片类药物的积极作用还包括与μ受体脱敏和内化，这与潜在的与β-抑制蛋白信号途径的刺激相关。然而，“兴奋作用”只有在多巴胺变化速率较快的时候才会发生。大剂量、快速注射的阿片类药物阻断了γ-氨基丁酸（GABA）抑制，并产生与所有药物滥用所致“兴奋”相关的腹侧被盖区多巴胺神经元活性的爆发。因此，给药途径会缓慢增加阿片类药物在血液和大脑中的浓度，如口服和经皮途径，是镇痛和镇静的有效的途径，同时不会产生吸入和静脉给药途径所导致的阿片类“兴奋”作用。其他急性作用例如镇痛和呼吸抑制主要涉及阿片受体在大脑其他部位的分布，如蓝斑（LC）。

表32-1　阿片类受体的作用

受体类型	作用
μ受体（如吗啡，丁丙诺啡）	镇痛，增强幸福感，咳嗽，抑制食欲，呼吸减慢，胃肠动力下降，镇静，激素改变，多巴胺和乙酰胆碱释放
κ受体（如布托啡诺）	烦躁，胃肠动力下降，食欲下降，呼吸减慢，精神症状，镇静，利尿，镇痛
δ受体（如埃托啡）	镇痛，兴奋，躯体依赖，激素变化，食欲抑制，多巴胺释放
痛敏肽/孤啡肽（如丁丙诺啡）	镇痛，厌食，焦虑，阿片类药物耐受，低血压，胃肠动力下降，5-羟色胺和去甲肾上腺素的释放

阿片类药物耐受和戒断反应是与环磷腺苷效应元件结合蛋白（CREB）细胞内级联相关的慢性作用所致（图 32-1）。这些作用同时也是阿片类药物使用障碍产生的遗传危险因素反应，由于多基因遗传因素，其预计有高达 50%以上的依赖风险。μ 受体基因特定功能的多态性似乎与阿片类药物滥用的风险相关，其包括阿片类药物和内源性配体 β-内啡肽在这种受体中的亲和力从 1 倍增加到 3 倍。表观遗传甲基化改变也发生在阿片成瘾者的 μ 受体基因的 DNA 上，其抑制了基因转录。这种分子级联将急性中毒和镇静与蓝斑介导的阿片耐受、撤药反应相关联。蓝斑中的肾上腺素能神经元介导皮质半球的激活。当大剂量的阿片使所有 μ 受体处于饱和并将其激活时，动作电位就会终止。当阿片类药物的反复使用超过数周甚至数月，这种直接抑制作用就会持续，随之导致耐受和和戒断症状产生的二级组适应性改变就会发生（图 32-1）。戒断症状某种程度上反映了蓝斑中去甲肾上腺素（NE）神经元的过度活跃。在戒断反应中，这种去甲肾上腺素神经元的激活有着十分重要的治疗意义，如阿片类戒断治疗中 α_2 受体激动剂可乐定的使用。其他撤药反应的参与还包括多巴胺奖赏机制的缺乏。

药理学

耐受和撤药反应通常在慢性的日常使用中发生，其发生取决于药物浓度和给药频率，最快发生在用药后 6～8 周。耐受程度似乎主要取决于药效学而不是药物动力学的作用，因细胞色素 P450 或其他肝酶诱导作用相对有限。阿片类药物的代谢主要通过肝脏细胞色素 P450 系统的 2D6 和 3A4 酶类。然后它们与葡萄糖醛酸结合，少量通过粪便排泄。吗啡的血浆半衰期通常在 2.5～3 小时，而美沙酮则超过 22 小时。芬太尼相关的阿片类制剂的半衰期最短，仅需几分钟，而丁丙诺啡及其活性代谢物的半衰期最长，其单次剂量使用后可以阻断阿片类戒断长达 3 天。阿片类药物的耐受导致其对药量需求的增加，以维持所需的欣快作用，同时避免戒断症状所产生的不适。这种组合一旦启动，就会造成预期中依赖作用增强的结果。长期维持剂量使用的美沙酮被储存在肝内，这可以减少日常剂量间撤药反应的发生。内源性阿片肽在耐受性和戒断中的作用是不确定的。

阿片类滥用的临床特点是与给药途径及阿片到达大脑的速度紧密相关。静脉和吸入途径给药能迅速在大脑中产生较高的血药浓度。这种药丸产生一种“冲劲”，其次是幸福感、宁静感、嗜睡（“点头”）。海洛因的作用可持续 3～5 小时，在慢性用药者身上需要每天几次的剂量以防止撤药反应。阿片戒断症状的产生在最后一次给药后 8～10 小时开始。流泪、流鼻涕、打呵欠、出汗症状首先出现。睡眠不安、无力、发冷、起鸡皮疙瘩（“冷火鸡”）、恶心呕吐、肌肉酸痛和不自主运动（“踢的习惯”）、过度呼吸、高热和高血压等在撤药综合征的后期阶段发生。撤药反应的急性过程可能会持续 7～10 天。稽延性戒断的第二阶段持续 26～

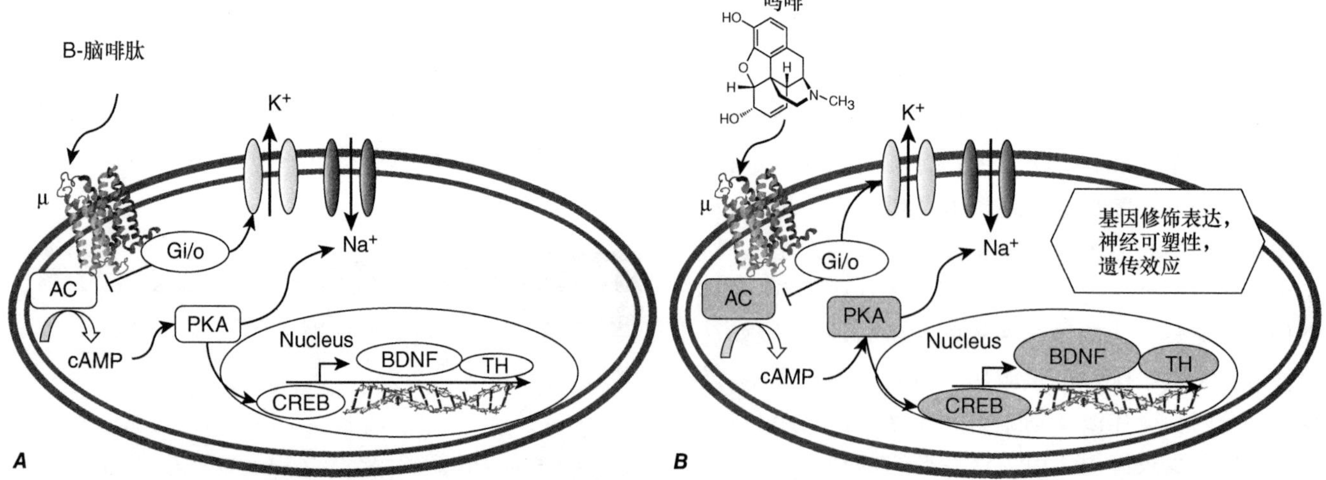

图 32-1 正常的 μ 受体被内源性阿片激活后，在蓝斑去甲肾上腺素能神经元抑制环磷酸腺苷（cAMP）-蛋白激酶 A-cAMP 反应元件结合蛋白（CREB）级联反应（**A**），通过抑制 Gi/o 蛋白影响腺苷酸环化酶（AC）。同样，急性接触阿片类药物（如吗啡）抑制该系统，而长期使用阿片类制剂（**B**）则导致抵抗阿片类抑制作用的环磷腺苷酸途径的上调。该系统的上调参与阿片耐受性产生，并且当停止使用阿片时，阿片戒断过程中其不拮抗去甲肾上腺素的神经传递。上调的蛋白激酶 A 使环磷腺苷效应元件结合蛋白磷酸化，启动各种基因的表达，如酪氨酸羟化酶（*TH*）基因和脑源性神经营养因子（*BDNF*）基因。脑源性神经营养因子涉及对慢性阿片类制剂应答的长期可塑性改变。

30 周，其特征是低血压、心动过缓、低体温、瞳孔散大及呼吸中枢对二氧化碳的反应性降低。

阿片类药物除了对大脑的镇静和欣快作用，及对合并脑、周围神经系统的镇痛作用外，其他器官也会广泛地受到影响。咳嗽反射通过大脑被抑制，因此一些阿片类药物被作为止咳药物使用 ，而恶心和呕吐是由于对脊髓的影响。几种垂体激素的释放被抑制，包括促肾上腺皮质激素释放因子（CRF）和黄体生成激素，这导致了皮质醇和性激素水平的降低，并可能导致应激反应的损害和性欲降低。其他两种受影响的激素分别是促甲状腺激素和生长激素，促甲状腺激素水平是降低，而生长激素的水平是上升。呼吸抑制是由于阿片诱导的脑干神经元对二氧化碳增加的灵敏度下降的结果，并且在伴有肺部疾病的患者中，这可导致显著的临床并发症。在过量吸食患者中，由于呕吐反射的缺失，吸入性肺炎是很常见的。阿片类制剂减少肠道的蠕动，这对于治疗腹泻是有帮助的，但它会导致恶心、便秘和伴随体重减轻的厌食症状。由于严重的便秘和中毒性巨结肠，在美沙酮维持治疗早期死亡事件时有发生。阿片制剂，如美沙酮，可能会使 QT 间期延长并导致一些患者的猝死。直立性低血压的产生可能是由于组胺释放和外周血管扩张，这是其被有效地应用于处理急性心肌梗死的阿片效应。在阿片类药物维持期间，其与其他药物的相互作用是值得关注的；这些包括细胞色素 P450 系统的诱导者（通常是 CYP3A4），如利福平和卡马西平。

海洛因的使用者更倾向于通过静脉注射阿片类药物，并且其可能是多种药物的使用者，包括同时使用酒精、镇静药、大麻素和兴奋剂等。其他这些药物都不是阿片类药物的替代品，但是它们有所需的累加效应。因此，需要确保正在经历阿片类撤药反应的人不是因为酒精或镇静剂的撤药反应，这些可能更加危险且更难以管理。静脉使用阿片类药物与它承载严重并发症的风险同在。

共用皮下注射器可能导致乙肝和艾滋病毒/艾滋病的感染。细菌感染可导致感染性并发症，如脑膜炎、骨髓炎以及各器官脓肿。在非法毒品实验室里合成的脱靶的阿片类药物可导致严重的毒性反应。例如，20 世纪 80 年代，企图非法制造哌替啶而导致具有高度特异性的神经毒素（MPTP，1-甲基-4-苯基-1,2,3,6-四氢吡啶）的产生，这使得使用者当中出现帕金森病（见第 13 章）。

过量致死是阿片类药物使用障碍的一种比较常见的并发症。快速识别并以纳洛酮治疗是很关键的，纳洛酮是可免受并发症的具有高度特异性的逆转剂。诊断是基于特征性体征和症状的识别，包括呼吸浅慢、瞳孔缩小（只有脑部显著缺氧的意外发生时才会出现瞳孔散大）、心动过缓、体温过低以及麻木或昏迷。血液或尿液的毒理学研究可以确诊疑似病例，但直接处理必须基于临床标准。如果不使用纳洛酮，发展到呼吸和心血管功能衰竭则会导致死亡。在尸检时，通常会发现脑水肿，有时则可发现肺泡性肺水肿。阿片类制剂一般不导致癫痫发作，除非与阿片类药物哌替啶、高剂量的曲马朵等多种特殊药物合用，抑或是发生在新生儿身上。

治疗　阿片类药物过量

阿片类药物过量除了使用纳洛酮进行急性治疗外，临床医生还有两种常规治疗方案：阿片类药物的维持治疗或排毒。阿片类受体激动剂和部分受体激动剂通常可用于维持治疗和解毒。α_2-肾上腺素受体激动剂主要用于解毒。拮抗剂通常被用来加快毒素排出，并继续用于脱毒后以预防复发。只有居民免费医疗的方案成功实施，基础医疗项目才有可能成功。各种治疗方案成功与否的首要指标在于是否能在评定中被保留，并能够减少阿片类药物和其他药物的使用；其次是，能减少如 HIV 危险行为、犯罪、精神症状、医疗合并症等，这也表明治疗的成功。

停止阿片类药物的使用要比预防复发容易得多。阿片类药物依赖者长期复发的预防需要结合药理和心理的方法。慢性用药者倾向于选择药物治疗的方法，而那些短期药物滥用者则更适合应用排毒及心理干预疗法。

阿片类药物过量

阿片类药物过量的处理需要纳洛酮和重要功能的支持治疗，必要时包括插管处理（表 32-2）。如果是由于丁丙诺啡过量，那么则可能需要 10mg 或更大剂量的纳洛酮，但是丁丙诺啡过量基本上是不可能的，因为该药是部分阿片受体激动剂，这意味着随着丁丙诺啡使用剂量的增加，它的拮抗剂作用比它的激动活性更大。可给予特异性苯二氮䓬拮抗剂氟马西尼 0.2mg/min，最大量 3g/h，但此药可能导

表 32-2　阿片类药物过量处理

建立气道。插管和机械通气可能是必要的
纳洛酮 0.4～2.0mg（静推、肌注或气管插管）。静推起效需要 1～2 分钟
如果需要用于恢复呼吸或纳洛酮的连续输注，重复剂量的纳洛酮可被使用
可逆转呼吸抑制的 1/2～2/3 初始剂量的纳洛酮应以小时为单位管理（注：如果患者已经被插管，那么纳洛酮则不是必要的）

致癫痫发作和颅内压增加。纳洛酮之类的药物通常需要应用较长时间，因为大多数苯二氮䓬类药比氟马西尼作用持续时间长。重要生命支持包括给氧、正压呼吸、静脉输液、低血压时的升压治疗，以及心电图监测是否有QT间期延长，当出现时给予针对性治疗。活性炭和洗胃对于口服丁丙诺啡过量有所帮助，但如果患者处于昏睡状态则需要插管处理。

阿片类药物的戒断反应

排毒的原则对于所有药物都是一样的：将一个长效型、具有口服活性、药理作用相当的药物替换为先前使用的药物，使患者稳定服用该药，随后逐步退出取代用药。美沙酮或丁丙诺啡是用于治疗阿片类药物使用障碍的两种药物。可乐定是一种中枢性交感神经药物，在美国也被用于解毒。通过降低中枢交感神经传出，可乐定减轻了许多交感神经过度兴奋的症状，但通常需要与其他药物一起应用以增强作用。可乐定无麻醉作用而且也不会上瘾。洛非西定是一种降压作用稍差的可乐定类似物，但在美国尚未被批准使用。

美沙酮解毒 美沙酮解毒的剂量逐渐递减方案在2～3周至180天不等，但这种方案因美沙酮维持治疗的相对有效性及解毒的成功率较低而存在争议。不幸的是，绝大多数的海洛因或其他阿片类药物成瘾患者往往在排毒期间或者之后出现复发。

丁丙诺啡解毒 比起美沙酮，丁丙诺啡不会出现更好的结果，但是在减少戒断症状、在戒断协议中保留患者及完成治疗方面优于可乐定。

α_2 肾上腺素受体激动剂解毒 几种 α_2 肾上腺素能激动剂通过抑制大脑去甲肾上腺素能的亢进作用缓解阿片类戒断症状。可乐定可减轻一些临床症状和一些戒断症状如流泪、流涕、肌肉酸痛、关节疼痛、烦躁不安和胃肠道症状。相关药物有洛非西定、胍法辛和胍那苄酯。洛非西定最多可给至2mg/d，并且似乎有较少的副作用。可乐定或洛非西定，通常口服，每天3～4次，主要副作用是头晕、镇静、嗜睡、口干等。门诊的撤药反应处理需要密切跟进纳曲酮的维持治疗。

快速、超快速阿片类药物解毒 阿片样拮抗剂纳曲酮通常与 α_2 肾上腺素能受体激动剂结合，这一组合声称可在不显著增加患者不适的情况下缩短戒断反应的持续时间。比起单用美沙酮或可乐定成功率从40%上升至65%，使用纳曲酮和可乐定的成功率从75%上升至81%。超快速阿片类药物解毒是麻醉药使用方法的延伸，因其与医疗风险和死亡率相关而饱受争议。

阿片类受体激动剂药物的维持治疗 美沙酮维持治疗将每日一次的口服阿片替换为每日3～4次海洛因。美沙酮使阿片受体处于饱和，并通过诱导阿片耐受性的高水平，阻止额外阿片制剂所致的欣快作用。丁丙诺啡，部分阿片受体激动剂，也可给予每日一次4～32mg的舌下剂量，与美沙酮相反的是，其可由官方初级保健机构给出。

美沙酮的维持治疗 口服使用时，美沙酮起效缓慢，其长期清除半衰期在24～36 h；在保留治疗和减少静脉给药、减少犯罪活动、减少艾滋病毒的危险行为和死亡率中，80～150mg的交叉耐受产生剂量都可有基础疗效。在非美沙酮维持治疗和药物注射患者中，美沙酮延长QT间期的发生率高达16%，但它被安全应用在阿片依赖治疗已达40年。

丁丙诺啡维持治疗 自1996年来，法国和澳大利亚已有舌下含服丁丙诺啡维持治疗，在2002年它首次被美国FDA批准为ScheduleⅢ阿片类药物使用障碍处理药物中的一个。与完全激动剂美沙酮不同的是，丁丙诺啡是起效缓慢且作用时间长的 μ 受体部分激动剂。它的部分激动作用减少了意外过量的风险，但也限制了需要相当于60～70mg美沙酮用量者的疗效，许多美沙酮维持治疗的患者需要每日高达150mg的剂量。为了减少其滥用，丁丙诺啡与纳洛酮以4∶1的比例组合。由于儿科丁丙诺啡非法使用的曝光，一种利用黏膜片而不是被碾碎吞服的舌下药片的新配方，现已上市销售。长达持续6个月的丁丙诺啡皮下植入也已经过测试，现作为配方的改进正在等待FDA的批准，以防止儿童接触和非法转移，同时方便加强管理。

在美国，初级保健医生有能力开具丁丙诺啡作为阿片类药物使用障碍治疗，这是提高治疗的机会和质量、减少社会危害的重要举措。欧洲、亚洲和澳大利亚已经发现通过在基础医疗中提供丁丙诺啡以降低阿片类药物相关的死亡和药物注射相关的医疗事件的方法。在6个月的随访中，官方提供的丁丙诺啡治疗率高达70%。

阿片受体拮抗剂药物 使用麻醉拮抗剂治疗的理由是其阻断阿片类药物自我管理的作用，并最终改掉这种习惯，但这种疗法很难被患者接受。纳曲酮是一种长效的有口服活性的纯阿片受体拮抗剂，它可以以100～150mg的剂量每周3次给药。因为它是一种拮抗剂，患者在开始使用纳曲酮之前必须先从阿片类药物依赖中解毒。长期使用也是安全的，副作用（如头痛、恶心、腹痛）少，并且可用于感染乙型或丙型肝炎患者的治疗，而不产生肝脏毒性。然而，大多数供应商强调如果肝功能测试高于正常水平的3倍，应避免使用纳曲酮。纳曲酮维持治疗与心理治疗相结合在减少海洛因使用当中是有效的，但是坚持服药率较低。持续长达4周的长效注射剂型显著改善患者的用药依从性。皮下植入纳曲酮在俄罗斯、中国和澳大利亚已经使保留治疗上升2倍，并减少口服纳曲酮患者一半的复发率。在美国，库存的纳曲酮制剂适用于每月使用和维护的血药浓度相当于25mg每日口服用量的患者。

免费药物治疗 大部分阿片成瘾患者在住院部、住宅或门诊用药都可进入免费治疗，但要持续居住6～18个月，相比药物治疗，其1～5年的效果非常差。家庭项目需要完全沉浸在一个独立性逐渐增强、责任水平逐渐提高的毒品滥用受到控制的社区当中。这些免费医疗项目，以及药物治疗方案，包括了咨询及传授如何应对压力、避免毒品获得或对毒品产生渴求行为的人际交往和认知技巧的行为治疗。复发的预防是通过逐步引导个体拥有更强的责任感和适应保护治疗区以外的工作环境。

预防

预防阿片类药物滥用对医生来说是一个非常重要的挑战。青少年非法毒品使用的获取模式通常是从阿片处方开始。这些药物的主要来源是家庭成员，而不是毒贩或者互联网。疼痛管理包括在尽可能短的时间内给拥有疼痛证明者提供足够量的阿片类药物以减轻疼痛。患者需要处置任何剩余的阿片类药物，而不能仅将其保存在药箱里，因为这种行为将导致青少年的消遣使用。最后强调的是，医生绝不应该为自己开具阿片类处方。

33 可卡因和其他常见的滥用药物

Cocaine and Other Commonly Abused Drugs

Nancy K. Mello，Jack H. Mendelson

（郑秀芬 译 程琼 校）

可卡因和其他精神兴奋剂的滥用反映了药物药理学之间、个性与用户期望之间以及药物使用环境因素之间的相互作用。多药滥用现象越来越普遍，其包括几种不同药理作用的药物的同时使用。有时一种药物被用于增强另一种药物的作用，如可卡因与尼古丁的组合使用，苯二氮䓬类与美沙酮的结合使用，或可卡因和海洛因在美沙酮维持治疗患者中的结合使用。某些形式的多药滥用是极其危险的，例如静脉注射海洛因和可卡因的组合使用，导致许多医院的急诊就诊。

慢性可卡因和精神兴奋药的滥用可导致一系列不良后果，可能加剧原先存在的疾病，如高血压和心脏病。两种或两种以上药物的组合使用可能加重一种药物滥用相关的并发症。长期的药物滥用往往与免疫系统功能障碍以及感染的增加相关，包括艾滋病毒感染的风险。此外，可卡因和阿片的同时使用（以下简称“快速丸”）通常与静脉吸毒者共用针头有关。在美国以及欧洲和亚洲的几个大城市，静脉注射毒品的滥用者继续成为HIV感染的最大的单一群体。

兴奋剂和致幻剂被用于引起欣快感及改变意识状态已有几个世纪。在今天可卡因和大麻是两种最常见滥用药品。各种合成的大麻及各种致幻剂近期已变得越来越流行，而且新的药品在不断被开发。本章描述了可卡因、大麻以及麦角酰二乙胺（LSD）、甲基苯丙胺、二亚甲基双氧安非他明（MDMA）、合成类卡西酮（浴盐）、苯环利定（PCP）、迷幻鼠尾草和其他滥用药物［氟硝西泮、γ羟丁酸（GHB）、氯胺酮］的主观和不良的医疗作用。一些药物管理中的严重副作用也有被描述到。

可卡因

可卡因是一种兴奋剂，一种具有强效血管收缩作用的局麻药。古柯植物（古柯）的叶子中含有0.5%～1%的可卡因。药物经口腔、滴鼻、静脉注射或吸入后产生生理和行为效应。可卡因的增强效应与中脑边缘系统的多巴胺能神经元的激活相关（见第29章）。可卡因通过结合突触前神经元的转运蛋白和阻断再摄取而增加了单胺类神经递质多巴胺、去甲肾上腺素、血清素的突触浓度。

可卡因使用的盛行

可卡因在社会的各经济阶层被滥用。2012年，美国估计有160万人使用可卡因，有110万人滥用或依赖可卡因。2011年，涉及可卡因就诊急诊共计有505 224例。可卡因滥用在普通人群及海洛因依赖者当中盛行，包括那些正处于美沙酮维持治疗阶段的患者。静推可卡因常与静推海洛因相组合而被称为“快速丸”。这种组合据称使可卡因“冲劲”衰减，并将可卡因的“兴奋性”替换为美沙酮阻断的海洛因“兴奋性”。

急、慢性中毒

静脉注射和吸食热解可卡因这两者都有所增加。继鼻腔给药，情绪和感觉的变化在3～5分钟内可被感知，而在10～20分钟内则可达到峰值。这些作用很少持续超过1小时。热解材料的吸入包括吸入裂纹/可卡因或吸食古柯糊及吸食可卡因游离碱，一种通过可卡因制剂及易燃的溶剂提取而成的产品。可卡因游离碱，包括用碳酸氢钠（裂解）制备的游离碱，因其效能高和起效快已日益流行（吸入8～10秒后起效）。可卡因会产生短暂的、剂量相关的刺激和欣快感，同时增加了心率、升高血压。随着可卡因的给入，体温通常会有所升高，高剂量的可卡因可能会导致致命性发热或高血压。由于可卡因抑制了肾上腺素能神经末梢儿茶酚胺的再摄取，所以它增强了交感神经系统的活性。可卡因血浆半衰期很短，在45～60分钟。可卡因通过等离子酯酶代谢，其代谢产物通过尿液排泄。据长期滥用者报告，可卡因欣快作用的短暂持续可能是由于急、慢性耐受所致。可卡因每小时可使用2～3次。酒精常被用来调制可卡因的兴奋性及可卡因作用突然消失所致的烦躁不安。可卡因的代谢产物，可卡乙碱，已在酒精和可卡因同时滥用者的血液和尿液中检测到。可卡乙碱引起类似于可卡因单独使用所致的心血管功能的改变，酒精滥用加上可卡因滥用的病理生理后果可能是引起沉迷。

可卡因可通过任何给药途径引起严重的医疗后果。有个广为流传的说法认为，可卡因吸入或静脉给药是比较安全的，这与之前认为使用可卡因导致患者死于呼吸抑制、心律失常及抽搐的报道相矛盾。除了全身性的癫痫发作，神经系统的并发症可能包括头痛、缺血性或出血性中风，或者蛛网膜下腔出血。磁共振波谱（MRS）已监测到可卡因依赖患者存在脑血流灌注障碍问题。由于可卡因的直接作用或熏制材料中的污染物残留，可卡因的吸入可能导致严重的肺部疾病。随着慢性裂解/可卡因的使用可能会导致肝坏死的发生。持续的可卡因滥用也可能会导致一种类似酒精中毒似的偏执及幻视、幻听的幻觉状态。

尽管有报道可卡因滥用的男女可能会有性欲增强的情况，但是长期服用可卡因会导致严重的性欲减退并对性功能产生不利影响。在男性可卡因滥用者中有发现阳痿和男性乳房发育的情况，这些异常现象往往在戒药之后仍会持续很长一段时间。可卡因的滥用可能会导致月经周期的紊乱，包括女性和自行注射可卡因的猕猴模型的溢乳、闭经和不孕。长期的可卡因滥用可能因垂体前叶分泌的泌乳素所导致的多巴胺能抑制障碍而引起持续性的高泌乳素血症。孕妇的可卡因滥用可增加胎儿先天畸形及母体心脑血管疾病发生的风险，尤其是通过裂纹吸食者。然而，可卡因滥用本身可能不是这些围产期疾病的唯一因素，因为孕妇可卡因滥用往往与营养不良、产前保健不佳以及多种药物滥用相联系。

据报道可卡因的心理依赖是由于无法强迫自己从频繁的药物使用中放弃。尽管躁动及自主神经功能亢进等症状的出现仍存在争议，但是戒断症状可能会伴随可卡因中毒后的严重抑郁发生（“崩溃”）。

治疗　可卡因过量及长期滥用

可卡因过量是一种紧急的医疗事件，其最好是在重症监护室中治疗。可卡因的毒性产生了以高血压、心动过速、癫痫的强直-阵挛发作、呼吸困难和室性心律失常为特点的高肾上腺素状态。每8小时静脉注射0.5mg/kg的地西泮被证实能够有效地控制癫痫发作。静脉注射0.5～1.0mg的普萘洛尔可有效地处理室性心律失常。因为很多可卡因相关的死亡事件被证实与其他非法药物（尤其是海洛因）的使用相关联，所以医生必须准备好应对多种药物中毒应急处理的有效方案。

长期可卡因滥用的治疗需要初级保健医生、精神科医生以及心理医生的通力合作。可卡因戒毒初期往往伴随着抑郁、内疚、失眠和厌食等症状，这些症状可能与情感性精神障碍的表现一样严重。个人和集体的心理治疗以及家庭治疗、对等援助治疗等方案对于诱导长期缓解往往是有效的。尽管心理治疗可能获益，但是没有具体有效的心理治疗方法或行为改变方式。

一些用于各种医疗精神障碍治疗的药物已被批准用于减轻可卡因滥用和依赖的持续时间及严重程度。寻找安全又高效的可卡因戒毒药物仍在继续。丁螺环酮的临床试验（BuSpar）正在进行当中，即寻找用于抗焦虑的多巴胺D_3、D_4受体拮抗性质的非苯二氮䓬类药物。在非灵长类动物的兴奋剂成瘾模型中，丁螺环酮减少了可卡因、尼古丁及可卡因与尼古丁组合的使用。

减少可卡因滥用的另一种方法是开发对可卡因免疫或是通过在功能上阻止其到达大脑的可卡因拮抗疫苗。可卡因通过血浆酶、丁酰胆碱酯酶（胆碱酯酶）转换成无活性的代谢产物。当这种酶被修饰以提高其催化效率并加快可卡因代谢时，它既能防止动物中可卡因诱导的毒性，而且可以逆转它。重要的是，即使给予了高剂量的可卡因，它仍然是有效的。包括可卡因水解酶基因疗法在内的这类方法在持续发展。在临床试验中，可卡因和尼古丁的疫苗已被证实是安全并且存在一定疗效的。抗体滴度的个体差异及确定抗体效价的困难将会中和反应到可卡因应用剂量的增加上，而拥有持续时间较长的作用仍是亟待解决的挑战之一。

大麻及大麻化合物

除了精神活性物质δ-9-四氢大麻酚（THC）外，大麻还包含了超过400种的合成物。大麻香烟从植物的叶子和花蕊制取，典型的大麻香烟含有0.5～1 g的植物材料。δ-9-四氢大麻酚的浓度通常在10～40mg之间，但是监测中发现每根卷烟的浓度＜100 mg。大麻是从苜蓿的浓缩树脂制备而成，δ-9-四氢大麻酚占其重量的8%～12%。“散列油”（hash oil）是一种包含25%和60%δ-9-四氢大麻酚的脂溶性植物提取物，其可能被添加到大麻中以提高δ-9-四氢大麻酚的浓度。吸烟是大麻使用的最常见形式。在热解过程中，除了δ-9-四氢大麻酚外，有150种化合物被释放出来。

尽管这些化合物大多不具有精神活性成分，但是它们可能会产生一定的生理作用。δ-9-四氢大麻酚迅速地从肺进入血液，然后在组织中迅速被隔绝。δ-9-四氢大麻酚主要通过肝脏代谢，它在肝脏内被转换成精神类化合物11-羟基-δ-9-四氢大麻酚以及其他20种以上的代谢产物。

相比其他精神类药物，许多δ-9-四氢大麻酚的代谢产物通过粪便以相当缓慢的速度排泄。特异性的大麻素受体（CB_1和CB_2）已被证实在中枢和外周神经系统中存在，并且在大脑皮质、基底神经节和海马区发现存在高密度的大麻素受体。T淋巴细胞和B淋巴细胞也含有大麻素受体，这些似乎介导了大麻素的抗炎和免疫调节性能。中枢神经系统已被证实广泛存在先天的δ-9-四氢大麻酚样配体。

草本的大麻类替代品也是可获得的。它们通常是几种草药与合成大麻素的组合。虽然很多配方存在，但“香料”和“K2”是其中最有名的，通常普通的方法无法检测到大麻的存在。网络销售的这些化合物不包含任何非法成分。然而因毒性存在的报道，一些合成的大麻素现已被缉毒署列入Schedule Ⅰ。

大麻使用的盛行

在美国，大麻是最常用的非法毒品。在2012年，一个月里估计有1890万人使用大麻；年龄在12～17岁的青少年估计有7.2%的人使用大麻。比起其他管制类药物，大麻是相对便宜且常被认为是危害相对较小的。大麻的有效形式（精育无籽大麻）被广泛使用，而大麻与其他药物（如可卡因）的合用情况并不少见。部分由于草本大麻替代品的检测难度较大，其使用的盛行情况是未知的。

大麻的急、慢性中毒

大麻及大麻化合物的急性中毒与δ-9-四氢大麻酚的剂量及给药途径相关。比起口服大麻类化合物，吸食途径使得δ-9-四氢大麻酚更快速地被吸收。急性大麻中毒可能会产生类似轻中度酒精中毒样的放松和轻度兴奋感。这种情况通常伴随着一些思维障碍、注意力集中障碍、感知障碍及精神运动功能障碍。较高剂量的大麻可能会使注意力和感知能力的损害更加明显，同时会产生更强的镇静作用。尽管大麻中毒的急性作用在普通使用者身上是相对温和的，但是该药能使原先已有精神病或神经质的患者陷入严重情绪障碍中。与其他精神类药物一样，用户的期望和环境因素都是大麻中毒类型、严重程度的重要决定因素。

因与可卡因、阿片类药物、酒精等滥用叠加在一起，长期大麻滥用者可能会普遍失去对社会理想目标的兴趣，进而逐步投入更多的时间去获取和使用药物。然而，δ-9-四氢大麻酚不引起特定的“失动机综合征”。由于大麻的使用，有时区分轻度至中度抑郁的变化程度及青春期相关的生长发育障碍很困难。有报道长期使用大麻会增加既往有精神分裂症患者的精神症状。17岁前就开始吸食大麻的人很可能会有更明显的认知缺陷，并且其以后出现多药滥用及酗酒的风险可能更高，但是大麻在这个结果中的作用目前尚不明确。

病例报道大麻替代品的急性作用主要包括焦虑、激动、妄想、偏执及精神病。这些反映药物作用或潜在的精神障碍恶化的程度往往难以确定。

物理作用

结膜充血和心动过速是吸食大麻最常见、最直接的身体反应。吸食大麻所导致的心动过速耐受在普通使用者中发展迅速。然而，吸食大麻可能会诱发冠状动脉供血不足者的急性心绞痛发作。比起吸食烟草，吸食大麻到一定程度后，运动诱发心绞痛发作的可能会有所增加。因此强烈建议心脏病患者不要吸食大麻或大麻化合物。

每日常规吸食大麻的人被发现其肺活量显著减少。因为吸食大麻通常包括深吸气及大麻烟雾的长期滞留，这将导致慢性的支气管刺激。相比单独吸食烟草者，同时吸食大麻与烟草者的单呼吸一氧化碳弥散量（DL_{CO}）受损程度更严重。

虽然大麻有一系列的副作用，但很多相关研究仍尚待重复证实。关于长期使用大麻与男性睾丸激素水平下降相关的报道尚未得到证实。而大麻使用后精子数量减少、活力降低及形态改变则有报道。前瞻性研究发现胎儿生长发育异常与妊娠期间大量吸食大麻相关。大麻也会导致免疫系统紊乱、染色体异常、脱氧核糖核酸及蛋白质的合成抑制；然而，这些研究结果尚未被证实与人类任何特定的生理效应相关。草药类大麻替代品会产生包括结膜充血和心动过速等许多不利影响。

耐药性及躯体依赖

习惯性大麻吸食者可能会从躯体耐受发展成为精神影响，因此会导致更频繁的吸食并尝试获得更为有效的大麻化合物。例如，大麻引起的心动过速发展迅速，而其引起的结膜充血发展则相对缓慢。一旦停止使用，其引起的行为和生理作用耐受性都会降低。

长期大麻使用者有明显的戒断综合征，并且其严重程度与使用的剂量和持续时间有关。这些症状通常在药物停用数天后达到顶峰，包括烦躁、厌食、睡眠障碍。相比那些大量使用阿片类药物或酒精者，长期吸食大麻者所观察到的症状和体征通常相对温和，很少需要医疗或药物干预。然而，更严重的、长期的戒断综合征可能会发生在持续使用高效力大麻化合物之后。目前还没有关于草药类大麻替代品耐受性及物理依赖的系统研究。大量用于与 20 余种草药结合的合成大麻素可供选用，这在分析时是一个可怕的挑战。

大麻的治疗应用

大麻，作为香烟或一种人工合成的口服大麻（屈大麻酚大麻），被认为有一定的临床药用价值。其可被用于化疗患者的止吐、促进艾滋病患者的食欲、降低青光眼患者眼压、减少多发性硬化及其他神经系统紊乱所致的痉挛。艾滋病相关的恶病质则可能是例外，这些大麻化合物没有一种显著优于现成的其他治疗方法。

冰毒

甲基苯丙胺也被称为“冰毒”“快速丸”“大力丸”“粉笔”“冰”“玻璃”或“水晶”。冰毒是一种具有多巴胺、5-羟色胺和去甲肾上腺素系统混合活性的单胺释放剂。2009 年，冰毒被美国公安部门认为是仅次于可卡因的对社会造成威胁的毒品药物。1998～2007 年间，医院接收的冰毒治疗率超过一倍，其中 18～25 岁的成年人占最高比例。据报道，2011 年在美国估计有 439 000 人服用冰毒，急救室接诊的涉及安非他明/甲基安非他明药物的总计有 160 000 人。尽管有毒瘾的发作、非法生产冰毒的秘密实验室被关闭、冰毒滥用预防项目的增加，冰毒的使用仍在持续。

冰毒可吸食、鼻吸、肌内注射或口服。冰毒滥用者声称药物使用能诱导兴奋感并减少疲劳。冰毒使用的不良后果包括头痛、注意力不集中、食欲减退、腹痛、呕吐或腹泻、精神错乱、偏执或攻击性行为、精神病等。长期滥用冰毒可导致严重的龋齿，会出现牙齿变黑、腐烂、松动等。严重的会出现包括高血压、心律失常或心力衰竭、蛛网膜下腔出血、缺血性中风、脑出血、抽搐或昏迷等危及生命的毒性反应。

冰毒增加了突触前神经元单胺类神经递质（多巴胺、去甲肾上腺素和血清素）的释放。这种药物的欣快和增强效应被认为是通过多巴胺和中脑边缘系统介导的，而心血管的影响则与去甲肾上腺素相关。磁共振扫描分析的研究表明，慢性吸食者存在额叶和基底节损伤。

急性冰毒过量的治疗主要是对症处理。氯化铵可酸化尿液并可提高药物的清除率。高血压对硝普钠或α-肾上腺素能拮抗剂会有所反应。镇静剂会减少激越症状及其他中枢神经系统过度活跃的现象。治疗住院或门诊慢性冰毒依赖方法与先前描述的可卡因滥用的治疗相似。

亚甲二氧基甲基苯丙胺（MDMA）是冰毒的衍生物，又称“摇头丸”或“莫利”。据报道在美国冰毒的使用从 2005 年的 615 000 人增加到 2012 年的 869 000 人。2011 年急诊病房收治冰毒使用者总数超过 22 000 人。MDMA 通常口服使用，但其也可用于注射或吸入，它的作用持续 3～6 小时。MDMA 可产生耀眼的视听幻觉及其他感知障碍等安非他明样作用。最近的研究表明，MDMA 的使用与认知和记忆障碍相关。MDMA 可导致高热、血压升高、癫痫发作、昏迷甚至死亡。药物停止后的戒断症状包括磨牙、焦虑、食欲减退、失眠、发热等。而对于年轻人娱乐性服用 MDMA 的长期后果知之甚少。

合成类卡西酮（浴盐）

2010 年，合成类卡西酮的滥用迅速崛起，同时有大量医疗和精神方面的副作用、自杀甚至死亡的报告。据毒品中心和卫生机构报道，滥用人数从 2010 年约 300 例增加到 2011 年的 6000 例不止。作为 Schedule Ⅰ中没有公认的医疗用途并且有较高滥用可能，2011 年，缉毒局将合成类的卡西酮滥用分为甲氧麻黄酮［4-甲基甲卡西酮］、亚甲基二氧吡咯戊酮［3,4-亚甲二氧基吡咯戊酮］及醋酸甲泼尼龙三种。然而，合成类的卡西酮可从互联网、便利店、加油站、商店及理发店中快速获得。这些药物以各种名目被销售，如“香草天空”“紫色波浪”“蓝色丝绸”“白色闪电”和“雪豹”等。在逃避监管约束方面，则是通过将这些产品分类为植物类食品、杀虫剂、池塘清洁剂和浴盐等，“不适合人类消费”。

在茶叶中，卡西酮是主要的活性成分。咀嚼恰特草的叶子（阿拉伯茶）会产生轻度的兴奋作用，在非洲东部这仍然是一个很常见的做法，并且已经持续了好几个世纪。卡西酮的结构类似于安非他明，而甲基甲卡西酮的结构则类似于甲基安非他明。卡西酮，与安非他明类似，它不同程度上抑制了多巴胺、5-羟色胺和去甲肾上腺素转运蛋白，而这可能可以解释观察到的行为变化。卡西酮衍生物的作用通常认为与摇头丸的作用相似。合成类卡西酮可吸入、口服、注射或鼻吸。这些药物可能在持续数小时或数天内被反复服用。亚甲基二氧吡咯戊酮口服后起效相对迅速，通常在 15～30 分钟之内；而甲基甲卡西酮和醋酸甲泼尼龙的起效相对缓慢，通常在 30～45 分钟。亚甲基二氧吡咯戊酮起效持续时间从 2 小时到 5 小时或 7 小时不等。而甲基甲卡西酮吸入后会在几分钟之内起效，其作用只持续 1 小时或更少，但它所致的情绪变化可能会持续数天。长期滥用合成类卡西酮的神经毒性作用评价才刚刚开始，它的长期后果还是未知。

报道中提到合成类卡西酮的积极作用包括欣快感、提高能量、变得机警、提高交际力以及增加音乐和其他感官体验的敏感性；而它的消极作用主要包括激惹、视听幻觉、焦虑、恐慌、偏执妄想、定向障碍、抑郁和自杀意念；还有其他如易怒、攻击行为、暴力行为、震颤和癫痫发作等的副作用报道。医疗中常见的不良反应主要有心功能不全、心搏骤停、高血压、高热、恶心呕吐、厌食等。目前合成类卡西酮中毒没有特异的拮抗剂。出现严重的高热、癫痫发作和心律失常是医疗紧急情况，应该住院治疗。苯二氮䓬类镇静药可用于处理激惹、癫痫发作及攻击行为等其他相关症状。而应用抗精神病类药物治疗严重持久的精神症状是必要的。

麦角酸二乙酰胺（LSD）

20 世纪 60 年代，麦角酸二乙酰胺迷幻作用的发现导致其滥用。对麦角酸二乙酰胺生产和销售的严格限制（美国 FDA 批准认证为 ScheduleⅠ）及公众认可的麦角酸二乙酰胺致幻作用引起危害健康这两者都使得麦角酸二乙酰胺的滥用有所减少。麦角酸二乙酰胺在青少年当中的滥用仍很普遍，有迹象表明青少年麦角酸二乙酰胺在美国一些地区的使用越来越多。到 2011 年，估计有 358 000 人使用麦角酸二乙酰胺，而 2003 年和 2007 年分别有 200 000 人和 271 000 人使用。

麦角酸二乙酰胺是一种非常有效的致幻剂，口服 20μg 即可产生严重的心理和生理效应。0.5～2μg/kg 的剂量在几分钟之内就会出现心动过速、血压升高、瞳孔扩张、震颤及高热。通常在其摄入 30 分钟后，就会出现包括视幻觉、副感觉、极端情绪等在内的各种奇怪的、相互矛盾的知觉和情绪变化。尽管麦角酸二乙酰胺的半衰期仅为 3 小时，但是其产生的这些作用会持续 12～18 小时。

2011 年急救就诊有关麦角酸二乙酰胺的病例共计近 5000 人。与麦角酸二乙酰胺使用相关的最常见紧急医疗事件是惊恐发作（“糟糕的旅程”），这可能会持续 24 小时。处理这个问题的最好方法是消除疑虑（“讲下去”），必要的话，可小剂量使用抗焦虑药。麦角酸二乙酰胺长期使用的不良后果包括精神分裂发生的风险增加、记忆功能紊乱、解决问题和抽象思维能力的下降。这些问题最好是进行精神科的专门处理。

当持续 4 天以上每天使用药物一次或超过一次，麦角酸二乙酰胺介导的心理功能变化耐受就会迅速发展。而连续使用后的突然中断不会产生戒断症状。临床没有关于麦角酸二乙酰胺直接导致死亡的报道。

苯环己哌啶（PCP）

苯环己哌啶是一种环己胺的衍生物，在兽医中它被广泛应用固定各种大型动物，有时也被描述为一种分离麻醉剂。苯环己哌啶与神经系统中的离子型谷氨酸 N-甲基-D-天冬氨酸（NMDA）受体相联系，并通过这些渠道阻断离子电流。苯环己哌啶很容易合成，其主要是被年轻人及多药滥用者使用。它可口服、吸食、通鼻吸或静脉注射使用。它也可作为δ-9-四氢大麻酚、麦角酸二乙酰胺、安非他明或可卡因的掺杂物。最常见的“街头准备”“天使尘埃”，是一种含有50%～100%药物的白色颗粒状粉末。5mg的低剂量就会产生激惹、兴奋、运动协调受损、构音障碍及镇痛作用。其中毒的体征可能包括水平或垂直性眼球震颤、面部潮红、出汗和听觉过敏。行为方面的变化包括身体形象的扭曲、思维的混乱和情感的隔阂。苯环己哌啶5～10mg的高剂量可能会导致大量流涎、呕吐、肌阵挛、发热、麻木或昏迷。≥10mg的剂量则会导致抽搐、角弓反张和长时间昏迷后的去大脑强直。

2011年，涉及苯环己哌啶的急诊病例有75 000多个。而苯环己哌啶过量的诊断是很困难的，因为患者最初的焦虑、偏执、妄想、幻觉症状可能提示精神分裂症的急性反应。苯环己哌啶的使用可通过对血清或尿液中五氯酚含量的测定来确认，其检测大多在毒理学中心进行，而大剂量摄入后会在尿液中存留1～5天。

苯环己哌啶过量的紧急生命支持措施包括重症室内的昏迷、抽搐及呼吸抑制处理。目前苯环己哌啶没有特效解毒药或拮抗剂。五氯酚可通过洗胃及酸化尿液促进排泄。苯环己哌啶过量可能是由于咽部分泌物过多、高热、呼吸抑制、严重的高血压、癫痫发作、高血压脑病及脑出血等一系列并发症而导致死亡。

苯环己哌啶使用相关的急性精神症状是精神科的急症，因为患者可能会出现自杀或对他人的极端暴力行为。吩噻嗪类药物不宜用于该治疗，因为这些药物会增强苯环己哌啶的抗胆碱能作用。每小时肌内注射5mg的氟哌啶醇可抑制精神病性行为。类似其他迷幻药和致幻剂，低剂量的苯环己哌啶就可能导致脑动脉痉挛。长期使用苯环己哌啶会导致失眠、厌食及严重的行为变化，某些情况下还会产生慢性精神分裂。

迷幻鼠尾草（salvia divinorum）

这是一种新进迷幻药谱的天然草本药。和苯环己哌啶及摇头丸相似，这种药物可导致情绪方面的极大改变，可导致幻觉产生及感觉的错乱。这种药物可通过网络购买，它以“魔法薄荷”“神秘的圣人”“玛丽安娜帕斯朵拉”“黏性紫色小花”等名字被熟知。随着使用的增加，该药在2006年的全国药物使用与健康年度调查中首次被提到。在2006年到2011年之间，在美国其使用者的数量达到5000人，几乎翻了3倍。

该药活性成分是鼠尾草A，是一种可产生幻觉、镇静、镇痛、抑郁作用的选择性κ-受体激动剂。其导致的幻觉的症状可能与极度的焦虑和严重激惹有关，这些可以使用苯二氮䓬类治疗。重要的是，这种κ-受体激动剂不会产生呼吸抑制，在健康受试者的临床研究中没有发现显著的血压或心率变化情况。

从鼠尾草叶子萃取的鼠尾草A成分可被咀嚼，并可通过口腔黏膜或吸烟时吸入吸收。其可在咀嚼5～10分钟或吸入30秒后达到疗效的峰值。它的疗效通常持续15～20分钟。而如果该药与酒精或其他迷幻药合用，其副作用的持续时间及作用强度就会增加。这种药的作用与氯胺酮、摇头丸、大麻相似。

其他药物的滥用

其他许多在药理上有不同副作用的滥用药物通常被称为“俱乐部药物”，因为这些药物通常频繁使用于酒吧、音乐会和狂欢派对等。对常见的滥用药物包括氟硝西泮、γ-羟基丁酸、氯胺酮等的描述如下。本章前面所讲到的甲基苯丙胺、亚甲二氧基甲基苯丙胺和麦角酸二乙酰胺也被认为是俱乐部毒品。俱乐部毒品通常以高剂量被滥用，尤其是与酒精组合，这是致命的，应当作为医疗急救事件处理。γ-羟基丁酸和氯胺酮可通过血液测定，而氟硝西泮可通过尿液和头发样本测定。氟硝西泮和γ-羟基丁酸的毒性可分别以苯二氮䓬拮抗剂及γ-氨基丁酸B（$GABA_B$）受体拮抗剂治疗。

氟硝西泮（氟硝安定）是一种苯二氮䓬类衍生物，主要用于治疗失眠，但是因其有强大的催眠、抗焦虑及导致健忘等作用，而极有可能被严重滥用。这就是常被称作“约会强奸药”或“迷奸药”的一种俱乐部药物。这种药物增强了γ-氨基丁酸A型受体的活性，其过量服用可通过苯二氮䓬类受体拮抗剂氟马西尼治疗。氟硝西泮通常可口服，也可吸入或注射使用。酒精或阿片类药物的伴随使用是很常见的，这会增强氟硝西泮的镇静催眠作用，同时也增加了机动车交通事故发生的风险。氟硝西泮过量可产生危及生命的呼吸抑制及昏迷。长期使用后的突然停止可能会出现焦虑、失眠、思维障碍、癫痫发作等苯二氮䓬类药物戒断综合征。

γ-羟基丁酸（羟丁酸钠）是一种镇静药物，它被FDA批准用于治疗发作性睡病。它被列为一种俱乐部药物，有时会与酒精或其他滥用药物合用，并与约会强奸案存在牵连。它也被健身者作为生长激素使用。γ-羟基丁酸通常制成液体口服，其无色、无味。它的兴奋剂特性在拮抗γ-羟基丁酸受体活性中发挥作用，但是高剂量使用或产生γ-氨基丁酸B型受体活性的镇静效果。γ-氨基丁酸B型受体受体拮抗剂可逆转γ-羟基丁酸的镇静作用，阿片受体拮抗剂（纳洛酮、纳曲酮）也可减轻γ-羟基丁酸对多巴胺释放的影响。低剂量的γ-羟基丁酸可产生兴奋并有解除抑制作用，而高剂量则会引起恶心、激惹、抽搐以及会导致昏迷的镇静作用，甚至形成呼吸抑制导致死亡。2011年，急诊室接诊2400多例γ-羟基丁酸相关的急诊病例。类似于苯环己哌啶，氯胺酮也是一种分离麻醉剂。临床上，它主要用于镇静，镇痛及麻醉辅助。

氯胺酮可使心率增快、血压升高，而与其他麻醉剂相比它的呼吸抑制作用则较少。因为可产生游离状态及人格分裂，同时可伴随有强烈的幻觉及事后遗忘，氯胺酮在俱乐部药物当中很受欢迎。它可以口服、吸食（通常是与烟草和/或大麻组合），或静脉注射或肌内注射。与苯环己哌啶相似，它作为一种非竞争性N-甲基-D-天冬氨酸受体拮抗剂与N-甲基-D-天冬氨酸受体结合。2011年，氯胺酮相关的急诊事件有1550例。它的作用较为复杂，它用于抵抗抗抑郁治疗及慢性疼痛患者止痛中是有效的。长期氯胺酮使用到哪种程度会导致记忆缺损目前仍有争议。

多药滥用

尽管一些药物滥用者可能更倾向于选用特定的药物，但多药合用是很常见的。多药滥用往往包括首选药物中有不同药理作用的药。例如，不同种类的合成兴奋剂与阿片类药物合用或兴奋剂与酒精合用，这都是很常见的。药物组合使用的多样性提示着主观状态改变的可能，而不是任何特定的方面的改变（如刺激或镇静），这可能是多药滥用增强的方面。有证据表明，酒精、鸦片和可卡因的中毒与吸烟的增加有关。在临床实验室研究中发现，尼古丁和可卡因增强了彼此的作用，在成瘾模型中，比起单药使用，这种药物组合保持了更高的自我管理水平。临床多药相互作用的对照研究还相对较少。而可卡因、海洛因及酒精的混合使用增加了毒性作用和不良医疗后果的风险。同样的，一些迷幻药（3，4-亚甲基二氧甲基苯丙胺、麦角二乙酰胺）和俱乐部药物（γ-羟基丁酸、氯胺酮、氟硝西泮）与其他各种药物的组合增加了毒性作用。

多种药物使用模式的一个决定因素是它的相对有效性及药物成本。例如，酒精滥用，随之而来的医疗并发症，这都是海洛因依赖者的美沙酮维持治疗方案中最严重的问题之一。在美沙酮维持治疗中可卡因的滥用时有增加。

医生必须认识到多药滥用的延续和药物依赖，这不一定是潜在情绪障碍的一个症状。无论是缓解焦虑还是减轻抑郁在多药滥用的开始或是延续都不是必需的。严重的抑郁和焦虑通常是多药滥用的后果，也是他们就诊的缘由。有趣的是，一些药物的不良反应可能会增强，这也使得多药滥用得以持续。

多药滥用以及其他形式药物滥用的充分治疗需要有创新的预案。成功治疗的第一步是排毒，这一过程可能是困难的，因为不同的药物具有不同的药理作用（如酒精、鸦片和可卡因）。因为患者可能回忆不起或者否认同时使用多种药物，故诊断的评估应该包括对精神药物及其代谢产物的尿液定性检测分析。在戒毒及戒毒过程的初始阶段，多药滥用通常需要住院治疗。如果可能的话，药物依赖者应使用专业的护理治疗设备。多药滥用的门诊解毒治疗是不一定是有效的，并且可能会有严重并发症的风险。

药物滥用经常需要有效的治疗，但治疗期间是否复发这是不可预知的。在患者复发期间医生应该继续给予陪伴和理解。医生和患者都必须认识到，在这种复杂的行为障碍中，偶然的药物复发是很常见的。

34 尼古丁成瘾

Nicotine Addiction

David M. Burns

（郑秀芬　译　程琼　校）

烟草叶的应用既造成尼古丁成瘾，又满足其成瘾，这是由土著美国人传给哥伦布的，并迅速蔓延至欧洲。然而使用烟草做香烟，仅在20世纪才流行开来，并变成一种时髦现象，因使用烟草造成的疾病也同时流行起来。

尼古丁是烟草里可导致成瘾的最主要的成分，而烟草中的其他成分及行为相关性也强化了烟草成瘾。成瘾者通过调整吸烟的频率和强度来调节尼古丁摄入量，以此既满足了心理需求，又能避免戒断反应。

未点燃的烤烟含有尼古丁、致癌物和其他有毒物质，口入可导致牙周疾病、口腔癌及胰腺癌，并能增加心脏疾病的风险。香烟一旦点燃，其产生的烟雾除了尼古丁，还包含烟草经过蒸发、热解和合成形成的超过7000多种其他化合物，还有应用于不同烟草产品的各种化学添加剂。烟雾包含精细气溶胶和蒸气相，气溶胶颗粒大小不一，导致其在气道和肺泡表面沉积。去除尼古丁和水分，颗粒物质的聚集物就是焦油。

用于烟斗和雪茄的烟草混合物产生的烟雾是碱性的，使尼古丁通过口腔黏膜时能充分吸收，从而满足吸烟者对此毒品的需求。进而，大部分吸食烟斗和雪茄者倾向于不把烟吸入肺内，从而将这些毒性物质或致癌物的暴露大部分局限于上呼吸道内，而此处的疾病发病率也随之上升。用于香烟的烟草产生的烟雾是酸性的，它能显著降低尼古丁在口腔的吸收，吸烟者必须把烟吸入肺内，从而使吸收大量尼古丁来满足吸烟者的烟瘾。把烟草用于香烟的转变，导致烟雾在肺内沉积增加，由此造成心脏病、肺部疾病尤其是肺癌的流行，这些疾病占据了当前烟草应用导致的疾病表现的绝大部分。

与尼古丁成瘾相关的基因有数个。有些降低尼古丁的清除，有些可能与增加的对烟草和其他毒品的依赖相关，同时也与增高的抑郁症发病率相关。自从20世纪50年代中期以来，戒烟率有所增加，尼古丁成瘾率显著下降，提示基因外的因素很重要。基因易感性可能影响青少年试验性吸烟的概率，而后者可导致成年后的烟草成瘾。

美国成人吸烟率降至19%，吸烟者中20%～40%也并非每天都吸烟。在多数亚洲国家，男性吸烟率虽已有所降低，但仍很高，而女性吸烟率则有所增加。据观察，在东欧国家中，吸烟率最高，戒烟率最低。特别值得关注的是发展中国家中吸烟率的迅速增加。世界卫生组织控烟框架协议鼓励在这些国家实行有效的控烟手段，期望能预防未来烟草相关疾病的流行。

吸烟性疾病的临床表现

美国每年有超过40万人因吸烟而早亡，这代表美国人中每死亡5人就有1人是因为吸烟。大约40%的吸烟者会因吸烟而早亡，除非他们能戒烟。

吸烟导致的主要疾病列于表34-1中。吸烟者与从不吸烟者的吸烟相关疾病的发病率（相对风险）的比例，在年轻人群中更大，尤其是冠心病和卒中。老年人中，去除了吸烟和相对风险的小部分比率，非吸烟者的疾病背景比率有所增高。然而，吸烟者疾病死亡率的绝对超额速率与非吸烟者相比，随着年龄的增加而增加。在老年人中，吸烟导致的器官损害更大，死于吸烟的人数更多，可能与累积损害有关。

表34-1 目前吸烟者的相对风险

疾病或状况	目前吸烟者	
	男性	女性
冠心病		
年龄35～64	2.8	3.1
年龄≥65	1.5	1.6
脑血管病		
年龄35～64	3.3	4
年龄≥65	1.6	1.5
主动脉瘤	6.2	7.1
慢性气道阻塞	10.6	13.1
肿瘤		
肺	23.3	12.7
喉	14.6	13
唇、口腔、咽部	10.9	5.1
食管	6.8	7.8
膀胱及其他泌尿器官	3.3	2.2
肾	2.7	1.3
胰腺	2.3	2.3
胃	2	1.4
肝	1.7	1.7
直肠	1.2	1.2
盆腔		1.6
急性骨髓性白血病	1.4	1.4
新生儿猝死综合征		2.3
新生儿呼吸压力综合征		1.3
出生时低体重儿		1.8

心血管疾病

吸烟者比非吸烟者更容易罹患大血管动脉硬化和小血管疾病。近90%的无糖尿患者群的周围血管疾病可归因于吸烟，约50%的主动脉瘤同样如此。于此相对比，20%～30%的冠状动脉疾病和约10%的缺血性和出血性卒中是由吸烟引起的。吸烟与其他心血管疾病高危因素之间有相乘交互关系，因此有高血压病或高脂血症的患者吸烟所造成的危害的增加实质上比没有这些高危因素的人群吸烟所造成的危害还高。

除了促进动脉粥样硬化的作用外，吸烟还可促进血小板聚集和血管闭塞，从而增加心肌梗死和心源性猝死的可能。那些首次发生心肌梗死的幸存者中，凝集效应的逆转可以解释戒烟后迅速地受益，而不会发生新的冠脉事件。这种作用也解释了患有心血管或周围血管疾病的吸烟者接受血管旁路手术后相当高的移植血管闭塞率。

戒烟可降低6～12个月内继发性冠脉事件的风险。那些既往没有心血管病史的吸烟者，戒烟后数年内发生首次心肌梗死和冠心病所致死亡的几率也有下降。戒烟15年后，发生新的心肌梗死和冠心病所致死亡的风险与那些从未吸烟的人基本相同。

癌症

吸烟可诱发肺癌、口腔癌、鼻腔癌、咽喉癌、鼻窦和鼻旁窦癌、会厌癌、食管癌、胃癌、胰腺癌、肝（肝细胞）癌、结肠和直肠癌、肾（肾体和肾盂）癌、输尿管癌、膀胱癌、宫颈癌和粒细胞性白血病。有证据显示，吸烟也可增加患乳腺癌的风险。但吸烟与子宫内膜癌没有因果关系，对绝经后吸烟妇女的子宫癌有较低的风险。随着每日吸烟数量和吸烟时间的增加，罹患癌症的风险也在增加。另外，吸烟和饮酒对口腔癌和食管癌有协同作用。数个职业暴露与吸烟对肺癌也有协同作用，特别是职业性石棉和氡暴露。

戒烟相对于持续吸烟而言，发生癌症的风险减少。但即使在戒烟20年后，发生肺癌的风险仍适度持续增加。

呼吸道疾病

慢性阻塞性肺病中90%是由吸烟引起的。很多年轻的吸烟者开始规律吸烟1～2年内，就会出现小气道的炎性改变，虽然这些改变的肺功能检测无法预测慢性气道阻塞的进展。吸烟20年后，肺部的病理生理学变化逐渐进展，并与吸烟的频率和时间成正比。大气道的慢性黏液异常增生导致80% 60岁以上的吸烟者慢性排痰性咳嗽。小气道的慢性炎症及狭窄和（或）肺泡壁的酶消化导致了肺气肿，进而引起呼出气流降低，使15%～25%的吸烟者产生呼吸受限的临床症状。

年轻吸烟者的小气道改变在戒烟1～2年后可以逆转。那些已经产生慢性气道阻塞的人戒烟后也可出现呼气气流检测的小幅上升。但戒烟后主要的改变是随着年龄的增长，肺功能下降的速度有所减慢，而不是肺功能回归到正常。

妊娠

吸烟与数个母体妊娠并发症有关：胎膜早熟破裂、胎盘早剥和前置胎盘。吸烟者自发流产的风险也稍有增加。吸烟母亲的婴儿更容易是早产儿，围产期死亡率更高，相对胎龄体重更小，更易患新生儿呼吸窘迫综合征，更易死于新生儿猝死综合征，而且至少在最初几年会出现发育迟缓。

其他疾病

吸烟可延缓胃溃疡的愈合，增加罹患糖尿病、活动性结核、类风湿关节炎、骨质疏松、老年性白内障以及新生血管性和萎缩性黄斑变性的风险，并导致女性过早绝经、皮肤皱纹、胆石症和胆囊炎，以及男性阳痿。

二手烟

长期暴露于二手烟中可使非吸烟者肺癌和冠心病的发病风险增加。二手烟也使儿童呼吸道感染、慢性中耳炎和哮喘发病率增加，并使儿童哮喘急剧恶化。有证据显示，暴露于二手烟中可增加患绝经前乳腺癌的风险。正在接受肿瘤化疗或放疗的患者如果继续吸烟，则其预后很差，存活率降低。

药物相互作用

吸烟与一系列其他药物相互作用（表34-2）。吸烟可诱导细胞色素P450系统，改变了各种药物（如茶碱）的代谢清除率。这可能导致门诊吸烟患者的血清药物水平不足，因为用药剂量是建立在医院内非吸烟情况下的。与之相反，如果吸烟患者被收入院并不准吸烟，其血清药物水平可能升高。吸烟者可能对一些药物如利多卡因有较高的首过清除率，尼古丁的激活效应可降低苯二氮䓬类和β受体阻滞剂的作用。

其他形式的烟草应用

其他主要的烟草应用形式是置于面颊和口腔之间的湿鼻烟、咀嚼型烟草、烟斗和雪茄，及最近出现的比迪烟（用烟叶卷的两头尖的烟草，常用在印度）、丁香烟和水烟管。口食型烟草的使用引起口腔疾病，并导致口腔癌、胰腺癌及心脏疾病。在美国和欧洲应用的烟草产品和在非洲及亚洲应用的烟草产品比，其风险有显著的不同。

所有形式的烟草一经点燃，便释放出有毒的和致癌的烟雾，与吸烟相似。吸烟导致的疾病后果不同，与吸烟的频率和吸入的深度有关。使用香烟、烟斗和雪茄的人患上呼吸道癌的风险相似，只使用烟斗和雪茄的人患肺癌、心脏病和慢性阻塞性肺病的风险更低。然而，那些转而使用烟斗或雪茄的吸烟者倾向于深吸

表 34-2 吸烟与处方药的相互作用

药物	相互作用
阿米替林	清除率增加
苯二氮䓬类	镇静作用降低
β受体阻滞剂	使其降低心率和血压的作用减低
咖啡因	加快代谢清除率
氯丙嗪	降低血清浓度[a]
氯米帕明	降低血清浓度[a]
氯氮平	降低血清浓度[a]
右旋丙氧芬	止痛作用降低
雌激素（口服）	增加肝脏清除率
氟卡尼	增加首次通过率
氟奋乃静	降低血清浓度[a]
氟伏沙明	降低血清浓度[a]
氟哌啶醇	降低血清浓度[a]
肝素	加速清除
丙咪嗪	降低血清浓度[a]
胰岛素	因皮肤血管收缩而延迟吸收
利多卡因	增加首次通过率
美西律	增加首次通过率
那拉曲坦	增加清除率
奥氮平	加速清除
喷他左辛	止痛作用降低，可能增加清除率
普萘洛尔	增加首次通过率
丙氧芬	增加肝脏代谢
卡巴拉汀	增加清除率
他克林	增加清除率
他克林	加快代谢清除率
茶碱	加快代谢清除率
替沃噻顿	加快代谢清除率
曲唑酮	降低血清浓度[a]
维拉帕米	增加清除率

[a]临床影响不明确

入肺，反而增加了患病风险。吸入或暴露于任何形式的烟草中都将导致与之相对应的疾病结果。

雪茄、比迪烟和水烟管在男女青少年中的复活已引起关注，那些旧的烟草使用形式又一次导致了公众健康问题。最近，一系列含尼古丁的电子加热装置正在售卖，又名电子烟。虽然这些装置被标以香烟替代品的名义，并作为一种戒烟工具，但各种产品所释放的烟雾和尼古丁的成分大相径庭。因此有关其安全性和有效性缺乏监管的质疑逐渐浮出水面。

低焦油低尼古丁香烟

机器测量的过滤嘴香烟的焦油和尼古丁含量低，因为他们通常在滤纸上使用通风孔及其他工程设计，来人为地降低机器测量值。吸烟者通过改变吸烟方式来补偿低尼古丁含量，即他们一口一口地连续吸烟，或增加每日吸烟量，致使用了这些产品所摄入的焦油和尼古丁也不会减少。降低机器测量焦油和尼古丁的香烟设计的改变，导致吸烟者吸入更深，进而增加了吸入烟雾的致癌性。更多致癌烟雾被吸入到肺的肺泡部分，导致在过去的 60 年间，吸烟者患肺癌的风险增加，可能慢性阻塞性肺病的风险也有增加。这些香烟产品的变化也是最近半个世纪以来所见的肺腺癌患病率显著增加的原因。而同一时期，非吸烟者的肺癌和肺腺癌的患病风险并未升高。

戒烟

戒烟的过程通常是一个周期，吸烟者有时想方设法戒烟，有时又会失败，最后终于成功戒烟。70%～80%的吸烟者愿意戒烟。目前吸烟者中有超过一半曾在过去一年里试图戒烟，但只有 6%能坚持 6 个月、只有 3%坚持 2 年未吸烟。以临床医师为基础的吸烟干预小组会一遍遍地鼓励吸烟者戒烟，令其每次戒烟尝试中使用不同的戒烟辅助措施，而不是专注于第一次戒烟尝试时要求立即成功。

来自医生的戒烟忠告，特别是患急性病时，是一个强大的戒烟触发事件，一半被建议戒烟的患者会努力戒烟。其他触发事件包括香烟费用、媒体活动以及限制工作场所内吸烟的章程的变化。

医生的干预（表 34-3）

医生应该向所有的患者询问他们是否吸烟、吸烟量多少、吸烟史有多长、是否曾经戒烟，以及现在他们是否想戒烟。吸烟的密集程度及 30 分钟的步行内吸烟的密集程度有助于量化尼古丁成瘾的强度。即使对那些无兴趣戒烟的人，医生也应鼓励和促使他们戒烟，给他们一个明确的、强烈的、个性化的信息，即吸烟是一个重要的健康隐患，并在他们开始对以后戒烟感

表 34-3 临床实践指南
医生的工作
询问：每次会面均系统鉴别所有吸烟者
建议：强烈督促所有吸烟者戒烟
鉴别有戒烟意愿的吸烟者
在患者戒烟过程中提供帮助
安排随诊接触
有效的药物干预[a]
一线药物
尼古丁口香糖（1.5）
尼古丁贴（1.9）
尼古丁鼻吸剂（2.7）
尼古丁口吸剂（2.5）
尼古丁锭剂（2.0）
丁氨苯丙酮（2.1）
瓦伦尼克林（2.7）
二线药物
可乐定（2.1）
去甲替林（3.2）
其他有效的干预措施[a]
医生或其他医疗工作者的咨询服务（10 分钟）（1.3）
强化戒烟程序（至少 4～7 个会期，每次 20～30 分钟，持续至少 2 个，最好 8 周）（2.3）
以临床为基础的吸烟状态鉴别系统（3.1）
非临床医生和家庭成员及朋友的社会支持力量的劝告
电话咨询服务（1.2）

[a] 与无干预相比，干预后戒烟成功的数字价值是多重的

兴趣时提供帮助。那些目前没有表示有兴趣戒烟的人中，很多会在随后的几年内尝试戒烟。对那些有兴趣戒烟的人，戒烟时间需再商议，通常不要在见面当天，而是在随后几个周内，由职员在随访联系时提供戒烟时间安排。患者愿意接受的帮助量和戒烟尝试的成功率有一定的关联。

有一系列尼古丁替代产品，包括成药尼古丁贴片、口香糖和锭剂，也包括处方尼古丁鼻吸器和口吸器。这些产品可用达 3～6 个月，有些产品设计为逐渐减少剂量，延长戒烟的时间。像安非他酮这样的抗抑郁药，300mg 分次服用，总计服用 6 个月，证明是有效的。瓦伦尼克林是尼古丁乙酰胆碱部分兴奋剂，起始剂量每日 0.5mg，到第 8 天逐渐增加到每日 2 次、每次 1mg，总共治疗时间可达 6 个月，同样是有效的。据报道，瓦伦尼克林可导致包括自杀意向在内的多种精神症状，因此美国 FDA 强制警告，并要求严密治疗监管。而这些反应的频率与其和瓦伦尼克林相关的特异性仍不清楚。有证据支持尼古丁替代治疗（nicotine-replacement therapy，NRT）和抗抑郁药物联合应用，以及尼古丁口香糖和锭剂联合应用，来治疗应用尼古丁贴的患者的急性烟瘾发作。建议正式戒烟以前 1～2 周以抗抑郁药或瓦伦尼克林预治疗，而用尼古丁替代产品做预治疗也在探讨中，对那些短期用药戒烟不成功的患者应用较长时间尼古丁替代作为维持治疗也正在探讨中。NRT 使用的剂量不同，对重度吸烟者推荐用较大剂量。对那些一线药物治疗失败的患者，或不能用其他治疗的，可乐定和去甲替林也可能有效。抗抑郁药物对那些有抑郁病史的患者更有效。

近期推荐对能接受的患者用药物治疗，通常是 NRT 或瓦伦尼克林，并把提供咨询和其他帮助作为戒烟尝试的一部分。有数据提示，对那些不能在短期应用药物戒烟成功的吸烟者，较长时间应用 NRT 对戒烟有效，能通过使用 NRT 慢慢地成功戒烟。与无干预相比，单纯医生本人或其同事给予戒烟建议即可增加戒烟成功率。而医生提供的综合性方法、药物辅助和咨询可使戒烟成功率增加 3 倍。

戒烟协助小组已进入实践，这需要保健设施有所变化。简单的变化包括：①在问卷调查表中加入有关吸烟和戒烟意愿的问题；②当工作人员制订最初生命体征测定时，询问患者是否吸烟；③在病历上列出吸烟问题；④在戒烟日自动与患者随访联系。这些变化对实践阶段制订吸烟干预制度时至关重要。没有这些制度，医生干预吸烟患者最好的意愿常常在繁忙的工作实践中迷失掉。

预防

近 85％的吸烟者是从青春期开始这一不良行为的。激发青春期开始吸烟的因素通常是父母或姐姐哥哥们吸烟、烟草广告和促销活动、烟草随手可得，以及社会对吸烟的容许性。对这些青少年来说，增强自我形象和模仿成人行为是最重要的，因为他们自我价值的外在确认少之又少，这也在社会经济学和校园表现层面部分解释了青少年吸烟盛行的巨大差异。

预防起始吸烟必须尽早，最好在小学开始。面向青少年的医生应对吸烟的流行很敏感，甚至是对 10 岁前的儿童。医生应询问所有青少年他们是否有吸烟的经历，或目前是否正在使用烟草，并强化这一事实，即大部分青少年和成人并不吸烟，同时解释所有形式的烟草都能成瘾，且有害健康。

35 战争退伍军人的神经精神疾病

Neuropsychiatric Illnesses in War Veterans

Charles W. Hoge

（张楠　刘菁　王铄　曹阳月　郑婷　吴硕琳　译　程焱　校）

神经精神后遗症在战争退伍军人中非常常见。随着个人防护如防弹衣、装甲车辆、战地救援及疏散到三级保健区的速度等的进步，极大地提高了战场伤者的生存率，也增加了对战争地区服役的“沉默伤”（silent wounds）的认识。尽管对以往战争退伍老兵的精神和神经问题已完备记录在案，2001 年 9 月 11 日之后开始的在伊拉克和阿富汗的冲突仍使美国国防部、退伍军人事务部和退伍军人健康管理局以独特的承诺程度来支持对战争的研究，并利用这些知识指导群体筛选、评价和治疗。

伊拉克和阿富汗冲突产生超过 250 万的战争退伍军人，他们中许多已接受或将来需接受来自政府和民间医疗设施的护理。研究清楚地表明，伊拉克和阿富汗战争与精神疾病患病率的升高有显著关系。有两种疾病尤其是这些战争相关的标志性损伤，分别是创伤后应激障碍（posttraumatic stress disorder，PTSD）和轻度创伤性脑损伤（mild traumatic brain injury，mTBI），即脑震荡。尽管在这一章节会重点介绍 PTSD 和 mTBI，但重要的是要知道战争的神经精神后遗症远比这两种情况范围更广。战时服务与大量共存和重叠的健康问题相关，一个多学科以患者为中心的医疗服务是必要的。

战争相关的神经和精神疾病的流行病学

伊拉克和阿富汗战争中的服役人员面对着多种部署至两个不同的高强度战场，而且对于许多退伍军人来说，累积的效应对健康、婚姻、家庭、教育目标和普通职业都有负面影响。战中服役的压力也导致自杀率极大升高，这些人员来自两个高水平地面作战的服役分支（美国陆军和海军陆战队）。

在战争区服役要面对艰苦环境中产生的极端的生理压力、持续的睡眠剥夺、躯体创伤、处于爆炸设备、狙击、伏击、火箭和迫击炮的间接火力以及化学污染物的高度威胁生命的事件和危险中。像在战场上失去一个亲密的朋友这样的特殊事件，将遗留不可消除的疤痕。所有这些经历都对健康有叠加影响，可能通过神经内分泌和自主神经系统功能的失调等生理机制所介导。

几乎所有的退伍军人都报告有整体的或多系统的生理、认知、心理健康问题的发生率增加，回家后常常成为数月或数年的治疗焦点。这些多系统健康问题包括睡眠障碍、记忆力与注意力的问题、头痛、肌肉骨骼痛、胃肠道症状（包括胃食管反流）、战时伤的残留效应、疲乏、易怒、过度亢奋症状、高血压、心动过速（有时与惊恐症状有关）、性问题以及 PTSD 和抑郁相关症状。为了对有这些症状的军人提供最佳医疗，理解这些症状之间的相互关联和认识到有潜在的战争相关的生理作用的可能性非常重要。

战后症状

每一代军人报告的重叠和多系统健康问题都给予了不同的标签，这些症状主要是由生理还是心理原因所介导使医学专家一直争论不休。例如，第一次世界大战就曾引起超过 8 万英国士兵所患的“弹震症”是神经源性（“震荡”，颅内大脑由于震荡冲击被晃动）还是心理源性（“情绪的”或“神经衰弱症”）的热烈争论。第二次世界大战退伍老兵被认为患有“战争疲劳”，韩国战争退伍军人出现“战争应激反应”，越南退伍军人出现“越战后综合征”。环境暴露（例如橙剂，Agent Orange）和心理原因（例如 PTSD、抑郁和物质使用障碍）的作用也一直存在争论。

第一次海湾战争（沙漠风暴行动），接着的 1990 年伊拉克入侵科威特，引起了激烈的讨论，海湾战争综合征（也称为多系统疾病）的最佳解释是环境暴露（如石油火灾、衰变铀、神经毒气、杀虫剂和多种疫苗）或是调度到战争区域的心理压力，包括化学和生物武器的高预期伤亡率、重复的压力性警戒和训练活动，如在沙漠地区极端温度下穿着不透气的全身防护制服（由橡胶、乙烯和木炭浸渍聚氨酯和其他材料制成）。尽管在 1990—1991 年近 100 万被派遣的服役人员中没有出现明确的临床综合征，研究一致发现，在海湾战争中服役的军人比派遣到其他地方或未被派遣的军人在所有健康领域（生理、认知、神经、心理）的一般症状发生率增加。另外，有充足的证据表明在这一期间部署到波斯湾区域与随后出现的 PTSD、其他精神障碍，包括广泛性焦虑、抑郁和物质使用障碍（第 31 章）、功能性胃肠道症状，如肠易激综合征和慢性疲劳综合征（第 28 章）有关。

伊拉克和阿富汗地区的冲突引起了相似的讨论，关于战后综合征如头痛、易怒、睡眠障碍、头晕和注意力问题是因为 mTBI 还是 PTSD。大量研究显示 PTSD 或抑郁症解释了大部分调度后的“脑震荡后综合征”由于脑震荡/mTBI 引起，这一结论并不被很多 TBI 方面的专家所认可，但与脑震荡后发展为持续症状的危险因素的社区研究结果一致。如同在过去的战争中，争论的两极化性质很大程度上仅是聚焦于 PTSD 和 mTBI 这两种疾病，这干扰了对战争调度相关健康问题这个巨大的疾病谱是如何相互联系的全面理解，以及设计有效评估和治疗策略的临床意义。

可以理解，退伍军人会对他们的战后健康问题可能是应激相关的或心理性的这种解释感到愤怒，因此基层医务人员必须能够去讨论战区服务所造成的身体伤害、战争相关问题的广义性质和可能潜在的生理上的神经内分泌和自主神经系统的作用。心理健康专家也需要能够加强这个信息并理解这些因素通过处理共病的健康问题，而在促进躯体健康中的重要作用。

PTSD

PTSD（另见第 30 章）是战区服役后最常见的精神障碍。对伊拉克和阿富汗冲突的研究发现 PTSD 的患病率在部署前（与社区总体人群样本相比较）是 2%～6%，在部署后为 6%～20%，主要取决于战争的频率和强度。许多其他的退伍军人在战区服役后存在亚临床的 PTSD，有时称为创伤后应激（posttraumatic stress，PTS）或战争应激。这种亚临床症状可导致悲伤和影响健康，即使整体功能并未像患 PTSD 那样受损害。

PTSD 的定义在美国精神病学会的《精神疾病诊断与统计手册（第 5 版）》（2013）中有所修订，不过大多数根据之前标准诊断的 PTSD 患者也符合新标准的定义。PTSD 被定义为在创伤事件（包括处于或受到威胁的死亡、严重创伤或性侵犯）后症状持续存在（>1 个月）。症状必须与严重的悲伤或社会、职业功能障碍有关。症状可被分为四类：（1）侵入性或再体验的症状，患者有梦魇、闪回或与创伤事件有联系的侵入性（通常是不自觉的）回忆。（2）回避症状，回避对创伤事件有提醒作用的地方、环境或其他刺激（如触发对威胁高度警惕的拥挤的商场）。（3）认知或情绪的负性改变（如感到漠不关心或对之前能带来乐趣的事情失去兴趣）。（4）过度亢奋症状，患者生理上加速，高度警觉、易惊，并存在睡眠障碍、愤怒和注意力问题。尽管 PTSD 是一个基于临床症状的诊断标准，但最好不要将 PTSD 看成一个情感和心理/精神疾病，而是一个对威胁生命的创伤的生理反应，这一过程与生理、认知、情感和心理症状有关。

PTSD 有很强的生理联系，基于对威胁的恐惧制约反应和对极端应激的反应，与神经内分泌的调节异常和自主神经系统的反应性有关。大量研究表明，PTSD 与整体生理和认知症状，包括高血压、慢性疼痛和心血管疾病，以及细胞免疫调节异常和预期寿命缩短有关。PTSD 常与其他精神疾病共存，如抑郁症、广泛性焦虑、物质使用障碍和危险行为（如攻击行为和意外事件），据估计高达 80% 的 PTSD 患者表现出一种或更多的共存疾病。酒精和物质滥用最为普遍，常是自我医疗的一个反应。PTSD 也和需要开具处方的疼痛和睡眠药物及尼古丁依赖相关的耐受和戒断症状有关（见第 34 章）。

临床医师应了解如何以一种与可能具有由服役造成的 PTSD 症状的退伍军人共鸣的方式提供有意义的心理教育。考虑到职业情境这个重要因素，也适用于发生在其他急救职业的创伤暴露，例如执法人员和消防员。军人和其他急救人员被训练应对创伤事件和有效地凌驾自主的或战或逃反射以执行他们的职责。像 PTSD 症状的这些反应是基于在战场环境中有益的适应性生存反应。例如，生理性过度觉醒、愤怒的应用和能够“关闭”其他情绪是在战场上非常有用的技能，在艰苦而现实的训练下甚至可以在创伤事件之前就存在。这些反应在返回家园后持续存在是很自然的，而且“障碍”这个标签仅在持续存在的这些反应损害功能时才适用。

脑震荡/mTBI

在伊拉克和阿富汗冲突期间人们对 TBI（见第 21 章）的认知得到增加，是由于军队广泛暴露于简易爆炸装置。许多伊拉克和阿富汗战争的退伍军人报告在部署期间有多次脑震荡的经历，而且很多人也报告为了留在他们部队，忽略脑震荡的发生，在受伤的时候未寻求治疗。然而这些合乎情理的解释也受到一些对抗和挑战，如部署相关 TBI（未把脑震荡/mTBI 从中度或重度 TBI 中区别出来）的高发生率估计；并不必然推断人类在战场经历的爆炸动物模型的数据；将认定的异常归因于爆炸暴露，但缺乏适当的对照进行比较的神经影像研究（如弥散张量成像）；很大程度上基于专业运动员（如拳击手、橄榄球运动员）处于与慢性创伤性脑病（以前称为拳击手痴呆）有关的高度重复性的损伤的病例分析，而得出的造成恐惧的推测，即重复的爆炸刺激可能导致将来发生痴呆（见第8章）。

TBI包括闭合性和穿透性脑损伤。闭合性脑损伤依据意识丧失的时长、创伤后遗忘的时长和Glasgow昏迷评分（GCS，见表21-2）被分类为轻度（mTBI或脑震荡）、中度或重度。一些研究估计10%～20%被部署至伊拉克或阿富汗的军事人员在部署期间经历一次或多次脑震荡/mTBI事件，最常见于爆炸；然而，脑震荡损伤也常见于非部署的环境中，如运动、训练（如徒手格斗）和意外事故。

尽管存在损伤的神经生理的连续体，但脑震荡/mTBI和中度或重度TBI的临床和流行病学有着完全的区别（表35-1）。脑震荡/mTBI被定义为头部打击或震荡导致小于30分钟（大部分仅数秒至数分钟）的短暂意识丧失（loss of consciousness，LOC），创伤后遗忘症（posttraumatic amnesia，PTA）小于24小时（大部分小于1小时），或意识状态短暂改变（alteration of consciousness，AOC）而无意识丧失。在伊拉克和阿富汗的大多数人有AOC而无LOC或PTA（战士常把它称为弄响铃声，bell rung）。脑震荡/mTBI的GCSs通常正常（15分）。脑震荡的治疗为休息，给大脑时间来愈合，而且几乎从不会导致飞机运送撤离伊拉克或阿富汗，除非有其他相关损伤。

表35-1 脑震荡/轻度创伤性脑损伤（TBI）和中度/重度TBI的比较

	轻度TBI（脑震荡）	中度/重度TBI
临床病例定义		
意识丧失	<30分钟（通常数秒至数分钟）	≥30分钟至无限期
意识改变	<24小时（通常<30分钟）	≥24小时至无限期
创伤后遗忘症	<24小时（通常<30分钟）	≥24小时至无限期
Glasgow昏迷评分	13～15（通常15）	低至3
局灶性神经体征	无或短暂的	经常存在
传统的神经影像（CT/MRI）	通常阴性	有诊断意义
急性损伤后神经认知检测的临床价值	通常无定论	必要而有价值
神经元损伤	与轴索肿胀有关的代谢/离子过程，可导致连接断开	直接损伤作用叠加代谢/离子作用
后遗症、自然史和恢复	大多数完全恢复；自然史不一致；发展为持续症状的百分比有争议	直接取决于损伤特点；可能严重致残
持续脑震荡后症状或残疾的预测因子	争议很大；具有最强预测性的危险因素包括精神疾病（如抑郁、PTSD）和负性预期	无争议，预测因子直接与损伤的严重性和康复治疗的临床进展有关

缩写：CT，计算机断层扫描；MRI，磁共振成像；PTSD，创伤后应激障碍

相反，在伊拉克和阿富汗战场的脑损伤中，据估计有不到1%的中度、重度或穿透性TBI，其LOC≥30分钟（严重至永久性昏迷），PTA≥24小时（也可能成为永久性的），GCS低至3分（最小值）。这些损伤几乎总是导致以飞机从战场撤离，也造成长期神经功能障碍和需要康复护理的显著风险。

脑震荡/mTBI的症状还可以包括头痛，乏力，专注力、记忆力或注意力问题，睡眠障碍，易激惹，平衡障碍和耳鸣。恢复通常很快，症状常在数小时至数天缓解，但在小部分患者中，症状可持续较长的时间或变为慢性［称为持续性“脑震荡后综合征”（postconcussive symptoms，PCS)］。

在部署所致脑震荡损伤和从战区返还后数月或数年持续存在的PCS之间建立一个明确的因果关系一直是有难度的，并且常被与相同症状有关的其他战后疾病所混淆，包括非头部损伤、其他医疗疾患、睡眠障碍、PTSD、抑郁、悲伤、物质滥用障碍、慢性疼痛和战时服役的整体生理影响。致使建立因果关系困难的原因是脑震荡/mTBI的诊断标准仅指急性损伤事件且缺乏症状、时程或损伤程度；持续性脑震荡后综合征的诊断标准未获得验证。大量研究发现PTSD和抑郁相对于脑震荡/mTBI来说，对战场部署后PCS和客观神经心理损伤是更强的预测因子，一个研究甚至发现丧失亲人对部署后症状和较差的健康状况，与抑郁或PTSD症状具有同样强度的预测价值。这些数据并不减弱脑震荡/mTBI本身的重要性，而强调了战争相关健康问题的复杂相互关系，和脑震荡/mTBI在全部部署后健康问题中的重要性比普遍认为的要低。

在伊拉克或阿富汗持续遭受脑震荡的退伍军人研究表明，与基于一些动物模型的预期相比，爆炸机制与非爆炸机制产生相似的临床结局。爆炸可因快速大气压力变化（首次冲击波机制）和弹药碎片/飞落的碎片（二级冲击机制）或被扔进坚硬物体（三级冲击机制）而产生严重伤害。二、三级机制与意外事故中发生脑震荡的其他机械机制相似。爆炸物理学可能解释了人类临床研究和实验性动物研究的不同。因为大多数爆炸中弹药碎片的分布通常大大地超过首次冲击波的分布，单纯由首次冲击波造成士兵单一的头部损伤的可能性似乎非常低。

多系统健康问题缺乏明确的诊断标准，比如筛查等，不能很好地建立统一的公共卫生策略。虽然如此，也曾授权对从伊拉克和阿富汗归来的美国服役成员进行脑震荡/mTBI大规模人群筛查，而且为所有退伍军人管理局的退伍军人提供医疗保健设施。这些筛查过程试图在损伤后数月或数年的患者应用急性脑震荡的诊断标准（缺乏症状、时程或损伤），而且经常涉及鼓励患者和医生将当前症状和过去的头部损伤（可能与当前症状几乎无关）做一个直接关联的问题。这些筛查方法因鼓励临床医生将常见战后症状错误地归因于脑震荡/mTBI而导致尖锐的批评。然而，筛查过程一直在持续，而且是建立在美国国防部和退伍军人事务部的一个广阔的专业医疗结构的一部分，来处理脑震荡/mTBI所致的健康问题。

对战后躯体和认知健康问题的管理在很大程度上是关注于症状的，在理想的基层保健为基础的机构内进行医疗。研究提示对多症状健康问题治疗的最佳策略包括：规律地安排基层医疗访视，每次访视进行简单的体格检查，避免患者进行不必要的诊断检查和无证据的干预措施，审慎地利用会诊来避免患者不必要的专科转诊，个案管理和加强对康复的正性预期的沟通。脑震荡研究表明负性预期是发生持续性症状的最重要危险因素之一。

尽管关于部署期间出现的脑震荡（特别是多次脑震荡）的长期健康影响仍然存在许多问题，这些都是需要仔细关注的重要战伤。然而它们需要以一个更开阔的、与其他战争相关健康问题放在一起的方法来处理。

耻辱感和对医疗服务的隔阂

耻辱感和对其他医疗服务的隔阂增加了退伍军人治疗的复杂性。尽管在军事领导和服役人员中进行了广泛的教育，耻辱观念在战后多年几乎一直都没有改变，战士们经常担心如果他们寻求治疗，会被同行或领导视为弱者。研究表明，不到一半有严重精神健康问题的服役人员和退伍军人接受了必要的治疗，开始治疗的人中超过一半在接受足够数量的接触前即退出治疗。这与许多因素有关，包括全社会（特别是男人中）耻辱感的普遍性、军事团队中群体凝聚力的至关重要、PTSD的回避症状、自给自足的观念（如“我可以独自处理问题”）以及有时对心理健康医疗的负性认识和对精神卫生专家能否提供帮助的怀疑等。

评估方法

退伍军人神经精神健康问题

评估应该从详细的职业历史作为常规医疗评估的一部分开始，包括服务的年数、军事职业、部署地点和日期、由于服役造成的疾病或损伤，以及可能持续影响患者的战争创伤经历（表35-2）。临床医生应该评估在密集的战争职业经历后再调整这一常见过程的困难程度。这有助于加强与作为一名军队的专业人员相关的许多优势：勇气、荣誉、为国家服务、战斗中的恢复力、领导力、与同事的团队协作能力和处理极端压力的技能，以及影响回家后功能的反应可能从根本上说是有益的自适应性生理过程。

当前医疗实践的一个挑战是可能存在持有不同临床观点的多个医疗服务提供者。护理应通过基层保健医生协调，如果需要应请护理管理者协助。特别重要的是持续评估由其他从业人员开具处方的所有药物和每一种药物可能的长期不良反应、依赖或

表35-2 退伍军人医疗评估的特殊问题

健康问题的职业情境	部署地点和时间，战斗经历或其他部署压力，频繁转移，与家庭分离，部署对普通职业的影响（预备役人员）
部署过程中的医学问题	部署相关的创伤史（包括脑震荡），环境暴露，部署过程中的睡眠模式，咖啡因或能量饮料的摄入，其他物质的使用
当前病史	目前症状，慢性疼痛的水平，睡眠问题，持续生理性过度亢奋的证据（高血压、心动过速、惊恐症状、注意力/记忆力问题、易激惹/愤怒、睡眠障碍），长期使用咖啡因/能量饮料，长期使用非甾体抗炎药，长期使用麻醉性镇痛药物，长期使用非苯二氮䓬类镇静催眠药，长期使用苯二氮䓬类药物用于睡眠或焦虑
精神健康的评估	PTSD、重症抑郁症的筛查。询问自杀或杀人的观念、意图或计划，以及获得武器
酒精或物质使用	酒精和物质使用障碍的筛查，使用数量和频率，耐受的证据。询问关于“自我医疗”（例如使用酒精助睡眠、“镇静”或“忘记”战场的经历）
功能障碍	目前症状对社会和职业功能的影响；高危行为（例如酒后驾车、野蛮驾驶和攻击行为）
社会支持，服役对婚姻和家庭的影响	社会支持的水平。对配偶、子女和其他家庭成员压力的再调整

缩写：PTSD，创伤后应激障碍

药物之间的相互作用。应特别关注慢性疼痛和睡眠障碍、以酒精或其他物质的自我医疗、长期使用非甾体类抗炎药（可以导致头痛或疼痛反弹）、长期使用镇静催眠药、长期使用麻醉止痛药和战争相关的健康问题对社会和职业功能的影响。

应在所有战争队伍军人中常规筛查PTSD、抑郁症和酒精使用。公共领域的三个筛选工具，被验证用于基层医疗，并已在退伍军人中频繁使用：基层医疗PTSD筛查（Primary Care PTSD，PC-PTSD）的4个问题，患者健康问卷（Patient Health Questionaire，PHQ-2）的2个问题和酒精使用障碍识别测试-消耗量组件（Alcohol Use Disorders Identification Test-Consumption，AUDIT-C）的3个问题（表35-3）。

因为急性脑震荡/mTBI的临床定义不包括症状、时程或损伤，目前还没有用于损伤后数月或数年的筛查程序得到临床验证。然而，收集所有部署过程中的所受创伤的信息，包括任何导致意识丧失或改变，或者失忆的事件都是重要的。如果发生脑震荡损伤，临床医生应该评估损伤的次数、意识丧失的持续时间和损伤机制。随后应评估创伤事件后立即出现的任何脑震荡后症状（如头痛、头晕、耳鸣、恶心、易激惹、失眠和注意力或记忆力问题），以及这些症状的严重程度和持续时间。

表35-3 基层医疗精神卫生筛查工具

PC-PTSD筛查

1. 在过去的1个月中，你是否曾有过可怕的、恐怖的或不愉快的经历，以至于你：		
不情愿但却会做关于它的噩梦或是思考它？	是	否
努力不去想它或是以你的方式去回避提醒自己想起它的情景？	是	否
时常保持警惕、戒备，或是容易受惊吓？	是	否
感觉麻木或脱离他人、活动或周围环境？	是	否

注：2个或2个以上“是”的回答（3个及以上更具特异性）被认为是阳性指征。

引自：A Prins et al：The Primary Care PTSD Screen（PC-PTSD）：Development and operating characteristics. Prim Care Psychiatr 9：9，2004.

PHQ-2抑郁筛查

2. 在过去2周内，你有多久一次为下列问题所困扰？	完全没有（0）	很少或几天（1）	超过一半的天数（2）	几乎每天（3）
做事情几乎没有兴趣或乐趣	0	1	2	3
感到情绪低落、抑郁或无望	0	1	2	3

注：如果任一（或两个）问题标记为2或3（超过一半天数或更多），被认为是抑郁筛查的一个阳性结果。

引自：K Kroenke et al：The Patient Health Questionnaire-2：Validity of a two-item depression screener. Med Care 41：1284，2003.

AUDIT-C酒精筛查

3a. 你多久喝一次酒精饮料？				
从不（0）	每月1次或更少（1）	每月2次或4次（2）	每周2～3次（3）	每周4次或更多（4）
3b. 某天当你饮酒时，你喝多少瓶？				
1或2（0）	3或4（1）	5或6（2）	7或9（3）	10或更多（4）
3c. 你一次饮用6瓶或更多有多频繁？				
从不（0）	少于每月1次（1）	每月1次（2）	每周2～3次（3）	每周4次或更多（4）

注：AUDIT-C筛查阳性被定义为男性总分≥4分；女性≥3分。一次饮用6瓶及以上的报告者应对饮酒进行深入评估。

引自：K Bush et al：The AUDIT Alcohol Consumption Questions（AUDIT-C）：An effective brief screening test for problem drinking. Arch Intern Med 158：1789，1998.

由于战后健康问题的相互关系，医疗需要仔细地协调。包括：有帮助的特定技术包括安排定期的基层医疗访问，而不是按需访问；建立护理管理制度；使用良好的风险沟通原则；以合作的方式建立利用专家专长的会诊逐层医疗方法（而不是立即为患者指派一位专家并依靠专家提供的医疗服务）；直接对基层医疗诊所提供行为健康支持（提供转诊，并为基层医疗专业人员处方治疗抑郁或 PTSD 的药物提供教育和支持）。

重要的是不要含蓄地或明确地传达一种信息，即生理或认知症状是由于心理因素或"应激"产生的。即使抑郁或焦虑在身体健康症状的病因中起着很大的作用，治疗方法也应在以患者为中心的基层医疗结构中设计，转诊也应在此框架中管理。例如，将转诊到精神卫生专家的主要目标解释为改善睡眠和减少生理性过度亢奋，这将对战争相关的慢性头痛、精力不集中或慢性疲劳的治疗有帮助。然而，如果基层医疗专业人员传达头痛或精力不集中问题的原因是焦虑或抑郁这样的信息，会与患者自身的观点相冲突，那么就会影响治疗的融洽性，进而使症状加剧。

服役相关的特殊问题（表 35-2）联合抑郁症、PTSD 和酒精使用障碍的筛查（表 35-3）应作为对所有退伍军人医疗服务的一个常规部分。抑郁和创伤后应激障碍的阳性筛查结果应该进行与这些疾病相关的后续问题［或应用较长的筛查工具，如患者健康问卷（PHQ-9）或美国 PTSD 中心清单］以及自杀或杀人的风险评估。对抑郁或 PTSD 症状在职业功能和人际关系中影响的评估很重要。

酒精滥用的阳性筛查结果应进行简单的动机干预，包括提升对饮酒量增加的关注，告知酒精对其健康的影响，推荐限制饮酒或戒酒，探索和设定与饮酒行为有关的目标和后续需要的情况下向专业医疗转诊。这种类型的简单的基层医疗干预被证实有效，并应被纳入常规实践。促进与退伍军人关于此话题对话的方法之一就是指出与战役有关的过度亢奋反应可以导致对酒精渴望的增加，这是机体寻找方法调节此状态的过程。退伍军人可能有意或无意地增加饮酒以帮助睡眠、减少觉醒或避免考虑在"枪口指向"发生的事情。一个关键的教育策略是帮助老兵了解饮酒促成的睡眠实际上损害了睡眠结构并使睡眠更糟［如起初减少快动眼（REM）睡眠，而后 REM 活动反弹伴有晨起早醒］。

对 PTSD 和共病抑郁的具体治疗策略

在退伍军人中 PTSD 和抑郁共病率很高，且循证治疗方法也是类似的，包括抗抑郁药物、认知行为疗法（CBT）或两者兼而有之。心理卫生教育帮助退伍军人明白，适应性生存机制和他们在战场中呈现的技能是 PTSD 症状的基础，这种教育可以促进治疗的融洽性。对威胁保持高度警惕、"关闭"情绪的能力、较少睡眠而保持功能的能力、用愤怒来帮助集中精力和控制恐惧，这些都是在战斗环境中有益的适应性生存技能。因此，战士们的 PTSD 既是一种医学疾病，也是一组以生理性适应和战斗中成功应用的技能为基础的反应。

必须要知道在战争环境中，战斗并不是唯一重要的创伤。强奸、殴打和意外事故也会发生。被另一军人强奸或侵犯，是大量女性退伍军人面对的问题，但也发生在男性，这尤其是毁灭性的，因为它破坏了至关重要的、在战争环境中来自自己军队同事的安全感。

多数共识指南委员会认为 PTSD 治疗具有 A 级证据的包括认知行为疗法（CBT）和药物，特别是选择性 5 -羟色胺再摄取抑制剂（SSRIs）和 5 -羟色胺、去甲肾上腺素再摄取抑制剂（SNRIs），有来自舍曲林、帕罗西汀、氟西汀和文拉法辛（其中帕罗西汀和舍曲林被美国 FDA 批准用于 PTSD 的治疗）的双盲、安慰剂对照研究的强有力的证据支持（推荐剂量见表 30-3）。哌唑嗪最近也通过随机安慰剂对照研究得到很强的证据支持其通过调节 PTSD 相关的生理过程，控制梦魇和 PTSD 总体症状的疗效。

认知行为疗法干预措施包括叙事治疗（通常称为"想象暴露法"），现场暴露法着重训练身体不对创伤相关提示（如拥挤的购物中心）做出反应，以及调节生理过度觉醒状态的技术（如横膈膜式呼吸、渐进式肌肉放松法）。大量辅助疗法，包括针灸、正念冥想、瑜伽和按摩，也正被用于 PTSD 的治疗。虽然本身不是循证治疗方法，但如果它们促进放松反应、缓解过度亢奋或睡眠症状，也可以作为有用的辅助方式。

对 PTSD 的药物治疗与心理治疗没有"头对头"（head to head）的直接比较。对基层医疗的医生而言，轻度至中度 PTSD 症状首先考虑用 SSRI 治疗，如果有更严重的症状、重大合并症、安全问题或对初始治疗反应有限应将患者转诊至精神卫生专家的做法是合理的。所有 PTSD 治疗方法都有相当一部分患者疗效欠佳，常常需要添加方法或调整治疗。如果对 SSRIs 无反应或出现副作用或共病疼痛（尤其是度洛西汀，有疼痛的适应证），更换为 SNRIs 可能有用的。SSRIs 和 SNRIs 初始治疗时都会增加焦虑，患者应该被告知有这种可能，并且治疗应从最低推荐剂量开始（甚至前几天为最低剂量的一半），而后逐步加量。抗抑郁药物也可能对共病抑郁有用，这在有 PTSD 的退伍军人中很常见。必须认识到所有抗抑郁药物都有潜在的药物间相互作用。

许多其他药物也被用于治疗 PTSD，包括三环类抗抑郁药、苯二氮䓬类、非典型抗精神病药物和抗惊厥药物。一般来说，这些药物的处方应该结合精神科的会诊，因为它们有更大的副作用和风险。尤其应避免苯二氮䓬类在 PTSD 的治疗中使用。研究表明它们不减少 PTSD 的核心症状，反而可能会使在患 PTSD 的退伍军人中常见的物质滥用障碍恶化，并可能产生显著的焦虑和愤怒反弹。PTSD 患者经常会报告苯二氮䓬类药物用后的症状缓解，但这通常是短暂的，而且与可导致对康复不利的耐受和依赖的高风险有关。苯二氮䓬类作为抑郁、焦虑或睡眠问题辅助治疗而广泛使用的非典型抗精神病药物，有显著的长期副作用，包括对代谢的影响（如血糖调节异常）、体重增加和心血管风险。

睡眠障碍应该首先以睡眠卫生教育处理，随后考虑抗组胺剂、曲唑酮、低剂量米氮平或非苯二氮䓬类镇静催眠药如唑吡坦、艾司佐匹克隆或扎莱普隆的应用。然而，非苯二氮䓬类镇静催眠药应谨慎用于退伍军人，因为它们可以导致与苯二氮䓬类药物类似的耐受和睡眠问题反弹。

脑震荡/mTBI 和调度后脑震荡后症状的治疗策略

脑震荡/ mTBI 最好在受伤时就给予教育和休息等治疗措施，以给大脑时间来愈合并防止二次受击综合征（一种罕见但致命的事件，表现为脑水肿，可发生于大脑从初始事件充分愈合之前的第二次脑震荡）。随机试验表明，关于脑震荡的教育，即告知患者可以预期到什么，促进对康复的预期是预防持续症状最有效的治疗。

一旦服役人员从战区返回并为战后健康问题寻求医疗，治疗要最大程度上针对症状，遵从以患者为中心的原则和合作医疗模式。认知康复在改善中重度创伤性脑损伤的记忆力、注意力和精力集中方面是非常有用的，尽管有专家共识支持其在 mTBI 使用，但随机临床研究并没有普遍证实其对 mTBI 有效。

对于持续性、慢性震荡后症状的临床管理的一般建议包括根据症状表现、共存健康问题和个人偏好治疗身体和认知的健康问题；处理共存抑郁、PTSD、物质使用障碍或者其他可能导致症状持续的因素。头痛是与脑震荡/ mTBI 有关的最常见症状，并且头痛的评估和治疗与其他原因引起的头痛相似（见第 11 章）。不推荐用兴奋性药物来减轻由脑震荡/ mTBI 引起的神经认知反应。临床医生应该意识到治疗抑郁、焦虑、嗜睡或慢性疼痛的处方药物有潜在认知或镇静的副作用。

神经精神问题的治疗必须配合其他战争相关健康问题的医疗服务，治疗的目标是减少症状的严重程度，提高社会和职业功能，并防止长期残疾。理解与战争相关健康问题的职业背景对与退伍军人交流和制订一个综合治疗策略是重要的。

信息披露：

本文所包含的意见或主张是作者的私人观点，并不被视为官方或是反映美国陆军部或国防部的观点。

第六部分　神经重症医疗
SECTION 6　Neurologic Critica l Care

36 昏迷
Coma

Allan H. Ropper
（丁亚熔　译　刘丽萍　校）

在常规医疗中，昏迷是最常见、最突出的问题之一。它占急诊所纳入患者的一大部分，并且在几乎所有的医疗服务过程中都可能发生。一旦发生需要紧急关注和有序处理。

觉醒程度的降低是一个连续性的状态，最严重的表现形式是昏迷，表现为不能被唤醒的，类似于深睡眠状态。昏睡是更高一级别的觉醒度，患者可以被有力的刺激暂时唤醒，并且伴有对不适刺激的回避动作。嗜睡状态是人们都比较熟悉的，类似于浅睡眠，它的特征是易于被唤醒，并且可以在短时间内保持持续觉醒状态。嗜睡和昏睡经常伴随一定程度的意识模糊。根据在床旁所观察到的，对于觉醒程度和在观察中接受不同刺激后的反应类型，用详细的叙述性方法对其进行描述，比用类似于昏睡、轻昏迷的模糊名词更好。

几种可以导致人们无反应状态和假昏迷状态的情况应分别进行讨论，因为它们各自具有特殊性。对于表现为昏迷的患者来说，植物状态表现为一种表面觉醒但是对外界没有反应的状态。处于植物状态的患者，往往眼睛是睁开的，看起来像是觉醒的。呼吸和自主神经功能往往保留。打呵欠、咳嗽、吞咽动作以及肢体和头部的动作仍然存在，并且患者会跟随视觉对象移动，然而，却很少有对于外界或内部环境有意义的反应——事实上我们称之为“觉醒昏迷”。“植物状态”这个名词往往很不幸地被错误理解，常常会出现很多提示广泛的双侧大脑半球损害的伴随症状，例如：肢体姿势的去大脑和去皮质强直状态和对于视觉刺激（见下文）的反应缺乏状态。在与之紧密相关但相比而言不太严重的最小意识（minimally conscious）状态中，患者表现出了基本的语言与动作行为，常常是自发性的，但是有一些是对于触觉或视觉刺激，或者是命令的反应。由于低灌注导致的心搏骤停和头部外伤是导致植物状态和最小意识状态的最常见原因。一旦植物状态持续超过几个月，智力恢复的希望可能是很小的，超过一年以后，可能性几乎为零。因此，我们称之为持续植物状态。如果仔细调查会发现，也有很多奇迹性恢复的病例报道，但是对于严重残疾的情况，和对于儿童来说，即使是在比较好的状态下，也很少有康复的病例。把植物状态或者最小意识状态下患者的行为错误地归为有意义的行为，可能会造成很多问题和苦恼。另一方面，关于这些患者是否丧失了认知能力的相关问题，已由功能成像开始重新研究并证实，在很小一部分外伤后的患者，存在有对于语言或者其他刺激的有意义的脑活动。

除了以上几种情况，一些影响觉醒程度的症状也会容易被误认为是木僵或者昏迷。无动性缄默指的是患者处于部分或全部觉醒状态，可以有表情和思考，但是患者只能保持在一个几乎不能动和缄默的状态。这种状态可能是由于内侧丘脑或者额叶的病变（尤其是当病变位置较深或者位于眶额表面的时候）所导致的，或者是发生在极端脑积水的情况下。意志缺乏症描述的是一种比无动性缄默更轻一些的症状，它的特点表现为脑和身体在运动发起的时候迟缓或者能力减退。它也常常是由于额叶及其联合纤维的病变导致的。

紧张症表现为一种古怪性的运动减少和缄默症状，它通常是精神病的部分表现，例如精神分裂症或重度抑郁。紧张症患者很少有自发性或反应性的动作，即使是患者存在有眨眼、吞咽动作，以及没有表现出抑郁的情况下。尽管患者仍然有类似于有反应性的行为，仍然需要精密的检查设备来验证。例如，眼睑上抬活跃有力，对于视觉刺激有眨眼反应，以及有跟随头部旋转同步的眼动，所有的这些症状都与导致无反应性的脑损伤表现不一致。这些都是紧张症的特点，但对于肢体处于固定位状态（由检查者所放置的位置）的患者（蜡样屈曲或木僵症）来说，这一点也并非一成不变。随着康复的进行，患者往往会对他们紧张性木僵发生的过程有一些记忆。紧张症表面看起来与无动性缄默类似，但缺乏脑损伤的临床证据，例如巴彬斯基征和肌张力增高。与脑死亡昏迷相关的特殊问题在下文讨论。

闭锁状态描述的是另一种假昏迷，它指的是觉醒状态的患者不能说话或者有意志控制的行为，但是有自发性的眼睑上抬动作，患者从而能够发出证明自己意识清醒的信号。瞳孔反应也是正常的。这些人用类似于福尔斯斯电码的行为写出了整个论文。常见的发病原因是脑桥腹侧的梗死或出血病灶，这是由于横断性病灶切断了下行传导束（皮质脊髓束和皮质延髓束）。与之相类似的清醒但去传出状态也可发生在表现为肌肉组织完全瘫痪的严重吉兰-巴雷综合征（第 24 章）、神经系统危重症和药物神经肌肉阻滞的患者。

昏迷的解剖与生理学

几乎所有觉醒度下降的患者都会有大脑半球的广泛病变或者称为网状激活系统（RAS）的特殊丘脑觉醒系统活动性的降低。这个系统的正常功能是投射上行纤维到皮质，皮质本身也需要保持觉醒度和思维的一致性。主要的可导致昏迷的疾病包括：①中脑网状激活系统及其投射纤维的损伤；②累及双侧大脑半球的大面积损伤；③由于低血糖症、缺氧、尿毒症和肝衰竭导致大脑网状系统功能抑制。

在很多情况下，导致昏迷的临床定位可位于邻近中脑网状激活系统的结构，它负责控制瞳孔的功能和眼球运动。瞳孔扩大、对光反射消失和眼睛垂直即内收功能的丧失提示脑干上部的损伤，脑干上部是掌管这些功能的神经核团聚集的地方。相反，如果患者的对光反射存在及眼动正常则提示可以排除脑干上部的病变，并且可以提示有广泛的结构损伤或可以引起昏迷的大脑半球的代谢障碍。

由于大脑团块状损伤和疝导致的昏迷 除了颅骨的限制外，颅腔被内部折叠的硬脑膜分为不同的腔隙。双侧大脑半球被大脑镰分隔，前后颅窝由小脑幕分隔。疝指的是上面覆盖的或邻近的脑组织取代了其邻近腔隙内正常脑组织的位置，进入一个正常情况下不该占据的位置。昏迷和许多与之相关的症状都可以归因于组织移位，并且某些临床特点是疝所特有的（表 36-1）。事实上，这些都是“移位”的标志，因为这些症状是由于距离损伤团块有一定距离的脑结构的压迫所导致的。

多数常见的疝类型是脑组织穿过小脑幕的缺口，从幕上移位到幕下；这指的是小脑幕切迹疝。钩回型小脑幕切迹疝指的是颞叶前中部（钩回）嵌入中脑前面或毗邻中脑的小脑幕缺口（见图 36-1A）。钩回常常会压迫第三对脑神经，因为第三对脑神经横向穿过蛛网膜下腔，从而导致身体同侧的瞳孔扩大（由于控制瞳孔的副交感神经纤维位于动眼神经的周围部分）。继而发生的昏迷是由于中脑（与小脑幕边缘相对应）受到海马旁回的压迫（图 36-2）。中脑的横向移位可能会压迫面向小脑幕边缘的对侧大脑脚，产生巴彬斯基征和轻到中度的偏瘫，这主要是由于移位的脑组织造成的（Kernohan-Woltman 征）。疝也可能会压迫穿过小脑幕的前后循环脑动脉，从而导致脑梗死。这种压迫也可能会波及静脉系统，导致脑积水。

中央型小脑幕切迹疝指的是丘脑结构受到上部中脑的压迫，对称性地垂直向下运动（图 36-1B）。一般以瞳孔缩小和嗜睡为先兆症状，与钩回综合征单方面表现出的瞳孔扩大相比，钩回型和中央型小脑钩回疝都可以导致脑干进行性受压，首先受损的是中脑，继而是脑桥，最后是延髓。结果是会导致与受影响层面基本对应的神经系统定位体征。其他形式的疝包括跨小脑镰疝（由于小脑镰下的扣带回移位，并且跨越中线，图 36-1C）和孔疝（向下的力量使小脑扁桃体压迫进入枕骨大孔，图 36-1D），从而导致延髓受压，呼吸暂停，甚至死亡。

不同种类的小脑扁桃体疝和昏迷的直接关系尚不明确。间脑（丘脑）的水平移位可导致嗜睡和昏迷，在小脑扁桃体疝发生之前就很明显。这种水平移位可以被轴位 CT 和 MRI（图 36-2）量化。如果疝的脑组织团块急剧增大，钙化松果体水平移位 3～5mm 可造成嗜睡，移位 6～8mm 可造成昏睡，>9mm 就可导致昏迷。中间颞叶插入小脑幕裂孔在 MRI 和 CT 上通常也可明显表现为上部脑干周围脑室池的闭塞。

由于代谢紊乱导致的昏迷 很多全身性的代谢紊

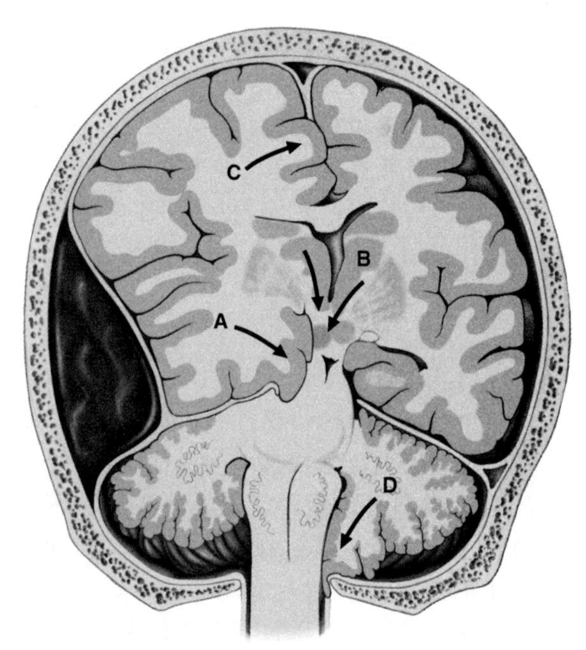

图 36-1 脑疝的类型。（A）钩型；（B）中央型；（C）交通型；（D）裂孔型

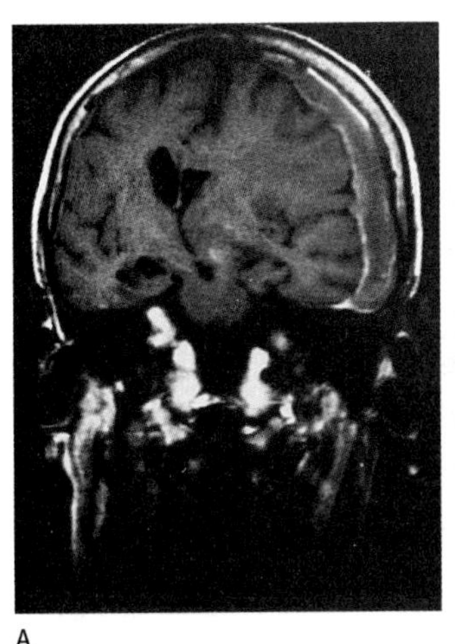

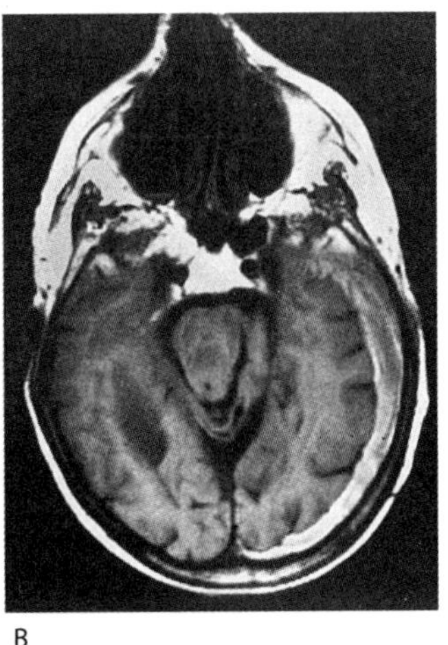

A　　B

图 36-2　第三对脑神经麻痹的昏迷患者冠状位（A）和轴位（B）磁共振成像。由于左侧大面积的硬膜下血肿（在灰白质交界区域可见）导致。上部的中脑和下部的丘脑区域受压并且水平移位，并且出现了内侧颞叶的小脑幕切迹疝，包括先前出现的钩回疝。由于第三脑室的压迫，血肿对侧的侧脑室扩大

乱都会由于阻断了能源物质（例如氧气、葡萄糖）的传递或神经元兴奋性的提高（药物、酒精、麻醉和癫痫状态）而导致昏迷。代谢异常会导致昏迷，或在不严重的情况下引起急性意识模糊状态。因此，在代谢紊乱性脑病的患者，意识水平的降低和昏迷是接连发生的。

脑神经细胞完全依赖于脑血流量（CBF）和氧气、葡萄糖的传递来供应能量。灰质的脑血流量是每100g/min约75ml，白质每100g/min约55ml；耗氧量为每100g/min约3.5ml，葡萄糖利用率每100g/min约5mg。脑内葡萄糖储存量可以在脑血流完全阻断2min内继续提供能量，氧气的供应可以持续到脑血供阻断8～10min后。低氧和局部缺血同时发生时，葡萄糖的消耗会更快。在这种情况下，脑电图（EEG）节律变得异常缓慢，尤其在代谢性脑病的患者，随着物质传递能力的下降，最终脑电活动终止。

与缺血缺氧性损伤导致神经元破坏不同，多数代谢障碍，例如高渗血症、高碳酸血症、低钙血症，及肝肾功能衰竭等，这些仅仅会导致轻微的神经病理学改变。在这些情况下，对脑造成可逆性影响的原因还不明确，但是可能是由于能量供应的减少、跨越脑细胞的离子流和神经递质的异常所导致的。例如，在肝昏迷时高度的氨富集会干扰脑能量代谢和钠钾泵的功能，增加星形胶质细胞的数量和大小，使氨的富集量更多并且产生氨的毒性代谢产物；它也会影响神经传导物质，包括在受体位点活跃的假性神经递质。除了高氨血症，哪一种机制是最重要的目前还不清楚。肾衰竭导致脑病的机制目前还不明确。与氨不同，尿素没有神经系统的毒性作用，目前已经提出了关于脑病发生的多因素原因，包括血脑屏障对毒性物质（例如有机酸）通透性增加，以及大脑中的钙和脑脊液（CSF）中磷酸盐含量增加有关。

脑内水钠平衡的改变常常伴随发生昏迷和癫痫发作。渗透压的改变多是由于酮症酸中毒、酮症高渗状态和各种原因（例如水中毒、抗利尿激素和心房钠尿肽过度分泌）引起的低钠血症导致全身功能紊乱。血钠水平$<$125mmol/L可导致意识障碍，$<$115mmol/L可导致昏迷和抽搐。在高渗性昏迷时，血渗透压通常$>$350mosmol/L。高碳酸血症导致意识水平的下降与血液中二氧化碳（CO_2）的上升是成比例的。在所有的代谢性脑病，神经系统改变的程度很大程度上取决于血清中成分改变的速度。其他导致代谢性脑病的原因包括高钙血症、甲状腺功能减退、VitB_{12}缺乏症和低体温症还不完全明确，但是都可表现出中枢神经系统生物化学物质、膜功能和神经递质的紊乱。

癫痫性昏迷　通常情况下，与电活动相关的癫痫发作与昏迷有关，即使在没有运动性抽搐（癫痫非抽搐状态）的情况下。自限性昏迷常常在癫痫发作之后发生，癫痫后状态可能是由于能量储存的耗竭或局部毒性分子的作用，它们是癫痫发作的副产物。癫痫发作后状态在EEG背景上产生持续性、广泛性的慢波活动，与代谢性脑病相似。

毒物（包括药物引起的）相关的昏迷　这种常见类型的脑病在很大程度上是可逆的，在没有心肺衰竭的情况下，不会留下任何残留损伤。很多药物和毒素会抑制神经系统功能。很多毒物是通过影响脑干神经核，包括肾素-血管紧张素-醛固酮（RAS）系统和大脑皮质而导致昏迷的。皮质和脑干征常常发生在某些药物过量的情况下，可能会导致一个不正确的结构性脑干疾病的诊断。过量的阿托品类药物摄入可能会产生特殊的征象，例如瞳孔放大、心动过速、皮肤干燥；鸦片类药物过量会导致针尖样瞳孔（直径$<$1mm）。

由于广泛的大脑半球损害导致的昏迷　这一类型昏迷包括很多种不相关的疾病，可能是由于类似于皮质代谢紊乱的大脑结构的广泛损伤。局部缺血缺氧可能是最有特点的，最初也很难区分急性可逆性脑缺氧损伤的影响和继而发生的缺氧神经元损伤的影响。类似的广泛性脑损伤可能是由于全脑小血管的阻塞造成的功能紊乱，例如脑型疟疾、血栓性血小板减少性紫癜、高黏血症等。由于颅内外伤或炎性脱髓鞘疾病导致的弥漫性脑白质病变也会导致类似的昏迷综合征。

患者处理方法

昏迷

昏迷患者的录像检查见第 37e 章。

在神经相关的评估之前，也应进行急性呼吸道和心血管疾病的评估。在多数情况下，除生命体征、眼底镜检查和颈强直检查外，一个完整的医疗评估，可能会推迟到神经系统评价已经确定了昏迷的程度和性质时再进行。

由于脑外伤引起的昏迷相关病例讨论见第 21 章。

既往史

在由于外伤、心脏搏停或是可观察到的药物摄入的情况下，昏迷的原因可能会很快明确。但是在另外一些情况下，某些要点可能具有提示作用：①神经系统症状发生的条件和速度；②前驱症状（意识模糊、无力、头痛、发热、癫痫发作、眩晕、视物成双或呕吐）；③食用过药物、毒物或酒精；④慢性心、肝、肺、肾或其他内科疾病。如果可能的话，亲自或通过电话对于家庭成员、观察者和现场急救人员进行直接询问，也是评估的重要部分。

一般查体

发热提示由于麻醉剂、抗胆碱能药物中毒引起的系统性感染、细菌性脑膜炎、脑炎、中暑、安定药恶性综合征、恶性高热引起。只有很少一部分原因是发热引起的病变扰乱下丘脑体温调节中枢的功能（“中枢热”）。轻微的体温升高可能会伴有剧烈抽搐。在暴露于酒精、巴比妥类、镇静剂或吩噻嗪中毒等因素下，低血糖，外周循环衰竭，或者严重的甲状腺功能减退的情况下会出现低体温。在体温<31℃（87.8°F）时，其本身就可以导致昏迷。呼吸急促可能提示系统性酸中毒或肺炎，或者（在极少数情况下），可能是脑淋巴瘤浸润。异常的呼吸模式反映脑干损伤，将在下文进行讨论。显著高血压提示高压性脑病、脑出血或脑外伤。低血压是由于酒精或巴比妥类中度、内出血、心肌梗死、败血症、严重甲状腺功能减退或肾上腺皮质危象所导致昏迷的特点。眼底镜检查可以检测蛛网膜下腔出血（眼底出血），高血压脑病（渗出、出血、跨血管改变、视乳头水肿），颅内压（ICP）增高（视乳头水肿）。皮肤瘀点提示血小板减少性紫癜、脑膜炎球菌血症或者由于出血体质造成的颅内出血。发绀和略红或贫血的皮肤颜色提示存在潜在系统性疾病或者一氧化碳中毒，都会导致昏迷。

神经系统查体

患者的观察应该在没有检查手段干预的情况下进行。在床上滚来滚去、上举上肢到脸的高度、交叉腿、打呵欠、吞咽、咳嗽或呻吟都能反映接近于正常觉醒程度的昏睡状态。一侧随意运动减少或一只腿外旋状态提示偏瘫。一只脚、手指或面肌断续抽搐可能是癫痫发作的唯一体征。多部位的肌阵挛可能提示为代谢紊乱，尤其是尿毒症、缺氧、药物中毒（尤其是锂中毒或氟哌丁醇类药物中度）、或者朊病毒病（见第 17 章）。在昏睡和意识障碍的患者，双侧肢体的扑翼样震颤是某些代谢性脑病或药物中毒的标志。

去皮质强直和去脑强直，或者“固定姿势”，描述的是自发的或由于感觉刺激引起的胳膊和腿运动的一种固定形式。肘部和手腕屈曲、手臂旋后（去皮质体位）提示中脑前侧的双侧损伤，而肘部伸直、手掌向下（去脑强直体位）提示损伤了中脑的运动传导束或尾间脑。手臂伸展与腿弯曲的结合运动减少，或者腿迟缓性瘫痪与脑桥的病变相关。这些概念虽已经适用于动物实验，还不能完全应用于昏迷的患者身上。事实上，任何形式的急性、广泛性的功能紊乱，无论损伤位置在哪，常常会引起肢体伸展，而且几乎所有的伸肌姿势随着时间的推移都会慢慢变为屈肌姿势为主导。

觉醒水平

可用一系列逐渐增强的刺激决定兴奋阈值和肢体每一侧的运动反应。测试的结果可能每分钟都在变化，并且这一系列的检查结果都是有用的。用棉花束刺激鼻孔是引起觉醒的轻微刺激，但深昏迷或昏迷的患者会将头转向一侧和引起一定程度的觉醒。更大程度反应的表现是患者用他的手避开伤害性刺激。作用在关节和骨面突起上的压力和针刺觉对人类来说都属于伤害性刺激。捏起皮肤造成难看的瘀斑通常是不必要的，但是在诱发肢体的外展、收回动作上还是有效的。对伤害性刺激做出的姿势反应，常常提示皮质脊髓束的损害，然而肢体的外展和回避运动通常是目的性的，并且可以提示与皮质脊髓束的联系。固定姿势也可以是单侧肢体的，伴随有目的的肢体运动，反映运动系统的不完全损伤。

脑干反射

脑干功能的评定对于昏迷的定位是非常有必要的（见图 36-3）。脑干反射的检查包括瞳孔的大小和

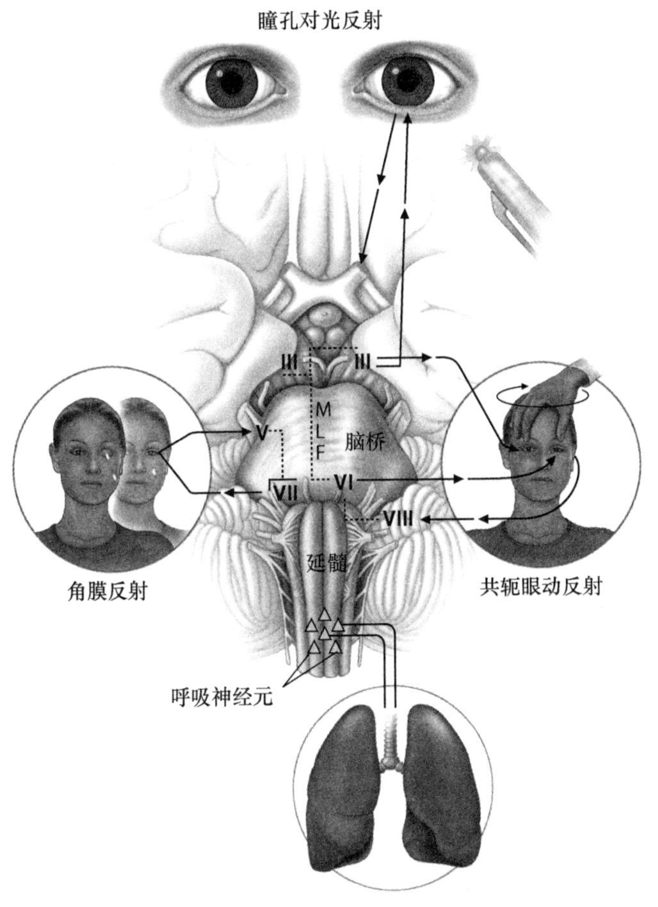

图 36-3 昏迷患者脑干反射的检查。中脑和第Ⅲ对脑神经功能由瞳孔对光反射来检测，脑桥功能由自发和反射性眼运动和角膜反射检测，延髓功能由呼吸和咽反射检测。共轭反射和水平眼动依赖于内侧纵束与第Ⅵ和对侧第Ⅲ神经核相连。头部旋转（头眼反射）或迷路的热量刺激（前庭动眼反射）可引出反向眼球运动（详见正文）

对光反应、自发性或反应性眼球运动、角膜反射和呼吸形式。一般来说，由于双侧大脑半球疾病引起的昏迷通常会出现这些脑干的症状，尤其是瞳孔反射和眼球运动。但是，出现脑干反射不一定提示都是脑干的原发损害，因为在前面提到过的小脑扁桃体疝这种大脑半球的异常团块也可能会导致脑干的继发性损害。

瞳孔体征 瞳孔反射的检查通常是使用一个亮的、发散的光（通常不是用眼底镜，因为它只能照亮有限部分的视网膜）。中等大小（2.5～5mm）的有反应的圆形瞳孔基本上可以排除中脑病变，不论是对于原发还是继发的压迫。瞳孔对光反应导致瞳孔缩小（<2mm）可能会使瞳孔不容易被观察，明亮的房间灯光可能会减弱瞳孔对光反射程度。瞳孔散大（>6mm）和瞳孔对光反射减弱提示第三对脑神经受到其上面的脑组织团块的影响而受压或被拉长。大脑半球的团块导致对侧瞳孔扩展也有可能发生但是并不常见。卵圆形或稍异常形状的瞳孔是一个过渡期，它常同时伴有早期中脑-第三对脑神经压迫。最严重的瞳孔体征是上侧瞳孔扩大和无反应现象，提示有严重的中脑损害，通常是由于幕上脑组织的压迫所导致的。摄入具有副交感神经兴奋作用的药物、使用具有瞳孔放大作用的滴眼液和直接的眼外伤都是具有误导作用的一些导致瞳孔放大的原因。

在昏迷的患者出现单侧瞳孔的缩小可能是交感传出神经功能障碍所导致的，交感传出神经纤维起源于下丘脑的后部，沿脑干被盖部下行直到颈髓。因此，在大量脑出血影响到丘脑的病倒偶然会出现这一有价值的局部定位体征。在代谢性脑病或者双侧大脑半球重度损伤（例如脑积水或丘脑出血）的患者，会有反应性的伴有双侧同时缩小（1～2.5mm）但非针尖样的瞳孔。小的反应性瞳孔（<1mm）是麻醉药或巴比妥类药物过量的特点，但是也可发生在广泛脑桥出血的患者。纳洛酮类药物和眼球运动（向下看）反射可用来帮助区分这两种情况。

眼部运动 观察眼部的运动首先要抬起眼睑并且观察眼球的休息位和自发运动。眼球语言，指的是通过抬起上眼睑并记录对于睁眼的抵抗力和闭眼速度，随着无反应性的升高是逐渐降低的。在困倦时，眼睛在休息位时出现水平运动分散是正常的，随着昏迷程度的加深，眼轴又会重新变得平行。

在昏迷时的自发眼动常常是联合的水平粗颤。仅仅是这个发现就可以排除中脑和脑桥的病变，并且和正常的眼动反射（向下看）具有同等意义。联合的水平眼动偏差指向一侧提示对侧脑桥损害，或者是，同侧额叶损害。这种现象可以用下面的话来总结：眼睑总是看向半球病变并且远离脑干病变。癫痫发作时眼睛也会偏向一侧但是经常叠加有眼球的阵挛运动。眼睛偶尔会出现矛盾运动，朝向远离病变半球的方向运动（“迷路的眼睛”）。丘脑和上部中脑损伤会造成眼睛向下和向内运动，尤其是在丘脑出血的时候。“眼球摆动”描述的是眨眼时快速地向下运动和缓慢地向上运动，同时伴有水平眼动的缺失，诊断为双侧脑桥损伤，通常是基底动脉血栓所导致的。“眼球下沉”是一种缓慢的、无节奏的向下运动伴随快速向上运动，发生在有正常水平凝视反射的患者，它往往提示广泛的皮质缺氧。

眼头反射，指的是头从一侧到另一侧的垂直运动和可观察到的与之相反方向的眼动。取决于动眼神经核及其联络纤维的完整性，其联络纤维从中脑向下延伸到脑桥和延髓（图 36-3）。这种运动叫作“洋娃娃眼征”（指的是当颈部屈曲时，出现的两眼上翻反应），在正常的觉醒患者中，这种体征是被抑制的。如果能够引出往往提示脑干或脑干传导通路的病变，提示昏迷是由于大脑半球损害或功能紊乱导致。相反，缺乏眼动反射往往提示脑干损伤，但是也可以是由于某些药物导致的。在这种情况下，正常瞳孔大小和光反应可以用来区分药物引起的昏迷和脑干结构性损伤。

热量，或“卡路里”，都是前庭器官的刺激物（眼前庭反射），它可以给头眼反射提供一个更强烈的刺激但是二者反映的信息几乎是相同的。一个实验室通过向外耳道灌入凉水，从而在内耳迷路产生对流。在一段潜伏期之后，结果是双眼的阵挛偏差，即双眼向冷水灌注的方向移动，而眼震发生在相反方向（英文首字母缩写“COWS”已经被用来提示后来的医学生们眼震的方向——“冷水反向，温水同向”）。可诱导的同向眼动的缺失说明脑干损伤。矫正性眼震的存在提示额叶功能存在及其与脑干间的联络纤维仍存在，因此很有可能为紧张症或过度紧张症。

通过使用一小束棉花触碰角膜，正常情况下可以观察到双侧眼睑闭合。角膜反射取决于在第五（传入纤维）和第七对脑神经（传出纤维）之间完整的延髓传导通路；结合眼部的反射运动，这是一个有用的桥脑功能实验。中枢神经系统抑制性药物会减轻或消除角膜反射，通常是发生在眼球反射运动瘫痪之前和瞳孔对光反应消失之后。在一侧肢体的急性偏瘫后，角膜（和咽喉）反射可能会消失一段时间。

呼吸模式 其他脑干体征相比，呼吸模式的定位价值更小些。浅、慢但是规律的呼吸提示代谢或药物抑制。潮式呼吸具有典型的循环形式，以一段短暂的窒息结束，提示上侧大脑半球的损害或者是代谢抑制，通常同时伴有光昏迷。深而快的呼吸（库斯莫尔呼吸）通常提示代谢性酸中毒，但在脑桥中脑损害时也有可能会发生。患者发出痛苦的喘息声是低位脑干（延髓）损伤的结果。很多其他类型的循环型呼吸模式也被描述过，但是具有较小的意义。

实验室和影像学检查

在诊断昏迷中最有用的检查包括血、尿化学毒物分析，头颅 CT 或 MRI，心电图和脑脊液检查。动脉血气分析在患有肺部疾病和酸碱平衡紊乱的患者是有用的。在临床实践中，经常会出现代谢紊乱，表现为电解质、血糖、血钙、血浆渗透压和肝肾功能（血尿素氮和血氨水平）异常。当诊断不能很快明确的时候，任何情况下发生的急性昏迷毒理学分析都是必需的。然而，明确外源性药物或毒物的使用，尤其是酒精，并不能完全排除其他原因引起的昏迷，尤其是头颅外伤，也会导致临床昏迷的发生。对于一个非习惯性饮酒的患者，当乙醇浓度达到 43mmol/L（0.2g/dl）时，通常会导致智力水平的损伤；乙醇浓度达到＞65mmol/L（0.3g/dl）时，患者可发生嗜睡。随着对乙醇耐受性的提高，当乙醇水平＞87mmol/L（0.4g/dl）时患者可能仍处于清醒状态。

CT 和 MRI 主要是用于找出影像学可检测出的昏迷发生的原因（例如出血、肿瘤或脑积水）。完全借助于这种手段，即使在紧急情况下也是不谨慎的，因为大多数的昏迷（和意识障碍）都是代谢原因或毒物引起的。而且，通过 CT 检查就可以排除脑结构性病变的说法是不正确的。双侧大脑半球的梗死、急性脑干梗死、脑炎、脑膜炎、由于闭合性脑肿瘤导致的轴索机械剪切、矢状窦血栓和硬膜下血肿靠近大脑的等密度线等等，都可能是 CT 不容易被发现的功能紊乱。然而，如果导致昏迷的原因一直都不明确，CT 检查也是有必要的。

在代谢紊乱和药物引起的昏迷状态，脑电图（第 6 章）较为有价值。然而，在发现临床未确诊的昏迷和非阵挛性癫痫发作的患者方面，脑电图检查是关键性检查，并且在疱疹病毒性脑炎和朊病毒（Creutzfeldt-Jakob）病时可显示出特征性表现。脑电图检查在发现广泛慢波的背景活动方面具有优越性，它可以反映脑病的严重程度。在前额区域出现优势性的高电压慢波（δ 波或三相波）是代谢性昏迷（比如肝衰竭时）的典型表现，而广泛的快波（β 波）活动，提示镇静药物（例如苯二氮䓬类药物）作用。一种特殊形式的“阿尔法昏迷”，表现为广泛多变的 8～10Hz 电活动，表面上看与正常的 α 节律相似，但并不是真正的 α 波，并不会因外界环境的刺激而觉醒。阿尔法昏迷是由于脑桥或广泛的皮质损害所导致，并且常常预后不良。在脑电图上正常的 α 活动，在刺激患者的时候是受到抑制的，并且可以提醒临床医生与闭锁综合征和癔症或者紧张症进行鉴别。而且，在昏迷的患者中记录脑电图对于发现临床上不明显的癫痫放电很有意义。

与以往相比，在昏迷患者的诊断方面，腰椎穿刺的使用有所减少，因为神经影像学检查可以有效地除外颅内出血和蛛网膜下腔出血。然而，脑脊液检查在诊断脑膜炎和脑炎方面也是必不可少的。对于意识水平改变的患者，通常建议在腰椎穿刺之前先进行影像学检查，以排除大面积的颅内团块样损伤。如果怀疑患者是脑膜炎，在影像学检查之前就可以先进行血培养和抗生素治疗。

昏迷的鉴别诊断

（表 36-1）导致昏迷的原因可分为三大类：①没有局灶性神经症状的（例如代谢性或毒性脑病）；②脑膜炎综合征，通常表现为发热、颈强直和脑脊液中存在大量细胞（例如细菌性脑膜炎、蛛网膜下腔出血和脑炎）；以及③以局灶性神经症状为主要表现的疾病（例如卒中、脑出血）。可以导致突然昏迷的情况包括药物摄入、脑出血、肿瘤、心搏骤停、癫痫和由于血栓导致的基底动脉闭塞。亚急性的昏迷通常与持续性的内科或神经病学疾病相关，或者是，在比较少见的情况下继发于肿瘤或脑梗死周边的脑肿胀。

由于脑血管病导致的昏迷的诊断是较为困难的（第 10 章）。最常见的疾病是①基底节或丘脑出血（急性起病但不是即刻出现的呕吐、头痛、偏瘫和特征性眼征）；②脑桥出血（突然起病，针尖样瞳孔，眼动反射和角膜反射消失，视觉摆动，强迫体位和过度换气）；③小脑出血（后枕部疼痛，呕吐；凝视瘫痪，以及不能站立和行走）；④基底动脉血栓（神经系统前驱症状或先兆、复视、构音障碍、呕吐、眼动和角膜反射的异常，以及非对称性的肢体瘫痪）；⑤蛛网膜下腔出血（剧烈头痛和呕吐后突然出现昏迷）。最常见的卒中，是大脑中动脉流域内梗死，它并不会直接导致昏迷，但是大面积梗死周围水肿可能会在几天后扩张并且由于质量效应而导致昏迷。

急性脑积水综合征常常伴随颅内疾病，尤其是蛛网膜下腔出血。其特点是头痛和间或出现的呕吐，可能会很快进展为昏迷，伴有肢体的伸肌强直状态、双侧巴彬斯基征和小的无反应性瞳孔，以及在垂直方向上头眼运动的损害。

大多数医源性昏迷的病因可以在没有神经影像学证据的情况下确定，但是如果患者的既往史和检查都没有提示昏迷的原因，就需要 CT 和 MRI 检查。某些情况下，影像学结果可能会具有误导性，例如影像学发现小的硬膜下血肿或陈旧性卒中，然而患者的昏迷却是由于中毒造成的。

表 36-1　昏迷的鉴别诊断

1. 不伴有局灶性或单侧神经系统症状的疾病，通常脑干功能完整；CT 和脑脊液细胞学检查正常
   a. 毒物：酒精，镇静药，鸦片等
   b. 代谢紊乱：缺氧、低钠血症、高钠血症、高钙血症、糖尿病酮症酸中毒、非酮症糖尿病高渗状态、低血糖、尿毒症、肝昏迷、高碳酸血症、阿迪森（Addisonian）病危象、甲状腺功能减退或甲状腺功能亢进状态、严重的营养缺乏。
   c. 严重神经系统感染：肺炎、败血症、伤寒、疟疾、沃-弗（Waterhouse-Friderichsen）综合征。
   d. 任何原因导致的休克
   e. 癫痫后状态、癫痫持续状态、非阵挛性癫痫持续状态
   f. 高血压脑病、惊厥
   g. 严重高热、低体温
   h. 脑震荡
   i. 急性脑积水
2. 伴或不伴有发热和脑脊液红细胞、白细胞增高的脑膜刺激症状，通常没有局灶性或单侧脑或脑干体征；CT 及 MRI 上无异常损害。
   a. 由于动脉瘤破裂、动静脉畸形、外伤导致的蛛网膜下腔出血
   b. 急性细菌性脑膜炎
   c. 病毒性脑炎
   d. 其他原因：脂肪栓塞、胆固醇栓塞、癌性和淋巴瘤性脑膜炎等
3. 导致局灶性脑干体征或一侧脑损伤体征，伴或不伴脑脊液改变；CT 或 MRI 检查正常
   a. 大脑半球出血（基底神经节、丘脑出血）或梗死（大面积大脑中动脉供血区）伴继发性脑干压迫
   b. 由于基底动脉血栓或栓塞导致的脑干梗死
   c. 脑脓肿、硬膜下积脓
   d. 硬膜外和硬膜下出血、脑挫伤
   e. 脑部肿瘤与周围水肿
   f. 小脑脑桥的出血和梗死
   g. 广泛的创伤性脑损伤
   h. 之前伴有局灶性损伤的代谢性昏迷（见上文）
   i. 其他：皮质静脉血栓形成、单纯疱疹脑炎、细菌性心内膜炎导致的多发性脑栓塞、急性出血性脑白质炎、急性播散性脑脊髓炎（感染后）、血栓性血小板减少性紫癜、脑血管炎、脑胶质过多、垂体卒中、血管内淋巴瘤等

缩写：CT：计算机断层扫描　MRI：磁共振成像

脑死亡

这是一种全脑功能不可逆的丧失，同时伴有人为支持下心脏活动、呼吸功能和躯体功能仍保留。这是唯一一种被认为是与死亡同等意义的脑损伤。对于脑死亡的诊断标准已经在不断改进，同时遵照地方性的医疗组织所赞同的标准也是很重要的。理想的标准是简单的，可以在床旁进行评估，并且不允许诊断错误。其包括三个基本要素：①广泛的皮质损伤，表现为深昏迷和对任何形式的刺激无反应状态；②全脑干的损伤，表现为瞳孔对光反射的消失和眼前庭反射、角膜反射消失；③延髓损伤，表现为完全的和不可逆的呼吸暂停。心率不变并且不会加速阿托品化。通

常会出现尿崩症，但一般只会出现在其他脑死亡的临床症状出现后的几小时或几天后。瞳孔一般是中等大小，但也可能会扩大；一般不会变小。腱反射消失不一定都会出现，因为脊髓功能仍然存在。巴宾斯基征也通常是阴性的，脚趾的反应是相反的，通常是屈肌的作用。

在自发性呼吸试验中，要证实窒息是由于延髓结构性损伤，需要 P_{CO_2} 足够高以刺激呼吸运动的产生。通过在移除通气设备之前进行氧弥散，呼吸暂停试验可以安全实施。这项工作是通过预吸入100%的纯氧，然后在测试期间持续通过气管套管进行氧管理来完成的。在呼吸暂停试验中，CO_2 分压的上升速度约为0.3～0.4kPa/min（2～3mmHg/min）。在观察即将结束的一段时间，尤其是最后几分钟，动脉血 CO_2 分压至少应该在＞6.6～8.0kPa（50～60mmHg），试验才有效。如果存在足够的 CO_2 分压升高，并且没有观察到呼吸运动的存在，就可以确定是发生了窒息。还有一些其他的检测方法，包括 CO_2 加速测试，是在特殊情况下使用的。如果患者有严重的心血管功能障碍，窒息试验通常就要停止。

在全脑损伤时，通常采用的证实试验使用的是等电位脑电图。放射性核素脑扫描、脑血管造影术或经颅多普勒测量都可以用来证实脑血流量的缺乏，但是其表现不一定与病理变化完全一致。

必须排除由于作用较强的药物或者低体温抑制神经系统的可能，一般情况下，观察6～24天都是可行的，因为在这段时间临床上可表现为持续的脑死亡。如果由于心脏疾病导致脑死亡或者如果诱发疾病是未知的情况下，建议临床测试推迟至少24h。

尽管我们在很大程度上接受西方关于脑死亡患者停止呼吸支持和继而可能的器官捐献的观念，但由于内科医生和患者的家属之间沟通不足和准备不充分，经常会出现问题。合理的医疗实践，理想情况下是对于脑死亡神经功能恢复基本没有希望的患者，能够得到患者家属的同意，并且同意撤去脑死亡患者的支持治疗或者转出重症监护治疗病房。

治疗 昏迷

昏迷患者的治疗的首要目的是预防进一步的神经系统损伤。低血压、低血糖、血钙过多、缺氧、高碳酸血症和高热都应该迅速纠正。一个口咽气道足够打开一个昏昏欲睡的正常呼吸患者的咽通道。呼吸障碍的昏睡患者充分开通口咽通气以保证咽部通道开放是至关重要的。如果患者有呼吸暂停、上气道阻塞、肺换气不足、呕吐，或者患者因为昏迷容易误吸，就需要气管插管。若果存在肺换气不足或者需要诱导患者发生低碳酸血症来降低脑血流量，就需要机械通气。如果患者麻醉药过量或者可能发生低血糖，就需要建立静脉通路或者给予纳洛酮或葡萄糖进行干预和管理。在营养不良的患者，需要给予硫胺素和葡糖糖以预防韦尼克（Wernicke）病的发生。在怀疑由于基底动脉血栓导致脑干缺血的患者，通过神经影像学检查排除了脑出血之后，通常使用静脉注射肝素或者溶栓药治疗。毒扁豆碱可能会唤醒由于抗胆碱类药物过量导致昏迷的患者，但是必须在使用时严密监测；很多内科专家认为，毒扁豆碱只能应用于治疗由于抗胆碱类药物过量导致心律失常的患者。在镇静催眠药物过量的患者，使用苯二氮䓬类拮抗药可以改善患者预后，并且对肝性脑病的患者有暂时的益处。某些其他毒物或者药物引起的昏迷也有特殊的治疗方案，例如甲吡唑对于摄入乙二醇类药物造成的中毒有效。

对任何严重的脑疾病患者，都应该仔细管理低渗液体的静脉输入，因为它有潜在的加重脑肿胀的风险。特殊的脊髓损伤也不应被忽视，尤其是在试图插管或评估头眼反射之前。发热和假性脑膜炎提示需要紧急做一个脑脊液检查来确诊脑膜炎。在怀疑是脑膜炎的患者，仅仅依靠腰椎穿刺可能会延误治疗，在获得血培养结果之前就提前使用第三代头孢菌素类药物治疗可能会更好。关于颅内压增高管理的讨论见第38章。

预后

对于有严重的肢体残疾或植物状态的患者，都希望能避免不良结局。儿童和年轻的成年人可能在早期有预测性的临床症状，例如异常的脑干反射和持续不恢复；在这类患者应用期待疗法是非常明智的。代谢性昏迷比外伤性昏迷的预后要好。在成人，评估预后的所有系统几乎都要采用，而且医疗判断应该根据年龄、潜在的系统性疾病，和一般医疗条件等因素进行调整。为了收集大量头部外伤患者的预后信息，我们设计了格拉斯昏迷评分量表，经验性地讲，它对脑外伤患者具有预测价值（见表21-2）。对于缺氧或代谢性昏迷的患者，1天、3天和1周后的临床表现例如瞳孔和运动反应通常具有预测价值。其他研究表明，缺乏角膜反射的价值可能最具有争议性。在任何原因引起的昏迷患者，缺乏皮质躯体诱发的感觉潜力被证明也是提示不良预后的有力指标。

前面已经提到，持续植物状态患者通常都为统一性的预后不良，然而最近有报道显示，在显著刺激下，有少量患者在MRI上表现为持续的皮质激活状态，在这些患者，这些刺激可能已经改变了他们脑内部的潜在感知环境。但这些发现仍然没有改变持续植物状态患者的不良预后。例如，在一组研究中，约10%的脑外伤后昏迷的患者在接受刺激后出现额叶和颞叶的反应，通过某些检查结果来反映患者对于视觉空间任务的反应。在一个案例中，一个基本形式的交流和沟通得以建立。也有一些特殊案例的患者在丘脑刺激电极的作用下认知功能改善，但同时应该谨慎避免这些发现被过度推广。

37e 昏迷状态患者的检查 Examination of the Comatose Patient

S. Andrew Josephson
（丁亚熔　译　刘丽萍　校）

这一部分展示的是一个昏迷状态患者检查的录像。录像展示了适当的技术，并且对于调查结果的发现和意义有解释和讨论作为补充用以管理；还包括了对于昏迷和其解剖学基础的概括。

38 缺血缺氧性脑病和蛛网膜下腔出血的神经重症监护 Alcohol and Alcoholism

J. Claude Hemphill III，Wade S. Smith，Daryl R. Gress
（丁亚熔　译　刘丽萍　校）

威胁生命的神经系统疾病可能是通过引起各部位轴索损伤的原发功能障碍或者是一些系统性紊乱的结果，例如肝性脑病、多器官系统功能衰竭或心搏骤停（表38-1）。神经重症监护的重点是神经组织的保护和

表 38-1　重症医学中的神经系统疾病

沿神经系统中轴定位	症状
中枢神经系统	
脑部：大脑半球	全身性脑病症状 　谵妄 　脓毒症 　器官功能衰竭——肝、肾 　药物相关——镇静催眠药、止痛剂、H_2受体阻滞剂、降压药过量 　电解质紊乱——低钠血症、低血糖症 　低血压/灌注不足 　低氧血症 　脑膜炎 　蛛网膜下腔出血 　韦尼克（Wernicke）病 　癫痫——发作后状态或非阵挛状态 　高血压脑病 　甲状腺功能减退症——黏液瘤 局灶性神经功能缺损 　缺血性卒中 　肿瘤 　脓肿或硬膜下积脓 　脑实质内出血 　硬膜下或硬膜外血肿
脑干或小脑	疝影响或压迫 基底动脉血栓形成 脑实质内出血 脑桥中央髓鞘溶解
脊髓	质量效应或压迫 　疝损伤或压迫 　硬膜外血肿 　缺血——低血压或血栓栓塞 　硬膜外脓肿 创伤 脊髓炎
周围神经系统	
周围神经	
轴索性	重症多神经病 神经肌肉阻滞剂并发症 代谢紊乱、尿毒症、高血糖 药物副作用——化疗、抗逆转录病毒
脱髓鞘	吉兰巴雷综合征 慢性炎性脱髓鞘性多神经病
神经肌肉接头	长效神经肌肉阻滞剂 药物作用——氨基糖苷类 重症肌无力，Lambert-Eaton综合征，肉毒杆菌中毒
肌肉	重症肌病 　恶病质 　急性坏死性肌病 　粗肌纤维肌病 电解质紊乱——低钾血症/高钾血症、血磷酸盐过少 横纹肌溶解症

预防二次脑损伤导致的缺血、出血、水肿、脑疝形成和颅内压（ICP）升高。在其他器官系统的管理进行的同时，可能需要调整治疗方案以保持对整体神经问题的关注。

神经病理学

脑水肿 很多类型的脑损伤都可以导致脑组织肿胀或水肿。两个主要类型的水肿是血管源性水肿和细胞源性水肿。血管源性水肿指的是液体和溶质透过不完整的血脑屏障（BBB）。在正常的脑血管，内皮细胞与星形胶质细胞紧密结合形成一个不透水层（血脑屏障），穿过这个屏障的脑间隙取决于特殊的传输机制。血脑屏障可能会因为缺血、创伤、感染和代谢紊乱等原因受损。血管源性水肿是由于血脑屏障的通透性异常导致的，并且通常在受损以后进展尤其迅速。细胞毒性水肿是由于细胞肿胀、细胞膜崩解导致的，并且最终会导致细胞的死亡。临床上典型的脑水肿表现为细胞毒性水肿和血管源性水肿的结合。随着组织移位和脑移位以及局部进程中脑疝的发生，水肿可以引起颅内压增高（第 36 章）。由于机械损伤和压迫，除了升高的颅内压导致的灌注损伤而发生缺血以外，组织移位也会导致其他损伤。

缺血“瀑布”和细胞损伤 当脑的介质（主要是氧气和葡萄糖）不足以维持细胞功能的时候，一系列相关的生物化学反应，也就是缺血级联反应就开始激活（见表 10-2）。兴奋性氨基酸的释放，尤其是谷氨酸，导致大量钙和钠离子释放，破坏细胞内稳态。增加细胞内钙离子浓度可能激活蛋白酶和脂肪酶，然后导致脂质过氧化和自由基介导的细胞膜损伤。细胞毒性水肿随之而来，最终导致坏死细胞死亡和组织梗死的发生。这种不可逆的细胞死亡在缺血性卒中、全脑缺血和外伤性脑损伤中都很常见。

半暗带指的是缺血的脑组织还没有进展到不可逆的梗死，如果缺血可以逆转，这部分组织还有挽救的可能。可能加速缺血脑组织损伤的因素包括系统性低血压和缺氧，这些可以更进一步地减少易损脑组织的神经营养介质传递，此外，发热、癫痫发作、高血糖，都有可能会增加细胞的代谢率，超出细胞可承担的代偿能力。临床上，这些事件称为脑继发性损伤，因为它们会导致原发性脑损伤的恶化。预防、识别和治疗脑损伤是治疗管理的基本目标。

细胞损伤的另一种形式是细胞凋亡。这个过程意味着程序性细胞死亡，通常发生在缺血性卒中、全脑缺血、外伤性脑损伤和可能的颅内出血的起始过程。凋亡性细胞死亡和缺血导致的细胞坏死可以在组织结构上进行区分，并且是通过不同的生化途径所介导的；细胞凋亡导致的细胞死亡通常不伴有脑水肿，因此在脑影像检查中无可见的表现。目前，与缺血性细胞损伤相比，由于细胞凋亡导致的脑损伤的预防和治疗相关的干预措施相对较少。兴奋性中毒和细胞死亡的机制在第 8 章有详细讨论。

脑灌注和自动调节机制 脑组织需要持续不断的灌注以确保足够的介质传递。大脑血流动力学在一个广泛的血压范围内可以维持灌注。脑灌注压（CPP），定义为平均系统动脉压（MAP）减去颅内压，代表的是为大脑的毛细血管床循环提供的驱动力。自动调整指的是生理反应，脑血流量（CBF）通过改变脑血管的阻力，在广泛的生理学改变情况下（例如在血流动力学功能方面的神经激活或改变）来维持灌注。如果系统血压降低，大脑中动脉会通过舒张小动脉来维持血流脑灌注；同样的，为了防止高灌注，小动脉的收缩发生在系统高压力的时候，从而在系统血压于一个范围内变化时能维持相对稳定的灌注量（图 38-1）。在平均系统动脉压（MAP）和脑灌注压（CPP）极度高或者低的情况下，血流量直接与灌注压相关。这些自动调整往往依靠的都是微循环血管，并且都是由肉眼难以辨认的、显微镜下才可见的血管所介导的。脑血流量（CBF）通常也会受到 pH 值和 CO_2 分压的强烈影响。脑血流量的增加通常同时伴有高碳酸血症和酸中毒的发生，下降通常伴有低碳酸血症和碱中毒，因为与 pH 相关的改变在脑血管中持续存在。这形成了

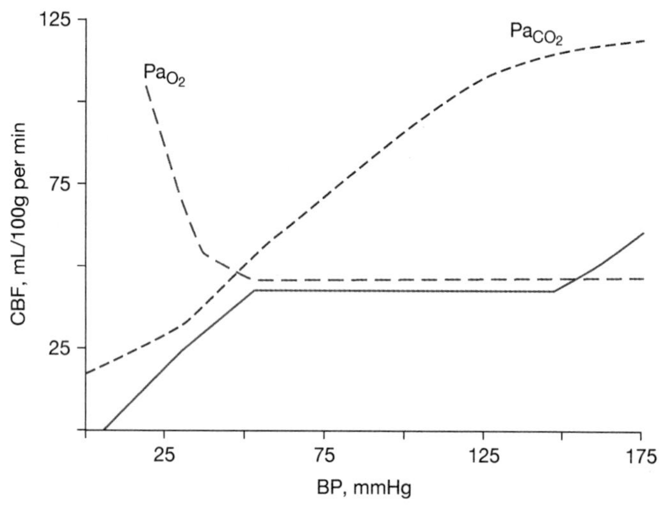

图 38-1 脑血流量自动调整曲线（实线）。当系统血压在一定广泛范围内变化时，脑灌注是恒定的。在低氧或高碳酸血症时，脑灌注增加的机制启动。BP：血压 CBF：脑血流量。（*Reprinted with permission from HM Shapiro*：*Anesthesiology* 43：447，1975. *Copyright* 1975，*Lippincott Company*.）

使用过度通气的方法来降低颅内压的基础，并且它对于颅内压的影响是通过减少脑血流量和脑血容量来实现的。脑血流量的自动调整是一个复杂的过程，是大脑正常运行稳态功能的关键，并且这个过程在一些疾病状态下（例如创伤性脑损伤和局灶性脑缺血），可能会是局部无序和难以预知的。

脑脊液和颅内压 脑内容物包括大脑实质、脑脊液（CSF）和血液。脑脊液主要是在侧脑室脉络丛中产生的，它通过 Luschka and Magendie 孔出脑，沿着皮质流动，通过上矢状窦进入静脉。在成年人，脑室和周围的大脑和脊髓容纳约 150ml 脑脊液；脑血流量约 150ml。颅骨对大脑形成很好的保护，但是也允许一些脑组织以外的额外空间存在。颅内容量的显著增加最终会导致颅内压增高。脑脊液外流受阻、脑组织水肿或者肿瘤或血肿都会导致颅内容量增加。增加的颅内压会降低脑组织灌注，并且会导致组织缺血。组织缺血反过来又可能通过自我调节机制导致血管舒张，从而恢复脑灌注。然而，血管舒张也会增加脑血容量，它反过来会增加颅内压，降低脑灌注压，并且引起更严重的缺血（图 38-2）。这种恶性循环在外伤性脑损伤、大量颅内出血和大面积半球梗死引起显著组织移位的情况中很常见。

患者处理方法：严重的中枢神经系统功能障碍

伴有严重中枢神经系统功能障碍的严重疾病患者需要紧急评估和干预，来限制原发和继发性脑损害。基础呼吸、心脏功能和血流动力学参数稳定的患者需进行早期神经功能的评估。在重症监护单元，神经功能的评价可能会存在障碍，包括使用气管插管、镇静和麻醉药来促进这一过程。

在重症患者出现意识水平的障碍是很常见的。评估的首要任务是确定导致功能障碍的原因是播散性的（通常是代谢性疾病）还是局灶性的（通常是局部结构损伤），与进展性进程相关联。导致播散性病程的原因包括与器官功能衰竭、药物过量或者缺血缺氧性脑病相关的代谢性脑病。局灶性进展的病因包括缺血或出血性脑卒中、外伤性脑损伤，尤其是颅内血肿。由于这两种不同的功能障碍有不同的病因、治疗和预后，早期关注的重点应该是快速和精确地对二者进行区分。

（关于昏迷患者的病例讨论见第 36 章；常见的病因见表 36-1。）

在代谢性脑病的患者中神经系统检查可能会表现为小的局灶性功能缺损。然而，最显著的局部症状例如瞳孔不对称、偏瘫、凝视障碍，或者截瘫往往提示结构性损伤的可能。所有有局部损伤同时伴有意识水平下降的患者，以及所有病因不明的昏迷患者都需要紧急进行神经系统功能的检查。计算机化断层显像（CT）通常是最合适的早期检查，因为对于患有严重疾病的患者，这项检查快速并且可以很好地提示出血、脑积水和颅内组织移位。磁共振成像（MRI）检查在某些情况下可能能提供更具特异性的信息，例如急性缺血性卒中（弥散加权成像 DWI）和脑静脉窦血栓（磁共振静脉成像 MRV）。病史或辅助检查提示外伤时，检查者都应警惕可能存在的颈椎脊髓损伤，并且需要紧急进行 X 线平片、CT 或 MRI 检查。

由于基底动脉血栓形成导致的脑干急性缺血可能会造成短暂性的伸肌强直姿势，表面上看类似于癫痫全身发作。以突然出现的昏迷起病，同时伴有这些症状和脑神经的异常体征，都需要紧急影像学检查。大脑的非增强 CT 检查可能会显示基底动脉高密度影，提示静脉血栓的形成，随后的 CT 或 MR 血管造影可以更清楚地评估基底动脉。

在某些特定情况下，通常是影像学检查无法显示结构性病变且脑功能状态改变的原因仍不明确的情况下，其他诊断手段也可以采用。在评估有严重脑功能障碍的重症患者时，脑电图（EEG）也至关重要。代谢性脑病患者的脑电图显示广泛的慢波。脑电图的重要作用之一就是可以帮助排除隐源性癫痫发作，尤其是非阵挛性癫痫持续状态。未经治疗的或者反复发作的癫痫可能会导致神经元损伤，因

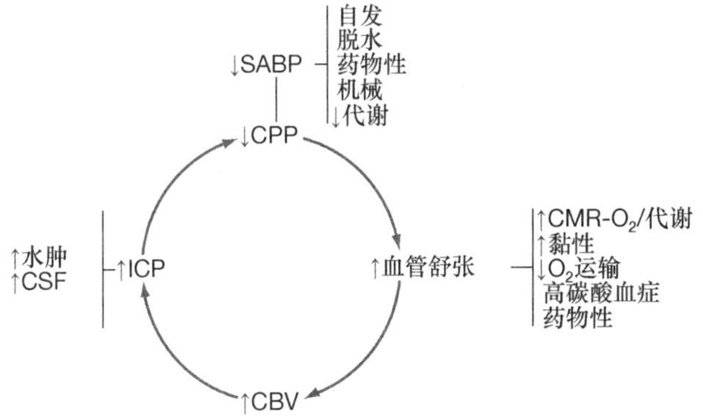

图 38-2 局部缺血和血管舒张。 脑灌注压（CPP）降低导致脑缺血增加、血管舒张，进一步导致脑灌注压降低，恶性循环导致神经系统损伤。CBV：脑血容量；CMR：脑代谢率；CSF：脑脊液 ；SABP：收缩压。（*Adapted from MJ Rosner et al*：*J Neurosurg* 83：949，1995；*with permission.*）

此在这类患者中，癫痫的诊断和治疗至关重要。腰椎穿刺（LP）对于排除感染性或炎症性疾病是非常重要的，开启压力的升高可能是静脉窦血栓形成的重要线索。对于昏迷或严重脑病的患者，在腰椎穿刺之前进行神经影像学检查会更好。对于怀疑细菌性脑炎的患者，可以在诊断明确之前先进行腰椎穿刺和试验性抗生素治疗。重症患者的标准实验室检查应该包括血清电解质（尤其是钠、钙）的检查、葡萄糖、肝肾功能、血常规和凝血功能。对于不明原因引起的脑病患者，都需要进行钠和尿毒物的检查。引起意识水平改变的机制仍不明确的情况下，脑电图、腰椎穿刺和其他特异性的实验室检查也是非常有用的，在明确卒中或者外伤性脑损伤的患者，这些检查并不是常规使用的。

在患者的筛选上，颅内压的检测是非常重要的手段。通常情况下，考虑进行颅内压检测的患者是有原发性神经功能障碍的患者，如卒中或外伤性脑损伤，这些患者很容易导致颅内压升高和脑灌注压下降，从而造成脑组织继发性损伤。这类患者包括：严重颅脑外伤患者［格拉斯昏迷评分量表（GCS）评分≤8 见表 21-2］；由于幕上缺血或出血性卒中导致的大块组织移位；或由于蛛网膜下腔出血（SAH）导致的脑积水、脑室内出血或后循环卒中的患者。还有一类患者的颅内压检测可以提供重要信息，在暴发性肝衰竭的患者，颅内压增高可以使用巴比妥类药物治疗，或者最终通过肝移植治疗。通常情况下，脑室切开术比脑实质的颅内压检测手段更好，因为脑室切开术打开了脑脊液排出系统，从而可作为颅内压升高的一种治疗手段。然而，实质性颅内压监测更适用于广泛性脑水肿和脑室缩小的患者（可能改变脑脊液排出系统更困难），或者有任何程度的凝血功能障碍患者（脑室排出系统的出血风险更高）（图 38-3）。

颅内压增高的治疗 很多疾病可导致颅内压增高：包括脑外伤、颅内出血、伴有脑积水的蛛网膜下腔出血和暴发性肝性脑病等。由于脑脊液和血容量最初可进行重新分配，颅内压升高一旦发生，便意味着颅内的稳态已遭到严重破坏。就这点来说，任何导致脑脊液血容量增加、血管内血量增加、水肿或组织损伤都可能会导致颅内压增高和脑灌注下降。这是继发性缺血性脑损伤发生的基本机制，并且是需要引起密切关注的紧急情况。通常情况下，颅内压应维持在 20mmHg 以下，脑灌注压应维持在 60mmHg 及以上。

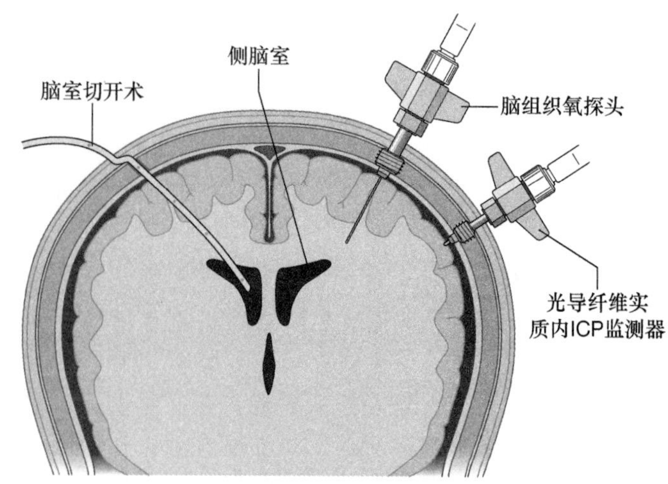

图 38-3 颅内压和脑组织氧检测。脑室切开术通过引流脑脊液来降低升高的颅内压（ICP）。颅内压和脑组织血氧检测通常使用颅脑螺丝刀。脑血流量和微量透析探头装置（未在图中显示）可能会被类似于脑组织氧探头的装置取代

通过干预使颅内压降低，理想情况下是根据引起颅内压增高的机制分别进行干预（表 38-2）。例如，对于蛛网膜下腔出血导致脑积水的患者，导致颅内压升高的主要原因是脑脊液排出系统受损。在这种情况下，保证充分的脑脊液排出是最适宜的治

表 38-2 阶梯治疗法治疗颅内压增高[a]

插入式颅内压检测——脑室切开术与薄层装置对比
总体目标：维持颅内压＜20mmHg，脑灌注压≥60mmHg。
对于颅内压＞20～25mmHg，持续＞5min：

1. 床头抬高，中线头位
2. 通过侧脑室切开术排出脑脊液（如果存在）
3. 渗透疗法——25～100g 甘露醇，每 4h 一次（维持血浆渗透压＜320mosmol）或高渗盐水（30ml，23.4％氯化钠）
4. 脓肿——地塞米松 4mg，每 6h 一次，治疗由于肿瘤、脓肿（避免在头部创伤、缺血或出血性卒中时使用糖皮质激素）引起的血管源性肿瘤。
5. 镇静药（例如吗啡、异丙酚、咪达唑仑）；可能会加重神经肌肉瘫痪（如果之前患者没有使用的话，可能会需要气管插管和机械通气支持治疗）。
6. 增加通气——使 $PaCO_2$ 30～35mmHg（短期使用或跳过这步）。
7. 升压治疗——肾上腺素、多巴胺、去甲肾上腺素来维持 MAP，确保脑灌注压＞60mmHg（维持等容量，从而最大程度减小升压物质的损害），可以在患者中基于自动调整状态来个体化地调整目标脑灌注压。
8. 难治性颅内压增高患者的二线治疗
   a. 颅骨切除术
   b. 大剂量巴比妥类治疗（巴比妥昏迷）
   c. 降低体温到 33℃

[a] 根据颅内压治疗原则，考虑重复进行头部 CT 鉴别团块性质，以确定是否进行外科治疗。可根据颅内压升高的特定原因改变顺序。

缩写：MAP：平均动脉压；$PaCO_2$：动脉二氧化碳分压

疗。在脑外伤或者卒中时，细胞源性水肿可能是最主要的发病原因。使用甘露醇或高渗盐水是早期合适的治疗手段。像上文描述的，颅内压增高可导致组织缺血，并且如果大脑的自我调节机制是完整的，血管收缩可能会引起缺血恶性循环。矛盾的是，通过管理缩血管药来提高平均动脉压可能会通过提高灌注来降低颅内压，因此对于脑缺血，通过血管收缩的自我调节机制是有益的，并且最终会增加颅内血容量。

颅内压增高的早期征象包括嗜睡和意识水平的降低。神经影像学检查可能会提示水肿和组织损伤的证据。应当避免静脉输注低渗液体，建议在床上平卧时抬高床位。对于意识水平下降的患者，对于通气风险和气道危害必须进行严密的监护。昏迷和单侧瞳孔改变是晚期征象，并且需要紧急干预。通过气管插管和过度换气的紧急治疗可以快速治疗颅内压升高，从而导致血管收缩和血容量减少。为了避免引发或者加重脑缺血的发生，在短时间内保证充足的通气是在明确的治疗手段确定之前的最好管理手段。此外，高通气对于颅内压增高的影响是短暂的，通常只持续几个小时，在突然撤去大量的通气时还可能会由于脑间质的缓冲作用出现颅内压反弹性增高。随着意识水平的降低直至昏迷，通过检查反映患者意识状态的能力降低，颅内压水平的测定就尤为重要。如果使用脑室切开设备，可以直接通过引流脑脊液降低颅内压。最后，高剂量的巴比妥对于难治性的颅内压增高有时也是有效的，即使这些结果显示有显著副作用并且未被证实可以改善预后。

继发性脑损伤 发生原发性脑损伤的患者，不论是由于外伤还是卒中，都有发生继发性缺血性脑卒中的风险。由于继发性脑损伤可能是坏死不良预后的一个关键的决定性因素，最小程度地减少继发性脑损伤是所有患者急救护理过程中不可分割的一部分。尽管颅内压升高可能会导致继发性脑损伤，大多数的继发性脑损伤是通过加速已经由原发性脑损伤激发的缺血“瀑布”导致的。继发性脑损伤导致的发作通常不会直接导致明显的神经功能恶化，而是会导致一个积累性的损伤，从而对最终的康复产生影响，这预示着一种高死亡率和长期功能恶化的结果。因此，对于关键体征进行严密的监护和对于继发性损伤进行早期干预同样重要。避免低血压和缺氧也是非常重要的，因为，外伤性脑损伤后低血压（收缩压<90mmHg）持续10min就有可能会对预后产生不良影响。即使对于脑卒中或者头颅外伤的患者不需要颅内压监测，对于脑灌注给予充分的关注也是合理的。缺氧（血氧饱和度<90%），尤其是同时伴有低血压的患者，也会导致继发性脑损伤。同样的，发热和血糖过高都会加重实验性缺血，并且与卒中和脑外伤后的不良预后有关。对发热进行积极的控制是合理的，但是使用药物或冰毯物理降温也很难达到理想体温。对于难治性发热，控制皮肤表面或血管内温度的新手段还在研究中。静脉注射胰岛素来控制血糖是一个积极的办法，因为它比皮下注射胰岛素更能平稳地控制血糖水平。合理的控制目标是维持血糖水平<10.0mmol/L（<180mg/dl），即使低血糖发作也是同样有害的，并且血糖水平的最终目标仍不确定。新的颅内监控手段允许对于脑组织的氧分压、脑血流量，和代谢水平（通过微量透析手段）进行持续的监测，可能进一步提高对于继发性脑损伤的管理水平。

中枢神经系统的重症监护失调

缺血缺氧性脑病

缺血缺氧性脑病的发生是由于脑组织因血压降低（缺血缺氧）或呼吸衰竭导致的缺氧，造成脑组织的氧气供应不足。可能的病因包括心肌梗死、心搏骤停、休克、窒息、呼吸功能障碍和一氧化碳和氰化物中毒。在某些情况下，缺氧可能是主要因素。一氧化碳和氰化物中毒被称为组织缺氧，因为它们会导致呼吸链的直接损伤。

临床表现 轻度单纯性缺氧，如在高海拔地区，会导致认知能力下降，注意力不集中，运动不协调，在某些情况下还会导致欣快。然而，缺血缺氧，如与循环骤停同时发生，几秒钟内就会发生意识丧失。如果循环在3～5min内恢复，可能会完全康复，但是如果缺血缺氧持续超过3～5min，常常会导致永久性脑损伤。除了在某些特别的病例，难以判断缺血缺氧性损伤的程度，并且有些患者可能会在全脑缺血8～10min后完全恢复。大脑对单纯缺氧的耐受能力比缺血合并缺氧的耐受能力强。例如，如果缺氧是逐步发生的，并且血压仍然维持在正常水平的情况下，即使血氧分压低至20mmHg（2.7kPa）仍然可以很好地耐受，然而，短时间的脑循环不足或缺乏常常会导致永久性的损伤。

在缺血缺氧性损伤（尤其是心搏骤停）发生以后，在不同时间点进行临床检查对于评估长期的神经预后是有意义的。脑干反射完整的患者，例如瞳孔对光反射正常和头眼反射（洋娃娃眼征）、角膜反射完整，预后更好。这些反射缺乏和瞳孔散大、对光反射消失提示预后不良。在发病3天后，瞳孔对光反射缺乏或伸肌强直或缺乏运动，则提示缺血缺氧性损伤预后不良的可能，但是应除外代谢紊乱及巴比妥类药物中毒或者低体温的情况，因为这些疾病也可能会出现容易与缺血缺氧性损伤混淆的体征。电生理学上，在发病后的最初几天出现双侧N20感觉诱发电位（SSEP）缺失也提示不良预后。血清生物化学标志物神经元烯醇化酶（NSE）水平（>33μg/L）提示心搏骤停复苏后的脑损伤，也提示不良预后结局。然而，目前SEPP检测和神经元烯醇化酶测定很难在短时间内获得结果，并且SEPP在对疾病症状的解释方面缺乏足够的证据，NSE检测也不够标准。最近有研究提示，在心搏骤停后（见治疗部分），对于轻度低体温的管理，可能会影响临床和电生理检测反映患者有很小临床康复可能的时间点。例如，使用低体温治疗，对于3天后运动功能恢复的患者预后并不比伸肌姿势强直的患者好这种神经系统不正确预测结果的假阳性率可能高达21%[95%可信区间（CI）8%～43%]。长时间缺血缺氧性脑病的结果包括持续昏迷或植物状态（第36章）、痴呆、视觉障碍、帕金森综合征、舞蹈病、小脑共济失调、肌阵挛、癫痫发作和遗忘状态，可能是海马选择性损伤的结果。

病理学　主要的组织学表现是广泛多灶性的或弥散性的片状皮质坏死（图38-4），通常是累及海马。即使是短暂发作的缺血缺氧也易于造成海马CA1神经元的损伤，或许这可以解释在短暂的心搏骤停后，为什么会出现选择性的持续记忆丧失。基底节区、下丘脑或者是脑干区域都可能会出现散在的小面积梗死或者神经元损伤。在某些情况下，双侧丘脑散在的缺血灶可能会影响与觉醒程度有关的传导通路，这种病理学变化可能与持续植物状态有关。特殊类型的缺血缺氧性脑病，也称为分水岭梗死，是发生在脑主要动脉末梢供血区之间的梗死，会导致认知功能障碍，包括视觉失认，肢体近端肌肉无力比远端更明显。

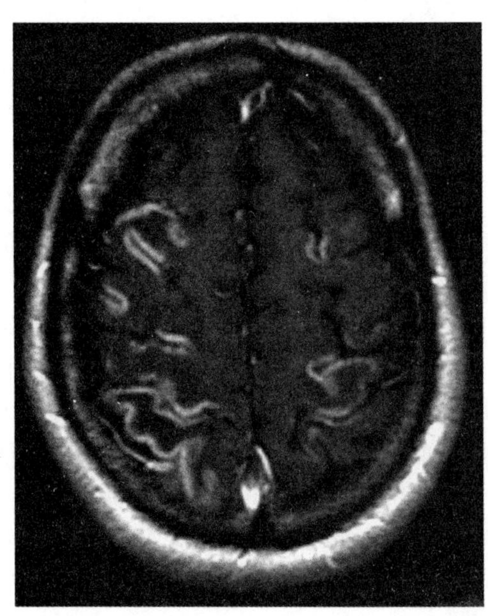

图38-4　缺血缺氧性脑病的皮质层状坏死。T1加权像显示皮质分水岭区增强，符合层状坏死

诊断　诊断是基于缺血缺氧性事件的病史，例如心搏骤停。收缩压<70mmHg和动脉血氧分压<40mmHg也是必要的，二者的降低水平和持续时间都是细胞损伤的重要决定因素。一氧化碳毒物损伤可通过碳氧血红蛋白水平测定及静脉血、皮肤的樱桃红色来反映，即使后者的临床表现并不一致。

治疗　缺血缺氧性脑病

治疗应该首先针对心肺功能的恢复。包括通过心肺复苏术、液体复苏、升压物质和心脏起搏治疗开通气道，以确保足够的氧气供应和通气，以及脑灌注的恢复。低温治疗主要针对神经元级联性瀑布损伤，并且在实验性的脑损伤模型中有潜在脑保护作用。在2组实验中，对于心搏骤停心肺复苏术后持续昏迷的患者，轻度低体温（33℃）可提高患者的预后功能。这两组患者分别是在心搏骤停复苏术后的几分钟内开始治疗，并且持续12h，另一组是持续24h。低体温的潜在并发症包括凝血功能障碍和增加感染风险。基于这些研究，国际心肺复苏联络委员会提出了如下建议："意识丧失的成人患者在院外心搏骤停复苏后自然循环建立之后，当早期的心脏节律异常是心室颤动时，建议12～24h的32～34℃持续低温治疗。这种低温治疗对于其他类型的心脏节律紊乱或者院内心搏骤停也是有益的。

严重的一氧化碳毒物中毒可能需要高压氧治疗。可能也需要使用抗痉挛药预防控制癫痫发作，即使并不是经常预防性使用。缺氧性肌阵挛发作可以通过口服氯硝西泮1.5～10mg每日，或丙戊酸钠300～1200mg每日治疗。原发性循环骤停的24h内出现肌阵挛发作通常提示预后不良，即使是癫痫发作已经控制。

一氧化碳和氰化物中毒也可以引起延迟性脑病。当患者首次恢复意识时，小的临床障碍也会很明显。

但是运动迟缓、肌强直但不伴震颤的帕金森综合征可能会进展。症状可能会在几个月后恶化，伴随CT及MRI上可见的基底节损害证据。

代谢性脑病

不同的心理状态的改变，可描述为意识障碍、谵妄、定向力障碍和脑病等，在重症监护治疗病房中的严重病例中很常见，尤其是老年人，更易于出现谵妄，这是一种意识障碍状态，它的特点是认知功能障碍，持续出现的幻觉和妄想，以及睡眠障碍。通常是由于药物副作用、睡眠剥夺、疼痛及焦虑导致的。谵妄通常与重症患者的不良预后相关，甚至是一些没有明确中枢神经系统疾病（卒中或脑外伤）的患者也是如此。在这些患者，导致谵妄的原因往往是多方面的，可能是源于器官功能障碍、败血症、止痛药物的使用、躁动或焦虑。重症患者通常会使用镇静药或止痛剂，包括苯二氮䓬类药物、精神安定药和镇静麻醉药，例如异丙酚。在需要镇静的重症患者，相比使用苯二氮䓬类药物（如劳拉西泮或咪达唑仑），使用中枢 α_2 受体兴奋剂可能会减少谵妄的发生，并且缩短机械通气的时间。家庭成员出现在重症监护治疗病房中可能也有助于使心情激动的患者保持平静，在更严重的患者，低剂量的精神安定剂（如氟哌啶醇0.5～1mg）可能是有效的。目前的治疗策略集中于在安全治疗的情况下，限制镇静药物的使用。

在重症监护治疗病房中，由几种代谢性原因导致的意识障碍改变占多数。高压性脑病表现为头痛、意识模糊、昏睡或者昏迷。肺通气不足综合征通常发生在有二氧化碳慢性潴留病史的患者，并且接受了氧治疗从而导致肺水肿或慢性肺病的发生。二氧化碳分压的增高导致二氧化碳麻醉，可能会产生直接的麻醉效果，并且由于二氧化碳分压增高导致的血管舒张可导致颅内压增高。扑翼样震颤可提示肝性脑病，并且也可见于慢性肝衰竭或者急性暴发性肝衰竭的患者。高血糖和低血糖都会导致脑病，高钠和低钠也可以。昏迷、眼动障碍和共济失调步态都是急性韦尼克病的标志（见下文）。

败血症相关性脑病

发病机制 伴有败血症的患者，机体对于感染源的反应是对导致炎症介质的释放，从而引起脑病的发生。与系统性炎症反应综合征（SIRS）相关的重要疾病，会导致多器官功能衰竭。这类综合征会发生在显著的脓毒症、严重烧伤和创伤，甚至见于即使没有明确传染源的情况下。许多患有严重疾病、败血症或者是SIRS引起脑病的患者都没有明显的原因。这种情况统称为败血症相关性脑病。即使导致神经功能失调的特殊介质还不明确，但可以明确的是脑病并不仅仅是代谢紊乱或者多器官功能衰竭的结果。细胞因子、肿瘤坏死因子以及白介素1、白介素2和白介素6被认为在这个综合征中发挥了重要作用。

诊断 败血症相关性脑病临床上表现为弥漫性脑功能障碍，同时不伴有明显的局灶性表现。意识障碍、定向力障碍、躁动和觉醒度波动是较为典型的表现。在更严重的病例，尤其是伴有血流动力学障碍的病例，觉醒程度的下降会表现得更明显，有时会导致昏迷。有时也可出现反射亢进和额叶释放症状（例如摸索或撅嘴反射）。不正常运动（包括肌阵挛、震颤或者扑翼样震颤）也可能会发生。败血症相关性脑病是相当常见的，发生在多数有败血症或多器官功能衰竭的患者。诊断通常比较困难，因为在重症的神经功能紊乱患者可能有多种潜在病因，并且需要排除结构性、代谢性、毒性和感染性（例如脑膜炎和脑炎）原因。败血症相关性脑病患者的死亡率往往较高，并且较严重者引起昏迷的概率高达50%，仅仅这一点就能够概括出潜在重大疾病的严重性，并且反映出它不是导致脑病的直接原因。因严重败血症或脓毒性休克死亡的患者可能会出现血清脑损伤生物标志物s-100 -β水平升高和神经病理学上发现神经细胞凋亡和脑缺血损伤。成功治疗潜在的重大疾病至关重要，常常会导致脑病的治疗有实质性进展。然而，即使导致慢性植物状态和最小意识状态的严重残疾并不常见，临床上长期的认知功能障碍和痴呆一样，在很多幸存者中发病率增加。

脑桥中央髓鞘溶解症

这类疾病通常会出现毁灭性的结果，例如四肢瘫痪和延髓性麻痹。诱发因素包括严重的潜在疾病或营养不良；很多病例与低钠血症的快速纠正或高渗状态有关。病理学变化包括脑桥底部出现非炎性脱髓鞘，以及相对空的轴索和神经细胞。MRI在确立诊断方面较为有用（图38-5），而且可以鉴别表现为意识障碍、构音障碍和（或）不伴有肢体瘫痪的凝视障碍。本病偶尔还会表现为脑干外病变。对于严重低钠血症的治疗指南强调应该逐步纠正，即24h内≤10 mmol/L（10 meq/L），48h内≤20 mmol/L（20 meq/L）。

韦尼克（Wernicke）病

韦尼克病是一种常见的、可预防的疾病，是由于

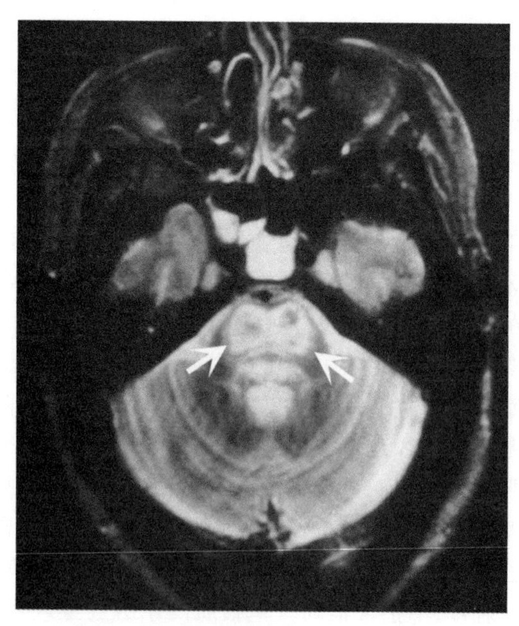

图 38-5 脑桥中央髓鞘溶解症。轴位 T2 加权像磁共振成像显示在脑桥层面有一对称性的异常高信号（箭头所指）

缺乏硫胺素导致的。在美国，多见于酗酒的患者，但是有的病例是由于呕吐、饥饿、肾透析、癌症、艾滋病，或在极少数情况下胃部手术也会有一定风险。特征性临床三主征是眼肌麻痹、共济失调和全脑意识障碍。然而，只有 1/3 的病情严重患者的韦尼克病表现为典型的临床三主征。大多数患者表现为严重的定向力障碍、淡漠和注意力不集中，但很少有与乙醇戒断症状相关的不安谵妄发生。如果疾病不及时治疗，昏迷和死亡都有可能发生。眼部运动异常包括侧向凝视时出现水平眼球震颤、腹直肌瘫痪（通常是双侧）、共轭凝视麻痹和少见的上睑下垂。步态共济失调可能是由于多神经病的组合，有小脑参与及前庭神经麻痹。瞳孔通常不受累，但在出现进展性疾病时会表现为瞳孔缩小。

韦尼克病通常是与其他表现为营养障碍性疾病，如多神经病相关的。很少出现弱视或脊髓病。心动过速和直立性低血压可能与自主神经系统的功能受损或者由于共存心血管脚气病有关。在使用硫胺素改善眼部麻痹后数小时内患者会有所恢复，但水平眼球震颤可能会持续存在。共济失调的改善比眼部运动异常的改善慢。大约一半的患者恢复不完全，遗留步态缓慢、行走拖拽、步基增宽和走路不连贯。冷漠、嗜睡和意识模糊也会逐步改善。随着这些症状消退，对于近事记忆和学习能力的遗忘可能更明显（科尔萨夫精神病）。科尔萨夫精神病常持续存在，其遗留的精神状态典型表现为记忆缺口、虚构和时间混乱。

病理 室周病变，包括第三脑室、中脑导水管和第四脑室周围的病变，偶尔情况下急性病例会伴有皮质下点状出血，在多数慢性病例会出现乳头体萎缩。常常伴有内皮细胞增殖、脱髓鞘和一些神经细胞损伤。这些变化可在磁共振成像扫描（图 38-6）上显示。遗忘与丘脑背内侧核损伤有关。

发病机制 硫胺素是几种酶的辅因子，包括转酮醇酶、丙酮酸脱氢酶和 α-酮戊二酸脱氢酶。硫胺素缺乏引起脑葡萄糖利用率弥散性降低，导致线粒体损伤。由于 α-酮戊二酸脱氢酶活动障碍可导致谷氨酸积累和能量缺乏，这些都会导致兴奋性细胞损伤。

治疗 韦尼克病

韦尼克病是一个急性病，需要立即使用硫胺素治疗，可静脉注射或肌内注射 100mg。每日按剂量给予，直到患者恢复正常饮食，在开始治疗前就应该静脉注射葡萄糖溶液。一些人提议采用大剂量 100mg，一天四次或更多次突击治疗。对于先前的非感染性韦尼克病患者，葡萄糖注射可能会加速病情进展或使早期病情恶化。因此，对于所有酒精中毒需要肠外葡萄糖营养的患者，都需要硫胺素治疗。

周围神经病的临床护理

周围神经系统损伤（PNS）的主要疾病分两种情况：①原发性神经系统疾病，需要紧急护理干预措施，

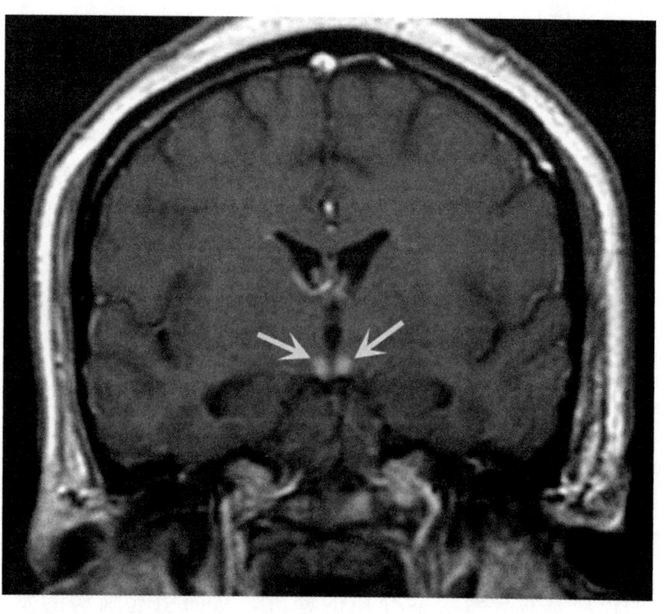

图 38-6 韦尼克病。磁共振冠状位 T1 加权像显示乳头体处异常增强的信号（箭头所指），是典型急性韦尼克脑病的表现

如插管和机械通风；②继发性 PNS 损伤常常表现为系统性重要疾病，通常涉及多系统器官衰竭。前者包括急性多神经病比如吉兰-巴雷综合征（第 24 章），神经肌肉接头功能障碍，包括重症肌无力（第 25 章）、肉毒素中毒和原发性多肌炎等疾病（第 26 章）。后者常常是系统性疾病本身导致或由于干预造成的。

无论何种原因引起 PNS 的患者呼吸功能评价的一般原则包括肺的机械评估，如最大吸气力量（MIF）和肺活量（VC），及延髓控制的呼吸肌力量评价。不论何种原因导致的呼吸肌力量降低，当 MIF 降低至＜$-25cmH_2O$ 或 VC＜1L 时，都应考虑气管插管。此外，严重上腭功能降低的患者，为了防止急性上呼吸道梗阻或周期性呼吸，可能也需要气管插管。监测动脉血气和脉搏血氧测定可用于发现 PNS 患者潜在呼吸功能障碍。然而，插管和机械通气应该根据临床情况进行评估，而不是等到肺通气不足导致血氧饱和度下降或二氧化碳潴留发生后才干预。最初可考虑使用无创机械通气代替气管插管，但严重的延髓肌无力或通气失败导致高碳酸血症的患者可能会通气不足。关于机械通气原则的讨论见《哈里森内科学（第 19 版）》其他部分。

神经病理

虽然在危重患者中，脑病可能是最明显的神经功能障碍，PNS 功能障碍也较为常见。它通常出现在有持续了几周的长时间危重疾病（包括败血症）患者；或者是临床怀疑唤醒状态，潜在败血症和危重疾病得到改善但未能脱离机械通气的患者。严重多神经病是指与危重病相关的最常见的 PNS 并发症；它常常见于长期危重病、败血症和多系统器官衰竭的患者。神经系统检查可发现弥散性肌力减弱、反射减弱和远端感觉的缺失。电生理学研究表现为，弥漫性、对称性、远端轴索的感觉运动神经病变，并且病理研究也证实了轴突退化的表现。严重多神经病的准确发病机制目前还不清楚，但与脓毒症和 SIRS 相关的细胞因子等循环因素，都起到了重要作用。据报道，70％脓毒症患者有一定程度的神经病变，即使很少一部分临床综合征的患者会出现严重的呼吸肌无力，并且需要长时间或者不间断的机械通气。积极使用胰岛素控制血糖似乎可以降低重症多神经病患者的发病风险，另外就是采用治疗潜在疾病的特定支持性干预指导。尽管有时可出现自然痊愈的患者，即使在潜在的关键疾病已经解决的情况下，仍需要数周甚至数月的长期通气支持治疗。

神经肌肉传递功能障碍

神经肌肉传递功能障碍也可能是重症患者力弱的一个原因。肉毒中毒可能是由于进食了含有肉毒毒素的不洁食物或者伤口形成了含有肉毒杆菌的厌氧脓肿。儿童感染肉毒杆菌多是经过肠道感染，特别多见于进食蜂蜜者。复视及吞咽困难是经食物肉毒中毒的早期症状。尽管早期抗毒素治疗效果可能减轻神经肌肉阻滞，但肉毒中毒主要治疗方法为支持治疗，这与治疗重症吉兰-巴雷综合征及重症肌无力类似，主要是预防褥疮、下肢深静脉血栓及感染发生。当发现有肉毒中毒时，应及时上报卫生管理部门，并限制其他人员进一步接触受污染的食物及伤口（如静脉注射吸毒）。

未明确的重症肌无力（第 25 章）在重症监护患者中也存在，但是，也应重视药物也可能引起神经肌肉传递功能障碍，引起长期的肌无力。有很多药物都可引起这种情况，如抗生素，特别是氨基糖苷类抗生素，其他有胆碱能受体阻断剂等。在重症监护治疗病房，多见于应用非极化型神经肌肉阻断剂（nd-NMBA，也称为肌松剂）的患者，这类药物包括溴化双哌雄双酯、维库溴铵、罗库溴铵、顺阿曲库铵等，它们广泛应用于机械通气的患者或者采取其他治疗措施时，另外即便已停用这些药物，它们引起的肌无力症状仍可能持续数小时至数天，对于女性、代谢性酸中毒、肾排泄功能下降等患者，持续时间可能更长。

长期应用神经肌肉阻滞剂一般不会造成周围神经的损害，停用这些药物后，经过一段时间肌力一般都能恢复。通常，给予低剂量的肌松药达到治疗目的是必要的，另外可进行周围神经刺激监护以密切观察神经肌肉接头功能。

肌肉病

危重患者，特别是合并败血症的患者，常常存在肌肉萎缩及消瘦，需要给予足够的营养支持治疗。重症病相关性肌病是重症患者可能出现的不同类型肌病的统称。代谢性肌病最常见，一般考虑为多种因素作用的结果，如皮质醇、儿茶酚胺类物质及炎症因子等分泌增加；在此类肌病中，像恶病质性肌病，肌酸激酶水平及肌电图一般正常，肌活检可见Ⅱ型肌纤维萎缩，肌纤维坏死也可在重度败血症的早期出现。其次为急性坏死性重症监护性肌病，主要特点是肌无力在几天时间内进展加重迅速，呈严重状态，可见肌酸激酶升高及尿肌红蛋白阳性，肌电图及肌活检早期可能正常，但最终可能出现自发性肌肉收缩及伴随炎症反应的肌纤维坏死。急性横纹肌溶解症可能与大量酒精摄入及筋膜间隙综合征相关。

一种肌球蛋白性肌病可在应用糖皮质激素和非极化型神经肌肉阻断剂（nd-NMBA）早期出现，最常见于需要应用大剂量糖皮质激素和 nd-NMBA 维持呼吸的哮喘患者。这种肌病不是 nd-NMBA 长时间作用于神经肌肉接头致病，而是肌肉自身损伤所致；其曾被认为是与应用大剂量糖皮质激素及败血症独立相关；临床特点主要为当肺自身功能恢复后仍不能撤除呼吸机辅助通气；病理可见肌球蛋白肌纤维丢失；此病预后一般较好，如果患者的基础疾病恢复，肌病症状会有不同程度的改善，大部分患者可恢复至正常。然而，因为此病不是神经肌肉接头病变，而是肌肉自身损失所致，所以恢复过程可能长达数周或数月，有时需要长时间气管切开维持呼吸。一些患者可能出现长期肌无力，伴肌萎缩及活动易疲劳。目前仍不清楚如何预防此病，除了避免使用 nd-NMBA，没有更好的办法，但避免使用 nd-NMBA 也不是很有效的办法。采用周围神经刺激监测可以避免过度应用此类药物，但是，此种做法更像是预防神经肌肉接头病变综合征而不是预防此种肌病。

蛛网膜下腔出血

蛛网膜下腔出血（SAH）通过原发及继发性损害使得脑组织受到严重损伤。除脑外伤引起外，蛛网膜下腔出血最常见的原因是囊状动脉瘤破裂，其他原因有血管畸形（动静脉畸形及硬脑膜动静脉瘘）、脑实质出血破入蛛网膜下腔。一些蛛网膜下腔出血位于中脑环池周围，可能为静脉或毛细血管病变引起，血管造影一般正常，此种类型一般为良性病变。

囊状动脉瘤

尸检及脑血管造影提示成年人约 2%存在颅内动脉瘤，相当于美国约有 400 万人存在颅内动脉瘤。每年约 2.5 万至 3 万人可能出现动脉瘤破裂引起蛛网膜下腔出血；对于能活着到达医院的患者，他们的月死亡率高达 45%；另外对于存活下来的患者，超过一半会遗留后遗症，神经受损症状常见原因有原发性出血、继发性血管痉挛伴脑梗死或脑积水。对于动脉瘤破裂未处理的患者，前两周再出血的风险高达 20%，一个月为 30%，出院后年复发率约 3%。所以，鉴于蛛网膜下腔出血的严重性，治疗策略主要为预防蛛网膜下腔出血的并发症。

未破裂及无症状性动脉瘤的风险远低于破裂动脉瘤。直径小于 10mm 的动脉瘤年破裂率约 0.1%，直径大于 10mm 的动脉瘤年破裂率约 0.5%～1%，手术并发症概率远高于这些，所以一般不建议手术预防性治疗；但对于直径大于 10mm 的年轻人，从长远角度出发，预防性手术治疗可能获益。正像处理无症状性颈动脉狭窄一样，风险获益比主要依赖于手术并发症的发生率。

直径大于 2.5cm 的大动脉瘤，其发生部位与小动脉瘤（见下文）基本一样，并且约占 5%。动脉瘤常见发生部位是颈内动脉末端、大脑中动脉分叉处、基底动脉顶端。大动脉瘤被发现后的第一年破裂风险约 6%，但同时具有很高的不确定性；它们通过压迫邻近脑组织或脑神经引起相关症状。

真菌性动脉瘤常位于 Willis 环主要动脉第一个分支的远端，病因多见于感染性心内膜炎产生的细菌性栓子脱落栓塞，使得动脉管壁感染变性并继发性扩张及破裂。对于是否应找到这些病变并预防性手术处理或者给予抗生素让动脉瘤自愈，目前仍存在争议。

病理生理 囊状动脉瘤发生在颅内大中动脉的分叉处；破裂后出血进入基底池蛛网膜下腔并且常常进入邻近的脑实质。大约 85%的破裂动脉瘤发生在前循环，多发生在 Willis 环。约 20%患者存在多个动脉瘤，很多为镜像动脉瘤（两侧对称）。典型动脉瘤常包括瘤颈及囊袋；颈的长度及囊的形状存在很大变异，它们对选择手术夹闭还是瘤内栓塞等治疗方式是一个重要考虑因素。瘤颈基底层的弹性内膜消失，中间的结缔组织代替了平滑肌细胞。动脉瘤的破裂部位一般位于囊袋部，管壁一般较薄，且破裂口一般≤0.5mm。动脉瘤的形状和部位与破裂风险关系较大，那些直径大于 7mm、位于基底动脉顶端、后交通动脉起始部的动脉瘤破裂风险更大。

临床表现 大部分未破裂颅内动脉瘤通常无症状；尽管未破裂动脉瘤由于压迫邻近脑组织或脑神经出现神经受损症状，但出现临床症状一般意味着动脉瘤破裂形成蛛网膜下腔出血。动脉瘤破裂形成蛛网膜下腔出血时，颅内压会突然升高，可能引起近一半的患者出现意识障碍；突然的意识障碍可能较剧烈头痛早发几分钟，大部分患者诉说头痛是在恢复意识之后，另外约 10%的患者意识障碍可延续数天。约 45%的患者主诉剧烈头痛，常描述为一生中最严重的头痛，然而，最具特征性的特征是突然发生；但有时，头痛程度不剧烈或与平时头痛一样；总体来说，头痛是普遍症状，并且常伴颈项强直及呕吐。

尽管突发头痛是动脉瘤破裂的主要特点，但也可出现局灶性神经受损体征；前交通动脉瘤或大脑中动脉分叉处动脉瘤破裂可能会侵犯邻近脑组织或破入硬膜下腔，并且如果形成巨大血肿会产生占位效应；常见局灶性症状有轻偏瘫、失语及精神异常等。

有时，先兆症状可能提示进展性未破裂动脉瘤的位置。例如：动眼神经麻痹，特别是出现瞳孔扩大，同侧对光反射消失，对侧对光反射存在，常提示动脉瘤在后交通动脉与颈内动脉衔接处；滑车神经麻痹可能提示动脉瘤在海绵窦处，视野缺损可能提示颈动脉床突上段或者大脑前动脉瘤，枕部及颈后部疼痛可能提示小脑后下动脉或小脑前下动脉瘤（第 10 章），眼球或眼球后部、颞部下侧疼痛常提示动脉瘤在大脑中动脉处；雷击样头痛是变异性偏头痛的发作形式，与蛛网膜下腔出血性头痛类似，如果在突然剧烈头痛出现之前存在雷击样头痛，行相关检查排除是否存在动脉瘤是有必要的。

动脉瘤可能先出现小的破裂并且有少量血液漏入蛛网膜下腔，也称为前哨出血；所以，不管什么部位出现突然的、不能解释的头痛，应怀疑是否出现蛛网膜下腔出血，并需及时检查明确，因为更严重的出血可能会发生。

蛛网膜下腔出血的最初临床表现可以用 Hunt-Hess 量表及世界神经外科学会联合分类量表（WFNS）评价分级（表 38-3）。对于已破裂动脉瘤，分级越高，预后越差；例如，Hunt-Hess 分级为 1 级的患者，动脉瘤处理后他们的死亡风险是很低的，但是，分级为 4～5 级的患者死亡率可高达 80%。

迟发神经功能受损 迟发神经功能受损主要有四类病因：动脉瘤再破裂、脑积水、血管痉挛、低钠血症。

1. **动脉瘤再破裂** 未处理的破裂动脉瘤第一个月再破裂发生率约 30%，并且第一周是破裂高峰；再破裂意味着 60%的死亡率及预后较差；所以应早期处理动脉瘤。

表 38-3 蛛网膜下腔出血分级量表

分级	Hun-Hess 量表	世界神经外科学会联合分类量表（WFNS）
1	轻中度头痛，清醒，无脑神经	GCS[a] 评分 15，无运动功能障碍及运动功能受损
2	剧烈头痛，清醒，可能有脑神	GCS 评分 13～14，无运动功能障碍经受损
3	嗜睡状，意识不清，可能存在	GCS 评分 13～14，存在运动功能障碍脑神经及轻度运动障碍
4	昏睡状，中重度运动障碍，可	GCS 评分 7～12，有或无运动功能障碍能存在姿势反射
5	昏迷，姿势反射或肌张力减低	GCS 评分 3～6，有或无运动功能障碍

[a] GCS 评分：Glasgow 昏迷量表评分（表 21-1）

2. **脑积水** 急性脑积水可导致昏睡或昏迷，脑室外引流可减轻症状；亚急性脑积水一般在数天或数周后形成，可能出现嗜睡、反应迟钝及尿便失禁。脑积水应与血管痉挛相鉴别，一般需要行头颅 CT、CTA、经颅多普勒（TCD）或脑血管造影等。脑积水可能会自发缓解或者需要暂时的脑室外引流。慢性脑积水一般在蛛网膜下腔出血后数周至数月形成，多见步态不稳、尿便失禁及反应迟钝等；不明显的症状可为交谈能力及生活自理能力下降等。

3. **血管痉挛** 在脑血流量降低的基础上出现血管狭窄，引起缺血症状或梗死；此发病率可达 30%，是迟发性脑损害及死亡的主要原因；缺血症状一般在出血后 4～14 天发生，发病高峰在 7 天左右。血管痉挛的严重性及分布部位是脑梗死是否发生的主要因素。

4. 迟发血管痉挛一般认为是蛛网膜下腔内血液的直接刺激或血液的降解产物刺激血管壁引起。通常，血管周围的血液越多，血管痉挛的发生率越高。血管痉挛产生的缺血症状主要与它的供血范围相关（第 10 章）。所有这些局灶性缺血症状可能是突然的、波动的或渐进发展的。大部分情况下，出现局灶性症状之前先出现精神意识状态受损。

5. 血管痉挛可以经过脑血管造影明确，但是脑血管造影是有创检查且昂贵，手术并发症多。TCD 的检测原理是当血管狭窄时血流速度会增加；通过每天或隔天观察大脑中动脉、大脑前动脉（ACA）、颈内动脉末端、椎动脉及基底动脉的血流速度，可以检测到是否存在血管痉挛并可给予预防性治疗。CTA 是另一种检测血管痉挛的方法。

6. 血管痉挛引起的脑梗死可出现严重的脑水肿，并且导致脑灌注压下降；治疗措施主要有甘露醇、过度换气、偏侧去骨瓣减压及亚低温疗法等。

7. **低钠血症** 低钠血症可以在蛛网膜下腔出血后前两周内很快出现；蛛网膜下腔出血可以出现尿钠及尿量均增加的情况，所以患者可能同时存在低钠血症及低血容量。脑耗盐综合征可能主要与心房钠尿肽及脑钠肽分泌异常有关。另外，在发病开始及发病前两周，不能限制水的摄入，因为限制水的摄入可能增加卒中风险（见下文）。

实验室及影像学评估（图 38-7） 动脉瘤破裂的标志是血液进入脑脊液。头颅 CT 一般可识别出约 95%的 72h 内蛛网膜下腔出血患者；如果平扫为阴性且无占位效应及梗阻性脑积水表现，应行腰椎穿刺明确是否存在蛛网膜下腔出血。在出血 6～12h 内红细胞可崩

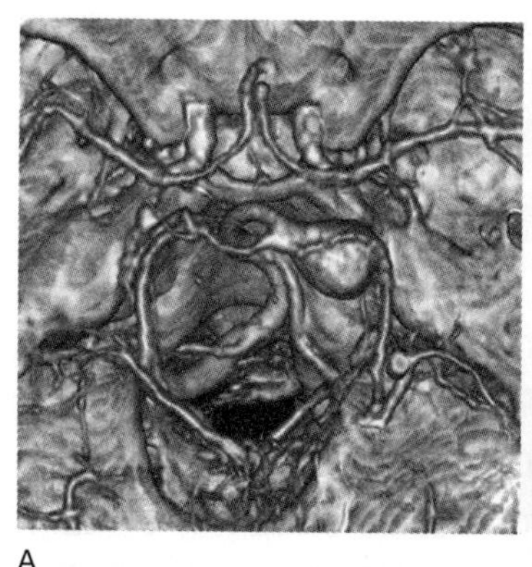

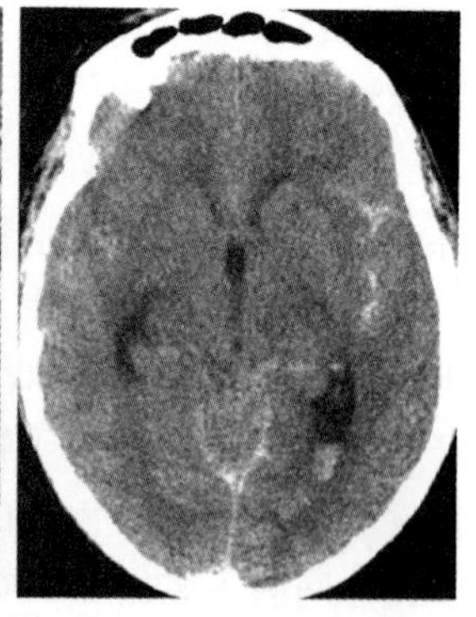

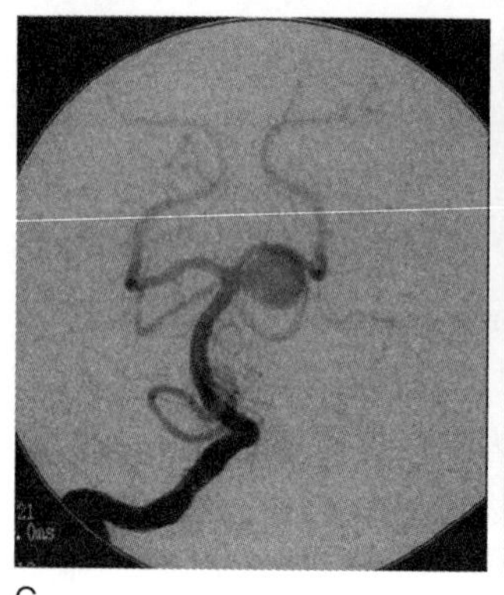

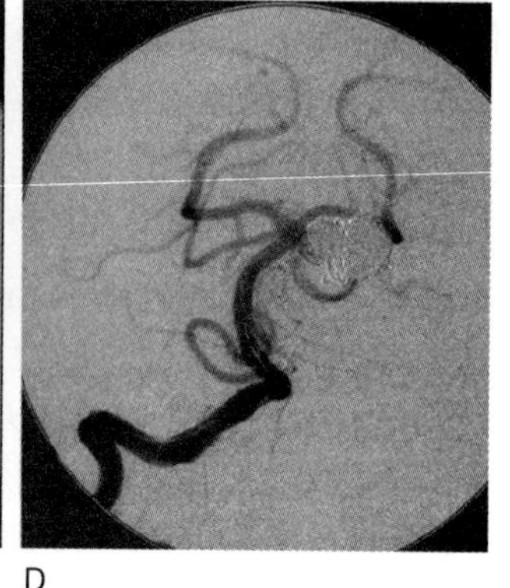

图 38-7 蛛网膜下腔出血。A. 头颅 CTA 提示左侧小脑上动脉动脉瘤；**B.** 头颅 CT 提示左侧外侧裂及左侧脑室高密度影，提示蛛网膜下腔出血；**C.** 全脑血管造影（DSA）提示右侧椎动脉及基底动脉巨大动脉瘤；**D.** 全脑血管造影（DSA）显示导丝通过股动脉进入动脉瘤颈并进行动脉瘤体进行弹簧圈栓塞

解形成含铁血黄素，脑脊液可呈黄色；脑脊液黄变的高峰在出血后 48h，并且可持续 1～4 周，持续时间主要依靠于出血量的多少。

在头颅 CT 上根据出血的部位及范围可帮助定位动脉瘤的位置，明确神经受损症状的原因，并且预测继发性血管痉挛的风险；例如，当在基底池出血面积大于 5mm×3mm 或出血层厚大于 1mm 时，提示大脑中动脉及大脑前动脉的痉挛发生率高；但是，CT 对于预测椎动脉、基底动脉及大脑后动脉痉挛的可靠性较差。

当不能进行头颅 CT 扫面时，才首先选择腰椎穿刺明确是否存在蛛网膜下腔出血。如果考虑蛛网膜下腔出血是由动脉瘤破裂引起的，应尽快行全脑血管造影（双侧颈动脉及椎动脉）明确动脉瘤的部位及解剖特点，及明确是否存在未破裂动脉瘤（图 38-7C）。在一些卒中中心，在进行脑血管造影的同时可进行血管内介入栓塞治疗，这样可加快治疗进程并减少再次介入操作次数。CTA 可定位动脉瘤的替代方法，也可指导选择治疗方法。

密切监测电解质变化（每天或隔天）是必要的，因为低钠血症在前 2 周内可突然发生。

心电图 ST 段及 T 波常呈类似心肌缺血样改变。QRS 波增宽、QT 间期延长、T 波高耸或对称倒置等常见于颅内出血的继发改变。有证据表明，蛛网膜下腔出血发生时循环系统中的儿茶酚胺类物质会增加，且交感神经兴奋性增强，所以可导致心肌结构损害，出现心电图改变及可逆性心肌病变，严重时可产生休克及充血性心力衰竭。心电图多提示交感神经分布区的室壁运动异常，而非冠状动脉支配区的室壁运动异常，多与室壁顶端相关。交感神经兴奋主要与儿茶酚胺的释放增加有关；无症状性肌钙蛋白增加常见，但恶性心律失常一般不常见。

治疗 蛛网膜下腔出血

早期动脉瘤修补预防再出血及采取适当措施提高脑血流量（例如：诱导出高血压）可延缓及阻止血管痉挛的发展。动脉瘤主要通过两种方式处理，即外科夹闭或血管内介入治疗。外科夹闭术主要是用金属夹子夹住动脉瘤颈，从而迅速消除再破裂出血风险，但这种方式要求开颅及脑组织移位，这就避免不了出现神经损伤。血管内介入治疗是在动脉瘤内放置铂金等弹簧圈或其他生物材料，它是通过股动脉穿刺导丝引导进入，经过一段时间，动脉瘤内血栓形成并且没有血流经过（图 38-7D）。对于选择外科夹闭术还是血管内介入治疗，目前主要有两个前瞻性随机对照研究：第一个是 ISAT 研究，试验在 1 年的时候被迫提前终止，因为有 24%的血管内介入治疗后患者死亡或严重致残，而外科手术死亡及致残率高达 31%，所以，相对外科手术，血管内介入风险相对降低 23%；5 年随访时，尽管两组中能够独立生活的存活率基本相当，但血管内介入的死亡率相对低一些；再出血概率都很低，但血管内介入相对高些。在第二个研究中，进一步确定了血管内介入治疗 1 年时的疗效优于外科手术，但 3 年随访的功能评价结果两组之间无明显差异。因为一些动脉瘤的形态不适合行血管内介入治疗，所以外科手术仍然是一个重要的治疗动脉瘤的方法。临床研究治疗中心如果能够结合血管内介入治疗及外科手术两方面专家的意见，可能会为患者提供最佳的治疗方案，有很强的证据表明，专业的动脉瘤治疗中心能够减少死亡率。

蛛网膜下腔出血的内科治疗主要包括保持呼吸道通畅、控制动脉瘤处理前后的血压、预防再出血及血管痉挛、治疗脑积水、纠正电解质紊乱、减少继发性脑损伤及预防肺栓塞等。

动脉瘤破裂后会出现颅内压升高，颅内压增高可能导致再出血、脑实质血肿、急性脑积水或血管自主调节障碍。昏迷患者应当紧急给予脑室引流降低颅内压，并且降颅压可同时防止脑缺血性改变；药物治疗高颅压也是必需的，如提高渗透压及镇静疗法等；顽固性高颅压常提示预后欠佳。

在动脉瘤明确处理之前，要求保证足够的脑灌注压并同时避免血管压力过高。如果患者清醒，用尼卡地平、拉贝洛尔、艾司洛尔等把收缩压降至160mmHg以下是必要的；如果患者意识水平下降，应监测颅内压并把脑灌注压维持在60～70mmHg；如果头痛及颈部疼痛剧烈，可给予适度镇静及止痛；应避免过度镇静，因为镇静过度可能会干扰对病情变化的判断；应给予足够水化以避免出现低血容量，从而预防脑缺血性疾病。

痫性发作在动脉瘤破裂早期是不常见的；抖动、震颤及姿势反射常常与蛛网膜下腔出血意识障碍患者的颅内压突然升高相关，而非痫性发作；然而，有时给予抗痉挛治疗作为预防性治疗也是可以的，因为理论上讲痫性发作可增加再出血风险。

糖皮质激素可能减轻血液刺激引起的头部及颈部疼痛；但目前没有可靠的证据支持它可以减轻脑水肿、保护神经及减轻血管损害，同时不推荐常规给予激素治疗。

抗纤溶治疗是不常规推荐的，但对于动脉瘤未处理的患者也是可以考虑使用的；它们可能会减少动脉瘤再破裂出血的概率，但可能增加迟发性脑缺血性损害及增加深静脉血栓（DVT）的概率；最近几个研究提示短期（动脉瘤处理之前或前3天）给予抗纤溶治疗可以减少再破裂概率，并且显示比之前较长时间应用抗纤溶治疗的研究相比结果更安全。

血管痉挛仍然是动脉瘤破裂并蛛网膜下腔出血患者致残率及致死率的主要原因；给予钙通道阻滞剂尼莫地平（60mg口服，每4h一次）能够改善预后，原因可能是主要预防了缺血性损伤而非减少了血管痉挛发生率。尼莫地平可能引起一些患者血压显著下降，使伴血管痉挛的缺血患者病情加重。症状性脑血管痉挛同样可通过提高平均动脉压以增加脑灌注来处理，常用方法有给予等离子体液扩容或给予升压的血管活性药物，如苯肾上腺素或去甲肾上腺素。提高灌注压可改善大部分患者的临床预后，但血管压力过高可能促进未处理动脉瘤的再出血。给予提高血压及脑灌注压治疗时，通常需监测动脉压及中心静脉压。最好经中心静脉给予升压药物，扩容治疗既预防低血容量又增加心排血量。

如果给予最佳的药物治疗后症状性血管痉挛仍然存在，动脉内给予血管扩张药及经皮血管成形术是可以考虑的。血管成形术血管内治疗使血管舒张作用持久，并允许高血压治疗措施减少。血管扩张药（维拉帕米、尼卡地平等）持续时间一般小于24h，因此，在出血吸收之前，给予多种处理措施治疗血管痉挛是有必要的。尽管动脉内注射罂粟碱是很有效的舒张血管方法，但罂粟碱可能存在神经毒性，所以一般应避免使用。

急性脑水肿会导致昏迷，可自发清醒或需要脑室引流。如慢性脑水肿发展，脑室分流术不失为一种选择。

存在血管痉挛风险的蛛网膜下腔出血患者，不应限制自由水的摄入，因为这可能导致低血容量及低血压，并且可能促进脑缺血发生。很多患者虽然接受了静脉输注生理盐水治疗，但仍然持续存在低钠血症；通常，除了需要口服钠盐外，也需要静脉输注高渗盐水。对于持续数天的显著低钠血症患者，不应快速纠正低钠血症，因为过快纠正可能会引起脑桥中央髓鞘溶解症。

所有患者应使用气垫床预防肺栓塞。对于血管内介入栓塞动脉瘤的患者可及时给予皮下注射肝素，对于行开颅手术夹闭动脉瘤的患者，数天内可给予肝素治疗，同时穿戴弹力袜也是一个很好的辅助治疗方法。治疗肺栓塞主要取决于动脉瘤是否处理及是否行开颅手术治疗；对于动脉瘤破裂未处理的患者应禁忌给予全身化肝素治疗，对于开颅手术后数天内的患者，全身化肝素是相对禁忌的，同时全身化肝素可能延误动脉瘤内血栓化。对于开颅手术后前几天就形成下肢深静脉血栓的患者，推荐安放下肢静脉滤器以防止肺栓塞形成，然而，如果是行血管内介入治疗动脉瘤的患者，可优先考虑给予全身化肝素治疗。

索　引

K

L

M

N

P

Q

R

S

T

W

X

Y

Z

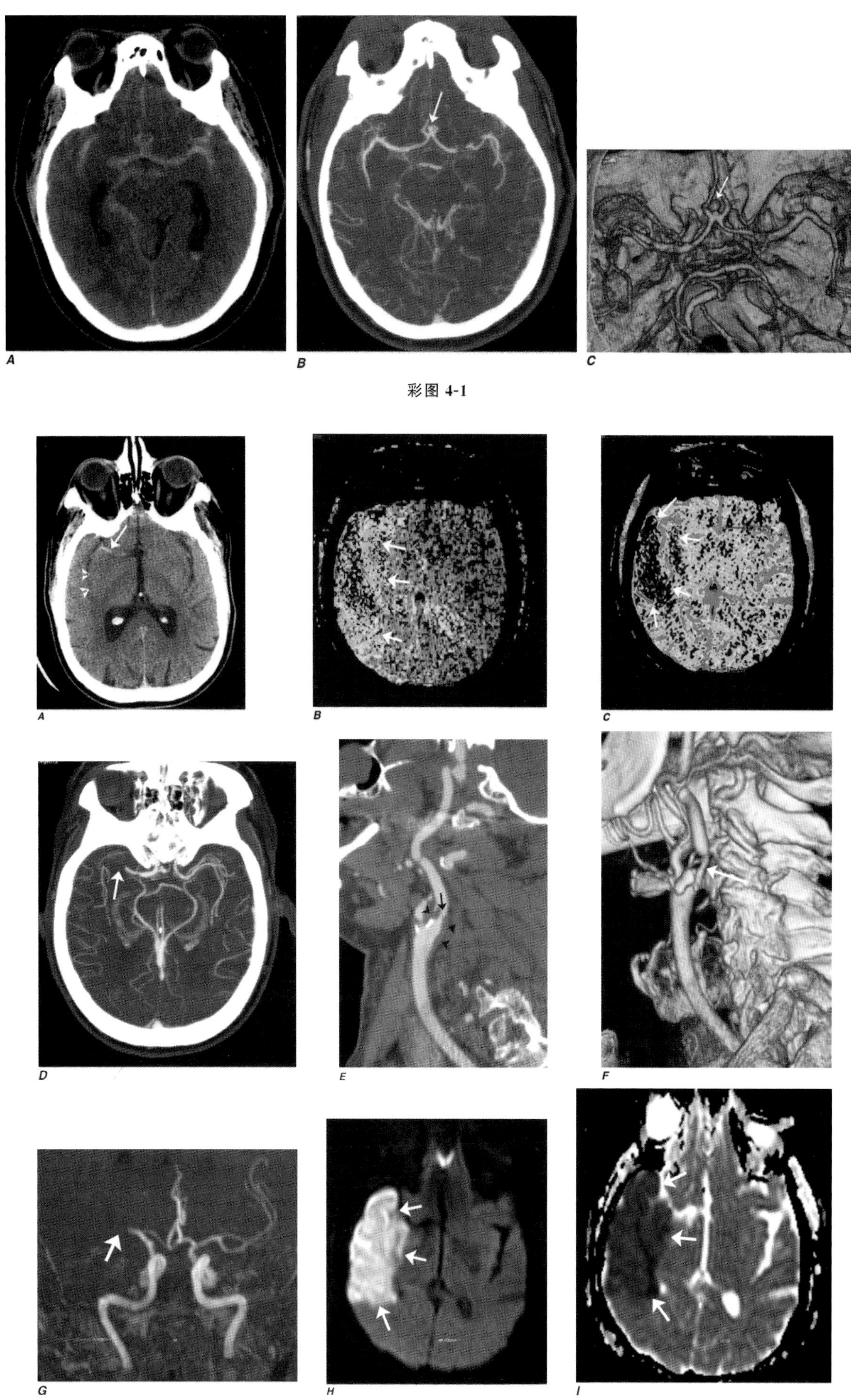

彩图 4-1

彩图 4-2

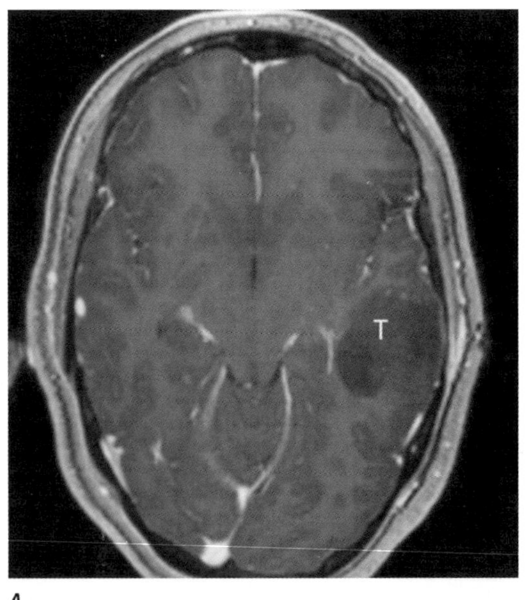

A

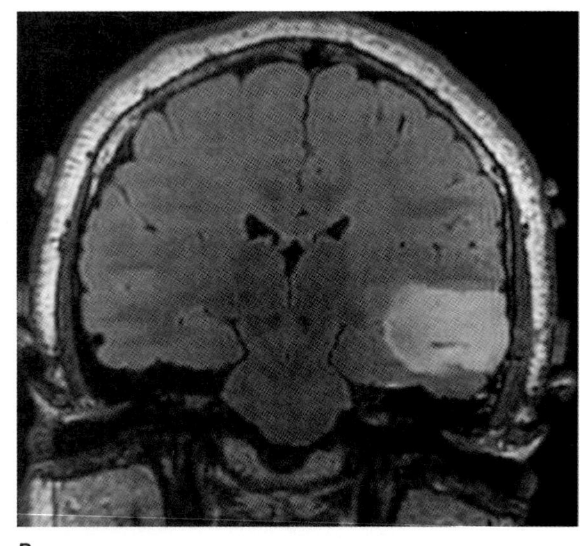

B

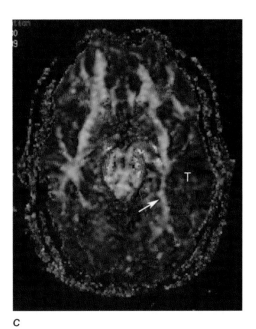

C

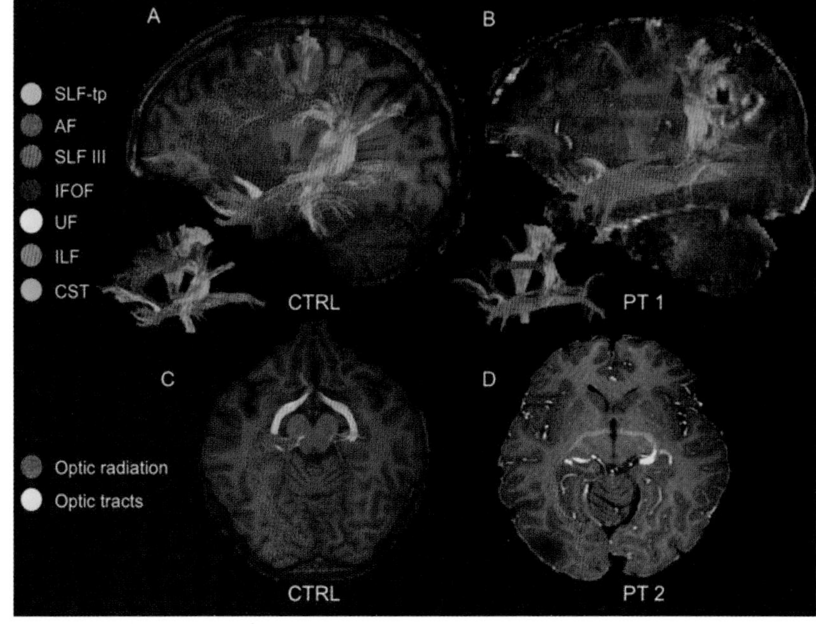

D

彩图 **4-6**

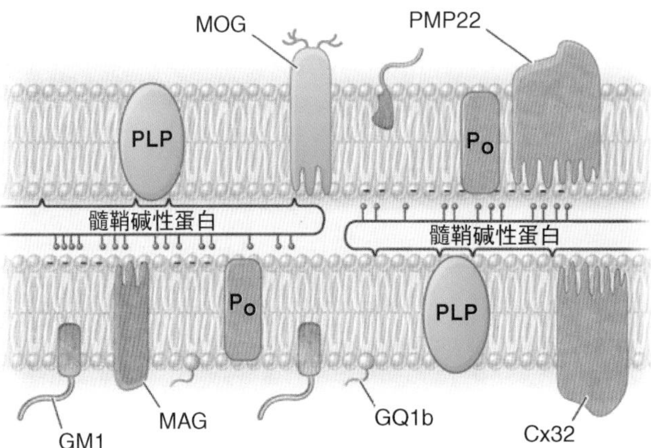

彩图 **8-1**

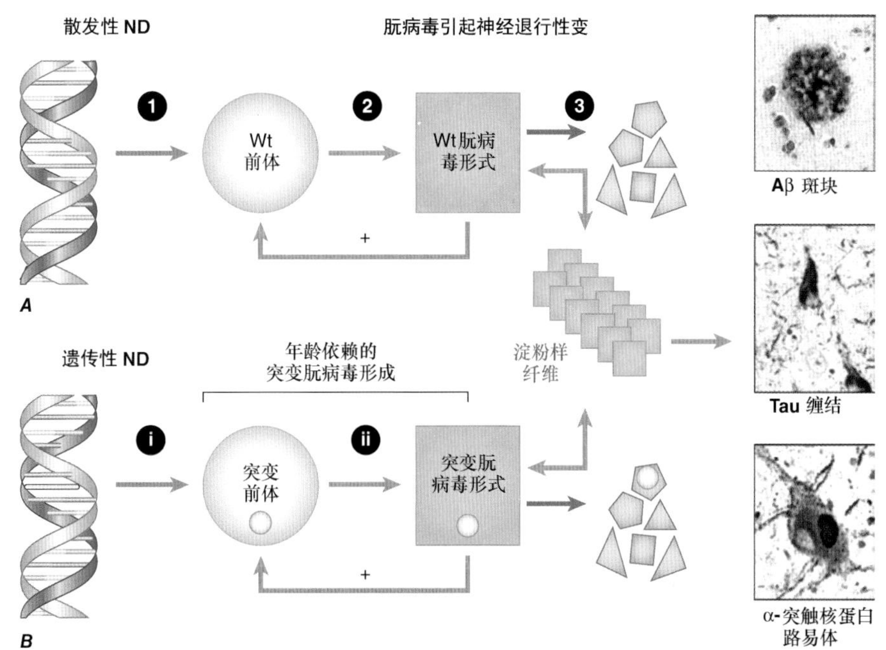
散发性 ND
朊病毒引起神经退行性变
Wt
前体
Wt朊病
毒形式
+
Aβ 斑块
A
淀粉样
纤维
Tau 缠结
遗传性 ND
年龄依赖的
突变朊病毒形成
突变
前体
突变朊
病毒形式
+
α-突触核蛋白
路易体
B

彩图 8-4

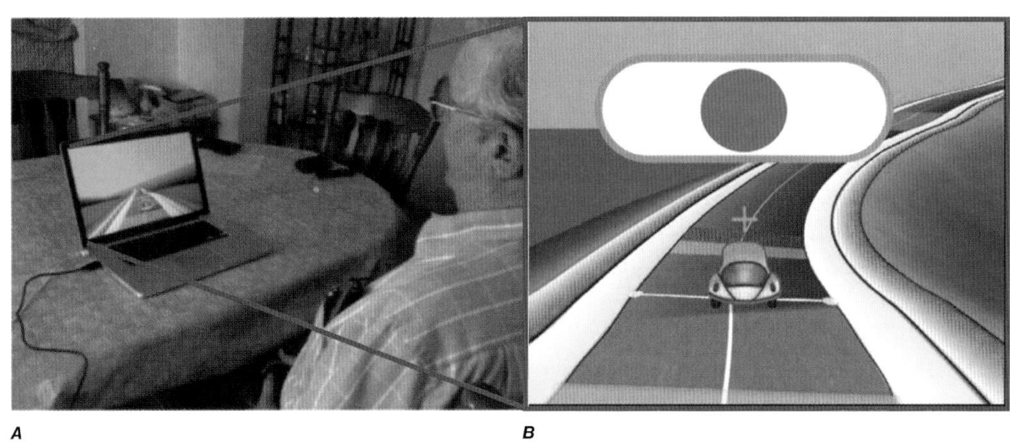
A
B

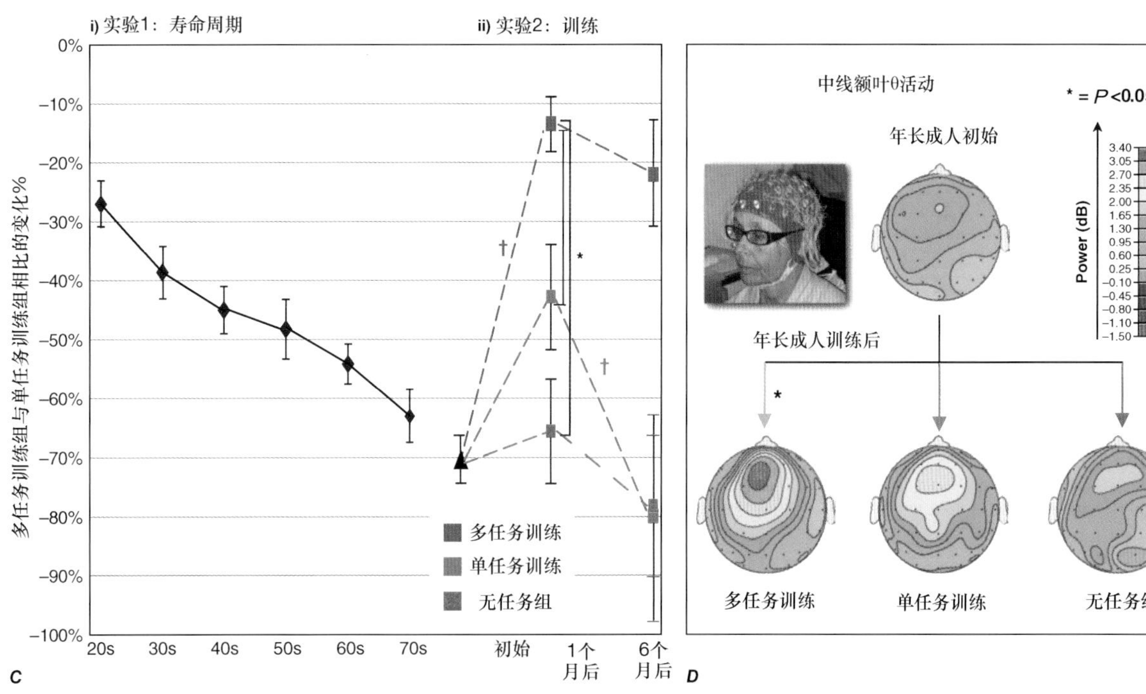
i) 实验1：寿命周期
ii) 实验2：训练
多任务训练组与单任务训练组相比的变化%
0%
-10%
-20%
-30%
-40%
-50%
-60%
-70%
-80%
-90%
-100%
20s
30s
40s
50s
60s
70s
初始
1个
月后
6个
月后
多任务训练
单任务训练
无任务组
C
中线额叶θ活动
* = P<0.05
年长成人初始
Power (dB)
3.40
3.05
2.70
2.35
2.00
1.65
1.30
0.95
0.60
0.25
-0.10
-0.45
-0.80
-1.10
-1.50
年长成人训练后
多任务训练
单任务训练
无任务组
D

彩图 8-5

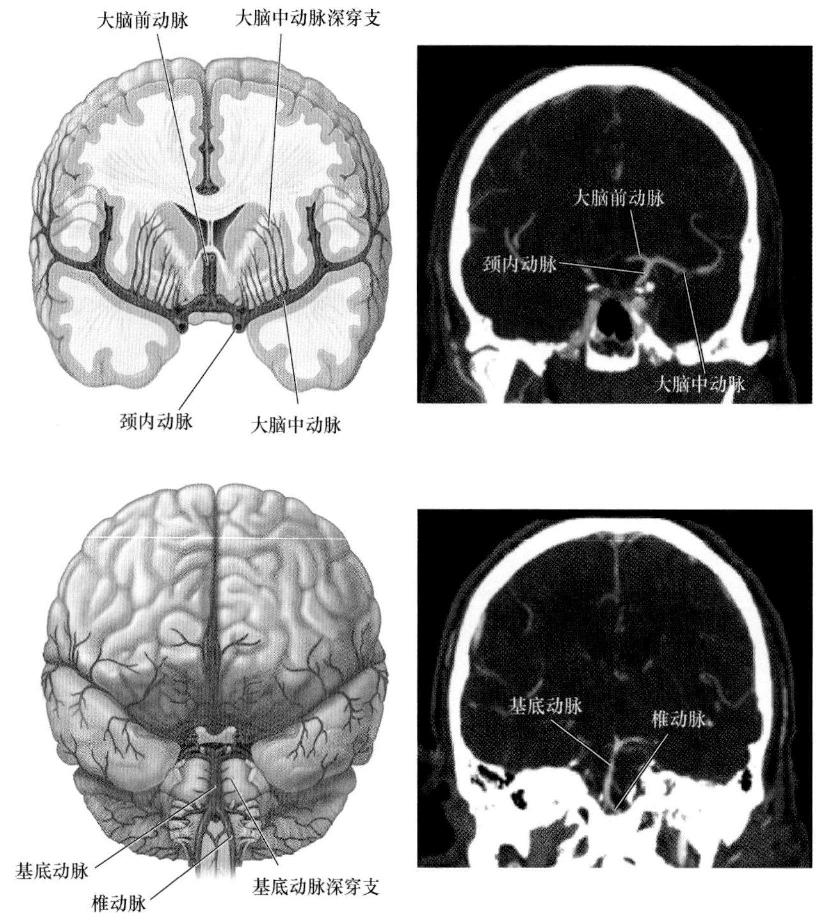

彩图 10-4

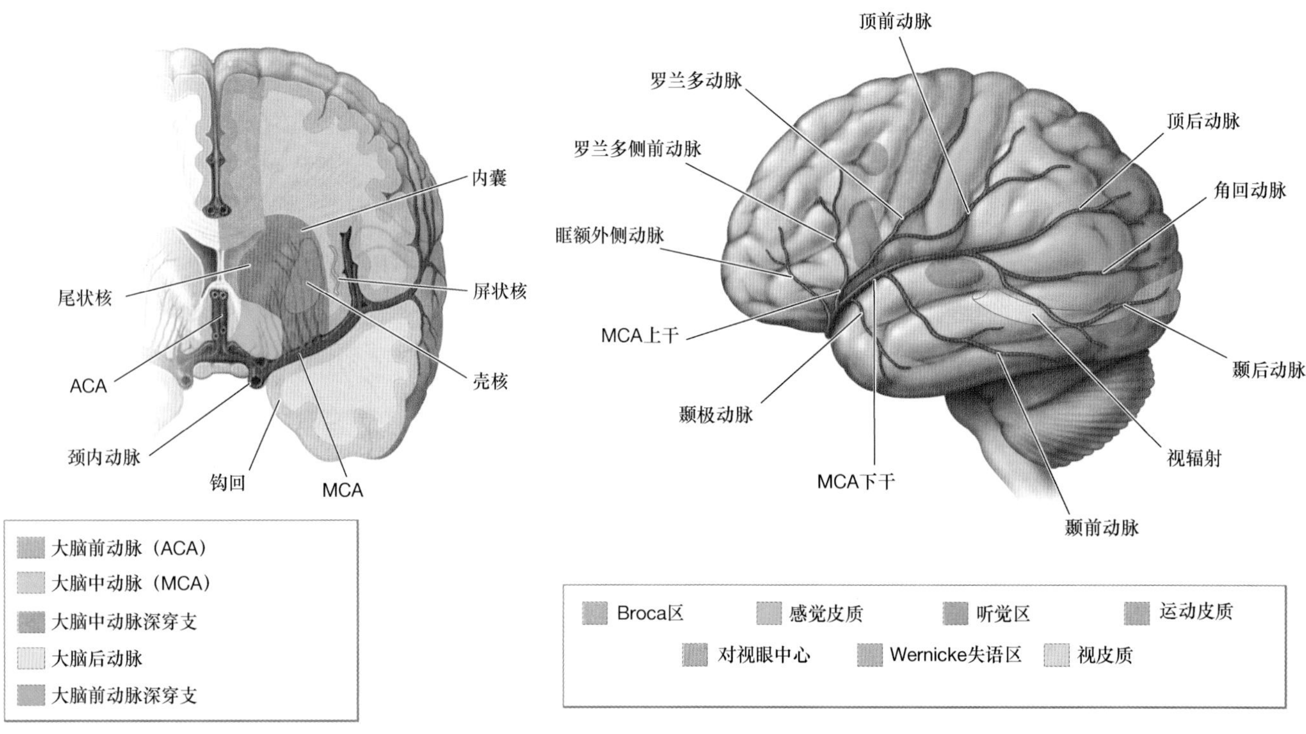

彩图 10-6

彩图 10-7

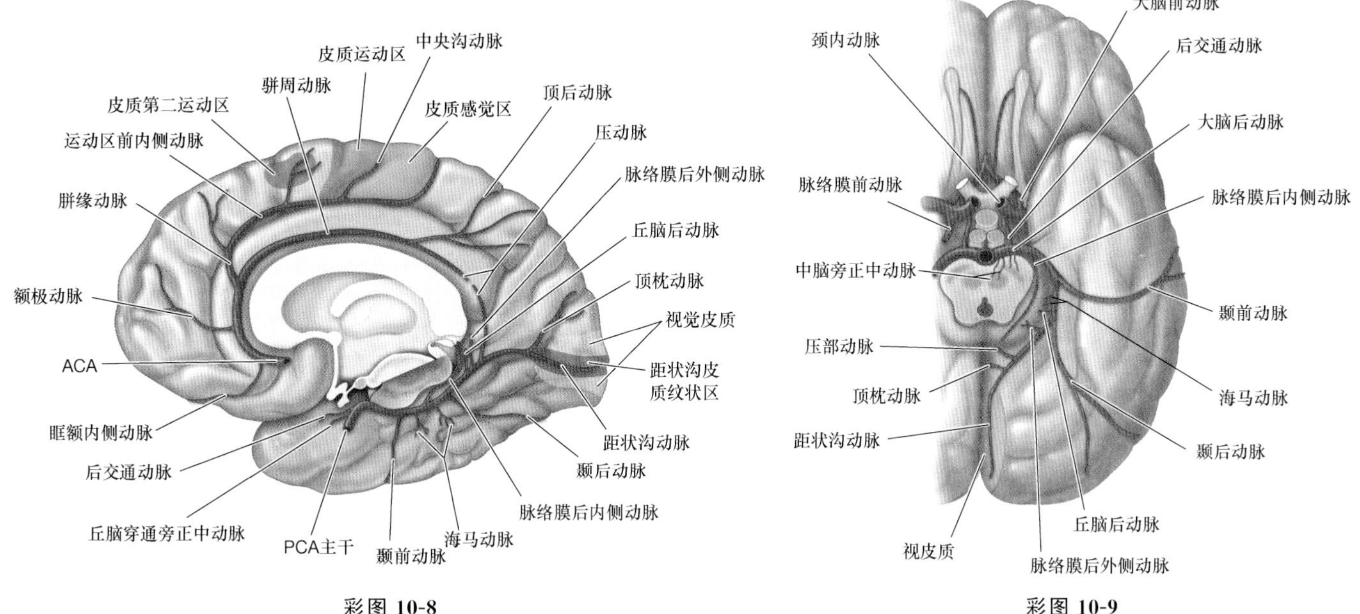

皮质运动区
中央沟动脉
胼周动脉
皮质第二运动区
皮质感觉区
顶后动脉
运动区前内侧动脉
压动脉
脉络膜后外侧动脉
胼缘动脉
丘脑后动脉
顶枕动脉
额极动脉
视觉皮质
ACA
距状沟皮
质纹状区
眶额内侧动脉
距状沟动脉
后交通动脉
颞后动脉
脉络膜后内侧动脉
丘脑穿通旁正中动脉
PCA主干
海马动脉
颞前动脉
大脑前动脉
颈内动脉
后交通动脉
大脑后动脉
脉络膜前动脉
脉络膜后内侧动脉
中脑旁正中动脉
颞前动脉
压部动脉
海马动脉
顶枕动脉
距状沟动脉
颞后动脉
丘脑后动脉
视皮质
脉络膜后外侧动脉

彩图 10-8

彩图 10-9

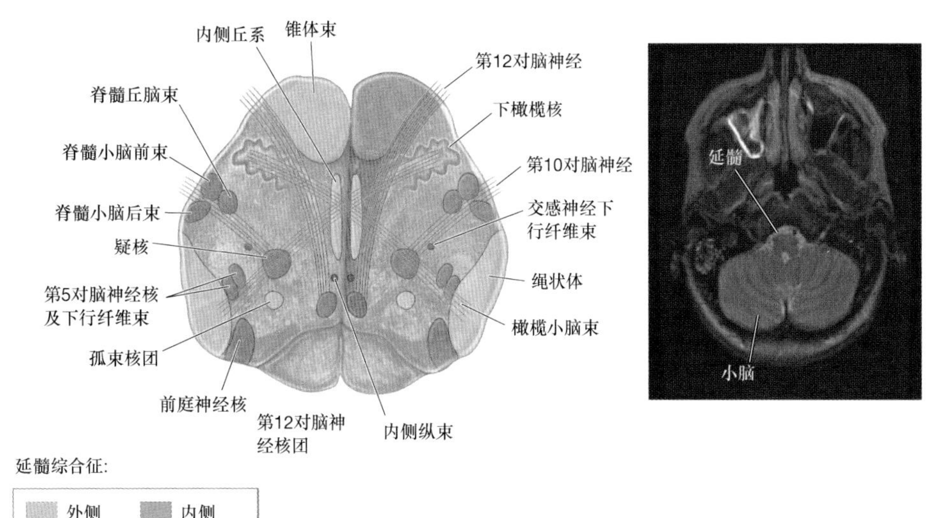

内侧丘系
锥体束
第12对脑神经
脊髓丘脑束
下橄榄核
脊髓小脑前束
第10对脑神经
脊髓小脑后束
交感神经下
行纤维束
疑核
绳状体
第5对脑神经核
及下行纤维束
橄榄小脑束
孤束核团
前庭神经核
第12对脑神
经核团
内侧纵束
延髓
小脑
延髓综合征:
外侧
内侧

彩图 10-10

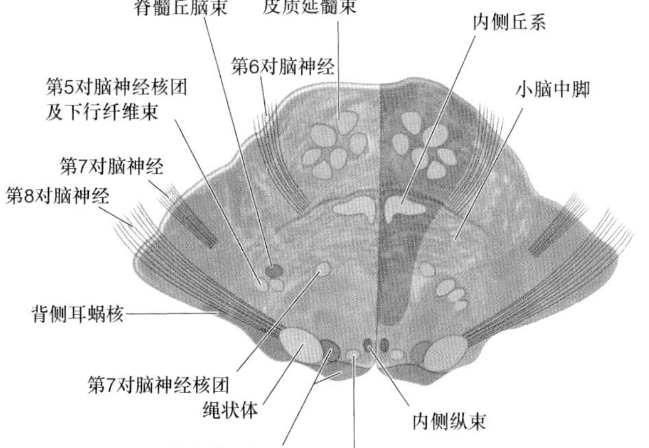

皮质脊髓束和
皮质延髓束
脊髓丘脑束
内侧丘系
第6对脑神经
第5对脑神经核团
及下行纤维束
小脑中脚
第7对脑神经
第8对脑神经
背侧耳蜗核
第7对脑神经核团
绳状体
内侧纵束
前庭神经核团
第6对脑神
经核团
脑桥下部综合征:
外侧
内侧

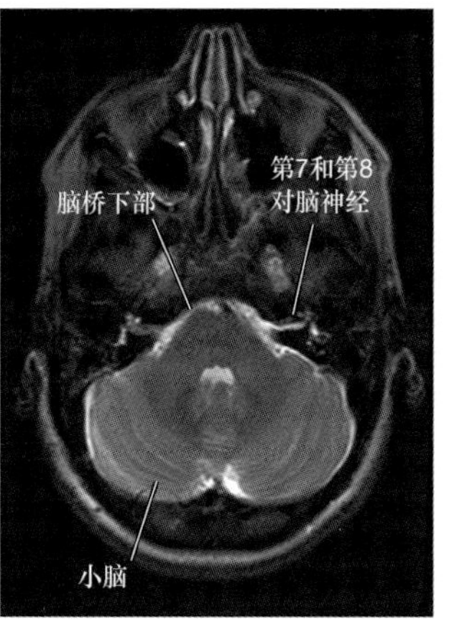

脑桥下部
第7和第8
对脑神经
小脑

彩图 10-11

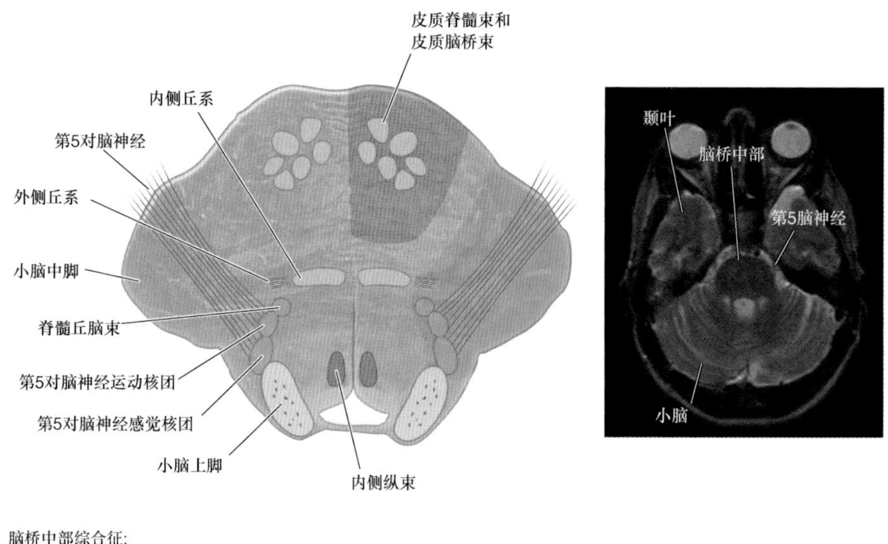

脑桥中部综合征:

彩图 10-12

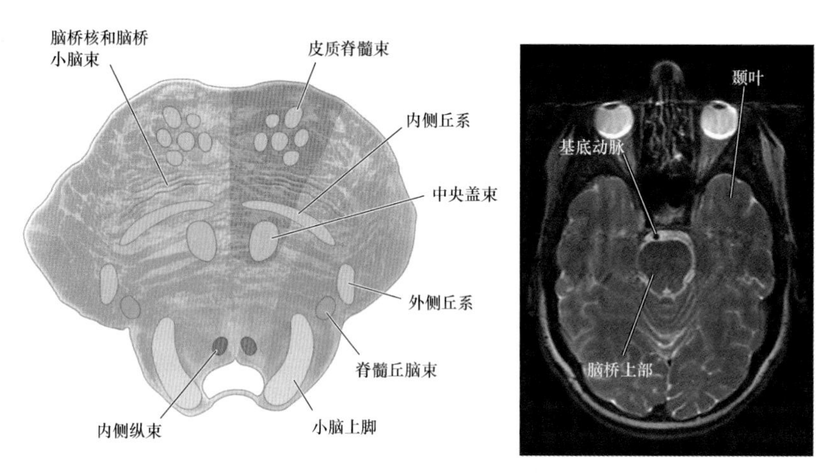

脑桥上部综合征:

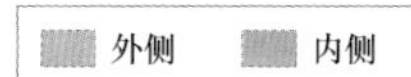

彩图 10-13

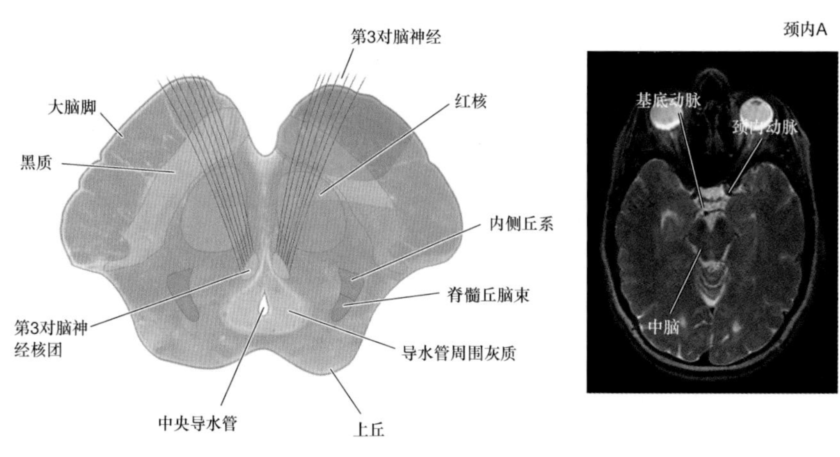

中脑综合征:

外侧　内侧

彩图 10-14

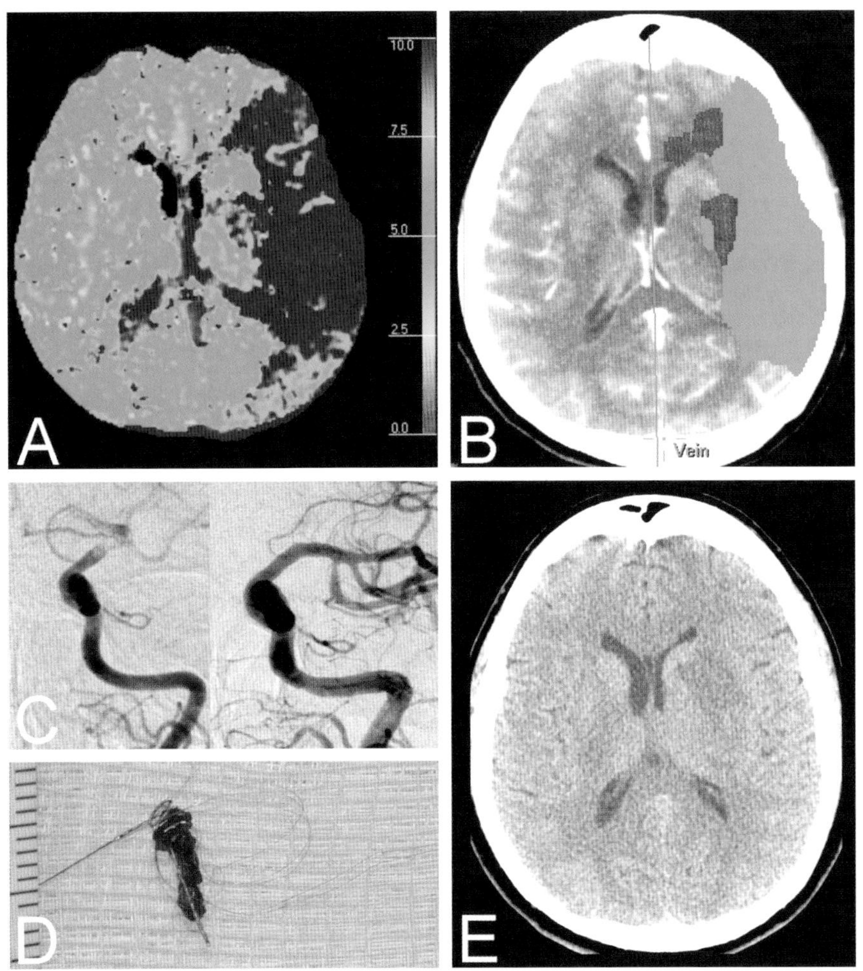

彩图 10-15

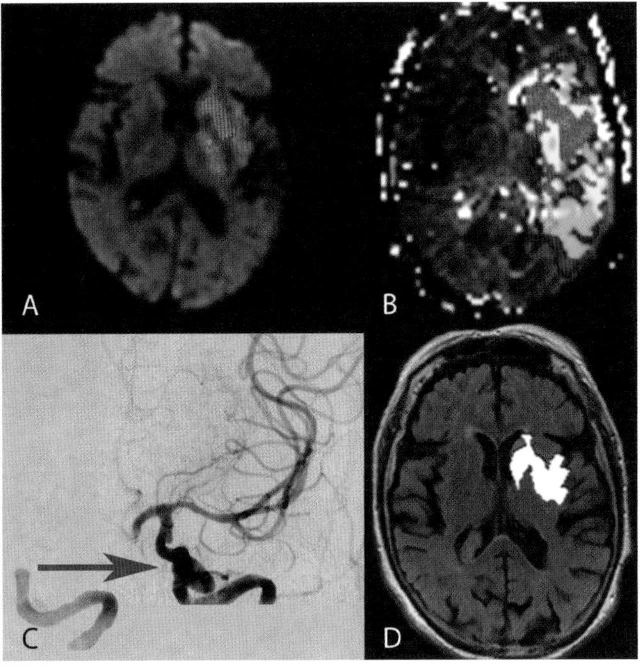

彩图 10-16

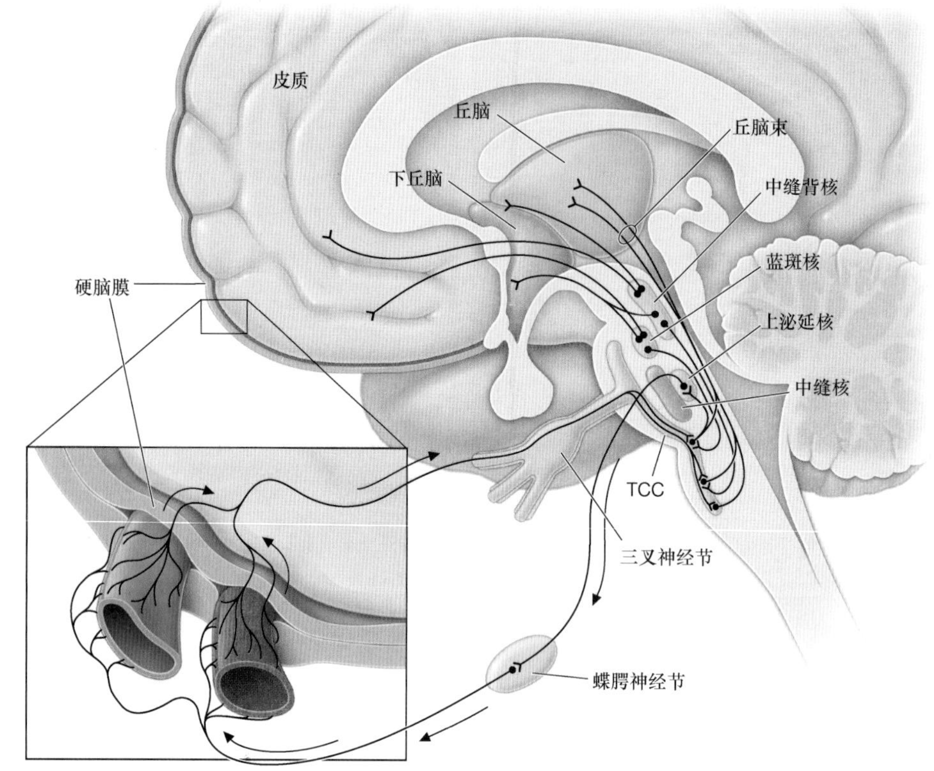

彩图 11-1

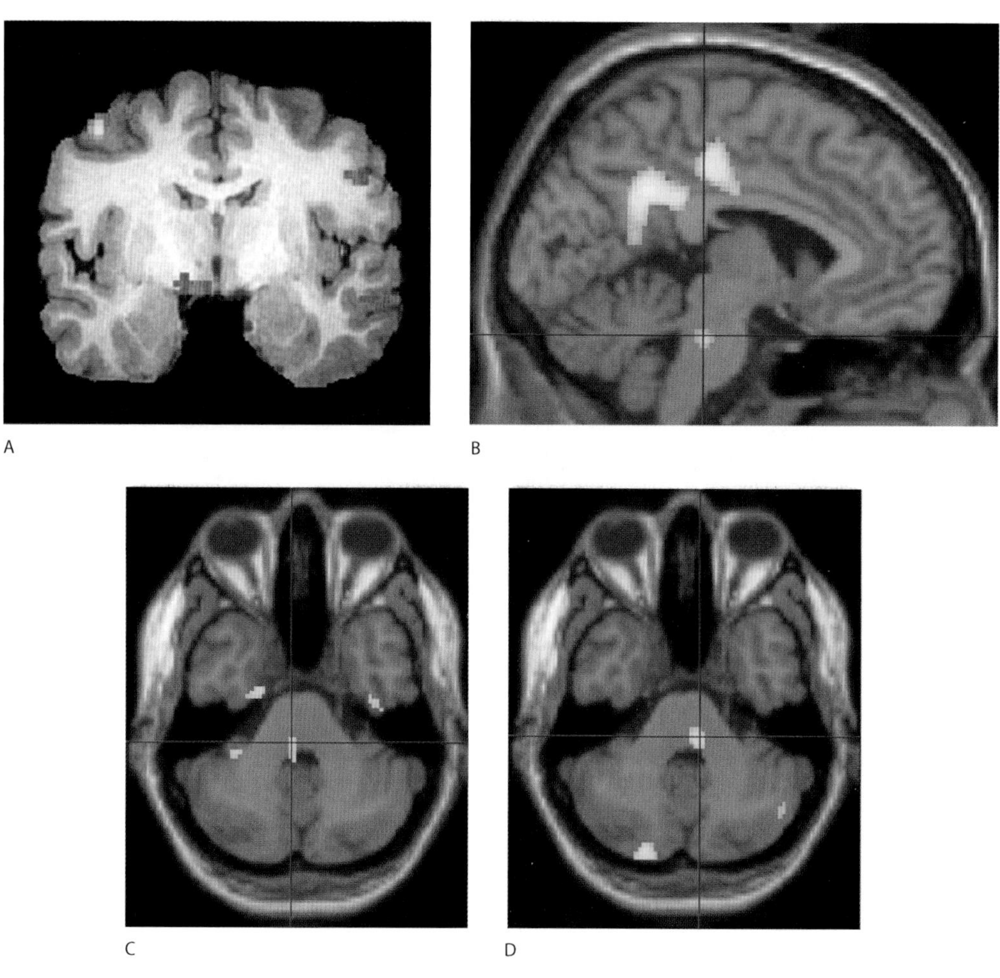

彩图 11-2

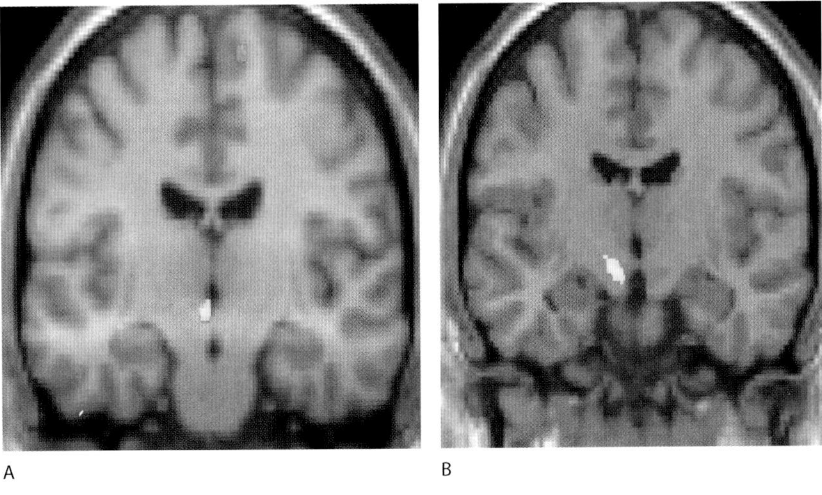

彩图 11-3

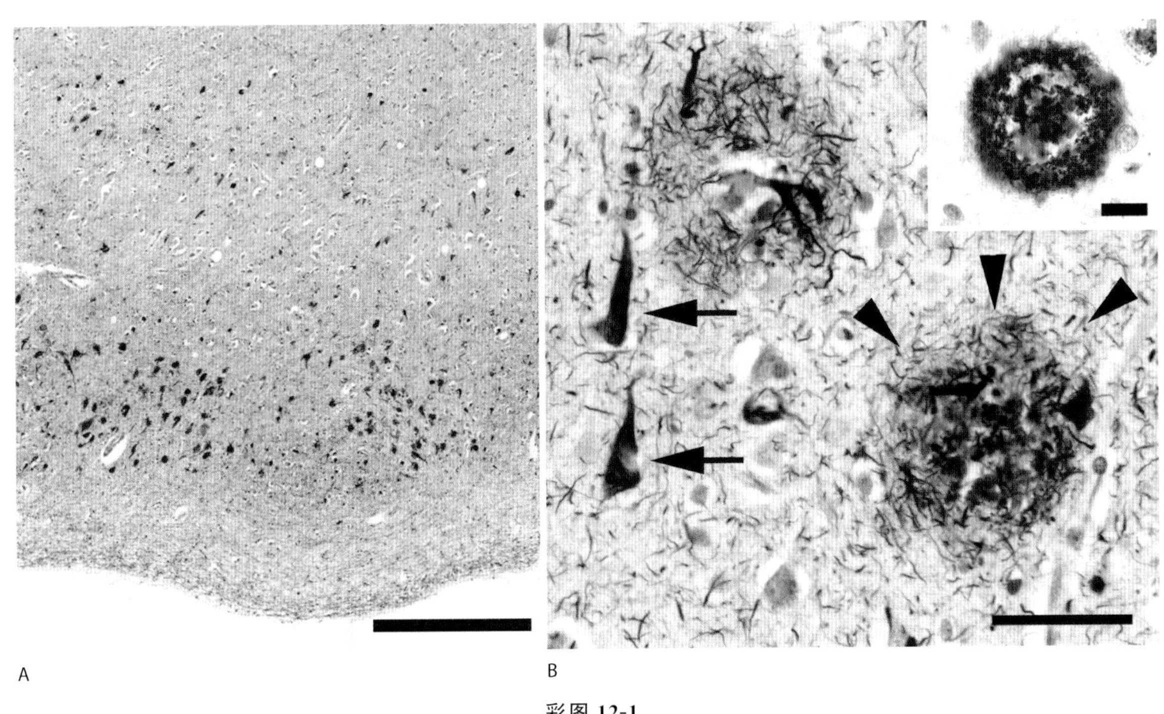

彩图 12-1

步骤1：通过α或β分泌酶分裂

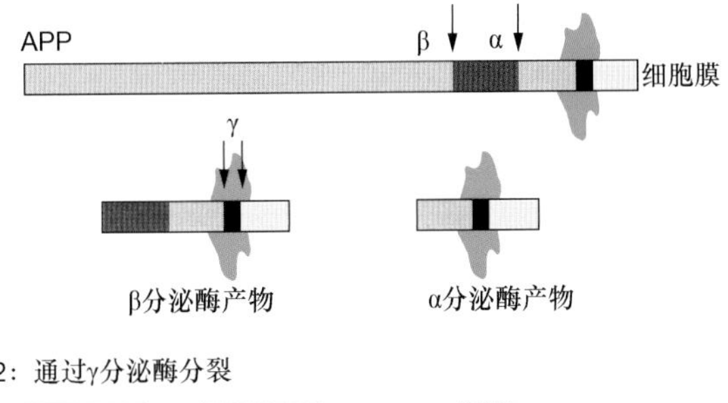

步骤2：通过γ分泌酶分裂

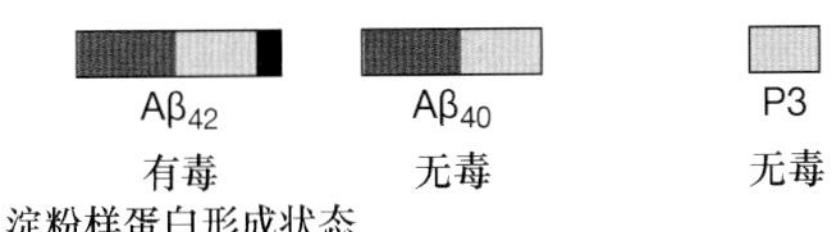

彩图 12-2

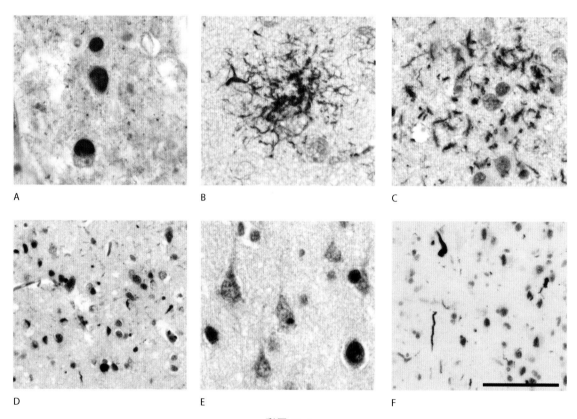

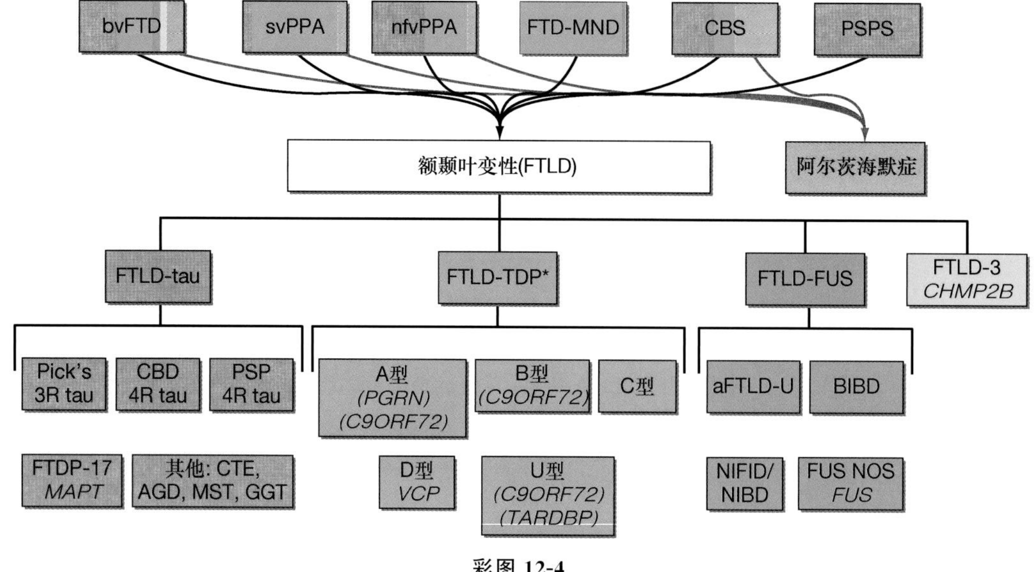

彩图 12-4

A

B

C

D

E

F

彩图 12-5

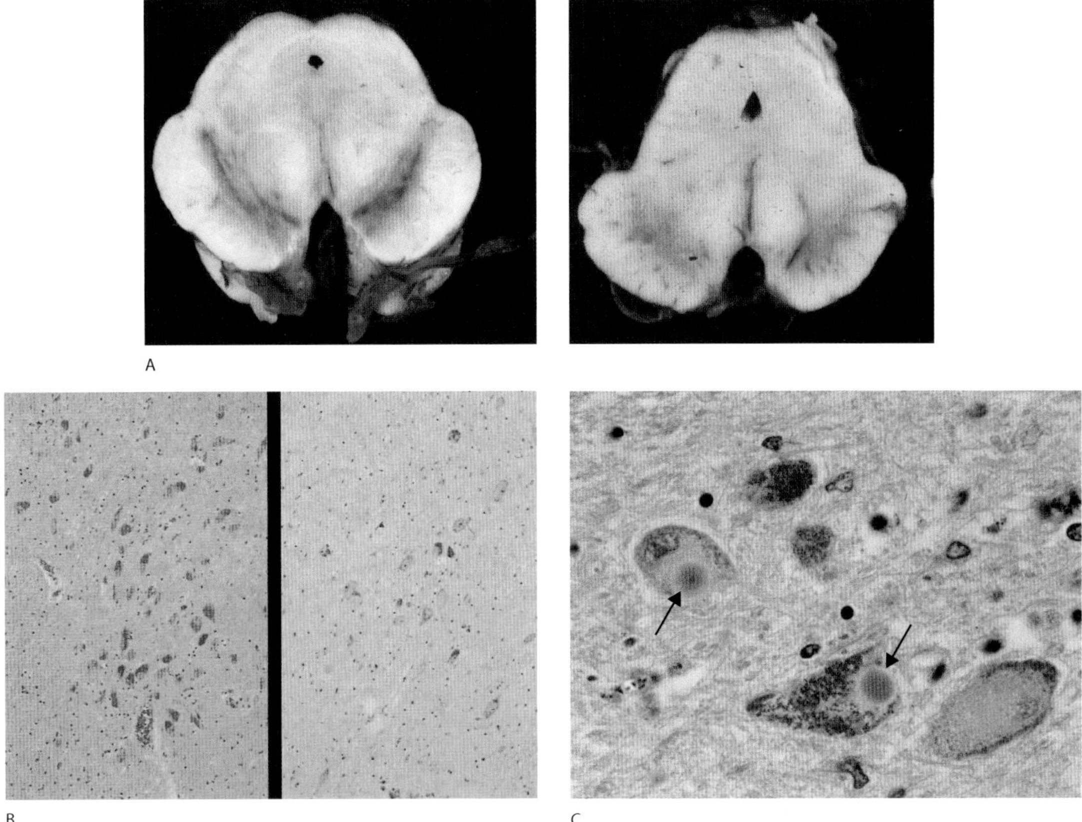

彩图 13-1

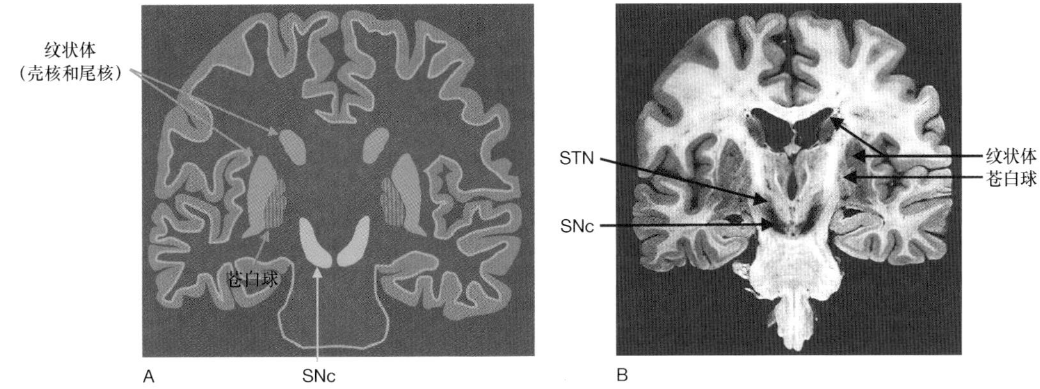

彩图 13-2

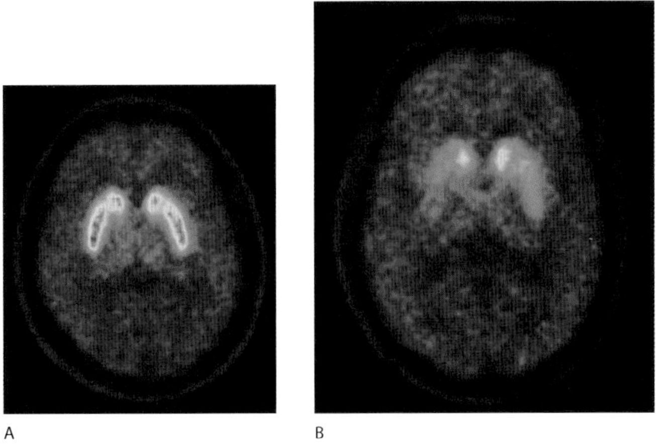

彩图 13-3

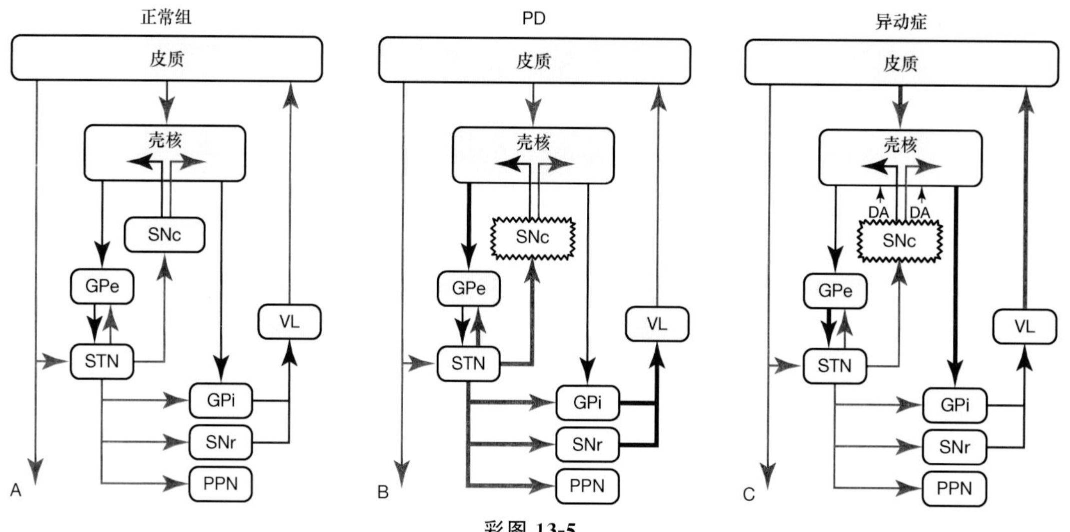

彩图 13-5

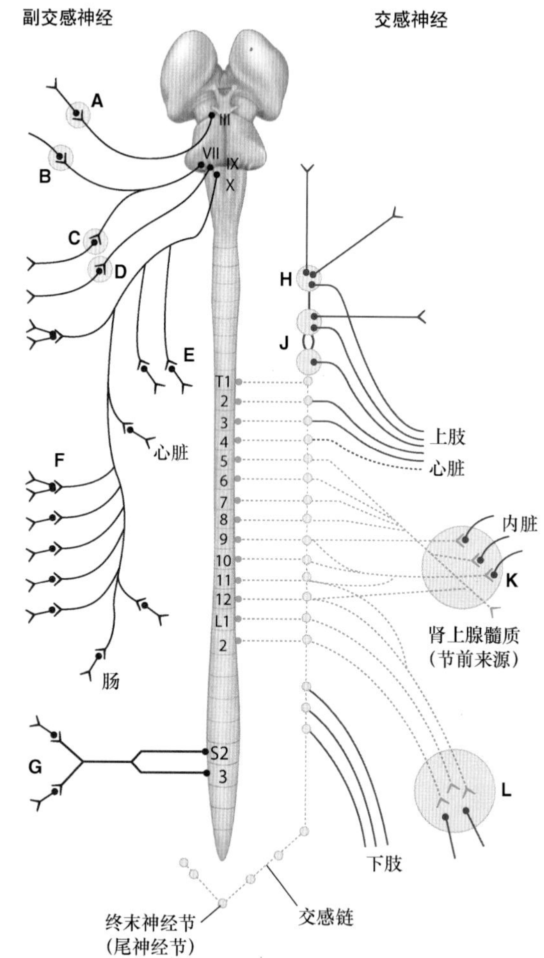

副交感神经系统

源自第Ⅲ、Ⅶ、Ⅸ、Ⅹ对脑神经和2、3骶神经

交感神经系统

源自T1～L2

节前纤维 ┈┈┈┈

节后纤维 ———

A 睫状神经节
B 翼腭神经节
C 下颌下神经节
D 耳神经节
E 心脏壁层的迷走神经节细胞
F 肠壁的迷走神经节细胞
G 盆神经节

H 颈上神经节
J 颈中神经节和颈下神经节，包括T1神经节
K 腹腔和其他腹部神经节
L 下腹部交感神经节

彩图 18-1

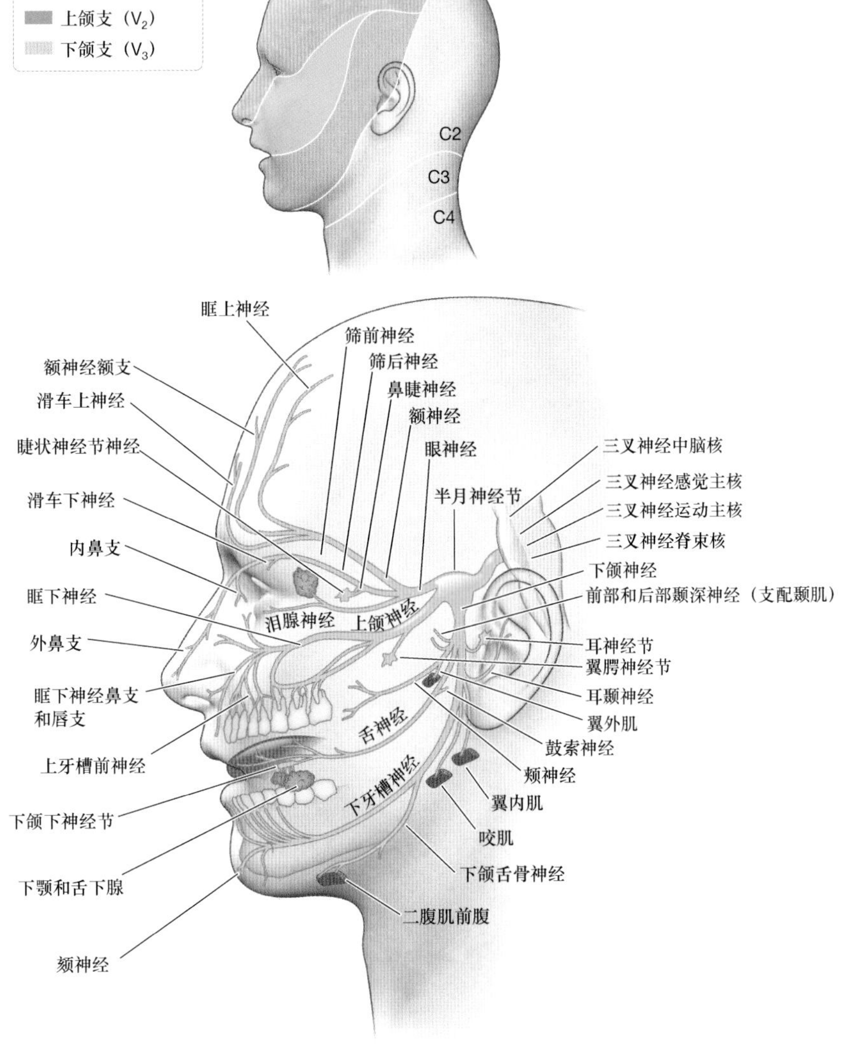
KEY
眼支（V_1）
上颌支（V_2）
下颌支（V_3）
C2
C3
C4
眶上神经
筛前神经
筛后神经
鼻睫神经
额神经
眼神经
额神经额支
滑车上神经
睫状神经节神经
滑车下神经
内鼻支
眶下神经
外鼻支
眶下神经鼻支
和唇支
上牙槽前神经
下颌下神经节
下颚和舌下腺
颏神经
半月神经节
三叉神经中脑核
三叉神经感觉主核
三叉神经运动主核
三叉神经脊束核
下颌神经
前部和后部颞深神经（支配颞肌）
耳神经节
翼腭神经节
耳颞神经
翼外肌
鼓索神经
颊神经
翼内肌
咬肌
下颌舌骨神经
二腹肌前腹
泪腺神经
上颌神经
舌神经
下牙槽神经

彩图 19-1

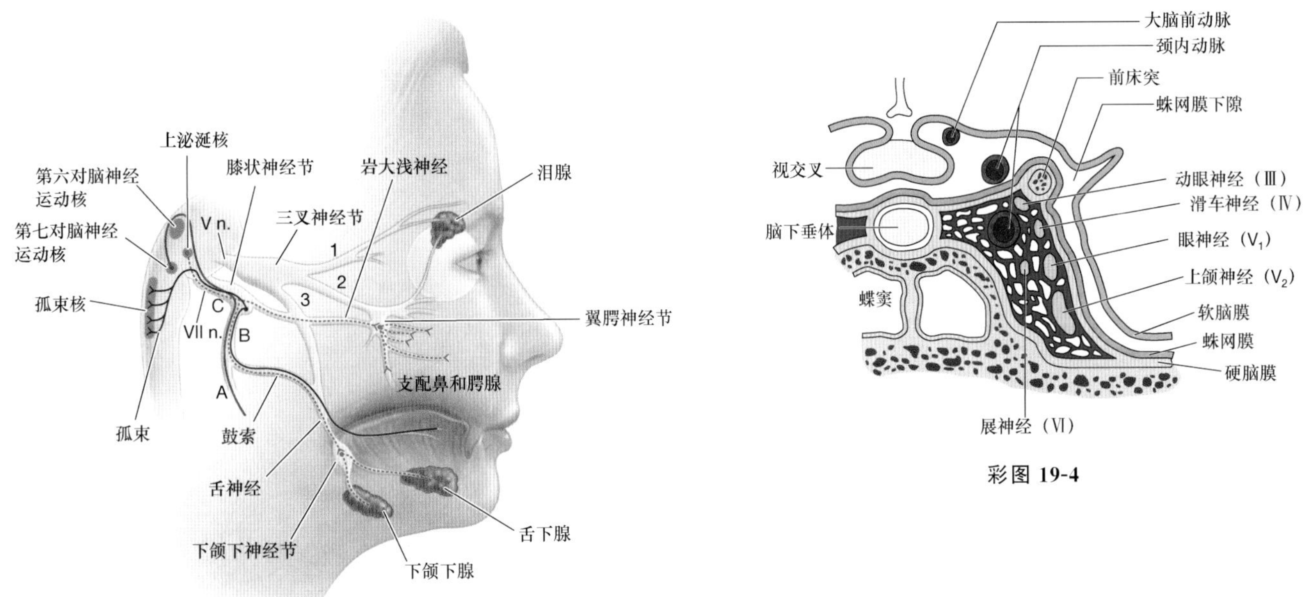
上泌涎核
第六对脑神经
运动核
第七对脑神经
运动核
孤束核
孤束
膝状神经节
岩大浅神经
泪腺
V n.
三叉神经节
1
2
3
C
VII n.
B
A
鼓索
翼腭神经节
支配鼻和腭腺
舌神经
下颌下神经节
下颌下腺
舌下腺
大脑前动脉
颈内动脉
前床突
蛛网膜下隙
视交叉
动眼神经（Ⅲ）
滑车神经（Ⅳ）
脑下垂体
眼神经（V_1）
上颌神经（V_2）
蝶窦
软脑膜
蛛网膜
硬脑膜
展神经（Ⅵ）

彩图 19-2

彩图 19-4

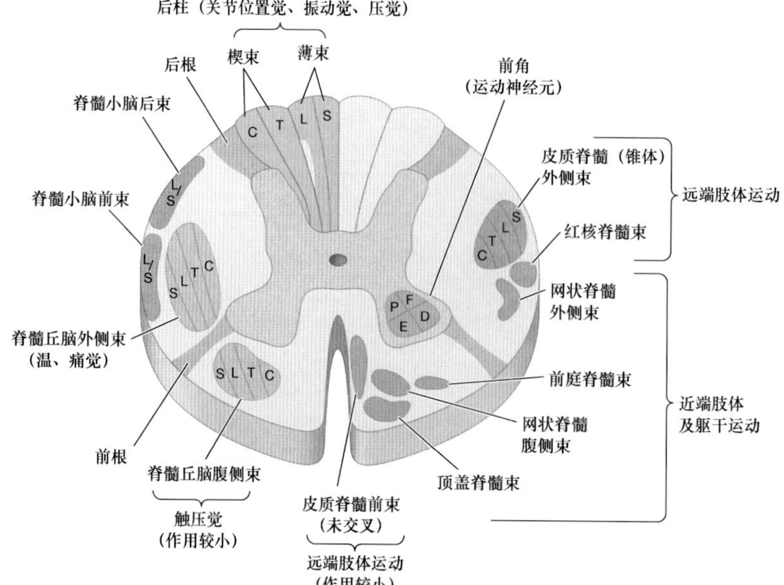
后柱（关节位置觉、振动觉、压觉）
楔束
薄束
后根
脊髓小脑后束
脊髓小脑前束
前角
（运动神经元）
皮质脊髓（锥体）
外侧束
远端肢体运动
红核脊髓束
网状脊髓
外侧束
脊髓丘脑外侧束
（温、痛觉）
前庭脊髓束
近端肢体
及躯干运动
网状脊髓
腹侧束
前根
脊髓丘脑腹侧束
顶盖脊髓束
触压觉
（作用较小）
皮质脊髓前束
（未交叉）
远端肢体运动
（作用较小）

彩图 20-1

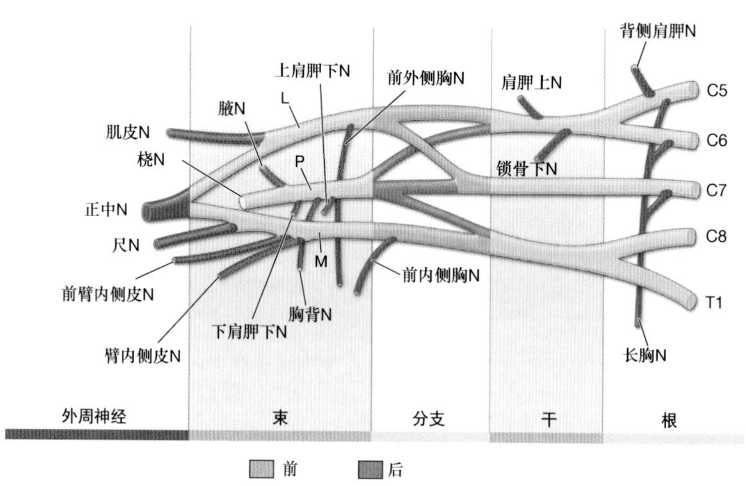
背侧肩胛N
上肩胛下N
前外侧胸N
肩胛上N
腋N
L
C5
肌皮N
C6
桡N
P
锁骨下N
C7
正中N
C8
尺N
M
前内侧胸N
前臂内侧皮N
T1
胸背N
下肩胛下N
臂内侧皮N
长胸N
外周神经
束
分支
干
根
前
后

彩图 23-2

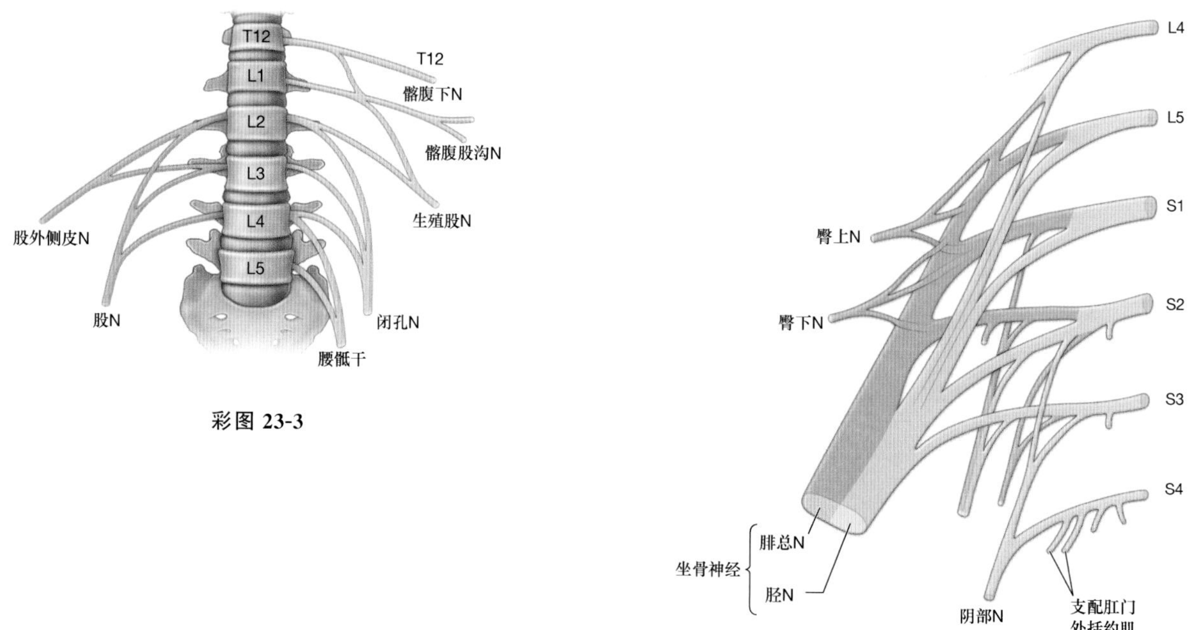
T12
L1
L2
L3
L4
L5
T12
髂腹下N
髂腹股沟N
生殖股N
股外侧皮N
股N
闭孔N
腰骶干
L4
L5
S1
S2
S3
S4
臀上N
臀下N
腓总N
坐骨神经
胫N
阴部N
支配肛门
外括约肌

彩图 23-3

彩图 23-4

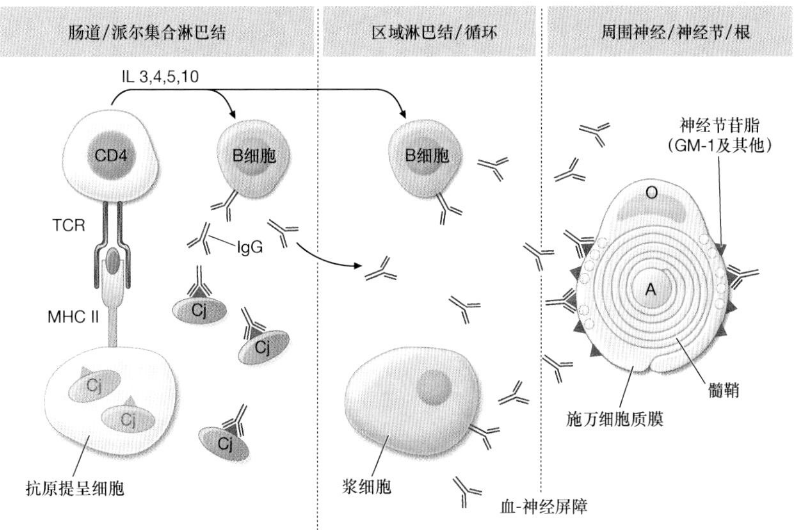

彩图 24-1

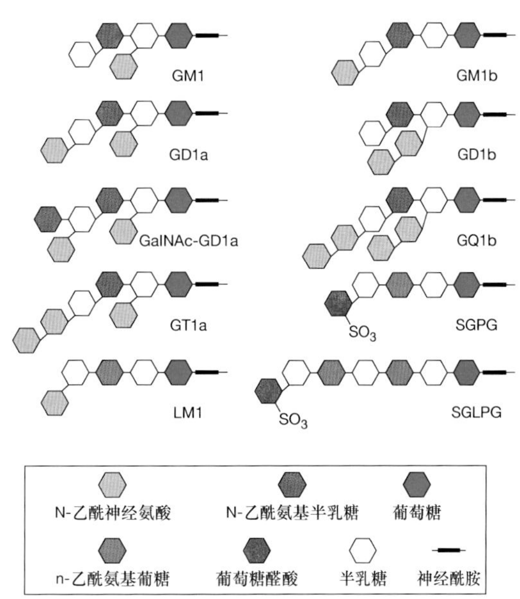

彩图 24-2

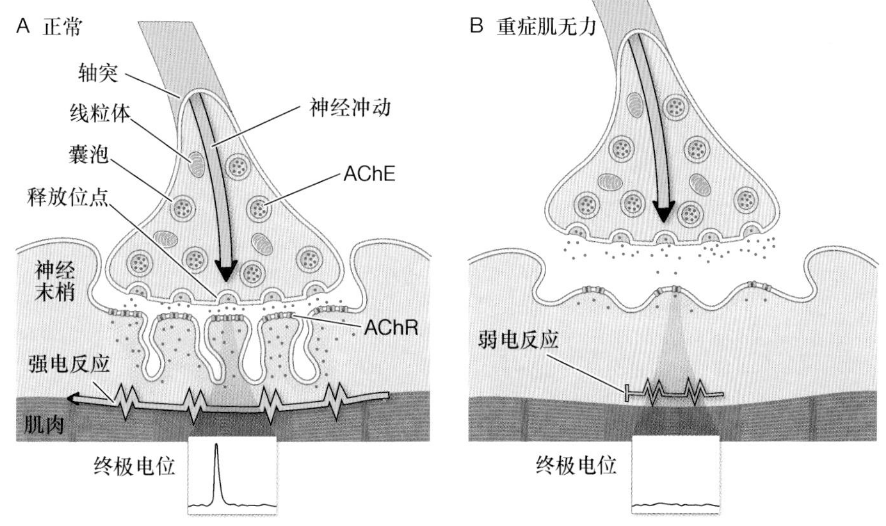

彩图 25-1

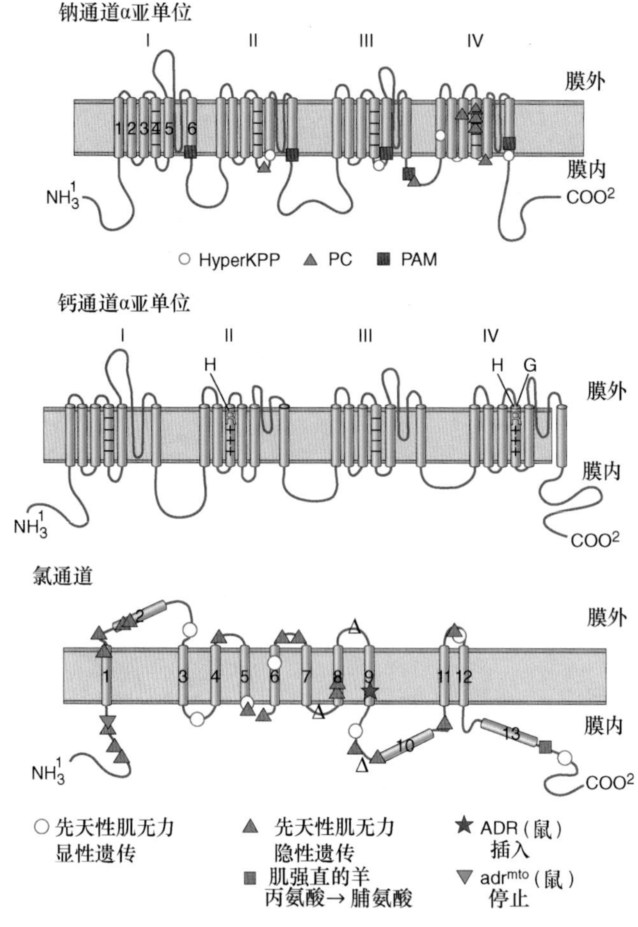

钠通道α亚单位
I
II
III
IV
膜外
1 2 3 4 5 6
膜内
NH3
COO
○ HyperKPP ▲ PC ■ PAM
钙通道α亚单位
I
II
III
IV
H
H G
膜外
膜内
NH3
COO
氯通道
膜外
1
2
3 4 5 6 7 8 9
11 12
10
13
膜内
NH3
COO
○ 先天性肌无力 显性遗传
▲ 先天性肌无力 隐性遗传
■ 肌强直的羊 丙氨酸→脯氨酸
★ ADR（鼠） 插入
▼ adrmto（鼠） 停止

彩图 26-8

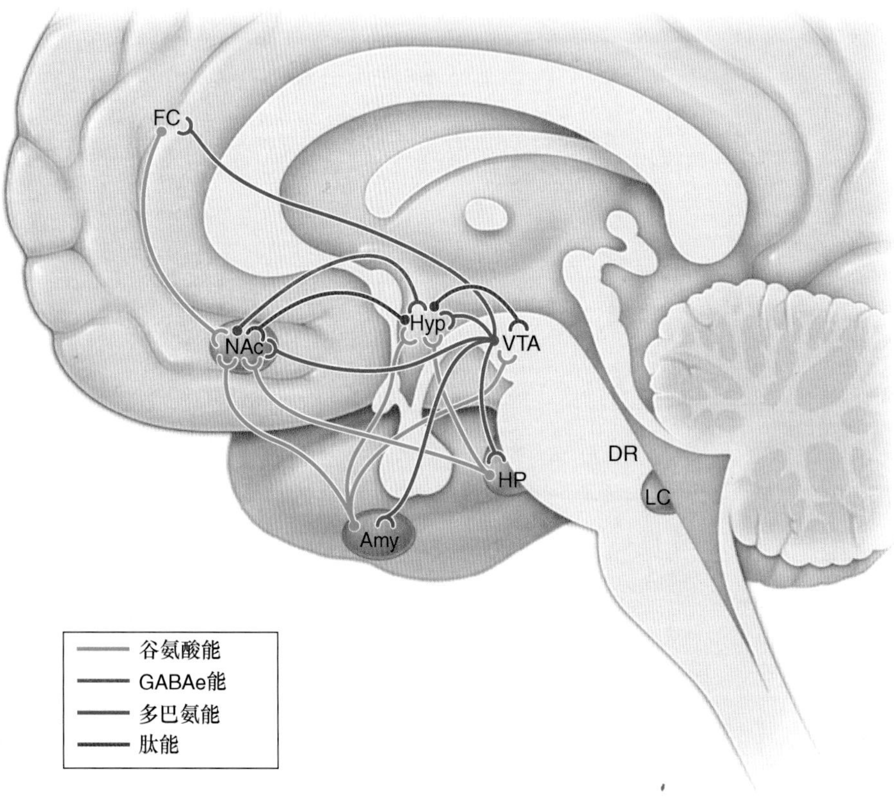

FC
NAc
Hyp
VTA
HP
DR
LC
Amy
谷氨酸能
GABAe能
多巴氨能
肽能

彩图 29-2